FISIOTERAPIA EM PEDIATRIA

DA EVIDÊNCIA À PRÁTICA CLÍNICA

FISIOTERAPIA EM PEDIATRIA

DA EVIDÊNCIA À PRÁTICA CLÍNICA

Organizadores

ANA CRISTINA RESENDE CAMARGOS

Fisioterapeuta. Especialista em Fisioterapia em Neurologia (Universidade Federal de Minas Gerais – UFMG). Mestre em Ciências da Reabilitação (UFMG). Doutora em Ciências Fisiológicas (Universidade Federal dos Vales de Jequitinhonha e Mucuri – UFVJM). Professora Adjunta do Departamento de Fisioterapia da UFMG na área de Fisioterapia em Pediatria. Docente permanente do Programa de Pós-Graduação em Ciências da Reabilitação da UFMG e docente colaboradora do Programa de Pós-Graduação em Reabilitação e Desempenho Funcional da UFVJM.

HÉRCULES RIBEIRO LEITE

Fisioterapeuta. Especialista em Fisioterapia Neurofuncional da Criança e do Adolescente (COFFITO) e Fisiologia do Exercício (PUC-Minas). Mestre e Doutor em Fisiologia com ênfase em Neurociências (UFMG). Pós-Doutorado em Fisioterapia na The University of Sydney, Sydney, Austrália (UNISYD). Docente do Curso de Fisioterapia da Universidade Federal dos Vales do Jequitinhonha e Mucuri (UFVJM) na área de concentração Saúde da Criança e do Adolescente e orientador dos Programas de Pós-Graduação em Reabilitação e Desempenho Funcional (PPGReab) e Multicêntrico em Ciências Fisiológicas (PMPGCF).

ROSANE LUZIA DE SOUZA MORAIS

Fisioterapeuta. Especialista em Fisioterapia em Neurologia (Faculdade de Medicina da Universidade de São Paulo). Mestre em Ciências da Reabilitação (UFMG). Doutora em Ciências da Saúde da Criança e do Adolescente da Universidade Federal de Minas Gerais (UFMG). Professora Adjunta do Departamento de Fisioterapia da Universidade Federal dos Vales do Jequitinhonha e Mucuri (UFVJM) na área de concentração Saúde da Criança e do Adolescente. Docente permanente do Programa de Pós-Graduação Saúde, Sociedade e Ambiente (SaSA) da UFVJM.

VANESSA PEREIRA DE LIMA

Fisioterapeuta. Especialista em Fisioterapia Respiratória (Unifesp – EPM) e Administração Hospitalar (Centro Universitário São Camilo – CUSC). Mestrado em Ciências da Saúde pela Universidade Federal de São Paulo. Doutora em Ciências da Reabilitação pela UFMG. Professora Adjunta do Departamento de Fisioterapia da Universidade Federal dos Vales do Jequitinhonha e Mucuri (UFVJM) na área de Fisioterapia em Pneumologia. Docente permanente do Programa de Pós-Graduação em Reabilitação e Desempenho Funcional (PPGReab) da UFVJM.

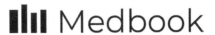

FISIOTERAPIA EM PEDIATRIA – Da Evidência à Prática Clínica
Direitos exclusivos para a língua portuguesa
Copyright © 2019 by MEDBOOK – Editora Científica Ltda.

Nota da editora: Os autores e a editora não podem ser responsabilizados pelo uso impróprio nem pela aplicação incorreta de produto apresentado nesta obra. Apesar de terem enviado esforço máximo para localizar os detentores dos direitos autorais de qualquer material utilizado, os autores e a editora estão dispostos a acertos posteriores caso, inadvertidamente, a identificação de algum deles tenha sido omitida.

Editoração eletrônica e capa: ASA Produção Gráfica e Editorial

Reservados todos os direitos. É proibida a duplicação ou reprodução deste volume, no todo ou em parte, sob quaisquer formas ou por quaisquer meios (eletrônico, mecânico, gravação, fotocópia, distribuição na Web ou outros) sem permissão expressa da Editora.

CIP-BRASIL. CATALOGAÇÃO NA PUBLICAÇÃO
SINDICATO NACIONAL DOS EDITORES DE LIVROS, RJ

F565

    Fisioterapia em pediatria: da evidência à prática clínica/organização Ana Cristina Resende Camargos ... [et al.]. - 1. ed. - Rio de Janeiro : Medbook, 2019.
    640 p. ; 28 cm.

    Apêndice
    Inclui bibliografia e índice
    ISBN 978-85-8369-045-0

    1. Fisioterapia. I. Camargos, Ana Cristina Resende. II. Hércules Ribeiro Leite. III. Rosane Luzia de Souza Morais. IV. Vanessa Pereira de Lima.

19-55115   CDD: 616.8913
                         CDU: 615.8

Meri Gleice Rodrigues de Souza - Bibliotecária CRB-7/6439

08/02/2019   15/02/2019

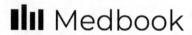

MEDBOOK – Editora Científica Ltda.
Avenida Treze de Maio 41/salas 803 e 804 – Cep 20.031-007 – Rio de Janeiro – RJ
Telefones: (21) 2502-4438 e 2569-2524 – **www.medbookeditora.com.br**
contato@medbookeditora.com.br – vendasrj@medbookeditora.com.br

*Dedicamos este livro aos nossos
filhos, maridos, esposas, pais e demais familiares.*

Agradecimentos

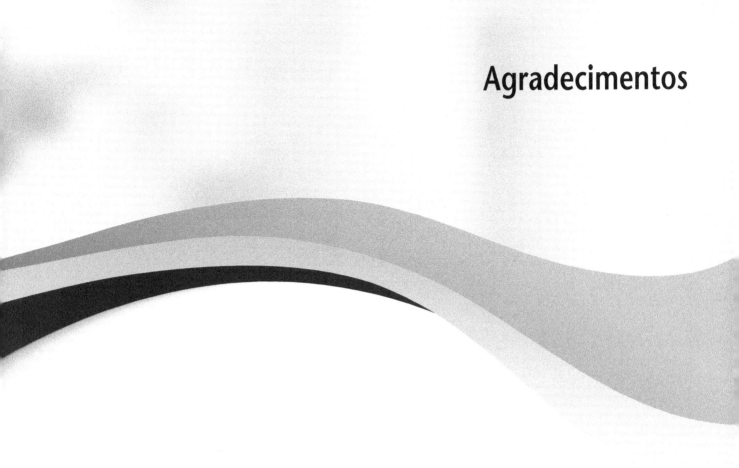

Como organizadores, estamos extremamente honrados com a concepção final deste livro. Sabemos que a obra não seria possível sem o esforço e a dedicação dos colaboradores convidados para esta primeira edição. Todos eles foram além de nossas expectativas e mergulharam de cabeça nessa aventura que contribui para o avanço da fisioterapia pediátrica no Brasil.

Os organizadores deste livro, além de colegas de trabalho, transformaram-se em amigos mais que especiais, pois da concepção da sinopse inicial (março de 2017) à entrega da versão final dos capítulos à editora (abril de 2018) estivemos unidos e firmes, com muitas horas de dedicação e leitura minuciosa de todos os capítulos.

Especial agradecimento às professoras Susan Effgen (USA) e Mijna Hadders-Algra (Holanda), que aceitaram com presteza o convite para prefaciar esta obra. Para nós é uma honra tê-las aqui. Seremos eternamente gratos por compartilharem seus conhecimentos com tamanha generosidade.

Obrigado aos pais que gentilmente autorizaram o uso das imagens de suas crianças nesta obra. À Clínica Escola de Fisioterapia da UFVJM e aos demais colegas, técnicos e alunos do Departamento de Fisioterapia da UFVJM e do Departamento de Fisioterapia da UFMG, obrigado pela parceria e oportunidade diária de aprendizado e amizade.

Finalmente, obrigado à MedBook Editora pela assistência e o cuidado na preparação dos originais para a publicação da obra.

Ana Cristina Resende Camargos
Hércules Ribeiro Leite
Rosane Morais
Vanessa Pereira de Lima
Organizadores

Colaboradores

Aline Duprat Ramos
Fisioterapeuta. Especialista em Fisioterapia Cardiorrespiratória e Neurofuncional pelo COFFITO. Mestre em Neurociências pela UFMG. Fisioterapeuta do setor de Neurologia/Neurocirurgia do HPS João XXIII – Rede FHEMIG – Belo Horizonte-MG. Fisioterapeuta da Unidade de Terapia Intensiva do Hospital Metropolitano Odilon Behrens – Belo Horizonte-MG.

Ana Cristina Resende Camargos
Fisioterapeuta. Especialista em Fisioterapia em Neurologia (Universidade Federal de Minas Gerais – UFMG). Mestre em Ciências da Reabilitação (UFMG). Doutora em Ciências Fisiológicas (UFVJM). Professora Adjunta do Departamento de Fisioterapia da UFMG na área de Fisioterapia em Pediatria. Docente permanente do Programa de Pós-Graduação em Ciências da Reabilitação da UFMG e docente colaboradora do Programa de Pós-Graduação em Reabilitação e Desempenho Funcional da UFVJM.

Ana Karla da Silva Moura Pedrosa
Fisioterapeuta pela UFPE. Especialização em Fisioterapia Aquática pela Faculdade Maurício de Nassau/UNINASSAU e Mestre em Ciências pela Faculdade de Medicina da Universidade de São Paulo (FMUSP). Docente do curso de Fisioterapia nas Disciplinas Fisiopatologia em Neonatologia e Pediatria e Fisioterapia em Pediatria no Centro Universitário Brasileiro (UNIBRA) – Recife-PE.

Ana Paula de Sousa
Fisioterapeuta pela UFMG. Especialista em Aprendizagem Motora pela USP. Formação em Método Neuroevolutivo (Bobath), Baby Bobath, Método Pilates, TheraSuit Method, Theratogs, Terapia por Contensão Induzida. Sócia da ProAtiva BH.

Ana Paula Mendonça
Fisioterapeuta da Universidade Federal dos Vales do Jequitinhonha e Mucuri. Fisioterapeuta do Centro Especializado em Reabilitação de Diamantina, MG – CER IV.

Andrea Pires Muller
Fisioterapeuta. Mestre em Ciências da Saúde – PUC-PR. Docente do Curso de Fisioterapia da PUC-PR. Tutora da Residência Multiprofissional em Saúde do Idoso – HUC-PUC-PR. Responsável pelo serviço de Fisioterapia do Hospital Cardiológico Constantini – Curitiba-PR.

Andreza Letícia Gomes
Fisioterapeuta. Especialista em Pediatria e Neonatologia. Mestre em Reabilitação e Desempenho Funcional (PPGReab-UFVJM).

Anne Jansen Hupfeld
Fisioterapeuta. Formação no Método de Tratamento Neuroevolutivo Bobath e Baby Course. Fisioterapeuta referência da Clínica de Má-Formação Congênita do setor de Fisioterapia Infantil da Associação de Assistência a Criança Deficiente – AACD Ibirapuera.

Anne Karolyne Cruz Santiago

Fisioterapeuta da Universidade Federal de Sergipe (UFS) – Campus Lagarto. Curso de aperfeiçoamento no método Pilates.

Ayrles Silva Gonçalves Barbosa Mendonça

Fisioterapeuta. Mestre em Engenharia Mecânica com tese na área biomédica e Doutora em Biotecnologia na área da Saúde. Formação em PediaSuit. Docente do curso de Fisioterapia da UFAM.

Carla Trevisan Martins Ribeiro

Fisioterapeuta. Mestre em Ciências (UFRJ). Doutora em Ciências (UFRJ). Fisioterapeuta Neurofuncional do Instituto Nacional de Saúde da Mulher, da Criança e do Adolescente Fernandes Figueira, IFF/Fiocruz.

Carolina Gomes Matarazzo

Fisioterapeuta. Especialista em Assimetrias Cranianas e Fisiologia. Mestre em Ciências da Saúde pela Universidade Federal de São Paulo (UNIFESP). Primeira fisioterapeuta a atuar numa clínica de órteses cranianas no Brasil e a criar um centro de tratamento de intervenção precoce das assimetrias. Pesquisadora na área de Assimetrias e Torcicolo.

Caroline Bolling

Fisioterapeuta. Especialista em Saúde e Segurança do Trabalhador pela FUMEC. Mestre em Saúde Pública pela UFMG. Doutora pela VUmc – Vrije Universiteit Amsterdam.

Cristiane Cenachi Coelho

Fisioterapeuta Doutoranda em Ciências da Reabilitação pela Universidade Federal de Minas Gerais (UFMG). Mestre em Engenharia Biomédica-Bioengenharia pela Universidade do Vale do Paraíba (UNIVAP). Especialista em Fisioterapia Cardiopulmonar pela Faculdade de Ciências Médicas de Minas Gerais (FCMMG). Fisioterapeuta do Hospital Infantil João Paulo II. Coordenadora do Programa de Residência Multiprofissional do Hospital Infantil João Paulo II da Fundação Hospitalar de Minas Gerais (FHEMIG).

Danielle Vieira Rocha Soares

Fisioterapeuta. Doutora em Ciências da Reabilitação pela Universidade Federal de Minas Gerais (UFMG). Professora Adjunta do Departamento de Ciências da Saúde da Universidade Federal de Santa Catarina (UFSC).

Dayane Montemezzo

Fisioterapeuta. Doutora em Ciências da Reabilitação pela Universidade Federal de Minas Gerais (UFMG). Professora Adjunta do Departamento de Fisioterapia da Universidade do Estado de Santa Catarina (UDESC).

Elizabeth Rocha e Rocha

Fisioterapeuta. Especialista em Fisioterapia Intensiva Pediátrica e Neonatal pelo COFFITO. Fisioterapeuta do Centro de Terapia Intensiva Pediátrico do Hospital das Clínicas da UFMG – Belo Horizonte-MG.

Ester Miriã Gomes da Silva

Graduação em Fisioterapia pela UFVJM. Residência Multiprofissional em Urgência e Trauma pelo Hospital das Clínicas da Faculdade de Medicina da Universidade de São Paulo.

Evanirso da Silva Aquino

Fisioterapeuta. Doutor em Saúde Internacional pelo Instituto de Medicina Tropical da USP. Mestre em Fisioterapia pela Universidade Cidade de São Paulo (UNICID). Especialista em Fisioterapia Respiratória pela Universidade Federal de Minas Gerais (UFMG). Professor da Pontifícia Universidade Católica de Minas Gerais (PUC-Betim). Fisioterapeuta do Hospital Infantil João Paulo II – Unidade de Doenças Complexas e Ambulatório de Fibrose Cística.

Fabiana Rita Câmara Machado

Fisioterapeuta. Especialista em Fisioterapia Neurofuncional da Criança e do Adolescente. Especialista em Fisiologia do Exercício. Mestre em Ciências da Reabilitação. Doutoranda do Programa de Pós-Graduação em Ciências da Reabilitação da Universidade Federal de Ciências da Saúde de Porto Alegre. Fisioterapeuta do Serviço de Fisiatria e Reabilitação do Hospital de Clínicas de Porto Alegre.

Fernanda de Cordoba Lanza

Doutora em Ciências Aplicadas à Pediatria da Disciplina de Alergia, Imunologia Clínica e Reumatologia do Departamento de Pediatria da Universidade Federal de São Paulo (UNIFESP). Professora do Programa de Pós-Graduação em Ciências da Reabilitação da Universidade Nove de Julho. Especialista em Terapia Intensiva Pediátrica e Neonatal pela Associação Brasileira de Fisioterapia Cardiorrespiratória e Fisioterapia em Terapia Intensiva (ASSOBRAFIR).

Francielly Dorvina Medeiros Ribeiro do Carmo

Fisioterapeuta. Especialista em Urgência e Emergência pelo Hospital Infantil João Paulo II da Fundação Hospitalar do Estado de Minas Gerais (FHEMIG). Graduada em Fisioterapia pela Pontifícia Universidade Católica de Minas Gerais – Campus Betim (PUC-MG).

Hércules Ribeiro Leite

Fisioterapeuta. Especialista em Fisioterapia Neurofuncional da Criança e do Adolescente (COFFITO) e Fisiologia do Exercício (PUC-Minas). Mestre e Doutor em Fisiologia com ênfase em Neurociências (UFMG). Pós-Doutorado em Fisioterapia na The University of Sydney, Sydney, Austrália (UNISYD). Docente do curso de Fisioterapia da Universidade Federal dos Vales do Jequitinhonha e Mucuri (UFVJM) e orientador dos Programas de Pós-Graduação em Reabilitação e Desempenho Funcional (PPGReab) e Multicêntrico em Ciências Fisiológicas (PMPGCF).

Josy Davidson

Fisioterapeuta. Pós-Doutorado em Ciências Aplicadas à Pediatria (UNIFESP). Professora Afiliada do Departamento de Pediatria/Disciplina de Pediatria Neonatal (UNIFESP). Coordenadora do Curso de Pós-Graduação em Fisioterapia Hospitalar do Centro Universitário São Camilo.

Jousielle Márcia dos Santos

Fisioterapeuta. Mestre pelo Programa de Pós-Graduação em Reabilitação e Desempenho Funcional da UFVJM e Doutoranda em Ciências Fisiológicas pela Sociedade Brasileira de Fisiologia (SBFis) na Universidade Federal dos Vales do Jequitinhonha e Mucuri (UFVJM).

Karine Beatriz Costa

Mestre e Doutoranda em Ciências Fisiológicas pela Sociedade Brasileira de Fisiologia (SBFis) na Universidade Federal dos Vales do Jequitinhonha e Mucuri (UFVJM).

Karoliny Lisandra Teixeira Cruz

Fisioterapeuta. Mestranda do Programa de Reabilitação e Desempenho Funcional (PPGReab-UFVJM). Professora Substituta do Curso de Fisioterapia da Universidade Federal do Amazonas (UFAM).

Kênnea Martins Almeida Ayupe

Fisioterapeuta. Mestre em Ciências da Saúde – Instituto Fernandes Figueira (IFF/Fiocruz). Doutora em Ciência da Reabilitação – UFMG. Professora Adjunta do Departamento de Educação Integrada em Saúde da Universidade Federal do Espírito Santo (UFES).

Liliane Baía Silva

Fisioterapeuta. Especialista em Neurologia pela UFMG. Fisioterapeuta da Rede Sarah de Hospitais de Reabilitação – Belo Horizonte-MG.

Lisa Carla Narumia

Fisioterapeuta. Especialização em Fisioterapia Motora Ambulatorial e Hospitalar (UNIFESP). MBA em Gestão Executiva em Saúde (FGV). Formação no Método de Tratamento Neuroevolutivo Bobath e Baby Course. Fisioterapeuta referência da Clínica de Paralisia Cerebral do setor de Fisioterapia Infantil da Associação de Assistência à Criança Deficiente – AACD Ibirapuera.

Luciana De Michelis Mendonça

Fisioterapeuta. Especialista em Fisioterapia Esportiva. Mestre e Doutora em Ciências da Reabilitação pela UFMG. Pós-Doutorado em Fisioterapia pela UFSCar. Docente do Curso de Fisioterapia da UFVJM.

Ludmila Ferreira Brito

Fisioterapeuta. Especialista em Fisioterapia Neurofuncional da Criança e do Adulto. Sócia proprietária da clínica de reabilitação neurofuncional ReabilitaAÇÃO em Belo Horizonte-MG.

Luisa Fonseca Sarsur

Fisioterapeuta. Especialista em Aprendizagem Motora pela USP. Formação nos métodos Conceito Bobath e Baby Bobath, TheraSuit, Reeducação do Movimento Ivaldo Bertazzo e Pilates.

Maria Gabriela Abreu

Fisioterapeuta. Graduada em Fisioterapia na Universidade Federal dos Vales do Jequitinhonha e Mucuri (UFVJM).

Maria Leonor Gomes de Sá Vianna

Fisioterapeuta. Mestre em Bioética (PUC-PR). Docente do Curso de Fisioterapia da PUC-PR. Membro do Grupo de Pesquisa Bioética, Humanização e Cuidados em Saúde CNPq-PUC-PR.

Mariana Aguiar de Matos

Fisioterapeuta. Mestre e Doutora em Ciências Fisiológicas pelo Programa Multicêntrico de Pós-Graduação em Ciências Fisiológicas da UFVJM.

Míriam Ribeiro Calheiros Sá

Fisioterapeuta do Instituto Nacional de Saúde da Mulher, da Criança e do Adolescente Fernandes Figueira – Fiocruz. Especialista em Fisioterapia Neurofuncional da Criança e do Adolescente. Doutora em Ciências pelo Programa de Pós-Graduação do IFF-Fiocruz em Saúde Coletiva, área de concentração: Saúde da Criança.

Nicolette Celani Cavalcanti

Fisioterapeuta. Mestre em Ciências – IFF/Fiocruz. Fisioterapeuta do Instituto Nacional de Saúde da Mulher, da Criança e do Adolescente Fernandes Figueira – IFF/Fiocruz.

Paula Christina Muller Maingué

Fisioterapeuta. Especialista em Geriatria e Gerontologia (PUC-PR). Mestre em Bioética (PUC-PR). Docente do Curso de Fisioterapia da PUC-PR.

Paula de Almeida Thomazinho

Fisioterapeuta do Instituto Nacional de Saúde da Mulher, da Criança e do Adolescente Fernandes Figueira (IFF/Fiocruz). Especialista em Fisioterapia Neurofuncional. Mestre em Saúde Materno-Infantil pelo IFF/Fiocruz. Doutora em Ciências pelo IFF/Fiocruz.

Paula Silva de Carvalho Chagas

Fisioterapeuta. Mestre e Doutora em Ciências da Reabilitação pela UFMG. Professora Associada do Departamento de Fisioterapia do Idoso, do Adulto e Materno-Infantil da Faculdade de Fisioterapia da UFJF. Orientadora do Programa de Pós-Graduação strictu-sensu em Ciências da Reabilitação e Desempenho Físico-Funcional da UFJF.

Peterson Marco O. Andrade

Fisioterapeuta. Doutor em Neurociências – Universidade Federal de Minas Gerais. Professor Efetivo do Departamento de Fisioterapia do Campus de Governador Valadares da Universidade Federal de Juiz de Fora.

Priscilla Rezende Pereira Figueiredo

Fisioterapeuta – Universidade Federal de Minas Gerais (UFMG). Especialista em Fisioterapia em Ortopedia. Mestre em Ciências da Reabilitação – UFMG. Doutoranda em Ciências da Reabilitação – UFMG. Coordenadora do Núcleo de Ensino e Pesquisa da Associação Mineira de Reabilitação (AMR).

Rafaela Silva Moreira

Fisioterapeuta – Universidade Federal dos Vales do Jequitinhonha e Mucuri (UFVJM). Especialista em Fisioterapia em Neurologia – Universidade Federal de Minas Gerais (UFMG). Mestre e Doutora em Ciências da Saúde/Saúde da Criança e do Adolescente (UFMG). Professora Adjunta do Departamento de Ciências da Saúde da Universidade Federal de Santa Catarina (UFSC-Araranguá), área de concentração: Fisioterapia em Pediatria.

Rejane Vale Gonçalves

Fisioterapeuta. Especialista em Fisioterapia Neurofuncional – Universidade Gama Filho (UGF). Mestre e Doutora em Ciências da Reabilitação – Universidade Federal de Minas Gerais (UFMG). Professora Adjunta do Curso de Fisioterapia da Faculdade de Ciências Médicas de Minas Gerais (FCMMG).

Renato Guilherme Trede Filho

Fisioterapeuta. Especialista em Geriatria e Gerontologia - UFMG. Mestre em Ciências da Reabilitação e Doutor em Bioengenharia – UFMG. Pós-Doutorado em Biomecânica pela University of Central Lancashire - UCLan, Inglaterra. Docente do Curso de Fisioterapia da UFVJM.

Rosalina Tossige Gomes

Fisioterapeuta da Universidade Federal de Juiz de Fora (UFJF). Mestre em Ciências Fisiológicas (UFVJM) e Doutoranda em Ciências Fisiológicas (UFVJM).

Rosane Luzia de Souza Morais

Fisioterapeuta. Doutora em Ciências da Saúde da Criança e do Adolescente da Universidade Federal de Minas Gerais (UFMG). Professora Adjunta do Departamento de Fisioterapia da Universidade Federal dos Vales do Jequitinhonha e Mucuri (UFVJM) na área de concentração: Saúde da Criança e do Adolescente.

Sabrina Pinheiro Tsopanoglou

Fisioterapeuta. Doutora em Ciências Aplicadas à Pediatria (UNIFESP). Docente Auxiliar I na Universidade Federal dos Vales do Jequitinhonha e Mucuri (UFVJM).

Sheila Schneiberg

Fisioterapeuta. Mestre em Ciências Biomédicas opção Reabilitação, Universidade de Montréal, Québec, Canadá. Doutora em Ciências da Reabilitação, Universidade McGill, Québec, Canadá. Pós-Doutora em Neurociências (UFRJ). Docente do Departamento de Fisioterapia da Universidade Federal de Sergipe (UFS) - Campus Lagarto.

Simone Nascimento dos Santos Ribeiro

Doutora em Ciências da Saúde - Saúde da Criança e do Adolescente – pela Universidade Federal de Minas Gerais (UFMG). Especialista em Terapia Intensiva Pediátrica e Neonatal pela Associação Brasileira de Fisioterapia Cardiorrespiratória e Fisioterapia em Terapia Intensiva (ASSOBRAFIR).

Tatiana Vasconcelos dos Santos

Fisioterapeuta. Mestre em Ciências (IFF/Fiocruz). Fisioterapeuta do Instituto de Puericultura e Pediatria Martagão Gesteira (UFRJ).

Thais Peixoto Gaiad

Fisioterapeuta pela UNESP. Especialização em Fisioterapia Aplicada à Neuropediatria pela Unicamp. Formação no Conceito Neuroevolutivo Bobath (IBITA) e Doutora em Ciências pela USP. Docente da Disciplina Fisioterapia Aplicada às Disfunções Neuromusculares II e do Programa de Pós-Graduação em Reabilitação e Desempenho Funcional (PPGReab) da Universidade Federal dos Vales do Jequitinhonha e Mucuri (UFVJM).

Valeria Cury

Fisioterapeuta. Mestrado em Ciências da Reabilitação pela UFMG. Formação no Conceito Neuroevolutivo Bobath, Reeducação Postural e Método Pilates. Instrutora certificada do TheraSuit Method pelo TheraSuit LLC (EUA) e membro da American Academy for Cerebral Palsy and Developmental Medicine (AACPDM). Sócia proprietária da ProAtiva – Habilitação Integrada em Fisioterapia, Fonoaudiologia e Terapia Ocupacional em Belo Horizonte.

Vinícius Cunha Oliveira

Educador Físico pela UFMG e Fisioterapeuta pela PUC-MG. Mestre em Ciências da Reabilitação pela UFMG. Doutor em Fisioterapia pela University of Sydney. Professor Adjunto do Departamento de Fisioterapia da UFVJM.

Prefácio 1
A Fisioterapia Pediátrica Desenvolveu-se e Atualmente é uma Área Madura

Durante os últimos 50 anos, mudanças importantes ocorreram no campo da fisioterapia pediátrica. A profissão desenvolveu-se inicialmente a partir de abordagens focadas nas deficiências da criança e evoluiu para abordagens que reconhecem que a atividade e a participação da criança, bem como de sua família, são mais importantes que as deficiências atuais da criança. Essa mudança foi certamente promovida pela implementação do modelo da Classificação Internacional de Funcionalidade, Incapacidade e Saúde, Versão Crianças e Jovens (CIF-CJ). Essa transformação foi também facilitada pela mudança nos conceitos de função e desenvolvimento cerebral, haja vista que o comportamento motor não é mais considerado como organizado por meio de uma cadeia de reflexos. Ademais, reconhece-se que a atividade espontânea e variada é uma característica do sistema nervoso. O desenvolvimento motor não é mais considerado o resultado de um aumento no controle cortical induzido pela maturação dos reflexos, e sim o resultado da rede de interações contínuas entre genética e ambiente. A partir da idade fetal precoce, a atividade espontânea do sistema nervoso induz comportamentos variados, isto é, uma exploração de seu repertório motor. Por sua vez, a atividade motora auxilia a moldar o cérebro. Com o aumento da idade e a crescente complexidade do sistema nervoso, a criança está cada vez mais habilitada a selecionar estratégias motoras eficientes fora de seu repertório. Desse modo a criança desenvolve seu comportamento motor adaptativo. Entretanto, perturbações iniciais no desenvolvimento desses processos têm as seguintes consequências: grandes prejuízos da função cerebral resultam em redução do repertório e capacidades limitadas para adaptar o comportamento motor, e pequenas deficiências resultam principalmente em adaptação prejudicada.

A combinação das três mudanças conceituais – de uma terapia centrada na criança para uma terapia centrada na família; com foco nas deficiências para uma abordagem baseada em atividade e participação; e mudança na visão do sistema nervoso como um órgão reativo até a apreciação da poderosa atividade espontânea do cérebro – transformou totalmente a fisioterapia pediátrica. Hoje, os valores e objetivos da criança e da família são muito apreciados; eles desempenham um papel importante no planejamento da terapia. Além disso, percebe-se cada vez mais a quantidade de tecnologia assistiva, incluindo dispositivos de mobilidade eletrônica em idade precoce, que podem promover maior participação nas atividades de vida diária da criança com distúrbio do desenvolvimento.

Há muito se reconhece a importância de iniciar precocemente a fisioterapia em crianças com distúrbios do desenvolvimento no início da vida, pois esse é o período de maior plasticidade do cérebro. No entanto, sempre foi difícil detectar crianças com transtornos do desenvolvimento em idade precoce. Felizmente, as ferramentas para detectar esses bebês melhoraram ao longo das décadas. Atualmente, sabemos que não apenas a neuroimagem pode auxiliar a detecção precoce, mas também instrumentos específicos do domínio da fisioterapia pediátrica, ou seja, a avaliação da qualidade do comportamento motor do bebê por meio da *General Movements Assessment* (GMA) e do *Infant Motor Profile* (IMP).

Por fim, parabenizo os organizadores e colaboradores pela publicação deste livro. Espero que ele facilite a disseminação de conceitos e práticas atualizadas em Fisioterapia Pediátrica no Brasil e em outras comunidades de língua portuguesa.

Mijna Hadders-Algra MD, PhD
University Medical Center Groningen
Beatrix Children's Hospital
Institute of Developmental Neurology
Groningen, The Netherlands

Prefácio 2
Fisioterapia Pediátrica Abraçando a Prática Baseada em Evidências

A Fisioterapia Pediátrica certamente tem visto grandes mudanças nas últimas décadas, como observado pela Dra. Hadders-Algra. Mudamos do cenário inicial, que incluía ouvir gurus e personalidades carismáticas, para um novo cenário com a utilização da ciência e das evidências para apoiar nossas intervenções. Nosso foco agora deve ser a participação da criança e da família no contexto da comunidade em que vivem. Expectativas realistas de possíveis melhorias em deficiências devem ser abordadas nos termos da CIF e de como essas melhorias afetam a atividade e a participação. Por exemplo, melhorar a amplitude de movimento ou força tem pouco significado se essas mudanças não melhorarem a capacidade da criança de fazer algo significativo.

A profissão de Fisioterapia mudou à medida que obtivemos a pesquisa para apoiar muitas de nossas intervenções. Não devemos perder tempo, esforço e dinheiro em intervenções que não produzem os resultados desejados. Traduzir o conhecimento da pesquisa em aplicação clínica é, no entanto, uma tarefa muito difícil. Os organizadores desta obra também ressaltaram suas tentativas de trazer a prática baseada em evidências para a arena da prática clínica. Uma vez que a pesquisa é traduzida em aplicação clínica, os clínicos devem ser incentivados a implementar novas intervenções e parar de usar intervenções sem embasamento científico. Por exemplo, agora é clara a evidência de que a terapia de movimento induzido por restrição (*Constraint Induced Movement Therapy – CIMT*) e o treino intensivo bimanual (*Hand-arm Bimanual Intensive Training* – HABIT) para aqueles com paralisia cerebral unilateral são eficazes, mas a implementação continua sendo um problema. É por causa da rejeição à pesquisa? Ou, mais provavelmente, os clínicos não adotaram as diretrizes de implementação e não determinaram a melhor forma de agendar a intervenção intensiva exigida para a CIMT? Devemos buscar caminhos para incentivar o avanço e a mudança na prática clínica. Os terapeutas devem ser aprendizes por toda a vida e aceitar a mudança como uma constante. Fornecer a prática baseada em evidências é uma luta em constante evolução para o que é melhor para as crianças que servimos e suas famílias.

Susan K. Effgen, PT, PhD, FAPTA
Professor of the Department of Rehabilitation Sciences University of Kentucky Lexington, Kentucky, United States

Apresentação

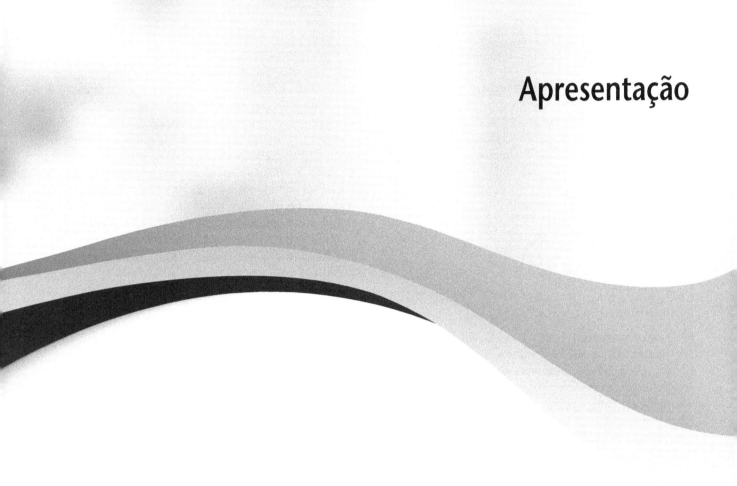

As pesquisas na área de Fisioterapia Pediátrica cresceram exponencialmente nas últimas décadas, ocasionando uma revolução na abordagem do profissional fisioterapeuta, como descrito no prefácio pela Profa. Dra. Mijna Hadders-Algra (Holanda) e pela Profa. Dra. Susan Effgen (EUA). Apesar das mudanças ocorridas em vários países, ainda enfrentamos inúmeras dificuldades para integrar os resultados obtidos em pesquisas científicas à prática clínica do fisioterapeuta pediátrico. Observamos, muitas vezes, um distanciamento entre o que é evidenciado no meio científico e o que é realizado nas clínicas no país, o que ressalta cada vez mais a necessidade da *Knowledge Translation* (i.e., tradução do conhecimento acadêmico para a prática clínica). Nessa óptica, esta obra nasce a partir de um sonho dos docentes e pesquisadores da Universidade Federal dos Vales do Jequitinhonha e Mucuri (UFVJM) – Hércules Leite, Rosane Morais e Vanessa Pereira de Lima – e da Universidade de Minas Gerais (UFMG) – Ana Cristina Camargos. O objetivo é oferecer acesso à literatura científica atualizada a respeito da intervenção fisioterapêutica das diversas condições de saúde, de modo a aprimorar constantemente a prática clínica.

Este livro foi elaborado considerando dois pilares importantes para a prática clínica do fisioterapeuta pediátrico: o modelo conceitual da CIF e a Prática Baseada em Evidência (PBE). O estudante de fisioterapia e o profissional fisioterapeuta irão compreender a importância de organizar o raciocínio clínico para elaboração da intervenção fisioterapêutica (i.e., avaliação e tratamento) sob a óptica da CIF. Salientamos que nesta primeira edição não há um capítulo dedicado exclusivamente ao referencial teórico da CIF, porém o leitor encontrará uma descrição mais detalhada ao acessar o manual da CIF ou verificando a literatura referenciada ao final de cada capítulo.

A partir da compreensão da CIF, orientamos que, ao se debruçar sobre a avaliação fisioterapêutica em cada capítulo (especialmente a partir da Seção II), o leitor inicie sempre pelo domínio atividade e participação. Observe que esse domínio permitirá que o fisioterapeuta elabore hipóteses que poderão ser testadas no domínio estrutura e função do corpo. Por exemplo, durante a avaliação da capacidade de marcha (i.e., atividade e participação) uma criança apresenta menores distância e velocidade de caminhada e dificuldade em transpor objetos no chão. A partir desse achado, quais aspectos de estrutura e função do corpo podem estar relacionados à redução da capacidade: fraqueza dos músculos dos membros inferiores? Reduzida tolerância ao exercício físico? Limitação de amplitude de movimento? Assim, a organização desse raciocínio clínico deve ser realizada em todos os capítulos descritos nesta obra.

Não é objetivo dos autores que todos os elementos evidenciados na avaliação sejam reproduzidos à risca no contexto da prática clínica, mas que o profissional ou estudante de fisioterapia saiba compreender as melhores ferramentas como aquelas que sejam validadas e confiáveis. Esse mesmo raciocínio se aplica ao tratamento fisioterapêutico, sendo destacadas as propostas de intervenção mais discutidas na literatura contemporânea, sempre considerando a melhor evidência disponível.

A PBE é um dos pilares para a prática clínica do fisioterapeuta pediátrico. A PBE como vista na figura abaixo depende de três componentes fundamentais: (1) melhor evidência científica disponível, (2) experiência do fisioterapeuta e (3) opinião dos pais e da criança ou adolescente.

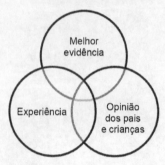

Com base nessa estrutura, o fisioterapeuta deverá escolher as técnicas e condutas que condizem melhor com a realidade daquela família. Técnicas com alto custo para a família e o fisioterapeuta nem sempre apresentam a melhor evidência científica. Portanto, sugerimos fortemente que a leitura deste livro seja também um convite para a desconstrução de vários paradigmas que já foram quebrados mundialmente e ainda permanecem no cenário da fisioterapia no Brasil.

A fim de utilizar da maneira mais adequada a PBE, no final do livro você encontrará um anexo que descreve os cinco níveis de evidência. Entretanto, para fins didáticos atente-se que o *nível 1* se refere à melhor evidência científica disponível (oriunda de revisões sistemáticas a partir de ensaios clínicos bem delineados), os níveis intermediários (*níveis 2 a 4*) variam de ensaios clínicos (*nível 2*) a estudos de caso (*nível 4*) e o *nível 5* compreende evidências a partir da opinião e do consenso de especialistas.

Sabemos que a prática clínica do fisioterapeuta pediátrico ainda é carente em relação às evidências disponíveis, porém o intuito desta obra é reunir grande parte das informações disponíveis na literatura. Além disso, ao final de cada capítulo são descritos casos clínicos que permitem aliar a informação disponível à prática clínica.

Esta obra é dividida em quatro seções: a *Seção I* trata dos aspectos relacionados ao desenvolvimento infantil. A **Profa. Dra. Rosane Morais** e os colaboradores descrevem o desenvolvimento da criança no primeiro ano de vida a partir de conceitos teóricos contemporâneos. Além disso, são destacados a importância da intervenção precoce, considerando crianças de risco biológico e psicossocial (ambiental), e os principais instrumentos padronizados utilizados para avaliação preliminar. A seção finaliza com um capítulo sobre atenção primária, em que é abordada a atuação do fisioterapeuta pediátrico com intuito de aprimorar a abordagem integral à saúde da criança.

Na *Seção II – Fisioterapia Neurofuncional*, a **Profa. Dra. Ana Cristina Camargos** e os demais colaboradores descrevem a funcionalidade e as incapacidades das principais condições de saúde no cenário da fisioterapia neuropediátrica, bem como as evidências que respaldam o tratamento fisioterapêutico. Os capítulos foram elaborados considerando as abordagens contemporâneas, destacando aspectos relacionados com a atividade e a participação, que contemplem as necessidades reais das crianças, de suas famílias e do contexto em que estão inseridas. Recomendamos inicialmente a leitura do capítulo sobre Paralisia Cerebral (Capítulo 4) para compreensão do raciocínio clínico utilizado na elaboração dos objetivos e plano de tratamento fisioterapêutico.

Na *Seção III – Fisioterapia Musculoesquelética*, o **Prof. Dr. Hércules Ribeiro Leite** apresenta, juntamente com os colaboradores, o impacto das disfunções musculoesqueléticas no cenário da fisioterapia pediátrica. Os capítulos apresentam um robusto referencial teórico, embasado nas melhores evidências disponíveis, destacando o desenvolvimento do sistema musculoesquelético típico e seus desvios. Sabemos que a fisioterapia musculoesquelética tem sido incorporada por profissionais que não compreendem as peculiaridades dessa faixa etária; portanto, os conteúdos apresentados nessa seção têm papel essencial para a reformulação de conteúdos moldados inicialmente para os adultos e adaptados para a população pediátrica.

Na última seção (*Seção IV - Fisioterapia Pneumofuncional*), a **Profa. Dra. Vanessa Pereira de Lima** apresenta em conjunto com os demais coautores a importância da área pneumofuncional pediátrica, incorporando os conceitos da CIF e da PBE. Essa seção apresenta o capítulo sobre Avaliação da Capacidade Funcional (Capítulo 23) dentro do contexto da CIF, o qual é extremamente importante para que o leitor compreenda como avaliar a capacidade funcional, bem como a tolerância ao exercício físico de crianças e adolescentes portadores de disfunções respiratórias. Contamos nessa seção com os princípios recentes da utilização da CIF nas doenças respiratórias, ainda um campo vasto a ser percorrido. Além disso, a seção é complementada com as afecções mais recorrentes na área da fisioterapia pneumofuncional tanto em nível ambulatorial como no meio hospitalar.

Finalmente, este livro tem sido alvo de muito trabalho, horas de escrita, leituras, pesquisas e discussões, mas também de amor à fisioterapia e ao conhecimento. Esperamos que essa seja uma pequena semente para instigar os fisioterapeutas a buscarem cada dia mais a utilização da PBE. Sabemos e compreendemos que o conhecimento é dinâmico e as evidências apresentadas nesta obra estão sujeitas a mudanças ao longo do tempo. Assim, convidamos todos para que sigam a página oficial do livro no Facebook (Livro Fisioterapia em Pediatria: Da evidência à prática clínica) e fiquem por dentro de novidades e estudos recentes na área da fisioterapia pediátrica.

Ana Cristina Resende Camargos
Hércules Ribeiro Leite
Rosane Morais
Vanessa Pereira de Lima
Organizadores

Sumário

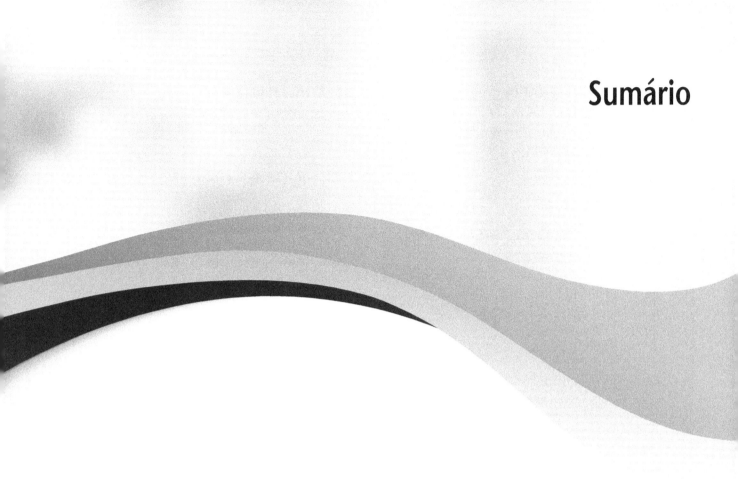

SEÇÃO I – ASPECTOS RELACIONADOS COM O DESENVOLVIMENTO INFANTIL, 1

1 **Desenvolvimento Motor durante o Primeiro Ano de Vida, 2**
   Rejane Vale Gonçalves

2 **Intervenção Precoce: Lidando com Crianças de Risco Biológico e Psicossocial e suas Famílias, 19**
   Rosane Luzia de Souza Morais
   Rafaela Silva Moreira
   Karine Beatriz Costa

3 **Fisioterapia na Atenção Primária: Abordagem Integral à Saúde da Criança, 43**
   Peterson Marco O. Andrade
   Rosane Luzia de Souza Morais
   Ana Paula Mendonça

SEÇÃO II – FISIOTERAPIA NEUROFUNCIONAL, 59

4 **Paralisia Cerebral, 60**
   Ana Cristina Resende Camargos
   Kênnea Martins Almeida Ayupe
   Priscilla Rezende Pereira Figueiredo
   Rejane Vale Gonçalves

5 **Síndrome de Down, 112**
   Ana Cristina Resende Camargos
   Paula Silva de Carvalho Chagas

6 **Espinha Bífida, 132**
   Hércules Ribeiro Leite
   Luisa Fonseca Sarsur
   Míriam Ribeiro Calheiros Sá

7 **Lesão Medular Traumática, 162**
   Aline Duprat Ramos
   Elizabeth Rocha e Rocha
   Liliane Baía Silva

8 **Distrofias Musculares, 199**
   Thais Peixoto Gaiad
   Ana Karla da Silva Moura Pedrosa
   Ana Paula de Sousa

9 **Paralisia Braquial Perinatal, 223**
   Hércules Ribeiro Leite
   Fabiana Rita Câmara Machado
   Ludmila Ferreira Brito

10 **Abordagem das Condições Raras: Síndrome de Dandy-Walker, Síndrome de Prader-Willi e Doença de Pompe Infantil, 251**
   Paula de Almeida Thomazinho

SEÇÃO III – FISIOTERAPIA MUSCULOESQUELÉTICA, 275

11 Torcicolo Muscular Congênito, 276

Hércules Ribeiro Leite
Sheila Schneiberg
Anne Karolyne Cruz Santiago
Carolina Gomes Matarazzo

12 Assimetrias Cranianas Posicionais, 291

Carolina Gomes Matarazzo

13 Pé Torto Congênito, 307

Ayrles Silva Gonçalves Barbosa Mendonça
Hércules Ribeiro Leite
Maria Gabriela Abreu

14 Osteogênese Imperfeita, 331

Carla Trevisan Martins Ribeiro
Nicolette Celani Cavalcanti
Tatiana Vasconcelos dos Santos

15 Artrogripose Múltipla Congênita, 350

Anne Jansen Hupfeld
Lisa Carla Narumia

16 Pé Equino Idiopático, 370

Valeria Cury
Ana Paula de Sousa

17 Escoliose Idiopática, 390

Vinícius Cunha Oliveira
Mariana Aguiar de Matos
Jousielle Márcia dos Santos

18 Pé Plano Flexível Idiopático, 422

Rosalina Tossige Gomes
Renato Guilherme Trede Filho

19 Alterações Torcionais e Angulares, 438

Mariana Aguiar de Matos
Rosalina Tossige Gomes

20 Artrite Idiopática Juvenil, 464

Ester Miriã Gomes da Silva
Andreza Letícia Gomes
Hércules Ribeiro Leite

21 Legg-Calvé-Perthes, 478

Hércules Ribeiro Leite
Sheila Schneiberg
Karoliny Lisandra Teixeira Cruz

22 Lesões no Esporte, 494

Luciana De Michelis Mendonça
Caroline Bolling
Hércules Ribeiro Leite

SEÇÃO IV – FISIOTERAPIA PNEUMOFUNCIONAL, 513

23 Avaliação da Capacidade Funcional, 514

Danielle Vieira Rocha Soares
Dayane Montemezzo

24 Fibrose Cística, 528

Evanirso da Silva Aquino
Cristiane Cenachi Coelho
Francielly Dorvina Medeiros Ribeiro do Carmo

25 Asma, 540

Fernanda de Cordoba Lanza
Simone Nascimento dos Santos Ribeiro

26 Oncologia, 550

Maria Leonor Gomes de Sá Vianna
Andrea Pires Muller
Paula Christina Muller Maingué

27 Recém-Nascido de Alto Risco, 569

Sabrina Pinheiro Tsopanoglou
Josy Davidson

Anexo – Níveis de Evidência, 586

Índice Remissivo, 587

Aspectos Relacionados com o Desenvolvimento Infantil

Seção I

Desenvolvimento Motor durante o Primeiro Ano de Vida

Rejane Vale Gonçalves

1

INTRODUÇÃO

O desenvolvimento motor se refere ao conjunto de mudanças que acontecem no comportamento motor e que estão relacionadas com a idade do indivíduo, ocorrendo ao longo de toda a vida[1]. Diferentes abordagens teóricas podem ser utilizadas para o entendimento do desenvolvimento motor durante a infância. O referencial teórico adotado pelo profissional da área de reabilitação influencia a avaliação e o planejamento de ações terapêuticas diante de uma situação clínica, seja a de uma criança com atraso no desenvolvimento, seja a de uma criança diagnosticada com alguma condição de saúde, como paralisia cerebral (veja o Capítulo 4).

Embora seja essencial a aplicação do conhecimento científico disponível, o conjunto de práticas profissionais, muitas vezes, não tem sido modificado de acordo com a crescente informação proveniente da literatura acerca do desenvolvimento motor[2]. O conhecimento de como a criança modifica seu comportamento ao longo do tempo e como isso pode ser utilizado para se entender o processo de mudança em crianças com alterações no desenvolvimento é essencial para o raciocínio clínico[3].

O estudo tradicional do desenvolvimento motor foi caracterizado por observações cuidadosas e detalhadas a respeito das modificações progressivas e sequenciais que os bebês apresentam ao longo do tempo[4]. Uma extensa catalogação das aquisições das habilidades motoras de crianças tornou-se a base de um grupo de influentes suposições sobre o desenvolvimento motor (isto é, a Teoria Neuromatura-

cional)[5,6]. A partir da década de 1960, os estudos de Nicolai Bernstein[7], James Gibson[8] e Esther Thelen[9] provocaram uma revolução no entendimento do controle da ação, ou seja, posturas e movimentos guiados pela informação perceptual. Pesquisadores do desenvolvimento começaram a aplicar os novos conceitos teóricos (p. ex., Abordagem dos Sistemas Dinâmicos e Abordagem Ecológica à Percepção-Ação) para explicar as mudanças que ocorrem no comportamento motor durante a infância[10,11].

Este capítulo tem por objetivo discutir o desenvolvimento motor durante o primeiro ano de vida da criança. Esse período foi escolhido por ser caracterizado por grandes mudanças no comportamento motor do indivíduo em um espaço relativamente curto de tempo. É importante ressaltar que o desenvolvimento exploratório do bebê não pode ser entendido de maneira isolada dos contextos ambiental, social e cultural em que ele ocorre. Isso significa dizer que movimentos ocorrem em um sistema indivíduo-ambiente indissociável, ou seja, fatores intrínsecos ao bebê (p. ex., mudanças em suas proporções corporais, ganho de massa adiposa e muscular, motivação, atenção) e fatores ambientais (p. ex., força da gravidade, propriedades da superfície de apoio, forma de manejo dos membros da família) influenciam o desenvolvimento[12]. Novas habilidades motoras ou o aprimoramento de uma habilidade descortinam partes novas do ambiente e proporcionam novas oportunidades para o aprendizado e para a ação[13].

O desenvolvimento exploratório do bebê durante o primeiro ano de vida pode ser descrito de diferentes maneiras.

Neste capítulo optou-se por apresentar o desenvolvimento sob as perspectivas teóricas mais recentes, com enfoque na proposta de Eleanor Gibson[14], ou seja, como uma sequência de fases durante as quais o bebê aprende sobre as características permanentes do mundo, sobre as relações previsíveis entre eventos e sobre sua própria capacidade para agir e intervir no ambiente. As três fases não devem ser vistas como estágios rígidos e fechados, mas, ao contrário, como fases que se sobrepõem e cujo tempo relativo de cada uma varia muito de um bebê para outro[14].

FASE 1 – BEBÊS EXPLORAM EVENTOS: DO NASCIMENTO ATÉ EM TORNO DOS 4 MESES

Os sistemas de ações do bebê estão ancorados tanto no domínio perceptual quanto no domínio motor; por isso, a descrição do desenvolvimento deve considerar igualmente os dois aspectos. Em acréscimo, de acordo com abordagens teóricas mais recentes, a intencionalidade é vista como aspecto básico de todas as ações[15,16]. Portanto, todos os movimentos dos recém-nascidos não começam sendo reflexos, com a intencionalidade adicionada em algum estágio posterior, como tradicionalmente se acreditava[17]. Embora os reflexos sirvam a importantes funções para o bebê, eles são, por definição, estereotipados, provocados e automáticos. A literatura atual mostra que a maioria das ações do recém-nascido é prospectiva, ou seja, é direcionada externamente de maneira antecipatória. Portanto, as ações são intencionais desde o momento em que elas emergem e são iniciadas por um indivíduo motivado, definidas por um objetivo e guiadas pela informação (p. ex., visual, auditiva, tátil) disponível no ambiente[18]. As ações são compostas de posturas, ou seja, aquisições persistentes do indivíduo no ambiente e de movimentos, que são mudanças específicas na postura para produzir mudanças na relação indivíduo-ambiente[12].

O termo recém-nascido compreende a fase do bebê desde o nascimento até o 28º dia de vida[19]. Durante esse período ocorrem o ajustamento e o aperfeiçoamento das funções fisiológicas do bebê[20]. A movimentação espontânea do recém-nascido nas diferentes posturas, ou seja, decúbito ventral, decúbito dorsal, sentado e de pé com apoio, é influenciada pelo posicionamento de as articulações e pelo padrão flexor (isto é, a tendência das articulações se manterem em flexão e retornarem à flexão quando estendidas passivamente). Ao longo do desenvolvimento o bebê irá desenvolver o controle nessas posturas de modo a explorar e interagir com pessoas, objetos e o ambiente em que está inserido[13].

O bebê nasce com sistemas perceptuais que captam a informação do ambiente; ele nasce, portanto, com a habilidade de perceber as *affordances* de superfícies, coisas, lugares e eventos. *Affordances* são as possibilidades de ação suportadas pelo ambiente, tomando como referência as capacidades de ação do indivíduo. Aprender sobre *affordances* implica atividades exploratórias, ou seja, ciclos de percepção-ação que têm consequências[15]. Elas trazem novas informações sobre as mudanças no ambiente provocadas pela ação e também sobre o bebê, onde ele está, para onde está indo e o que está fazendo. Portanto, a atividade exploratória garante a exposição variada do bebê ao que está acontecendo externamente a ele e, ao mesmo tempo, ao que está acontecendo em seu próprio corpo. No entanto, as possibilidades de execução da ação são mínimas no bebê muito novo, e é necessário um tempo para o ajuste de seus sistemas perceptuais[14]. O aprendizado perceptual é um processo gradativo de diferenciação ao longo do desenvolvimento que resulta na especificação da informação para uma determinada *affordance*. Em outras palavras, significa a descoberta de características distintas e propriedades invariantes de objetos e eventos (p. ex., distinguir o rosto de uma pessoa ou as letras do alfabeto)[15,21].

O recém-nascido é espontaneamente ativo e explora visualmente o ambiente por meio dos movimentos dos olhos e da cabeça, os quais podem ser provocados por sons (p. ex., a voz humana)[14]. O comportamento de olhar é a primeira forma de interação social do bebê. Entretanto, os olhos ainda não acompanham objetos ou pessoas sem a movimentação da cabeça. Embora a exploração seja preferencialmente visual, os recém-nascidos se utilizam de outras maneiras de explorar o ambiente, ou seja, por meio do sistema perceptual auditivo e também háptico (informação proveniente de receptores mecânicos localizados na pele, nos músculos, tendões, ligamentos e na fáscia). Esse é o motivo pelo qual os bebês colocam tudo o que pegam na boca, a qual funciona como um importante sistema exploratório[22].

O bebê apresenta movimentos generalizados, do inglês *general movements (GM)*, que são movimentos grossos espontâneos que envolvem todo o corpo e podem durar de segundos a alguns minutos[23]. Esses movimentos aparecem no início da gestação (isto é, entre 9 e 10 semanas de vida intrauterina) e podem ser observados até em torno de 4 meses de idade pós-natal. Os GM apresentam sequência variável de movimentação nos membros, no pescoço e no tronco e geralmente envolvem movimentos de extensão e flexão de membros superiores e inferiores, acompanhados de rotações com ligeira mudança na direção do movimento. Variam em intensidade e velocidade e têm início e fim graduais. Apesar da variabilidade dos GM, eles são considerados um padrão de movimento típico do bebê facilmente reconhecido nos primeiros meses de vida[24].

Decúbito ventral

Ao nascimento, quando o bebê é colocado em decúbito ventral (ou seja, prono), a cabeça repousa rodada para o lado, mas ele é capaz de levantá-la e rodá-la para o outro lado. Os ombros estão aduzidos e flexionados, os cotovelos flexionados e as mãos fechadas. A coluna está flexionada, apresentando cifose desde a cervical até a região sacral, o que

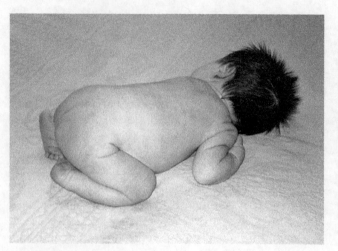

Figura 1.1 Recém-nascido na postura de decúbito ventral.

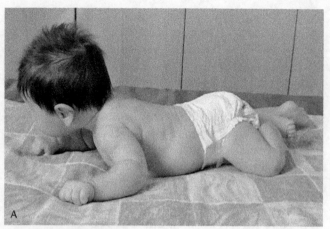

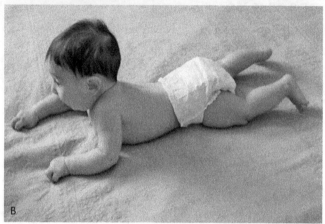

Figura 1.2A e B Bebê na postura de decúbito ventral aos 2 e aos 4 meses de idade.

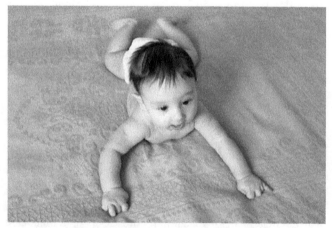

Figura 1.3 Bebê de 4 meses na postura de decúbito ventral com maior extensão de cotovelos e suporte de peso sobre as mãos.

pode ser atribuído aos discos intervertebrais com baixa concentração de água, à posição no útero e à inatividade dos músculos paravertebrais. A pelve está posicionada em retroversão e os quadris estão flexionados, abduzidos e rodados externamente; os joelhos estão flexionados e os tornozelos em flexão dorsal. Essa posição dos membros inferiores provoca a elevação da pelve e o deslocamento do peso corporal para face, ombros e mãos. Por isso, o bebê movimenta muito pouco os membros superiores na postura de decúbito ventral[13,19] (Figura 1.1).

Durante o período compreendido entre o nascimento e os 4 meses de idade, a força da gravidade e a ativação dos músculos extensores auxiliarão o alongamento dos músculos flexores, principalmente dos quadris e dos joelhos. Assim, os ombros ficam mais abduzidos e com maior flexão anterior, a coluna mais estendida, a pelve menos retrovertida e os quadris e os joelhos mais estendidos. As mudanças gradativas no posicionamento das articulações e o desenvolvimento da estabilidade do úmero e da escápula favorecem a elevação da cabeça[25]. Desse modo, ao final dessa fase o bebê adquire a habilidade de manter a cabeça ereta (isto é, 90 graus de extensão) com apoio dos antebraços na postura de decúbito ventral[19] (Figura 1.2).

À medida que o bebê experimenta a postura de decúbito ventral, ocorre a ativação sinérgica dos flexores de tronco durante a extensão. Logo, ele será capaz de se apoiar sobre as mãos, mantendo os cotovelos semiflexionados (Figura 1.3). Em acréscimo, a maior atividade dos músculos paravertebrais e dos abdominais oblíquos desempenha um papel importante na angulação das costelas para baixo a partir da posição horizontal original[19].

Decúbito dorsal

Decúbito dorsal (ou seja, supino) é a postura que o recém-nascido assume durante a maior parte do tempo. A cabeça geralmente está rodada para o lado, os membros superiores próximos ao corpo, a pelve em retroversão, os quadris abduzidos, flexionados e rodados externamente, os joelhos flexionados e os tornozelos em flexão dorsal (Figura 1.4). Nessa postura, o bebê dá pontapés frequentemente quando está acordado. Para isso ele flexiona ou estende as articulações do quadril, joelho e tornozelo em fase, ou seja, todas as articulações de um membro inferior se flexionam ao mesmo tempo, enquanto as articulações do outro membro inferior se estendem[26] (Figura 1.5). Com o passar do tempo ocorrem mudanças no padrão de mo-

Capítulo 1 Desenvolvimento Motor durante o Primeiro Ano de Vida

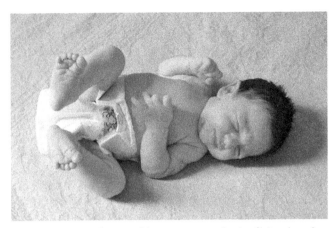

Figura 1.4 Recém-nascido na postura de decúbito dorsal.

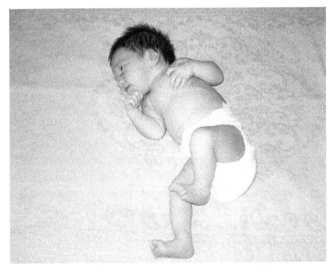

Figura 1.5 Recém-nascido realizando pontapé alternado.

vimento dos membros inferiores. Entre 4 e 6 meses de idade, o movimento em sincronia de todas as articulações diminui e o bebê é capaz de realizar ao mesmo tempo, por exemplo, a flexão do quadril com a extensão do joelho (ou seja, o padrão de movimento dos pontapés se torna fora de fase)[27,28].

A emergência de um padrão de movimento ocorre em função da confluência de restrições do indivíduo, da tarefa e do ambiente[29]. Os bebês são capazes de selecionar um padrão de movimento e são motivados pelo resultado proporcionado pela ação. Um exemplo disso foi demonstrado em um estudo no qual a perna de bebês de 3 meses foi acoplada a um móbile. Em poucos minutos, o bebê começava a dar os pontapés de maneira mais vigorosa com o membro inferior que estava acoplado ao móbile para ver o reforço do movimento e o barulho proporcionados pelo móbile[30].

Em torno do terceiro ou quarto mês de vida, o bebê já apresenta a habilidade de permanecer com a cabeça e os membros superiores e inferiores orientados de maneira simétrica. Em acréscimo, ele consegue unir as duas mãos na linha média e alcançar os joelhos na postura de decúbito dorsal[19] (Figura 1.6).

Sentado com apoio

Nessa primeira fase do desenvolvimento, o bebê ainda não consegue permanecer na postura sentada sem apoio. O recém-nascido, quando suportado, apresenta flexão de cabeça e tronco, com a pelve perpendicular à superfície de apoio, e os membros inferiores adotam a mesma posição do decúbito dorsal. Se o bebê for solto, ele cairá para a frente (Figura 1.7). Ao longo do primeiro ano de vida, o bebê precisará vencer gradativamente a força da gravidade, o que vai acontecer primeiro com a cabeça, progredindo para os pés[13,31].

Durante esse período, o bebê desenvolve a capacidade de elevar a cabeça, o que se torna cada vez mais fácil para ele ao longo do tempo. Antes de apresentar o controle do tronco, o bebê pode adotar estratégias para aumentar a estabilidade, como elevar os ombros e realizar a adução das escápulas[32].

Ao final dessa fase, embora a coluna ainda não alcance extensão suficiente, o bebê consegue sustentar a cabeça contra a força da gravidade quando suportado na postura sentada. As faces laterais da coxa e da perna apoiam-se na superfície, favorecendo a maior estabilidade. A cabeça está livre para rotação, mas o bebê ainda não consegue alcançar objetos nessa postura[19] (Figura 1.8).

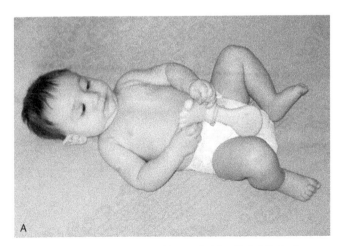
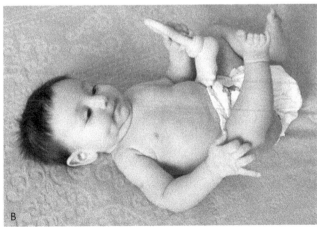

Figura 1.6A e **B** Bebê de 4 meses com orientação corporal simétrica.

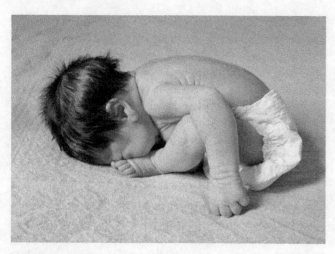

Figura 1.7 Bebê recém-nascido na postura sentada sem apoio.

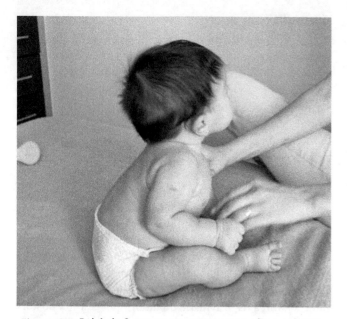

Figura 1.8 Bebê de 3 meses na postura sentada com apoio.

bros inferiores é limitado pelo encurtamento dos músculos flexores e de outros tecidos moles. Os tornozelos permanecem em flexão dorsal e inversão. O ângulo formado entre o fêmur e a tíbia no plano coronal é em torno de 15 graus, o que significa um alinhamento fisiológico em varo do joelho ao nascimento[36]. Se o recém-nascido for inclinado para a frente enquanto de pé, ele pode executar movimentos alternados de flexão e extensão dos membros inferiores em um padrão de movimento semelhante à marcha[19] (Figura 1.9).

Tradicionalmente, isso é conhecido como reflexo de marcha automática, que desapareceria em torno de 8 semanas de vida em decorrência da maturação do sistema nervoso central[5]. No entanto, alguns pesquisadores propuseram uma explicação alternativa para a marcha automática a partir dos resultados de três experimentos com bebês[37]. No primeiro experimento, bebês foram observados quando tinham 2, 4 e 6 semanas de idade enquanto sustentados de modo a provocar o reflexo de marcha. A partir da contagem do número de passos e da avaliação da quantidade de gordura corporal, foi documentado que com 4 semanas os bebês que ganharam mais peso deram menos passos.

No segundo experimento, caneleiras leves foram colocadas nas pernas dos bebês para simular o ganho médio de peso entre 4 e 6 semanas. Como esperado pelos pesquisadores, os bebês diminuíram significativamente o número de passos com a adição de peso. Já no terceiro experimento, os pesquisadores colocaram os bebês na água, e o número de passos foi o dobro do que fora dela.

Em conjunto, esses experimentos reforçam a ideia de que o comportamento do bebê é adaptativo desde o início e não pode ser entendido fora do contexto no qual está inserido. Durante esse período específico do desenvolvimento, os

Estudos sobre a atividade mão à boca em recém-nascidos mostraram que a boca se abre antes de a mão começar a se mover, demonstrando o controle prospectivo do bebê[33]. Von Hofsten[34] observou que recém-nascidos, quando posicionados com adequado suporte postural em frente a um objeto, levam a mão em direção ao objeto com a tendência de diminuir a velocidade da mão próxima ao alvo, apesar de ainda não conseguirem alcançá-lo[34]. A mão se tornará um sistema exploratório em torno dos 4 meses, quando se inicia a habilidade de alcançar e manipular objetos. Já a boca é usada desde o nascimento para paladar, sugar, vocalizar e examinar texturas e propriedades de objetos[21,35].

De pé com apoio

Quando sustentado na postura de pé, o recém-nascido consegue suportar parte de seu peso corporal e estender os quadris e os joelhos. Entretanto, o grau de extensão dos mem-

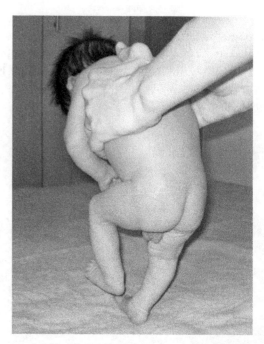

Figura 1.9 Bebê recém-nascido sustentado de pé realiza movimentos alternados de flexão e extensão de membros inferiores.

bebês adquirem maior quantidade de tecido adiposo do que massa muscular, o que leva a uma capacidade de gerar força muscular relativamente menor do que ao nascimento[38].

Em outro estudo, Thelen e Fisher[39] compararam parâmetros cinemáticos e padrões de ativação muscular dos passos do período neonatal com aqueles apresentados pelas crianças no início da marcha independente. Os resultados sugerem que o padrão de ativação muscular se desenvolve gradualmente durante o primeiro ano de vida e que os passos da criança que inicia a marcha independente são derivados de um padrão mais simples, disponível desde o nascimento. Assim, o bebê só não continua a dar passos ao longo do primeiro ano de vida porque a maturação e a experiência em todos os subsistemas contribuintes, incluindo equilíbrio, controle postural, força muscular e demandas dinâmicas da marcha, ainda não estão prontas[38,39].

FASE 2 – ATENÇÃO PARA *AFFORDANCES* E CARACTERÍSTICAS DISTINTAS DOS OBJETOS (DE 5 A 8 MESES)

Em torno dos 5 aos 8 meses de idade, os bebês têm maior atenção para *affordances* e características distintas dos objetos, constituindo a fase 2 do desenvolvimento exploratório[14]. Durante essa fase, novas atividades exploratórias tornam possível a descoberta de um novo conjunto de *affordances* e ocorrem o aumento da acuidade visual e o aprimoramento dos componentes musculares para exploração visual, alcance, preensão e manipulação de objetos (p. ex., bater, balançar, apertar, jogar)[40]. O bebê aprende sobre o que o objeto oferece, o que pode ser feito com ele, as possibilidades funcionais e o uso.

Em outras palavras, o bebê aprende sobre as características distintas dos objetos, ou seja, quais aspectos fazem dele único e como ele se assemelha ou não a outros objetos. A percepção das *affordances* depende tanto da informação disponível quanto do estágio do desenvolvimento do sistema de ação do indivíduo. Esse conhecimento forma a base potencial para a classificação das coisas e para dar significado a elas. As especificidades de cada objeto, como a discriminação de cor, parecem começar a ser diferenciadas em torno dos 6 meses de idade[14].

Assim como em outras aquisições motoras, diversos fatores contextuais influenciam o desenvolvimento das habilidades manuais, como o corpo do bebê e os ambientes físico, social e cultural. Por exemplo, quando é proporcionado suporte postural a recém-nascidos e bebês muito novos, eles são capazes de estender os membros superiores enquanto olham para um objeto[41,42]. Entretanto, o alcance bem-sucedido com o contato da mão com o objeto se inicia, em média, aos 4 meses de idade[43].

Inicialmente, o alcance é caracterizado por movimentos sinuosos do membro superior com variações na velocidade e mudanças de direção antes do contato com o objeto[35,40]. Ao longo da segunda fase, o bebê aprimora a capacidade de alcançar os objetos e realizar a preensão, com aumento gradativo do número de alcances e do tempo investido na manipulação de objetos[44]. A capacidade de realizar a preensão de um objeto abre novas oportunidades para exploração visual, manual e oral e proporciona ao bebê informações sobre as propriedades distintas dos objetos[10].

Em torno de 5 meses de idade, o bebê é capaz de ajustar a configuração da pegada da mão de acordo com o tamanho e a forma do objeto. Entre 9 e 10 meses, a mão começa a se fechar em antecipação ao contato com o objeto e a preensão se aperfeiçoa de tal maneira que o bebê é capaz de pegar objetos muito pequenos com o polegar e os dedos (isto é, utilizando a pinça fina)[45].

Decúbito ventral

Durante essa fase, a maior atividade extensora de paravertebrais possibilita maior elevação do corpo na postura de decúbito ventral, deslocando o peso sobre o abdome. O bebê inicia a transferência de peso de modo a se sustentar com apenas um membro superior apoiado para alcançar objetos. A sustentação do peso sobre o punho e os dedos favorece o ganho de mobilidade da mão[19,46] (Figura 1.10).

As reações de equilíbrio se desenvolvem na postura de decúbito ventral entre os 5 e os 8 meses de idade. Nessa fase, o bebê desenvolve a habilidade de rolar de decúbito ventral para decúbito lateral e também para decúbito dorsal (Figura 1.11). Em acréscimo, nesse período o bebê adquire novas formas de locomoção (isto é, pivotear, arrastar e engatinhar).

Para pivotear, o bebê precisa usar seus membros superiores e inferiores e rodar em torno de seu próprio eixo corporal[47] (Figura 1.12). Para arrastar, o bebê distribui peso ora sobre um, ora sobre o outro lado do corpo, o que favorece a mobilidade da pelve e alongamento do tronco e a extensão do quadril no lado que sustenta o peso (Figura 1.13). O quadril que se impulsiona trabalha contra uma resistência, favorecendo a diminuição da coxa valga e da anteversão femoral, que são características fisiológicas da articulação do quadril ao nascimento.

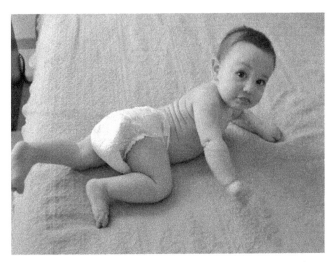

Figura 1.10 Bebê sustentando peso sobre um dos membros superiores e liberando o outro para alcançar objetos.

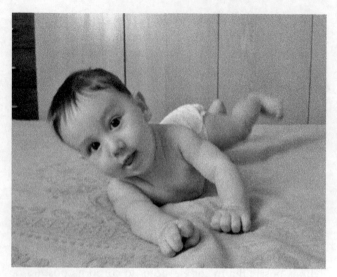

Figura 1.11 Bebê rolando de decúbito ventral para decúbito dorsal.

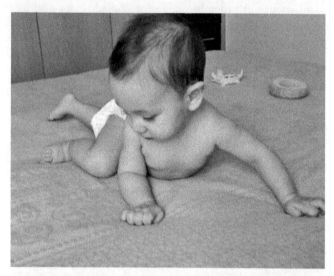

Figura 1.12 Bebê se deslocando em prono por meio de abdução e adução horizontal de ombro de maneira alternada.

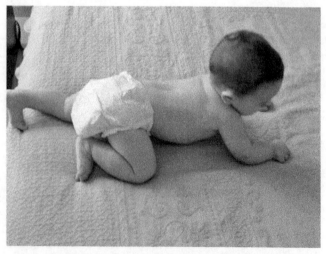

Figura 1.13 Para se arrastar, o bebê se impulsiona utilizando os membros inferiores de maneira alternada.

Para engatinhar, o bebê precisa manter os cotovelos estendidos e realizar a extensão dos ombros de modo alternado. Os membros superior e inferior de lados opostos movem o corpo para a frente[48].

O engatinhar é uma habilidade que o bebê adquire entre o sétimo e o nono mês de idade; entretanto, alguns bebês não passam por essa fase do desenvolvimento e adquirem a marcha independente ao final do primeiro ano de vida sem ter engatinhado[49]. Isso acontece, muitas vezes, em decorrência do modo como os pais proporcionam ao bebê oportunidades para ficar no chão e explorar essa habilidade. Bebês que são estimulados desde cedo a permanecer no colo ou sobre alguma superfície (p. ex., colchão da cama, chão), sustentados na postura de pé, apresentam tendência maior a andar sem engatinhar[13].

Bebês que pivoteiam ou se arrastam têm mais chance de engatinhar e serem proficientes nessa habilidade do que bebês que não experimentaram essas formas anteriores de locomoção. O engatinhar com o apoio das mãos e dos joelhos aumenta a exigência de estabilidade porque o abdome está fora do chão[50]. A experiência de engatinhar permite que o bebê se locomova independentemente, sem precisar que alguém o carregue, ampliando o acesso rápido a lugares diferentes. Essa nova capacidade de ação favorece a percepção visual e tem implicações no desenvolvimento cognitivo e social do bebê[51].

Decúbito dorsal

Em decúbito dorsal, o bebê aprimora o controle antigravitacional dos músculos flexores e desenvolve as reações de equilíbrio nessa postura. O bebê é capaz de rolar de decúbito dorsal para ventral em torno de 5 ou 6 meses de idade. Para rolar, o bebê precisa realizar a adução do ombro e do quadril, transferindo o peso para um lado do corpo. A cabeça se retifica lateralmente e a ação dos abdominais promove a rotação do tronco durante a transferência[19] (Figura 1.14).

O bebê apresenta maiores adução ativa do quadril e extensão do joelho, consegue executar movimentos de flexão do quadril mantendo o joelho em extensão, e ainda pode realizar a ponte de quadril (ou seja, a partir da posição de quadris e joelhos flexionados, o bebê se empurra com os pés e levanta a pelve e o tronco da superfície de apoio)[19].

Em torno dos 6 meses, o bebê consegue alcançar objetos colocados distantes do corpo, realizando abdução escapular, maiores flexão e adução dos ombros e extensão dos cotovelos (Figura 1.15). Nessa fase, as mãos alcançam os pés e o bebê pode levá-los à boca (Figura 1.16). Em acréscimo, o bebê consegue alcançar objetos além da linha média, usando a pronação do antebraço e a extensão do punho e dos dedos. Para isso, devem estar ativos os músculos serrátil anterior, peitoral maior e manguito rotador. Quando o bebê não quer mais manipular o objeto, ele já consegue abrir a mão para soltá-lo[19,52].

Capítulo 1 Desenvolvimento Motor durante o Primeiro Ano de Vida

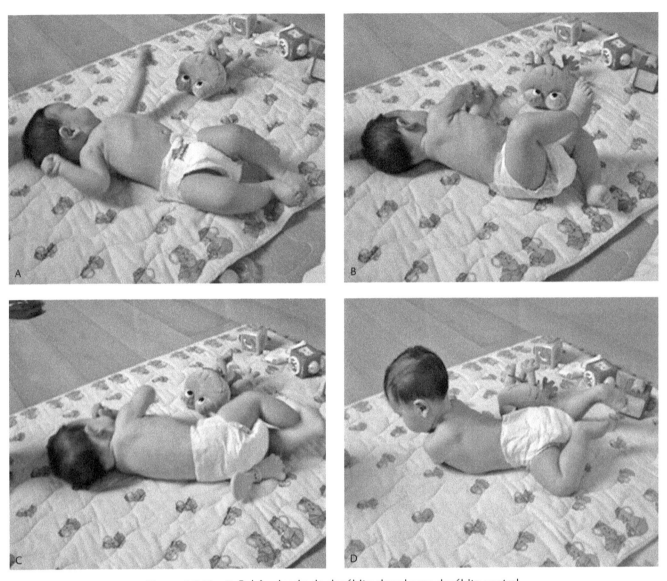

Figura 1.14A a **D** Bebê rolando de decúbito dorsal para decúbito ventral.

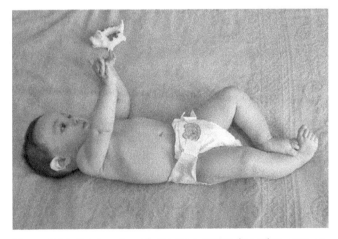

Figura 1.15 Bebê realizando flexão anterior de ombro com extensão de cotovelo, o que torna possível alcançar objetos posicionados longe do corpo.

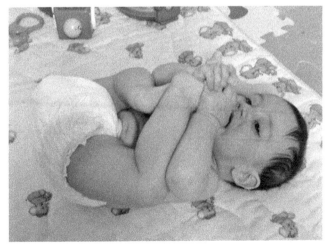

Figura 1.16 Bebê alcançando os pés e os explorando com a boca.

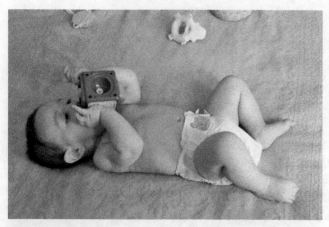

Figura 1.17 Postura de decúbito dorsal utilizada para exploração de objetos.

Ao final dessa fase, o bebê não costuma gostar muito de ficar em decúbito dorsal, uma vez que já é capaz de se transferir e explorar o ambiente utilizando os movimentos de rolar, se arrastar e engatinhar. A postura de decúbito dorsal é utilizada em brincadeiras de exploração de objetos e do próprio corpo (Figura 1.17).

Sentado

Em torno dos 6 meses de idade, o bebê pode adquirir a habilidade de permanecer sentado sem apoio, pois o controle postural está mais desenvolvido[46,49]. Inicialmente, os movimentos da cabeça e do tronco se restringem ao plano sagital. À medida que a estabilidade da cintura pélvica e dos membros inferiores aumenta, o bebê consegue realizar a rotação do tronco e alcançar objetos que estão mais distantes de seu corpo[13,31]. O posicionamento dos membros inferiores em "círculo" ou em anel favorece a estabilidade na postura sentada (Figura 1.18). Os membros superiores ficam livres para alcançar e explorar objetos, possibilitando que o bebê rode, transfira objetos de uma mão para a outra e aponte as extremidades deles[32]. As novas atividades exploratórias tornam possível a descoberta de um novo conjunto de *affordances*, favorecendo o desenvolvimento perceptual e cognitivo do bebê[53,54].

O desenvolvimento do controle postural sentado progride da habilidade de se sentar com o apoio das mãos para se sentar brevemente sem o apoio das mãos e, finalmente, sentar independente[55,56]. Se o centro de gravidade do bebê for deslocado para além dos limites de estabilidade, ele poderá não ter força muscular suficiente para se puxar de volta à posição[57]. Ao longo do desenvolvimento, ele consegue se proteger com as mãos (isto é, reação protetora) para a frente e para os lados e posteriormente voltar à posição inicial sem cair ou precisar se proteger. A rotação da cabeça favorece a mobilidade pélvico-femoral. Em acréscimo, em torno dos 7 meses de idade tem início a lordose lombar, indicando que o bebê apresenta maior grau de extensão da coluna[56].

Karasik et al.[54] observaram bebês de 5 meses de idade em casa enquanto estavam envolvidos na rotina diária com suas mães, durante 1 hora. A proficiência da postura sentada, as oportunidades diárias para praticar o sentar, as superfícies sobre as quais o bebê era colocado sentado e a proximidade da mãe foram documentadas em seis grupos culturais diferentes (Argentina, Camarões, Coreia do Sul, EUA, Itália e Quênia). Os autores observaram que os bebês tinham a oportunidade de praticar o sentar em contextos variados (p. ex., chão, cadeira para bebê, sofá e no colo da mãe). A proficiência variou consideravelmente dentro e entre os grupos culturais, de modo que a maioria dos bebês se sentou apenas com o suporte da mãe ou de uma mobília, ao passo que 36% conseguiam se sentar independentemente aos 5 meses de idade[54].

Esse estudo ilustra a variabilidade tanto da idade em que o bebê adquire a capacidade de se sentar independentemente como da proficiência, medida em porcentagem de tempo que o bebê permaneceu na postura sentada durante o intervalo de 1 hora. Na realidade, o bebê pode ter inúmeras oportunidades de aprimorar o controle postural sentado enquanto é carregado no colo ou quando é colocado sobre um sofá. Nesse estudo, em média, os bebês permaneceram um terço do tempo de observação sentados no colo das mães enquanto elas estavam envolvidas em atividades diversas, como interagindo face a face, vestindo-os, alimentando-os ou carregando-os. Desse modo, o bebê experimenta diferentes formas de manejo da mãe, o que pode influenciar o desenvolvimento do controle postural sentado[54].

Ao final dessa fase, o bebê consegue modificar a posição dos membros inferiores e se sentar de diferentes maneiras, como, por exemplo, anel, joelhos estendidos, de lado (um quadril em rotação externa e o outro em rotação interna) ou em W (rotação interna dos quadris e flexão dos joelhos). As diferentes maneiras de sentar modificam a base de suporte e são usadas para transferência para outras posturas ou para exploração de objetos e do ambiente[19] (Figura 1.19).

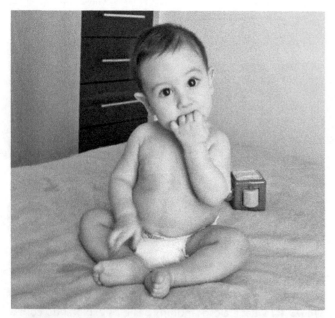

Figura 1.18 Postura sentada com membros inferiores em anel.

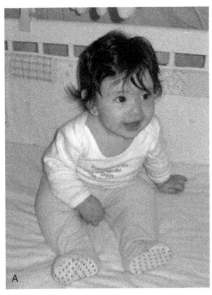 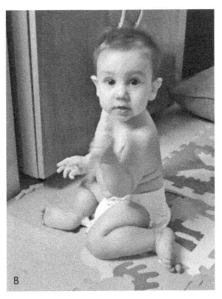 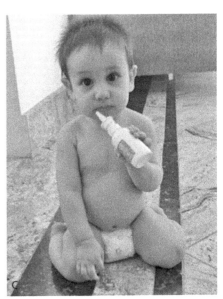

Figura 1.19A a **C** Diferentes maneiras de sentar: com joelhos estendidos, de lado e em W.

De pé com apoio

No início dessa fase, o tronco permanece inclinado para a frente e os quadris ainda estão atrás dos ombros quando o bebê é sustentado na postura de pé. O bebê já consegue suportar maior peso corporal nos membros inferiores e geralmente brinca nessa postura de "saltar" (isto é, realizando flexão e extensão de quadris e joelhos simetricamente). Durante esse movimento ocorre a coativação dos músculos ao redor da pelve, fornecendo informação háptica e vestibular ao bebê. Os quadris permanecem semiflexionados e ligeiramente posteriores à linha dos ombros. Os pés estão pronados e os artelhos flexionados[19] (Figura 1.20).

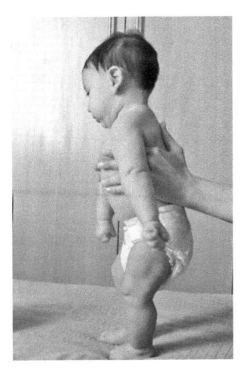

Figura 1.20 Bebê de 5 meses na postura de pé com apoio.

À medida que o controle na postura de pé se desenvolve, em torno dos 7 meses de idade o bebê pode conseguir permanecer de pé com o apoio apenas de uma das mãos e se abaixar para pegar objetos no chão[49] (Figura 1.21).

Entre os 7 e os 10 meses (8 meses em média) tem início a habilidade de se puxar para a posição de pé. Isso ocorre, muitas vezes, no berço com o bebê se segurando na grade e passando para a posição de pé a partir da postura sentada no colchão. Inicialmente, o bebê se puxa para a posição de pé sustentando a maior parte de seu peso corporal com os membros superiores e realiza a extensão simétrica dos membros inferiores. Com o aprimoramento da força muscular dos membros inferiores, estes se tornam mais ativos durante a transferência[58] (Figura 1.22).

Os movimentos de rotação do tronco e da pelve sobre o fêmur na postura de pé auxiliam o aumento da mobilidade da articulação dos quadris e também a formação dos arcos longitudinais dos pés[19].

Alguns bebês conseguem dar passos curtos quando sustentados pelas mãos de um adulto. Eles mantêm a rotação externa de quadril e a base de suporte alargada[19] (Figura 1.23).

FASE 3 – EXPLORAÇÃO AMBULATÓRIA: DESCOBRINDO A CONFIGURAÇÃO DO AMBIENTE (DE 9 A 12 MESES)

A fase 3 é denominada por Gibson[14] *Exploração ambulatória: descobrindo a configuração do ambiente* e se estende dos 9 aos 12 meses de idade, aproximadamente. Com o aprimoramento da locomoção há uma expansão do horizonte e um novo campo de conhecimento é aberto para a criança. A função da percepção é mais uma vez a de guiar a locomoção[59]. Manter o equilíbrio é particularmente difícil para os bebês devido às suas proporções corporais, ou seja, cabeça maior em relação ao corpo, e também porque a velocidade com que eles caem é maior do que a dos adultos em

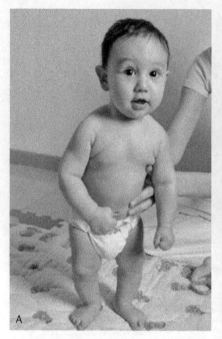 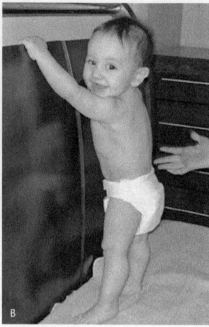 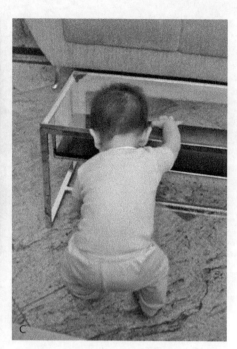

Figura 1.21A a C Postura de pé sustentada por um adulto, com apoio dos membros superiores e pegando objeto no chão.

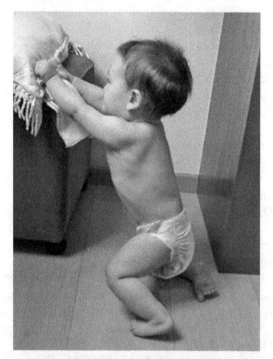

Figura 1.22 Transferência da postura sentada no chão para a de pé com apoio.

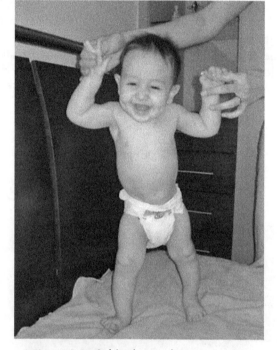

Figura 1.23 Início da marcha com apoio.

razão de sua estatura menor. Os bebês se utilizam de várias fontes de informação para manter o equilíbrio: informação háptica de seus músculos, articulações e pele; informação vestibular das acelerações da cabeça, e informação visual do fluxo óptico criado pelos movimentos do corpo[10].

O desenvolvimento da locomoção é um processo de resolução de problemas, ou seja, o bebê precisa explorar as soluções possíveis para se locomover de acordo com sua capacidade. A descoberta de soluções flexíveis e adaptativas exige aprendizado, repetição e variabilidade em seu repertório motor[60]. Assim como nas fases anteriores, os pais ou cuidadores têm um papel essencial em proporcionar ao bebê oportunidades para exploração. Eles promovem a ação do bebê mediante a organização do ambiente e da tomada de decisões, como deixá-lo brincar no chão e dar acesso monitorado a escadas e a mobílias que deem suporte às ações do bebê durante a descoberta da configuração do ambiente[46].

Decúbito ventral

Na fase 3, as atividades preferidas pelo bebê se tornam o engatinhar e o escalar. Enquanto o bebê explora o ambiente, suas habilidades perceptivas são desenvolvidas e ele aprende a encontrar soluções para se desfazer de cada tipo de obstáculo e sobre as relações entre seu corpo e o ambiente[19].

Variações do engatinhar podem integrar o repertório de habilidades do bebê, como, por exemplo, engatinhar com apoio de um pé na lateral ou com as mãos e os pés apoiados no chão, além do engatinhar com o apoio das mãos e dos joelhos (Figura 1.24). Quando o bebê engatinha com o apoio das mãos e dos pés no chão, os joelhos permanecem em ligeira flexão ou estendidos, o que exige maior estabilidade dos ombros e o controle da pelve. O engatinhar com o apoio das mãos e dos joelhos no chão se aprimora ao longo do tempo, com posicionamentos dos quadris em menor abdução e rotação externa e maior distribuição do peso e sustentação na diagonal[50,61].

Quando o bebê está explorando o ambiente e encontra um obstáculo no caminho (p. ex., uma almofada) ou deseja pegar um brinquedo que está em cima ou embaixo do sofá, ele usa a escalada para transpor o obstáculo, subir no sofá ou se arrasta ou engatinha debaixo de mobílias. Essas experiências proporcionam informação sobre seu próprio corpo e sobre o ambiente, aprimorando a percepção espacial e de profundidade[19] (Figura 1.25).

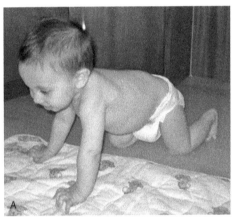
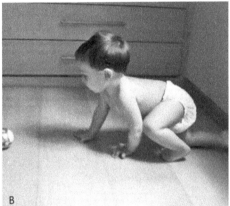
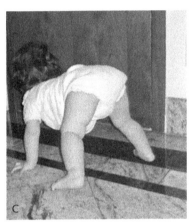

Figura 1.24A a **C** Variações na postura de quatro apoios: com joelhos apoiados, com um pé e um joelho apoiados e com os pés apoiados no chão.

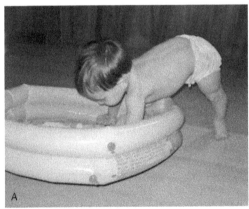
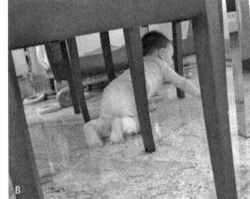
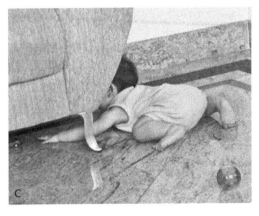
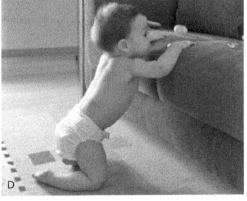

Figura 1.25A a **D** Exploração da configuração do ambiente.

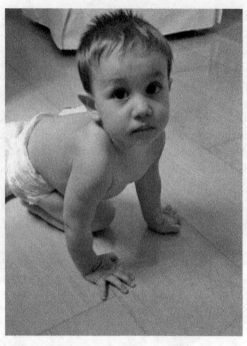

Figura 1.26 Transferência da posição sentada para a de quatro apoios com rotação de tronco.

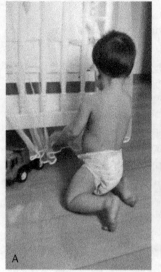 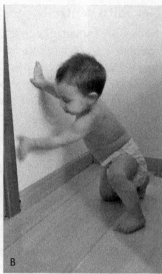

Figura 1.27A e B Posturas ajoelhada e semiajoelhada.

Sentado

Em torno dos 9 aos 12 meses de idade, a postura sentada é usada para explorar objetos e para o bebê se transferir para a posição semiajoelhada, de quatro apoios ou de pé, à medida que se interessa por algo no ambiente[51]. O bebê consegue alcançar objetos ao lado e atrás do corpo e usa a rotação do tronco para passar para quatro apoios a partir da postura sentada[19] (Figura 1.26).

De pé

As capacidades de ação se aprimoram de modo a favorecer a exploração do ambiente. O bebê consegue assumir as posturas ajoelhada e semiajoelhada e nelas permanecer sem suporte externo para brincar (Figura 1.27). Outra habilidade adquirida nessa fase é a postura de cócoras, na qual o bebê permanece agachado, com flexão de quadris e joelhos, para explorar algum objeto[19] (Figura 1.28).

O desenvolvimento da postura de pé tem início com o apoio das mãos. Os bebês se puxam para a posição de pé e gradativamente necessitam de menos suporte para permanecerem nessa postura. Durante a passagem para a postura de pé, os membros inferiores estão mais ativos e o bebê, muitas vezes, pode sair da postura sentada e passar para as de quatro apoios, ajoelhada, semiajoelhada e de pé, sucessivamente. Se não tiver o apoio das mãos, ele pode passar pela postura semiagachada e se transferir para a de pé utilizando a extensão simétrica dos quadris e joelhos[13,58].

Em torno dos 10 meses, o bebê já pode ser capaz de permanecer de pé com a assistência mínima de uma das mãos, o que deixa os membros superiores mais livres para exploração. À medida que o controle postural se aprimora,

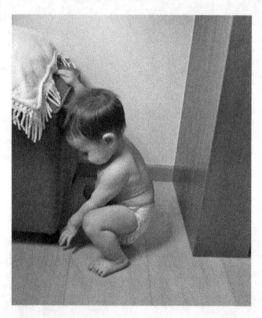

Figura 1.28 Postura de cócoras ou agachada.

o bebê pode ficar de pé sem o apoio de ambas as mãos e para isso mantém a abdução de quadris para aumentar a base de suporte[49] (Figura 1.29).

Antes de conseguir realizar a marcha anterior, o bebê adquire a habilidade de andar de lado, ou seja, executa a marcha lateral (Figura 1.30). Essa habilidade é interessante por proporcionar a locomoção de pé sem a ajuda de um adulto. Ao praticar a marcha lateral em torno de sofás, cadeiras ou com o apoio das mãos na parede, o bebê ganha mais força muscular dos membros inferiores e aprimora a percepção visual para se equilibrar e também a coordenação entre os membros inferiores[62,63].

A transição de engatinhar para andar modifica o campo visual do bebê[51]. Durante o engatinhar, as mãos estão apoiadas e o bebê vê o chão; durante o andar, toda a

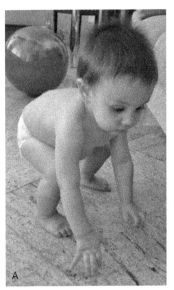 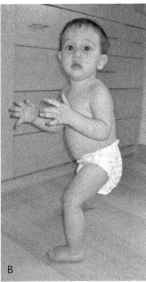

Figura 1.29A a B Passagem para a postura de pé e postura de pé sem apoio.

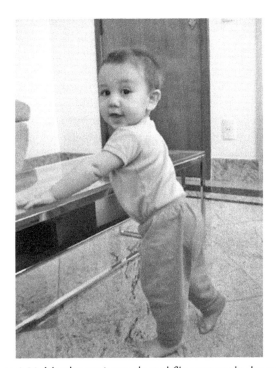

Figura 1.30 Marcha em torno de mobília com apoio dos membros superiores.

Ao final do primeiro ano de vida, a maioria dos bebês consegue andar de maneira independente, embora haja uma grande variação na idade de aquisição desse marco motor (8 a 18 meses)[49]. Para iniciar a marcha independente o bebê precisa ter desenvolvido força muscular e equilíbrio suficientes para sustentar o peso do corpo sobre um membro inferior enquanto o outro está na fase de balanço[13]. A marcha é caracterizada por passos curtos e rápidos, base de suporte alargada e ausência de balanceio recíproco de membros superiores (isto é, cotovelos semiflexionados e mãos acima da altura do quadril). O bebê executa a flexão do quadril, a semiflexão do joelho e a flexão dorsal durante a fase de balanço. O contato inicial é feito com todo o pé no chão ou em flexão plantar. No final da fase de apoio ocorre ligeira extensão do quadril e do joelho. Os quadris se mantêm em rotação externa e abdução durante todo o ciclo da marcha, o que faz com que os pés apontem para fora[46,65] (Figura 1.31).

Diversos fatores contribuem para a aquisição da marcha independente. Dentre eles podem ser citadas as mudanças nas proporções corporais (p. ex., os membros inferiores se tornam mais longos em relação ao tronco e ocorre o abaixamento do centro de massa), a maturação neural (p. ex., crescimento cerebral, rápida multiplicação de células da glia, mielinização das fibras neurais e formação de novas sinapses) e a experiência, que contribui para o aumento da força muscular e do equilíbrio, pois proporciona a prática de se mover na posição ereta[66].

O desenvolvimento da marcha independente pode parecer apenas um estágio natural da sequência de aquisição de habilidades do bebê; entretanto, não é uma aquisição simples. Adolph et al.[67] observaram a atividade espontânea de 116 bebês (de 11,8 a 19,3 meses de idade) que andavam

configuração do ambiente está em seu campo de visão (p. ex., pessoas, brinquedos, paredes e aberturas). Em acréscimo, enquanto anda, o bebê carrega muito mais objetos do que enquanto engatinha, favorecendo a interação social, o compartilhamento de objetos e o modo como o adulto responde ao bebê[51,53,64].

A marcha anterior com apoio torna possíveis a prática e o desenvolvimento do controle postural de pé, sendo realizada com a extensão do tronco, quadril, joelho e tornozelo no final da fase de apoio, e o peso é distribuído para a cabeça dos metatarsos[19].

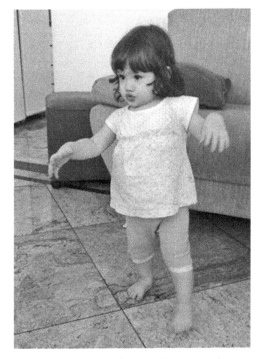

Figura 1.31 Marcha anterior sem apoio.

independentemente em uma sala com mobílias, superfícies variadas e brinquedos durante 15 a 60 minutos. As filmagens mostraram que, em média, os bebês dão 2.368 passos, percorrem uma distância de 701 metros e caem 17 vezes por hora[67]. Esse estudo demonstrou que o aprimoramento da marcha exige muita prática e oportunidade de exploração. A prática da marcha é variável e distribuída, ou seja, o bebê intercala a marcha com longos períodos parado, de pé ou sentado, brincando ou interagindo com pessoas. Ele explora as superfícies, mobílias e se engaja em diferentes atividades[46].

As possibilidades de ação se modificam semana após semana, à medida que as habilidades locomotoras do bebê se aprimoram. Além de o bebê precisar se manter na trajetória para alcançar um destino, passar em torno de obstáculos e através de aberturas, a locomoção demanda o monitoramento da superfície[60]. Por exemplo, a superfície oferece suporte ou não? É firme o suficiente para passar sobre ela andando? Estudos mostraram que o bebê percebe as propriedades da superfície e escolhe atravessá-la andando, quando ela é rígida o suficiente para isso, ou engatinhando, como nas situações em que há um colchão de água escondido por baixo de uma superfície aparentemente firme[68].

Os estudos sobre a locomoção de bebês em rampas sugerem que a criança que tem marcha independente escolhe maneiras mais seguras e apropriadas de locomoção sobre terrenos, atendendo às propriedades da superfície de suporte em relação a suas próprias capacidades de ação. Já a criança que engatinha não consegue fazer isso. O refinamento da atividade exploratória e a descoberta de que formas alternativas podem ser usadas na descida podem ser o primeiro passo no aprendizado da percepção de *affordances* para locomoção sobre rampas[21].

CONSIDERAÇÕES FINAIS

A literatura aponta que as diferenças culturais e práticas na rotina diária do bebê podem acelerar ou atrasar a aquisição de algumas habilidades motoras[49,69,70]. Por exemplo, em algumas regiões da África é costume das mães realizar massagens e exercícios em seus bebês, colocando-os desde muito novos nas posturas sentada e de pé com apoio[71]. Essas práticas aceleram a aquisição do sentar e andar independente[13]. Por outro, a prática de restringir as oportunidades do bebê de ficar em decúbito ventral pode atrasar o desenvolvimento do engatinhar e de outras habilidades relacionadas com essa postura[72,73]. Portanto, as diferenças na maneira como o cuidador estrutura o ambiente e interage com seu bebê podem afetar a aquisição de novas habilidades, a idade em que elas aparecerão e a trajetória do desenvolvimento. Entretanto, a idade para a aquisição das habilidades motoras é muito variável entre bebês, e essa variabilidade é uma característica do desenvolvimento normal[74]. A progressão dos marcos motores sugere uma ordem sequencial relacionada com a idade, mas as trajetórias do desenvolvimento podem diferir muito de um bebê

para o outro[75]. Em outras palavras, os bebês podem adquirir habilidades em várias ordens diferentes, pular estágios ou regredir para estágios anteriores sem que isso signifique uma alteração no desenvolvimento motor[13,76].

Por outro lado, a variabilidade no desenvolvimento motor normal se apresenta como um desafio para terapeutas que trabalham com o rastreamento de crianças com suspeita de atraso ou de alguma alteração no desenvolvimento. Essa variabilidade aparece nos escores obtidos pelas crianças quando são aplicados testes (p. ex., *Alberta Infant Motor Scale*) para a identificação do atraso no desenvolvimento motor[76]. Isso sugere que os bebês devem ser avaliados em mais de um momento para que o terapeuta tenha um melhor entendimento do desenvolvimento apresentado pelo bebê[77].

Em síntese, durante seu primeiro ano de vida, o bebê explora o ambiente e aprende diversas relações existentes no mundo. Os bebês são motivados pela tarefa e exploram as diversas possibilidades de ação, de maneira prospectiva, até selecionarem uma opção que os faça conseguir cumprir seu objetivo. À medida que o sistema perceptual do bebê se desenvolve, as atividades exploratórias são usadas para descobrir as *affordances* que são pertinentes a cada fase do desenvolvimento. O desenvolvimento perceptual impulsiona o aprimoramento das capacidades de ação do bebê, o que, por sua vez, favorece a descoberta de novas possibilidades. Em outras palavras, o desenvolvimento ocorre em ciclos de percepção-ação indissociáveis, que incluem períodos de rápidas mudanças intercalados com períodos de relativa estabilidade. Novas habilidades motoras proporcionam diversas experiências que modificam as oportunidades para o aprendizado e, assim, influenciam o desenvolvimento cognitivo e afetivo e a interação social do bebê.

Referências

1. Van Sant A. Life-span motor development. In: Lister MJ, ed. Contemporary management of motor control problems: Proceedings of the II STEP Conference. Alexandria: Foundation for Physical Therapy, 1991:77-83.
2. Barreiros J, Cordovil R, Cunha M, Figueiredo H, Reis C. Conhecimento e aplicações em desenvolvimento motor. In: Corrêa U, ed. Pesquisa em comportamento motor: a intervenção profissional em perspectiva. Belo Horizonte, 2008:132-157.
3. Kamm K, Thelen E, Jensen JL. A dynamical systems approach to motor development. Phys Ther. 1990;70(12):763-775.
4. Heriza C. Motor development: traditional and contemporary theories. In: Lister M, ed. Contemporary management of motor control problems: Proceedings of the II STEP Conference. Alexandria: Foundations for Physical Therapy; 1991:99-126.
5. McGraw MB. From reflex to muscular control in the assumption of an erect posture and ambulation in the human infant. Child Dev. 1932;3(4):291.
6. Brearley M, Gesell A. The first five years of life. Br J Educ Stud. 1972;20(2):244.
7. Turvey MT, Fitch HL, Tuller B. The Bernstein perspective: I. The problems of degrees of freedom and context-conditioned variability. Hum Mot Behav An Introd. 1982:29-252.
8. Gibson JJ. The ecological approach to visual perception. Routledge; 1986.
9. Thelen E. Motor development. A new synthesis. Am Psychol. 1995; 50:79-95.

Capítulo 1 Desenvolvimento Motor durante o Primeiro Ano de Vida

10. Adolph KE, Weise I, Marin L. Motor development. Handb Child. Psychol 2006;2:161-213.
11. Spencer JP, Perone S, Buss AT. Twenty years and going strong: a Dynamic systems revolution in motor and cognitive development. Child Dev Perspect. 2011;5(4):260-266.
12. Withagen R. On ecological conceptualizations of perceptual systems and action systems. Theory Psychol. 2005;15(5):603-620.
13. Adolph KE, Franchak JM. The development of motor behavior. Wliey Interdiscip Rev Cogn Sci. 2017;8(1-2):1-30.
14. Gibson EJ. Exploratory behavior in the development of perceiving, acting, and the acquiring of knowledge. Annu Rev Psychol. 1988;39(1):1-42.
15. Gibson E. Perceptual learning in development: some basic concepts. Ecol Psychol. 2000;12(4):295-302.
16. Pick HL. Eleanor J. Gibson: Learning to perceive and perceiving to learn. Dev Psychol. 1992;28(5):787-794.
17. Von Hofsten C. Action in development. Dev Sci. 2007;10(1):54-60.
18. Von Hofsten C. An action perspective on motor development. Trends Cogn Sci. 2004;8(6):266-272.
19. Bly L. Motor skills acquisition in the first year: An illustrated guide to normal development. Therapy Skill Builders, 1994.
20. Eckert HM. Desenvolvimento motor. 1a edição. Manole, 1993.
21. Adolph KE, Eppler MA, Gibson EJ. Development of perception of affordances. In: Advances in infancy research. 1993:51-98.
22. Adolph KE, Joh AS. Motor development: How infants get into the act. Introd to Infant Dev. 2007, 2nd ed.:63–80.
23. Prechtl HFR. State of the art of a new functional assessment of the young nervous system. An early predictor of cerebral palsy. Early Hum Dev. 1997;50(1):1-11.
24. Ferrari F, Cioni G, Einspieler C, et al. Cramped synchronized general movements in preterm infants as an early marker for cerebral palsy. Arch Pediatr Adolesc Med. 2002;156(5):460-467.
25. Hopkins B, Rönnqvist L. Facilitating postural control: Effects on the reaching behavior of 6-month-old infants. Dev Psychobiol. 2002;40(2):168-182.
26. Thelen E, Kelso SJ, Fogel A. Self-organizing systems and infant motor development. Dev Rev. 1987;7:39-65.
27. Chen YP, Fetters L, Holt KG, Saltzman E. Making the mobile move: Constraining task and environment. Infant Behav Dev. 2002;25(2):195-220.
28. Piek JP. A quantitative analysis of spontaneous kicking in two-month-old infants. Hum Mov Sci. 1996;15(5):707-726.
29. Holt KG, Wagenaar RO, Saltzman E. A dynamic systems: constraints approach to rehabilitation. Rev Bras Fisioter. 2010;14(6):446-463.
30. Thelen E. Three month old infants can learn task-specific patterns of interlimb coordination. Psychol Sci. 1994;5(5):280-285.
31. Bertenthal B, Von Hofsten C. Eye, head and trunk control: The foundation for manual development. Neurosci Biobehav Rev. 1998;22(4):515-520.
32. Rachwani J, Santamaria V, Saavedra SL, Woollacott MH. The development of trunk control and its relation to reaching in infancy: a longitudinal study. Front Hum Neurosci. 2015;9:1-12.
33. Von Hofsten C. Prospective control: A basic aspect of action development. Hum Dev. 1993;36(5):253-270.
34. Von Hofsten C. Eye-hand coordination in the newborn. Dev Psychol. 1982;18(3):450-461.
35. Von Hofsten C. Structuring of early reaching movements: a longitudinal study. J Mot Behav. 1991;23(4):280-292.
36. Jae HY, In HC, Cho TJ, Chin YC, Won JY. Development of tibiofemoral angle in Korean children. J Korean Med Sci. 2008;23(4):714-717.
37. Thelen E, Fisher D, Ridley-Johnson R. The relationship between physical growth and a newborn reflex. Infant Behav Dev. 1984;7:479–493.
38. Clark JE. Stepping into a new paradigm with an old reflex. A commentary on "The relationship between physical growth and

a newborn reflex" by Esther Thelen, Donna A. Fisher, and Robyn Ridley-Johnson. Infant Behav Dev. 2002;25(1):91-93.
39. Thelen E, Fisher DM. Newborn stepping: An explanation for a "disappearing" reflex. Dev Psychol 1982;18(5):760-775.
40. Gonçalves RV, Figueiredo EM, Mourão CB, Colosimo EA, Fonseca ST, Mancini MC. Development of infant reaching behaviors: Kinematic changes in touching and hitting. Infant Behav Dev. 2013;36(4):825-832.
41. Kawai M, Savelsbergh GJP, Wimmers RH. Newborns spontaneous arm movements are influenced by the environment. Early Hum Dev. 1999;54(1):15-27.
42. Bhat A, Heathcock J, Galloway JC. Toy-oriented changes in hand and joint kinematics during the emergence of purposeful reaching. Infant Behav Dev. 2005;28(4):445-465.
43. Berthier NE, Keen R. Development of reaching in infancy. Exp Brain Res. 2006;169(4):507-518.
44. Nogueira SF, Figueiredo EM, Gonçalves R V, Mancini MC. Relation between hand function and gross motor function in full term infants aged 4 to 8 months. Braz J Phys Ther. 2014:1-9.
45. Van Wermeskerken M, Van Der Kamp J, Savelsbergh GJP. On the relation between action selection and movement control in 5- to 9-month-old infants. Exp Brain Res. 2011;211(1):51-62.
46. Adolph KE, Berger SE. Motor Development. In: Cratty B, ed. Perceptual and Motor Development in Infants and Children. Prentice-Hall, 2006:161-212.
47. Van Der Meer AL, Ramstad M, Van Der Weel R. Choosing the shortest way to mum: Auditory guided rotation in 6-to 9-month-old infants. Infant Behav Dev 2008;31:207-216.
48. Goldfield EC. Dynamic systems in development: Action systems. In: A Dynamic Systems Approach to Development: Applications, 1993:51-70.
49. De Onis M. WHO Motor Development Study: Windows of achievement for six gross motor development milestones. Acta Paediatr. 2006;95(Suppl. 450):86-95.
50. Adolph KE, Vereijken B, Denny MA. Learning to crawl. Child Dev. 1998;69(5):1299-1312.
51. Kretch KS, Franchak JM, Adolph KE. Crawling and walking infants see the world differently. Child Dev. 2014;85(4):1503-1518.
52. van Hof P, van der Kamp J, Savelsbergh GJP. The relation of unimanual and bimanual reaching to crossing the midline. Child Dev. 2002;73(5):1353-1362.
53. Hedges JH, Adolph KE, Amso D, et al. Play, attention, and learning: How do play and timing shape the development of attention and influence classroom learning? Ann N Y Acad Sci. 2013;1292(1):1-20.
54. Karasik LB, Tamis-LeMonda CS, Adolph KE, Bornstein MH. Places and postures: A cross-cultural comparison of sitting in 5-month-olds. J Cross Cult Psychol. 2015;46(8):1023-1038.
55. Harbourne RT, Stergiou N. Nonlinear analysis of the development of sitting postural control. Dev Psychobiol. 2003;42(4):368-377.
56. Harbourne RT, Lobo MA, Karst GM, Galloway JC. Sit happens: Does sitting development perturb reaching development, or vice versa? Infant Behav Dev. 2013;36(3):438-450.
57. Adolph KE. Specificity of learning: why infants fall over a veritable cliff. Psychol Sci. 2000;11(4):290-295.
58. Atun-Einy O, Berger SE, Scher A. Pulling to stand: Common trajectories and individual differences in development. Dev Psychobiol. 2012;54(2):187-198.
59. Adolph KE. The growing body in action: What infant locomotion tells us about perceptually guided action. Embodiment, Ego-Space, and Action. 2012;(1987):275-322.
60. Adolph KE. Learning to move. Curr Dir Pshychological Sci. 2008;17(3):213-218.
61. Patrick SK, Noah JA, Yang JF. Developmental constraints of quadrupedal coordination across crawling styles in human infants. J Neurophysiol. 2012;107(11):3050-3061.
62. Adolph KE, Berger SE, Leo AJ. Developmental continuity? Crawling, cruising, and walking. Dev Sci. 2011;14(2):306-318.

63. Haehl V, Vardaxis V, Ulrich B. Learning to cruise: Bernstein's theory applied to skill acquisition during infancy. Hum Mov Sci. 2000; 19(5):685-715.
64. Adolph KE, Tamis-Lemonda CS. The costs and benefits of development: The transition from crawling to walking. Child Dev Perspect. 2014;8(4):187-192.
65. Adolph KE, Vereijken B, Shrout PE. What changes in infant walking and why. Child Dev. 2003;74(2):475-497.
66. Adolph KE, Eppler MA. Development of visually guided locomotion. Ecol Psychol. 1998;10(3-4):303-321.
67. Adolph KE, Cole WG, Komati M, et al. How do you learn to walk? Thousands of steps and dozens of falls per day. Psychol Sci. 2013;23(11):1387-1394.
68. Gibson EJ, Riccio G, Schmuckler MA, Stoffregen TA, Rosenberg D, Taormina J. Detection of the traversability of surfaces by crawling and walking infants. J Exp Psychol Hum Percept Perform. 1987;13(4):533-544.
69. Karasik LB, Adolph KE, Tamis-Lemonda CS, Bornstein MH. WEIRD walking: Cross-cultural research on motor development. Behav Brain Sci. 2010;33(2-3):95-96.
70. Lopes VB, de Lima CD, Tudella E. Motor acquisition rate in Brazilian infants. Infant Child Dev. 2009;18(2):122-132.
71. Reed ES, Bril B. The primacy of action in development. In: Latash ML, Turvey MT, eds. Dexterity and its development. New Jersey: L. Erlbaum Associates, 1996:431-451.
72. Majnemer A, Barr RG. Influence of supine sleep positioning on early motor milestone acquisition. Dev Med Child Neurol. 2005;47(6):370-376.
73. Dudek-Shriber L, Zelazny S. The effects of prone positioning on the quality and acquisition of developmental milestones in four-month-old infants. Pediatr Phys Ther. 2007;19(1):48-55.
74. Siegler RS. Variability and infant development. Infant Behav Dev. 2002;25(4):550-557.
75. Darrah J, Hodge M, Magill-Evans J, Kembhavi G. Stability of serial assessments of motor and communication abilities in typically developing infants - Implications for screening. Early Hum Dev. 2003;72(2):97-110.
76. Darrah J, Senthilselvan A, Magill-Evans J. Trajectories of serial motor scores of typically developing children: Implications for clinical decision making. Infant Behav Dev. 2009;32(1):72-78.
77. Eldred K, Darrah J. Using cluster analysis to interpret the variability of gross motor scores of children with typical development. Phys Ther. 2010;90(10):1510-1518.

Intervenção Precoce: Lidando com Crianças de Risco Biológico e Psicossocial e suas Famílias

Rosane Luzia de Souza Morais
Rafaela Silva Moreira
Karine Beatriz Costa

2

INTRODUÇÃO

O desenvolvimento infantil é um processo dinâmico e multidimensional que consiste na construção, aquisição e interação de novas habilidades que envolvem diferentes domínios (sensório-motor, cognição-linguagem e social-emocional)[1-4]. Atingir um desenvolvimento considerado adequado significa dizer que o indivíduo conseguiu adquirir competências de desenvolvimento que são essenciais para o comportamento adaptativo e socioemocional, além de propósitos acadêmicos e econômicos[1].

O desenvolvimento é dependente da interação de influências genéticas e das experiências pessoais vivenciadas pela criança. Apesar de a genética proporcionar um conjunto de possibilidades ao indivíduo, essa herança não predetermina os acontecimentos da vida da criança. Teorias contemporâneas enfatizam a associação entre genética e ambiente, ou seja, existe uma relação de interação e correlação entre os fenômenos. O ambiente modera a expressão da genética e vice-versa. Além disso, o ambiente pode desencadear importantes eventos neurofisiológicos que levam à organização do sistema nervoso e de suas funções[5,6].

O período entre a concepção e a idade de 24 meses, denominado *os primeiros 1.000 dias de vida*, é considerado crítico/sensível para o crescimento e o desenvolvimento infantil. Entretanto, fatores ambientais, como viver em um ambiente de pobreza crônica, têm efeito não apenas nesse período, mas também, pelo menos, até os 5 anos de idade[1,4].

Alguns fatores presentes na vida intrauterina e/ou nos primeiros anos da vida extrauterina podem interferir negativamente no processo do desenvolvimento e acarretar dificuldades para a criança atingir a plenitude de suas capacidades. Por isso, algumas crianças necessitam de intervenção precoce (IP).

A IP consiste em um conjunto de serviços multidisciplinares para crianças vulneráveis ao comprometimento de seu desenvolvimento cognitivo, motor, psicossocial ou adaptativo desde o nascimento até os 3 ou 5 anos de idade[7]. Essa intervenção deve acontecer o mais cedo possível para prevenir o surgimento de doenças ou transtornos ou mesmo reduzir sua gravidade, além de promover melhores resultados funcionais[8].

Dessa maneira, a IP tem sido direcionada para crianças de 0 a 5 anos de idade que apresentam[8]:

- Fatores de risco que influenciam negativamente seu desenvolvimento em razão de fatores psicossociais/ambientais, como aquelas que vivem em desvantagem socioeconômica ou que contam com cuidadores que fazem uso excessivo de substâncias psicoativas.
- Fatores de risco que influenciam negativamente seu desenvolvimento em razão de fatores biológicos, como baixo peso ao nascer ou prematuridade.
- Diagnósticos estabelecidos que interferem negativamente no desenvolvimento, como os de paralisia cerebral, síndromes genéticas e transtornos do neurodesenvolvimento.

Assim, este capítulo irá discorrer sobre a IP, um processo multifacetado e multiprofissional. Inicialmente, serão abordadas algumas concepções fundamentais para a compreensão da IP. Em seguida, serão apresentados os principais instrumentos padronizados de avaliação utilizados na IP. A partir daí, serão discutidas algumas suposições contemporâneas da IP e apresentadas as principais estratégias que têm sido adotadas tanto para as crianças sob risco biológico como para aquelas sob risco psicossocial/ambiental.

A IMPORTÂNCIA DO INVESTIMENTO NOS PRIMEIROS ANOS DE VIDA

A comunidade científica reconhece atualmente que o alicerce para uma sociedade produtiva e bem-sucedida tem início na primeira infância (0 a 36 meses de vida). Nos primeiros anos de vida se estabelecem as bases sólidas para um melhor desempenho acadêmico, econômico e produtivo, as quais são imprescindíveis à formação de cidadãos satisfeitos consigo e bem-ajustados à sociedade[5,9]. Estudos longitudinais indicam que o custo para a sociedade do investimento em IP em crianças de risco psicossocial/ambiental é cerca de 100 vezes menor quando comparado ao do tratamento tardio e das consequências sociais da não intervenção. Dentre essas repercussões sociais podem ser citados a depressão, os transtornos de conduta e o abuso de substâncias ilícitas[2,10,11].

Como pode ser observado na Figura 2.1, investimentos voltados à primeira infância proporcionam melhor retorno social e econômico para um país, quando comparados ao emprego de recursos em quaisquer outras etapas da vida[1,5,12].

A explicação para o maior retorno financeiro tem origem em achados da neurociência que demonstram que a formação e o desenvolvimento da citoarquitetura das estruturas que compõem o sistema nervoso são sensíveis às condições ambientais e que as experiências vivenciadas na primeira infância serão importantes no desenvolvimento do cérebro e em seu funcionamento futuro[5,13].

O período sensível do desenvolvimento cerebral

A habilidade e extensão em que o cérebro pode ser remodelado é denominada plasticidade cerebral. Existem vários mecanismos por meio dos quais a plasticidade ocorre: alguns são primariamente direcionados por genes, outros dependem da experiência ambiental[14]. O Quadro 2.1 apresenta alguns desses eventos. A plasticidade pode ocorrer durante toda a vida, porém é mais intensa nos primeiros anos de vida[4,13].

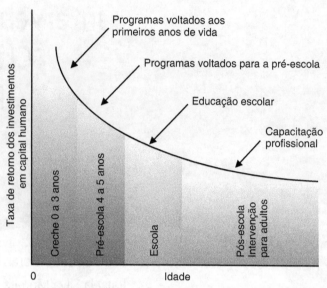

Figura 2.1 Retorno do investimento em capital humano × Períodos do ciclo de vida. (Reproduzida de: Comitê Científico do Núcleo Ciência Pela Infância, 2014. Disponível em: http://www.ncpi.org.br)

A Figura 2.2 mostra que durante a primeira infância é maior a habilidade das mudanças cerebrais em resposta às experiências. Os primeiros anos são decisivos para o desenvolvimento da criança, uma vez que é nesse período da vida que acontecem importantes eventos neurofisiológicos que sofrem influências ambientais, como a sinaptogênese e o podamento sináptico[14].

Durante o primeiro ano de vida a criança desenvolve as principais habilidades sensoriomotoras, socioemocionais e cognitivas, as quais serão primordiais para a vida adulta[5,15]. Cada um desses domínios do desenvolvimento se aprimo-

Quadro 2.1 Eventos neurofisiológicos que ocorrem durante o período de desenvolvimento cerebral[14] (Couperus e Nelson, 2006)

Neurulação	Proliferação	Migração	Crescimento axonal e dendrítico	Sinaptogênese	Poda sináptica	Mielinização
Formação do tubo neural	Criação de neurônios e células da glia a partir de células-tronco	As células migram de onde nasceram para onde irão permanecer	Crescimento axonal Brotamento dendrítico	Conexão entre neurônios por meio de axônios e dendritos	Eliminação de superprodução de sinapses	As células (mielinas) envolvem e isolam os axônios dos neurônios
Período pré-natal Aproximadamente 22 dias após a concepção	Período pré-natal Cerca de 26 dias após a concepção Proliferação neural e divisão do sistema nervoso central	Período pré e pós-natal A partir da oitava semana pré-natal até 4,5 meses pós-natais	Período pré e pós-natal Varia conforme a área Crescimento axonal 15 a 32 semanas pré-natais Brotamento dendrítico de 15 semanas pré-natais a 24 pós-natais	Pré e pós-natal Sinapse madura a partir de 23 semanas pré-natais e ao longo da vida. Pico no primeiro ano de vida, variando conforme a área cerebral	Pós-natal Primeiro ano de vida até a adolescência	Pré e pós-natal Varia conforme a área

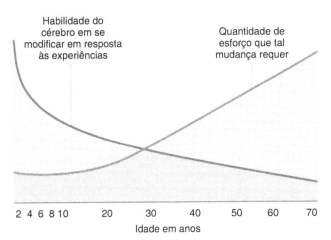

Figura 2.2 Habilidade de mudança cerebral em resposta às experiências × Quantidade de esforço necessário. (Adaptada de: https://developingchild.harvard.edu/science/key-concepts/brain-architecture/.)

ra em um momento diferente (Figura 2.3). As capacidades sensoriais, por exemplo, apresentam maior sinaptogênese próximo aos 3 meses de vida, enquanto que as áreas responsáveis pelas funções cognitivas se destacam entre o primeiro e o segundo ano de vida.

Os momentos em que são maiores as possibilidades de modificação dos circuitos cerebrais em resposta ao ambiente são denominados *períodos sensíveis*[1,4]. Nos períodos sensíveis há maior plasticidade para a aquisição de habilidades, a qual funciona como uma janela de oportunidades em que a criança estaria particularmente mais receptiva a experiências ambientais ou a intervenções. Em contrapartida, na presença de estímulos negativos ou perturbações externas, o desenvolvimento da criança pode ser afetado[4]. Desse modo, a expressão *período crítico* se refere ao intervalo de tempo durante o qual determinado evento/estímulo ou a ausência desse evento/estímulo tem impacto no desenvolvimento da criança.

VULNERABILIDADE E FATORES DE RISCO

Alguns conceitos relacionados com a adaptação ambiental positiva ou negativa da criança ao longo de seu desenvolvimento são utilizados dentro da terminologia da IP. Assim, embora uma discussão aprofundada sobre esses termos ultrapasse o escopo deste capítulo, o Quadro 2.2 apresenta um glossário conciso.

As crianças que necessitam de IP são aquelas que podem apresentar atraso ou desenvolvimento fora do esperado em um ou mais domínios do desenvolvimento infantil em virtude da exposição a fatores de risco biológico ou psicossocial/ambiental[3,16-18].

Fatores de risco biológicos

Os fatores de risco biológicos estão relacionados com eventos pré, peri e pós-natais. São alguns exemplos: prematuridade, baixo peso, asfixia perinatal, hemorragia intraventricular e distúrbios bioquímicos e hematológicos[3,19]. Essas crianças de risco biológico são denominadas de *alto risco* em virtude da probabilidade de sofrerem lesão cerebral e posteriormente receberem o diagnóstico de paralisia cerebral ou outro tipo de transtorno no neurodesenvolvimento[20]. Na IP, as crianças com diagnósticos estabelecidos nos primeiros meses de vida, como paralisia cerebral, microcefalia, malformações congênitas e doenças genéticas, também são inseridas na categoria de risco biológico[3,19].

O efeito da IP nas crianças de risco biológico tem sido particularmente estudado em bebês de nascimento pré-termo[20]. A prematuridade (isto é, abaixo de 37 semanas) é uma causa significativa de mortalidade e morbidade durante a infância. Quanto maior a prematuridade e menor o peso, maiores são os riscos. Por exemplo, bebês com prematuridade extrema (menos de 28 semanas de gestação) e peso extremamente baixo ao nascer (< 1.000 gramas)

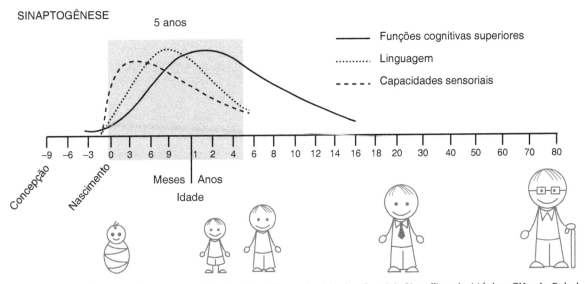

Figura 2.3 Formação de novas sinapses no ciclo de vida. (Reproduzida de: Comitê Científico do Núcleo Ciência Pela Infância, 2014. Disponível em: http://www.ncpi.org.br)

Quadro 2.2 Glossário conciso relacionado com a vulnerabilidade e fatores de risco[18]

Vulnerabilidade	Suscetibilidade a um desfecho negativo específico em contexto de risco ou adversidade
Risco	Elevada probabilidade de um desfecho negativo ou indesejado no futuro
Fatores de risco	Atributos mensuráveis das pessoas, suas relações ou contextos associados a risco
Fatores de proteção	Atributos mensuráveis das pessoas, seus relacionamentos ou contextos associados a desfechos positivos (apesar do nível de risco ou adversidade)
Adversidade	Experiência duradoura ou repetida esperada ou observada para se ter efeito significativamente negativo ou perturbador da adaptação; geralmente estão envolvidos múltiplos fatores de risco
Resiliência	Padrão de adaptação positivo em um contexto de risco ou adversidade

apresentam 30% a 50% de mortalidade, e 30% a 50% dos que sobrevivem apresentam morbidades. A prematuridade está associada a problemas de aprendizagem, desordens motoras e deficiências visuais e auditivas[21].

Como pode ser observado no Quadro 2.1, durante o terceiro trimestre de gravidez ocorrem importantes eventos neurofisiológicos, como ramificações dendríticas e axonais, proliferação e diferenciação glial, juntamente com a sinaptogênese e a mielinização[14,21]. O efeito combinado desses fenômenos é o aumento de quatro a cinco vezes no volume da substância cinzenta e branca cerebral. Durante o mesmo período de desenvolvimento do córtex cerebral, acontecem a proliferação, o crescimento e a migração de células no cerebelo. Assim, com 30 semanas de gestação o cérebro atingiu apenas metade do peso esperado, enquanto o cerebelo só atingiu 35% a 40% do volume esperado em comparação com 40 semanas gestacionais (a termo)[21].

Os vasos sanguíneos no cérebro se desenvolvem paralelamente ao parênquima. Durante as últimas 16 semanas de gestação, a rede periventricular se expande com o crescimento de vasos penetrantes longos e curtos e com a formação de anastomoses extensas. Na metade da gestação, o fluxo sanguíneo para a substância branca é de apenas 25% em relação ao fluxo que segue para o córtex cerebral. Desse modo, a lesão da substância branca difusa é identificada em mais de 50% dos bebês de peso extremamente baixo ao nascer, considerando o baixo fluxo sanguíneo para essa região[21].

Lesões perinatais podem então interferir no crescimento das conexões cerebrais, fornecendo assim uma possível explicação para os déficits difusos em funções cognitivas superiores em indivíduos nascidos com peso extremamente baixo. Essas alterações persistem até o final da infância, a adolescência e a idade adulta e estão correlacionadas a distúrbios neuropsicológicos, como falta de atenção, hiperatividade, ansiedade e outros problemas sociais e emocionais[21,22].

Fatores de risco psicossociais/ambientais

Os fatores de risco ambientais são considerados eventos ou condições que ocorrem fora do indivíduo, como, por exemplo, as experiências relacionadas com a vida em família e/ou em sociedade[23]. Em outras palavras, são aqueles relacionados com qualquer tipo de violência doméstica, física, sexual, psicológica, exposição à violência conjugal, negligência, uso excessivo de álcool e substâncias psicoativas pelos cuidadores e pobreza[3,12,24]. Quando são consideradas a influência do ambiente e a relevância dos diferentes contextos que envolvem o indivíduo, torna-se necessário analisar não apenas os ambientes ou as situações que apresentam relação direta com o sujeito, como o ambiente familiar, mas também é importante averiguar a vizinhança, o ambiente educacional e outras pessoas da comunidade que possam ter influência indireta, mas significativa, para a vida do indivíduo[9,25].

A pobreza extrema é considerada um dos fatores de risco psicossociais/ambientais mais impactantes no desenvolvimento infantil. Isso porque sua presença aumenta a probabilidade de exposição das crianças a múltiplas adversidades, incluindo estresse familiar, abuso ou negligência infantil, insegurança alimentar e exposição à violência, que, muitas vezes, são agravadas por morarem em comunidades com recursos limitados[26]. Há na literatura duas perspectivas teóricas que procuram explicar a relação entre o impacto da pobreza no ambiente doméstico e o desenvolvimento infantil: modelo do investimento familiar e modelo do estresse familiar.

O primeiro modelo preconiza que famílias economicamente desfavorecidas têm dificuldade em investir em recursos que dão suporte ou estimulam o desenvolvimento infantil. Em outras palavras, o capital financeiro é mais escasso, havendo prejuízo em investir no capital humano da criança, ou seja, há menor oferta de brinquedos, livros, investimento em viagens, passeios e educação complementar[27]. O segundo modelo enfatiza que os recursos financeiros escassos são fatores estressores que esgotam os recursos psicossociais e têm consequências na saúde mental dos membros da família. Assim, os pais de crianças economicamente desfavorecidas seriam mais suscetíveis ao estresse ou a alterações de humor e, consequentemente, mais punitivos ou menos disponíveis e receptivos às necessidades de atenção, afeto e estímulos da linguagem, cognição e psicomotricidade da criança[28]. É possível que a teoria do estresse familiar e a teoria do investimento familiar apresentem efeitos cumulativos ou interativos[27].

Fatores de risco psicossociais/ambientais, que incluem a combinação de vários elementos estressores, como depressão materna, abuso de substâncias ilícitas ou violência

Capítulo 2 Intervenção Precoce: Lidando com Crianças de Risco Biológico e Psicossocial e suas Famílias

infantil, podem ser considerados um contexto de adversidade[9,29]. Avanços científicos nas áreas de neurociências, biologia molecular e genética têm demonstrado que adversidades significativas enfrentadas precocemente na infância podem ocasionar perturbações fisiológicas e/ou biológicas que causariam prejuízos no desenvolvimento de sistemas do corpo humano. Esses danos estariam relacionados com uma resposta de estresse intensa e prolongada, denominada *estresse tóxico*[4,13,30].

A Figura 2.4 apresenta a taxonomia do estresse proposta pela *National Scientific Council on the Developing Child* (Conselho Nacional Científico sobre o Desenvolvimento da Criança). Um estresse positivo é aquele que é infrequente, leve ou breve, caracterizado por forte suporte socioafetivo. Esse suporte socioemocional permite que a criança retorne rapidamente ao patamar anterior ao estresse e seja minimamente exposta a seus mediadores hormonais. Esse tipo de situação, ou seja, um suporte emocional diante da adversidade, possibilita que a criança construa resiliência. Um estresse tolerável, por sua vez, não possibilita necessariamente a construção de resiliência, mas a existência de um suporte socioafetivo suficiente (p. ex., apoio familiar) permite que a criança retorne ao patamar anterior ao estresse. Por outro lado, o estresse tóxico resulta de uma exposição frequente, forte e prolongada à resposta corporal ao estresse. Nesse caso, o suporte socioemocional é insuficiente para que a criança retorne ao patamar anterior ao estresse[31].

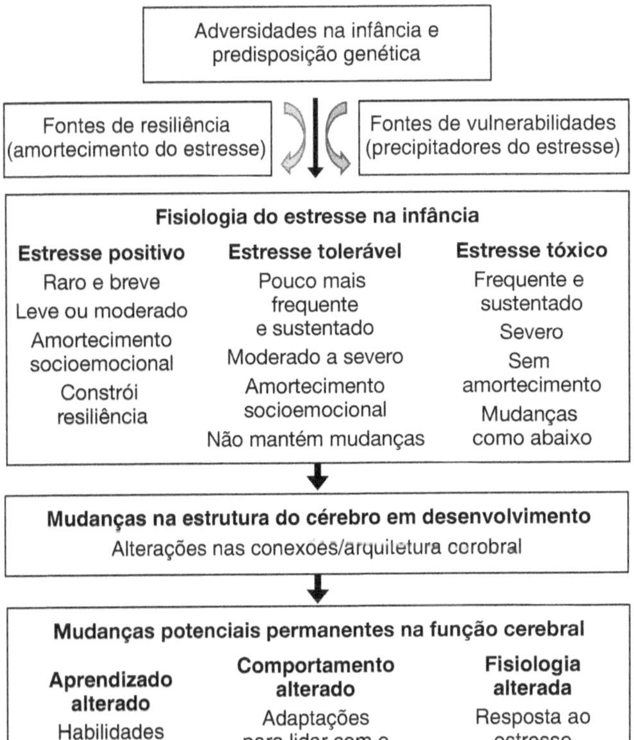

O estresse tóxico desregula o eixo hipotálamo-hipófise-adrenal e, em consequência, pode promover alterações nas funções cerebrais e diminuição do volume da substância cinzenta no hipocampo e dos lobos frontal e temporal (regiões importantes para a memória e o aprendizado)[24,32]. Essas perturbações podem resultar em alterações anatômicas ou desregulações fisiológicas e serem precursoras de problemas de comportamento, aprendizagem, baixo desempenho cognitivo e acadêmico, dentre outros[9].

Convém ressaltar que os fatores de risco biológicos e psicossociais/ambientais estão muitas vezes interligados[8]. Por exemplo, quando a mãe faz um acompanhamento pré-natal deficiente, tem uma nutrição inadequada, usa substâncias lícitas e ilícitas e ocorrem infecções durante a gestação, o bebê se torna mais vulnerável à prematuridade, ao baixo peso ao nascimento e a doenças que afetam o desenvolvimento neuropsicomotor[33]. Em outras palavras, riscos psicossociais/ambientais também deixam a criança mais suscetível a apresentar problemas de saúde, ficando, portanto, também exposta a riscos biológicos potencialmente prejudiciais ao seu desenvolvimento[3,27].

USO DE INSTRUMENTOS PADRONIZADOS NA IP

Antes da IP é necessário avaliar a criança e, nesse momento, a escolha de um teste padronizado (adequado) adquire importância fundamental. Um teste é considerado padronizado quando apresenta a uniformização dos procedimentos que serão realizados com o estabelecimento de regras fixas para administração e pontuação. Desse modo, todos os testes padronizados contam com um manual que descreve a proposta do teste e contém as normas para administração, materiais utilizados e instruções aos examinadores. Além disso, os testes padronizados apresentam um número fixo de itens que não podem ser removidos ou adicionados pelo examinador, uma vez que isso pode afetar a interpretação dos testes[12,34].

Os testes padronizados possibilitam que os resultados obtidos com a criança avaliada sejam comparados ao desempenho de outras crianças que realizaram previamente o teste, sendo denominados, neste caso, testes referenciados por norma. Quando possibilitam a comparação da criança testada com critérios preestabelecidos por pesquisadores, com a finalidade de determinar as habilidades que a criança é capaz ou não de realizar, são denominados testes referenciados por critério[34].

Seleção de instrumentos padronizados para crianças brasileiras

A escolha do instrumento padronizado representa um grande desafio para os profissionais de saúde que trabalham com o desenvolvimento infantil no Brasil. Esses profissionais relatam dificuldades na seleção do teste ideal e na aplicação dessas escalas em virtude da escassez de instrumentos padronizados e validados para crianças brasileiras. Por isso,

Figura 2.4 O estresse tóxico na infância. (Adaptada de Gardner, 2013.)

na maioria das vezes, acabam por utilizar de maneira inadequada testes e escalas internacionais padronizados para outras populações. Essa inadequação de uso ocorre por não haver como estabelecer comparações de dados com crianças de outros países, na medida em que existem diferenças culturais e ambientais relevantes que podem influenciar a avaliação do desenvolvimento infantil. Por exemplo, a interpretação de testes utilizando normas e propriedades psicométricas internacionais pode não se adequar às crianças brasileiras. Portanto, a carência de instrumentos padronizados para o Brasil dificulta a aplicação, a compreensão e a interpretação dos testes[35,36].

Para a seleção apropriada do instrumento a ser utilizado, o profissional de saúde deve primeiro ter em mente os motivos para aplicação, decidindo-se por um instrumento de triagem ou de diagnóstico, cujas diferenças serão explicitadas mais adiante. Além disso, essa decisão deve ser fundamentada, também, nos diferentes modos de utilização e administração de um teste (administração direta com a própria criança, observação da criança nas atividades da vida diária, relato dos pais e/ou dos professores). Outros aspectos relevantes são as propriedades psicométricas do instrumento (validade e confiabilidade) e sua acessibilidade ao profissional, o que inclui o custo para aquisição do teste e do manual, a necessidade de treinamento e o tempo de administração do teste[12,36].

Instrumentos de triagem × instrumentos de diagnóstico

Instrumentos padronizados podem ser utilizados por inúmeros motivos, como, por exemplo, para assegurar o diagnóstico de alterações no desenvolvimento ou para avaliar um grande número de crianças em curto período de tempo e identificar uma suspeita de atraso no desenvolvimento.

Instrumentos padronizados de triagem são avaliações curtas com menor quantidade de itens que mensuram um ou mais domínios do desenvolvimento infantil. São de rápida aplicação (30 minutos em média), o que viabiliza seu uso em larga escala, como na atenção primária[12,37]. Os testes de triagem podem ser aplicados diretamente na criança ou podem ser baseados no relato dos pais, ou ambos[12]. São bastante utilizados tanto na prática clínica como em pesquisas científicas em razão das evidências científicas de sua capacidade de detecção de desvios de desenvolvimento e por serem viáveis e de baixo custo. Quando bem utilizado, um instrumento de triagem pode detectar mais de 70% dos problemas de desenvolvimento e comportamento. Todavia, *checklists* informais ou instrumentos com pobres propriedades psicométricas identificam menos de 30% desses distúrbios[38].

Apesar de auxiliarem a identificação de crianças com alterações de desenvolvimento/comportamento, os instrumentos de triagem não têm poder diagnóstico, havendo a necessidade de uma avaliação mais completa a ser realizada pelo profissional competente[39]. Com essa finalidade são utilizados instrumentos padronizados de diagnóstico ou testes de habilidade, que apresentam maior quantidade de itens, com a avaliação de múltiplos domínios do desenvolvimento de maneira mais detalhada. A aplicação adequada desse tipo de instrumento padronizado oferece ao profissional a certeza diagnóstica, embora exija mais tempo para avaliação, em média 1 hora, sendo, por isso, mais utilizado em pesquisas[12].

Instrumentos padronizados utilizados no Brasil

Na tentativa de auxiliar e atualizar os profissionais de saúde a identificar precocemente as alterações de desenvolvimento/comportamento será apresentada uma revisão de importantes instrumentos de avaliação padronizados utilizados na criança brasileira na primeira infância. Um resumo desses instrumentos pode ser consultado no Quadro 2.3.

General Movement Assessment (GMA)

O GMA é uma avaliação diagnóstica que analisa a qualidade dos movimentos generalizados (do inglês *general movements* – GM). Trata-se de movimentos espontâneos normalmente presentes no repertório motor de bebês nos primeiros meses de vida. O curso para capacitação para a aplicação do GMA tem sido ministrado no Brasil, e o GMA tem sido aplicado em alguns estudos[40,41]. Fundamenta-se na observação visual dos movimentos, não é invasivo, não necessita manusear a criança, é econômico e exige treinamento de poucos dias do profissional[41-43].

Os GM se modificam ao longo dos meses de vida (em torno de 36 a 38 semanas gestacionais) e são descritos como movimentos *writhing*, elípticos, e em torno de 6 a 9 semanas pós-natais se modificam para movimentos do tipo *fidgety*, movimentos de velocidade moderada e aceleração variada. Em torno de 20 semanas, os movimentos se tornam voluntários e direcionados a uma meta (ação motora). A Figura 2.5 mostra o surgimento desses movimentos[44].

A qualidade desses movimentos fornece informações sobre a integridade do cérebro; assim, quando típicos, os movimentos gerais são caracterizados por variação e complexidade e, quando atípicos, estão reduzidos ou ausentes. A predição de paralisia cerebral utilizando o GMA é considerada excelente quando embasada em séries longitudinais de avaliação[41]. A análise é feita a partir da filmagem do bebê deitado em supino, acordado, movimentando-se livremente por, pelo menos, 10 minutos. A pontuação é feita por examinadores treinados que avaliam a complexidade, a variedade e a fluência dos movimentos[44].

Bayley Scales of Infant and Toddler Development – 3ª edição (Bayley-III)

Instrumento norte-americano criado em 1953 por Nancy Bayley e revisado em 1993 e 2005 com o objetivo de detectar atrasos de desenvolvimento em crianças do primeiro

Capítulo 2 Intervenção Precoce: Lidando com Crianças de Risco Biológico e Psicossocial e suas Famílias

Quadro 2.3 Principais instrumentos padronizados utilizados na IP

Instrumentos	Tipo de teste padronizado	Aspectos avaliados	Faixa etária (meses)	Tempo de administração (minutos)	Adaptação transcultural e validação no Brasil	Treinamento	Apresenta kit de materiais	Informações psicométricas	Custo do manual e/ou kit (reais)	Forma de administração do teste
GMA	Diagnóstico	Motor grosso	0 a 3	8 a 10	Não requer	Requer	Não	Sensibilidade: 0,98 Especificidade: 0,94	–	Observação do comportamento motor
Bayley-III	Diagnóstico	Motor grosso e fino, linguagem, cognitivo, social emocional e comportamento adaptativo	1 a 42	45 a 90	Sim	Requer	Sim	Confiabilidade: >0,90 Validade convergente: 0,14 a 0,96	R$5.000,00	Testagem e entrevista com pais/cuidadores
EDCC	Diagnóstico	Motor grosso e fino, linguagem pessoal-social	1 a 12	–	Escala padronizada para crianças brasileiras	Requer	Sim	–	R$280,00	Testagem direta na criança
Denver-II	Triagem	Motor grosso e fino, linguagem e comportamento pessoal-social	1 a 72	20 a 30	Versão traduzida	Requer	Sim	Confiabilidade: >0,90 Sensibilidade: 0,56 a 0,83 Especificidade: 0,43 a 0,80	R$550,00 + taxas de importação	Testagem direta na criança
AIMS	Triagem	Motor grosso	0 a 18	20 a 30	Sim	Não requer	Não	Confiabilidade: 0,86 a 0,99	R$376,00 + taxas de importação	Testagem direta na criança
ASQ-3 BR	Triagem	Coordenação motora grossa e fina, linguagem, resolução de problemas e pessoal-social	1 a 66	20	Sim	Requer	Sim	Sensibilidade: 0,88 Especificidade: 0,82 Confiabilidade: 0,94	R$1.782,00 + taxas de importação	Entrevista com pais/cuidadores
SWYC	Triagem	Marcos do desenvolvimento, comportamento e fatores de risco familiares	1 a 65	10	Sim	Não requer	Não	Validade convergente: 0,27 a 0,73 Confiabilidade: 0,60 a 0,81	Gratuito e disponível *online*	Entrevista com pais/cuidadores
SDQ	Triagem	Saúde mental/comportamento	24 a 48	10	Sim	Não requer	Não	Sensibilidade: 0,85 Especificidade: 0,80 Confiabilidade: 0,80	Gratuito e disponível *online*	Entrevista com pais/cuidadores

GMA: *General Movement Assessment*; Bayley-III: *Bayley Scales of Infant and Toddler Development* – 3ª edição; EDCC: Escala de Desenvolvimento do Comportamento da Criança no Primeiro Ano de Vida; Denver-II: *Denver Developmental Screening Test – Second Edition*; AIMS: *Alberta Infant Motor Scale*; ASQ-3 BR: *Ages and Stages Questionnaire* – 3ª edição; SWYC: *Survey of Wellbeing of Young Children*; SDQ: *Strengths and Difficulties Questionnaire*.

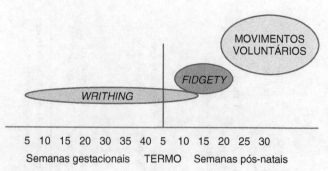

Figura 2.5 Surgimento dos movimentos gerais ao longo das semanas.

mês de vida até os 3 anos e 6 meses[45], a escala Bayley-III é um teste padronizado de diagnóstico considerado em muitos países um instrumento padrão-ouro para verificar desvios no desenvolvimento infantil[12,46].

O teste avalia os domínios do desenvolvimento por meio de cinco escalas: cognitiva (91 itens), motora grossa (72 itens), motora fina (66 itens), linguagem (97 itens), socioemocional e comportamento adaptativo. Três dessas escalas são administradas diretamente na criança (cognitiva, motora e linguagem) e as outras duas (socioemocional e de comportamento adaptativo) consistem em questionários administrados aos pais ou cuidadores[45]. Cada item observado pelo examinador recebe pontuação 1, e os itens não observados na avaliação recebem pontuação 0. A soma dos pontos fornece a pontuação final por domínio, que será interpretada por meio de tabelas.

A escala apresenta um grande número de itens e administração na maioria das vezes demorada; contudo, o tempo gasto para aplicação é variável, pois dependerá da idade da criança e da habilidade do examinador. A Bayley-III necessita de um ambiente silencioso, com iluminação e espaço para a criança executar atividades do domínio motor grosso, como correr e pular[45].

Em 2016, a escala Bayley-III recebeu uma adaptação transcultural e validação em 207 crianças brasileiras na faixa etária de 12 a 42 meses[46]. A versão brasileira da escala apresentou propriedades psicométricas adequadas com alta validade convergente para a maioria dos domínios, elevada consistência interna e boa homogeneidade dos itens[46]. Apesar de demonstrar utilidade para o diagnóstico de atraso do desenvolvimento em crianças brasileiras, esse instrumento ainda é pouco usado na prática clínica por exigir treinamento do profissional e demandar elevado investimento financeiro.

Escala de Desenvolvimento do Comportamento da Criança (EDCC) no primeiro ano de vida

Criada e padronizada por Pinto et al. em 1997, a EDCC é um instrumento diagnóstico para avaliação do desenvolvimento do comportamento de crianças brasileiras até 1 ano de idade[47]. A amostra de validação consistiu em 242 crianças brasileiras saudáveis, de ambos os sexos, divididas em grupos homogêneos[48]. Posteriormente foi realizado estudo utilizando a EDCC em crianças pré-termo[49].

Trata-se de um instrumento de fácil aplicação que contém uma lista com 64 comportamentos motores e de atividades (não comunicativas e comunicativas) observados durante o primeiro ano de vida. A escala torna possível a avaliação do desenvolvimento motor grosso e fino, linguagem e pessoal-social em caso de suspeita de atraso de desenvolvimento, o que propicia o planejamento da IP[47,48,50]. O examinador procede a uma observação interativa da criança e analisa o tipo de comportamento, os comportamentos mais significativos para a faixa etária e o ritmo de desenvolvimento, estabelecendo uma estimativa de atraso ou não do desenvolvimento do comportamento[49].

Apesar de ser a única escala criada para crianças brasileiras até os 12 meses de idade, a EDCC é um instrumento ainda pouco utilizado no país provavelmente em razão da faixa etária restrita do teste. Além disso, a aplicação do instrumento exige treinamento, um *kit* com materiais e um manual a ser adquirido pelo pesquisador.

Denver Developmental Screening Test – Second Edition (teste de triagem Denver-II)

O teste de triagem de Denver foi desenvolvido e publicado em 1967 por Frankenburg e Dodds e revisado em 1990, passando a ser denominado teste de triagem Denver-II[51,52]. Esse instrumento de fácil e rápida aplicação (25 minutos, em média) é considerado adequado para avaliar o desenvolvimento global de crianças de 0 a 6 anos de idade, incluindo crianças pré-termo[53,54]. Seus 125 itens são subdivididos em quatro áreas: motricidade ampla (32 itens), motricidade fina (29 itens), comportamento pessoal-social (25 itens) e linguagem (29 itens)[51,53], os quais são registrados tanto por meio de observação direta e interação com a criança como a partir do relato do cuidador sobre a realização das atividades[51,53].

A aplicação do Denver-II exige treinamento simples, e o teste contém um *kit* com materiais acessíveis, como pompom vermelho, uvas-passas, chocalho, caneca de plástico, dentre outros. Para determinar os itens que deverão ser avaliados o examinador traça no formulário de registro uma linha vertical sobre a idade da criança que irá atravessar as quatro áreas/domínios do teste[51,53]. O desempenho da criança recebe a seguinte classificação:

- **"Passa":** a criança consegue executar a tarefa.
- **"Falha":** a criança não consegue realizar a tarefa.
- **"Recusa":** a criança não quer executar a tarefa.
- **"Não houve oportunidade":** a criança não teve a oportunidade de executar a tarefa em virtude das restrições dos cuidadores ou por outros motivos.

Caso a criança apresente dois ou mais itens de falha (com atrasos) no teste, há a suspeita de atraso de desenvolvimento. De acordo com a interpretação final do Denver-II, a criança

Capítulo 2 Intervenção Precoce: Lidando com Crianças de Risco Biológico e Psicossocial e suas Famílias

pode ser classificada como "Normal", "De risco" ou "Não testável"[52].

O Denver-II é um teste amplamente utilizado no Brasil e no mundo[53,55] tanto na pesquisa como na prática clínica. Apesar de existirem vários estudos nacionais que examinam as propriedades psicométricas desse instrumento, o Denver-II ainda não foi validado para o Brasil[54,56]. Rcentemente foi traduzido e adaptado transculturalmente para a população brasileira.

Alberta Infant Motor Scale (AIMS)

Teste de avaliação do desenvolvimento motor infantil publicado em 1994 pelas fisioterapeutas Piper & Darrah, a AIMS consiste em um instrumento de triagem observacional do desenvolvimento motor grosso de fácil aplicação e rápida administração (20 a 30 minutos), direcionado a crianças de zero a 18 meses[58-60]. Objetiva a identificação de desvios no desenvolvimento de crianças a termo e pré-termo e o acompanhamento dos resultados das intervenções. A AIMS é constituída por 58 itens que avaliam a criança em quatro posições: prono (21 itens), supino (9 itens), sentado (12 itens) e em pé (16 itens). Nessas posturas é observada a movimentação ativa da criança com base em três critérios: alinhamento postural, movimentos antigravitacionais e equilíbrio[58-60].

Para a aplicação da escala é necessária a aquisição do manual com as folhas de pontuação e ter à disposição materiais simples, como colchonete ou tatame, banco e brinquedos apropriados para a faixa etária. O ambiente para aplicação do teste deve ser tranquilo e agradável[58]. Após observar a criança, o avaliador define uma janela de habilidades motoras, considerando a posição mais primitiva e a mais evoluída para essa criança. Cada item encontrado dentro dessa janela de habilidades e observado pelo aplicador recebe 1 ponto e cada item não observado recebe pontuação 0. São pontuados também os itens posicionados anteriormente à janela de habilidades motoras por ser esperado que a criança já tenha adquirido as posturas e movimentações mais primitivas. As pontuações obtidas em cada uma das posturas são somadas e é encontrado um escore total bruto. Esse escore é transferido para um gráfico no qual se obtém o percentil do desempenho motor da criança. Esse percentil pode variar de 5% a 90%[58,59,61].

O processo de validação da escala AIMS no Brasil começou em 2008, em 88 crianças prematuras por Almeida et al., nas quais foram encontrados valores de validade e confiabilidade adequados[62]. Em 2009, Saccani et al. ampliaram essa amostra com a adição de crianças a termo. Essa nova amostra consistiu em 766 crianças pré-termo e a termo e também demonstrou propriedades de medida adequadas com índices elevados de confiabilidade (> 0,90), confiabilidade entre examinadores (0,86 a 0,99) e teste-reteste (0,98)[59-61,63]. Além disso, foram construídas curvas de referência da AIMS do

domínio motor grosso de crianças brasileiras com definição dos percentis por sexo[35,60].

A AIMS não exige treinamento específico para sua aplicação; entretanto, o profissional de saúde deve ter conhecimento e experiência com o desenvolvimento infantil. Apesar da tradução e validação da escala para o Brasil, o manual da AIMS em português ainda não está disponível para venda. No entanto, há a opção de compra da versão em língua inglesa.

Ages and Stages Questionnaire – 3ª edição (ASQ-3)

Criado por Briecker et al. em 1997 nos EUA com o objetivo de avaliar o desenvolvimento global na primeira infância[64], o ASQ-3 consiste em uma entrevista realizada com pais ou cuidadores sobre o desenvolvimento de seus filhos e é de fácil e rápida administração. Trata-se de um dos instrumentos de triagem do desenvolvimento mais utilizados em todo o mundo, tendo sido traduzido e validado para pelo menos nove línguas, dentre as quais espanhol, norueguês, chinês e, recentemente, para o português brasileiro[65].

A versão norte-americana da terceira edição do ASQ-3 apresenta 21 questionários que abrangem a faixa etária de 4 a 66 meses. Já a versão brasileira (ASQ-3BR), que passou por adaptação transcultural e validação para o português, tem somente 18 questionários que avaliam o desenvolvimento de crianças de 6 a 60 meses de idade[65,66]. O ASQ-3BR apresenta propriedades psicométricas adequadas para uso na prática clínica e em pesquisa, obtendo elevados valores de confiabilidade teste-reteste, validade concorrente, especificidade e sensibilidade[65,67].

Cada questionário do ASQ-3 contém 30 itens divididos em cinco domínios do desenvolvimento: comunicação, coordenação motora ampla, coordenação motora fina, resolução de problemas e pessoal-social. Cada item dispõe de três alternativas de resposta: "sim" (10 pontos), "às vezes" (5 pontos) ou "não" (0 pontos), e a soma das respostas dos pais fornece a pontuação final para cada área do desenvolvimento[64,65]. Esse escore é transferido para uma tabela que leva em consideração a idade da criança.

Apesar da tradução e validação do instrumento, ainda não foram estabelecidos os pontos de corte para a classificação do desenvolvimento da criança brasileira, sendo ainda utilizados os critérios norte-americanos. Assim, em cada domínio do desenvolvimento a criança é classificada em abaixo da média, na média e acima da média, seguindo a normatização do ASQ-3 para crianças norte-americanas.

Essa escala exige treinamento para aplicação, o qual pode ser presencial ou *online*, e necessita de um *kit* com materiais específicos, além do manual do examinador. A tradução da versão brasileira do ASQ-3 ainda não está disponível para compra, sendo necessário importar os materiais para administração do teste. O ASQ-3 vem sendo utilizado em programas públicos norte-americanos de IP e na vigilância do desenvolvimento de crianças em creches brasileiras[64,65].

Survey of Wellbeing of Young Children (SWYC)

Criado em 2011 e validado em 2013 por Perrin et al., o SWYC é um questionário norte-americano para avaliação do desenvolvimento infantil. Trata-se de um instrumento de triagem de rápida e fácil aplicação (10 minutos, em média), o que torna viável sua utilização na atenção primária à saúde[68]. Foi desenvolvido para a faixa etária de 1 a 65 meses e não necessita de um *kit* específico nem de treinamento, estando inteiramente disponível *online* (https://www.floatinghospital.org/The-Survey-of-Wellbeing-of-Young-Children/Translations/Portuguese-SWYC) sem qualquer custo, para as famílias e outros profissionais envolvidos com o cuidado na primeira infância. O teste pretende fornecer uma visão global da criança por meio de vigilância continuada e contém 12 questionários específicos para as principais idades-chave do desenvolvimento infantil (2, 4, 6, 9, 12, 15, 18, 24, 30, 36, 48 e 60 meses)[68].

O SWYC é dividido em três grandes domínios que tornam possível a obtenção de informações sobre o desenvolvimento global, socioemocional e fatores de risco familiares que podem interferir no desenvolvimento infantil[68]. Consiste em uma entrevista realizada com os pais/cuidadores, que devem responder cerca de 40 perguntas com itens distribuídos entre os três domínios anteriores. Recentemente foram realizados uma adaptação transcultural e o estudo normativo do SWYC para crianças brasileiras[56]. Os resultados preliminares mostraram índices aceitáveis de validade convergente e confiabilidade, evidenciando parâmetros adequados que apoiam o uso do instrumento em crianças do Brasil[56]; contudo, ainda são necessários mais estudos sobre a validade do SWYC.

Para a avaliação do domínio desenvolvimento são utilizados dois questionários: "Marcos do Desenvolvimento" e "Observações dos Pais sobre a Interação Social (POSI)"[68]. O questionário "Marcos do Desenvolvimento" contém 10 questões que avaliam as áreas cognitivas, motora, social e linguagem em todas as faixas etárias abrangidas pelo teste. O escore total é obtido pela soma das respostas dos pais referentes a cada item, com 0 indicando que a criança "ainda não" realiza a tarefa, 1 que a realiza "um pouco" e 2 quando a criança já a realiza "muito"[68,69]. Uma tabela de referência específica para crianças brasileiras é utilizada para verificar se a pontuação total obtida está acima ou abaixo do ponto de corte estabelecido para a faixa etária[56].

O questionário POSI foi criado com intuito de rastrear transtornos do espectro autista (TEA) e é usado no SWYC somente para a análise em idades específicas (18 a 34 meses). Trata-se de um questionário breve, composto de sete itens relacionados com as interações sociais, comunicação e comportamentos repetitivos. Se os pais selecionam uma ou mais respostas localizadas nas últimas três colunas, a questão recebe pontuação 1; caso contrário, é dado 0[68]. A pontuação final do POSI é baseada no projeto gráfico do questionário; assim, três ou mais pontos nas últimas três colunas indicam que há suspeita de TEA e a criança deve ser encaminhada para avaliação diagnóstica[68,70].

Para avaliação do domínio socioemocional são usados dois questionários no SWYC: a "Lista de Sintomas do Bebê (BPSC)", para menores de 18 meses, e a "Lista de Sintomas Pediátricos (PPSC)", para crianças na faixa etária de 18 a 65 meses. O BPSC apresenta 12 itens divididos em três subescalas (irritabilidade, inflexibilidade e dificuldades com mudanças na rotina). Cada subescala recebe pontuação independente[68,71]. Já o PPSC não apresenta subescalas, contendo 18 itens divididos em quatro dimensões (problemas de externalização, internalização, problemas de atenção e desafios para parentagem)[68,72]. O escore final de ambos os questionários é dado pelo somatório das respostas dos responsáveis (0 para a resposta "ainda não", 1 para "um pouco" e 2 para "muito"). Na versão brasileira do SWYC, verifica-se em um gráfico se a criança apresenta suspeita de alterações de comportamento com base em sua faixa etária e em sua pontuação nos testes[56].

Os responsáveis respondem ainda duas questões que integram a subseção "Preocupações dos Pais", referentes às preocupações relativas ao comportamento e ao desenvolvimento da criança. Para finalizar a triagem, os pais respondem o questionário "Perguntas sobre a Família", que contém nove itens, incluindo fatores de risco familiares, como depressão, abuso de álcool e drogas, insegurança alimentar e conflitos parentais. Cada fator de risco apresenta uma forma de pontuação diferente disponível no manual do instrumento[68].

Strengths and Difficulties Questionnaire (SDQ)

O SDQ é um instrumento de identificação de problemas de saúde mental de crianças de 2 a 4 anos de idade de fácil e rápida aplicação (em torno de 10 minutos). Essa escala de triagem, publicada em 1997 por Goodman et al. e amplamente utilizada em diversos países, foi traduzida para mais de 60 idiomas[73-75] e validada para a população brasileira em 2001. Fleitlich et al. (2001) verificaram que o SDQ é adequado para a identificação de problemas psicossociais por apresentar apropriadas medidas psicométricas mediante a aplicação do questionário em 898 pais de crianças e adolescentes brasileiros[76]. O teste não exige treinamento e não tem custos para o profissional, pois a folha de pontuação e as instruções estão disponíveis *online* (http://www.sdqinfo.com).

O SDQ contém 25 itens, que devem ser respondidos pelos pais/responsáveis ou professores, subdivididos em cinco subescalas (sintomas emocionais, problemas de conduta, hiperatividade/desatenção e problemas no relacionamento com colegas) relacionadas com possíveis dificuldades enfrentadas pela criança e comportamento pró-social referente às capacidades. Para cada alternativa os pais podem responder: "Falso" (0 ponto), "Mais ou menos verdadeiro"

Capítulo 2 Intervenção Precoce: Lidando com Crianças de Risco Biológico e Psicossocial e suas Famílias

(1 ponto) e "Verdadeiro" (2 pontos). Serão obtidos uma pontuação por subescala e um escore geral que irá classificar o comportamento da criança como "Normal", "Limítrofe" ou "Anormal"[74,77].

A IP NA CONTEMPORANEIDADE

As estratégias para IP têm sofrido modificações ao longo do tempo, considerando as mudanças de paradigma na área da saúde de um modelo biomédico para um modelo biopsicossocial[78], os pressupostos de abordagens ecológicas na área do desenvolvimento humano[7,25] e também em razão dos estudos recentes que verificam a eficácia da IP[20,79,80]. De modo geral, observam-se mudanças importantes nos programas de IP, as quais serão descritas a seguir.

Mudança de um programa de IP com base no modelo de deficiência para um modelo biopsicossocial

Durante muitas décadas a IP esteve voltada para a deficiência da criança, originada no modelo biomédico da atenção à saúde. Nesse modelo, há uma relação de causalidade e dependência entre os impedimentos corporais e as incapacidades funcionais/desvantagens sociais. Portanto, cabia aos profissionais tratar essas deficiências, e o alvo a ser alcançado era o padrão da normalidade. Nessa perspectiva, o profissional detinha o conhecimento necessário e, portanto, seria o responsável por realizar o tratamento[8,81].

A Organização Mundial da Saúde (OMS) estabeleceu em 2001 a Classificação Internacional de Funcionalidade, Incapacidade e Saúde (CIF)[78], segundo a qual uma pessoa com deficiência não é simplesmente um corpo com impedimentos, mas uma pessoa com impedimentos vivendo em um ambiente com barreiras e facilitadores. A passagem do modelo biomédico para o modelo biopsicossocial da deficiência foi resultado de um extenso debate político. Nesse modelo, a incapacidade é um conceito guarda-chuva que engloba o corpo, as deficiências, as limitações de atividades ou as restrições de participação. Em outras palavras, a incapacidade não se resume às deficiências, mas é o resultado negativo da inserção de um corpo com impedimentos (deficiências) em ambientes sociais pouco sensíveis à diversidade corporal das pessoas[81].

Nesse aspecto, o foco não está apenas na deficiência, mas também na atividade e participação social, procurando diminuir as barreiras ambientais que dificultam que a criança atinja esses objetivos. Assim, as aspirações, os objetivos e a participação da criança e da família dentro desse modelo passam a ser valorizados e compartilhados com o terapeuta[8]. Desse modo, há um "empoderamento" das famílias, ou seja, o fortalecimento da iniciativa da família na tomada de decisões acerca da condição de saúde da criança. É enfatizado o papel fundamental de responsabilidade contínua que os pais têm na vida da criança, tornando necessário o estabelecimento de parcerias entre os pais e os profissionais. O terapeuta é um especialista em desenvolvimento infantil que fornece suporte e medeia todo o processo, enquanto os pais são os que mais conhecem as particularidades de seus filhos[7].

Mudança de um programa de IP centrado na criança para um modelo centrado na família

Embora as famílias tenham sempre participado da IP, no passado seu papel era mais passivo, seguindo apenas as instruções dos terapeutas. Os profissionais da IP decidiam do que a criança e a família precisavam e lhes diziam o que deveriam fazer, sem haver uma verdadeira parceria entre as partes. Atualmente, as famílias – independentemente de sua formação educacional e socioeconômica – têm sido cada vez mais reconhecidas como parceiras-chave, ativas e iguais no processo de IP[8]. A fundamentação do modelo centrado na família se dá mediante a valorização e a influência das teorias ecológicas[7,25].

Ecologia é a ciência que estuda as interações entre os organismos e seu ambiente. Nessa perspectiva, o desenvolvimento da criança é visto como o resultado da interação entre aquilo que ela traz ao mundo ao nascimento e de que maneira o mundo a modela[82]. Em consonância com essa perspectiva, o professor e psicólogo Bronfenbrenner criticava a ciência do desenvolvimento humano, que até a metade do século XX se direcionava apenas ao campo descritivo. Segundo o autor, ela se caracterizava como uma "ciência do comportamento estranho da criança em situações estranhas com adultos estranhos pelos períodos de tempo mais breves possíveis"[83]. Para Bronfenbrenner, o início da investigação deveria ser focado na maneira como as crianças se desenvolvem em ambientes representativos de seu mundo real e natural, ou seja, contextos ecologicamente válidos, como suas casas, creches, área de lazer, e não em laboratórios. Ele propôs o modelo Processo-Pessoa-Contexto-Tempo (PPCT)[83].

O "contexto" ou ambiente compreende a interação de quatro níveis ambientais – microssistema, mesossistema, exossistema e macrossistema. O nível mais interno, o microssistema, representa o complexo de relações entre o indivíduo em desenvolvimento e o ambiente imediato no qual ele está inserido, ou seja, onde as relações interpessoais são vivenciadas diretamente. Por exemplo, os microssistemas de uma criança nos primeiros anos de vida seriam o ambiente familiar e, em muitos casos, a creche[84].

O segundo nível do ambiente ecológico, os denominados mesossistemas, representa as interconexões entre os microssistemas, ambientes nos quais o indivíduo em desenvolvimento participa ativamente. Por exemplo, o mesossistema para uma criança pequena incluiria conexões entre a casa e a creche. Em seguida, há os chamados exossistemas, ambientes que não envolvem o indivíduo em desenvolvimento como um participante ativo, mas nos quais ocorrem eventos que podem afetá-lo, como, por exemplo, a vizinhança e a rede de amizade ou de trabalho dos pais da criança[84].

A estrutura mais externa, e que exerce influência indireta, é o macrossistema. Este é um sistema de valores culturais, crenças e estilo de vida característico de determinado grupo social no qual estão inseridas a criança e sua família[84].

Bronfenbrenner também leva em consideração outros elementos, como o "tempo" (microtempo, mesotempo e macrotempo), o "processo" (as interações recíprocas, progressivamente mais complexas, entre a criança e seu ambiente) e o elemento "pessoa", que se refere às características do indivíduo, tanto as genéticas e biológicas como as construídas em sua interação com o contexto ambiental. Cabe ressaltar que a relação é de reciprocidade, ou seja, a criança (pessoa) é um ser ativo, suas atitudes e reações podem modificar o meio onde vive e, como consequência, refletir-se sobre o modo como as pessoas e o meio interagem com ela[83].

De maneira semelhante, a Teoria Transacional[7] ressalta a interdependência existente entre a criança e os contextos de desenvolvimento, de onde decorrem interações bidirecionais em que a criança influencia e é influenciada. O comportamento da criança, em qualquer momento, é um produto das transações entre o fenótipo (a criança), o ambientótipo (a fonte de experiência externa) e o genótipo (fonte de organização biológica)[7].

A partir dessas perspectivas, torna-se evidente a impossibilidade de analisar as necessidades, definir os objetivos e intervir junto à criança separadamente da família. Assim, o enfoque da IP não é apenas a criança, mas os vários contextos de sua vida e as interações que ocorrem nesses contextos e que são essenciais para a compreensão de seu desenvolvimento. A constatação de que todas as famílias têm capacidades e pontos fortes que ultrapassam suas necessidades, atuando na tomada de decisões e sendo os responsáveis finais pelos cuidados da criança, otimizou o processo de tratamento, e a abordagem centrada na família passou a se constituir na prática mais importante em um programa de IP.

A abordagem centrada na família (também conhecida como Cuidado Centrado na Família) se refere a uma filosofia de prestação de serviços que surgiu a partir dos programas de IP e é atualmente considerada o tipo de prática que melhor contribui para que as crianças recebam uma intervenção máxima, já que os cuidados com a criança são inseridos na rotina diária da família; além disso, a colaboração entre pais e terapeutas torna mais eficaz o plano de condutas[85-88].

Na abordagem centrada na família, tanto o terapeuta como a família atuam no processo de intervenção, trabalhando juntos, em parceria, para definir e direcionar, respectivamente, as necessidades da criança[85,89]. O processo de intervenção visa a uma abordagem que respeite os valores e preferências da família, suas prioridades e necessidades na rotina diária de cuidados à criança. O terapeuta pode contribuir de maneira a direcionar a família para ajustar sua rotina ao programa de intervenção diário e no planejamento dessas intervenções[88,90].

Os objetivos terapêuticos são discutidos com a família para que as metas estabelecidas sejam reais e adequadas aos problemas, necessidades e prioridades da criança e de

sua família em seu contexto. O terapeuta deve atuar de modo a habilitar a família para fazer escolhas com base nas necessidades da criança. Os cuidadores são incentivados a examinar os pontos fortes e as necessidades de seus filhos e, com o apoio do terapeuta, desenvolver um programa de IP que atenda às suas próprias metas e aspirações[8].

Os pressupostos teóricos da intervenção centrada na família a descrevem como fundamentada por um conjunto de valores, atitudes e abordagens que se relacionam com os serviços prestados às crianças e a suas famílias. Reconhecem que cada família é única, constante na vida da criança, e os familiares são os que mais conhecem as habilidades e necessidades da criança[91]. Essa definição é capaz de refletir as premissas básicas dessa abordagem e, a partir delas, determinar princípios e elementos-chave da função do terapeuta, os quais se encontram descritos no Quadro 2.4.

Mudança de um programa fragmentado para um modelo integral

Atualmente, os modelos de prestação de serviços formam um contínuo que vai desde contextos segregados e equipes multidisciplinares até contextos inclusivos com equipes transdisciplinares[92]. Tradicionalmente, na IP os programas são focados em um único domínio do desenvolvimento infantil – cognitivo, social, linguagem, motor – em que o intervencionista trabalha individualmente com a criança. Nesse tipo de programa, as necessidades da família raramente são vistas, mas eventualmente o profissional pede ajuda aos pais, ensinando-lhes algumas atividades educacionais específicas que podem ser realizadas com a criança. Os atendimentos são geralmente especializados e oferecidos em ambientes separados, como clínicas ou consultórios, e eventualmente são fornecidos na casa da criança[92].

Além disso, nesse modelo todos os programas desenvolvidos por outros profissionais são considerados suplementares. Embora o terapeuta reconheça que a criança possa ter necessidades médicas e também necessidades dentro do contexto familiar, essas questões são encaradas fora do foco do programa de intervenção. Eventualmente, o terapeuta sente necessidade de conversar com os demais profissionais, mas em geral informalmente, pois dispõe de pouco tempo para um trabalho coordenado com outros profissionais, considerando que passa a maior parte do tempo em atendimento com a criança[92].

Esse tipo de programa tem sido considerado atualmente como aquele que, apesar de obter bons resultados, não é capaz de isoladamente, por ser fragmentado, resolver a situação e contribui para aumentar o estresse familiar[93]. Além disso, esse trabalho isolado e sem comunicação pode acarretar a falta de continuidade, congruência e convergência entre os serviços[8]. Um modelo integrado apresentado como alternativa tem como pilares a abordagem centrada na família (descrito previamente), a integração das diferentes terapias e o uso de ambientes e rotinas naturais da criança[92].

Capítulo 2 Intervenção Precoce: Lidando com Crianças de Risco Biológico e Psicossocial e suas Famílias

Quadro 2.4 Premissas, princípios e elementos-chave da abordagem centrada na família

Premissas	Princípios	Elementos-chave
Os pais conhecem mais seus filhos e desejam o melhor para suas crianças	Cada família deve ter a oportunidade de decidir o grau de envolvimento que deseja ter na tomada de decisão para o tratamento de sua criança A família deve ter a responsabilidade final pelos cuidados com a criança	Encorajar a família na tomada de decisões Assistir e identificar potencialidades e necessidades Promover e compartilhar informações sobre a criança e sua condição Dialogar e colaborar com a família Promover a acessibilidade a serviços relacionados com as necessidades da família
Famílias são diferentes e únicas	Cada família e cada membro familiar devem ser tratados com respeito	Respeitar as famílias e dar suporte a elas Escutar as expectativas da família Acreditar e confiar na família Promover serviço individualizado Aceitar as diferenças Comunicar claramente
O ótimo funcionamento da criança ocorre dentro de um contexto familiar e comunitário: a criança é afetada pelo estresse e pela maneira como outros membros da família enfrentam as situações	As necessidades de todos os membros da família precisam ser consideradas O envolvimento de todos os membros da família deve ser apoiado e encorajado	Considerar as necessidades psicossociais e encorajar a participação de todos os membros da família Respeitar o modo como a família enfrenta as situações diversas Encorajar o uso dos suportes oferecidos pela comunidade Auxiliar na construção de pontos fortes

Fonte: adaptado de Rosembaum et al.[91].

O trabalho integrado da equipe implica uma visão transdisciplinar na qual cada participante (família e profissionais de diferentes áreas) discute suas observações e partilha suas perspectivas relativas à avaliação, ao planejamento e à tomada de decisão. Isso ocorre por meio de reuniões periódicas, onde todos assumem responsabilidades e tomam decisões conjuntas[94]. Para aqueles profissionais que trabalham isoladamente, ou seja, fora de uma equipe multidisciplinar, uma opção é contar com a consultoria de outros profissionais conforme as necessidades da própria criança[92].

Uma verdadeira articulação entre os profissionais e entre os serviços prestados implica a existência de um modelo descentralizado e flexível que articule os diferentes recursos existentes na comunidade. Dentro de um modelo integrado, um contexto mais natural é oferecido à criança e à sua família, no qual é estimulado o envolvimento dos pais e observado o comportamento da criança em atividades significativas para ela. Assim, os serviços devem, tanto quanto possível, ser prestados dentro das rotinas e ambientes naturais da criança. Devem ser evitados ambientes de segregação e privilegiando, além do ambiente de casa, os ambientes em que crianças típicas e atípicas possam conviver (p. ex., escolas, parquinhos, praças)[92].

IP PARA CRIANÇAS COM RISCO BIOLÓGICO*

Estudos têm evidenciado o efeito positivo da IP no desenvolvimento cognitivo e motor de crianças pré-termo (nível de evidência 1a)[79], em crianças consideradas de alto risco ou com diagnóstico de paralisia cerebral[20,95,96]. No entanto, os autores afirmam que os ensaios clínicos existentes e incluídos em revisões sistemáticas apresentam uma metodologia muito variada, o que dificulta a comparação entre eles. Há também carência de estudos com alta qualidade metodológica, e o tamanho do efeito da intervenção é considerado pequeno[20,79,96]. Apesar disso, existem evidências promissoras para abordagens na IP que incorporam princípios como o movimento iniciado pela própria criança, tarefa específica, modificação do ambiente e educação dos pais[20,96,97].

Uma tarefa específica significa que a criança irá executar uma atividade com uma meta dirigida, ou seja, com uma finalidade de interação ambiental. Por esse motivo, as atividades propostas precisam despertar o interesse da criança, pois ela necessita cumprir a meta de maneira ativa[20,96]. Estudos em filhotes de gatos demonstram que lesões no trato corticoespinhal produzem um padrão alterado na função desse trato que se assemelha ao de uma criança com paralisia cerebral. No entanto, terapias fundamentadas em atividades restauram essas conexões, melhorando o controle sobre os movimentos realizados[98].

O ambiente deverá ser estruturado e enriquecido com estímulos para que a criança tenha o interesse de interagir, ou seja, de executar os movimentos propostos. Estudos em animais demonstram a importância de um ambiente enriquecido para melhorar a recuperação cerebral em níveis estruturais e bioquímicos. Nesses estudos, os animais são colocados em ambientes com altos níveis de complexidade e variabilidade com a disponibilidade de brinquedos, plataformas e túneis trocados periodicamente. Nesse caso, os animais não são forçados a realizar atividades e seu envolvimento com o meio ambiente é ativo e lúdico[99].

---

*Veja no Anexo, no final deste livro, a definição dos níveis de evidência, sendo 1 o nível mais alto e 5 o mais baixo.

A educação e a participação dos pais fazem parte do modelo da abordagem centrada na família discutida previamente. Os pais que convivem diariamente com as crianças geralmente são fonte de afeto e cuidado. Por esse motivo, em um contexto natural os pais podem, por meio de brincadeiras direcionadas e estabelecidas em conjunto com o profissional, favorecer a prática contínua das atividades propostas para a criança[100].

A IP para crianças com alto risco ou com diagnóstico clínico de paralisia cerebral realizada de acordo com esses pressupostos, ou seja, a criança ativa, interagindo em seu ambiente enriquecido por estímulos, além de maximizar a neuroplasticidade cerebral, minimiza as eventuais modificações deletérias do crescimento e desenvolvimento muscular e ósseo[101].

No caso de paralisia cerebral, o período de idade anterior a 12 a 24 meses era considerado um período silencioso ou latente, pois o diagnóstico não era estabelecido. No entanto, a ressonância magnética e o uso de alguns instrumentos de avaliação (como o GMA) possibilitam, atualmente, um diagnóstico precoce, antes mesmo dos 6 meses de idade[101]. Alguns autores reforçam a importância desse diagnóstico clínico de paralisia cerebral precoce, pois as abordagens de tratamento diferem conforme a distribuição topográfica e, quanto mais cedo aplicadas, melhor o prognóstico da criança[101,102] (veja mais detalhes no Capítulo 4).

IP PARA CRIANÇAS COM RISCO AMBIENTAL

As estratégias de IP para crianças com risco psicossocial são multidimensionais, abrangendo intervenções que vão desde o período pré-natal até os 5 anos de idade[103]. Esses procedimentos englobam atitudes e conhecimento relativos ao cuidado (saúde, nutrição e higiene), educação e estímulos para o desenvolvimento global, proteção social/segurança e responsividade no cuidado (vínculo e confiança)[103,104]. Os profissionais de saúde têm um papel relevante na promoção do desenvolvimento na primeira infância na medida em que podem auxiliar os pais na efetivação das boas práticas do cuidado e na criação de vínculos afetivos. Participam de maneira ativa, desde o período gestacional, com atuação no acompanhamento do crescimento e desenvolvimento infantil, auxiliando a identificação de possíveis vulnerabilidades[105].

A complexidade e a multidimensionalidade da avaliação do desenvolvimento infantil tornam necessário um processo contínuo de vigilância dos profissionais de saúde[2,106]. Esses profissionais irão atuar na identificação de potenciais fatores de risco e anormalidades, estabelecendo algum diagnóstico e, se necessário, encaminhando para intervenções[2]. Apesar das recomendações da OMS e da Academia Americana de Pediatria, o monitoramento do desenvolvimento infantil ainda ocorre de modo precário e insuficiente em todo o mundo, com base apenas no julgamento clínico do profissional. Muitas das estratégias apresentadas nesta seção podem ser idealmente desenvolvidas no contexto da Atenção Primária e mais especificamente na Vigilância do Desenvolvimento Infantil, que será apresentada no Capítulo 3.

A seguir serão descritas algumas estratégias para estímulo precoce do desenvolvimento infantil para crianças sob risco ambiental/psicossocial.

Estratégias da concepção ao nascimento: cuidados com bem-estar, saúde e nutrição materna

Os comportamentos e preocupações maternas relativos ao desenvolvimento e à saúde dos seus filhos correspondem à maneira como a mãe lida com sua própria saúde e bem-estar. Intervenções direcionadas às mães nos períodos pré-natal, perinatal e pós-natal se mostram benéficas por assegurar cuidado e assistência de qualidade às crianças (nível de evidência 1a)[103].

Estudos demonstram que depressão materna, ansiedade, estresse, uso de substâncias ilícitas e/ou violência doméstica são problemas maternos que têm desfechos negativos para o desenvolvimento infantil[24,103,105]. Dentre esses desfechos pode ser incluído o pobre desempenho cognitivo e de linguagem, além de dificuldades emocionais e de comportamento nas crianças[103]. Além disso, medidas preventivas adotadas com as mães no período pré-natal conseguiram reduzir a probabilidade de baixo peso e desnutrição em crianças. Dentre essas intervenções estão a administração de corticoide antenatal às mães com risco de parto prematuro, a suplementação de iodo antes ou durante o parto e/ou o uso de agentes antiplaquetários em mães com risco de pré-eclâmpsia[103]. O acompanhamento da gestante por meio de um pré-natal de qualidade é capaz de identificar adversidades enfrentadas pelas futuras mães, possibilitando um tratamento precoce e eficaz[80].

Estratégias do nascimento até os 5 anos de idade

Programas de apoio parental

A participação dos pais em serviços que estimulam as interações entre pais e filhos, atuando sobre crenças, atitudes e comportamentos paternos a fim de incentivar a aprendizagem e o desenvolvimento global, tem mostrado bons resultados. Várias organizações, como a OMS e o Fundo das Nações Unidas para a Infância (UNICEF), têm atuado em nível mundial no sentido de realizar intervenções centradas na família que incluem técnicas de mudanças de comportamento, práticas e estratégias para resolução de problemas (níveis de evidência 1a e 1b)[103,104].

Vínculos familiares

A segurança emocional, proveniente de vínculos bem estabelecidos entre a criança e seus pais e/ou cuidadores, é essencial para a promoção adequada do desenvolvimento infantil. No ambiente domiciliar é que se iniciam as relações de apoio e experiências de aprendizagem positivas[105]. Assim, a participação da família/cuidadores, atuando de maneira responsiva, confortadora e acolhedora nos momentos de estresse, dor ou necessidade de atenção, é fundamental para a construção de vínculos seguros. Portanto, em programas de IP, um dos pontos-chave é a realização de atividades que envolvam os cuidadores de modo que eles consigam suprir as necessidades de seus filhos[1,104,105].

Atividades em casa

Atividades simples e de baixo custo que na maioria das vezes façam uso de objetos familiares podem proporcionar às crianças estímulos que promovam um desenvolvimento melhor. Cantar, brincar com utensílios domésticos, ler, contar histórias e assistir a programas de televisão ou outras mídias são alguns exemplos desses tipos de atividade. Essas atividades podem contribuir, também, para o fortalecimento de vínculos com os cuidadores[1].

Educação infantil e pré-escolar

O acesso à educação de qualidade pode promover o desenvolvimento infantil, melhorando a aprendizagem escolar e as habilidades sociais das crianças. A qualidade da creche terá efeito maior em crianças que vivem em ambiente familiar de risco psicossocial[107]. Vários estudos indicam que programas educacionais de alta qualidade têm impacto positivo no desenvolvimento social e cognitivo das crianças de nível socioeconômico baixo com repercussões na fase adulta[11,107]. Isso decorre da realização no ambiente escolar de atividades pedagógicas e brincadeiras, além da interação e da convivência da criança com seus pares. Desse modo, esse ambiente é capaz de unir aspectos cognitivos e linguísticos aos aspectos sociais e emocionais essenciais à formação da criança (nível de evidência 1b)[1,103,105].

Os indicadores de qualidade de creche mais expressivamente estudados têm sido a estrutura física, a formação ou capacitação dos educadores, a permanência duradoura da equipe, a estrutura do programa, a quantidade de crianças por educador e o envolvimento da família[108]. Assim, os estudos indicam que, quanto maior a estabilidade da equipe que trabalha com a criança, menor a relação número de crianças-educador e, quanto mais treinado e capacitado for o educador, melhor efeito terá sobre o desenvolvimento da criança. Esses aspectos estão relacionados com o aumento da atenção, da responsividade e da disponibilidade do educador para a estimulação cognitiva, da linguagem e para a estimulação motora da criança[109].

Saúde e nutrição

Estudos demonstram a associação entre desnutrição grave e piores desfechos no desenvolvimento infantil. A formação dos circuitos neuronais e das estruturas nervosas que irão constituir os órgãos e sistemas corporais depende de fontes nutritivas, e a ausência dessas fontes pode ter graves repercussões no crescimento e no desenvolvimento, como demência[1,15]. Efeitos positivos da amamentação no crescimento e no desenvolvimento a curto e longo prazo são bem reconhecidos na literatura com redução da mortalidade e da morbidade infantil e com aumento dos níveis de inteligência (nível de evidência 1b)[1].

Prevenção contra maus-tratos

Maus-tratos durante a infância podem causar prejuízos na memória e na aprendizagem infantil. Crianças que vivenciaram um cuidado inadequado são mais suscetíveis a apresentar problemas de comportamento, manifestando mais dificuldade em lidar com as situações de estresse[4,110]. Os programas de intervenção que realizam o acompanhamento das mães durante o pré-natal e que rotineiramente fazem visitas domiciliares têm apresentado resultados promissores na prevenção de abusos contra as crianças (nível de evidência 1a)[103].

Intervenções de proteção social

Programas que objetivam proporcionar segurança/proteção social às crianças e suas famílias por meio da transferência de renda têm efeitos positivos, mas indiretos, sobre desfechos importantes, como diminuição da ocorrência de doenças, morbidade e aumento do peso ao nascimento[93]. Esses efeitos são indiretos porque o aumento dos recursos financeiros das famílias pode atuar na melhoria das condições de vida com influência nos múltiplos níveis do desenvolvimento infantil (nível de evidência 1b)[93,103].

Um exemplo no Brasil é o Programa Bolsa Família (PBF), um programa de transferência de renda proposto pelo Ministério de Desenvolvimento Social (MDS) para as famílias que vivem em situação de extrema pobreza[111]. Em contrapartida, as famílias beneficiadas assumem o compromisso com o poder público de cumprir algumas metas, como a manutenção de crianças e adolescentes na escola, o acompanhamento da saúde das gestantes e nutrizes e o monitoramento do crescimento e desenvolvimento das crianças[112]. O relatório da Organização Pan-Americana de Saúde (OPAS) atribui ao PBF quase um quarto da queda na desigualdade na distribuição de renda no Brasil. O programa também tem sido indicado como importante estratégia para queda da desnutrição no país não apenas pelo impacto na renda familiar, mas também pelas exigências na participação em programas de monitoramento do crescimento das crianças[113].

Portanto, a maioria das intervenções que mostram bons resultados se baseia na combinação das estratégias descritas previamente, as quais asseguram uma adequada qualidade do cuidado por meio do fortalecimento das famílias e de proteção social.

CONSIDERAÇÕES FINAIS

Os constantes avanços do conhecimento e da tecnologia referentes aos cuidados neonatais promovem aumento da sobrevida das crianças de risco e, consequentemente, a clara necessidade da IP. Além disso, os riscos ambientais aos quais as crianças podem estar submetidas também ocasionam o risco de atraso no desenvolvimento, e a IP se mostra, mais uma vez, uma prática assertiva e recomendada para potencializar o desenvolvimento global dessas crianças.

Compreender a real função da IP, a maneira de atuação dos profissionais da equipe multidisciplinar, a melhor maneira de abordagem e a importância da participação ativa da família em todo o processo de reabilitação, bem como os vários contextos em que a criança está inserida, é determinante para se obter sucesso nesse tipo de serviço.

CASOS CLÍNICOS

Estudo de caso 1 – Risco biológico

Abordagem centrada na família no contexto domiciliar

ONBR, sexo feminino, a termo (40 semanas), com peso adequado para idade gestacional (AIG), mãe com 32 anos, primípara, ensino superior completo, realizou acompanhamento pré-natal durante toda a gestação, parto normal, apresentação pélvica, Apgar 1':2, 5':5 e 10':6. Ao nascimento, a criança apresentou-se hipotônica, sendo entubada na sala de parto e transferida para a UTI neonatal, mantida por breve período em ventilação mecânica, evoluindo para CPAP nasal por algumas horas. Nos primeiros dias de vida apresentou quadro de hiper-reflexia, clônus e irritabilidade intercalada com prostração. O quadro evoluiu bem, com ausência de alterações ao exame clínico e neurológico, e a criança recebeu alta hospitalar 6 dias após o nascimento. A criança foi encaminhada à fisioterapia aos 4 meses de idade com suspeita de disrafismos espinhais, apresentando fosseta sacral, mantendo acompanhamento médico. A Figura 2.6 mostra a interação dos componentes da CIF de funcionalidade, incapacidade e fatores contextuais relevantes para a criança realizado a partir da primeira avaliação fisioterapêutica.

Foi iniciado um programa de IP no contexto domiciliar com abordagem centrada na família, no qual foi realizada uma visita por semana com duração média de 60 minutos cada, durante 7 semanas, com um intervalo de 4 semanas após a terceira visita. O Quadro 2.5 mostra as estratégias utilizadas para o estabelecimento de metas de tratamento, engajamento dos pais e a tomada de decisões compartilhadas. Essas metas foram traçadas semanalmente a cada visita e de modo a serem incorporadas diariamente na rotina da família.

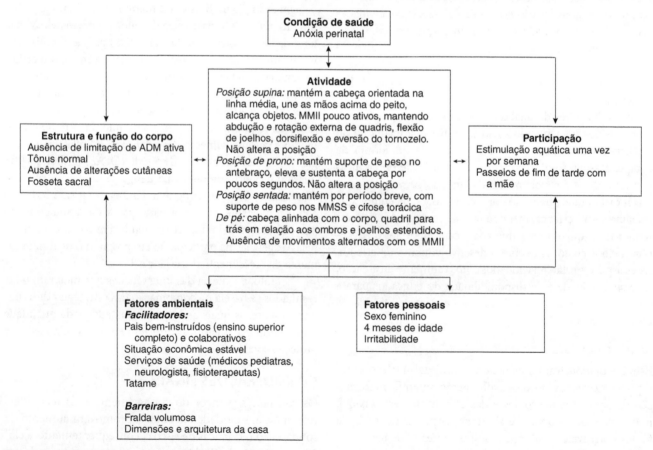

Figura 2.6 Relação entre os componentes da Classificação de Funcionalidade e Incapacidade e Saúde considerados relevantes na avaliação e intervenção da criança (Organização Mundial da Saúde, 2001). (ADM: amplitude de movimento; MMII: membros inferiores; MMSS: membros superiores.)

Quadro 2.5 Determinação de metas semanais para intervenção precoce domiciliar com abordagem centrada na família

Dia 1 (Criança com 4 meses e 12 dias de idade)	Avaliação (AIMS – percentil 25) Discussão das necessidades da família relacionadas com o desenvolvimento da criança, prioridade da família e rotina diária – a primeira preocupação da mãe foi em relação à movimentação ativa de membros inferiores, que ela considera que a criança movimenta pouco em relação a outras crianças Coleta e registro da rotina diária da criança Determinação de uma meta mutuamente acordada para intervenção – alcançar os pés na posição de supino e em alguns momentos retirar a fralda (de pano ecológica) para facilitar o desempenho na atividade (Figura 2.7) Demonstração da tarefa à mãe Estabelecimento de momentos dentro da rotina para estimular a criança 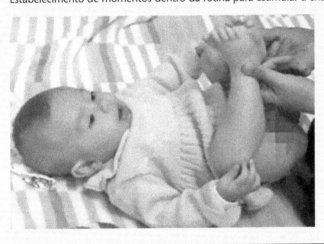 **Figura 2.7** Mãe brincando e incentivando a criança a pegar os pés e promover o contato entre eles. A ausência da fralda de pano ecológica melhora o desempenho da criança.
Dia 2 (4 meses e 19 dias de idade)	Avaliação pelos pais e terapeutas da última tarefa traçada – foram observados progresso na movimentação ativa dos membros inferiores (Figura 2.8) e maior interesse da criança em pegar os pés. A mãe relatou que obteve bom desempenho na tarefa e que aproveitava os momentos em que a criança estava sem a fralda para estimulá-la, além de outros momentos dentro da rotina. Como para a família o uso da fralda de pano ecológica é um valor, seu uso foi respeitado e sugerido revezar as brincadeiras de "pegar os pés" com o uso dela também Planejamento pela mãe e terapeuta da próxima intervenção – conseguir que a criança role de supino para prono e de prono para supino A mãe foi incentivada a brincar com a criança visando ao alcance dessa meta e o terapeuta auxiliou dentro do necessário (Figura 2.8) 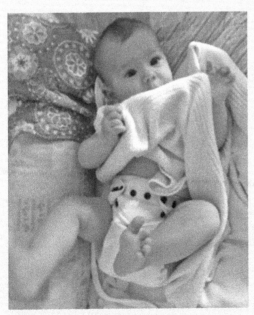 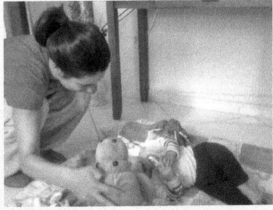 **Figura 2.8** Movimentação alternada dos membros inferiores evidenciando a fralda ecológica. **Figura 2.9** Mãe e filha brincando juntas com o objetivo de rolar.

(continua)

Quadro 2.5 Determinação de metas semanais para intervenção precoce domiciliar com abordagem centrada na família (*continuação*)

Dia 3 (4 meses e 26 dias de idade)	Discussão acerca do sucesso e dos desafios encontrados para desempenhar a última meta acordada entre pais e terapeuta. Nessa etapa, algumas perguntas-chave foram utilizadas[88]: "Como se deu o desempenho da criança desde a última visita?" "O que foi mais difícil?" "O que você (mãe) mais gostou?" "Houve alguma dúvida ou preocupação quanto à realização das atividades planejadas?" "Você (mãe) acha que devemos mudar a meta?" **Mãe:** "A minha filha ficou irritada na posição de prono, não permanecendo por muito tempo, o que me dificultou estimulá-la a rolar." "Houve ligeira mudança em desempenhar a atividade de rolar e melhor desempenho para pegar os pés." "Atualmente, minha filha está mais interessada em objetos, como colheres, do que em seus próprios brinquedos." "Acho que ela pode melhorar o rolar. Parece que ela não tem um bom controle do movimento e se joga." Em conjunto com a mãe, novas estratégias foram elaboradas para que a criança melhore seu desempenho ao rolar e para permanecer por mais tempo na posição de prono. Mãe e terapeuta realizando juntas as atividades. Terapeuta incentivando a mãe a encontrar as melhores estratégias para a realização das tarefas
4 semanas de intervalo	
Dia 4 (6 meses e 7 dias de idade)	As mesmas perguntas da última visita foram refeitas à mãe A mãe relatou progresso na movimentação ativa dos membros inferiores da criança e no rolar de prono para supino e de supino para prono, mas não se adaptando bem à posição de prono (a criança se irritava, resmungava e chorava) Foram explicados à mãe os benefícios da postura de prono para a criança A mãe concordou que seria importante insistir um pouco mais em brincar com a criança em prono e que pensaria em algum recurso para que ela não ficasse irritada Em concordância com a mãe, foi traçada uma nova meta – brincar com a criança na posição sentada com apoio A mãe foi incentivada a brincar com a criança visando ao alcance dessa meta e o terapeuta auxiliou dentro do necessário
Dia 5 (6 meses e 14 dias de idade)	As perguntas-chave foram refeitas A mãe relatou que houve progresso da criança na posição sentada (Figura 2.10), mantendo-se independente, sem suporte, com bom controle dos movimentos de cabeça e tronco no plano sagital e capaz de alcançar objetos na posição. Não houve progresso na posição de prono; ainda houve dificuldade em estimular a criança nessa posição Em concordância com a mãe, foram mantidas as condutas de brincar na posição sentada para melhorar a *performance* e estimular a manutenção na posição de prono

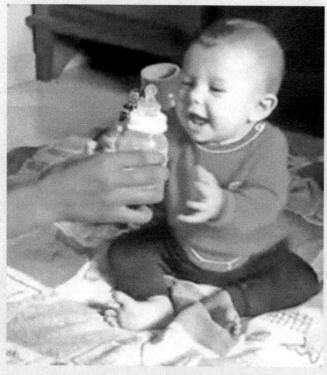

Figura 2.10 Alcance à frente na posição sentada sem suporte.

(*continua*)

Quadro 2.5 Determinação de metas semanais para intervenção precoce domiciliar com abordagem centrada na família (*continuação*)

Dia 6 (6 meses e 28 dias de idade)	As perguntas-chave foram refeitas A mãe relatou que houve um progresso na postura de prono. Os pais utilizaram recursos musicais para acalmar a criança e, assim, ela se manteve por mais tempo na posição de prono (Figura 2.11). Já na posição sentada, houve melhora na *performance*, mantendo-se por mais tempo e alternando a postura dos MMII A mãe e os profissionais decidiram manter as condutas e a mãe solicitou uma cartilha na qual ela pudesse acompanhar os marcos motores do desenvolvimento para saber qual o próximo estímulo ou oportunidade a ser ofertado à criança, demonstrando um empoderamento da mãe 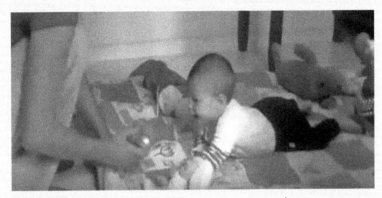 **Figura 2.11** Mãe toca um chocalho e canta para a criança permanecer na posição de prono.
Dia 7 (7 meses e 4 dias de idade)	Reavaliação (AIMS – entre os percentis 25 e 50) Em uma avaliação compartilhada com a mãe foram observados maior movimentação ativa dos membros inferiores em todas as posturas, bom desempenho no rolar, sentar sem apoio (Figura 2.12) e usar as mãos para alcançar e manipular brinquedos na posição As perguntas-chave foram refeitas A mãe se mostrou mais engajada em relação às formas de estimular a criança e relatou ser nítido o avanço do desempenho motor da criança Foi acordado que as próximas metas seriam estimular a criança nas posições de gato e se puxar para a postura de pé A mãe foi incentivada a brincar com a criança visando ao alcance dessas metas e o terapeuta auxiliou dentro do necessário (Figura 2.13) Foi entregue à mãe uma cartilha com orientações quanto às fases do desenvolvimento típico até 1 ano de idade e sugestões de estimulação da criança 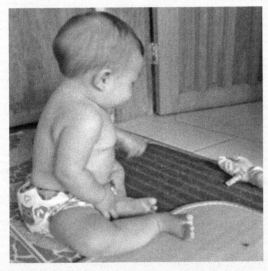 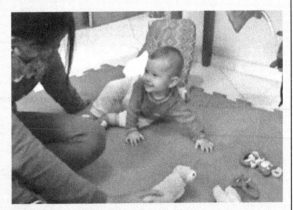 **Figura 2.12** Criança sentada independente, com bom controle de tronco e quadris, modifica a postura dos membros inferiores em razão da flexão de joelho. **Figura 2.13** Mãe e terapeuta incentivando a criança a passar para a posição de quatro apoios.

AIMS: *Alberta Infant Motor Scale.*

Estudo de caso 2 – Risco psicossocial/ambiental – Contexto da creche

Vinte crianças frequentadoras de uma creche de associação beneficente localizada na periferia de um município brasileiro de pequeno porte.

Características das crianças

- Idade entre 8 e 30 meses; metade de meninos e metade de meninas.
- Apenas uma criança com baixo peso ao nascimento; nenhuma pré-termo ao nascimento; todas, ao nascimento, com Apgar de 5' > 8.
- Bayley-III – escore composto:
  - escala cognitiva: 89 – abaixo da média.
  - escala da linguagem: 77 – limítrofe.
  - escala motora: 93 – na média.

Características do ambiente de casa

- Dados socioeconômicos das famílias: 80% pertencentes às classes econômicas D e E e 20% à classe C[114]; 25% das famílias monoparentais femininas; 50% das crianças não convivem diariamente com o pai; 80% das mães apresentam 8 anos ou menos de estudo.
- Qualidade do ambiente de casa por meio do inventário HOME[115]. A Figura 2.14 mostra as medianas obtidas para cada subescala e o total. Valor < 27 pontos indica ambiente de casa de risco. A mediana do grupo foi de 23 pontos.

Características do ambiente da creche

- Uma cuidadora para 20 crianças.
- Permanência por cerca de 8 horas na creche.
- Dados sobre a cuidadora: 31 anos de idade, segundo grau completo, sem experiência ou formação em educação, porém é informalmente professora de crianças na escola dominical em uma igreja.
- Qualidade do ambiente da creche por meio do *Infant/Toddler Environment Rating Scale Revised* (ITERS-R)[116]. A Figura 2.15 apresenta a média obtida para cada subescala e o total. A qualidade considerada ótima é de 7 pontos, e a qualidade minimamente aceitável, 3 pontos. A média total foi de 1,58.
- Rotina com base apenas no cuidado (Quadro 2.6).

Objetivos do tratamento

- Aprimorar a qualidade do ambiente da creche.
- Promover maior estímulo para o desenvolvimento global das crianças de risco psicossocial.

Intervenção proposta

Com base na rotina das crianças e no resultado da qualidade do ambiente da creche (ITERS-R), a subescala ATIVIDADES foi o foco da proposta. Levou-se também em conta a proposta de uma atividade visando à independência da cuidadora para execução diária e à relação de uma cuidadora para 20 crianças.

1. Brinquedos doados foram guardados em caixas organizadoras transparentes dentro de uma mesma categoria (p. ex., todos os carrinhos em uma mesma caixa; bonecas em outra caixa).
2. Em uma relação dialógica, terapeuta e educadora estabeleceram horários pela manhã e à tarde para introduzir na rotina momentos de brincadeiras dirigidas.
3. Oferta de brinquedos duas vezes por dia, por cerca de 15 a 20 minutos, sempre do mesmo tipo para todas as crianças (Quadro 2.7).

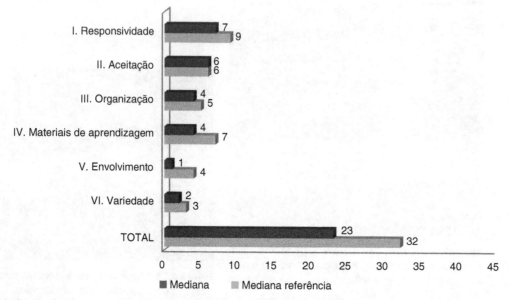

Figura 2.14 Medianas obtidas em cada subescala e total em comparação com as medianas de referência do inventário HOME para as crianças da creche (Caldwell e Bradley, 2003).

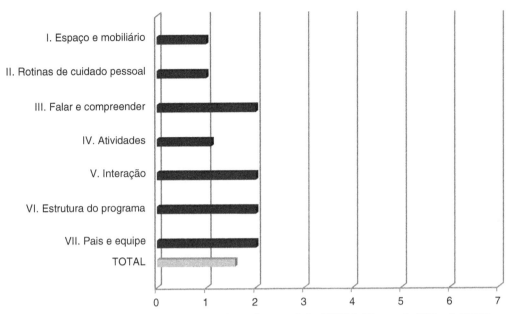

Figura 2.15 Médias obtidas em cada subescala e total do ITERS-R (Harms & Clifford, 2003).

Quadro 2.6 Rotina de atividades na creche

Horário	Atividade
7h15 às 8h00	Chegada/crianças aguardam no berço
8h00 às 9h00	Café da manhã/mamadeira
9h00 às 10h30	Algumas no berço e outras livres no chão (brinquedos sortidos)
10h30 às 11h30	Almoço
11h30 às 13h30	As crianças dormem
13h30 às 15h00	Algumas no berço e outras livres no chão (brinquedos sortidos)
15h00 às 15h40	Troca de fraldas
15h40 às 16h15	Jantar
16h15	Saída das crianças

Quadro 2.7 Proposta de intervenção

	Segunda--feira	Terça--feira	Quarta--feira	Quinta--feira	Sexta--feira
Manhã 9h00	Blocos (de empilhar)	Legos (montar)	*Star plic* (estrelas de encaixe)	Legos (montar)	*Star plic* (estrelas de encaixe)
Tarde 14h00	Bonecas e carrinhos	Livrinhos infantis	Bonecas e carrinhos	Livrinhos infantis	Blocos (empilhar)

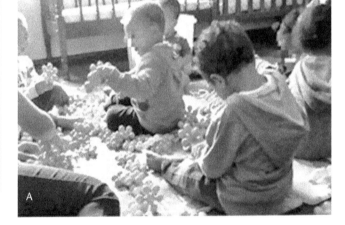

Resultados preliminares

- Crianças interessadas nas atividades e atenção retida por cerca de 20 minutos (quando cuidadora brinca junto) (Figura 2.16).
- Programação prática e de fácil execução, segundo a cuidadora.
- Menos conflitos por disputa por brinquedos (diferentes).
- Crianças menos estressadas e chorando menos.

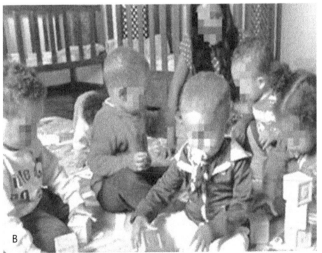

Figura 2.16 Crianças brincando de acordo com a intervenção proposta. **A** Estrelas de encaixe. **B** Blocos de borracha para empilhar.

Referências

1. Black MM, Walker SP, Fernald LCH, Andersen CT, DiGirolamo AM, Lu C, et al. Early childhood development coming of age: science through the life course. Lancet. 2017;389(10064):77–90.

2. Coelho R, Ferreira JP, Sukiennik R, Halpern R. Child development in primary care: a surveillance proposal. J Pediatr (Rio J) [Internet]. Sociedade Brasileira de Pediatria; 2016;92(5):505–11.

3. Walker SP, Wachs TD, Meeks Gardner J, Lozoff B, Wasserman GA, Pollitt E, et al. Child development: risk factors for adverse outcomes in developing countries. Lancet. 2007. p. 145–57.

4. Comitê Científico do Núcleo Ciência Pela Infância. O Impacto do Desenvolvimento na Primeira Infância sobre a Aprendizagem [Internet]. 1st ed. Livro CB do, editor. São Paulo: Fundação Maria Cecília Vidigal; 2014. 1-14 p. Available from: http://www.ncpi.org.br.

5. National Scientific Council on the Developing Child. The Timing and Quality of Early Experiences Combine to Shape Brain Architecture: Working Paper 5. www.developingchild.net. 2007;(5):1–9.

6. Deater-Deckard K, Cahill C. Nature and nurture in early childhood. In: McCartney K, Phillips D, editors. Handbook of Early Childhood Development. 1st ed. New York: Cambridge University Press; 2006. p. 3–21.

7. Shonkoff JP, Meisels SJ. Handbook of early childhood intervention. 1st ed. Cambridge University Press, editor. New York: Cambridge University Press; 2000. 734 p.

8. World Health Organisation (WHO). Developmental difficulties in early childhooh - Prevention, early identification, low- and middle-income countries. 2012. 1-101 p.

9. Shonkoff JP, Garner AS, Siegel BS, Dobbins MI, Earls MF, et al. The lifelong effects of early childhood adversity and toxic stress. Pediatrics. 2012;129(1):e232–46.

10. Richter LM, Daelmans B, Lombardi J, Heymann J, Boo FL, Behrman JR, et al. Investing in the foundation of sustainable development : pathways to scale up for early childhood development. Lancet. 2017;389:103–18.

11. Reynolds AJ, Temple JA, Ou S-R, Robertson DL, Mersky JP, Topitzes JW, et al. Effects of a school-based, early childhood intervention on adult health and well-being. Arch Pediatr Adolesc Med. 2007;161(8):730–9.

12. Fernald LCH, Kariger P, Engle P, Raikes A. Examining early child development in low-income countries: A toolkit for the assessment of children in the first five years of life. In: The World Bank [Internet]. 2009. p. 1–133.

13. National Scientific Council on the Developing Child. Early experiences can alter gene expression and affect long-term development: working paper. Cent Dev Child Harvard Univ [Internet]. 2010;1(10):1–12.

14. Couperus JW, Nelson C. Early Brain Development and Plasticity. In: McCartney K, Phillips D, editors. Handbook of early childhood development. 1st ed. New York: Blackwell Publishing; 2006. p. 85–105.

15. Grantham-McGregor S, Cheung YB, Cueto S, Glewwe P, Richter L, Strupp B. Developmental potential in the fi rst 5 years for children in developing countries. Lancet. 2007;369(1):60–70.

16. McDonald S, Kehler H, Bayrampour H, Fraser-Lee N, Tough S. Risk and protective factors in early child development: Results from the All Our Babies (AOB) pregnancy cohort. Res Dev Disabil [Internet]. Elsevier Ltd; 2016;58:20–30.

17. Daelmans B, Black M, Lombardi J, Lucas JE, Richter L, Silver K. Effective interventions and strategies for improving early child development. Bmj [Internet]. 2015;351(1):23–6.

18. Masten A, Gewirtz A. Vulnerability and resilience in early child development. In: McCartney K, Phillips D, editors. Early childhood development. 1st ed. New York; 2006. p. 22–43.

19. Grantham-mcgregor S, Cheung YB, Cueto S, Glewwe P, Richter L, Strupp B. Developmental potential in the first 5 years for children in development countries. Lancet. 2007;369(6):60–70.

20. Hadders-Algra M, Boxum AG, Hielkema T, Hamer EG. Effect of early intervention in infants at very high risk of cerebral palsy: a systematic review. Dev Med Child Neurol. 2017;59(3):246–58.

21. Glass HC, Costarino AT, Stayer SA, Brett CM, Cladis F. Outcomes for extremely premature infants. Anesth Analg [Internet]. 2015;120(6):1337–51.

22. Bell K, Corbacho B, Ronaldson S, Richardson G, Torgerson D, Robling M. The impact of pre and perinatal lifestyle factors on child long term health and social outcomes: a systematic review. Health Econ Rev. Health Economics Review; 2018;8(1).

23. Huston AC, Bentley AC. Human development in societal context. Annu Rev Psychol [Internet]. 2010;61(1):411–37.

24. Walker SP, Wachs TD, Grantham-McGregor S, Black MM, Nelson CA, Huffman SL, et al. Inequality in early childhood: risk and protective factors for early child development. Lancet [Internet]. 2011 Oct 8 [cited 2014 Jan 9];378(9799):1325–38.

25. Bronfenbrenner U, Morris PA. The bioecological model of human development. In: Damon W, Lerner RM, Pearson E, van der Veere CN, editors. Handbook of child psychology [Internet]. 6th ed. John Wiley & Sons; 2007. p. 793–828.

26. Black MM, Hurley KM. Early child development programmes: further evidence for action. Lancet Glob Heal [Internet]. The Author(s). Published by Elsevier Ltd. This is an Open Access article under the CC BY license; 2016;4(8):e505–6.

27. Dearing E, Berry D, Zaslow M. Poverty during early childhood. In: McCartney K, Blackwell PD, editors. Handbook of early childhood development. 1st ed. New York; 2006. p. 399–423.

28. Conger R, Donnellan M. An interactionist perspective on the socioeconomic context of human development. Annu Rev Psychol. 2007;58:175–99.

29. Garner AS, Shonkoff JP, Siegel BS, Dobbins MI, Earls MF, Garner AS, et al. Early childhood adversity, toxic stress, and the role of the pediatrician: Translating Developmental Science Into Lifelong Health. Pediatrics [Internet]. 2012;129(1):e224–31.

30. National Scientific Council on the Developing Child. Excessive Stress Disrupts the Architecture of the Developing Brain: Working Paper 3. Work Pap. 2014;1–12.

31. Garner AS. Home visiting and the biology of toxic stress: Opportunities to address early childhood adversity. Pediatrics [Internet]. 2013;132(Supplement):S65–73.

32. Lund C, De Silva M, Plagerson S, Cooper S, Chisholm D, Das J, et al. Poverty and mental disorders: Breaking the cycle in low-income and middle-income countries. Lancet [Internet]. Elsevier Ltd; 2011;378(9801):1502–14.

33. Larson CP. Poverty during pregnancy: Its effects on child health outcomes. Paediatr Child Health [Internet]. 2007;12(8):673–7.

34. Richardson PK. Use of standardized tests in pediatric practice. In: Occupational Therapy for Children and Adolescents. 7th ed. Estados Unidos: Elsevier; 2014. p. 856.

35. Gontijo APB, Magalhães L de C, Guerra MQF. Assessing gross motor development of Brazilian infants. Pediatr Phys Ther [Internet]. 2014;26(1):48–55.

36. Moreira RS, Figueiredo EM De. Instrumentos de avaliação para os dois primeiros anos de vida do lactente. J Hum Growth Dev. 2013;23(2):215–21.

37. Sabanathan S, Wills B, Gladstone M. Child development assessment tools in low-income and middle-income countries: how can we use them more appropriately? Arch Dis Child [Internet]. 2015;100(5):482–8.

38. Glascoe FP. Evidence-based early detection of developmental-behavioral problems in primary care: What to expect and how to do it. J Pediatr Heal Care [Internet]. Elsevier Ltd; 2015;29(1):46–53.

39. Aly Z, Taj F, Ibrahim S. Missed opportunities in surveillance and screening systems to detect developmental delay: A developing country perspective. Brain Dev [Internet]. Elsevier B.V.; 2010; 32(2): 90–7.

40. Juliana M. Garcia, José Luiz D. Gherpelli CRL, Resumo. Importância da avaliação dos movimentos generalizados espontâneos no

prognóstico neurológico de recém-nascidos pré-termo. J Pediatr (Rio J) [Internet]. 2004;80(4):296–304.

41. Tomantschger I, Herrero D, Einspieler C, Hamamura C, Voos MC. The general movement assessment in non-European low- and middle-income countries. Rev Saude Publica. 2018;52(6):1–8.

42. Prechtl HF, Einspieler C, Cioni G, Bos AF, Ferrari F, Sontheimer D. An early marker for neurological deficits after perinatal brain lesions. Lancet. 1997;349(9062):1361–3.

43. Einspieler C, Peharz R, Marschik PB. Fidgety movements --- tiny in appearance, but huge in impact. J Pediatr (Rio J) [Internet]. Sociedade Brasileira de Pediatria; 2016;92(3):S64–70.

44. Hadders-Algra M, Mavinkurve-Groothuis AMC, Groen SE, Stremmelaar EF, Martijn A, Butcher PR. Quality of general movements and the development of minor neurological dysfunction at toddler and school age. Clin Rehabil. 2004;18(3): 287–99.

45. Bayley N. Bayley Scales of Infant Development, 3nd edition (Bayley-III). 3rd ed. San Antonio: Pearson; 2005.

46. Madaschi V, Mecca TP, Macedo EC, Paula CS. Bayley-III Scales of Infant and Toddler Development: Transcultural Adaptation and Psychometric Properties. Paid (Ribeirão Preto) [Internet]. 2016;26(64):189–97.

47. Pinto EB, Vilanova LCP, Vieira RM. O desenvolvimento do comportamento da criança no primeiro ano de vida. 1st ed. São Paulo: Casa do Psicólogo; 1997. 214 p.

48. Pinto EB, Vilanova LCP, Vieira RM. Escala do desenvolvimento do comportamento da crianca de 1 a 12 meses. Mudanças. 1998;6(9):123–36.

49. Pinto EB. O desenvolvimento do comportamento do bebê prematuro no primeiro ano de vida. Psicol Reflexão e Crítica [Internet]. 2009;22(1):76–85.

50. Navajas AF, Blascovi-assis SM. Avaliação do comportamento motor de crianças entre zero a 12 meses incompletos em região periférica na cidade de Santos. Rev Ter Ocup São Paulo. 2016;27(3):246–53.

51. Frankenburg W, Dodds J, Archer P. Denver II Screening Manual. 2nd ed. Denver: Denver Developmental Materials; 1990. 48 p.

52. Frankenburg WK, Dodds J, Archer P, Shapiro H, Brensnick B. The Denver II: A major revision and restandarization of the Denver Developmental Screening Test. Pediatrics. 1992;89(1):91–7.

53. Custódio ZADO, Crepaldi MA, Cruz RM. Desenvolvimento de crianças nascidas pré-termo avaliado pelo teste de Denver-II: revisão da produção científica brasileira. Psicol Reflexão e Crítica. 2012;25(2):400–6.

54. Magalhães LDC, Fonseca KL, Martins LDTB, Dornelas LDF. Desempenho de crianças pré-termo com muito baixo peso e extremo baixo peso segundo o teste Denver-II. Rev Bras Saúde Matern Infant. 2011;11(4):445–53.

55. Lima SS de, Cavalcante LIC, Costa EF. Triagem do desenvolvimento neuropsicomotor de crianças brasileiras: uma revisão sistemática da literatura. Fisioter e Pesqui [Internet]. 2016;23(3): 336–42.

56. Moreira RS, Magalhães L de C, Alves CRL. Triagem de atraso de desenvolvimento e de alterações de comportamento: Estudo normativo do "Survey of Wellbeing of Young Children (SWYC)" no contexto brasileiro [Internet]. Universidade Federal de Minas Gerais; 2016.

57. Sabatés AL. Denver-II – Teste de Triagem do Desenvolvimento – Manual de Treinamento. 1 ed. [s.l.] HOGREFE, 2018.

58. Piper M, Darrah J. Motor assessment of the developing infant. 1st ed. Philadelphia: W.B. Saunders; 1994.

59. Saccani R, Valentini NC. Análise do desenvolvimento motor de crianças de zero a 18 meses de idade: Representatividade dos itens da Alberta Infant Motor Scale por faixa etária e postura. Rev Bras Crescimento e Desenvolv Hum. 2010;20(3):711–22.

60. Saccani R, Valentini NC. Reference curves for the Brazilian Alberta Infant Motor Scale: percentiles for clinical description and follow-up over time. J Pediatr (Rio J). 2012;88(1):40–7.

61. Saccani R. Validação da Alberta Infant Motor Scale para aplicação no Brasil: análise do desenvolvimento motor e fatores de risco para atraso em crianças de 0 a 18 meses. Universidade Federal do Rio Grande do Sul; 2009.

62. Almeida KM, Dutra MVP, Mello RR de, Reis ABR, Martins PS. Concurrent validity and reliability of the Alberta Infant Motor Scale in premature infants. J Pediatr (Rio J) [Internet]. 2008;84(5):442–8.

63. Valentini NC, Saccani R. Brazilian Validation of the Alberta Infant Motor Scale. Phys Ther. 2012;92(3):440–7.

64. Squires J, Bricker D PL. Ages & Stages Questionnaires, Third Edition (ASQ-3) User's Guide. 3rd ed. Baltimore: Brookes Publishing; 2009. 256 p.

65. Filgueiras A, Pires P, Maissonette S, Landeira-Fernandez J. Early Human Development Psychometric properties of the Brazilian-adapted version of the Ages and Stages Questionnaire in public child daycare centers. Early Hum Dev. 2013;89(8):561–76.

66. Kerstjens JM, Bos AF, Elisabeth MJ, Meer G De, Butcher PR, Reijneveld SA. Early Human Development Support for the global feasibility of the Ages and Stages Questionnaire as developmental screener. Early Hum Dev [Internet]. Elsevier Ireland Ltd; 2009;85(7):443–7.

67. Santana CMT, Filgueiras A, Landeira-Fernandez J. Ages & Stages Questionnaire-Brazil-2011: Adjustments on an Early Childhood Development Screening Measure. Glob Pediatr Heal [Internet]. 2015;2(0):1–12.

68. Perrin EC, Sheldrick C, Visco Z, Mattern K. The Survey of Well-being of Young Children (SWYC) User ' s Manual [Internet]. 1.01. Boston: Center, Tufts Medical; 2016. 1-157 p. Available from: https://www.floatinghospital.org

69. Sheldrick RC, Perrin EC. Evidence-based milestones for surveillance of cognitive, language, and motor development. Acad Pediatr [Internet]. Elsevier Ltd; 2013;13(6):577–86.

70. Smith NJ, Sheldrick RC, Perrin EC. An abbreviated screening instrument for autism spectrum disorders. Infant Ment Health J. 2013;34(2):149–55.

71. Sheldrick RC, Henson BS, Neger EN, Merchant S, Murphy JM, Perrin EC. The baby pediatric symptom checklist: development and initial validation of a new social/emotional screening instrument for very young children. Acad Pediatr [Internet]. Elsevier Ltd; 2013 [cited 2014 Feb 5];13(1):72–80.

72. Sheldrick RC, Henson BS, Merchant S, Neger EN, Murphy JM, Perrin EC. The Preschool Pediatric Symptom Checklist (PPSC): development and initial validation of a new social/emotional screening instrument. Acad Pediatr [Internet]. Elsevier Ltd; 2012 [cited 2014 Feb 5];12(5):456–67.

73. Stone LL, Otten R, Engels RCME, Vermulst A a, Janssens JM a M. Psychometric properties of the parent and teacher versions of the strengths and difficulties questionnaire for 4- to 12-year-olds: a review. Clin Child Fam Psychol Rev [Internet]. 2010 Sep [cited 2012 Nov 3];13(3):254–74.

74. Goodman R. The Strengths and Difficulties Questionnaire: a research note. J Child Psychol Psychiatry [Internet]. 1997 Jul;38(5): 581–6.

75. Goodman R, Meltzer H, Bailey V. The Strengths and Difficulties Questionnaire: a pilot study on the validity of the self-report version. Eur Child Adolesc Psychiatry [Internet]. 1998;7(3):125–30.

76. Alvim CG, Ricas J, Camargos PAM, Lasmar LMB de LF, Andrade CR de, Ibiapina C da C. Prevalência de transtornos emocionais e comportamentais em adolescentes com asma. J Bras Pneumol. 2008;34(4):196–204.

77. Eickmann SH, Emond AM, Lima MC. Evaluation of child development : beyond the neuromotor aspect. J Pediatr (Rio J) [Internet]. 2016;92(3):571–83.

78. World Health Organisation (WHO). CIF: Classificação Internacional de Funcionalidade, Incapacidade e Saúde. 1st ed. EdUSP, editor. São Paulo: EdUSP; 2003. 336 p.

79. Spittle A, Orton J, Anderson P, Boyd R, Doyle LW. Early developmental intervention programmes post-hospital discharge to

prevent motor and cognitive impairments in preterm infants. Cochrane Database Syst Rev [Internet]. 2015;(11).

80. Morrison J, Pikhart H, Ruiz M, Goldblatt P. Systematic review of parenting interventions in European countries aiming to reduce social inequalities in children ' s health and development. BMC Public Health. 2014;14(1040):1–13.

81. Diniz D, Pereira LB, Santos WR dos. Deficiência, direitos humanos e justiça. Sur - Rev Int Direitos Humanos. 2009;6(11): 64–77.

82. Garbarino J, Ganzel B. The human ecology of early risk. In: Shonkoff J, Meisels S, editors. Handbook of Early Childhood Intervention. 2nd ed. New York: Cambridge University Press; 2000. p. 76–93.

83. Bronfenbrenner U. Bioecologia do desenvolvimento humano: tornando os seres humanos mais humanos. 1st ed. Porto Alegre: Artmed; 2011. 301 p.

84. Bronfenbrenner U. A Ecologia do desenvolvimento humano: experimentos naturais e planejados. 1st ed. Bronfenbrenner U, editor. Porto Alegre: Artes Médicas; 1996. 267 p.

85. Law M, Darrah J, Pollock N, King G, Rosenbaum P, Russel D, et al. Family-centered functional therapy for children with cerebral palsy: an emerging practice approach. Phys Occup Ther Pediatr. 1998;18(1):83–102.

86. King G, King S, Law M, Kertoy M, Rosenbaum P, Hurley P. Family-Centred Service in Ontario: A "Best Practice" Approach for Children with Disabilities and Their Families. Can Child- Centre for Childhood Disability Research. 2002. p. 1–4.

87. King S, Teplicky R, King G, Rosenbaum P. Family-Centered Service for Children with Cerebral Palsy and Their Families: A Review of the Literature. Semin Pediatr Neurol. 2004;11(1):78–86.

88. An M, Palisano RJ. Family-professional collaboration in pediatric rehabilitation: A practice model. Disabil Rehabil. 2014;36(5):434–40.

89. Bailey DBJ, MB B, Hebbeler K, Carta J, Defosset M, Greenwood C, et al. Recommended outcomes for families of young children with disabilities. J Early Interv [Internet]. 2006;28(4):227–51.

90. Keilty B. Early Intervention Home-Visiting Principles in Practice: A Reflective Approach. Young Except Child. 2008;11(2):29–40.

91. Rosenbaurn P, King S, Law M, King G, Evans J. Family-Centred Service: A Conceptual Framework and Research Review. Phys Occup Ther Pediatr. 1998;18(1):20.

92. Harbin G, Mcwilliam R, Gallarcher J. Services for Young Children with Disabilities and Their Families. In: Shonkoff JP, Meisels SJ, editors. Handbook of early childhood intervention. Cambridge; 2000. p. 387–415.

93. Shonkoff JP, Richter L, van der Gaag J, Bhutta Z a. An Integrated Scientific Framework for Child Survival and Early Childhood Development. Pediatrics. 2012;129(2):e460–72.

94. Meisels SJ, Shonkoff JP. Early childhood intervention: a continuing evolution. In: Shonkoff JP, Meisels SJ, editors. Handbook of early childhood intervention. 2nd ed. Cambridge: Cambridge University Press; 2000. p. 135–59.

95. Morgan C, Novak I, Badawi N. Enriched Environments and Motor Outcomes in Cerebral Palsy: Systematic Review and Meta-analysis. Pediatrics [Internet]. 2013;132(3):e735–46.

96. Morgan C, Darrah J, Gordon AM, Harbourne R, Spittle A, Johnson R, et al. Effectiveness of motor interventions in infants with cerebral palsy: a systematic review. Dev Med Child Neurol. 2016;58(9): 900–9.

97. Morgan C, Novak I, Dale RC, Badawi N. Optimising motor learning in infants at high risk of cerebral palsy: A pilot study. BMC Pediatr. 2015;15(1):1–11.

98. Martin JH, Chakrabarty S, Friel KM. Harnessing activity-dependent plasticity to repair the damaged corticospinal tract in an animal model of cerebral palsy. Dev Med Child Neurol. 2011;53(4):9–13.

99. Kolb B, Mychasiuk R, Williams P, Gibb R. Brain plasticity and recovery from early cortical injury. Dev Med Child Neurol. 2011;53(SUPPL.4):4–8.

100. Dirks T, Blauw-Hospers CH, Hulshof LJ, Hadders-Algra M. Differences Between the Family-Centered "COPCA" Program and Traditional Infant Physical Therapy Based on Neurodevelopmental Treatment Principles. Phys Ther [Internet]. 2011;91(9):1303–22.

101. Novak I, Morgan C, Adde L, Blackman J, Boyd RN, Brunstrom-Hernandez J, et al. Early, accurate diagnosis and early intervention in cerebral palsy: Advances in diagnosis and treatment. JAMA Pediatr. 2017;171(9):897–907.

102. McIntyre S, Morgan C, Walker K, Novak I. Cerebral palsy-Don't delay. Dev Disabil Res Rev. 2011;17(2):114–29.

103. Britto PR, Lye SJ, Proulx K, Yousafzai AK, Matthews SG, Vaivada T, et al. Nurturing care : promoting early childhood development. Lancet. 2017;389:91–102.

104. Shonkoff JP. Leveraging the biology of adversity to address the roots of disparities in health and development. Proc Natl Acad Sci U S A [Internet]. 2012;109 Suppl(Supplement 2):17302–7.

105. Comitê Científico do Núcleo Ciência Pela Infância. Importância dos vínculos familiares na primeira infância. 1st ed. Livro CB do, editor. São Paulo: Fundação Maria Cecília Vidigal; 2016. 1-16 p.

106. AAP Institution. Identifying Infants and Young Children With Developmental Disorders in the Medical Home : An Algorithm for Developmental. Pediatrics. 2006;118(1):405–20.

107. Watamura S, Phillips D, Morrissey T, McCartney K, Bub K. Double jeopardy: poorer social-emotional outcomes for children in the NICHD SECCYD Experiencing home and child-care environments that confer risk. Child Dev. 2011;82(1):48–65.

108. Layzer J, Goodson B. The quality'' of early care and education settings: definitional and measurement issues. Eval Rev. 2006;30:556–76.

109. Phillips D, Lowenstein A. Early Care, Education, and Child Development. Annu Rev Psychol. 2011;62:483–500.

110. Comitê Científico do Núcleo pela Infância. Funções executivas e desenvolvimento infantil: habilidades necessárias para a autonomia. 1st ed. Livro CB do, editor. São Paulo: Fundação Maria Cecília Vidigal; 2016. 1-20 p.

111. Rocha S. O programa Bolsa Família: evolução e efeitos sobre a pobreza. Econ e Soc [Internet]. 2011;20(1):113–39.

112. Licio EC, Mesquita CS, Curralero CRB. Desafios para a coordenação intergovernamental do Programa Bolsa Família. Rev Adm Empres [Internet]. 2011;51(5):458–70.

113. OPAS. Saúde nas Américas. Washington: OPAS; 2012. 220 p.

114. Kamakura W, Mazzon JA. Associação Brasileira de Empresas e Pesquisa- ABEP [Internet]. Critério de Classificação Econômica Brasil- ABEP. 2017 [cited 2017 Oct 23]. Available from: http://www.abep.org/

115. Caldwell B, Bradley R. HOME Inventory Administration Manual. Little Rock: University of Arkansas at Little Rock; 2003.

116. Harms T, Cryer D, Clifford R. Infant/toddler environment rating scale – revised edition ITERS-. North Carolina: University of North Carolina; 2003. 62 p.

Fisioterapia na Atenção Primária: Abordagem Integral à Saúde da Criança

Peterson Marco O. Andrade
Rosane Luzia de Souza Morais
Ana Paula Mendonça

3

INTRODUÇÃO

No Brasil, a criança tem seus direitos garantidos pela Constituição de 1988, que estabeleceu, em seu artigo 227, a infância e a adolescência como prioridades[1]. O Estatuto da Criança e do Adolescente veio reforçar a consolidação desses direitos. Desse modo, ao longo das últimas décadas se observam a ampliação e o fortalecimento de políticas públicas voltadas à sobrevivência e ao bem-estar na infância (período de 0 a 12 anos incompletos)[2].

As ações básicas na atenção integral à saúde da criança, propostas na década de 1980 pelo Ministério da Saúde (MS), constituem o centro da atenção a ser prestada em toda a rede básica de serviços de saúde: (1) promoção do aleitamento materno; (2) imunizações; (3) prevenção e controle das doenças diarreicas; (4) prevenção e controle das infecções respiratórias agudas; e (5) acompanhamento do crescimento e desenvolvimento[3].

Na década de 1990 foram implantados o Programa de Saúde da Família (PSF), hoje denominado Estratégia da Saúde da Família (ESF), e o Programa de Agentes Comunitários de Saúde (PACS), que fortaleceram a execução das ações básicas na atenção integral à saúde da criança. Nas últimas décadas avançaram alguns indicadores relativos ao bem-estar e à sobrevivência na infância, como a queda na taxa de mortalidade infantil e na desnutrição[4]. Houve a concretização de ações básicas de saúde pela ESF e o PACS, como melhora na atenção pré-natal, incentivo ao aleitamento materno, divulgação da reidratação oral e intensificação dos programas de vacinação[5].

Assim, uma vez que o país tem avançado nos indicadores de saúde e bem-estar, são necessários esforços no sentido de manter essas conquistas, mas também garantir à criança um desenvolvimento global adequado, possibilitando que atinja suas capacidades plenas enquanto adulta[6]. Desse modo, em 2015 o MS instituiu a Política Nacional de Atenção Integral à Saúde da Criança (PNAISC), em que manteve e ampliou as ações básicas de saúde integral à criança. A PNAISC propõe sete eixos estratégicos:

1. Atenção humanizada e qualificada à gestação, ao parto, ao nascimento e ao recém-nascido.
2. Aleitamento materno e alimentação complementar saudável.
3. Promoção e acompanhamento do crescimento e desenvolvimento integral.
4. Atenção a crianças com agravos prevalentes na infância e com doenças crônicas.
5. Atenção integral à criança em situação de violências, prevenção de acidentes e promoção da cultura de paz.
6. Atenção à saúde de crianças com deficiência ou em situações específicas e de vulnerabilidade.
7. Vigilância e prevenção do óbito infantil, fetal e materno[7].

Na perspectiva da atenção integral à saúde da criança, este capítulo tem por objetivo apresentar a contribuição da fisioterapia na atenção primária à saúde. Inicialmente serão descritos alguns conceitos da saúde coletiva e, em seguida, os objetivos e as possibilidades de atuação do fisioterapeuta nesse nível de atenção.

A CONTRIBUIÇÃO DA FISIOTERAPIA PARA A INTEGRALIDADE DA ASSISTÊNCIA

O conhecimento dos princípios e diretrizes do sistema de saúde é relevante para a organização dos serviços e a definição dos objetivos dos profissionais. De acordo com a legislação brasileira (Lei Federal 8.080/90), a integralidade da assistência representa uma das diretrizes do sistema de saúde, sendo entendida como:

> um conjunto articulado e contínuo das ações e serviços preventivos e curativos, individuais e coletivos, exigidos para cada caso em todos os níveis de complexidade do sistema[8].

Um cuidado integral e articulado entre os serviços da atenção básica e especializada da Rede de Atenção à Saúde (RAS) do Sistema Único de Saúde (SUS) possibilita a prevenção, a detecção precoce e o tratamento de diferentes condições de saúde da criança, garantindo melhor resolutividade para cada caso[9].

A Constituição Federal de 1988 (art. 197) estabeleceu a integralidade com "prioridade para as atividades preventivas, sem prejuízo dos serviços assistenciais". Portanto, a assistência integral no sistema de saúde pode ser operacionalizada com o desenvolvimento de ações articuladas entre os profissionais da RAS.

O fisioterapeuta é um dos profissionais que contribuem para a promoção dessas ações por meio de medidas preventivas e curativas relacionadas com distúrbios cinéticos funcionais. Segundo o COFFITO, 2017:

> Fisioterapia é uma ciência da saúde que estuda, previne e trata os distúrbios cinéticos funcionais intercorrentes em órgãos e sistemas do corpo humano, gerados por alterações genéticas, por traumas e por doenças adquiridas, na atenção básica, média complexidade e alta complexidade. Fundamenta suas ações em mecanismos terapêuticos próprios, sistematizados pelos estudos da biologia, das ciências morfológicas, das ciências fisiológicas, das patologias, da bioquímica, da biofísica, da biomecânica, da cinesia, da sinergia funcional e da cinesia patológica de órgãos e sistemas do corpo humano e as disciplinas comportamentais e sociais[10].

Desse modo, o fisioterapeuta pode atuar na articulação das ações preventivas e curativas com intervenções individuais ou coletivas na RAS.

A REDE DE ATENÇÃO À SAÚDE E OS NÍVEIS DE PREVENÇÃO

Organização do sistema de saúde e a Rede de Atenção à Saúde

O sistema de saúde é composto por serviços da atenção primária ou básica, secundária (média complexidade) e terciária (alta complexidade). Esses serviços compõem a RAS. A *atenção primária à saúde*, também conhecida como *atenção básica*, se caracteriza por

> um conjunto de ações de saúde, no âmbito individual e coletivo, que abrange a promoção e a proteção da saúde, a

prevenção de agravos, o diagnóstico, o tratamento, a reabilitação, a redução de danos e a manutenção da saúde com o objetivo de desenvolver uma atenção integral que impacte na situação de saúde e autonomia das pessoas e nos determinantes e condicionantes de saúde das coletividades[11].

A *atenção secundária* (média complexidade) é composta

> por um conjunto de ações e serviços que visam atender os principais problemas de saúde e agravos da população, cujo nível de complexidade da prática clínica demande a disponibilidade de profissionais especializados e a utilização de recursos tecnológicos de apoio diagnóstico e terapêutico que implicam o uso mais intenso para alcançar algum grau de economia de escala, o que acarreta não serem realizados em todos os municípios do país, em grande parte muito pequenos[12].

A *atenção terciária* (alta complexidade) tem por objetivo "propiciar o acesso da população a serviços qualificados de alta tecnologia e alto custo"[12]. A alta complexidade é organizada por redes estaduais, com adscrição da clientela para a oferta dos serviços em alguns municípios de referência. Os municípios de referência para os serviços de média e alta complexidade (atenção secundária e terciária) são encontrados no Plano Diretor de Regionalização dos Estados[13].

Neste capítulo, o foco será a atuação do fisioterapeuta na atenção primária, porém o Quadro 3.1 ilustra alguns serviços,

Quadro 3.1 Exemplos de procedimentos, especialidades ou serviços de cada nível de atenção à saúde

Nível de atenção	Procedimentos
Primária (procedimentos realizados nas unidades básicas de saúde, por exemplo)	Atividade educativa/orientação em grupo na atenção básica Prática corporal/atividade física em grupo Visita domiciliar/institucional por profissional de nível superior Estimulação precoce para desenvolvimento neuropsicomotor
Média complexidade (atenção secundária) (procedimentos realizados em clínicas de fisioterapia e/ou hospitais)	Parto cesariano em gestação de alto risco Atendimento fisioterapêutico em paciente neonato Atendimento fisioterapêutico em paciente com comprometimento cognitivo Atendimento/acompanhamento em reabilitação física, mental, visual e múltiplas deficiências Acompanhamento neuropsicológico de paciente em reabilitação Acompanhamento psicopedagógico de paciente em reabilitação Tratamento cirúrgico de pé cavo Tratamento cirúrgico de pé torto congênito
Alta complexidade (atenção terciária) (procedimentos realizados em clínicas especializadas e/ou hospitais)	Ressonância magnética de crânio/tomografia computadorizada Acompanhamento de paciente com implante coclear Transplante de coração Procedimentos de neurocirurgia Assistência aos usuários com distrofia muscular progressiva Assistência aos pacientes com queimaduras

Fonte: SIGTAP – Sistema de Gerenciamento da Tabela de Procedimentos, Medicamentos e OPM do SUS, 2017. *Link*: http://sigtap.datasus.gov.br/tabela-unificada/app/sec/inicio.jsp.

Capítulo 3 Fisioterapia na Atenção Primária: Abordagem Integral à Saúde da Criança

procedimentos ou especialidades que fazem parte desses níveis de atenção disponíveis no Sistema de Gerenciamento da Tabela de Procedimentos, Medicamentos e Órteses, Próteses e Meios Auxiliares de Locomoção (OPM) do SUS.

Classificação das medidas preventivas

O conhecimento dos conceitos de prevenção propostos pelos epidemiologistas contribui para a classificação das intervenções dos profissionais da saúde. O tipo de medida preventiva depende do estágio de saúde ou de doença em que se encontra o indivíduo[14]. O Quadro 3.2 exemplifica os níveis de aplicação de medidas preventivas propostos por Leavell e Clark[15].

A *prevenção primária* tem por objetivo evitar a ocorrência de doenças/lesões ou aumentar a resistência contra a moléstia[14]. Por exemplo, as imunizações previnem doenças e as consultas pré-natais reduzem o risco de nascimento pré-termo[16]. Dentro da prevenção primária diferenciam-se os conceitos de *promoção da saúde* e *proteção específica*.

Promoção da saúde é:

processo de capacitação da comunidade para atuar na melhoria da qualidade de vida e saúde, incluindo uma maior participação no controle deste processo[17].

Portanto, a promoção da saúde da criança está relacionada com práticas saudáveis estabelecidas em uma relação dialógica com os pais das crianças, como, por exemplo, enfatizando a importância do aleitamento materno[18] e práticas parentais que favoreçam o desenvolvimento do lactente[19], entre outras. As ações de promoção da saúde "são medidas que não se dirigem a determinada doença ou desordem, mas servem para desenvolver a saúde e o bem-estar gerais"[20].

Proteção específica "inclui medidas para impedir o aparecimento de uma determinada afecção em particular ou de um grupo de doenças afins"[21]. São exemplos de proteção específica: vacinação, exame pré-natal, fluoretação na água, suplementos nutricionais, cinto de segurança dos veículos, *air bags* e equipamentos de proteção individual e coletiva (capacete, protetores de ouvido etc.)[21].

A *prevenção secundária* tem por objetivo administrar riscos específicos, uma vez que eles já ocorreram, para prevenir a ocorrência de doenças ou reduzir sua gravidade (p. ex., detecção de risco para o desenvolvimento infantil e programa de intervenção precoce [veja o Capítulo 2] para crianças com nascimento pré-termo)[16]. Testes de rastreamento tornam possível a detecção de doenças latentes (ocultas) em indivíduos considerados de risco[14] ou que não procuraram um serviço de saúde. As medidas de prevenção secundária não previnem a causa da doença ou lesão, mas podem prevenir a progressão da doença[14].

A *prevenção terciária* tem por objetivo a dedicação ao cuidado específico, à reabilitação ou ao tratamento para uma condição ou doença já estabelecida. Nesse caso, o intuito é prevenir complicações, promover a funcionalidade e reduzir as possíveis deficiências e/ou limitações provocadas pela doença. Um exemplo de prevenção terciária é a reabilitação para crianças com paralisia cerebral[16].

Portanto, tanto as medidas de prevenção primária (promoção da saúde e proteção específica) como secundária (diagnóstico e tratamento precoce) e terciária (prevenção da incapacidade e reabilitação) devem ser desenvolvidas pelos profissionais que atuam na RAS.

Relações entre os níveis de atenção e de prevenção para uma abordagem integral sob a perspectiva biopsicossocial

Convém ressaltar que em cada serviço da RAS (Quadro 3.1) é possível a integração de medidas de prevenção primária, secundária e/ou terciária (Quadro 3.2), ou seja, nos procedimentos de média e alta complexidade (atenção secundária e terciária) o profissional também deve preocupar-se em prevenir doenças e agravos (prevenção primária). São exemplos as medidas de prevenção de uma infecção hospitalar durante o parto cesariano de uma gravidez de risco ou em um transplante cardíaco, procedimentos de média e alta complexidade, respectivamente. Da mesma maneira, medidas de prevenção terciária (reabilitação) podem ser desenvolvidas nos serviços de atenção primária, ou seja, *as medidas de prevenção devem ser realizadas em todos os níveis de atenção para uma abordagem integral*[22].

Na RAS, a atenção primária é um espaço privilegiado para a promoção de ações resolutivas e para o atendimento das reais necessidades dos usuários, pois as abordagens ocorrem no contexto de vida das pessoas[11]. Assim, o atendimento na atenção primária contribui para a implantação da perspectiva biopsicossocial preconizada pela Organização Mundial da Saúde no sistema de saúde, pois o profissional promove intervenções no ambiente da família do usuário.

O ambiente, como fator contextual, integra o processo de funcionalidade, incapacidade e saúde de acordo com o modelo da Classificação Internacional de Funcionalidade, Incapacidade e Saúde (CIF). Outros componentes são: estruturas e funções do corpo, atividades e participação social e fatores pessoais[23]. Esses componentes interagem por meio de alças de retroalimentação que tornam o modelo de funcionalidade multidimensional.

Quadro 3.2 Níveis de aplicação de medidas preventivas na história natural da doença

Prevenção primária		Prevenção secundária	Prevenção terciária
Promoção da saúde	Proteção específica	Diagnóstico e tratamento precoce	Reabilitação

Fonte: adaptado de Leavell e Clark, 1965.

ATUAÇÃO DO FISIOTERAPEUTA NO NÚCLEO DE APOIO À SAÚDE DA FAMÍLIA

O Núcleo de Apoio à Saúde da Família (NASF) atua de maneira integrada e complementar às ações das UBS, contribuindo para a resolubilidade do cuidado[9]. O NASF é composto por uma equipe interdisciplinar, e o fisioterapeuta costuma ser um de seus integrantes. Os objetivos da criação do NASF foram[24]:

1. Ampliar a abrangência e o escopo das ações da atenção básica, bem como sua resolubilidade.
2. Contribuir para a integralidade do cuidado aos usuários do SUS principalmente por intermédio da ampliação da clínica.
3. Auxiliar o aumento da capacidade de análise e de intervenção sobre problemas e necessidades de saúde tanto em termos clínicos como sanitários.

São exemplos de ações de apoio desenvolvidas pelos profissionais dos NASF: discussão de casos, atendimento conjunto ou individual, interconsulta, construção conjunta de projetos terapêuticos, educação permanente, intervenções no território e na saúde de grupos populacionais e da coletividade, ações intersetoriais, ações de prevenção e promoção da saúde e discussão do processo de trabalho das equipes, entre outros[24].

No contexto da atenção primária à saúde, o fisioterapeuta pode compor a equipe do NASF ou a equipe de saúde dentro de uma UBS e/ou ESF. Para garantir o cuidado integral à criança e sua família é importante considerar os outros profissionais que compõem a equipe de saúde e as interfaces com outras equipes do território (p. ex., serviço social, escolas, creches e organizações de bairro), além de trabalhar sob a lógica de rede, considerando as parcerias com as redes especializadas (média e alta complexidade)[9].

ATUAÇÃO DO FISIOTERAPEUTA NA ATENÇÃO PRIMÁRIA COM FOCO NA SAÚDE DA CRIANÇA

A abordagem da fisioterapia na atenção primária à saúde pode ocorrer em condições de saúde variadas, como:

- Ações de promoção de saúde e prevenção de doenças para crianças típicas (prevenção primária).
- Monitoramento de bebês de alto risco para o desenvolvimento neuropsicomotor (prevenção secundária).
- Abordagens integrais em casos de obesidade, asma, paralisia cerebral, entre outras condições de saúde (prevenção primária, secundária e terciária).

A atuação do fisioterapeuta pode garantir a resolubilidade da atenção primária e, com isso, a satisfação dos usuários e a redução de custos com atendimentos na média e alta complexidade do sistema[25].

Os principais objetivos do fisioterapeuta no contexto da atenção primária, considerando a saúde da criança, são:

1. Promover a saúde da criança e de sua família.
2. Desenvolver avaliação e diagnóstico funcionais (identificar e registrar as necessidades do indivíduo).
3. Intervir considerando os três níveis de prevenção (dentro das atribuições e da disponibilidade estrutural, tecnológica e de profissionais na atenção primária e das demandas existentes na população).
4. Atender às demandas individuais e coletivas por meio de visitas domiciliares, atendimentos individuais, grupos operativos, palestras, campanhas e levantamentos epidemiológicos, entre outros.
5. Encaminhar as crianças para serviços especializados para ações complementares não disponíveis na atenção primária.

No Quadro 3.3 são apresentadas propostas de ações do fisioterapeuta na atenção primária em seus três níveis de prevenção, visando ao cuidado integral à saúde da criança estabelecido pela PNAISC. Para tanto, o cuidado precisa ocorrer desde o período pré-natal (da concepção ao nascimento), seguindo pelo período neonatal (0 a 28 dias incompletos), primeira infância (0 a 3 anos), segunda infância (acima de 3 anos até 6 anos) e terceira infância (acima de 6 anos a 12 anos incompletos)[26,27].

Ações de prevenção primária

Período pré-natal

Como membro de uma equipe, cabe ao fisioterapeuta incentivar a participação das mães nas consultas pré-natais para garantir não apenas a saúde e reduzir a mortalidade materna, mas também promover a queda na mortalidade infantil e prevenir fatores de risco para a saúde e o desenvolvimento infantil[27].

Estudos indicam que a depressão e a ansiedade são condições comuns durante a gestação e ocasionam uma série de consequências no bebê, incluindo retardo no crescimento infantil, apego inseguro com a mãe e distúrbios emocionais e comportamentais[28]. Desse modo, o fisioterapeuta, dentro de uma equipe interdisciplinar, pode propor a formação de grupos de apoio e preparação para a maternidade com tópicos relativos aos cuidados com o bebê após seu nascimento e técnicas de amamentação, entre outros.

Período neonatal (0 a 28 dias)

Após o nascimento do bebê e antes da alta hospitalar, os pais recebem a Caderneta de Saúde da Criança (CSC)[29] com os dados de nascimento devidamente preenchidos. Essas informações consistem em registros importantes para que a equipe da atenção primária receba a criança e passe a realizar seu acompanhamento. É importante a valorização da CSC como instrumento de saúde integral por parte dos profissionais, preenchendo-a corretamente e

Capítulo 3 Fisioterapia na Atenção Primária: Abordagem Integral à Saúde da Criança **47**

Quadro 3.3 Ações do fisioterapeuta na atenção integral à saúde da criança na atenção primária à saúde

	Períodos do ciclo vital			
Prevenção	Pré-natal	Período neonatal	Primeira infância	Segunda e terceira infâncias
Prevenção primária	Incentivo ao acompanhamento pré-natal Programas maternos de preparação para receber o bebê	Participação do "Quinto Dia da Estratégia Integral" Orientações quanto às técnicas de aleitamento materno Orientações quanto aos cuidados com o bebê Programas que incentivem o vínculo materno e um ambiente adequado para o crescimento e desenvolvimento infantil	Incentivo à amamentação e à alimentação saudável Incentivo à vacinação Programas de práticas parentais: prevenção de maus-tratos, orientações quanto ao desenvolvimento infantil, prevenção de acidentes domésticos Participação nas consultas de puericultura	Incentivo à vacinação Prevenção de acidentes Incentivo a práticas de atividades físicas, brincadeiras motoras grossas Participação do Programa Saúde na Escola; por exemplo, orientações sobre bons hábitos posturais
Prevenção secundária		Desenvolver levantamentos epidemiológicos para auxiliar a equipe da atenção primária à saúde Participação junto à equipe de saúde da terceira etapa do Método Canguru (visita domiciliar)	Desenvolver levantamentos epidemiológicos para auxiliar a equipe da atenção primária à saúde Vigilância para o desenvolvimento infantil: reconhecimento de fatores de risco; realização de triagem do desenvolvimento; encaminhamento para profissionais ou serviços especializados Participação junto à equipe de saúde da terceira etapa do Método Canguru (visita domiciliar) Monitoramento de alterações ortopédicas na infância Prevenção de agravos das doenças respiratórias da infância	Desenvolver levantamentos epidemiológicos para auxiliar a equipe da atenção primária à saúde Monitoramento de alterações ortopédicas na infância Monitoramento de crianças com sobrepeso e obesidade Prevenção de agravos das doenças respiratórias da infância
Prevenção terciária	Orientar a família quanto aos procedimentos indicados pelos profissionais da média/alta complexidade Manter suporte e ligação com redes especializadas no caso de crianças com desenvolvimento atípico Acompanhamento domiciliar em caso de doenças progressivas e/ou terminais			

incentivando a família a proceder à sua leitura e a seguir as orientações nela contidas. Esse procedimento torna possível o registro detalhado do histórico de saúde da criança, facilitando a comunicação entre os profissionais dentro da própria atenção primária e também ao ser feita a referência da criança para os demais níveis de atenção da RAS. Além disso, fortalece as competências familiares, considerando as informações nela existentes[30].

O Quinto Dia de Saúde Integral é uma estratégia adotada para que a criança inicie seu vínculo com os profissionais da atenção primária. Nesse dia, a mãe recebe orientações sobre amamentação e cuidados infantis e a criança realiza o "teste do pezinho"[27]. O aleitamento materno tem inúmeras vantagens para a saúde, o crescimento e o desenvolvimento infantil[31], e o fisioterapeuta é um dos membros da equipe que podem oferecer às mães orientações, manejo de técnicas e esclarecimentos de dúvidas.

Primeira infância (0 a 3 anos)

Durante os primeiros anos de vida, para que o bebê cresça saudável ele precisa de um ambiente estável, sensível às suas necessidades de saúde e nutrição, seguro contra ameaças, responsivo, emocionalmente favorável e com estímulos adequados para seu desenvolvimento global[28]. Os programas para os pais são definidos como intervenções ou serviços destinados a melhorar comportamentos, conhecimentos e interações parentais com suas crianças[28]. Esses programas podem ser realizados por meio de práticas coletivas na unidade de saúde, por meio de visitas domiciliares ou com a participação do fisioterapeuta nas consultas de puericultura[32,33].

Estudos têm demonstrado a efetividade desses programas em promover maior vinculo afetivo entre os pais e a criança, diminuir abusos e maus-tratos e favorecer o desenvolvimento global infantil[28,32] (veja o Capítulo 2).

A prevenção de acidentes também é uma temática importante para a atuação do fisioterapeuta. Nos primeiros anos de vida, os acidentes ocorrem principalmente no ambiente domiciliar e estão diretamente relacionados com as etapas de desenvolvimento infantil[34] (veja o Capítulo 1). No entanto, é importante que os pais saibam disso, uma vez que a reestruturação do ambiente familiar, visando a aumentar a segurança da criança, está relacionada com a percepção de risco dos pais. O conhecimento do cuidador acerca dos marcos do desenvolvimento infantil pode reduzir a probabilidade de que ele superestime as capacidades da criança e adote uma estratégia de supervisão inadequada[35]. No Apêndice deste capítulo são apresentadas sugestões de orientações que podem ser fornecidas aos pais.

Segunda e terceira infâncias (acima de 3 anos até 12 anos incompletos)

Quando a criança se encontra na segunda e terceira infâncias, o risco maior de acidentes está no ambiente externo, como nos *playgrounds* e nas ruas[35]. Assim, é importante que o fisioterapeuta trabalhe não apenas com os pais, mas também com a própria conscientização da criança. Essa abordagem poderá ser adotada em ambiente coletivo, como, por exemplo, nas escolas.

Outro aspecto a ser considerado diz respeito à promoção da prática de atividades físicas, ou seja, brincadeiras motoras grossas na infância. As crianças brasileiras apresentam um comportamento cada vez mais sedentário e estão ocupadas em atividades passivas, como assistir à televisão ou usar o computador ou mídias interativas[36]. A prática de atividades físicas pode prevenir a obesidade infantil e aprimorar as habilidades motoras grossas. No entanto, o estímulo à prática de brincadeiras motoras grossas exige mudanças ambientais e políticas. A criação de espaços seguros de recreação ao ar livre, como praças e parques, é uma intervenção que exige a mobilização de outros setores além da saúde, devendo incluir toda a comunidade[37].

O Programa Saúde na Escola é um trabalho integrado entre o MS e o Ministério da Educação com a perspectiva de ampliar as ações específicas de saúde aos alunos da rede pública de Educação Básica por meio de ações de prevenção, promoção e atenção à saúde[38]. O fisioterapeuta pode atuar de diversas maneiras nesse programa, sendo a prevenção de alterações posturais comuns na fase escolar uma das ações mais frequentemente executadas[39].

As inadequações de postura, principalmente em casa e na escola, promovem um desequilíbrio da musculatura global do corpo, ocasionando alterações posturais[40,41]. A orientação postural realizada pelo fisioterapeuta é importante para prevenir possíveis problemas futuros. Nesse ponto, o profissional poderá atuar na orientação às crianças no próprio ambiente coletivo escolar e sobre aspectos como a maneira adequada de carregar mochilas, sentar, caminhar e carregar peso[42,43].

Ações de prevenção secundária pelo fisioterapeuta

Com o objetivo de ilustrar algumas ações de prevenção secundária do fisioterapeuta na atenção primária, apresentaremos alguns procedimentos relacionados com:

- Vigilância do desenvolvimento infantil.
- Participação da terceira etapa do Método Canguru.
- Identificação e monitoramento de alterações ortopédicas na infância.
- Diagnóstico funcional e prevenção de agravos de doenças respiratórias na infância.

Vigilância do desenvolvimento infantil

A vigilância do desenvolvimento infantil compreende todas as atividades relacionadas com a promoção do desenvolvimento infantil sem intercorrências, ou seja, um desenvolvimento típico. Refere-se ainda à detecção de problemas no desenvolvimento, sendo um processo contínuo e flexível que envolve a circulação de informações entre os profissionais de saúde, pais e professores[44]. Portanto, a vigilância do desenvolvimento infantil envolve medidas de prevenção primária (promoção do desenvolvimento), secundária (avaliações e intervenções) e até mesmo terciária, nos casos de atrasos ou desenvolvimento atípico. O fisioterapeuta pode atuar diretamente na vigilância do desenvolvimento infantil, considerando suas competências e habilidades específicas.

Embora a ação básica estabelecida pelo MS seja "acompanhar o crescimento e o desenvolvimento infantil", esses dois conceitos são interdependentes, mas não sinônimos. O crescimento se expressa por hipertrofia e hiperplasia das células corporais, ao passo que o desenvolvimento se dá pela aquisição de habilidades progressivamente mais complexas. Crescimento e desenvolvimento exigem, portanto, abordagens diferentes e específicas tanto para medir como para intervir[45].

O desenvolvimento ocorre a partir da interação daquilo que a criança traz consigo, ou seja, fatores genéticos e/ou hereditários, com fatores biológicos e fatores psicossociais ou ambientais[46]. Os fatores biológicos são aqueles eventos relacionados com a história da vida intrauterina, do nascimento e da saúde da criança, como, por exemplo, idade gestacional e peso ao nascimento[47]. Os fatores psicossociais estão associados ao ambiente, ou seja, são condições externas à criança, como, por exemplo, as experiências relacionadas com a vida em família, no ambiente educacional (creche ou escola) ou na vizinhança[46].

Portanto, para que possa ser realizada a vigilância do desenvolvimento infantil, várias ações devem ser consideradas pelo fisioterapeuta, como:

Capítulo 3 Fisioterapia na Atenção Primária: Abordagem Integral à Saúde da Criança

1. Reconhecimento de fatores de risco biológicos e ambientais.
2. Realização de triagem do desenvolvimento infantil.
3. Encaminhamento para serviços especializados e/ou acompanhamento de bebês de alto risco.

Reconhecimento dos fatores de risco para o desenvolvimento infantil

Fatores de risco são aqueles motivos pelos quais o profissional deve estar vigilante, uma vez que eles podem colocar a criança em desvantagem para atingir seu potencial de desenvolvimento. Os riscos podem ser biológicos ou psicossociais, cujos exemplos são apresentados no Quadro 3.4[16,44].

Realização de triagem do desenvolvimento infantil

Uma das dificuldades para a efetivação da vigilância do desenvolvimento infantil na atenção primária é que o desenvolvimento não pode ser avaliado de maneira tão direta e objetiva como o crescimento. Para medir o crescimento bastam um estadiômetro, uma balança e curvas padronizadas de crescimento, independentemente da idade da criança[48]. O desenvolvimento infantil, por sua vez, não pode ser mensurado diretamente, mas por meio da observação do comportamento motor, cognitivo e afetivo-social da criança. Esse comportamento se modifica constantemente ao longo da vida, o que significa que as tarefas que deverão ser testadas quase sempre diferem ao longo dos meses/anos da criança.

Vários instrumentos podem ser utilizados para avaliar os diferentes domínios do desenvolvimento[16] (veja o Capítulo 2). No entanto, considerando o contexto da atenção primária, duas propostas têm sido as mais utilizadas: a *Vigilância do Desenvolvimento Infantil da CSC*[29] e o *Manual de Vigilância do Desenvolvimento Infantil da Atenção Integrada das Doenças Prevalentes da Infância (AIDPI)*[49]. Embora o Brasil seja um país de dimensões continentais, com diferentes hábitos e costumes, deve ser ressaltada a importância da padronização de instrumentos na atenção primária para

melhor referência, além de facilitar as investigações diagnósticas e o levantamento de indicadores para as posteriores execuções de políticas públicas.

O Cartão da Criança sempre foi a principal instrumento utilizado nacionalmente para o acompanhamento da saúde da criança de 0 a 5 anos de idade. Em 2005, o Cartão da Criança foi revisado e transformado na CSC com o objetivo de promover a vigilância à saúde integral da criança até os 10 anos de idade. A CSC contém dados ampliados sobre a gravidez, o parto, as condições de saúde do recém-nascido, orientações importantes sobre alimentação saudável e gráficos de perímetro cefálico, peso e estatura. Apresenta ainda orientações sobre a saúde auditiva, visual e bucal, prevenção de acidentes, acompanhamento do desenvolvimento global, suplementação profilática de ferro e de vitamina A e calendário básico de vacinação[45].

O *Manual de Vigilância do Desenvolvimento Infantil da AIDPI* foi desenvolvido inicialmente para suprir a necessidade de capacitação dos profissionais que atuavam na atenção primária da Secretaria Municipal de Saúde de Belém-PA. Trata-se de um manual que contempla a saúde integral da criança, incluindo a vigilância do desenvolvimento infantil[47]. Em virtude de seu sucesso, ou seja, do encaminhamento de diversas crianças com alterações no desenvolvimento, esse manual passou a ser utilizado em várias unidades de serviço de saúde do Brasil e em países da América do Sul. Recentemente foi revisado e atualizado[49].

A vigilância do desenvolvimento infantil está presente tanto na CSC como no manual da AIDPI e consiste em um conjunto de itens retirados de outros testes padronizados já existentes na literatura[50]. Ambos são de fácil aplicação e não exigem treinamento prévio, apenas a leitura atenta de seu conteúdo explicativo; além disso, são acessíveis, podendo ser adquiridos gratuitamente pela internet[29,49].

As cadernetas da menina e do menino são acessadas em *links* diferentes:

1. **Caderneta da menina:** http://bvsms.saude.gov.br/bvs/publicacoes/caderneta_saude_crianca_menina_11ed.pdf.
2. **Caderneta do menino:** http://bvsms.saude.gov.br/bvs/publicacoes/caderneta_saude_crianca_menino_11ed.pdf

O manual da AIDPI pode ser acessado no *link*: http://portalarquivos2.saude.gov.br/images/pdf/2017/julho/12/17-0095-Online.pdf.

No entanto, cabe ressaltar que tanto a CSC como o manual da AIDPI apresentam fragilidades por não contarem com estudos científicos prévios de validade e confiabilidade que embasem sua aplicação. Atualmente, uma comissão do Ministério da Saúde estuda a avaliação do desenvolvimento infantil na atenção primária com propostas de reformulações futuras[50].

Vale destacar ainda que eles consistem em testes de triagem, ou seja, não têm finalidade diagnóstica, mas a de detectar

Quadro 3.4 Exemplos de fatores de risco biológicos e psicossociais para o desenvolvimento infantil

Fatores de risco	
Biológicos	**Psicossociais**
Prematuridade ao nascimento	Falta de acompanhamento pré-natal
Baixo peso ao nascimento	
Desnutrição (ingestão calórica deficiente)	Condições inadequadas de higiene
Carências nutricionais (ferro, vitaminas, cálcio, iodo etc.)	Falta de saneamento e de água tratada
Doenças genéticas	Ambiente pouco seguro ou acolhedor
Hipoxia perinatal	Cuidados familiares insuficientes
	Pais adolescentes
	Família monoparental feminina
	Depressão materna
	Baixa escolaridade dos pais
	Falta de estímulos/objetos para brincar

possíveis casos de crianças com desenvolvimento fora do esperado. Uma vez detectado um possível atraso no desenvolvimento, a criança deverá ser submetida a um teste diagnóstico para avaliação mais profunda[50].

A interpretação e a orientação das condutas referentes à vigilância do desenvolvimento da CSC e do manual da AIDPI são semelhantes e levam em consideração três aspectos principais:

1. Marcos do desenvolvimento presentes ou ausentes.
2. Fatores de risco presentes ou ausentes.
3. Medidas do perímetro cefálico dentro ou fora do esperado.

Apesar das semelhanças entre as duas triagens, estudos realizados em ESF têm demonstrado baixa correlação dos resultados encontrados[50]. O Quadro 3.5 compara as triagens do desenvolvimento propostas pela AIDPI e a CSC.

Tanto a CSC como o manual da AIDPI destacam a importância do acompanhamento do perímetro cefálico da criança. Trata-se de uma medida antropométrica relativamente simples, não invasiva, mas que, se acompanhada longitudinalmente, poderá apresentar resultados importantes na detecção de microcefalias e/ou macrocefalias[51].

Encaminhamento para serviços especializados ou acompanhamento de crianças de alto risco

O fluxograma apresentado na Figura 3.1 aponta o direcionamento de condutas que o profissional de saúde deverá seguir sob a perspectiva da vigilância do desenvolvimento infantil.

Uma vez detectados fatores de risco, a criança deverá ser avaliada por meio de um teste de triagem (CSC ou manual da AIDPI). Em caso de atraso, é importante encaminhá-la para acompanhamento em centro especializado[44,45]. Convém

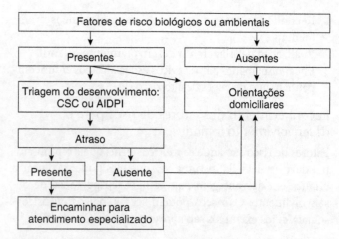

Figura 3.1 Fluxograma da vigilância do desenvolvimento infantil.

ressaltar que a maioria das crianças que apresentam fatores de risco biológicos necessita ser encaminhada o mais precocemente possível para acompanhamento especializado, pois, considerando o "período sensível" do desenvolvimento, quanto mais cedo iniciar o tratamento, melhores serão suas respostas[45]. Esse aspecto, denominado intervenção precoce, é abordado no Capítulo 2 deste livro.

As orientações domiciliares deverão ser fornecidas sempre que fatores de risco estiverem presentes. Cabe enfatizar que as famílias apresentam suas competências para cuidados e estímulos necessários para o desenvolvimento infantil[52]. No entanto, muitas vezes, alguns pais acreditam que o desenvolvimento é algo inato, ou seja, que irá acontecer de qualquer modo, independentemente dos estímulos ou oportunidades ambientais. Estudos científicos atuais têm demonstrado que a criança apresenta potencial genético,

Quadro 3.5 Comparação entre a vigilância do desenvolvimento infantil da Caderneta de Saúde da Criança e do manual da AIDPI

	Caderneta de Saúde da Criança	AIDPI
O que avalia	Desenvolvimento global	Desenvolvimento global
Faixa etária	0 a 36 meses, diferentes tarefas para cada mês	0 a 24 meses, divididos em faixas etárias: 0 a 2 meses; 2 a 4 meses; 4 a 6 meses; 6 a 9 meses; 9 a 12 meses; 12 a 15 meses; 15 a 18 meses; 18 a 21 meses; 21 a 24 meses
Material	Um objeto (chocalho); seis cubos; uma xícara de plástico com alça; uma fralda ou qualquer tecido semelhante; um punhado de jujubas ou bolinhas de papel; um lápis; uma bola	Um chocalho; um pompom vermelho; três cubos; uma xícara de plástico com alça; uma fralda ou qualquer tecido semelhante; um punhado de grãos de milho ou feijão secos; um lápis; uma bola de mais ou menos 15cm
Como funciona	Testa tarefas correspondentes a cada mês, destacadas em amarelo no gráfico de desenvolvimento infantil	Testa as tarefas apresentadas para cada faixa de idade em meses e descritas no manual
Resultado encontrado e conduta	Desenvolvimento adequado (elogiar os pais/cuidadores) Desenvolvimento adequado com fatores de risco (informar a mãe sobre sinais de alerta) Alerta para o desenvolvimento (informar os pais/cuidadores sobre os sinais de alerta; orientar e marcar retorno para 30 dias) Provável atraso no desenvolvimento (encaminhar para avaliação neuropsicomotora em serviço especializado)	Desenvolvimento normal (elogiar os pais/cuidadores) Desenvolvimento normal com fatores de risco ou possível atraso no desenvolvimento (informar os pais/cuidadores sobre os sinais de alerta; orientar e marcar retorno para 30 dias) Provável atraso no desenvolvimento (encaminhar para avaliação neuropsicomotora em serviço especializado)

mas o ambiente influenciará o desencadeamento do desenvolvimento infantil[53].

Participação na terceira etapa do Método Canguru

O Método Canguru é um modelo assistencial instituído pelo MS para bebês de baixo peso (risco biológico). A primeira etapa consiste na identificação, durante o pré-natal, de gestações de risco. Nesses casos, as gestantes são encaminhadas para os centros de referência. Ao nascimento, caso o bebê necessite permanecer na unidade de terapia intensiva neonatal, deve ser dada especial atenção à formação do vínculo entre os pais e o bebê e também ao estímulo à lactação. A segunda etapa diz respeito ao Método Canguru propriamente dito, ou seja, uma vez alcançada a estabilidade clínica, ainda no hospital, o bebê é colocado em contato pele a pele com a mãe durante o maior tempo possível, respeitando-se a vontade da mãe[44].

A terceira etapa poderá ocorrer na atenção primária à saúde, após a alta hospitalar[44], ou seja, caso não haja no município um serviço especializado de atenção secundária de acompanhamento de bebês de alto risco, a equipe de saúde deverá prestar assistência a essa criança e sua família, de preferência por meio de visita domiciliar[27]. Esse bebê, considerado de risco biológico, deverá ser acompanhado por meio de avaliação fisioterapêutica e seus pais orientados a partir de seus resultados. Para esse acompanhamento poderá ser utilizada a vigilância do desenvolvimento proposta na CSC ou no manual da AIDPI ou poderão ser usados os testes padronizados (descritos no Capítulo 2). O fisioterapeuta pode contribuir, dentro da equipe interdisciplinar, orientando e dando suporte aos pais quanto às posições e às brincadeiras que favoreçam o desenvolvimento motor infantil. Brincadeiras sensoriomotoras são inerentemente motivadoras para os bebês e favorecem o desenvolvimento motor, social, cognitivo e da linguagem[54] (veja o Capítulo 2 para mais detalhes sobre intervenção precoce).

O acompanhamento pode ocorrer nos meses subsequentes, tanto na unidade de saúde, de maneira coletiva, ou seja, em grupos de pais e suas crianças, como por meio de visitas domiciliares individualizadas. O fisioterapeuta organiza o espaço com tapetes de EVA ou similares no chão, além de disponibilizar brinquedos. As atividades terapêuticas deverão ser incentivadas de acordo com o estágio de desenvolvimento e os interesses dos bebês. À medida que as sessões prosseguirem, o fisioterapeuta deverá adaptar gradualmente o espaço terapêutico para introduzir variações e novos desafios[54].

Identificação e monitoramento de alterações ortopédicas na infância

Durante o crescimento e o desenvolvimento infantil, algumas condições ortopédicas fisiológicas surgem e geram preocupação nos pais, como pé plano[55] (veja o Capítulo 18) e alterações angulares[56] e rotacionais (veja o Capítulo 19) dos membros inferiores[57]. Essas e outras condições ortopédicas serão tratadas neste livro.

Muitas vezes, a criança é encaminhada para avaliação do fisioterapeuta por membros da equipe da UBS após consulta. Nesses casos, o fisioterapeuta pode avaliar a criança, sanar as dúvidas dos pais e fornecer orientações quando necessário. Em alguns casos, a resolubilidade dessas condições reside na atenção primária; no entanto, em outros casos será necessário encaminhá-la para centros especializados de média ou alta complexidade[57].

Diagnóstico funcional e prevenção de agravos das doenças respiratórias na infância

As doenças respiratórias são consideradas prevalentes na infância e são causa de morbidade e mortalidade infantil[27]. Várias medidas podem ser tomadas na atenção primária para evitar o agravamento dessas doenças e a consequente sobrecarga da atenção terciária. A vacinação, o aleitamento materno e a alimentação saudável são algumas medidas de prevenção primária adotadas para essas doenças[58].

Além disso, o fisioterapeuta pode realizar o acompanhamento de crianças com história de sibilância recorrente ou mesmo asma diagnosticada (prevenção secundária) (veja o Capítulo 25). A asma deixa a criança mais vulnerável aos patógenos que causam pneumonia, que, por sua vez, exacerbam os sintomas da asma, contribuindo para o agravamento do quadro e a necessidade de hospitalização[59].

O profissional pode orientar os cuidadores das crianças quanto aos cuidados ambientais necessários para o controle da doença, como alérgenos da poeira domiciliar, fumaça de cigarro, pelos de animais e mofo[60], além de fornecer orientações quanto às atividades físicas e à importância do uso constante de soro fisiológico para limpeza e fluidificação das secreções nasais[61].

Ações de prevenção terciária pelo fisioterapeuta

Nos casos em que a criança necessita de prevenção terciária é importante que ela seja acompanhada por fisioterapeuta de serviço de média ou alta complexidade com o objetivo de garantir uma abordagem integral, uma vez que a atenção primária não dispõe de estrutura física e recursos tecnológicos para a reabilitação de algumas condições[62]. As ações de prevenção terciária ou de reabilitação na atenção primária devem ser realizadas com o objetivo complementar, ou seja, aumentar a frequência de intervenções dentro do contexto natural da criança, sua casa e/ou comunidade. Diante disso, é relevante a comunicação entre os profissionais da rede de atenção à saúde para garantir a integralidade da atenção às crianças que se encontram em reabilitação.

A ação conjunta dos profissionais da rede de cuidados terá forte influência nos casos em que é abordado o tratamento das crianças com condições sistêmicas mais graves, quando se torna mais difícil o deslocamento domiciliar semanal, como em estágio terminal de doenças ou nos casos de doenças progressivas e/ou degenerativas. A fisioterapia domiciliar poderá ser benéfica nos cuidados paliativos, oferecendo técnicas que promovam o alívio dos sintomas no tratamento das complicações osteomioarticulares, das úlceras de pressão, da fadiga e melhora na função pulmonar. A fisioterapia, nesses casos, visa ao aprimoramento da qualidade de vida e ao incentivo à prática de atividades funcionais[64,65].

CONSIDERAÇÕES FINAIS

A fisioterapia na atenção primária contribui para a promoção da integralidade para a saúde da criança com ações de prevenção primária, secundária e terciária. Esse serviço facilita a identificação de necessidades de saúde por meio de medidas de prevenção secundária (vigilância do desenvolvimento, identificação e monitoramento de alterações ortopédicas na infância, diagnóstico funcional e prevenção de agravos das doenças respiratórias na infância e participação na terceira etapa do Método Canguru). Em outras palavras, a fisioterapia na atenção primária à saúde é essencial para a identificação de problemas latentes com o potencial de gerar complicações. Diante disso, o profissional atua nas questões clínicas prevalentes na infância, reduzindo os custos com a assistência à saúde nas complicações causadas por essas enfermidades.

As ações de prevenção primária do fisioterapeuta na atenção primária à saúde complementam as medidas adotadas pela ESF. Além disso, as ações de prevenção terciária potencializam as intervenções propostas pelos serviços de média/alta complexidade da fisioterapia e/ou dos serviços de reabilitação.

Referências

1. Brasil. Constituição (1988). Constituição da República Federativa do Brasil. Brasília; 1988.
2. Brasil. Lei nº 8.080 de 19 de setembro de 1990: Dispõe sobre as condições para a promoção, proteção e recuperação da saúde, a organização e o funcionamento dos serviços correspondentes, e dá outras providências. Brasília; 1990.
3. Brasil. Ministério da Saúde. Secretaria de Políticas de Saúde. Departamento de atenção básica. Saúde da criança: Acompanhamento do crescimento e desenvolvimento infantil. Ministério da Saúde. Secretaria de Políticas de Saúde. Brasília; 2002.
4. Barros RP, Biron L, Carvalho M et al. Determinantes do desenvolvimento na primeira infância no Brasil. IPEA. 2010; 7-28.
5. Victora CG, Aquino EML, Leal MC, Monteiro CA, Barros FC, Szwarcwald CL. Saúde de mães e crianças no Brasil: progressos e desafios. Lancet. 2011; 9708 (377):1863-1879.
6. Barnett WS, Belfield CR. Early childhood development and social mobility. The Future of Children. 2006; 16(2):73-98.
7. Brasil. Ministério da Saúde. Portaria nº 1.130, de 5 de agosto de 2015. Institui a Política Nacional de Atenção Integral à Saúde da Criança (PNAISC) no âmbito do Sistema Único de Saúde (SUS). Diário Oficial da União, Brasília, DF, n. 149, 6 ago. 2015. Seção 1, p. 37. Brasília; 2015.
8. Brasil. Lei nº 8.080, de 19 de setembro de 1990: Dispõe sobre as condições para a promoção, proteção e recuperação da saúde, a organização e o funcionamento dos serviços correspondentes, e dá outras providências. Brasília; 1990.
9. Brasil. Ministério da Saúde. Secretaria de Atenção à Saúde. Diretrizes de estimulação precoce: crianças de zero a 3 anos com atraso no desenvolvimento neuropsicomotor. Brasília; 2016.
10. COFFITO. Conselho Federal de Fisioterapia e Terapia Ocupacional. Brasília,2017.
11. Brasil. Ministério da Saúde. Política Nacional de Atenção Básica (PNAB). Brasília; 2012.
12. Solla J, Chioro A. Atenção Ambulatorial Especializada. In: Giovanella L, Escorel S, Lobato LVC, et al. Políticas e Sistema de Saúde no Brasil. Rio de Janeiro: FIOCRUZ, 2012.
13. Minas Gerais. Secretaria Estadual de Saúde de Minas Gerais. Plano Diretor de Regionalização – PDR. Belo Horizonte; 2018.
14. Jekel JF, Katz DL, Elmore JG. Epidemiologia, bioestatística e medicina preventiva. 2ª Edição. Porto Alegre: Artmed; 2005.
15. Leavell HR, Clark EG. Preventive Medicine for the doctor in his community. 3ª ed. New York: McGraw-Hill Book Company; 1965.
16. WHO. Developmental difficulties in early childhood: prevention, early identification, assessment and intervention in low- and middle-income countries: a review. Geneva: World Health Organization; 2012.
17. WHO (World Health Organization). Ottawa Charter on Health Promotion. Copenhagen: World Organization Regional Office for Europe. 1986.
18. Brasil. Ministério da Saúde. Amamenta e Alimenta Brasil. Estratégia Nacional para Promoção do Aleitamento Materno e Alimentação Complementar Saudável no Sistema Único de Saúde. Manual de Implementação. Brasília; 2015.
19. Brasil. Ministério da Saúde. Secretaria de Atenção à Saúde. O cuidado às crianças em desenvolvimento: orientações para as famílias e cuidadores. Brasília; 2017.
20. Czeresnia D, Freitas CM. Promoção da Saúde: conceitos, reflexões e tendências. Rio de Janeiro: Editora Fiocruz; 2003.
21. Pereira, MG. Epidemiologia: Teoria e Prática. 1ª ed. Rio de Janeiro: Guanabara Koogan; 1995.
22. Andrade PMO, Ferreira FO, Haase VG. Classificação Internacional de Funcionalidade, Incapacidade e Saúde (CIF) e o trabalho interdisciplinar no Sistema Único de Saúde (SUS). In: Haase VG, Ferreira FO, Penna F (Eds.). O enfoque biopsicossocial à saúde da criança e do adolescente. Belo Horizonte: COOPMED; 2009. p. 67-88.
23. Organização Mundial da Saúde (OMS)/Organização Pan-Americana de Saúde (OPAS). Classificação Internacional de Funcionalidade, Incapacidade e Saúde – CIF. São Paulo; 2003.
24. Brasil. Ministério da Saúde. Núcleo de Apoio à Saúde da Família (NASF). Brasília; 2013. Disponível em: http://dab.saude.gov.br/portaldab/nasf_perguntas_frequentes.php.
25. Kantorski LP, Coimbra VCC, Oliveira NA, Nunes CK, Pavani FM, Sperb LCSO. Atenção psicossocial infantojuvenil: interfaces com a rede de saúde pelo sistema de referência e contrarreferência. Texto Contexto Enferm, 2017; 26(3):1-10.
26. Papalia DE, Olds SW, Feldman RD. Desenvolvimento Humano. 10ª ed. São Paulo: McGraw-Hill; 2009
27. Macedo VC. Atenção integral à saúde da criança: políticas e indicadores de saúde. Recife: Ed. Universitária da UFPE; 2016.
28. Britto PR, Stephen JL, Proulx K, Yousafzai AK, Mattews SG, Vaivada T et al. Nurturing care: promoting early childhood development. The Lancet. 2017; (389):91–102.
29. Brasil. Portal da Saúde. Caderneta de saúde da criança. Ministério da Saúde. Brasília; 2013.
30. Minas Gerais. Secretaria de Estado da Saúde. Atenção à Saúde da Criança. Belo Horizonte; 2004.
31. Brasil. Ministério da Saúde. Amamenta e Alimenta Brasil. Estratégia Nacional para Promoção do Aleitamento Materno e Alimentação Complementar Saudável no Sistema Único de Saúde. Manual de Implementação. Brasília; 2015.
32. Black MM, Walker SP, Fernald LC, Andersen CT, DiGirolamo AM, Lu C et al. For the Lancet Early Childhood Development Series Steering Committee. Early childhood development coming of age: science through the life course. Lancet; 2016.
33. Ferreira OGL, Turrania TSC, Santiago SF, Meló SFP, Melo ELA, Araújo VS. A presença do fisioterapeuta na puericultura no olhar

dos profissionais de uma unidade de saúde da família. Saúde (Santa Maria). 2015;41(2):63-70.

34. Young B, Wynn PM, He Z, Kendrick D. Preventing childhood falls within the home: overview of systematic reviews and a systematic review of primary studies. Accid Anal Prev. 2013;60:158-71.

35. Flavin MP, Dostaler SM, Simpson K, Brison RJ, Pickett W. Stages of development and injury patterns in the early years: a population-based analysis. BMC Public Health. 2006;6(187):1-10.

36. Bento GG, Silva FC, Gonçalves E, Santos PD, Silva R. Revisão sistemática sobre nível de atividade física e estado nutricional de crianças brasileiras. Rev. salud pública. 2016;18(4):630-642.

37. Burdette HL, Whitaker RC. Resurrecting Free Play in Young Children Looking Beyond Fitness and Fatness to Attention, Affiliation, and Affect. Rch Pediatr Adolesc. 2005;159:46-50.

38. Brasil. Ministério da Saúde. Saúde na Escola. Brasília; 2009. Disponível em: http://bvsms.saude.gov.br/bvs/publicacoes/cadernos_atencao_basica_24.pdf

39. Vieira A, Treichel TL, Candotti CT, Noll M, Bartz PT. Efeitos de um Programa de Educação Postural para escolares do terceiro ano do Ensino Fundamental de uma escola estadual de Porto Alegre (RS). Fisioter Pesq. 2015;22(3):239-45.

40. Gasparini V. Prevenção Fisioterápica de Escoliose em crianças da primeira série do primeiro grau. Revista de Fisioterapia da PUC SP: Fisioterapia em Movimento. 1990;(2):47.

41. Nicolino ACBS. Fisioterapia preventiva através de orientação postural para crianças em idade escolar [monografia]. São Paulo: Centro Universitário Católico Salesiano, Lins – São Paulo; 2007.

42. Chavez MMN, Schiave QCF, Maia GCHM. Ações da fisioterapia nas alterações biomecânicas da coluna vertebral em escolares do ensino fundamental. Revista Digital. 2013;182.

43. Sousa AV, Mejia DPMM. Alterações posturais em escolares: incidência e cuidados. 2014. Disponível em: http://portalbiocursos.com.br/ohs/data/docs/97/313AlteraYes_posturais_na_infYncia_e_na_adolescYncia_pronto.pdf.

44. Brasil. Ministério da Saúde. Secretaria de Atenção à Saúde. Departamento de Ações Programáticas Estratégicas. Atenção humanizada ao recém-nascido de baixo peso: método mãe canguru: manual técnico. Brasília; 2013.

45. Minas Gerais. Secretaria de Estado da Saúde. Atenção à Saúde da Criança. Belo Horizonte; 2004.

46. Bronferbrenner U. Bioecologia do desenvolvimento humano: tornando os seres humanos mais humanos. Porto Alegre: Artmed; 2011.

47. Figueiras AC, Souza ICN, Rios VG, Benguigui Y. Manual para vigilância do desenvolvimento infantil no contexto da AIDPI. Washington: Organização Pan-Americana da Saúde; 2005.

48. São Paulo. Secretaria Municipal de Saúde. Programa da Saúde da Família. Toda hora é hora de cuidar. São Paulo; 2002.

49. Figueiras AC, Souza IC, Rios VG, Benguigui Y. Manual para vigilância do desenvolvimento infantil no contexto da AIDPI; 2017.

Disponível em: http://portalarquivos.saude.gov.br/images/pdf/2017/julho/12/17-0056-Online.pdf .

50. Alvim CG, Guimarães FG, Meinberg NLS et al. A Avaliação do Desenvolvimento Infantil: um Desafio Interdisciplinar. Revista Brasileira de Educação Médica. 2012;36(1 Supl. 1):51-56.

51. Harris SR. Measuring head circumference: update on infant microcephaly. Canadian Family Physician. 2015; 61:680-684.

52. São Paulo. Secretaria Municipal de Saúde. Programa da Saúde da Família. Nossas Crianças: Janelas de Oportunidades. Manual de apoio do Projeto "Nossas Crianças: Janelas de Oportunidades". São Paulo; 2002.

53. Deater-Deckard K, Cahill K. Nature and Nurture in Early Chidhood. In: McCartney K, Phillips D. Blackwell. Handbook of Early Childhood Development. Blackwell Publishing; 2006, p:4-21.

54. Håkstada RB, Obstfeldera A, Øberga GK. Let's play! An observational study of primary care physical therapy with preterm infants aged 3–14 months. Behavior & Development. 2017; 46:115–123.

55. Dare DM, Dodwell ER. Pediatric flatfoot: cause, epidemiology, assessment, and treatment. Curr Opin Pediatr. 2014;26(1):93-100.

56. Dettling S, Weiner DS. Management of bow legs in children: A primary care protocol. The Journal of Family Practice. 2017;66(5):E1-E5.

57. Sielatycki JA, Hennrikus WL, Swenson RD, Fanelli MG, Reighard CJ, Hamp JA. In-Toeing Is Often a Primary Care Orthopedic Condition. The Journal of Pediatrics. 2016;177:297-301.

58. Pina JC, Moraes SA, Freitas ICM, Mello DF. Papel da Atenção Primária à Saúde na hospitalização de crianças por pneumonia: um estudo caso-controle. Rev. Latino-Am. Enfermagem. 2017;25:1-10.

59. Everard ML. Recurrent lower respiratory tract infections – going around in circles, respiratory medicine style. Paediatr Respir Rev. 2012 13(3):139-43.

60. Gina. Global initiative for Asthma. Global Strategy for Asthma Management and Prevention; 2017.

61. Marchisio P, Picca M, Torretta S, Baggi E, Pasinato A, Bianchini S, et al. Nasal saline irrigation in preschool children: a survey of attitudes and prescribing habits of primary care pediatricians working in northern Italy. Ital J Pediatr. 2014;15(40):47.

62. Brasil. Ministério da Saúde. Secretaria de Atenção à Saúde. Departamento de Atenção Básica. Manual de estrutura física das unidades básicas de saúde: saúde da família, Brasília; 2008.

63. Aires LCP, Santos EKA, Bruggemann OM, Backes MTS, Costa R. Referência e contrarreferência do bebê egresso da unidade neonatal no sistema de saúde: percepção de profissionais de saúde da Atenção Primária. Esc Anna Nery. 2017;21(2):1-7.

64. Paiao RCN, Dias LIN. A atuação da fisioterapia nos cuidados paliativos da criança com câncer. Ensaios e Ciência. 2012;4(16).

65. Marcucci FSI. O papel da fisioterapia nos cuidados paliativos a pacientes com câncer. Revista Brasileira de Cancerologia. 2005; 51(1).

Apêndice

ORIENTAÇÕES PARA PAIS SOBRE DESENVOLVIMENTO INFANTIL NA PERSPECTIVA DA PREVENÇÃO PRIMÁRIA

0 A 3 MESES
Conheça seu bebê!

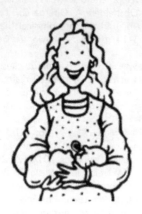

Logo quando nasce, o bebê precisa receber de seus pais proteção e todos os cuidados básicos para sua sobrevivência, mas não basta ser trocado, alimentado e aquecido. Ele precisa de pais sensíveis para compreender e responder prontamente aos seus sinais, capazes de oferecer afeto, aceitação e segurança.

No início, seu bebê dorme bastante, mas, quando acordado, demonstra interesse por olhar para objetos em movimento e com contraste de cores, além da face das pessoas. Faz sons diferentes para demonstrar felicidade, irritabilidade e fome.

Apresenta braços, mãos e pernas bem dobradinhos, próximos ao corpo. Ao longo dos primeiros 3 meses o bebê vai ficando cada vez mais tempo acordado e o corpinho vai esticando, as mãos se abrem mais e as pernas e os braços vão ganhando mais liberdade de movimento.

No terceiro mês, deitado com a "barriga para cima", o bebê observa ou leva suas mãos para cima do tórax e agarra objetos quando colocados em suas mãos, podendo leva-los à boca. Movimenta a cabeça, deixando-a alinhada com o corpo.

Deitado de "barriga para baixo", o bebê consegue cada vez mais levantar a cabeça.

OFERECENDO OPORTUNIDADE PARA O DESENVOLVIMENTO DE SEU BEBÊ

- Coloque um móbile colorido suspenso sobre o berço de modo que o bebê possa observá-lo (30cm de distância do rosto).
- Dê colo, atenção e converse com ele.
- Chame a atenção dele com caretas, sorrisos e diferentes expressões faciais.
- Brinque com chocalhos ou outros objetos que façam barulho.
- Use brinquedos ou objetos coloridos, de preferência com contraste de formas e cores (por exemplo, vermelho, preto e branco).

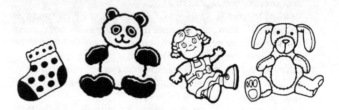

ATENÇÃO

A posição de "barriga para baixo" NÃO é aconselhada para dormir! No entanto, quando acordado, é importante acostumar o bebê a brincar de "barriga para baixo" desde pequenino, mas, claro, sob a vigilância de um adulto! Isso ajudará a fortalecer os músculos da cabeça e das costas do bebê.

EVITANDO ACIDENTES

- Não deixe outra criança pequena carregar de um lado para outro seu bebê, pois ela poderá tropeçar e cair, machucando a cabeça do bebê, que ainda tem os ossos bem molinhos.
- Ao dar banho, teste antes a temperatura da água na região do seu pulso.
- Quando for sair de carro, nunca leve o bebê no colo, jamais no banco da frente, e sim na cadeirinha de carro.

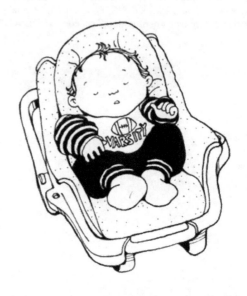

4 A 6 MESES
Conheça seu bebê!

Nessa fase, seu bebê está mais interessado em explorar o ambiente, ou seja, olhar e brincar com pessoas e objetos em sua volta. Vira a cabeça quando escuta um barulho. Grita, ri e pronuncia vogais, como, "oo", "ahh".

Quando deitado de "barriga para cima", mantém a cabeça alinhada com o corpo, traz as duas mãos juntas ao peito ou aos joelhos dobrados e alcança brinquedos que lhe são entregues cada vez mais distantes. Brinca com objetos, mãos e pés, levando-os à boca.

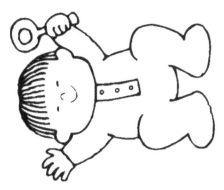

Nessa fase, o bebê começa a rolar de "barriga para cima" para os lados e depois de "barriga para baixo" para "barriga para cima". Próximo de 6 meses, aprende a rolar de "barriga para cima" para "barriga para baixo".

Fica cada vez melhor de "barriga para baixo". Se acostumado desde pequeno, vai brincar, pivotear (girar), alcançar brinquedos e se divertir bem nessa posição.

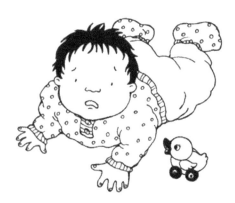

O bebê com 5 e 6 meses já começa a ficar sentado sozinho por alguns segundos, mas é necessário um adulto por perto.

OFERECENDO OPORTUNIDADE PARA O DESENVOLVIMENTO DE SEU BEBÊ

- Continue colocando o bebê de "barriga para baixo" para brincar.
- O bebê aprende a rolar; portanto, é hora de dar a ele mais espaço. Quando acordado, coloque o bebê em um colchonete ou edredom sobre o chão limpo.
- É hora de oferecer chocalhos, pois são mais fáceis de agarrar, e mordedores, pois o bebê os leva à boca e pode coçar os dentes, caso estejam nascendo.
- Os brinquedos devem ser coloridos e fazer barulho.

ATENÇÃO!
- Retire o móbile do berço após 4 meses para que a criança não puxe. Geralmente o móbile é pesado. Os móbiles devem ser colocados apenas para o bebê nos primeiros 3 meses observar, antes de ser capaz de alcançar objetos.
- Nunca coloque crianças nessa fase em cima da cama, mesmo que seja de casal, pois o bebê se movimenta bastante, podendo cair.
- O bebê nessa fase leva tudo à boca; é a forma que ele tem de conhecer o formato e a textura dos objetos. Assim, separe brinquedos para essa finalidade. Deixe-os sempre limpos.

EVITANDO ACIDENTES

A distância entre as grades do berço não pode passar de 6,5cm para evitar que o bebê prenda o pescoço, o braço ou as pernas.

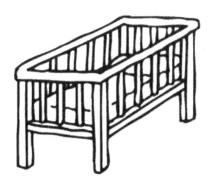

- Nunca deixe o bebê sentado na banheira sozinho; ele ainda não é capaz de ficar sentado por muito tempo.
- Nunca coloque cordão em volta do pescoço do bebê, pois ele pode se sufocar.

7 A 9 MESES
Conheça seu bebê!

Nessa fase, o bebê já distingue rostos familiares e estranhos. Vira a cabeça e olha quando alguém chama o nome dele. Faz sons de sílabas como "ga", "gu", "da".

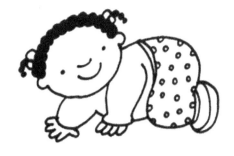

Se o bebê for acostumado desde pequeno, prefere ficar na posição de "barriga para baixo"; aliás, é difícil manter a criança de "barriga para cima" até para trocar fraldas!

De "barriga para baixo" pode passar para gato, engatinhar e passar para a posição sentada.

De 7 até 9 meses, vai aprimorando a posição sentada, podendo ser deixado sozinho no final desse período.

Outra novidade é que agora o bebê pode passar para a posição de pé no berço, no colo de uma pessoa ou no sofá.

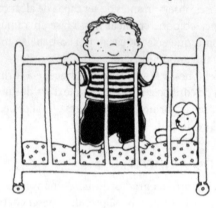

Quer pegar, jogar, puxar, empurrar, bater e passar objetos de uma mão para a outra. Ainda coloca os brinquedos na boca, embora um pouco menos.

OFERECENDO OPORTUNIDADE PARA O DESENVOLVIMENTO DE SEU BEBÊ

- Gosta de jogar objetos para que os outros os apanhem.
- Gosta de brinquedos que fazem barulho e de diferentes formatos.
- Aprecia brinquedos que se movem quando tocados, pois pode ir atrás engatinhando.
- Gosta de brincar de esconder o rosto com a fralda para puxar em seguida. Primeiro, a fralda é usada para esconder o rosto do pai/mãe e só depois nele mesmo.

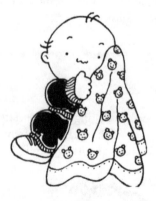

ATENÇÃO

- Evite deixar o bebê muito tempo em cercadinho ou berço, pois ele precisa de espaço para se desenvolver.
- NÃO coloque a criança no voador (andador), pois, além do risco de quedas e traumas, não ajuda a criança a andar mais rápido.

EVITANDO ACIDENTES

- Cuidado com objetos pequenos, pois o bebê consegue levá-los à boca e pode se engasgar.
- Como o bebê está engatinhando, tampe com esparadrapo as tomadas e coloque fora do alcance produtos de limpeza e embalagens plásticas.
- Cuidado com móveis de quinas e pontiagudos.
- Quando for sair de automóvel, nunca leve o bebê no colo, nunca no banco da frente, e sim na cadeirinha de carro.

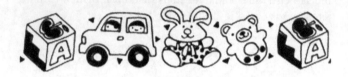

10 A 12 MESES
Conheça seu bebê

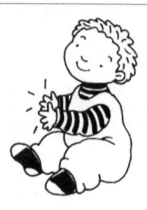

O bebê, nessa fase, dá "tchauzinho" e bate palminhas. Gosta de "conversar sozinho", ou seja, fala enrolado, usando combinação de sílabas, como "gaga", "papa", "mama".

Engatinha rápido e se senta no chão de diferentes formas. Ao se puxar para de pé, anda ao redor dos móveis, se segurando apenas com uma das mãos.

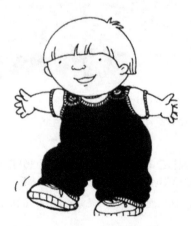

Começa a andar apoiado nos adultos e logo irá dar passinhos sem apoio. Uma vez andando sozinho, consegue agachar e se levantar novamente sem se segurar.

Abre e fecha caixas e potes, balança objetos que fazem barulho, retira brinquedos de dentro de uma caixa e os joga no chão. Aponta e toca em brinquedos com o dedo indicador. Também usa o indicador e o polegar para pegar objetos pequenos (como uma pinça).

A criança se mostra habilidosa no uso das mãos e dedos; assim, quase não coloca mais brinquedos na boca.

OFERECENDO OPORTUNIDADE PARA O DESENVOLVIMENTO DE SEU BEBÊ

- Gosta de brincar com bolas coloridas de tamanho e consistência diferentes, jogos de encaixar, caixas que possam ser enchidas de coisas e principalmente esvaziadas e, ainda, brinquedos de empurrar e puxar.
- Tem interesse por livrinhos com gravuras grandes sem ou com poucas palavras.
- Agora está compreendendo o significado real das coisas; assim, gosta de brinquedos como bonecas, carrinhos, panelinhas, celular de brinquedo.

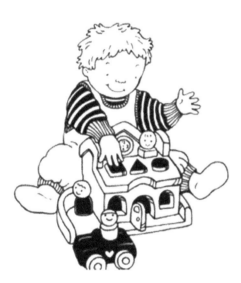

ATENÇÃO!

- Se seu bebê se senta em W ocasionalmente, tudo bem; mas não permita que o bebê crie o hábito de se sentar dessa maneira. Essa posição pode prejudicar a formação óssea do quadril da criança e, mais tarde, ela poderá andar com os joelhos e /ou pés para dentro.

EVITANDO ACIDENTES

- Cuidado com objetos pequenos, pois o bebê consegue levá-los à boca e pode se engasgar.
- Tampe com esparadrapo as tomadas e coloque fora do alcance produtos de limpeza e embalagens plásticas.
- Cuidado com móveis de quinas e pontiagudos e também com cabos de panelas virados para fora do fogão.
- Quando o bebê começa a andar, não tem muito equilíbrio e cai muito; assim, retire brinquedos e tapetes do caminho.

13 A 24 MESES
Conheça sua criança

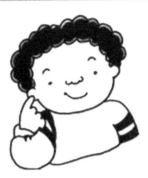

A criança inicia essa fase falando "mama" para a mãe ou "papa" para o pai. Ao longo desse período ela irá aprender mais algumas palavrinhas. Pode inclusive estar combinando duas palavras. Compreende bem quando falam com ela. Aponta para partes simples do corpo.

A cada dia anda melhor, com mais equilíbrio. Enquanto caminha, pode segurar um objeto em cada mão, possui bom equilíbrio para frear e já pode dar alguns passos nas pontas dos pés ou para trás. Corre, ou melhor, anda rápido.

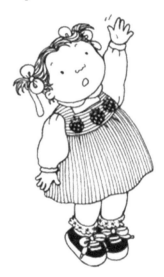

Sobe e desce em móveis. É bem ativa; abre e fecha armários, gavetas e portas; mexe em tudo!

Prefere brincar agachada por ser mais rápido se levantar do chão.

É habilidosa com as mãos; roda, aperta, transfere, encaixa e desencaixa. Uma mão auxilia a outra.

OFERECENDO OPORTUNIDADE PARA O DESENVOLVIMENTO DE SUA CRIANÇA

- Mostra interesse em dar nome a objetos e figuras e em repetir palavras.
- Rasga papéis e rabisca.
- Gosta de objetos domésticos comuns ou brinquedos de imitação, como escovas e vassouras, baldes, canecas, potes, telefones e ferramentas de jardinagem.

- Gosta ainda de brinquedos para empurrar ou puxar, como cadeirinha de passeio, carrinho de bebê, caminhão com caçamba (para encher).
- Brincar com areia e água é importante nessa fase.

ATENÇÃO

- O pé da criança é fofinho e redondo; por isso, deixe ela andar e brincar sem sapatos sempre que puder, pois pode ajudar a formar a curva de dentro do pé.

EVITANDO ACIDENTES

- Coloque fora do alcance produtos de limpeza, tóxicos e inflamáveis.
- Cuidado com cabos de panela virados para fora do fogão.
- Nunca a deixe a criança na calçada ou na rua sem segurar em sua mão, pois ela pode correr para o meio da rua sem que você perceba.

Fisioterapia Neurofuncional

Seção II

Paralisia Cerebral

Ana Cristina Resende Camargos
Kênnea Martins Almeida Ayupe
Priscilla Rezende Pereira Figueiredo
Rejane Vale Gonçalves

4

DEFINIÇÃO, EPIDEMIOLOGIA E ETIOLOGIA

A expressão *paralisia cerebral* (PC) abrange uma diversidade de manifestações clínicas referentes ao tipo, à gravidade e à distribuição do comprometimento motor. Conforme consenso internacional publicado em 2007, a PC é definida como "um grupo de desordens permanentes do desenvolvimento do movimento e da postura, causando limitações de atividades, que são atribuídas a distúrbios não progressivos que ocorreram no cérebro em desenvolvimento"[1]. As desordens motoras podem ser acompanhadas de distúrbios de sensação, percepção, cognição, comunicação e comportamento, além de epilepsia e problemas musculoesqueléticos secundários[1]. A PC é uma das causas mais comuns de incapacidade física na infância[2]. A incidência dessa condição de saúde varia, entre diferentes países, de 1,4 a 3,6 casos a cada 1.000 nascidos vivos[3-5].

O dano encefálico que leva à PC pode ser decorrente de inúmeros fatores etiológicos. A lesão pode ocorrer durante a gestação (pré-natal), próximo ou no momento do parto (perinatal), ou após o nascimento da criança (pós--natal)[5]. Não há uma idade máxima definida na literatura para que manifestações clínicas decorrentes de lesão no cérebro, cerebelo ou tronco encefálico sejam classificadas como PC; entretanto, a maior parte da literatura estabelece como limite superior, aproximadamente, entre 2 e 3 anos de idade[1,6].

A etiologia exata da PC, em muitos casos, não pode ser identificada[6]. Na realidade, em mais de 30% dos casos a etiologia é desconhecida e não existe nenhum fator de risco conhecido[1,5]. Entretanto, a literatura aponta alguns fatores que aumentam o risco de a criança sofrer uma lesão neurológica. Dentre os fatores de risco pré-natais podem ser citados a exposição materna a infecções, como toxoplasmose, rubéola, citomegalovírus e herpes (isto é, infecções TORCH)[6] ou zika vírus[7]; crescimento anormal do feto; malformações cerebrais; hipóxia; gestação múltipla; desordens metabólicas e patologias placentárias[8]. Os fatores perinatais incluem asfixia, prematuridade, ruptura uterina, prolapso de cordão umbilical, apresentação pélvica, pré-eclâmpsia e febre materna durante o trabalho de parto[9]. Já os fatores pós-natais mais comuns são acidente vascular isquêmico, hemorragia intraventricular, leucomalacia periventricular, sepse, meningite, traumatismo craniano, síndrome do bebê sacudido, crises convulsivas nas primeiras 48 horas após o nascimento, problemas respiratórios e excesso de bilirrubina sérica resultante de doença hemolítica[5].

Durante muitas décadas, acreditou-se que a asfixia perinatal seria a causa mais comum de PC[10]. Mais recentemente, com os avanços nos exames de imagem, os fatores pré-natais passaram a ser reconhecidos como a causa de 70% a 80% dos casos tanto em lactentes nascidos a termo como em prematuros[11]. Embora um único fator seja suficiente para causar a lesão neurológica, a presença de vários fatores de risco aumenta a chance de ocorrência de PC. A contribuição de fatores genéticos que deixam o feto ou o lactente mais vulnerável à lesão tem sido recentemente considerada na fisiopatologia da PC[8]. Algumas condições

Capítulo 4 Paralisia Cerebral

maternas e gestacionais, consideradas fatores de risco, têm um componente genético, incluindo o nascimento prematuro, a pré-eclâmpsia e as infecções maternas.

O risco de uma criança ter PC é distinto em diferentes idades gestacionais, mas a prematuridade aumenta em até 100 vezes esse risco[8,11]. O risco também aumenta em casos de gestação múltipla, sendo quatro vezes maior em uma gestação gemelar e 18 vezes maior no caso de trigêmeos[3,12].

CLASSIFICAÇÕES E TIPOS CLÍNICOS

Nas últimas décadas houve uma crescente necessidade de documentação e classificação da funcionalidade de crianças com PC, com enfoque em desfechos relevantes para essa população, como mobilidade, habilidade manual e comunicação. Os sistemas de classificação utilizados na prática clínica e na pesquisa para esses fins são denominados: Sistema de Classificação da Função Motora Grossa (*Gross Motor Function Classification System* – GMFCS)[13,14], Escala de Mobilidade Funcional (*Functional Mobility Scale* – FMS)[15], Sistema de Classificação da Habilidade Manual (*Manual Ability Classification System* – MACS)[16] e Sistema de Classificação da Função de Comunicação (*Communication Function Classification System* – CFCS)[17].

Atualmente, o GMFCS representa a classificação mais importante das crianças com PC e tem sido amplamente utilizado pelos profissionais de saúde para o prognóstico de mobilidade e locomoção, planejamento terapêutico, prescrição de tecnologia assistiva e dispositivos de auxílio para mobilidade, bem como para facilitar a linguagem entre profissionais e familiares. O GMFCS foi traduzido para praticamente todos os idiomas, e sua versão em português está disponível para *download* no *site* da *CanChild* (https://canchild.ca/en/resources/42-gross-motor-function-classification-system-expanded-revised-gmfcs-e-r).

O GMFCS classifica o desempenho de autolocomoção da criança e do adolescente e considera as limitações de mobilidade e a necessidade de dispositivos manuais para locomoção (como andadores, muletas ou bengalas) ou mobilidade sobre rodas. O GMFCS contém cinco níveis, em escala ordinal, e apresenta distinções por faixa etária (antes dos 2 anos, entre 2 e 4 anos, entre 4 e 6 anos, entre 6 e 12 anos e entre 12 e 18 anos de idade)[13,14]. A definição dos níveis, correspondente a uma criança de 6 anos de idade, é a seguinte:

- **Nível I:** a criança anda em diferentes ambientes sem apoio e sobe e desce escadas sem segurar no corrimão. A criança desenvolve a habilidade de correr e pular, mas com limitações na velocidade, equilíbrio e coordenação. A participação nos esportes e em atividades físicas é fundamentada na escolha pessoal e em fatores ambientais.
- **Nível II:** a criança consegue andar sem apoio, mas com algumas limitações, como precisar do corrimão para subir e descer escadas e ter dificuldade ou não ser capaz de correr e pular. Pode precisar de adaptações para realizar atividades esportivas.

- **Nível III:** a criança anda com dispositivo de auxílio para marcha em espaços internos (p. ex., andador) e pode precisar de cadeira de rodas fora de casa e na comunidade. A criança precisa de assistência para se transferir do solo e da posição sentada para a de pé e de adaptações para realizar atividades físicas e esportivas.
- **Nível IV:** a criança apresenta dificuldade para se locomover, mas pode rolar, se arrastar e permanecer sentada (geralmente com apoio), e consegue se mover independentemente com uma cadeira de rodas manual ou motorizada. A criança pode percorrer pequenas distâncias com auxílio físico ou andador com suporte de peso, mas depende de terceiros para chegar a diferentes locais. Necessita de adaptações para realizar atividades físicas e esportivas.
- **Nível V:** a criança é dependente para todas as atividades relativas à mobilidade. Apresenta limitações no controle antigravitacional de cabeça e tronco e na movimentação ativa de membros superiores (MMSS) e inferiores (MMII), necessitando da assistência para as transferências. A participação da criança é muito limitada. Ela pode ter locomoção motorizada com extensivas adaptações para a postura sentada e para o controle da cadeira.

A literatura reporta uma relativa estabilidade dos níveis do GMFCS, o que significa que a criança classificada em um nível tende a permanecer nele ao longo do tempo, embora seja possível que a criança mude de nível em resposta a programas de intervenção. Essa informação torna possível inferir sobre o prognóstico da criança com PC[18]. Em acréscimo, os autores da classificação desenvolveram uma curva de percentil para cada nível do GMFCS (disponível em: https://canchild.ca/en/resources/237-motor-growth-curves). Essas curvas descrevem padrões de desenvolvimento motor de crianças com PC, agrupadas por nível do GMFCS, à medida elas se desenvolvem. Crianças com PC alcançam, em média, 90% da capacidade motora em torno dos 5 anos de idade para o nível I do GMFCS e em torno dos 2,7 anos de idade para o nível V[18]. As curvas de percentil auxiliam os profissionais de saúde e as famílias a entenderem como as habilidades motoras grossas das crianças classificadas em cada nível se modificam com a idade. Além disso, essas curvas oferecem uma estimativa das capacidades motoras da criança no futuro, incluindo o nível de independência que é provável que a criança atinja, já que as curvas parecem atingir um platô em torno dos 7 anos de idade.

Para a classificação da mobilidade funcional de crianças com PC, a FMS leva em consideração o fato de poderem necessitar de meios de mobilidade ou dispositivos de auxílio distintos, dependendo da distância que precisam percorrer. Mais especificamente, a FMS classifica a habilidade de locomoção da criança em seis níveis para cada uma de três distâncias definidas, quais sejam: 5, 50 e 500 metros[15], representativas do desempenho de mobilidade nos contextos de casa, escola e comunidade, respectivamente:

- **Nível 6:** anda independentemente em todas as superfícies.

- **Nível 5:** anda independentemente apenas em superfícies planas.
- **Nível 4:** necessita de uma ou duas bengalas.
- **Nível 3:** precisa de bengalas canadenses ou muletas.
- **Nível 2:** anda com auxílio de andador.
- **Nível 1:** usa cadeira de rodas.

Há também como opção a classificação da criança por meio da letra C – a criança engatinha para se locomover em casa (5m) – e da letra N – caso não seja possível classificar a mobilidade da criança em determinada distância (p. ex., a criança não completa a distância de 500m)[15]. A FMS é aplicada pelo profissional que avalia a criança com base em perguntas direcionadas aos pais de crianças/adolescentes de 4 a 18 anos de idade. A versão em português da FMS está disponível para *download* em http://www.healthtranslations.vic.gov.au/bhcv2/bhcht.nsf/PresentDetail?open&s=FMS_-_The_Functional_Mobility_Scale.

O MACS descreve como as crianças ou os adolescentes com PC (de 4 a 18 anos) usam suas mãos para manipular objetos em atividades diárias[16]. Os cinco níveis do MACS são fundamentados na habilidade da criança em iniciar sozinha a manipulação de objetos e na necessidade de assistência ou adaptação para realizar atividades manuais na rotina diária:

- **Nível I:** a criança manuseia objetos facilmente e com sucesso.
- **Nível II:** a criança manuseia a maior parte dos objetos, mas com qualidade e/ou velocidade reduzidas.
- **Nível III:** a criança manuseia objetos com dificuldade, necessitando de ajuda para preparar e/ou modificar as atividades.
- **Nível IV:** a criança manuseia uma seleção limitada de objetos de fácil manejo em situações adaptadas.
- **Nível V:** a criança não manuseia objetos e requer total assistência para desempenhar até as ações consideradas mais simples[16].

O MACS não distingue o uso de uma das mãos; portanto, não importa se a criança realiza as atividades com uma ou com as duas mãos. Para classificar a criança usando o MACS, o terapeuta deve perguntar aos pais ou responsáveis como ela desempenha atividades típicas de sua idade, como se vestir, se alimentar e brincar. Ao contrário do GMFCS, o MACS não apresenta distinções por idade, embora já exista o Mini-MACS, versão adaptada para crianças entre 1 e 4 anos de idade. A versão em português do MACS pode ser encontrada em http://www.macs.nu/download-content.php.

O sistema CFCS tem por objetivo classificar o desempenho da comunicação diária dos indivíduos com PC em cinco níveis[17]. A comunicação ocorre sempre que um emissor transmite uma mensagem e o receptor entende a mensagem. O comunicador eficiente alterna, de modo independente, seu papel de emissor e receptor, não importando as demandas de uma conversação, os parceiros da comunicação e os assuntos. Também apresenta cinco níveis:

- **Nível I:** a criança atua como emissora e receptora eficaz com parceiros desconhecidos e conhecidos.
- **Nível II:** a criança atua como emissora e receptora eficaz com parceiros desconhecidos ou conhecidos, porém é mais lenta nesse processo.
- **Nível III:** a criança geralmente se comunica de maneira eficaz com os parceiros conhecidos, mas a comunicação não é consistente e eficaz com a maioria dos parceiros desconhecidos.
- **Nível IV:** a criança não alterna consistentemente seu papel de emissora e receptora, mesmo com parceiros conhecidos.
- **Nível V:** a comunicação da criança é raramente eficaz, mesmo com parceiros conhecidos[17].

Todas as formas de comunicação são consideradas quando se determina o nível do CFCS, o que inclui o uso da fala, gestos, comportamentos, olhar fixo, expressões faciais e a comunicação alternativa e aumentativa. A CFCS é uma classificação complementar ao GMFCS e ao MACS, e a versão traduzida para o português também está disponível para *download* (http://cfcs.us/?page_id=8).

Além da classificação de funcionalidade, a PC também pode ser classificada de acordo com o subtipo neurológico e topográfico, incluindo a forma espástica (unilateral ou bilateral), discinética (distônica ou coreoatetoide), atáxica ou mista[19,20]. Existem fatores causais mais prevalentes para os diferentes tipos de PC. Cada categoria se refere a uma área encefálica específica que sofreu a lesão e apresenta sintomas característicos que a diferem das outras formas de PC (Tabela 4.1).

Paralisia cerebral espástica

A PC espástica é o subtipo neurológico mais comum de PC (70% a 90% dos casos) e resulta de lesão no sistema nervoso central (SNC), especificamente no neurônio motor superior localizado no cérebro[5,21]. As manifestações clínicas típicas da PC espástica incluem fraqueza muscular, aumento do tônus muscular (hipertonia), espasticidade e diminuição do limiar de ativação dos reflexos de estiramento[22]. A forma espástica pode ser classificada topograficamente em bilateral (inclui os termos quadriplegia e diplegia, utilizados anteriormente na literatura) e unilateral (termo hemiplegia utilizado anteriormente)[19,23]. O termo bilateral denota comprometimento dos MMSS e MMII, enquanto unilateral indica o envolvimento dos membros superior e inferior de um dimídio corporal[9].

No caso da PC espástica bilateral do tipo quadriplegia, o comprometimento dos quatro membros pode ser causado por qualquer patologia que provoque lesão difusa, simétrica ou assimétrica, nos dois hemisférios cerebrais[8]. Resulta, muitas vezes, de eventos hipóxico-isquêmicos globais, malformações cerebrais, corticais ou subcorticais. Crianças com PC espástica bilateral do tipo quadriplegia são classificadas, na maioria dos casos, nos níveis IV ou V do GMFCS[24,25].

Capítulo 4 Paralisia Cerebral

Tabela 4.1 Tipos de paralisia cerebral

Subtipo neurológico	Comprometimento	Topografia	Área lesionada
Espástica	Bilateral	Quadriplegia	Área cortical ou subcortical
		Diplegia	Trato corticoespinhal (cápsula interna)
	Unilateral	Hemiplegia	Trato corticoespinhal unilateralmente
Discinética	Distonia	Quadriplegia	Núcleos da base, tálamo, tronco encefálico e cerebelo
	Coreoatetose	Quadriplegia	Núcleos da base e tálamo
Atáxica		Quadriplegia	Cerebelo

A PC espástica bilateral do tipo diplegia é caracterizada por maior comprometimento dos MMII em relação aos MMSS. Essa é a forma de PC predominante em crianças prematuras, resultado de leucomalacia periventricular ou hemorragia peri ou intraventricular, haja vista que as fibras motoras que inervam os MMII estão localizadas mais próximo da região ventricular[26]. A lesão cerebral em crianças prematuras é decorrente da vulnerabilidade dos tratos motores no cérebro em desenvolvimento. Os fatores causais incluem infecção intrauterina, ruptura prematura da placenta e gestação múltipla. As crianças com PC espástica bilateral do tipo diplegia podem ser classificadas em todos os níveis do GMFCS, embora seja maior a prevalência de crianças classificadas entre os níveis I e III[24,27].

As causas mais comuns da PC espástica unilateral, de acordo com estudos de neuroimagem, são o acidente vascular perinatal e as malformações congênitas[8]. Lesões focais ou, algumas vezes, multifocais resultam em PC unilateral. As crianças com PC espástica unilateral são, na maioria dos casos, classificadas nos níveis I ou II do GMFCS[24,25].

Paralisia cerebral discinética

A PC discinética representa em torno de 10% a 15% dos casos de PC[28]. Nesse subtipo, a lesão ocorre nos núcleos da base do cérebro e a criança apresenta manifestações clínicas, como deficiência na regulação do tônus muscular e movimentos involuntários[29]. O comprometimento inclui os quatro membros, o tronco, a coluna cervical e a face. A discinesia (isto é, distúrbio do movimento) ocorre ou é exacerbada na tentativa da criança de se movimentar e pode variar de acordo com a posição corporal, a tarefa, o estado emocional e o nível de consciência da criança[30].

A forma discinética é subdividida em distônica e coreoatetoide, mas características de ambos os tipos podem estar presentes concomitantemente[19,31]. A criança com distonia apresenta contrações musculares sustentadas, hipocinesia (isto é, diminuição do movimento) e desregulação do tônus muscular, que aumenta facilmente[32]. No caso da coreoatetose há a presença de coreia (ou seja, movimentos descoordenados, rápidos e, muitas vezes, fragmentados das extremidades proximais) e atetose (ou seja, movimentos lentos, constantemente modificados e contorcionais

das extremidades distais), além de hipercinesia e desregulação do tônus muscular, que está geralmente diminuído[29,32]. A distonia é mais severa e prejudica de maneira mais evidente a funcionalidade da criança em comparação à coreoatetose, podendo ser confundida com a PC espástica quadriplégica[31]. Crianças discinéticas geralmente são classificadas no nível IV ou V do GMFCS[24,25].

Paralisia cerebral atáxica

A PC atáxica resulta de lesão no cerebelo e apresenta como deficiências principais desequilíbrio nas diferentes posturas, incoordenação motora e dismetria (isto é, interpretação errônea da distância, desorientação espacial, incapacidade para alcançar com precisão um ponto determinado), além de fraqueza e hipotonia muscular[33]. Os movimentos da criança com ataxia são caracterizados por diminuição de força muscular, ritmo e precisão[19,32]. No que se refere à mobilidade, as crianças atáxicas, na maioria dos casos, adquirem marcha independente, sendo classificadas no nível I ou II do GMFCS[24,25].

Paralisia cerebral mista

Quando ocorrem lesões em diferentes áreas do encéfalo, a criança pode apresentar manifestações clínicas de diferentes subtipos de PC[32]. Em geral, há predomínio da sintomatologia de um subtipo com componentes associados de outro. Nesses casos, a criança é classificada de acordo com a característica clínica dominante junto com o componente associado (p. ex., PC espástica bilateral com componente atáxico).

Apesar de no consenso de 2007[1] não haver descrições sobre esse subtipo de PC, tradicionalmente a expressão paralisia cerebral hipotônica vem sendo utilizada clinicamente para classificar as crianças que não apresentam manifestações clínicas que se encaixem nas outras formas de PC. A criança hipotônica apresenta como características principais tônus muscular baixo e importante atraso no desenvolvimento motor. À medida que ela se desenvolve, sinais de discinesia ou ataxia podem aparecer e o diagnóstico mais preciso é estabelecido. Caso contrário, é importante investigar outras possíveis condições de saúde para o diagnóstico da criança, como erros inatos do metabolismo.

ASPECTOS RELACIONADOS COM A FUNCIONALIDADE E A INCAPACIDADE DAS CRIANÇAS COM PARALISIA CEREBRAL

A Classificação Internacional de Funcionalidade, Incapacidade e Saúde (CIF), modelo proposto pela Organização Mundial da Saúde (OMS) em 2001, fornece uma representação conceitual do processo de funcionalidade dos indivíduos, considerando aspectos biomédicos, psicológicos e sociais. Esse modelo preconiza uma linguagem padronizada e terminologia comum para a descrição da saúde e dos estados relacionados com a saúde dos indivíduos.

Funcionalidade é um termo que engloba todas as estruturas e funções do corpo, atividades e participação; de maneira similar, *incapacidade* é um termo que inclui deficiência, limitação de atividade ou restrição na participação, sendo a funcionalidade e a incapacidade consideradas resultado da interação dinâmica entre a condição de saúde e os fatores contextuais, como ilustrado na Figura 4.1[34].

Em 2006, a OMS criou uma versão da CIF para crianças e jovens, levando em consideração as diversas mudanças que ocorrem ao longo do crescimento e desenvolvimento físico, psicológico e social, desde o nascimento até os 18 anos de idade. Nessa versão foi destacada a importância do contexto familiar, sendo a funcionalidade da criança influenciada por sua interação com a família e os cuidadores[35]. Posteriormente, um grupo de pesquisadores parceiros da OMS desenvolveu os *Core Sets* da CIF para crianças e adolescentes com PC no intuito de proporcionar uma descrição de funcionalidade de fácil utilização por parte dos profissionais da saúde. A expressão *Core Sets* se refere a um conjunto de categorias da CIF que são consideradas as mais relevantes para a descrição da funcionalidade de um indivíduo com determinada condição de saúde[36]. No caso da PC, cinco *Core Sets* destacam as áreas de funcionalidade mais importantes a serem avaliadas pela equipe interdisciplinar[36,37]. Os *Core Sets* se encontram disponíveis em: https://www.icf-research-branch.org/download/category/8-neurologicalconditions.

A utilização da CIF possibilita que o terapeuta amplie sua visão da criança com PC para além das deficiências, valorizando a capacidade e o desempenho das atividades e a participação social, em conjunto com as interações com os fatores contextuais[38]. Vários estudos têm utilizado esse modelo multidimensional e interativo para descrever a saúde, a funcionalidade e a incapacidade de crianças com PC[39-42]. Neste capítulo serão revisados os principais aspectos de funcionalidade e incapacidade para a organização do raciocínio clínico no processo de avaliação e planejamento do tratamento de crianças com PC.

Fatores contextuais

Os fatores contextuais no modelo da CIF incluem fatores ambientais e pessoais. Os fatores ambientais englobam aspectos físicos, sociais, culturais, institucionais ou de atitudes no ambiente em que as pessoas vivem[34,38]. Condições de acesso aos espaços físicos da casa, escola ou comunidade, suporte familiar e escolar, uso de tecnologia assistiva, meios de transporte comunitários e nível socioeconômico podem impactar de forma negativa ou positiva a funcionalidade da criança, sendo considerados barreiras ou facilitadores, respectivamente[34,39,43]. São exemplos de barreiras físicas: ausência de banheiro adaptado, portas estreitas ou pavimentação irregular de ruas e passeios. A dificuldade de acesso a recursos de tecnologia assistiva pode ser considerada uma barreira social. Por outro lado, a presença de rampas e elevadores no espaço físico da casa e da escola, o acesso a serviços de saúde e as atitudes da família de encorajamento da criança para o desempenho em atividades podem ser identificados como facilitadores[44]. A família representa um fator ambiental determinante no desenvolvimento infantil[38], podendo se qualificar como facilitadora ou como barreira à funcionalidade da criança[44].

Os fatores pessoais incluem sexo, idade, educação, estilo de vida, atitudes, motivação e características da personalidade[34,38,39]. A capacidade de enfrentamento da criança é um fator pessoal que merece destaque, uma vez que influencia sobremaneira o sucesso das intervenções. Além disso, é importante reconhecer as escolhas e preferências pessoais das crianças, uma vez que terão mais interesse em realizar tarefas que sejam significativas para elas[38,43].

Restrições de participação e limitações de atividades

A CIF apresenta as atividades e a participação em um capítulo único, embora descreva definições distintas acerca de cada um dos termos, quais sejam: *atividade* consiste na execução de uma tarefa ou ação por um indivíduo; *participação* diz respeito ao envolvimento de um indivíduo em uma situação da vida real. Desse modo, restrições à participação são problemas que a criança pode experimentar em situações reais da vida que envolvem um contexto social e limitações da atividade são dificuldades que a criança pode encontrar para executar tarefas ou ações[34]. As restrições e limitações apresentadas pelas crianças dependem de inúmeros fatores, mas podem ser parcialmente previstas pela

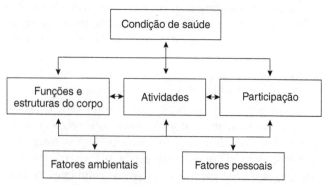

Figura 4.1 Relação entre os componentes da Classificação Internacional de Funcionalidade, Incapacidade e Saúde (CIF)[34].

Capítulo 4 Paralisia Cerebral

classificação e tipo clínico da PC, sendo menos significativas em crianças com PC unilateral classificadas no nível I do GMFCS e do MACS[45,46].

Em relação à restrição de participação, destaca-se a dificuldade em participar nos contextos da casa, da escola, de lazer, de recreação e da prática de esportes[43,47]. Crianças com PC podem enfrentar problemas como *bullying* dos pares escolares e apresentar dificuldade em interagir com outras pessoas, podendo se isolar socialmente[43,47].

Dentre as limitações de atividade podem ser citadas: incapacidade para mudar e manter as posturas ou posições do corpo e realizar transferências; limitação na mobilidade para andar e se deslocar em diferentes locais; incapacidade para transportar, mover e manusear objetos com os MMSS e com as mãos; dificuldade para realizar atividades de autocuidado, como alimentação, higiene pessoal e vestuário; e limitações na habilidade de se comunicar[5,48-51]. Cabe ressaltar que a presença dessas limitações aumenta a necessidade de assistência por parte dos pais e/ou cuidadores[51].

Deficiências das estruturas e funções do corpo

Crianças com PC podem apresentar deficiências (ou seja, alterações) em diversas estruturas (ou seja, partes estruturais ou anatômicas) e funções fisiológicas, incluindo as funções psicológicas[34]. Serão enfatizadas neste tópico as alterações das funções neuromusculoesqueléticas e relacionadas com o movimento, comumente avaliadas pelos fisioterapeutas. Além disso, serão abordadas as funções vestibulares, que incluem o equilíbrio.

Funções da força e resistência muscular

A fraqueza muscular é uma deficiência primária presente em todas as crianças com PC[52]. Quando comparadas a seus pares, crianças com PC apresentam em torno de 50% a menos de força muscular[53,54]. Verificam-se alterações musculares estruturais, como redução do volume muscular e do número de sarcômeros em série, e diferenças na composição e distribuição das fibras musculares que impactam diretamente a capacidade de geração de força[55-57]. Em outras palavras, crianças com PC apresentam alterações da curva de comprimento-tensão muscular, pois o ponto de amplitude articular associado a um comprimento ótimo para geração de força é modificado. Assim, há menor geração de potência muscular em amplitudes que seriam mais adequadas à função realizada, o que pode impactar no desempenho da criança em atividades[54,58].

Identificam-se ainda outros comprometimentos da função muscular, como menor velocidade de geração de força e menor resistência muscular, o que contribui para a ocorrência de fadiga[59]. Alguns autores identificam a presença de alterações estruturais e funcionais também no membro não afetado de crianças com acometimento unilateral[55].

Funções do tônus muscular

As funções do tônus muscular estão relacionadas com a tensão presente nos músculos em repouso e a resistência oferecida quando se tenta mover os músculos passivamente[34]. As alterações do tônus muscular compreendem a hipertonia e a hipotonia, bem como a espasticidade[32,34,60]. Na criança com PC, a deficiência do tônus muscular está associada à área do SNC que sofreu a lesão[5].

A espasticidade é uma das deficiências mais discutidas na literatura sobre PC, sendo definida como o aumento da resistência muscular à movimentação passiva, dependente da velocidade com que o músculo é movido ou alongado[61]. A espasticidade decorre de lesão do neurônio motor superior e está associada ao aumento do tônus muscular (hipertonia) em decorrência da diminuição do limiar de ativação dos reflexos de estiramento[5,57,62].

Com frequência, os termos espasticidade e hipertonia são apontados pela literatura como sinônimos[63]. Entretanto, é importante destacar que a espasticidade é somente um dos fatores que contribuem para a resistência à movimentação passiva. A hipertonia pode estar relacionada tanto com mecanismos neurais (espasticidade) como com mecanismos não neurais (alterações nas propriedades mecânicas musculares). Dessa maneira, nem toda resistência à movimentação passiva apresentada pela criança com PC é espasticidade, podendo a rigidez estar associada às propriedades mecânicas musculares[57,62]. As crianças com hipertonia apresentam aumento da rigidez muscular passiva, mudanças na composição muscular e alterações do tecido conectivo, bem como redução do comprimento das fibras musculares[54], o que limita o movimento e o alongamento muscular, dificultando o crescimento muscular longitudinal e as funções musculares[61].

Funções do controle do movimento voluntário

O controle motor seletivo é essencial para o movimento humano, uma vez que torna possível a realização de movimentos articulares de modo independente. A perda do controle muscular seletivo, associada à fraqueza muscular, resulta em movimentos associados ou compensatórios que promovem padrões atípicos de postura e movimento, impactando negativamente no alinhamento articular e na execução dos movimentos[64].

A perda do controle muscular seletivo em crianças com PC está relacionada com o desequilíbrio entre coativação muscular (isto é, ativação simultânea dos músculos agonistas e antagonistas de uma articulação) e sinergias musculares (isto é, atuação conjunta de mais de um músculo para execução de um movimento)[65]. Convém apontar que as sinergias musculares contribuem para o controle dos graus de liberdade de movimento e a coativação pode auxiliar a estabilidade das articulações[65,66].

Ao longo do desenvolvimento, as crianças com PC necessitam desenvolver diferentes estratégias para se movimentar contra a gravidade, utilizando os recursos que têm disponíveis para lidar com o impacto de suas deficiências neuromusculoesqueléticas (ou seja, fraqueza muscular, alteração de tônus, incapacidade no controle do movimento voluntário) na interação com o ambiente. Essas estratégias são individuais; entretanto, é possível identificar padrões comuns de movimento nessas crianças, como a ocorrência de sinergias musculares flexoras em MMSS e extensoras de MMII, que acabam dificultando a realização de tarefas motoras[65-68]. Em relação aos MMSS, observa-se ainda que crianças com PC apresentam alteração do tempo de ativação muscular e da coordenação motora, padrão de movimento em flexão do punho e cotovelo, pronação do antebraço, elevação dos ombros e presença de movimentos compensatórios proximais e distais, limitando o desempenho de tarefas unimanuais e bimanuais[50,69]. Em crianças com comprometimento unilateral é possível identificar a presença de movimentos associados ou espelhados no MS contralateral (isto é, não afetado)[70].

Funções relacionadas com o padrão de marcha

As funções do padrão de marcha estão relacionadas com alguns tipos característicos de marcha que podem ser identificados em crianças com PC[64,65,71-73]. Estudos clássicos, como o de Rodda e Graham[71], descrevem padrões específicos de marcha principalmente no plano sagital para crianças com comprometimento unilateral ou bilateral. Entretanto, cada criança apresenta características cinemáticas e cinéticas próprias, conforme as estratégias desenvolvidas para vencer a gravidade e deambular.

Em crianças com comprometimento unilateral são descritos comumente os seguintes padrões de marcha:

- Marcha com o "pé caído", na qual se observa ausência ou diminuição da flexão dorsal na fase de balanço.
- Marcha em equino, na qual se observa flexão plantar no apoio inicial e médio com ou sem hiperextensão do joelho no apoio terminal.
- Marcha com o "joelho rígido", apresentando limitação da flexão de joelho na fase de balanço.
- Marcha com alterações proximais, na qual as alterações citadas anteriormente ocorrem associadas à adução e rotação interna do quadril e à inclinação anterior da pelve[71].

Em crianças com comprometimento bilateral são identificados os seguintes tipos de marcha:

- Equino verdadeiro, caracterizado por flexão plantar durante toda a fase de apoio.
- Marcha *jump*, caracterizada por flexão plantar associada à flexão do joelho e do quadril no apoio.
- Equino aparente, caracterizado por flexão plantar no contato inicial com abaixamento do calcanhar entre o apoio médio e o final, associados à manutenção do joelho e do quadril em flexão.
- Marcha *crouch* ou agachada, caracterizada por flexão excessiva de joelho em toda a fase de apoio, associada à flexão de quadril[71].

De modo geral, quando comparadas a crianças normais, as crianças com PC apresentam as seguintes alterações cine-

máticas: *in-toeing* (isto é, marcha com os pés para dentro) ou *out-toeing* (marcha com os pés para fora); menor amplitude de movimento total de flexão dorsal e maior de flexão plantar; joelhos com maior flexão na fase de apoio e menor flexão na fase de balanço (joelho rígido); *recurvatum* de joelho na fase de apoio terminal (em crianças com comprometimento unilateral); quadril com maior pico de flexão, adução e rotação interna e menor pico de extensão na fase de apoio; maior inclinação anterior e rotação da pelve[72-74]. É importante ainda considerar que os padrões de movimento do tronco também podem estar alterados durante o padrão de marcha[75]. As características relativas ao desempenho da marcha, como velocidade, serão analisadas no componente de atividade.

Funções de mobilidade e da estabilidade das articulações

Outra deficiência apresentada por crianças com PC é a diminuição da amplitude de movimento (ADM) articular[76]. O desequilíbrio entre as forças compressivas (isto é, gravidade) e as forças tensionais (isto é, contração muscular) que agem nas articulações e no tecido ósseo em crescimento é um dos principais fatores que predispõem à diminuição de ADM e à disfunção da integridade estrutural das articulações da criança com PC[76,77].

A rigidez passiva se refere às propriedades passivas do tecido muscular não contrátil, como tendões, ligamentos e tecido conectivo[56]. No tecido muscular de crianças com PC observa-se proliferação de matriz extracelular com aumento do colágeno, aumento da rigidez das células e alteração das propriedades mecânicas do material extracelular[57,78]. A presença dessas adaptações estruturais leva ao aumento da rigidez passiva[76], o que predispõe o encurtamento muscular[79], levando à diminuição da ADM. Com o crescimento, e dependendo das estratégias de movimentação que a criança apresenta, esse encurtamento muscular pode aumentar, ocasionando desalinhamento articular, contraturas e deformidades e podendo resultar em articulações rígidas e instáveis[77,80,81]. As disfunções de mobilidade e estabilidade articular na criança com PC são progressivas, proporcionais à incapacidade (ou seja, maior em crianças GMFCS IV e V) e podem ocorrer em qualquer articulação[82,83].

Na coluna, a escoliose é a alteração mais prevalente e está associada à obliquidade pélvica e ao desalinhamento do quadril como "quadril em ventania" (isto é, um quadril posicionado em abdução e o outro em adução)[84-86]. A instabilidade do quadril é uma disfunção bastante comum em crianças com PC e pode progredir para subluxação e luxação[83,87]. Dentre os fatores de risco podem ser citados: desequilíbrio muscular[80], manutenção da postura em adução e rotação interna do quadril[82], aumento da anteversão femoral e do ângulo colo-diáfise (coxa valga)[80,82,88] e displasia acetabular[88]. A obliquidade pélvica e a escoliose também estão associadas à ocorrência de luxação de quadril[83,86]. Em estágios avançados, a luxação de quadril pode dificultar a higiene íntima[87]. Podem ser observadas ainda discrepância de comprimento de membros[89], deformidades em flexão ou hiperextensão no joelho[71], deformidades em equino, equinovaro, equinovalgo[79] e deformidades em flexão de punho e dedos[90], dentre outras.

Outras alterações das funções do corpo

Apesar de neste tópico terem sido destacadas as funções neuromusculoesqueléticas relacionadas com o movimento, é importante considerar que crianças com PC podem apresentar deficiências em outras estruturas e funções corporais, que incluem alteração das funções mentais[43,91], alterações das funções sensoriais e dor[43,92,93], alteração das funções de voz e fala[94] e alterações das funções do aparelho cardiovascular e do aparelho respiratório[95,96].

Em acréscimo, devem ser consideradas ainda as funções vestibulares de posição, equilíbrio e movimento, conforme especificado pela CIF[34]. Crianças com PC podem apresentar déficits tanto na manutenção de posturas (p. ex., sentada, ajoelhada e de pé) como déficits de equilíbrio do corpo e do movimento (p. ex., durante as atividades de andar, correr e pular)[66,97-99]. A estabilidade postural consiste na habilidade de manter o centro de massa corporal dentro da base de suporte, mesmo perante uma perturbação, e envolve mecanismos neuromusculares com alto grau de complexidade, além da integridade dos sistemas visual, somatossensorial e vestibular[98,100]. A habilidade em manter a estabilidade postural é um fator importante para a realização das atividades e para a participação, pois possibilita a realização de movimentos desejados e previne quedas[98]. Cabe ressaltar que o equilíbrio (função vestibular) é apenas um dos componentes dessa capacidade de se manter estável.

Relação entre os componentes da CIF

Conforme descrito em parágrafos anteriores, todos os componentes da CIF são inter-relacionados e se influenciam mutuamente. No estudo de Bjornson et al.[101] foi descrito um exemplo que mostra a interação de todos os componentes. Quando se pensa no desempenho na marcha (atividade), é possível observar que ele pode ser influenciado pela oportunidade de participar de atividades físicas (participação), pela resistência/força muscular (estrutura e função do corpo), pela presença de tecnologia assistiva (fatores ambientais) e pela motivação (fatores pessoais)[101].

Na Figura 4.2 foi confeccionado um quadro com os principais aspectos relacionados com a incapacidade de crianças com PC, demonstrando as possíveis relações entre eles.

IMPORTÂNCIA E ATUAÇÃO DA EQUIPE DE REABILITAÇÃO

A PC é uma condição de saúde que requer uma abordagem interdisciplinar. Diversos profissionais estão envolvidos no processo de reabilitação dessas crianças, dentre eles o fisioterapeuta, o terapeuta ocupacional, o fonoaudiólogo e

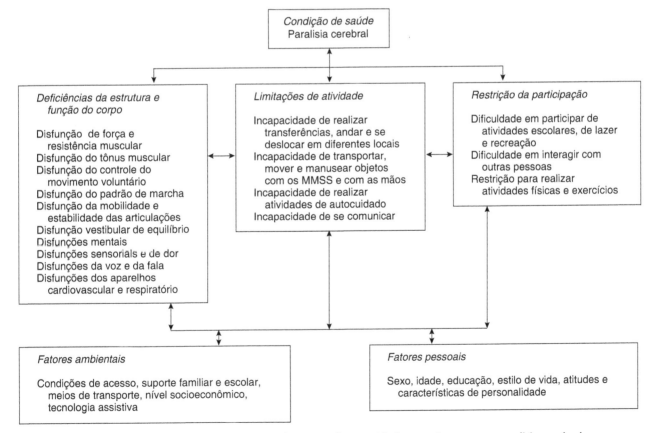

Figura 4.2 Principais aspectos relacionados com a incapacidade em crianças com paralisia cerebral.

o psicólogo. A equipe médica é composta, normalmente, pelo ortopedista e neurologista. A comunicação e a ação integrada entre os profissionais de saúde são cruciais para que as necessidades das crianças com PC e suas famílias sejam atendidas.

O diagnóstico clínico da PC nem sempre é realizado nos primeiros meses de vida. Crianças que apresentam um ou mais fatores de risco para PC devem ser monitoradas e acompanhadas para que se identifique precocemente o aparecimento ou o desenvolvimento de possíveis sinais de PC. Alguns desses sinais podem ser visíveis no período neonatal (p. ex., alterações nos movimentos espontâneos, choro excessivo, irritabilidade, dificuldade para sugar), enquanto outros aparecem à medida que a criança se desenvolve (p. ex., assimetria corporal, disfunções do tônus muscular, marcha na ponta dos pés).

O intervalo entre a suspeita inicial e o estabelecimento do diagnóstico de PC pode ser muito frustrante para a família. Portanto, a intervenção deve ser iniciada o mais cedo possível, com foco nas necessidades da criança e da família, independentemente do estabelecimento do diagnóstico clínico[20]. Uma ferramenta com alta validade preditiva para detecção precoce da PC (ou seja, antes dos 5 meses de idade) é o *Prechtl Qualitative Assessment of General Movements* (GM)[102]. Esse instrumento se baseia na observação da qualidade dos movimentos realizados pelo bebê e tem sido recentemente utilizado em estudos internacionais para identificar precocemente crianças com risco de PC, podendo ser aplicado por fisioterapeutas treinados (veja o Capítulo 2)[20,103].

Durante o processo de reabilitação de crianças com PC, é preciso abordar todos os aspectos de funcionalidade e incapacidade, bem como os fatores contextuais. Dependendo da necessidade da criança, uma ou mais intervenções específicas devem ser iniciadas. A fisioterapia atua com o objetivo de favorecer o ganho de habilidades motoras de acordo com o potencial da criança e prevenir as alterações secundárias. A terapia ocupacional é importante para favorecer o desenvolvimento cognitivo e promover a participação da criança nos diversos contextos (ou seja, casa, escola e comunidade). Em caso de dificuldade para comunicar, comer, beber ou engolir, a criança deve ser encaminhada à fonoaudiologia. Em muitos casos, o acompanhamento da família e da criança por um psicólogo é necessário para dar suporte e auxiliá-las no enfrentamento de angústias e dificuldades. Em acréscimo, as famílias também devem ser orientadas quanto à necessidade de acompanhamento odontológico e nutricional.

Na fase escolar é importante que a equipe de reabilitação dê suporte à família com relação à inclusão da criança com PC na escola regular. No Brasil, diversos fatores impedem que as crianças se beneficiem efetivamente da inclusão escolar. Quanto maior a deficiência cognitiva, maior a dificuldade de participação da criança na rotina da escola. Existem também barreiras ambientais que prejudicam a participação da criança com PC classificada nos níveis III a V do GMFCS, como, por exemplo, o acesso à sala de aula apenas por escadas[104,105].

A equipe de reabilitação, em conjunto com a família, deve encorajar a criança a ser o mais ativa possível, de maneira segura. Para isso, é essencial identificar quais atividades são fisicamente desafiadoras, prazerosas e que possam ser praticadas durante a terapia e também na rotina diária da criança. Crianças mais velhas e adolescentes podem participar de atividades especializadas, como escolinha de futebol, natação ou balé, de acordo com sua capacidade, para que possam manter um nível adequado de atividade física[106].

A criança com PC precisa de acompanhamento médico especializado durante toda a vida, de modo que seja possível avaliar a necessidade de intervenções específicas de acordo com o quadro clínico apresentado. Intervenções médicas com o objetivo de reduzir a espasticidade incluem: injeções musculares de álcool[107] e toxina botulínica[108-110] para induzir desnervação química, prescrição de dantrolene, diazepam e baclofeno oral[107], uso de baclofeno intratecal (ou seja, medicação introduzida diretamente na medula espinhal através de uma bomba implantada cirurgicamente dentro do abdome da criança) e rizotomia dorsal seletiva (ou seja, procedimento neurocirúrgico para secção de raízes nervosas na medula espinhal)[111].

As intervenções cirúrgicas mais comuns são as ortopédicas e incluem cirurgia da mão, para melhorar o posicionamento do polegar e a atividade manual[112], do quadril, para reduzir a subluxação ou corrigir a luxação do quadril (ou seja, alongamento de partes moles, como a liberação de adutores[113], reconstrução óssea), e do pé, para correção da deformidade em equino do tornozelo. Muitas vezes, crianças com PC espástica apresentam mais de uma deformidade nos MMII e, nesses casos, é realizada a cirurgia multinível em evento único[114]. Essa técnica se baseia na correção ortopédica de múltiplas deformidades (ou seja, em quadris, joelhos e tornozelos) em uma única sessão cirúrgica, exigindo apenas uma hospitalização e um período de recuperação. Em acréscimo, a gastrostomia[115] (isto é, colocação cirúrgica de uma sonda de alimentação não oral) é frequentemente realizada, principalmente em crianças classificadas no nível V do GMFCS, com o objetivo de prevenir ou reverter problemas no ganho ponderal ou prevenir pneumonia por aspiração.

Finalmente, a prescrição de anticonvulsivantes para prevenir e controlar crises convulsivas e de bifosfonatos[109,116] para diminuir a reabsorção óssea e tratar a osteopenia são intervenções médicas comumente utilizadas em crianças com PC.

INTERVENÇÃO FISIOTERAPÊUTICA
Avaliação

A avaliação fisioterapêutica da criança com PC deve ser criteriosa e abrangente, de modo a abordar todos os com-

Capítulo 4 Paralisia Cerebral

ponentes da CIF e, sempre que possível, o fisioterapeuta deve utilizar métodos válidos, confiáveis e padronizados para a avaliação dos desfechos de interesse[117]. Tradicionalmente, a avaliação da criança com PC contemplava, principalmente, a identificação de deficiências nas funções neuromusculoesqueléticas, sendo enfatizadas as disfunções do tônus muscular e de reflexos ou reações, além de possíveis alterações nos padrões de movimento[5]. Esse modelo tradicional de avaliação fisioterapêutica, direcionado apenas às deficiências, era condizente com as abordagens terapêuticas da década de 1970, que priorizavam a busca pela "normalização" de padrões de movimento de crianças com PC, conferindo pouca ou nenhuma importância a aspectos relacionados com a atividade e a participação social[118].

Nas últimas duas décadas, impulsionado pelo desenvolvimento da CIF, o processo de avaliação de crianças com PC teve seu foco modificado, de modo a destacar aspectos positivos e negativos relacionados com a funcionalidade que sejam mensuráveis, passíveis de mudança e contemplem metas significativas para as crianças e suas famílias[9,38,118]. O emprego da CIF amplia a visão do terapeuta para além das deficiências em estruturas e funções do corpo, enfatizando também as atividades e a participação da criança nos diferentes contextos, bem como o impacto de fatores pessoais e ambientais na funcionalidade. Em acréscimo, pode ser utilizado como guia para auxiliar a elaboração do raciocínio clínico e o processo de tomada de decisão terapêutica, levando em consideração múltiplos fatores que contribuem para desfechos positivos na participação, atividades, estruturas e funções corporais, bem como nos fatores contextuais[39].

O modelo de avaliação proposto neste capítulo foi desenvolvido com base nas alterações comumente encontradas nas crianças com PC e será descrito de acordo com a proposta contemporânea da CIF. Serão destacados instrumentos validados e confiáveis que auxiliam a avaliação de cada componente de funcionalidade e incapacidade, bem como a organização do raciocínio clínico e a elaboração de metas terapêuticas[38]. Diante de uma gama de instrumentos disponíveis, serão abordados, principalmente, aqueles que foram traduzidos e adaptados culturalmente para a população brasileira.

Cabe destacar que um mesmo instrumento pode avaliar diferentes componentes da CIF, como é o caso do *School Function Assessment* (SFA)[119] e do Inventário de Avaliação Pediátrica de Incapacidade – Testagem Computadorizada Adaptativa (*Pediatric Evaluation of Disability Inventory – Computer Adaptive Test* – PEDI-CAT)[120]. Convém ressaltar, ainda, que a maior parte desses instrumentos foi desenvolvida antes da proposta da CIF e, muitas vezes, a nomenclatura neles utilizada não corresponde exatamente ao componente da CIF que será avaliado.

Coleta da história clínica com pais e cuidadores

O processo de avaliação inicia com uma entrevista com os pais, cuidadores e, sempre que possível, com a criança.

Devem ser registradas questões relacionadas com gestação, parto, período neonatal, etapas do desenvolvimento infantil, intercorrências médicas, condições de saúde associadas, cirurgias e outras intervenções já realizadas, assim como os dados da equipe de reabilitação. As queixas e preocupações da criança e da família devem ser detalhadamente investigadas, pois são determinantes para a definição das metas terapêuticas.

Fatores contextuais

Ainda durante a entrevista e ao longo da avaliação, devem ser identificados os fatores contextuais (ou seja, pessoais e ambientais) que representam o histórico completo e o estilo de vida da criança. Os fatores pessoais que devem ser principalmente investigados são: idade, comportamento, motivação, interesses pessoais, hábitos, maneiras de enfrentar problemas e escolaridade. Os fatores pessoais não são codificados pela CIF em razão da grande variabilidade social e cultural a eles associada[34].

Os fatores ambientais são externos à criança e constituem aspectos do contexto físico, social e atitudinal em que elas vivem, podendo exercer influência positiva (facilitadores) ou negativa (barreiras) em seus aspectos de funcionalidade[34,38]. Os pais e as crianças são encorajados a relatar as barreiras e os facilitadores físicos, econômicos, sociais e atitudinais existentes em casa, na escola e na comunidade. Devem ser coletadas informações detalhadas acerca do uso de medicamentos e de tecnologias assistivas. Por exemplo, se a criança utiliza uma órtese, é necessário saber e verificar o tipo de órtese, o estado de conservação, as situações em que é utilizada e como a utiliza.

Para avaliação padronizada dos fatores ambientais a literatura disponibiliza o questionário *Craig Hospital Inventory of Environmental Factors* (CHIEF)[121], cujo objetivo é avaliar a percepção do indivíduo sobre a frequência e a magnitude das barreiras ambientais que comprometem sua participação na sociedade. O CHIEF pode ser aplicado aos responsáveis pelas crianças com deficiências (ou com os próprios adolescentes) para avaliar sua percepção sobre as barreiras ambientais enfrentadas por seus filhos. O questionário apresenta uma versão longa, composta por 25 itens, e uma versão curta, com 12 itens, ambas divididas em cinco subescalas que informam sobre barreiras: (1) políticas; (2) físicas e estruturais; (3) no trabalho e na escola; (4) de atitude e suporte; e (5) de serviços e assistência[121]. Esse questionário foi traduzido para a língua portuguesa e adaptado culturalmente (CHIEF-BR) por Furtado et al.[122] para ser administrado aos responsáveis por crianças brasileiras com PC.

Atividade e participação

Podemos dar continuidade à avaliação abordando os componentes de participação e atividade, sendo importante avaliar tanto a capacidade como o desempenho. Na avaliação da capacidade, verifica-se o que a criança é capaz de fazer em condições ideais, como, por exemplo, em um ambiente clínico padronizado. Já o desempenho reflete aquilo que a criança realmente realiza em seu ambiente natural de casa, escola ou comunidade[34,38].

A avaliação da participação pode ser iniciada na entrevista com os pais e com a criança. Deve ser identificado de que maneira se dá a participação da criança em casa, na comunidade, na escola, em atividades esportivas, nas brincadeiras com os amigos, no lazer etc. Dentre os instrumentos padronizados que podem ser utilizados para documentar a participação de crianças com PC em casa e na escola estão o *Children Helping Out: Responsibilities, Expectations and Supports* (CHORES)[123] e o SFA[119], respectivamente.

O CHORES é utilizado para mensurar a participação de crianças e adolescentes com idade entre 6 e 14 anos nas tarefas domésticas, bem como o nível de assistência dispensada pelos cuidadores. Trata-se de um questionário que informa sobre o desempenho nas tarefas domésticas por meio de subescalas de cuidados pessoais e de cuidados familiares[123]. O instrumento foi traduzido para o português e adaptado culturalmente para crianças brasileiras[124].

O SFA é um instrumento padronizado que pode ser aplicado em forma de questionário para os professores ou ser pontuado por meio de observação direta da criança no contexto escolar. Esse teste mensura o desempenho escolar da criança em tarefas não acadêmicas que fornecem suporte à participação da criança na educação infantil e no ensino fundamental:

- **Parte I (participação):** avalia a participação da criança em seis ambientes escolares distintos: sala de aula, pátio/recreio, transporte casa/escola/casa, banheiro, transições na sala de aula e/ou entre ambientes escolares e hora da refeição/lanche.
- **Parte II (necessidade de assistência na realização de tarefas):** avalia a necessidade da assistência do adulto e/ou adaptações durante as tarefas escolares físicas e cognitivas/comportamentais.
- **Parte III (desempenho da atividade):** avalia o desempenho da criança em atividades físicas e cognitivo-comportamentais específicas do contexto escolar[119].

O SFA ainda não foi traduzido para o português, mas se trata de um teste válido e confiável e tem sido utilizado para avaliar a atividade e a participação de crianças brasileiras[125].

O componente atividade tem grande relevância na avaliação, no estabelecimento de metas e na escolha das intervenções fisioterapêuticas para a criança com PC. De acordo com as evidências mais atuais acerca dos processos de avaliação e intervenção, a avaliação da atividade deve anteceder a avaliação das estruturas e funções do corpo[126,127]. A identificação de limitações em atividades pode direcionar a busca por possíveis deficiências. Por exemplo, caso seja identificado que a criança apresenta alguma limitação na velocidade da marcha, devem ser investigadas, dentre outras variáveis, a força e a extensibilidade dos músculos flexores plantares.

A atividade deve ser investigada utilizando-se parâmetros quantificáveis, preferencialmente por meio de instrumentos padronizados. Serão descritos a seguir instrumentos que avaliam o desempenho em atividades – PEDI[128,129], PEDI-CAT[120,130] e Questionário de Experiência de Crianças no Uso da Mão (*Children's Hand-Use Experience Questionnaire* – CHEQ)[131,132]; instrumentos que avaliam a capacidade em realizar atividades de mobilidade – Medida da Função Motora Grossa (*Gross Motor Function Measure* – GMFM)[133,134], Teste de Caminhada de 10 Metros[135], Teste de Caminhada de 6 Minutos[136] e *Timed up and Go Test* modificado (mTUG)[137]; e instrumentos que avaliam a capacidade de realizar atividades com os MMSS – Teste de Função Manual Jebsen-Taylor (*Jebsen-Taylor Test of Hand Function* – JTTHF)[138] e Teste de Destreza Manual *Box & Block* (*Box & Block Test of Manual Dexterity* – BBT)[139].

O PEDI tem por objetivo fornecer informações sobre a funcionalidade de crianças entre 6 meses e 7 anos e meio de idade, mas pode ser utilizado em crianças maiores, desde que o desempenho seja compatível com o de crianças dessa faixa etária[128]. Esse instrumento foi traduzido para o português e adaptado culturalmente para o Brasil, sendo um dos mais conhecidos e utilizados na prática clínica no país[129]. Pode ser aplicado por meio de observação direta, julgamento clínico ou entrevista estruturada, sendo a última a mais comumente utilizada. Divide-se em três partes: habilidades funcionais, assistência do cuidador e modificações do ambiente. Cada parte abrange três áreas: autocuidado, mobilidade e função social. O escore bruto obtido em cada parte/área pode ser convertido em escore normativo e escore contínuo. A partir do escore normativo é possível determinar se a criança se encontra atrasada, dentro da normalidade ou adiantada em relação ao desempenho de crianças com desenvolvimento normal da mesma faixa etária. Já o escore contínuo torna possível localizar o repertório apresentado pela criança em um mapa de itens, organizado de acordo com o nível de dificuldade de cada item do teste, em uma escala contínua de 0 a 100[129].

Em 2012, o PEDI foi revisado e foi desenvolvida a segunda versão, denominada PEDI-CAT[120]. Essa versão já foi traduzida para o português e sua licença para utilização está disponível no *site*: https://www.pedicat.com/[130]. O PEDI-CAT informa sobre a funcionalidade de crianças, adolescentes e jovens adultos, de 0 a 20 anos de idade, em quatro domínios: atividades diárias, mobilidade, social/cognitivo e responsabilidade, sendo os três primeiros domínios relacionados com as atividades e o último com a participação[130].

O CHEQ é um questionário indicado para avaliação da experiência de uso da mão afetada por crianças com PC unilateral no desempenho de atividades bimanuais na rotina diária. Pode ser respondido via internet (ou seja, *online*) pelos pais/cuidadores ou por adolescentes a partir de 13 anos de idade[131]. Traduzido e adaptado culturalmente para crianças e adolescentes brasileiros[132], encontra-se disponível no endereço eletrônico: http://www.cheq.se/.

A capacidade da criança de realizar atividades motoras grossas pode ser avaliada pelo GMFM, um instrumento válido, confiável e amplamente utilizado na prática clínica e em pesquisas da área[140-142]. O GMFM avalia a atividade motora grossa em cinco dimensões: (A) deitar e rolar; (B) sentar; (C) engatinhar e ajoelhar; (D) de pé; (E) andar, correr e pular[143]. Cada item é avaliado de maneira observacional pelo terapeuta, que pontua a criança de acordo com a capacidade demonstrada no momento da avaliação: 0 – não inicia a atividade; 1 – inicia; 2 – realiza parcialmente; 3 – completa a atividade. A primeira versão do instrumento, com 88 itens (GMFM-88), está indicada para a avaliação de crianças com PC, principalmente aquelas com maior comprometimento motor (p. ex., GMFCS V), e crianças com diferentes condições de saúde (p. ex., síndrome de Down). A versão reduzida, com 66 dos 88 itens iniciais (GMFM-66), é utilizada apenas para a avaliação das crianças com PC, principalmente aquelas com níveis I a IV do GMFCS[142,143].

No GMFM-66, a pontuação da criança em cada item é inserida no *software Gross Motor Ability Estimator* (GMAE), que converte os escores e os transforma em uma escala intervalar da atividade motora grossa. O GMAE fornece um mapa de itens por ordem de dificuldade, identificando as habilidades motoras que a criança apresenta e aquelas que ela é capaz de realizar dentro do repertório de atividades compatíveis com a pontuação obtida[134,142,143]. Esse mapa de itens tem grande utilidade no planejamento dos objetivos e intervenções terapêuticas (Figura 4.3).

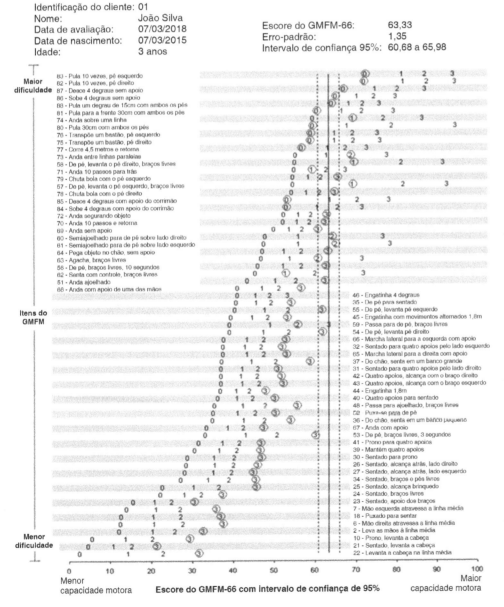

Figura 4.3 Mapa de itens obtido pela avaliação com GMFM-66 de criança com PC diplégica, 3 anos, GMFCS II. Os números circulados representam a pontuação obtida em cada item, a linha vertical contínua indica o escore total e as linhas pontilhadas delimitam o intervalo de confiança. Os itens à esquerda das linhas representam as habilidades consolidadas no repertório motor da criança, e os itens à direita, aquelas que ainda não foram adquiridas por completo. O intervalo entre as linhas pontilhadas representa as habilidades que a criança é capaz de realizar, sendo possível estipular como objetivo terapêutico o aumento das pontuações dos itens que se encontram nesse intervalo. Por exemplo, no item 59, a pontuação máxima (3 pontos) ainda não foi atingida, porém se encontra dentro do intervalo, podendo ser traçada como objetivo terapêutico a ser alcançado a curto prazo, qual seja: conseguir passar da postura sentada no banco para a de pé sem apoio dos membros superiores (item 59).

O GMFM apresenta altos níveis de validade, confiabilidade e responsividade, o que indica que ele é capaz de detectar diferença mínima clinicamente importante para crianças com PC[141,143]. A partir dos resultados do GMFM é possível mensurar a capacidade da criança de realizar atividades motoras, determinar objetivos terapêuticos, detectar mudanças ao longo do tempo e verificar o resultado de intervenções, bem como facilitar a comunicação com a família acerca das conquistas da criança[143,144]. Em 2013 foi publicada a segunda edição do manual, que conta com duas versões abreviadas do GMFM-66: a versão Conjunto de Itens (*GMFM-66 Item Set*) e a versão Basal & Teto (*GMFM-66 Basal & Ceiling*), que possibilitam a aplicação mais rápida do GMFM[133,145]. Na versão *GMFM-66 Item Set*, a criança é avaliada em três itens decisivos e sua capacidade nesses itens indica o conjunto de itens que deve ser administrado dentre quatro possíveis. Esses conjuntos de itens foram definidos a partir de algoritmo que identifica itens significativos para serem testados em cada criança, dependendo da capacidade que demonstram nos três itens decisivos. Na versão GMFM-66 Basal & Teto, a idade e o nível do GMFCS da criança indicam a partir de qual item deve ser iniciada a administração do teste. Ambas as versões abreviadas apresentam alta concordância com o GMFM-66 completo.

Além das versões abreviadas, foi criada a segunda versão do GMAE (GMAE-2), que torna possível localizar a criança, de acordo com seu resultado no GMFM-66, nas curvas percentilares de referência para cada GMFCS, bem como calcular os escores de todas as versões do GMFM[133]. O manual do GMFM foi traduzido para o português, e a segunda versão já disponibiliza as informações das novas versões do GMFM e o GMAE-2[134].

Para avaliar a capacidade relacionada com a atividade de deambular ou a capacidade de marcha, principalmente de crianças classificadas nos níveis I a III do GMFCS, podem ser utilizados testes válidos, rápidos e simples, como o Teste de Caminhada de 10 Metros e o Teste de Caminhada de 6 Minutos[39,101,135,146].

O Teste de Caminhada de 10 Metros é realizado para documentar a velocidade de marcha, utilizando-se um cronômetro para registrar o tempo gasto pela criança para percorrer uma distância de 10 metros, a qual é incentivada a andar o mais rápido possível[135]. Um espaço de no mínimo 14 metros é necessário para a aplicação do teste, uma vez que os dois metros iniciais e os dois finais não são computados para o cálculo da velocidade por serem considerados períodos de aceleração e desaceleração, respectivamente.

Já o Teste de Caminhada de 6 Minutos é considerado um teste submáximo, realizado em um espaço de 30 metros, no qual é mensurada a distância percorrida pela criança em um período de 6 minutos. A criança deve ser incentivada verbalmente a cada minuto, e a frequência cardíaca, bem como sinais de dispneia e fadiga, deve ser monitorada no início e durante o percurso, utilizando-se a escala de Borg[136] (veja o Capítulo 23).

O mTUG, outro teste válido e de fácil aplicação, avalia a capacidade de mobilidade, especificamente as capacidades de mudar e manter a posição do corpo e se mover[34,147]. Baseia-se no tempo que a criança necessita para levantar de uma cadeira, caminhar 3 metros, girar, retornar à posição inicial e sentar novamente na cadeira[147]. As modificações do TUG para o mTUG envolvem a utilização de uma cadeira com encosto sem apoio de braços e altura do assento apropriada a cada criança, além de fornecer uma tarefa motivadora para a criança, como pedir para tocar uma estrela na parede antes de realizar o giro e voltar para se sentar[137,148].

A atividade manual pode ser avaliada pelo JTTHF e pelo BBT. O primeiro teste consiste na mensuração do tempo gasto para completar tarefas unimanuais, como virar cartas, pegar e colocar objetos pequenos dentro de recipiente, simular alimentação com utensílios, empilhar blocos e transportar latas[138,149]. O examinador cronometra o tempo gasto pela criança para realizar cada tarefa, primeiro com o membro superior dominante e em seguida com o não dominante. O limite de tempo para completar cada uma das tarefas com cada membro superior é de 180 segundos. Caso a criança exceda esse tempo, o examinador deve parar o cronômetro e passar para a tarefa seguinte. O escore é dado a partir do somatório de tempo, em segundos, gasto para completar todas as tarefas.

No BBT, a criança é solicitada a pegar cubos de madeira de 2cm e transportá-los de um compartimento para o outro de uma caixa de madeira durante 60 segundos[139]. A criança deve transportar somente um bloco de cada vez, iniciando o teste com o membro superior dominante e repetindo-o, em seguida, com o membro não dominante. O escore é dado a partir do número de blocos transportados em 60 segundos com cada um dos MMSS. Em ambos os testes, a criança deve estar sentada em banco ou cadeira de altura adequada com apoio do tronco e dos pés.

Estruturas e funções do corpo

A partir dos resultados nos aspectos relacionados com a atividade e a participação, o fisioterapeuta será direcionado para a escolha de instrumentos e testes para avaliar as estruturas e funções corporais que possivelmente apresentarão disfunções.

A força muscular em crianças com PC pode ser verificada por meio do teste de força muscular manual, considerado o mais utilizado na prática clínica, apesar de seu caráter relativamente subjetivo. O teste gradua a força entre 0 e 5, que varia de ausência de contração até contração contra resistência máxima. Entretanto, é difícil graduar a força aplicada pelo examinador nos graus 4 e 5 de maneira objetiva em crianças, sendo mais confiável o uso do teste naquelas com grau de força inferior a 4[150,151].

A avaliação da força muscular de todos os grupos musculares demanda tempo e a cooperação do avaliado, sendo mais difícil em crianças com menos de 6 anos de idade.

Capítulo 4 Paralisia Cerebral

Dessa maneira, Jeffries et al.[152] propuseram a criação de uma escala denominada *Functional Strength Assessment* (FSA), que inclui a avaliação da força do tronco e das extremidades em crianças com PC classificadas em todos os níveis do GMFCS, entre 1 ano e meio e 5 anos de idade. Essa escala se utiliza de procedimentos similares ao teste de força muscular manual e gradua oito grandes grupos musculares, que compreendem os flexores e extensores de pescoço e tronco, os flexores de ombro direito e esquerdo, os extensores de quadril direito e esquerdo e os extensores de joelho esquerdo e direito. A soma da pontuação em cada item oferece um escore total e pode ser utilizada para monitorar as alterações ao longo do tempo[152]. Essa escala se encontra disponível no endereço eletrônico: https://www.canchild.ca/system/tenon/assets/attachments/000/000/468/original/Muscle_Strength.pdf.

O teste de repetição máxima é outro método quantitativo de mensuração da função muscular de fácil aplicação e que tem sido bastante usado para direcionar a intensidade de treinamentos de força muscular de crianças com PC[153]. O teste avalia a carga máxima suportada pela criança durante a realização de uma ou mais repetições. A carga máxima suportada em uma repetição (1RM) representa a força máxima que a criança é capaz de gerar, enquanto que a carga máxima suportada em mais repetições (isto é, 10RM) é representativa da resistência muscular[153].

A mensuração da ADM articular passiva é comumente realizada por meio do goniômetro, mas fatores como a experiência do examinador e o posicionamento adequado da criança podem comprometer a confiabilidade dessa medida[154]. Bartlett[155] propôs a utilização do *Spinal Alignment and Range of Motion Measure* (SAROMM) para crianças com PC. Esse instrumento se divide em duas seções: (1) alinhamento da coluna espinhal; (2) ADM e extensibilidade muscular. Apresenta um total de 26 itens, e o escore de cada item varia entre 0 (isto é, alinhamento normal sem nenhuma limitação passiva) e 4 (isto é, apresenta limitação fixa, estrutural, estática, não redutível e severa). É considerado um método válido, confiável, simples e responsivo para detectar alterações do alinhamento da coluna espinhal e das deficiências em ADM articular em crianças com PC[155,156], porém ainda não foi traduzido para a língua portuguesa. O SAROMM se encontra disponível no endereço eletrônico: https://canchild.ca/system/tenon/assets/attachments/000/000/088/original/SAROMM.pdf.

A avaliação do tônus muscular consistia em um dos parâmetros mais importantes no modelo tradicional de avaliação fisioterapêutica de crianças com PC, porém, atualmente, não tem sido considerada uma medida de desfecho relevante para elaboração de metas de tratamento fisioterapêutico. O aumento no tônus muscular (hipertonia) na PC pode estar associado à espasticidade e/ou a alterações nas propriedades mecânicas do músculo, como aumento em sua rigidez em razão da maior concentração de tecido conectivo intramuscular[54].

Os meios de avaliação da espasticidade em crianças com PC têm sido muito questionados na literatura[62]. Na prática clínica, a escala modificada de Ashworth é o método comumente utilizado para medir espasticidade[157], porém essa escala gradua a presença de hipertonia e depende da interpretação subjetiva do avaliador e da velocidade de alongamento muscular[158]. A escala modificada de Ashworth avalia o grau de resistência à movimentação passiva em 0 (ou seja, tônus muscular normal) a 4 (ou seja, hipertonia com partes rígidas em flexão ou extensão)[157]. A escala não apresenta resultados satisfatórios no que diz respeito a suas propriedades psicométricas, principalmente confiabilidade[159].

Outro teste, com maiores índices de confiabilidade, que pode ser utilizado para avaliação da espasticidade é a escala de Tardieu, que leva em consideração a resistência ao movimento passivo tanto em baixa como em alta velocidade[160]. O teste é aplicado da seguinte maneira: primeiro passo: mede-se com o goniômetro a ADM passiva total da articulação de interesse (R2), realizando o movimento do modo mais lento possível; segundo passo: posteriormente, realiza-se o mesmo movimento com alta velocidade e é medida a ADM máxima (R1) obtida, considerando a reação da musculatura; terceiro passo: o valor de R1 é subtraído do valor de R2, e o resultado representa um componente quantitativo da resposta muscular a um estímulo de estiramento rápido[160].

A estabilidade postural de crianças com PC pode ser mensurada por meio da Avaliação Clínica Precoce do Equilíbrio (*Early Clinical Assessment of Balance* – ECAB). O ECAB é um instrumento com 13 itens que pode ser utilizado em crianças com PC entre 1 ano e meio e 5 anos de idade, classificadas em qualquer nível do GMFCS[161]. Foi elaborado utilizando itens do *Movement Assessment of Infants*[162] e da Escala de Equilíbrio Pediátrica[163]. Apresenta duas partes: a parte I avalia a estabilidade postural da cabeça e do tronco, e a parte II, a estabilidade nas posturas sentada e de pé. Caso a criança seja classificada nos níveis III a V do GMFCS, a administração do teste deve ser iniciada na parte I. Nos casos de crianças classificadas nos níveis I e II é possível iniciar o teste a partir da parte II. Esse instrumento foi desenvolvido pelo *Move & PLAY Study* da *CanChild,* e a versão traduzida para o português se encontra disponível no endereço: https://canchild.ca/system/tenon/assets/attachments/000/001/506/original/Tradu%C3%A7%C3%A3o_Avalia%C3%A7%C3%A3o_Cl%C3%ADnica_Precoce_do_Equil%C3%ADbrio_ECAB_28mar2016.pdf.

Utilizada para fazer inferências sobre a disfunção do equilíbrio de crianças entre 5 e 15 anos de idade[163], a Escala de Equilíbrio Pediátrica (EEP) é composta por 14 itens, cada um dos quais é pontuado de 0 a 4. A pontuação máxima da escala é 56 e, quanto maior o escore, melhor o equilíbrio[164]. A versão em português dessa escala está disponível em: http://www.scielo.br/pdf/rbfis/v16n3/pt_aop022_12.pdf.

Cabe ressaltar que o equilíbrio é considerado uma função vestibular, mas o conteúdo da EEP contempla itens de atividade[34].

O padrão de marcha pode ser avaliado por meio de escalas observacionais. A *Physician Rating Scale* (PRS) possibilita a avaliação qualitativa da marcha mediante análise de filmagem da marcha nas vistas anteroposterior e lateral em uma distância mínima de 6 metros. A PRS contém seis itens que avaliam a posição do joelho no médio apoio, contato inicial do pé, contato do pé no médio apoio, tempo de levantamento do calcanhar, base de suporte e dispositivos que auxiliam a marcha[165,166]. A literatura disponibiliza outras escalas que avaliam o padrão de marcha de crianças com PC. Araújo et al.[167] propuseram uma Escala Observacional de Marcha para crianças com PC com 24 itens por meio dos quais são avaliados os movimentos articulares do tornozelo/pé, joelho, quadril e pelve nas diferentes fases da marcha.

As inúmeras deficiências que a criança com PC pode apresentar, como desalinhamento e sobrecarga articular precoce, aumento da rigidez, dentre outras, podem resultar em dor aguda ou crônica. Entretanto, a dor é subestimada nessas crianças, levando-as a apresentar ainda mais limitações em atividades e restrições na participação[168]. Para avaliação da dor em crianças com PC a literatura disponibiliza inúmeros instrumentos que podem ser escolhidos a partir do grau de funcionalidade da criança, mas a maioria das escalas que detalham os variados aspectos da dor não foi traduzida para o português[168]. Na prática clínica, uma escala de fácil aplicação que pode ser utilizada em crianças com PC é a Escala Visual Analógica de Faces[169] (Figura 4.4).

Diagnóstico fisioterapêutico

Ao final da avaliação, o fisioterapeuta organiza os dados coletados para elaboração do diagnóstico fisioterapêutico. Segundo a American Physical Therapy Association e a World Confederation for Physical Therapy, o objetivo do diagnóstico é orientar os fisioterapeutas na determinação do prognóstico e das estratégias de intervenção mais apropriadas para os pacientes/clientes, assim como o compartilhamento de informações[170,171]. O diagnóstico fisioterapêutico é resultado de um processo de raciocínio clínico que implica a identificação de deficiências, limitações em atividades e restrições na participação, além de fatores que influenciam a funcionalidade de maneira positiva ou negativa[170,171]. Logo, o diagnóstico fisioterapêutico da criança com PC deve incluir um resumo das restrições, limitações e deficiências mais relevantes encontradas na avaliação e que contribuam para a tomada de decisão com relação às estratégias de intervenção.

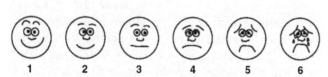

Figura 4.4 Escala Visual Analógica de Faces de Wong Baker.

PLANEJAMENTO E TRATAMENTO FISIOTERAPÊUTICO*

As intervenções fisioterapêuticas devem ser selecionadas com base nos três pilares da Prática Baseada em Evidência, quais sejam: as preferências da criança e de sua família, a experiência clínica dos terapeutas e a melhor evidência científica disponível[111,172,173]. Existem muitas modalidades terapêuticas disponíveis para o tratamento da criança com PC, sendo a última década marcada por uma expansão rápida e significativa do corpo de evidências, possibilitando o emprego de intervenções mais novas, seguras e eficazes[111,174].

A literatura contemporânea sobre as novas abordagens para crianças com PC descreve uma mudança no foco das intervenções, anteriormente direcionadas à remediação de alterações (ou seja, "inibir reflexos primitivos", "normalizar tônus muscular", "diminuir mecanismos compensatórios") e, mais recentemente, concentrando-se na promoção de aspectos relacionados com a atividade e a participação da criança (ou seja, "correr", "andar de bicicleta", "entrar no ônibus de maneira independente", "vestir-se sozinha", dentre outros)[111,126,127,172]. Essa mudança de concepção no estabelecimento de objetivos terapêuticos reflete melhor os interesses e as necessidades das crianças e de suas famílias, além de estar em consonância com a estrutura proposta pela CIF[38,111,126,127].

A PC é uma condição de saúde complexa que demanda da equipe de reabilitação um trabalho em conjunto no planejamento das intervenções. Os objetivos terapêuticos devem ser direcionados à criança em seus diferentes contextos, estabelecidos em conjunto com a família, de modo a abordar todos os componentes da CIF (isto é, participação, atividade, estrutura e função, fatores pessoais e fatores ambientais), devendo cada membro da equipe direcionar os esforços para as áreas de sua competência[38]. O estabelecimento de objetivos representa parte fundamental do planejamento terapêutico[172], os quais devem ser específicos (S – *specific*), mensuráveis (M – *measurable*), alcançáveis (A – *attainable*), relevantes para a criança (R – *relevant*) e com tempo estipulado para serem alcançados (T – *time-based*)[175]. Os objetivos fisioterapêuticos para as crianças com PC podem ser divididos em de curto prazo e de longo (ou médio) prazo.

Os objetivos fisioterapêuticos de curto prazo devem ser direcionados à aquisição das habilidades emergentes e refletir as necessidades prioritárias da criança em cada fase do desenvolvimento[172]. A avaliação deve ser pautada em critérios objetivos e mensuráveis para facilitar o planejamento terapêutico, a orientação aos pais e o acompanhamento da evolução da criança e dos resultados das intervenções.

Os testes padronizados auxiliam sobremaneira a definição de objetivos, o acompanhamento da evolução da criança e o fornecimento de *feedback* às famílias. Um excelente teste padronizado, que ajuda a definir objetivos a curto prazo e a acompanhar a evolução da criança com PC

---

*Veja no Anexo, no final deste livro, a definição dos níveis de evidência, sendo 1 o nível mais alto e 5 o mais baixo.

em relação ao desempenho em atividades motoras grossas, é o GMFM. Como descrito anteriormente, o GMFM-66, por meio do GMAE, fornece um mapa de itens que revela as habilidades motoras que a criança apresentou na avaliação e aquelas que a criança tem capacidade de adquirir em curto espaço de tempo, as quais podem ser delineadas como objetivos a curto prazo[133,134].

São exemplos de objetivos fisioterapêuticos de curto prazo estabelecidos a partir da avaliação do componente atividade: conseguir passar da posição sentada no chão para a sentada no banco; conseguir passar da posição sentada para a de pé sem apoio; conseguir ficar de pé sem apoio; conseguir colocar a bermuda sem auxílio, dentre outros. As atividades escolhidas como objetivos terapêuticos precisam oferecer uma demanda desafiadora, mas que possam ser alcançadas pela criança. A aquisição da locomoção independente, principalmente a aquisição da marcha, é um dos objetivos mais almejados pelas famílias e, frequentemente um dos objetivos terapêuticos traçados para crianças classificadas nos níveis I a IV do GMFCS[39,135]. A avaliação da marcha deve ser objetiva e padronizada para que os objetivos possam ser adequadamente construídos. São exemplos de objetivos relacionados com a marcha: conseguir dar 10 passos com auxílio de muletas; conseguir dar 10 passos sem apoio; aumentar a velocidade de marcha; conseguir andar, parar e retornar; aumentar o comprimento de passo; conseguir andar da sala de casa até o quarto.

Além das demandas relacionadas com as atividades, aspectos relativos à participação social aparecem frequentemente entre as queixas principais da criança e da família, como, por exemplo, "conseguir brincar com os amigos". Os objetivos relacionados com a participação da criança em seus diferentes contextos, quais sejam, casa, escola e comunidade, assim como aqueles relacionados com outros componentes da CIF, são mediados pelos fatores pessoais (p. ex., idade, cognição, motivação, outras condições de saúde) e pelas barreiras e facilitadores ambientais (p. ex., condição socioeconômica, acesso a órteses e dispositivos de suporte para a mobilidade, acessibilidade física, atitudes dos pares, dentre outros). São exemplos de objetivos direcionados à participação: conseguir participar da educação física na escola; ir ao *shopping* com os amigos utilizando muletas; participar das tarefas domésticas, como arrumar o próprio armário, e conseguir se alimentar de maneira independente.

Deficiências nas estruturas e funções do corpo, como fraqueza muscular, hipertonia, encurtamentos musculares e desalinhamento articular, são frequentemente observadas em crianças com PC[1]. A avaliação direcionada e padronizada das estruturas e funções do corpo contribui para o raciocínio clínico e para o planejamento terapêutico. São exemplos de objetivos fisioterapêuticos a curto prazo direcionados às deficiências: diminuir a dor; aumentar a força concêntrica do músculo tríceps sural; aumentar a amplitude de movimento de extensão do punho, dentre outros.

Para que esses objetivos sejam estabelecidos é necessário que valores quantitativos de dor, força, ADM e de outras variáveis sejam documentados por meio de avaliação padronizada. Devem ser evitados objetivos imprecisos e aqueles relacionados com mudanças em variáveis que não têm métodos válidos e confiáveis de mensuração, como, por exemplo, "trabalhar a força", "melhorar a propriocepção" e "melhorar a dissociação de cinturas"[126,172]. Objetivos e estratégias terapêuticas direcionados às estruturas e funções do corpo não implicam necessariamente melhora no nível de atividades e participação. Em outras palavras, um treinamento de força muscular do músculo quadríceps pode resultar em aumento da força desse músculo, mas não necessariamente na melhora da atividade de passar da posição sentada para a de pé[111,126,172].

Os objetivos fisioterapêuticos a longo (ou médio) prazo representam as metas futuras, levando em consideração os diferentes aspectos relacionados com a funcionalidade da criança, observados durante a avaliação, e o prognóstico da criança com PC previsto por seu GMFCS para cada uma das idades correspondentes[14]. A partir da definição do nível de GMFCS, é possível estabelecer objetivos a longo prazo condizentes com as prováveis habilidades futuras da criança, como, por exemplo, adquirir marcha independente com dispositivo de auxílio na escola – para uma criança de 2 anos de idade que ainda se mantém sentada com apoio, classificada no nível III do GMFCS.

Os objetivos a longo prazo também podem estar relacionados com a prevenção de deficiências nas estruturas e funções do corpo, que deve ser continuamente abordada no planejamento das intervenções, como, por exemplo: prevenir a subluxação de quadril; prevenir o desalinhamento em valgo do calcâneo; prevenir o encurtamento dos músculos flexores do joelho. Após definição dos objetivos a longo prazo, a família e a equipe de reabilitação devem unir esforços para que esses objetivos sejam alcançados, eliminando barreiras, oferecendo recursos e desenvolvendo estratégias para favorecer a participação social e a qualidade de vida dessas crianças e adolescentes. Muitas vezes, é necessário realizar visitas domiciliares e escolares e prescrever tecnologias assistivas e adaptações ambientais, dentre outras intervenções, sempre de acordo com as necessidades da família e com a equipe de reabilitação.

Após a definição dos objetivos a serem alcançados até a avaliação subsequente, considerando as relações entre as deficiências, limitações, restrições e fatores contextuais encontrados, é necessário selecionar as intervenções mais eficazes e adequadas para alcançar esses objetivos. Convém enfatizar que o componente da CIF estabelecido no objetivo deve ser o mesmo do teste de avaliação e da intervenção escolhida para que seja alcançado o resultado esperado[38,126]. As reavaliações apuram o resultado da intervenção por meio da conferência dos objetivos propostos, aplicando-se os mesmos testes utilizados na primeira avaliação, e auxiliam a identificação de novas habilidades emergentes para o replanejamento terapêutico. Para gerenciamento das metas alcançadas pode-se utilizar a *Goal Attainment Scaling* (GAS). Na GAS, as metas são ponderadas pelo grau de dificuldade e relevância, sendo possível pontuar cada uma das metas estabelecidas e alcançadas no curso da intervenção[175].

Diante das inúmeras intervenções descritas na literatura, foram selecionadas as que apresentam maior corpo de evidência científica que ateste sua eficácia[111] e algumas que, apesar de não contarem com comprovação científica tão consistente, vêm sendo muito utilizadas na prática clínica, as quais serão descritas a seguir.

PRÁTICA ORIENTADA À TAREFA (*GOAL-DIRECTED TRAINING OR FUNCTIONAL TRAINING*)

Trata-se da prática específica de tarefas com base nas metas estabelecidas para cada criança em conjunto com a família, utilizando-se a abordagem de aprendizado motor[111,176]. A capacidade de melhorar e adquirir novas habilidades motoras depende, dentre outros fatores, do aprendizado motor[176]. A efetivação da aprendizagem motora implica que as mudanças no comportamento motor são mantidas após o período de aquisição das habilidades em razão das mudanças e adaptações dos diferentes sistemas envolvidos na tarefa. Outra característica do aprendizado é a transferência de habilidades recém-adquiridas para outras tarefas similares. As intervenções fundamentadas nos princípios de aprendizagem motora incluem elementos como a prática intensiva e específica de tarefas motoras de membros superiores ou inferiores com participação ativa da criança[176].

Essa abordagem tem o potencial de melhorar o desempenho nas tarefas de autocuidado e na atividade motora grossa (nível de evidência 3b)[177,178]. A prática orientada à tarefa tem sido incorporada como componente de diferentes intervenções, como os treinamentos intensivos do membro superior[179,180], intervenções que utilizam realidade virtual[181] e programas domiciliares[182], dentre outras. Essas intervenções e as evidências de seus efeitos serão descritas ao longo deste capítulo.

PROGRAMAS DOMICILIARES (*HOME PROGRAMS*)

Programas domiciliares são atividades terapêuticas que a criança desempenha com a assistência dos pais, no ambiente doméstico, para alcançar os objetivos propostos[183]. Os programas domiciliares são uma boa estratégia para diminuir os custos com as terapias realizadas em serviços especializados e para se atingir alta intensidade das terapias[184]. A partir da prática regular de atividades em casa, os pais maximizam o potencial de seus filhos e, utilizando o apoio que recebem para a realização do programa, se tornam mais confiantes nos cuidados com eles[183].

Os programas domiciliares não são um modelo específico de intervenção, mas um meio de oferecer a terapia proposta, que deve apresentar alto nível de evidência para garantir os resultados de aplicação em casa[183]. Nos programas domiciliares, os pais são treinados e recebem suporte dos terapeutas. Existem alguns pré-requisitos básicos para a realização desses programas, quais sejam:

- Estabelecer parceria colaborativa, na qual os pais são os especialistas no conhecimento da criança e do ambiente familiar.
- Permitir que a criança e a família definam quais objetivos desejam trabalhar no ambiente domiciliar.
- Escolher intervenções fundamentadas em evidências, que estejam em consonância com os objetivos da criança e da família, e capacitar os pais para planejar ou trocar de atividades conforme a rotina familiar e as preferências da criança.
- Fornecer apoio e orientação regulares para que a família seja capaz de identificar a melhora da criança e ajustar o programa conforme necessário.
- Avaliar os resultados em conjunto com a família[183].

O sucesso do programa domiciliar depende da escolha adequada de intervenções comprovadamente eficazes, do respeito às preferências dos pais e da criança e do treinamento e suporte contínuo aos cuidadores para implementação do programa[183]. Diversas intervenções que serão descritas neste capítulo podem e são frequentemente realizadas no ambiente domiciliar, como um programa de fortalecimento muscular[185], suporte parcial de peso[186] e treino intensivo dos membros superiores[182], dentre outras. Existe evidência de que programas domiciliares que adotam a abordagem de prática orientada à tarefa resultam em aumento significativo do desempenho em atividades em crianças com PC (nível de evidência 1b)[182,187]. A intensidade e a frequência dos programas domiciliares, bem como as tarefas a serem realizadas, dependem da modalidade de intervenção que será aplicada.

TERAPIA DE MOVIMENTO INDUZIDO POR RESTRIÇÃO E TREINO INTENSIVO BIMANUAL DE BRAÇO E MÃO (*CONSTRAINT INDUCED MOVEMENT THERAPY* – CIMT E *HAND-ARM BIMANUAL INTENSIVE TRAINING* – HABIT)

Definição

As técnicas de alta intensidade de treinamento dos MMSS, como a Terapia de Movimento Induzido por Restrição (CIMT) e o Treino Intensivo Bimanual de Braço e Mão (HABIT), visam à promoção de atividades manuais de crianças com PC unilateral (ou seja, hemiplégica)[188]. O membro superior afetado da criança com PC unilateral apresenta deficiências estruturais e funcionais, além de redução na destreza para o desempenho de atividades, especialmente as bimanuais, que necessitam do uso coordenado de ambas as mãos[23,189].

A CIMT é caracterizada pela restrição do membro superior não afetado, associada ao treino intensivo do membro afetado, com o objetivo de "forçar" o uso desse membro, além de utilizar métodos comportamentais que visam aumentar a adesão da criança à intervenção[189,190]. O HABIT objetiva melhorar a quantidade e a qualidade do uso do membro superior afetado em atividades bimanuais, mantendo os mesmos princípios da CIMT, porém sem a restrição do membro não afetado[191]. O HABIT surgiu a partir da identificação de algumas limitações da CIMT, especialmente do fato de a CIMT ser centrada em atividades unimanuais, embora as maiores limitações de crianças com PC unilateral estejam relacionadas com atividades bimanuais[191]. Além disso, a restrição do membro não afetado pode causar desconforto e frustração na criança[192,193]. Ambas as técnicas apresentam os seguintes elementos: prática estruturada de tarefas com foco nas limitações da atividade e não na correção de padrões considerados incorretos; *shaping* (isto é, aumento gradual da dificuldade e complexidade da tarefa); repetição da atividade e resolução de problemas por parte da criança[191].

Aplicação da técnica

A restrição utilizada na CIMT pode ser realizada por meio de luva, tipoia, tala ou gesso, dependendo do conforto e da segurança da criança[194,195]. Enquanto o membro não afetado está contido, a criança executa tarefas motoras com dificuldade progressiva (*shaping*) e de maneira repetida, conforme a avaliação da criança e os objetivos estabelecidos para a intervenção. Durante a prática das tarefas, a criança deve receber reforço positivo acerca de suas conquistas e evolução para que se sinta motivada a desempenhar as atividades com o membro afetado (Figura 4.5). No HABIT, as atividades são realizadas sempre com os dois membros superiores em atividades bimanuais, seguindo os mesmos princípios da CIMT (Figura 4.6).

Inicialmente, o protocolo da CIMT para crianças sugeria a intensidade de 6 horas diárias de terapia; entretanto, diversos estudos buscam demonstrar efeitos positivos das técnicas com intensidades mais baixas para aumentar a tolerância da criança[196]. As intensidades de ambas as técnicas variam, principalmente, entre 3 e 6 horas diárias, por 1 a 10 semanas, com o total de 24 a 210 horas de tratamento[194,195,197]. Na CIMT, a restrição varia desde 2 horas diárias até o dia inteiro[194]. As técnicas são aplicáveis a crianças (geralmente com idade superior a 4 anos de idade) e adolescentes com

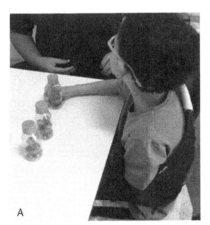
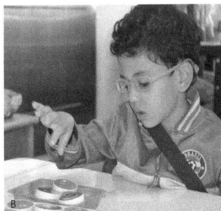

Figura 4.5A e **B** Exemplos de atividades utilizadas durante a CIMT.

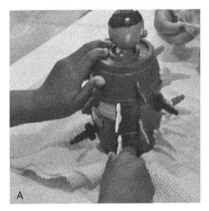
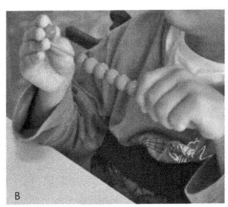
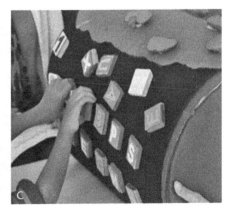

Figura 4.6A a **C** Exemplos de atividades utilizadas durante o HABIT.

PC unilateral ou com atividade assimétrica do membro superior, classificadas nos níveis I a III do MACS[194,195,197]. A CIMT tem sido utilizada também em crianças com menos de 2 anos de idade com protocolos de 30 minutos por dia, 6 dias por semana, durante 12 semanas, demonstrando resultados significativos na melhora e no desenvolvimento precoce da atividade manual (nível de evidência 2b)[198,199]. As terapias podem ser realizadas em consultórios, centros de reabilitação, escolas ou no ambiente domiciliar por fisioterapeutas, terapeutas ocupacionais ou por cuidadores treinados e sob supervisão dos terapeutas[197,200-202].

Evidências

Tanto a CIMT como o HABIT apresentam efeitos positivos na melhora da qualidade e quantidade de uso espontâneo do membro superior afetado, no aumento da velocidade de execução de atividades bimanuais e na melhora do desempenho e independência em atividades de autocuidado (níveis de evidência 1a, 1b e 3a)[188,195,197,201-204]. Uma revisão sistemática da literatura publicada recentemente comparou os efeitos das duas técnicas e demonstrou ausência de superioridade de uma em relação à outra na promoção da funcionalidade de crianças com PC unilateral (nível de evidência 3a)[194].

Considerações adicionais

As técnicas de treinamento intensivo do membro superior estão entre as intervenções com maior comprovação científica no tratamento da criança com PC[111]. Ambas as técnicas apresentam efeitos positivos na melhora da atividade manual da criança com PC unilateral, de modo que os terapeutas e familiares podem optar por aquela que atenda melhor às demandas e preferências da criança. A CIMT promove melhora importante na funcionalidade do membro superior afetado; entretanto, a maioria das atividades usuais é realizada com ambas as mãos. Modelos híbridos, que se utilizam das duas técnicas no mesmo protocolo de intervenção[205,206], podem ser uma boa estratégia para melhorar o uso do membro superior afetado, bem como o desempenho nas tarefas bimanuais da criança com PC com comprometimento unilateral. Outra estratégia utilizada com bons resultados consiste na repetição dos protocolos de modo intermitente para maior retenção e a aquisição de novos ganhos[199,207].

FORTALECIMENTO E ATIVIDADE FÍSICA (*STRENGTHENING TRAINING AND PHYSICAL ACTIVITY OR FITNESS TRAINING*)

Descrição

A fraqueza muscular e a baixa tolerância ao exercício físico são deficiências típicas da criança com PC e podem influenciar seu desempenho em atividades cotidianas e esportivas[208-210]. Por outro lado, as crianças com PC precisam se esforçar mais e apresentam maior gasto energético para realizar suas atividades em virtude das alterações dos padrões de movimento, como as alterações da marcha[74,210]. Os programas de fortalecimento muscular incluem a prática de exercícios progressivos que gerem esforços superiores aos realizados no desempenho de atividades usuais com o objetivo de aumentar a força, a potência e a resistência muscular[211]. Já as atividades físicas, estruturadas e planejadas, envolvem movimentos repetitivos do corpo que resultam em aumento dos gastos de energia para melhorar ou manter a função dos aparelhos cardiovascular e respiratório, resultando em aumento da resistência física geral, da tolerância aos esforços e da capacidade aeróbica[212,213].

Aplicação da técnica

Antes da prescrição de exercícios de fortalecimento, o terapeuta deve avaliar o grau de força dos diferentes grupos musculares. Os exercícios podem ser realizados de maneira livre contra a gravidade ou se utilizando de recursos que ofereçam resistência aos movimentos, como caneleiras, halteres, coletes, elásticos, pesos fixados em roldanas, molas (isto é, pilates) e aparelhos de musculação, dentre outros[153,208,209,214] (Figura 4.7).

Ainda não existem diretrizes específicas para o treino de força em crianças e adolescentes com PC; entretanto, o fisioterapeuta pode adotar as diretrizes para crianças típicas da National Strength and Conditioning Association[211]. Essas diretrizes estabelecem os seguintes parâmetros de frequência e intensidade: aquecimento inicial de 5 a 10 minutos, uma a três séries do exercício de fortalecimento, seis a 15 repetições, com carga de 50% a 85% de 1RM (teste de repetição máxima), intervalos de 1 a 3 minutos para descanso entre as séries, 2 a 4 dias por semana, entre 8 e 20 semanas, com aumentos progressivos da resistência em 5% a 10% da carga estabelecida inicialmente[153,211].

Nos estudos direcionados ao fortalecimento muscular de crianças e adolescentes com PC, as intensidades variam de 40% a 70% de 1RM, uma a três séries de exercícios, entre oito e 15 repetições, duas a cinco vezes por semana, entre 8 e 16 semanas, com 5 a 10 minutos de aquecimento e 1 a 3 minutos de descanso entre as séries[153,209]. A maioria dos estudos recomenda o treinamento de força para crianças com mais de 6 anos de idade e classificadas nos níveis I a III do GMFCS[153,208,209]. Quando o objetivo é o aumento da força muscular (hipertrofia muscular), recomenda-se o uso de cargas maiores (60% a 70% de 1RM) com número menor de repetições. Em contraste, quando o objetivo é o aumento da resistência muscular, devem ser utilizadas cargas menores (40% a 60% de 1RM) com maior número de repetições. Por fim, quando o objetivo consiste em aumentar a potência muscular, preconiza-se a realização de exercícios com maior velocidade[208,209].

Para melhorar as funções dos aparelhos cardiovascular e respiratório das crianças e adolescentes com PC, os exercícios aeróbicos regulares (p. ex., caminhada, corrida, andar

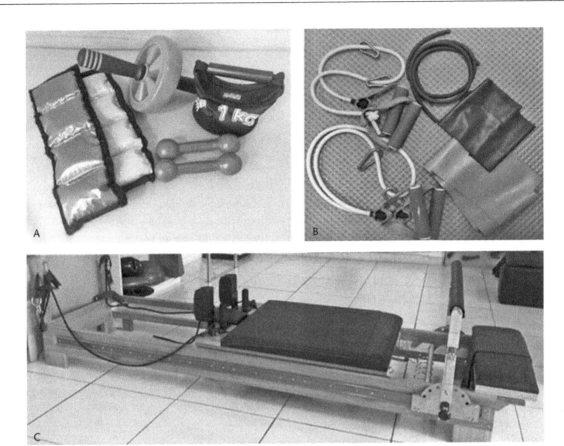

Figura 4.7A a C Exemplos de dispositivos e equipamentos que oferecem carga para exercícios de fortalecimento.

de bicicleta, circuitos) devem ser realizados duas a três vezes por semana com intensidade de 60% a 95% da frequência cardíaca máxima ou entre 50% e 65% do consumo máximo de oxigênio (pico de VO_2), durante pelo menos 20 minutos, duas a três vezes por semana[213,215]. Muitos programas de exercícios para crianças com PC visam aumentar tanto a força muscular como a resistência física geral, a tolerância aos esforços e a capacidade aeróbica dessas crianças[213].

Evidências

Ensaios clínicos aleatorizados comprovam a eficácia dos exercícios de fortalecimento nos seguintes aspectos de funcionalidade: aumento da força da musculatura dos membros inferiores, principalmente dos extensores de quadril e joelho e dos flexores plantares (nível de evidência 1b)[216-220]; melhora na atividade motora grossa (nível de evidência 1b)[217,218] e melhora de parâmetros cinemáticos da marcha (nível de evidência 2b)[218]. Com relação à morfologia e à arquitetura muscular, existem evidências de que os exercícios de fortalecimento promovem aumento do volume muscular, o que comprova que os músculos das crianças com PC respondem positivamente aos treinamentos de força (nível de evidência 3a)[209]. Estudo de revisão sistemática com metanálise identificou efeito maiores decorrentes de treinos de força realizados em crianças e adolescentes mais novos (até 13 anos de idade), três vezes por semanas e com sessões de 40 a 50 minutos (nível de evidência 1a)[208].

Recente revisão de literatura sobre os efeitos das atividades físicas na funcionalidade de crianças com PC demonstrou que os treinamentos aeróbicos melhoram a atividade motora grossa, embora não existam evidências que demonstrem o impacto desse tipo de intervenção na participação e na qualidade de vida de crianças com PC (nível de evidência 3a)[213]. Estudos que associam em seus protocolos exercícios de fortalecimento e treinamento aeróbico, como atividades de circuito, demonstram efeitos positivos no aumento da capacidade aeróbica, diminuição do consumo de oxigênio e melhora da atividade motora grossa (níveis de evidência 1a e 3b)[221,222].

Considerações adicionais

Historicamente, o fortalecimento muscular não era recomendado para crianças com PC, pois se acreditava que esse tipo de treinamento poderia levar ao aumento da espasticidade nessas crianças. Entretanto, estudos atuais comprovam que o treinamento resistido melhora a função muscular e não causa efeitos adversos em crianças com PC, sendo uma técnica amplamente utilizada na prática clínica[208,220,223]. Os programas de treinamento de força muscular devem durar, no mínimo, de 6 a 8 semanas, uma vez que esse é o tempo mínimo para que ocorra resposta tecidual (neural e muscular) ao exercício resistido[153,208,211]. Em crianças com PC, no entanto, é necessário um tempo ainda maior em decorrência das deficiências nas estruturas e funções neuromusculares dessas crianças[153,208,211]. Os treinos de fortalecimento muscular associados a treinos aeróbicos e a atividades, como subir e descer um degrau ou passar da posição sentada para a de pé usando um colete com pesos, têm maior potencial para que os ganhos ocorram tanto no domínio de função neuromuscular como no domínio da atividade da CIF[216,217,221]; entretanto, o fortalecimento isolado de um músculo é mais eficaz para o aumento de força de músculos muito fracos[153]. Crianças e adolescentes com maior comprometimento motor (GMFCS IV) também podem se beneficiar do treinamento de força. Nesses casos, recursos auxiliares, como a estimulação elétrica, podem potencializar os efeitos do treinamento, incentivando as crianças a contraírem seus músculos voluntariamente[153].

ESTIMULAÇÃO ELÉTRICA FUNCIONAL (*FUNCTIONAL ELECTRICAL STIMULATION – FES*)

Definição

A estimulação elétrica neuromuscular (NMES) consiste na aplicação de corrente elétrica transcutânea a músculos superficiais inervados para estimular a contração das fibras musculares[224]. A estimulação elétrica funcional (FES) é um tipo de NMES, na qual a corrente elétrica é aplicada em um músculo durante a realização de atividades, o que implica a participação ativa do indivíduo. A corrente elétrica proporcionada pela FES ativa um número seletivamente maior de unidades motoras das fibras musculares do tipo II (ou seja, fibras de contração rápida), que são aquelas em menor proporção nos músculos de crianças com PC comparadas às crianças normais[225]. O maior recrutamento de unidades motoras pode aumentar a potência articular gerada pelo músculo estimulado e promover adaptações teciduais em longo prazo, como aumento da área de secção transversa do músculo.

Aplicação da técnica

Os eletrodos devem ser afixados sobre a região correspondente ao ponto motor do músculo a ser estimulado. Em alguns aparelhos de estimulação elétrica é possível optar por uma onda simétrica ou assimétrica. No caso da simétrica, tanto o catodo (preto) como o anodo (vermelho) estão ativos; portanto, essa forma pode ser escolhida para estimular músculos maiores que apresentam mais de um ponto motor. Já na onda assimétrica, apenas o eletrodo correspondente ao catodo estará ativo e deve ser colocado sobre o ponto motor, enquanto o anodo pode ser colocado em outra região do ventre muscular, próximo ao catodo[224]. Os parâmetros de estimulação elétrica devem ser ajustados de acordo com a tolerância da criança, o tamanho do músculo a ser estimulado e a tarefa que será realizada. De modo geral, a duração do pulso deve ser ajustada entre 200 e 400 microssegundos, a frequência de estímulo deve ser de 26 a 35 pulsos por segundo para provocar a contração muscular, e a intensidade (amplitude da corrente em 1.000 amperes) deve ser ajustada, de maneira individualizada, conforme a tolerância de cada criança, com limite máximo de 40.000 amperes[224,225].

Outro parâmetro que deve ser ajustado é o tempo em que a corrente estará ligada (ON) e desligada (OFF). Ambos os tempos, ON e OFF, podem ser ajustados para 15 segundos (p. ex., para estimulação da musculatura paravertebral enquanto a criança realiza uma atividade na posição sentada)[226]. O tempo máximo de uso da FES de maneira contínua deve ser de 20 minutos para evitar fadiga muscular. Caso esteja disponível, o uso de um disparador remoto pode favorecer a estimulação do músculo desejado durante atividades mais dinâmicas, como a marcha. Desse modo, o terapeuta pode disparar a corrente apenas no momento em que o músculo deveria contrair (p. ex., disparo da corrente para ativação do tríceps sural no momento da impulsão na marcha) (Figura 4.8). Dentre os equipamentos portáteis de FES utilizados no Brasil, podem ser citados o *Neurodyn Portable TENS/FES*®, o *EMPI Continuum*® e o *Foot Drop Stimulator*®[224,227].

Evidências

Há na literatura evidência sobre os efeitos positivos do uso da FES, embora esses efeitos variem de acordo com o músculo estimulado e também com a combinação da FES à realização de atividades. Na maioria dos estudos, o músculo estimulado é o tibial anterior durante a marcha. Essa forma de intervenção aumenta a amplitude ativa de dorsiflexão e a força

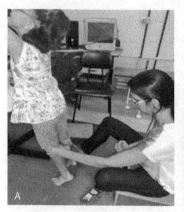
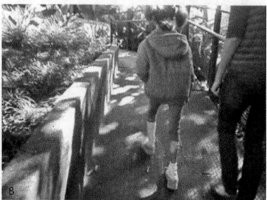
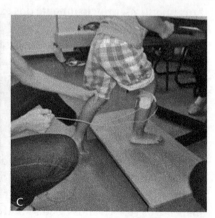

Figura 4.8A a C Exemplos do uso do disparador remoto para ativar o tríceps sural durante atividades dinâmicas.

muscular do tibial anterior, mas diminui a velocidade da marcha da criança (nível de evidência 3a)[228]. Uma revisão sistemática aponta a FES no músculo tibial anterior como uma alternativa à órtese em crianças com PC espástica; entretanto, não há dados suficientes que embasem os ganhos nos domínios de atividade e participação (nível de evidência 3a)[228].

Em outra revisão sistemática sobre o efeito da FES no domínio de atividade em crianças com PC (nível de evidência 1a)[229], foram incluídos cinco ensaios clínicos, sendo em cada estudo estimulado um músculo diferente: (1) glúteo médio[230]; (2) adutores e abdutores de quadril[231]; (3) tríceps sural[232]; (4) dorsiflexores do tornozelo e extensores do joelho durante a marcha[233], e (5) abdominais e paravertebrais durante a posição sentada[234]. Dois estudos documentaram efeito positivo do uso da FES na velocidade da marcha (nível de evidência 1b)[231,230] e um estudo encontrou melhora na atividade motora grossa (nível de evidência 1b)[234] em comparação com o grupo que não utilizou FES. Os outros dois estudos não reportaram diferença significativa no grupo que usou FES durante a atividade em comparação com o grupo que treinou a mesma atividade sem FES (nível de evidência 1b)[232,233].

Uma terceira revisão sistemática ainda sugere que a estimulação do músculo gastrocnêmio, em combinação ou não com a estimulação do tibial anterior, tem maior efeito positivo sobre os parâmetros da marcha, especialmente a velocidade, do que a estimulação isolada do tibial anterior (nível de evidência 3a)[235].

Considerações adicionais

Os estudos mostram que a FES, quando utilizada no músculo adequado, promove aumento de força muscular e melhora a atividade motora grossa e os parâmetros cinemáticos e cinéticos da marcha de crianças com PC[236]. A maioria dos estudos foi realizada em crianças classificadas nos níveis I e II do GMFCS; portanto, existe menor evidência sobre o uso da FES em crianças com nível maior de comprometimento motor. Em acréscimo, a literatura não reporta um limite inferior de idade para utilização da FES.

SUPORTE PARCIAL DE PESO CORPORAL (*PARTIAL BODY WEIGHT SUPPORT*)
Definição

Trata-se de uma intervenção caracterizada por suportar parcialmente o peso da criança de pé, enquanto ela deambula. Por aliviar a carga corporal, esse recurso reduz as demandas impostas à criança para o treino específico da tarefa de deambular, possibilitando um treinamento com parâmetros de repetição e intensidade mais altos do que ela suportaria caso tivesse de lidar com seu peso corporal total[237-239]. Tem como objetivo principal melhorar a capacidade e o desempenho da marcha, além de aumentar a força e a resistência muscular e as funções dos aparelhos cardiovascular e respiratório. O suporte parcial do peso pode ser realizado de diversas maneiras, desde os pais ou terapeutas sustentando manualmente a criança até o uso de equipamentos mais sofisticados, que proporcionam maior estabilidade postural e minimizam a força necessária para deambular[238,239]. Os equipamentos de suspensão contam com um sistema de fixação e sustentação do peso corporal ajustável para cada criança. Esses equipamentos podem ser móveis ou fixados ao teto. Essa técnica tem sido muito utilizada em associação ao uso de esteiras ergométricas para o treino de marcha[238,239] (Figura 4.9).

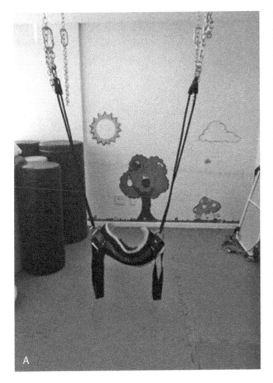
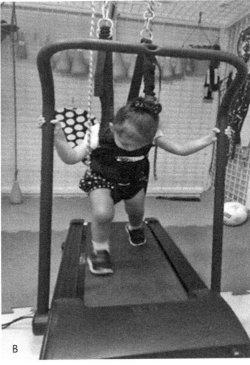

Figura 4.9A Exemplo de equipamento de suspensão corporal. **B** Utilização do equipamento de suspensão corporal associado ao uso de esteiras ergométricas.

Aplicação da técnica

A quantidade de suporte ofertada pelos equipamentos disponíveis para realização da terapia deve ser individualmente ajustada com a manipulação das tiras que sustentam a criança[239]. A maioria dos estudos que investigaram os efeitos da técnica utilizou um suporte inicial de 30% do peso corporal (ou a menor quantidade de suporte necessária para manter a postura de pé), sendo esse valor sistematicamente reduzido até que a criança fosse capaz de deambular suportando o próprio peso[239,240]. Os protocolos variam, em média, de 6 a 16 semanas, 2 a 5 dias por semana, de 10 a 30 minutos por dia[238-240]. Enquanto a criança tem seu peso suportado, ela pode deambular sobre uma esteira (cuja velocidade depende da avaliação da criança e dos objetivos terapêuticos) ou sobre o chão[241,242]. A marcha sobre a esteira possibilita maior controle da velocidade, mas a marcha sobre o chão se aproxima mais da atividade de deambular realizada pela criança em seus contextos de vida[241,242]. Caso seja necessário, os terapeutas ou os pais podem auxiliar, posicionando os membros inferiores da criança enquanto ela deambula sobre a esteira[239]. A assistência pode ser realizada também por órteses robóticas, denominadas exoesqueletos[243].

Essa técnica pode ser utilizada com diversas finalidades e é aplicável a crianças com PC em diferentes etapas do desenvolvimento e níveis de GMFCS. Por exemplo, o suporte parcial de peso pode auxiliar o início do treino de marcha em crianças com PC que ainda não deambulam, bem como pode ser utilizado para melhorar o desempenho da marcha e aumentar a força muscular dos membros inferiores e a capacidade aeróbica das crianças classificadas nos níveis I a IV do GMFCS.

Evidências

O treino com suporte parcial de peso pode melhorar a velocidade de marcha (nível de evidência 3a)[238] e a atividade motora grossa (níveis de evidência 1b, 3a e 3b)[239,240,244] de crianças com PC.

Considerações adicionais

A marcha independente com ou sem dispositivo de auxílio está entre os objetivos mais almejados pela criança e sua família e consiste em um dos desfechos mais investigados nos estudos científicos da área. O suporte parcial de peso, associado ou não à esteira ergométrica, tem sido muito utilizado na prática clínica com bons resultados. Entretanto, faltam estudos científicos de qualidade que comprovem seus potenciais efeitos.

VESTES TERAPÊUTICAS (*THERAPEUTIC SUITS*)
Definição

As vestes terapêuticas (ou "elásticas") são órteses dinâmicas que podem contribuir para o realinhamento das estruturas articulares e facilitar a movimentação da criança com PC[245]. Algumas vestes terapêuticas atuam mediante a compressão das estruturas articulares e segmentos corporais, como tronco e membros, com o objetivo de aumentar a estabilidade postural. Essas vestes são conhecidas como *Full body suit*, *Body Suit* e *Stabilizing Pressure Input Orthosis* (SPIO) e podem cobrir todo o tronco e os membros ou o tronco e parte dos membros. Essas vestes normalmente são fabricadas com tecidos de borracha sintética que se ajustam ao corpo (isto é, neoprene)[245-247].

Outras vestes contêm sistemas de tiras elásticas que podem ser ajustadas para tracionar os segmentos do corpo com o objetivo de realinhar os segmentos articulares e facilitar a execução dos movimentos. Os *TheraTogs*, *TheraSuit* e *PediaSuit* são exemplos de vestes terapêuticas com sistemas de tiras elásticas (Figura 4.10). Essas vestes são fabricadas com diferentes tecidos, e o sistema de tiras elásticas varia de acordo com o modelo[245,248,249]. As vestes

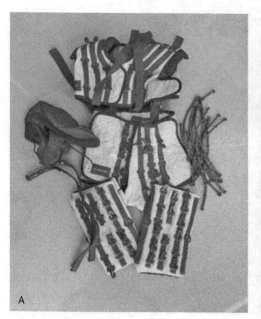
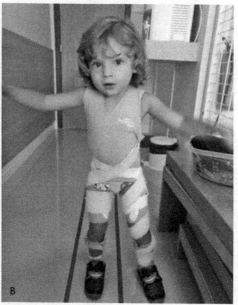

Figura 4.10A Veste *TheraSuit*.
B Veste *TheraTog*.

Capítulo 4 Paralisia Cerebral

contêm colete e *shorts*, além de âncoras nos membros e adaptações nos calçados, que servem como suporte para a fixação das tiras elásticas. Algumas vestes terapêuticas podem ainda conter tanto componentes de compressão (ou seja, colete e *shorts* justos no corpo) como de tração (isto é, tiras elásticas).

Aplicação da técnica

Cada um dos modelos de vestes terapêuticas citados, além de outros modelos comercializados, tem orientações específicas quanto à maneira de utilização, conforme o objetivo a ser atingido com a veste e a tolerância da criança. As vestes se encontram disponíveis em diferentes tamanhos e devem ser ajustadas individualmente ao corpo de cada criança, abordando as necessidades específicas. Nas vestes com sistema de tração, as tiras ou cabos elásticos podem ser direcionados entre os segmentos do tronco, do tronco para os membros ou entre os segmentos dos membros, nos três planos de movimento[245]. As vestes são colocadas e ajustadas pelos fisioterapeutas; no entanto, os pais também podem colocar e ajustar as vestes em seus filhos sob a supervisão periódica dos terapeutas.

A intensidade de uso depende do modelo da veste. Os modelos que atuam por meio de compressão (p. ex., *Body Suit*) são recomendados para utilização durante todo o dia, mas podem causar desconforto, como calor excessivo e dificuldade para usar o banheiro[247,250]. Os *TheraTogs* são utilizados em torno de 10 a 12 horas por dia, diária e continuamente, até que os objetivos estabelecidos sejam alcançados[249,251,252]. As vestes *TheraSuit* e *PediaSuit* costumam ser utilizadas em associação a protocolos de tratamentos intensivos com a duração de 3 a 4 horas por dia, por 3 a 4 semanas[248,253]. As vestes terapêuticas podem ser utilizadas em crianças com PC classificadas em qualquer nível do GMFCS.

Evidências

Existem evidências de efeitos positivos do uso da veste *TheraTogs* no alinhamento postural dos membros inferiores, parâmetros cinemáticos da marcha e atividade motora grossa (níveis de evidência 1b, 3a e 3b)[245,249,251,252]. Em acréscimo, a literatura documentou efeitos positivos de um modelo denominado *Dynamic Elastomeric Fabric Orthose* (isto é, *shorts* de neoprene com efeito compressivo na pelve, rotação externa e abdução dos quadris e extensão dos joelhos) no alinhamento articular do joelho e na velocidade de marcha (nível de evidência 3b)[78,246]. A literatura ainda não disponibiliza evidências sobre os efeitos das demais vestes terapêuticas. Os modelos *TheraSuit* e *PediaSuit* ainda não tiveram seus efeitos isolados comprovados cientificamente (níveis de evidência 1a e 3a)[245,248]. Efeitos positivos encontrados com os métodos intensivos associados ao uso de vestes terapêuticas estão relacionados com a intensidade de treinamento e não com o uso da veste em si (níveis de evidência 1a e 1b)[248,253].

Considerações adicionais

Apesar de amplamente utilizadas na prática clínica, existem poucas evidências sobre os efeitos das vestes terapêuticas na funcionalidade de crianças com PC[245]. Os estudos existentes apontam para melhora do alinhamento articular e de parâmetros cinemáticos da marcha em decorrência do uso das vestes que exercem tração sobre os segmentos corporais, que consistem em efeitos mecânicos correspondentes aos objetivos de uma órtese dinâmica. Outros benefícios atribuídos comercialmente às vestes, como melhora da propriocepção, do tônus e do equilíbrio, não foram testados cientificamente. As vestes terapêuticas podem ser boas aliadas no tratamento de crianças com PC, quando utilizadas de maneira correta e com objetivos compatíveis com as evidências disponibilizadas na literatura.

MÉTODOS *THERASUIT* E *PEDIASUIT* (*THERASUIT METHOD* E *PEDIASUIT METHOD*)

Definição

Esses métodos consistem em tratamentos de alta intensidade que incluem o uso das vestes *TheraSuit* e *PediaSuit*, já descritas na seção de vestes terapêuticas, associadas à realização de várias técnicas e exercícios com a participação ativa da criança[245,248,254]. Apesar dos nomes distintos, ambos apresentam uma abordagem muito semelhante e ganharam grande popularidade no Brasil a partir de 2010. A literatura lista ainda outros nomes para esses modelos terapêuticos, como *AdeliSuit Therapy* e *NeuroSuit*[245,255]. Além da veste, outro recurso que caracteriza os métodos *TheraSuit* e *PediaSuit* consiste na realização dos exercícios na *Universal Exercise Unit*, conhecida como "gaiola" (Figura 4.11). Com o uso da gaiola e de seus acessórios é possível realizar exercícios de fortalecimento e condicionamento físico, treino de equilíbrio e treino de atividades com suporte parcial de peso, por meio de roldanas, pesos e elásticos (Figura 4.12).

Aplicação da técnica

Os parâmetros de frequência e intensidade dos protocolos variam de 3 a 4 horas por dia, 5 dias na semana, durante 3 a 4 semanas[245,248]. O planejamento do protocolo completo e de cada atendimento depende da avaliação fisioterapêutica e aborda o tratamento tanto das deficiências como das limitações e restrições apresentadas pelas crianças[253]. De modo geral, cada sessão engloba técnicas de aquecimento, como massagem e alongamento, exercícios de fortalecimento muscular vigoroso, exercícios de equilíbrio, exercícios de condicionamento físico (p. ex., *jump*) e treino de atividades motoras grossas e finas, que mudam progressivamente ao longo das semanas de tratamento[253,256].

As sessões são realizadas em consultórios ou centros de reabilitação, podendo incluir treino de tarefas em ambientes externos, como treino de marcha com muletas em terrenos irregulares. A veste é um dos componentes do

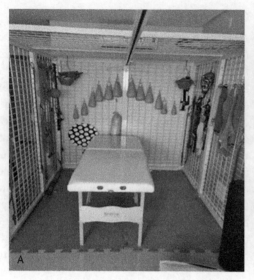 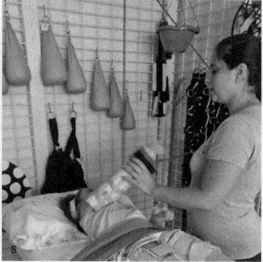

Figura 4.11A e **B** *Universal Exercise Unit* do método *TheraSuit* e acessórios.

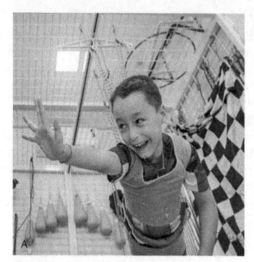 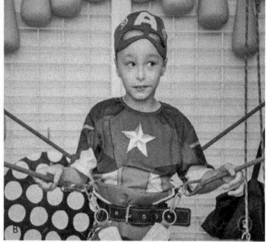

Figura 4.12A e **B** Exercícios realizados com suspensão parcial de peso na *Universal Exercise Unit* do método *TheraSuit*.

método, sendo utilizada entre 1 e 2 horas e meia durante cada sessão, conforme a necessidade de cada criança[256]. A intervenção é recomendada para crianças a partir de 2 anos de idade e que consigam participar ativamente da sessão, principalmente aquelas classificadas nos níveis I a IV do GMFCS.

Evidências

Ensaios clínicos aleatorizados demonstram efeitos positivos dos métodos *TheraSuit* (e *AdeliSuit*) na atividade motora grossa de crianças com PC (nível de evidência 1b)[255,257,258], porém não há diferença na comparação entre esse método e uma terapia convencional aplicada na mesma intensidade (nível de evidência 1b)[255,257]. Revisão sistemática com metanálise revelou ainda efeito pequeno na mudança da atividade motora grossa de crianças com PC GMFCS I a IV tanto após o tratamento como no seguimento (*follow-up*) (nível de evidência 1b)[248]. Um ensaio clínico aleatorizado de alta qualidade metodológica (nível de evidência 1b)[253] comparou grupos que realizaram o método *TheraSuit* com e sem o uso da veste e não encontrou diferença significativa na atividade motora grossa e nas habilidades funcionais entre esses grupos, revelando que os efeitos encontrados não dependem da utilização da veste. Especificamente em relação ao método *PediaSuit*, ainda não há na literatura estudo de alta qualidade metodológica que tenha documentado seus efeitos (nível de evidência 4)[254,259,260].

Considerações adicionais

Os efeitos positivos do método *TheraSuit* parecem ser decorrentes da alta intensidade do tratamento e da utilização de técnicas cuja eficácia já está comprovada na literatura, como fortalecimento muscular e prática de tarefas específicas[253]. A alta intensidade em curto período de tempo (ou seja, 3 a 4 semanas) produz melhora perceptível na atividade motora grossa da criança com PC, porém a retenção desses ganhos a longo prazo ainda não está comprovada[245,248]. A gaiola é um recurso que possibilita a realização de diferentes exercícios e treino de atividades e não é exclusiva do método, podendo ser adquirida e utilizada pelos terapeutas em suas clínicas. Apesar dos relatos de melhora da criança, na percepção das famílias e dos terapeutas, ainda não há na literatura evidências que sustentem o emprego dessas técnicas[248], especialmente no que diz respeito ao uso isolado das vestes *TheraSuit* e *PediaSuit*[245], que oneram bastante o custo desse tratamento para as famílias.

REALIDADE VIRTUAL (*VIRTUAL REALITY*)

Definição

A realidade virtual (RV) pode ser definida como o uso de simulações interativas, desenvolvidas por meio de *hardware* e *software* de computadores, que possibilitam aos usuários a oportunidade de se engajar em ambientes similares aos vivenciados no mundo real[261,262]. Os aplicativos de RV utilizam simulações interativas que respondem ao movimento da criança para que ela possa interagir com o ambiente virtual enquanto executa atividades motoras[263,264]. São considerados atributos principais da RV: possibilidade de ajuste do grau de dificuldade da tarefa de modo a fornecer um desafio adequado à capacidade da criança; *feedback* visual e auditivo imediato relacionado com o desempenho da tarefa; possibilidade de resolução de problemas e treinamento de tarefas específicas; e oportunidade de brincar, o que pode aumentar a motivação e o envolvimento das crianças em atividades motoras[265].

Aplicação da técnica

A RV é realizada com o uso de diversos tipos de equipamentos de videogame. Os mais utilizados são: *Nintendo Wii, PlayStation EyeToy, Xbox Kinect, GestureXtreme* e jogos de computador[261,263]. Cada modelo oferece um ou mais tipos de interação com o videogame, como *joysticks* e plataformas, que podem ser manipulados pelas mãos ou apresenta sistemas que captam os movimentos de todo o corpo da criança enquanto ela joga. A intensidade de utilização da RV encontrada nos estudos científicos varia de 20 a 90 minutos por dia, 1 a 7 dias na semana, e entre 4 e 20 semanas de intervenção[261,263].

A escolha dos jogos deve ser embasada nos objetivos terapêuticos (p. ex., um jogo de basquete no qual a criança realiza o movimento de jogar a bola na cesta pode ser utilizado para aumentar a ADM ativa dos MMSS). Para participar desse tipo de terapia as crianças precisam conseguir interagir com o equipamento de RV, o que ocorre geralmente a partir dos 4 anos de idade. Costuma ser indicado para crianças cujos níveis de atividade motora grossa e atividade manual variam entre I e IV no GMFCS e MACS, respectivamente. A terapia com RV pode ser realizada em ambientes terapêuticos ou em casa sob orientação e supervisão fisioterapêutica[261,263,266] (Figura 4.13).

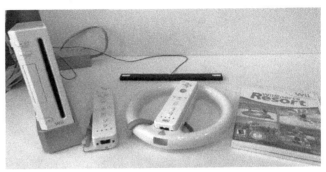

Figura 4.13 Equipamento e acessórios para intervenção de Realidade Virtual – Nintendo Wii®.

Evidências

A terapia com RV apresenta efeitos positivos na melhora da funcionalidade do membro superior, como aumento do uso das mãos em atividades bimanuais e melhora da destreza e da coordenação manual (níveis de evidência 1b e 3b)[267,268]. A RV também apresenta efeitos positivos na capacidade de deambular, equilíbrio na posição de pé e no desempenho de atividades cotidianas (nível de evidência 1b)[269-271]. A RV pode ainda ser utilizada em associação a outras terapias para potencializar os ganhos, como, por exemplo, a RV em associação ao treino de marcha em esteira melhora significativamente a atividade motora grossa, a velocidade de marcha, o equilíbrio na posição de pé e a força muscular dos membros inferiores (nível de evidência 1b)[272] e a RV associada à CIMT melhora significativamente a velocidade, a destreza, a quantidade e a qualidade do uso do membro afetado de crianças com PC unilateral (nível de evidência 1b)[273]. Recente revisão sistemática e metanálise identificou que efeitos maiores são encontrados em estudos que realizaram a RV de maneira intensiva e em crianças mais novas (nível de evidência 1a)[261].

Considerações adicionais

O uso de videogames e jogos de computadores pode aumentar a motivação de algumas crianças para realizar exercícios com objetivos terapêuticos. A literatura mais atual tem comprovado os efeitos desse modelo de intervenção, principalmente quando associado a outra técnica eficaz. Entretanto, a transferência de habilidades adquiridas com o uso de videogames para o desempenho em atividades nos diferentes contextos ainda não está comprovada[274]. Desse modo, a RV não deve ser escolhida como única intervenção que garanta a melhora da funcionalidade da criança com PC, mas realizada em associação a outras intervenções.

EQUOTERAPIA (*EQUINE-ASSISTED THERAPY, HIPPOTHERAPY* OU *THERAPEUTIC HORSEBACK RIDING*)

Definição

A equoterapia consiste no uso do cavalo (animal) como recurso terapêutico na reabilitação de indivíduos com as mais diversas condições de saúde[275,276] e, no Brasil, abrange a

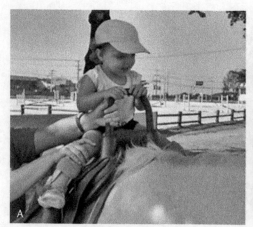 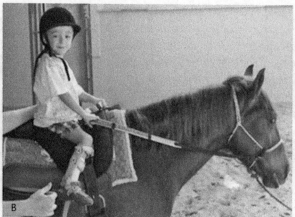 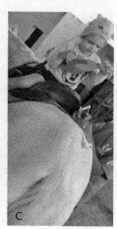

Figura 4.14A a **C** Equoterapia.

hipoterapia, a educação e reeducação equestre, o pré-esportivo e a prática esportiva paraequestre. A equoterapia influencia, principalmente, a estabilidade do tronco da criança por meio dos movimentos triplanares da marcha do cavalo, que demandam ajustes contínuos do corpo do cavaleiro. Quando o cavalo se move, seu centro de gravidade é deslocado nos planos sagital, transversal e frontal, causando oscilações contínuas do centro de gravidade da criança que está montada e promovendo uma demanda de ajustes posturais no tronco da criança[275]. A técnica apresenta critérios específicos para sua realização, como escolha do animal adequado, espaço apropriado e equipe composta por veterinários, tratadores e terapeutas[275,276].

Aplicação da técnica

Durante o atendimento de equoterapia, a criança está montada sobre o cavalo, que é conduzido por um guia. Um assistente caminha de um lado e um terapeuta, do outro lado, conduz as atividades da criança de montar, conduzir o cavalo, manter-se sentada, mudar de posição sobre o animal, bem como outras tarefas conforme os objetivos terapêuticos, a independência e a familiarização da criança com o animal. A intensidade da terapia varia de 30 a 40 minutos diários, 1 a 2 dias por semana, durante 12 a 20 semanas, mas algumas crianças continuam recebendo atendimento de equoterapia durante um tempo prolongado[276-278]. São exemplos de exercícios realizados sobre o cavalo:

- Montar sem o apoio das mãos com os ombros fletidos e abduzidos.
- Pegar uma bola que está com o terapeuta e passar para o assistente do outro lado.
- Com os pés nos estribos, estender os joelhos, passando para a postura de pé para pegar uma fruta na árvore.
- Abaixar e levantar um bastão com os dois braços.
- Variar as posturas sobre o cavalo.

Crianças classificadas em qualquer nível do GMFCS podem realizar a equoterapia, desde que a intensidade e a assistência do terapeuta sejam ajustadas às suas individualidades. Essa modalidade terapêutica não é recomendada para crianças com subluxação ou luxação do quadril, encurtamento importante dos músculos adutores de quadril, crises convulsivas não controladas, hidrocefalia, desnutrição e transtornos de comportamento e para crianças menores de 2 anos de idade[275,276] (Figura 4.14).

Evidências

Os benefícios da equoterapia nas estruturas e funções do corpo são: melhora da estabilidade de tronco (níveis de evidência 3a e 3b)[276,277,279,280] e melhora na mobilidade articular dos membros inferiores (nível de evidência 3b)[280]. Em relação à atividade, estudos mostram que a técnica melhora a mobilidade das crianças e sua capacidade nas habilidades motoras grossas relacionadas com as posturas sentada e de pé, além de reduzir a necessidade de assistência do cuidador nas atividades de mobilidade (nível de evidência 3b)[276,279-281].

Considerações adicionais

A rica interação entre a criança e o cavalo, somada ao fato de a atividade ser realizada em contato direto com a natureza, pode ter outros benefícios para criança, como aumento da autoestima e da confiança e o desenvolvimento cognitivo e perceptual[275]. Apesar de existirem na literatura estudos que investigaram os efeitos da equoterapia, uma recente revisão aponta para a necessidade de estudos com alta qualidade metodológica que comprovem de maneira mais consistente os efeitos da intervenção e os parâmetros de intensidade para que os benefícios sejam alcançados[282].

CONSIDERAÇÕES FINAIS

De acordo com as evidências atuais acerca dos efeitos das intervenções disponíveis para crianças com PC, os ingredientes terapêuticos com maior potencial para promover benefícios para essa população consistem na prática específica da tarefa que se deseja alcançar/melhorar e no emprego de maior intensidade nas terapias (níveis de evidência 1a, 3a e 3b)[111,174,184,248,283]. As intervenções que abordam os componentes de atividade e participação aperfeiçoam

Capítulo 4 Paralisia Cerebral

os pontos fortes das crianças e refletem seus interesses e motivações, enquanto as intervenções com foco nas estruturas e funções do corpo ajudam a mitigar a história natural e as deficiências secundárias da PC (p. ex., luxação do quadril)[111].

Além das intervenções descritas neste capítulo, muitas outras modalidades são utilizadas na prática clínica. Algumas são antigas e seus princípios não são mais compatíveis com o corpo de conhecimento atual, ao passo que outras terapias são muito novas e ainda não apresentam evidências científicas que as embasem. Muitos estudos que buscam a comprovação das novas técnicas as comparam com o *tratamento neuroevolutivo* (Conceito Bobath), considerado uma "terapia convencional" por ser amplamente difundida e empregada na prática clínica desde a década de 1970[284,285]. Apesar de consistir em uma abordagem muito difundida e empregada, os benefícios do tratamento neuroevolutivo, principalmente em sua forma original (ou tradicional), não apresentam comprovação científica com evidência de alta qualidade. Por esse motivo, alguns autores recomendam outras terapias comprovadamente eficazes para o tratamento de crianças com PC[111,174,285-288].

O fisioterapeuta e a equipe de reabilitação contam ainda com uma gama de recursos que podem ser empregados no tratamento da criança com PC, como tecnologias assistivas, órteses, *kinesio taping*, plataforma vibratória, gesso seriado, dentre outras[289-291]. Diante de um universo de possibilidades terapêuticas e, na maioria das vezes, dos recursos limitados das famílias, é importante que os fisioterapeutas se atualizem constantemente e escolham métodos comprovadamente eficazes para o tratamento das crianças. Além disso, a aplicação de técnicas com uma aparência de alta tecnologia ou que prometem efeitos extraordinários, porém sem evidência científica, pode aumentar as expectativas de bons resultados, alimentar falsas esperanças e despender esforços desnecessários das crianças e de suas famílias[111,248]. Os resultados positivos de qualquer modalidade terapêutica dependem de uma excelente avaliação fisioterapêutica, do planejamento terapêutico coerente com as reais necessidades da criança e da escolha da intervenção mais adequada para potencializar o alcance dos objetivos estabelecidos, além da parceria com a família, elemento essencial e sem o qual a probabilidade de sucesso é drasticamente reduzida.

Os primeiros anos de vida da criança representam o período de aquisição dos marcos motores mais importantes do ser humano e são considerados o período em que é maior a possibilidade de as crianças com PC alcançarem novas habilidades motoras[18]. Também são um período de crescimento acelerado, no qual a equipe de reabilitação deve trabalhar na prevenção de deficiências musculoesqueléticas na criança com PC, como encurtamentos musculares e deformidades articulares[6]. Nessa fase, os familiares estão bastante empenhados em levar seus filhos para as terapias e experimentam diferentes modalidades terapêuticas, como a equoterapia e a fisioterapia aquática.

Com o passar dos anos, é comum as crianças e suas famílias abandonarem os tratamentos, principalmente em virtude das demandas escolares, da escassez de recursos e da mudança de interesses do adolescente[292]. A equipe multidisciplinar e os fisioterapeutas devem preparar as crianças/adolescentes para o momento de diminuição da intensidade ou para a alta dos tratamentos por meio de orientações à família, prescrição adequada de tecnologias assistivas, adaptações ambientais e transferência para uma atividade esportiva[292]. Convém ressaltar que os adultos com PC apresentam altos índices de fadiga, dor, desgaste articular, diminuição do desempenho da marcha, perda da capacidade de andar, menor qualidade de vida, além de inúmeras restrições na participação social[293,294]. Essas incapacidades e disfunções, na medida do possível, devem ser prevenidas durante a infância e a adolescência e acompanhadas na idade adulta.

Com base na estrutura da CIF, a *CanChild*, mais importante centro educacional e de pesquisa das condições de saúde que afetam o desenvolvimento infantil, sugere a incorporação no modelo estrutural da CIF de seis palavras (isto é, "*F-words*") que mais representam os interesses das crianças com incapacidades e que devem ser utilizadas como norteadoras no processo de reabilitação da criança com PC[118]. Essas palavras e os componentes correspondentes à CIF são: (1) "*Functionality*" (atividade) – a criança é ativa e quer fazer as coisas por si própria; (2) "*Family*" (fatores ambientais) – a família representa o ambiente essencial da criança; (3) "*Fitness*" (estrutura e função) – importante realizar atividade física para a saúde e o bem-estar; (4) "*Fun*" (fatores pessoais) – representa o que deve ser a infância (ou seja, diversão); (5) "*Friendship*" (participação) – a criança deseja construir novas amizades em seu meio social[118]. Por fim, a sexta palavra, "*Future*", nos leva a questionar os pais e as crianças sobre suas expectativas e sonhos para o futuro e a ajudá-los a tornar esse futuro possível em vez de decidir para eles o que é impossível[118].

CASOS CLÍNICOS

Caso clínico 1

História da condição de saúde, fatores do contexto e participação

V.A.T. é um menino de 5 anos de idade com diagnóstico de PC espástica bilateral do tipo quadriplegia, GMFCS nível IV e MACS nível II. A criança é frequentemente transportada no colo dos cuidadores e necessita de cadeira de rodas (propulsionada pelo cuidador) para se locomover por longas distâncias. Segundo relato da mãe, V.A.T. nasceu prematuro, pesando 1.054g, por meio de parto vaginal na 28ª semana de gestação, em virtude de descolamento prematuro da placenta. Ao nascer, apresentou síndrome do desconforto respiratório, havendo necessidade de entubação ainda na sala de parto e encaminhamento para a Unidade de Terapia Intensiva Neonatal (UTIN), onde permaneceu por 1 mês e apresentou como intercorrência hemorragia peri-intraventricular (HPIV) grau IV bilateralmente. Posteriormente, foi encaminhado para o berçário, onde permaneceu internado por mais 3 meses, até a alta hospitalar. Aos 6 meses de idade corrigida, V.A.T. apresentava importante atraso no desenvolvimento motor e iniciou acompanhamento no serviço de intervenção precoce de uma instituição de referência em Minas Gerais, onde continua sendo assistido atualmente. V.T.A. se expressa verbalmente, é interessado e capaz de acompanhar o desempenho de sua turma em escola regular da rede pública. Atualmente, sua principal demanda consiste em conseguir jogar bola com os colegas na escola. A família, especialmente a mãe, que acompanha o filho nas intervenções, mostra-se empenhada e participa ativamente da tomada de decisões junto à equipe de reabilitação. Atualmente, a queixa principal da mãe é que a criança seja capaz de se locomover de maneira mais independente nos ambientes domiciliar e escolar. Recentemente, o ortopedista da criança sugeriu uma intervenção cirúrgica para realinhar as articulações do quadril (ou seja, tenotomia parcial dos músculos adutores) e do tornozelo (isto é, tenotomia parcial dos músculos flexores plantares) com intuito de facilitar o início do treino de marcha com andador. No momento da avaliação que se segue, V.T.A. estava iniciando o acompanhamento pós-operatório com a equipe de fisioterapia da instituição.

Atividade motora grossa

Aos 5 anos de idade, V.A.T. apresenta capacidade de engatinhar (não reciprocamente) (Figura 4.15A) e se arrastar no solo para se locomover por curtas distâncias. É capaz de se manter sentado com apoio das mãos no banco e dos pés no solo (Figura 4.15B). Consegue passar da posição sentada para a de pé com apoio, embora demore na realização dessa atividade. Mantém-se na posição ortostática com apoio por aproximadamente 30 segundos, porém tem dificuldade em manter a extensão dos joelhos e quadris nessa posição. É capaz de dar dois passos com apoio, mas não apresenta marcha independente com dispositivo de auxílio. Faz uso contínuo de órteses suropodálicas (isto é, *Ankle-Foot Orthosis* – AFO) rígidas bilateralmente.

Para avaliação padronizada da atividade motora grossa foi utilizado o GMFM, versão 88, uma vez que a criança necessitava do uso de órtese para desempenhar itens das dimensões D e E, sendo o uso desses equipamentos permitido somente na avaliação com a versão 88. A pontuação total da criança no GMFM-88 foi de 48,06%, sendo 100% na dimensão A, 80% na dimensão B, 50% na dimensão C, 10,3% na dimensão D e 0% na dimensão E.

Estruturas e funções do corpo

Amplitude de movimento passiva (ADM) e flexibilidade

V.A.T. apresenta redução da ADM de abdução de quadris (30 graus com joelhos estendidos ou fletidos) e de flexão dorsal dos tornozelos (10 graus). As demais ADM passivas de quadris, joelhos e tornozelos estão preservadas. Há redução da flexibilidade dos isquiossurais bilateralmente (ângulo poplíteo = –30º).

Força muscular

A aplicação do teste de força muscular manual revelou fraqueza em diferentes graus da musculatura de membros inferiores (MMII) e de tronco, como mostra o Quadro 4.1.

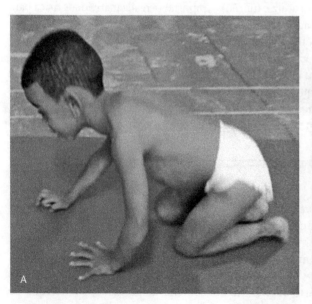
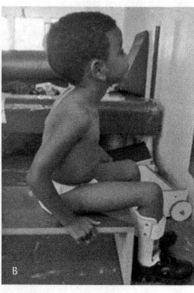

Figura 4.15A Engatinha para se locomover por curtas distâncias. **B** É capaz de se manter sentado com apoio das mãos no banco.

Quadro 4.1 Resultado do teste de força muscular manual (caso 1)

Grupos musculares	MID	MIE
Flexores de quadril	4	4
Extensores de quadril	3	3
Adutores de quadril	2	2
Abdutores de quadril	2	2
Rotadores internos de quadril	2	2
Rotadores externos de quadril	2	2
Flexores de joelhos	3	3
Extensores de joelhos	4	4
Flexores dorsais	2	2
Flexores plantares	2	2
Reto abdominal		3
Abdominais oblíquos		3
Extensores de tronco		3

MID: membro inferior direito; MIE: membro inferior esquerdo.

A Figura 4.16 apresenta um resumo da avaliação conforme os componentes da CIF.

Diagnóstico fisioterapêutico

V.A.T., 5 anos de idade, GMFCS IV, apresenta restrição para brincar com os colegas da mesma idade, limitações nas atividades motoras que demandam a postura ortostática, inclusive a marcha, e deficiências nas funções neuromusculoesqueléticas e funções relacionadas com o movimento, principalmente dos MMII. V.A.T. é inteligente e motivado, e sua família se mostra empenhada e disposta a contribuir com o tratamento.

Objetivos

Quatro dias após a cirurgia ortopédica, a criança iniciou um programa intensivo de fisioterapia cujos objetivos a curto prazo foram:

- Conseguir sentar no banco sem apoio das mãos.
- Conseguir passar da posição sentada para a de pé com apoio no andador em menos tempo.
- Conseguir se sustentar na posição de pé com apoio no andador por tempo superior a 3 minutos.
- Conseguir dar 10 passos com andador posterior com auxílio do terapeuta.
- Aumentar a força muscular de extensores e flexores de joelhos, extensores, abdutores e rotadores externos de quadris e flexores plantares dos tornozelos.
- Aumentar a força dos músculos abdominais e extensores de tronco.

Os objetivos estabelecidos a longo prazo foram:

- Conseguir deambular por curtas distâncias, utilizando o andador posterior de maneira independente, em terreno plano e regular (queixa principal da família).
- Conseguir jogar bola com os colegas da escola (queixa de V.A.T.).
- Manter ADM, flexibilidade e força muscular dos MMII e de tronco, além de prevenir contraturas e deformidades.

Intervenção fisioterapêutica

A intervenção fisioterapêutica foi fundamentada nas evidências disponíveis na literatura, que atestam a eficácia de modalidades com alta intensidade para crianças com PC. O foco principal da intervenção foi aumentar a mobilidade da

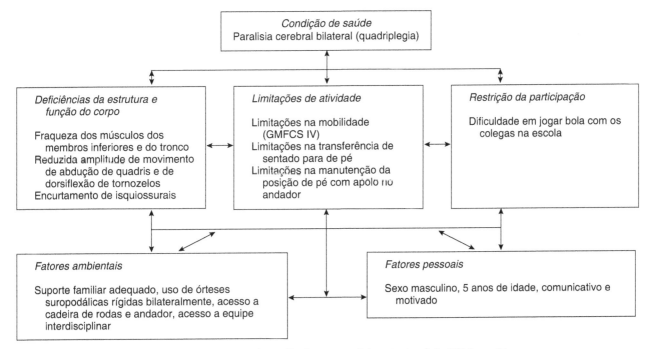

Figura 4.16 Resumo da avaliação no modelo estrutural da CIF (caso 1).

criança e potencializar os ganhos obtidos após a cirurgia ortopédica. O programa iniciou com atendimentos de 90 minutos, cinco vezes por semana, durante 3 meses e, em seguida, a frequência de atendimento foi reduzida para três vezes por semana, por mais 6 meses, totalizando 9 meses de intervenção com maior intensidade. O plano terapêutico incluiu o treino das atividades estabelecidas nos objetivos e exercícios para melhora das funções neuromusculoesqueléticas.

Durante um atendimento (90 minutos), inicialmente eram realizados exercícios para os componentes de estruturas e funções do corpo, como alongamentos passivos da musculatura de MMII (ou seja, adutores e rotadores internos do quadril, flexores de joelhos e flexores plantares do tornozelo) e exercícios resistidos para o fortalecimento muscular de extensores, abdutores e rotadores externos do quadril, extensores e flexores de joelhos, flexores plantares do tornozelo, músculos abdominais e extensores de tronco.

A maior parte dos exercícios de fortalecimento era realizada em cadeia fechada (p. ex., elevação da pelve em decúbito dorsal com os pés apoiados, agachamento com apoio de tronco na parede, extensão de quadris empurrando as mãos do terapeuta posicionadas nas cristas ilíacas da criança em ortostatismo com apoio de tronco, dentre outros) e priorizando os graus de ADM nos quais a criança apresentava maior fraqueza (p. ex., o final da extensão dos joelhos). Os exercícios eram realizados em três séries de 10 a 15 repetições e a carga, na maior parte das vezes, era oferecida pelo próprio peso corporal contra a gravidade ou pelo terapeuta.

Na segunda parte dos atendimentos eram realizados os treinos das atividades, como manter a posição sentada sem apoio, brincando com objetos em uma mesa, passar da posição sentada para a de pé com apoio no andador, treino de manutenção da posição de pé com apoio e treino de marcha com andador posterior ou em esteira ergométrica (com auxílio do terapeuta, que sustentava a pelve da criança) na velocidade máxima tolerada pela criança. Adicionalmente, foi prescrita uma faixa elástica derrotatória nos MMII com intuito de auxiliar a manutenção do alinhamento dos quadris em rotação externa durante o treino de marcha (Figura 4.17).

Acompanhamento dos efeitos da intervenção

Mensalmente, uma fisioterapeuta treinada aplicava o GMFM-88 para documentar mudanças na atividade motora grossa durante o período de tratamento fisioterapêutico. Assim que V.A.T. conseguiu andar de modo independente com o andador, foram incluídos a avaliação e o acompanhamento da velocidade de marcha com o Teste de Caminhada de 10 Metros (TC10). Após o término do tratamento intensivo (9 meses), V.A.T. retornou à frequência habitual de atendimentos de fisioterapia (duas vezes por semana em sessões de 45 minutos) e continuou sendo avaliado mensalmente para que fosse possível acompanhar a manutenção dos ganhos fora do contexto de tratamento intensivo.

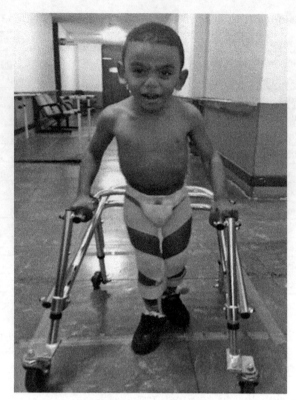

Figura 4.17 Uso de faixa derrotatória para prevenir a rotação interna excessiva de quadril bilateralmente durante a marcha.

Avaliação com GMFM-88

Os valores obtidos no GMFM-88 aumentaram ao longo de todo o período de intervenção intensiva (Figura 4.18).

Na primeira avaliação, V.A.T. obteve 48,06% na pontuação total do GMFM-88. Um mês após o início do programa intensivo de fisioterapia, a pontuação passou para 51,8%, chegando a 71,6% ao final de 9 meses de intervenção, totalizando um ganho de 23,5%. No período de acompanhamento

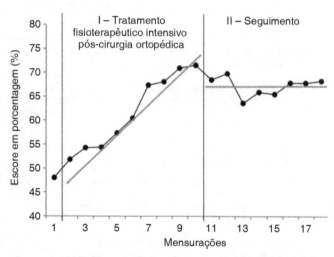

Figura 4.18 Gráfico evolutivo dos escores do GMFM-88 em dois períodos: I – tratamento fisioterapêutico intensivo (9 meses); II – tratamento fisioterapêutico em frequência usual (seguimento de 8 meses).

(Figura 4.18 – período II) houve interrupção na tendência ascendente da curva, uma vez que V.A.T. apresentou quedas na pontuação do GMFM-88 nos primeiros meses após o término do tratamento intensivo. Entretanto, a partir do quinto mês de acompanhamento, a criança exibiu ganhos na atividade motora grossa, os quais se estabilizaram no final do período em um patamar ligeiramente inferior à última pontuação do período I.

Velocidade de marcha

Em relação à velocidade de marcha, não houve medida no início da intervenção, uma vez que V.A.T. não era capaz de deambular. Assim que a criança adquiriu a habilidade de deambular com andador, foi aplicado o TC10, inicialmente com o terapeuta segurando no andador e guiando parcialmente o movimento da criança.

A velocidade de marcha de V.A.T. com andador posterior e órtese (AFO) aumentou de 0,12m/s para 0,56m/s ao longo do período de intervenção de 9 meses (Figura 4.19).

Ao observarmos a curva correspondente ao período I, é possível constatar que os aumentos na velocidade de marcha foram de maior magnitude durante os primeiros 3 meses após o início da intervenção (aumento de 0,30m/s), enquanto que nos meses subsequentes a velocidade de marcha continuou aumentando, embora com menor taxa de crescimento (aumento de 0,14m/s do terceiro para o nono mês). Já no período II, que corresponde ao seguimento após o término do programa de fisioterapia intensiva, houve aumento na velocidade de marcha nos primeiros 2 meses e em seguida se iniciou um período de oscilação marcado por reduções e aumentos nesse parâmetro (Figura 4.19 – período II). Apesar disso, ao compararmos com o período anterior, observamos que seis das oito medidas de velocidade de marcha do período II são superiores ao maior valor de velocidade alcançado no período I, o que indica que a criança foi capaz de manter os ganhos relativos ao programa de fisioterapia intensiva por um período de 8 meses após o término dessas intervenções.

Após 9 meses de intervenção (período intensivo), foi realizada reavaliação a partir dos objetivos traçados a curto prazo. Os resultados serão descritos a seguir.

Objetivos a curto prazo

- **Objetivo 1:** alcançado; V.A.T. foi capaz de manter a posição sentada sem apoio das mãos no banco por um tempo superior a 5 minutos.
- **Objetivo 2:** alcançado; V.A.T. foi capaz de se transferir da posição sentada para a de pé com apoio no andador sem dificuldade e em menos tempo.
- **Objetivo 3:** alcançado; V.A.T. foi capaz de se manter de pé com apoio no andador por tempo superior a 3 minutos.
- **Objetivo 4:** alcançado; V.A.T. não só foi capaz de dar mais de 10 passos com andador posterior, como o fazia de maneira independente (isto é, sem auxílio do terapeuta, que somente supervisionava a atividade de longe, por segurança).
- **Objetivos 5 e 6:** alcançado; o grau de força dos músculos flexores de joelhos, extensores de quadril, abdominais e extensores de tronco aumentou de 3 para 4; o dos músculos abdutores e rotadores externos de quadris e flexores plantares aumentou de 2 para 3. A força dos extensores de joelhos se manteve com grau 4 no teste de força muscular manual, embora a capacidade dessa musculatura para sustentar a extensão de joelhos durante a manutenção da postura de pé tenha aumentado.

A reavaliação dos objetivos a longo prazo após o período de seguimento, totalizando 17 meses desde o início do tratamento, revelou as seguintes conquistas:

- **Objetivo 1:** V.A.T. adquiriu a marcha independente com andador posterior em casa e na escola (por curtas distâncias, terreno regular e com supervisão do monitor de inclusão – Figura 4.20).
- **Objetivo 2:** V.A.T. está conseguindo chutar a bola e brincar com os colegas na escola durante as aulas de educação física e no recreio com uso de órtese, andador posterior e com a supervisão e o auxílio do monitor de inclusão.
- **Objetivo 3:** a ADM, a flexibilidade e a força muscular foram aumentadas durante o período de tratamento e se mantiveram no período de seguimento.

V.A.T. continuará com o tratamento fisioterapêutico, mantendo os ganhos obtidos e trabalhando para a prevenção de outras deficiências.

Considerações finais

A intervenção fisioterapêutica de V.A.T. descrita neste capítulo iniciou após uma cirurgia ortopédica e foi embasada nas evidências disponíveis na literatura. A parceria entre a

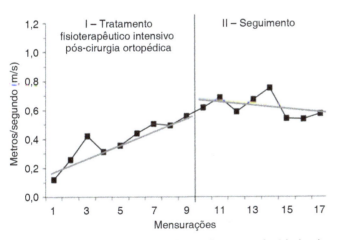

Figura 4.19 Gráfico evolutivo do parâmetro velocidade de marcha em dois períodos: I – durante o tratamento fisioterapêutico intensivo (9 meses); II – durante o tratamento fisioterapêutico em frequência usual (seguimento de 8 meses).

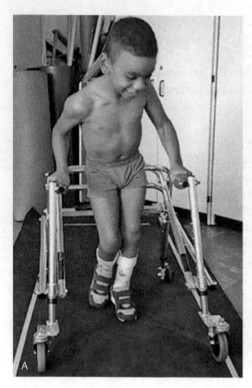 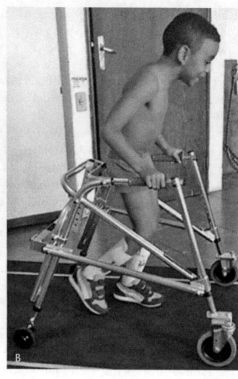

Figura 4.20A e B Aquisição da marcha independente com andador posterior.

família, V.A.T. e a equipe de reabilitação foi fundamental para que fossem alcançados os objetivos terapêuticos. A documentação dos desfechos relevantes por meio de instrumentos padronizados auxiliou o julgamento acerca da efetividade das estratégias terapêuticas, além de possibilitar um retorno objetivo para a criança e sua família. Cabe ressaltar que, apesar de V.A.T. ser classificado no nível IV do GMFCS, as equipes de ortopedia e de reabilitação investiram no treino de marcha com andador, mesmo não sendo o principal meio de locomoção esperado para crianças classificadas no GMFCS VI. Esse trabalho foi possível, dentre outros motivos, pelo fato de as demandas principais de V.A.T. e da família estarem relacionadas com a locomoção na posição de pé e ambos se esforçarem para alcançar esse objetivo.

Caso clínico 2

História da condição de saúde, fatores contextuais, participação

G.A.C. é uma menina de 6 anos de idade com diagnóstico de PC espástica unilateral à esquerda. Nasceu prematura, 28 semanas de idade gestacional, 870g, após descolamento prematuro da placenta. Foi entubada na sala de parto e evoluiu com diversas complicações decorrentes da prematuridade, como síndrome do desconforto respiratório, HPIV grau III, displasia broncopulmonar, sepse precoce e tardia. Exame de tomografia computadorizada do encéfalo revelou sinais de encefalomalacia no hemisfério cerebral direito.

A alta hospitalar aconteceu 74 dias após o nascimento, e aos 10 meses de idade corrigida a criança iniciou tratamento no serviço de intervenção precoce de uma instituição de referência em reabilitação infantil em Minas Gerais. Adquiriu marcha independente com 1 ano e 6 meses, mas apresenta grande limitação para incluir o membro superior esquerdo (MSE) nas atividades. Apresenta histórico de asma e infecções respiratórias recorrentes, necessitando de internações frequentes por esse motivo.

G.A.C. frequenta escola regular da rede pública desde os 3 anos de idade e atualmente relata restrições na participação das aulas de educação física em jogos que exigem agarrar e arremessar bolas com ambas as mãos. G.A.C. se comunica através da fala e apresenta função cognitiva preservada, embora algumas questões comportamentais (ou seja, sinais de ansiedade, agressividade, falta de concentração e hiperatividade) tenham demandado acompanhamento psiquiátrico. Em virtude dos episódios sugestivos de crise convulsiva, a criança iniciou o uso de carbamazepina e o quadro foi estabilizado.

G.A.C. apresenta boa atividade motora grossa, compatível com nível I do GMFCS. Faz uso de AFO articulada somente à esquerda. Atualmente está em acompanhamento fisioterapêutico quinzenal e faz aulas de natação duas vezes por semana. Em relação aos membros superiores (MMSS), sua habilidade manual é classificada no nível II do MACS. Apresenta dificuldade na realização de algumas atividades bimanuais, chegando a evitá-las ou usando estratégias alternativas para desempenhá-las. As principais demandas apontadas por G.A.C. e pela família estão relacionadas com a independência em atividades de autocuidado que exigem o uso das duas mãos, como vestir blusa, e atividades

Capítulo 4 Paralisia Cerebral

que envolvem o transporte e o manuseio de objetos, principalmente na escola, como recortar e segurar o papel para escrever ou colorir. Como as limitações e demandas da criança e da família estão relacionadas com atividades dos MMSS, a avaliação, os objetivos terapêuticos e o tratamento foram direcionados para trabalhar essas atividades, sendo sugerido o treino intensivo bimanual.

Atividades

Dois instrumentos de avaliação foram aplicados por uma terapeuta experiente, a saber: PEDI, nos domínios de Habilidades Funcionais em Autocuidado (HFAC) e Assistência do Cuidador em Autocuidado (ACAC), e a Medida Canadense de Desempenho Ocupacional (*Canadian Occupational Performance Measure* – COPM). Os resultados da aplicação desses instrumentos estão descritos na Tabela 4.2.

Habilidade manual (atividade) e estrutura e função do MSE

A mão esquerda de G.A.C. está frequentemente fechada com polegar incluso e há diminuição nos movimentos de extensão ativa de punho e dedos, o que prejudica o desempenho de atividades que envolvam a preensão e a soltura de objetos. Manipula os objetos preferencialmente com a mão direita, negligenciando de maneira evidente o MSE. Utiliza-se de estratégias compensatórias para realizar atividades tipicamente bimanuais. Por exemplo, para desenroscar a tampa de uma garrafa de água G.A.C. posiciona a garrafa entre o braço esquerdo e o tronco e usa a mão direita para desenroscar a tampa. Atualmente, faz uso de órtese dinâmica para abdução do polegar durante a noite. Não apresenta limitação de ADM passiva de ombros, cotovelos, punhos ou dedos.

Dois testes foram usados para documentar de maneira objetiva a habilidade manual de G.A.C.: BBT e JTTHF, cujos resultados evidenciam a discrepância de velocidade e destreza existente entre o MSD (dominante/não afetado) e o MSE (não dominante/afetado) para transportar, mover e manusear objetos (Tabela 4.3).

Tabela 4.2 Resultado do PEDI e da COPM

PEDI		HFAC	ACAC
		60 em 73	28 em 40
		Desempenho	Satisfação
COPM	Vestir blusa	7	5
	Recortar	6	4
	Média	6,5	4,5

PEDI: Inventário de Avaliação Pediátrica de Incapacidade; COPM: Medida Canadense de Desempenho Ocupacional; HFAC: Habilidades Funcionais em Autocuidado (quanto maior a pontuação, melhor a funcionalidade da criança em autocuidado); ACAC: Assistência do Cuidador em Autocuidado (quanto maior a pontuação, maior a independência da criança em autocuidado).
Na COPM, os números indicam a pontuação em uma escala ordinal de 10 pontos, com números mais altos indicando melhor desempenho e maior satisfação com o desempenho na percepção do cuidador.

Tabela 4.3 Resultados do BBT e do JTTHF

	MSD (dominante)	MSE (não dominante)
BBT	28	6
JTTHF	82,30	633,94

MSD: membro superior direito; MSE: membro superior esquerdo; BBT: *Box & Blocks*; JTTHF: *Jebsen-Taylor Test of Hand Function*.
No BBT, os números indicam a quantidade de blocos transportada em 1 minuto; no JTTHF, os números indicam o tempo (em segundos) gasto para completar todas as tarefas do teste.

A Figura 4.21 apresenta um resumo da avaliação conforme os componentes da CIF.

Diagnóstico fisioterapêutico

G.A.C., 6 anos de idade, GMFCS I, MACS II, apresenta restrições na participação no ambiente escolar (isto é, aulas de educação física), limitações em atividades bimanuais de autocuidado e atividades que demandam o uso das duas mãos na escola (p. ex., recorte), além de deficiências nas funções neuromusculoesqueléticas do MSE.

Objetivos

Os objetivos terapêuticos foram traçados pela equipe de reabilitação, em conjunto com a mãe e com G.A.C., e consistiram em:

- Aumentar a frequência de uso do MSE nas atividades bimanuais.
- Conseguir vestir a blusa de maneira independente.
- Conseguir usar a tesoura para recortar de modo satisfatório.
- Aumentar a eficiência da preensão e soltura de objetos com a mão esquerda.

Intervenção fisioterapêutica

Foi proposto o HABIT com protocolo total de 90 horas, distribuídas da seguinte forma: 6 horas de treinamento diário, cinco vezes na semana, durante 3 semanas. A intervenção consistiu em prática intensiva e estruturada de atividades bimanuais, realizada por meio da "prática de parte da tarefa" e da "prática de tarefa completa". Durante a "prática de parte da tarefa" foram propostas atividades que elicitavam movimentos ativos específicos que a criança precisava praticar (p. ex., extensão de punho e dedos, abdução do polegar), sempre priorizando o uso combinado das duas mãos. A prática de parte da tarefa é caracterizada por cinco tentativas de 30 segundos, durante os quais a criança tenta realizar o maior número de repetições de determinada tarefa (Figura 4.22). A complexidade das tarefas foi aumentada gradualmente (*shaping*) de acordo com o desempenho demonstrado pela criança (p. ex., uso de objetos gradualmente mais pesados, uso de planos inclinados para estimular maior extensão de punho, dentre outros).

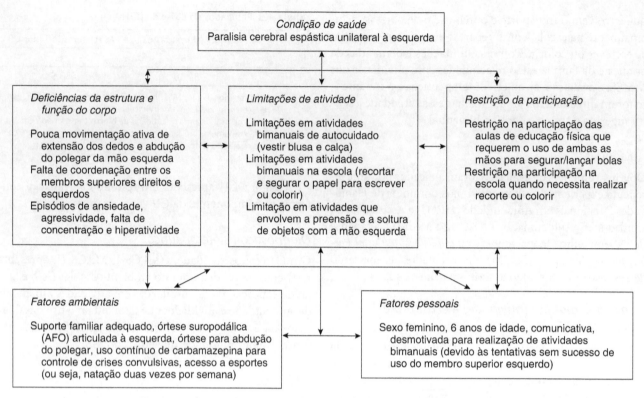

Figura 4.21 Resumo da avaliação conforme os componentes da CIF (caso 2).

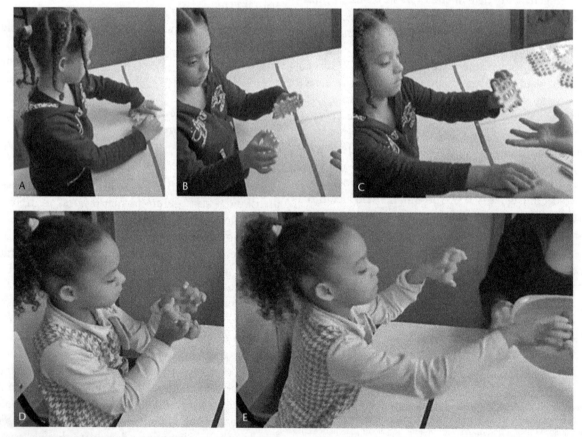

Figura 4.22A a E Sequência de movimentos durante a "prática de parte da tarefa". O tamanho dos objetos foi selecionado de modo a eliciar a abertura da mão, a extensão dos dedos e a abdução do polegar; a criança desencaixava as peças e as entregava para o terapeuta ou as depositava em recipiente posicionado em alturas e distâncias progressivamente maiores de modo a eliciar a extensão de cotovelos e punhos.

Já na "prática de tarefa completa", a criança usava os MMSS para jogar um jogo por completo ou brincar mais livremente, sem a cronometragem do tempo, mas sempre usando as duas mãos (p. ex., jogo de encaixe, jogo de tabuleiro, jogo da memória, pintura, dentre outros) (Figura 4.23). Ainda dentro da "prática de tarefa completa", foram realizados treinos das atividades de autocuidado (ou seja, vestir a blusa) e recortar papel (Figura 4.24).

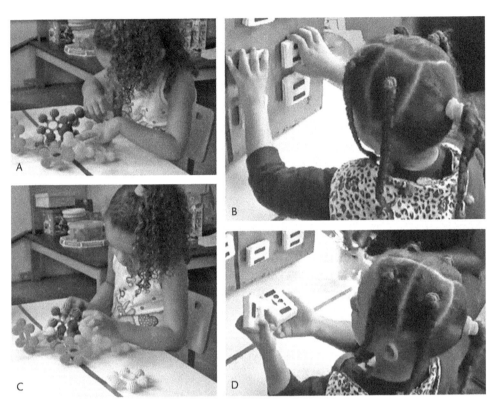

Figura 4.23A a **D** "Prática de tarefa completa" – G.A.C. brincando com peças de encaixe e jogo da memória, sempre usando ambas as mãos.

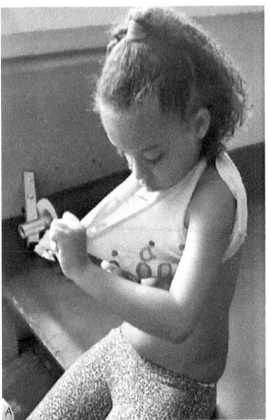

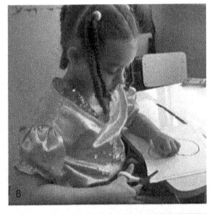

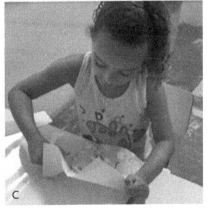

Figura 4.24A a **C** Treino de vestir blusa e recortar. A complexidade do recortar foi progressivamente aumentada (passando de figuras quadradas e retangulares para figuras redondas que exigiam ajuste maior do papel na mão).

Efeitos da intervenção: reavaliação dos objetivos

Os testes PEDI, COPM, BBT e JTTHF foram aplicados por uma avaliadora treinada antes e logo após o término da intervenção. Os resultados serão descritos a seguir, de modo a verificar o alcance dos objetivos estabelecidos:

- **Objetivos 1, 2 e 3:** conforme relato da mãe e resultados do PEDI e COPM, houve aumento na frequência de uso do MSE nas atividades, melhora nas habilidades funcionais e independência em autocuidado (Figura 4.25), além de aumento nos escores de desempenho e satisfação da mãe com o desempenho de G.A.C. nas atividades de vestir a blusa e recortar (Figura 4.26).
- **Objetivo 4:** após 3 semanas de intervenção, a habilidade da criança para transportar, mover e manusear objetos com maior velocidade e destreza de MMSS melhorou de maneira expressiva. Especificamente no teste BBT, após a intervenção G.A.C. foi capaz de transportar quatro blocos a mais com o MSE (não dominante) e cinco blocos a mais com o MSD (dominante) em comparação com o período pré-intervenção (Figura 4.27). De maneira similar, no teste JTTHF, G.A.C. reduziu em 100,95 segundos o tempo necessário para realizar as tarefas que compõem o teste com o MSE e em 24,66 segundos para completar o teste com o MSD (Figura 4.28).

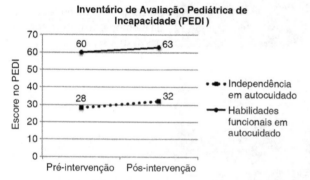

Figura 4.25 Aumentos nos escores do PEDI (HFAC e ACAC) indicando melhora na funcionalidade e independência da criança em autocuidado após a intervenção.

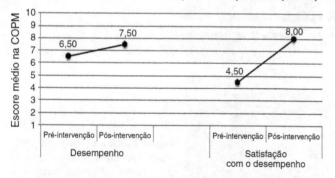

Figura 4.26 Aumentos nos escores médios do COPM (desempenho e satisfação com o desempenho) indicando melhora, na perspectiva da mãe, do desempenho da criança em vestir a blusa e recortar após a intervenção.

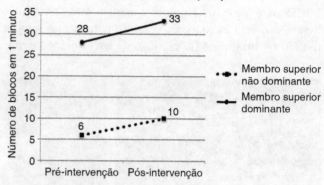

Figura 4.27 Melhora na velocidade e na destreza de ambos os MMSS após intervenção, ilustrada pelo aumento no número de blocos transportados durante o BBT.

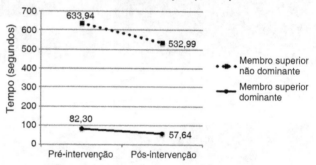

Figura 4.28 Redução no tempo gasto para realizar as tarefas do JTTHF que envolvem o transporte e o manuseio de objetos após a intervenção.

Considerações finais

Em treinamentos de alta intensidade, como o HABIT, é importante que a família continue estimulando a prática das atividades alcançadas para que os ganhos obtidos após a intervenção sejam incorporados à rotina da criança fora do ambiente terapêutico. Muitas vezes, a família, por dificuldades na organização da rotina doméstica, acaba oferecendo mais assistência do que a criança realmente necessita ou antecipando esse auxílio sem que a criança tenha a oportunidade de vivenciar a prática das tarefas. No caso de G.A.C., foi combinado com a família acordá-la um pouco mais cedo que o habitual para que houvesse tempo suficiente para vestir a blusa sozinha antes de ir para a escola. De maneira similar, a mãe concordou em permitir que G.A.C. recortasse as margens da folha do dever de casa diariamente de maneira independente para continuar praticando o recorte.

A escolha do HABIT (uma das técnicas com maior evidência científica no tratamento de crianças com PC) como modalidade de intervenção, bem como o uso de instrumentos padronizados, válidos e confiáveis para a avaliação, contribuiu sobremaneira para que fossem alcançados os objetivos terapêuticos e a adequada documentação de desfechos relevantes para a criança e a família.

Caso clínico 3

História da condição de saúde, fatores contextuais e participação

M.M.S. é uma menina de 4 anos de idade com diagnóstico de PC espástica bilateral do tipo diplegia. Segundo a mãe, na 20ª semana de gestação ela teve um episódio de sangramento vaginal intenso e foi diagnosticada placenta prévia marginal, com prescrição médica de repouso absoluto e corticoterapia para auxiliar o amadurecimento dos pulmões do feto por causa do risco de parto prematuro. A mãe seguiu as orientações, porém os sangramentos continuaram e M.M.S. nasceu prematura, com 29 semanas de IG, 1.396g, através de uma cesariana.

M.M.S. não necessitou de ventilação assistida, mas permaneceu na UTIN por 43 dias para ganho de peso. Com o passar dos meses, a família percebeu um atraso no desenvolvimento motor de M.M.S., mas a pediatra acreditava ser somente em decorrência da prematuridade. Quando a criança completou 1 ano e 6 meses de idade foi realizada ressonância magnética cerebral, que revelou leucomalacia periventricular, provavelmente causada por hipóxia durante o parto. A partir desse diagnóstico, M.M.S. iniciou tratamento fisioterapêutico, adquiriu marcha independente aos 2 anos de idade e atualmente deambula sem auxílio.

Durante a marcha, a criança apresentava equinovaro excessivo bilateralmente, o que levou o ortopedista de referência a indicar cirurgia ortopédica de tenotomia parcial de gastrocnêmios, bilateralmente, além de aplicação de toxina botulínica nos músculos flexores plantares. Seis meses após a aplicação da toxina botulínica, M.M.S. é classificada no nível II do GMFCS, nível I do MACS e apresenta linguagem e função cognitiva adequadas para sua idade. M.M.S. usa diariamente palmilhas ortopédicas com cunha interna para conter a pronação excessiva (Figura 4.29) e faz uso de órtese suropodálica (AFO), bilateralmente, durante o período em que está na escola. M.M.S. gostaria de participar mais das aulas de educação física da escola, que envolvem atividades como conseguir entrar e sair de pneus e contornar cones com rapidez. A principal queixa da mãe se refere à limitação no desempenho de subir e descer escadas mesmo com o auxílio do corrimão.

Avaliação fisioterapêutica

Atividade motora grossa

Para avaliação da atividade motora grossa foi utilizado o GMFM-66, e M.M.S. foi avaliada sem uso das palmilhas, obtendo pontuação total de 68.86 (65,98 < IC < 71,74 – intervalo de confiança de 95%). Suas limitações se encontram nas atividades motoras mais complexas das dimensões D e E, como se agachar sem apoio (itens 62 e 63), se levantar do chão sem apoio (itens 60 e 61), subir e descer escadas sem apoio (itens 84, 85, 86 e 87), manter apoio unipodal (itens 57 e 58), correr (item 77), caminhar sobre linha reta (item 74), transpor um bastão (itens 75 e 76) e pular e saltar (itens 80, 81, 82, 83 e 88) (Figura 4.30). Essa avaliação revelou que M.M.S. se encontra acima do percentil 97 na curva percentilar do GMFCS II, o que significa que seu nível de atividade motora grossa é muito bom, quando comparado com o de crianças da mesma idade e nível de GMFCS (Figura 4.31).

Estruturas e funções do corpo

Alinhamento postural

M.M.S. apresentou as seguintes alterações na avaliação do alinhamento articular na postura de pé: vista anterior – desnivelamento dos ombros (esquerdo mais baixo), inclinação do tronco para a esquerda com inclinação da cabeça para a direita, rotação interna de quadris e hálux valgo bilateralmente; vista lateral – protrusão de cabeça, ombros e abdome, aumento da cifose torácica e da lordose lombar, anteversão pélvica, hiperextensão de joelhos e leve elevação dos calcanhares; vista posterior – escápulas abduzidas e desniveladas (esquerda mais baixa), inclinação de tronco para a esquerda e de cabeça para a direita, calcâneos valgos e pés planos (Figura 4.32).

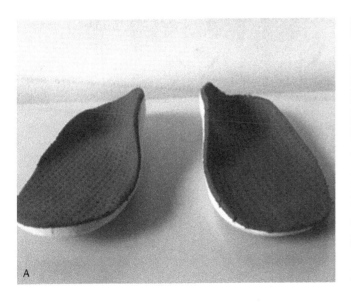
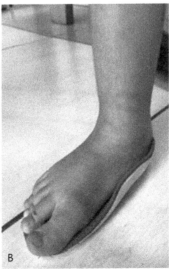

Figura 4.29A e **B** Palmilhas ortopédicas com cunha varizante interna (medial).

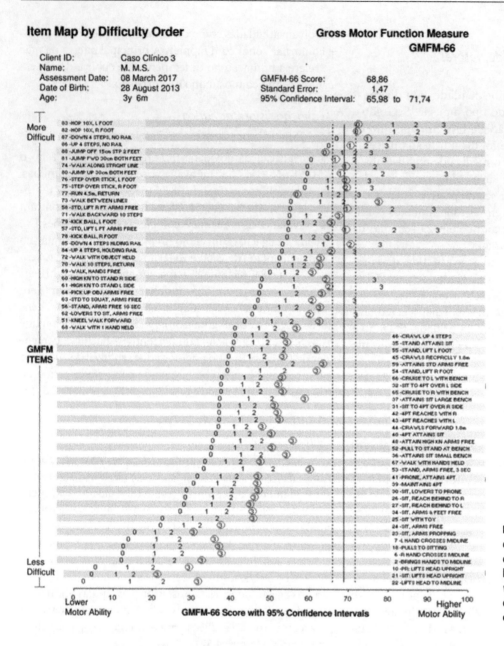

Figura 4.30 Mapa de itens por ordem de dificuldade, obtido a partir da inserção dos resultados da avaliação com o GMFM-66 no *software* GMAE. Os números circulados representam o escore obtido em cada item.

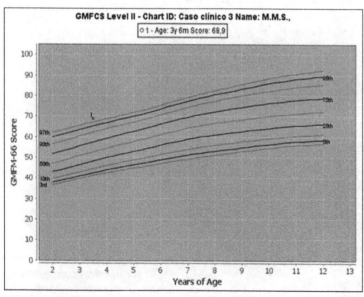

Figura 4.31 Localização de M.M.S. na curva percentilar do GMFCS II.

Capítulo 4 Paralisia Cerebral

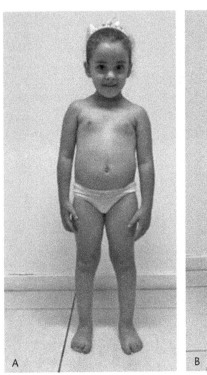 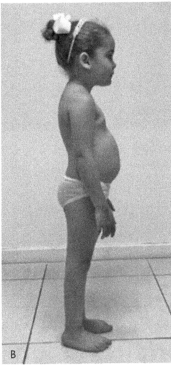 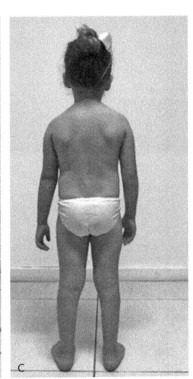

Figura 4.32A a C Avaliação do alinhamento articular na postura de pé.

Amplitude de movimento passiva (ADM)

M.M.S. apresenta ADM passiva normal de MMSS e MMII.

Força muscular

A aplicação dos testes de força muscular manual revelou fraqueza de músculos dos MMII (principalmente glúteos médios), músculos abdominais (ou seja, reto, infra e oblíquos), além da musculatura escapulotorácica (ou seja, romboides, trapézios médio e inferior e serrátil), como mostra o Quadro 4.2.

Quadro 4.2 Resultado do teste de força muscular manual (caso 3)

Grupo muscular	MID	MIE
Flexores de quadril	4	4
Extensores de quadril	4	4
Adutores de quadril	4	4
Abdutores de quadril	3	3
Rotadores internos de quadril	4	4
Rotadores externos de quadril	4	4
Flexores de joelhos	4	4
Extensores de joelhos	4	4
Flexores dorsais	4	4
Flexores plantares	4	4
Abdominais (reto, oblíquos e infra)	3	
Romboides e trapézio médio	3	
Trapézio inferior	3	
Serrátil anterior	3	

MID: membro inferior direito; MIE: membro inferior esquerdo.

O resumo da avaliação, conforme os componentes da CIF, está demonstrado na Figura 4.33.

Diagnóstico fisioterapêutico

M.M.S., 4 anos de idade, GMFCS II, apresenta restrição na participação das aulas de educação física na escola, limitações em atividades motoras grossas mais complexas, como correr e pular, além de fraqueza muscular e alterações no alinhamento articular do tronco e dos MMII, principalmente nos tornozelos e nos pés. A motivação de M.M.S., o suporte familiar adequado e a condição socioeconômica da família são fatores facilitadores da reabilitação.

Objetivos terapêuticos

Os objetivos terapêuticos a curto prazo foram traçados conforme as demandas da criança e da mãe, levando em consideração as atividades que M.M.S. tem potencial de alcançar. Essas atividades foram identificadas através do Mapa de Itens do GMFM e consistem nos itens localizados entre as linhas tracejadas (Figura 4.30), a saber:

- Passar da postura de pé para a de cócoras e para a sentada no chão sem apoio (itens 62 e 63 do GMFM).
- Conseguir subir quatro degraus com apoio em um corrimão alternando os pés (item 84).
- Iniciar a atividade de corrida (item 77).
- Conseguir pular para a frente uma distância maior que 5cm sem cair (item 81).
- Iniciar pular de um degrau de 15cm (item 88).

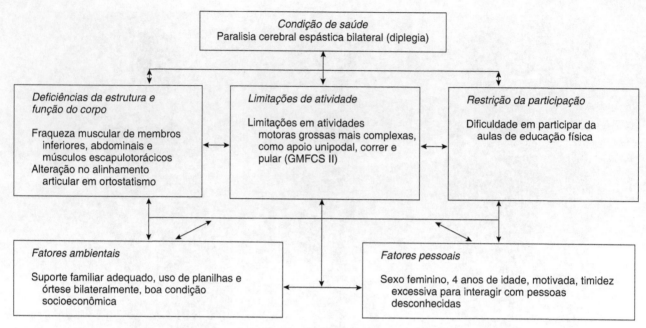

Figura 4.33 Resumo da avaliação conforme os componentes da CIF (caso 3).

Foram traçados ainda os objetivos de:

- Aumentar a força muscular excêntrica dos abdutores de quadril.
- Aumentar a força muscular dos músculos abdominais e músculos escapulotorácicos, que se revelaram mais fracos na avaliação e que irão contribuir para melhorar o alinhamento articular na postura de pé.

Objetivos a longo prazo:

- Conseguir melhor desempenho nas aulas de educação física da escola.
- Prevenir a progressão das alterações posturais, principalmente do tronco e dos pés.
- Alcançar atividades motoras grossas mais complexas, como correr, permanecer em um pé só sem apoio, descer escada com apoio de uma mão e transpor um bastão.

Intervenção fisioterapêutica

O proposta de tratamento abordou tanto as limitações em atividade como as deficiências apresentadas por M.M.S. As sessões foram realizadas na frequência de duas vezes por semana com atendimentos de 45 minutos. A carga utilizada para os exercícios de fortalecimento foi baseada na tolerância da criança, de modo que ela fosse capaz de executar os movimentos com esforço (isto é, sobrecarga adequada), mas sem gerar compensações ou desalinhamentos. Em geral, os exercícios eram realizados em três séries de oito a 12 repetições, mas novamente esses parâmetros variavam de acordo com a resposta da criança a cada sessão e foram aumentados progressivamente.

Um dos exercícios realizados para o fortalecimento dos músculos abdominais está demonstrado na Figura 4.34. Nesse exercício, a criança se encontrava na posição sentada sobre um equipamento instável (ou seja, Bosu) segurando alças de mão conectadas a um tubo elástico que oferecia resistência ao movimento de extensão de ombros. O objetivo era que a criança realizasse o movimento sincronizado de extensão dos ombros e flexão de tronco. A ativação dos músculos abdominais foi potencializada pelo uso de bandagens terapêuticas (*Kinesio Taping*) colocadas diagonalmente entre as últimas costelas e a espinha ilíaca anterossuperior contralateral.

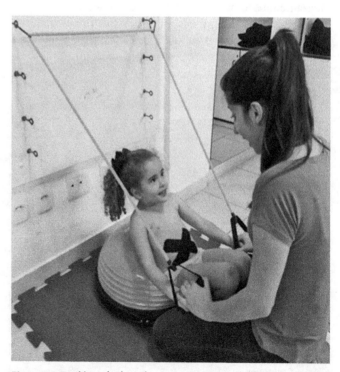

Figura 4.34 Uso de bandagem terapêutica (*taping*) durante exercício de fortalecimento dos músculos abdominais e extensores de ombro no Bosu.

A Figura 4.35 ilustra um exercício de fortalecimento da musculatura extensora de quadril, abdominal e de estabilizadores de cintura escapular, realizado em um aparelho do método Pilates, o *Reformer*. Nesse exercício, a criança era solicitada a realizar o movimento de extensão dos quadris contra a resistência da mola e sustentar a posição em isometria, impedindo que a mola retornasse à posição inicial bruscamente. Além de impor demandas sobre os músculos extensores de quadril, esse exercício requer que a criança mantenha ativação isométrica dos músculos abdominais e escapulotorácicos e auxilia a manutenção de ADM de dorsiflexão de tornozelos.

O fortalecimento do músculo glúteo médio foi realizado com a manutenção da postura de apoio unipodal em superfície instável (ou seja, Bosu) com apoio dos MMSS em uma argola presa por uma mola no *Wall Unit*, recurso do método Pilates que também oferecia instabilidade à posição (Figura 4.36). Nesse exercício, a criança era orientada a manter o apoio unipodal sem deixar a pelve contralateral se abaixar, durante 3 a 5 segundos. O exercício era repetido cinco a oito vezes de cada lado.

Durante os atendimentos de fisioterapia, M.M.S. realizava, em média, 5 minutos de exercícios simulando a subida de degraus no aparelho elíptico e entre 5 e 10 minutos de caminhada na esteira ergométrica sem inclinação e na velocidade máxima tolerada por ela (± 2km/h) a cada atendimento (Figura 4.37). Esses exercícios foram escolhidos por favorecer o aumento da força muscular de MMII e a melhora do condicionamento físico, essenciais para facilitar a realização das atividades esportivas na escola.

Após os exercícios descritos, M.M.S. realizava o treino das atividades estabelecidas como objetivos. Essas atividades foram treinadas de diferentes maneiras em um contexto de brincadeira e desafio. São exemplos dessas atividades: brincadeira de "morto-vivo", pegar uma bola no chão e colocar em uma cesta, pular "amarelinha" e pular dentro e fora de um bambolê colocado no chão.

Foi realizado treino da atividade de subida e descida de degraus com incentivo verbal e controle de tempo. Inicialmente, essa atividade foi realizada, com a supervisão do terapeuta, utilizando bancos pequenos (Figura 4.38) e posteriormente degraus de altura padrão. M.M.S. realizou ainda treino da atividade em circuito, no qual ela tinha de se levantar do chão, pegar um objeto, andar o mais rápido que podia, contornar um cone, subir em um banco pequeno e pular com os dois pés, colocar o objeto em uma caixa e sentar no chão novamente, no mesmo local onde iniciou o circuito.

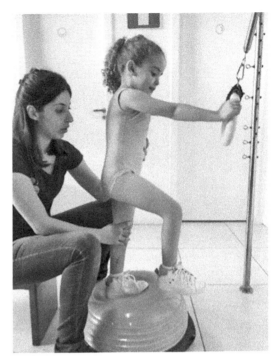

Figura 4.36 Treino de apoio unipodal sobre superfície instável.

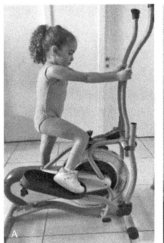 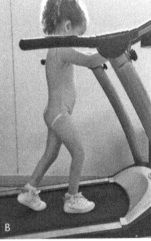

Figura 4.37 Exercício no elíptico (**A**) e treino de marcha na esteira ergométrica (**B**).

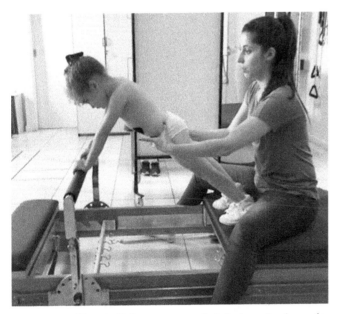

Figura 4.35 Uso do *Reformer* para o fortalecimento dos músculos abdominais, extensores de quadril e estabilizadores da cintura escapular. A postura de "prancha" também favorece a manutenção da ADM de dorsiflexão de tornozelos.

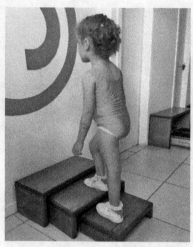

Figura 4.38 Treino de subida de degraus simulando uma escada com bancos de madeira.

Efeitos da intervenção

Após 6 meses de tratamento, M.M.S. foi reavaliada para que pudéssemos checar o alcance dos objetivos e estabelecer novas metas terapêuticas. Os objetivos traçados em atividade foram verificados por nova avaliação com o GMFM-66, conforme Mapa de Itens da reavaliação (Figura 4.39). A pontuação total no GMFM-66 aumentou para 70,39 (67,29 < IC < 73,49). Os itens nos quais M.M.S. conseguiu aumentar sua pontuação e que foram escolhidos como objetivos foram: 63, 84, 77, 81 e 88. M.M.S. conseguiu ainda pontuação máxima no item 85 (descer quatro degraus segurando em um corrimão) e conseguiu completar parcialmente a atividade do item 80 (pular com os dois pés simultaneamente uma altura de 30 centímetros), mesmo não sendo esperado que M.M.S. atingisse essas pontuações a curto prazo.

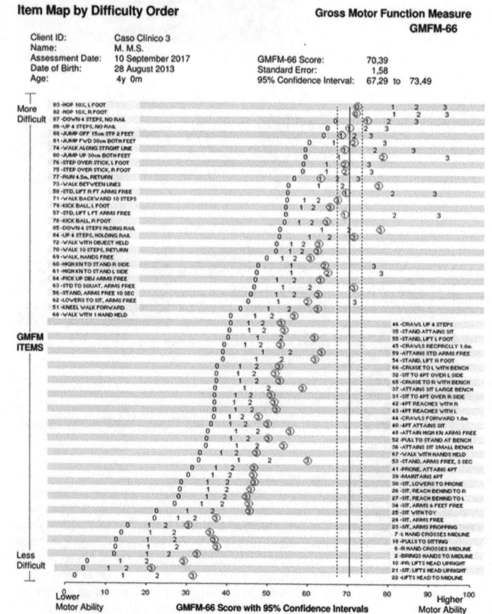

Figura 4.39 Mapa de itens por ordem de dificuldade do resultado da reavaliação com GMFM-66 6 meses após início da intervenção.

Capítulo 4 Paralisia Cerebral

Reavaliação dos objetivos

- **Objetivo 1:** alcançado parcialmente; M.M.S. conseguiu passar para a posição de cócoras sem apoio (item 63), mas ainda precisa do apoio das mãos para se sentar (item 62).
- **Objetivo 2:** alcançado; M.M.S. agora é capaz de subir (item 84) e inclusive descer (item 88) escadas com o apoio de uma das mãos no corrimão e a supervisão de um adulto.
- **Objetivo 3:** alcançado parcialmente; M.M.S. está iniciando a corrida como um caminhar mais rápido (item 77).
- **Objetivo 4:** alcançado; M.M.S. consegue pular 10cm para a frente sem cair (item 81).
- **Objetivo 5:** alcançado; M.M.S. passou a pular de um banco pequeno com os dois pés simultaneamente, mas precisa de apoio para não cair (item 88).
- **Objetivos 6 a 8:** alcançados; no teste de força muscular manual, os músculos abdominais, glúteo médio, serrátil, romboides e trapézios médio e inferior passaram de grau 3 para 4, indicando aumento de força.
- **Objetivos a longo prazo:** até o momento, M.M.S. reportou que está conseguindo participar mais das aulas de educação física, como andar mais rápido sem se cansar e entrar e sair de pneus, mesmo que com o auxílio do professor. O tratamento e a prevenção de desalinhamento articular exigem um trabalho contínuo na fisioterapia, bem como o uso da palmilha ortopédica. M.M.S. conseguiu executar tarefas motoras além daquelas estabelecidas nos objetivos a curto prazo e novas habilidades emergentes apareceram e serão estabelecidas como metas a partir da segunda avaliação.

Considerações finais

As metas terapêuticas de M.M.S. foram embasadas em atividades relevantes para ela e sua família e em avaliação direcionada pela CIF com a utilização de critérios objetivos e instrumentos padronizados. O GMFM é atualmente o instrumento mais utilizado na avaliação da atividade motora grossa de crianças com PC. Neste caso clínico, o resultado do GMFM foi coerente com o nível de GMFCS da criança, facilitou o estabelecimento das metas terapêuticas, auxiliou a escolha das atividades realizadas na intervenção, tornou possível a verificação dos resultados da intervenção e facilitou a comunicação com a família.

Dentre os diferentes fatores relacionados com o sucesso da intervenção de M.M.S., destacam-se os fatores contextuais facilitadores, como o fato de sua família ser participativa, interessada e empenhada no tratamento. Por sua vez, M.M.S. é motivada, não apresenta outras deficiências associadas à PC (p. ex., deficiência cognitiva) e ainda se encontra na faixa etária com maior potencial para ganho de novas habilidades motoras (ou seja, até 4,4 anos para GMFCS II)[18].

As intervenções fisioterapêuticas exemplificadas nos casos clínicos descritos neste capítulo não pretendem esgotar de maneira alguma as possibilidades disponíveis na prática clínica do fisioterapeuta. A escolha das técnicas, exercícios e recursos terapêuticos deve ser sempre pautada nas preferências da criança e de sua família, na experiência clínica do profissional e nas evidências disponíveis na literatura científica da área.

Referências

1. Rosenbaum P, Paneth N, Leviton A, et al. A report: the definition and classification of cerebral palsy April 2006. Dev Med Child Neurol Suppl. 2007;109(suppl 109):8-14.
2. Oskoui M, Coutinho F, Dykeman J, Jetté N, Pringsheim T. An update on the prevalence of cerebral palsy: a systematic review and meta-analysis. Developmental Medicine & Child Neurology. 2013;55(6):509-519.
3. Blair E. Epidemiology of the cerebral palsies. Orthopedic Clinics. 2010;41(4):441-455.
4. Goldsmith S, McIntyre S, Smithers-Sheedy H, et al. An international survey of cerebral palsy registers and surveillance systems. Dev Med Child Neurol. Feb 2016;58 Suppl 2:11-17.
5. Jones MW, Morgan E, Shelton JE, Thorogood C. Cerebral palsy: introduction and diagnosis (part I). Journal of Pediatric Health Care. 2007;21(3):146-152.
6. Berker AN, Yalçın MS. Cerebral palsy: orthopedic aspects and rehabilitation. Pediatric Clinics. 2008;55(5):1209-1225.
7. Falcao MB, Cimerman S, Luz KG, et al. Management of infection by the Zika virus. Annals of Clinical Microbiology and Antimicrobials. 2016;15(1):57.
8. Nelson KB. Causative factors in cerebral palsy. Clinical Obstetrics and Gynecology. 2008;51(4):749-762.
9. Novak I. Evidence-based diagnosis, health care, and rehabilitation for children with cerebral palsy. Journal of Child Neurology. 2014;29(8):1141-1156.
10. Clark SM, Ghulmiyyah LM, Hankins GD. Antenatal antecedents and the impact of obstetric care in the etiology of cerebral palsy. Clinical Obstetrics and Gynecology. 2008;51(4):775-786.
11. Hagberg B, Hagberg G, Olow I, von Wendt L. The changing panorama of cerebral palsy in Sweden. VII. Prevalence and origin in the birth year period 1987-90. Acta Paediatr. Aug 1996;85(8):954-960.
12. Topp M, Huusom LD, Langhoff Roos J, Delhumeau C, Hutton JL, Dolk H. Multiple birth and cerebral palsy in Europe: a multicenter study. Acta Obstetricia et Gynecologica Scandinavica. 2004;83(6):548-553.
13. Palisano R, Rosenbaum P, Walter S, Russell D, Wood E, Galuppi B. Development and reliability of a system to classify gross motor function in children with cerebral palsy. Developmental Medicine & Child Neurology. 1997;39(4):214-223.
14. Palisano RJ, Rosenbaum P, Bartlett D, Livingston MH. Content validity of the expanded and revised Gross Motor Function Classification System. Dev Med Child Neurol. Oct 2008;50(10):744-750.
15. Graham HK, Harvey A, Rodda J, Nattrass GR, Pirpiris M. The functional mobility scale (FMS). Journal of Pediatric Orthopaedics. 2004;24(5):514-520.
16. Eliasson A-C, Krumlinde-Sundholm L, Rösblad B, et al. The Manual Ability Classification System (MACS) for children with cerebral palsy: scale development and evidence of validity and reliability. Developmental Medicine and Child Neurology. 2006;48(7):549-554.
17. Hidecker MJC, Paneth N, Rosenbaum PL, et al. Developing and validating the Communication Function Classification System for individuals with cerebral palsy. Developmental Medicine & Child Neurology. 2011;53(8):704-710.
18. Rosenbaum PL, Walter SD, Hanna SE, et al. Prognosis for gross motor function in cerebral palsy: creation of motor development curves. JAMA. 2002;288(11):1357-1363.
19. Cans C. Surveillance of cerebral palsy in Europe: a collaboration of cerebral palsy surveys and registers. Developmental Medicine & Child Neurology. 2000;42(12):816-824.

20. Novak I, Morgan C, Adde L, et al. Early, accurate diagnosis and early intervention in cerebral palsy: advances in diagnosis and treatment. JAMA Pediatrics. 2017;171(9):897-907.

21. Reid SM, Carlin JB, Reddihough DS. Using the Gross Motor Function Classification System to describe patterns of motor severity in cerebral palsy. Developmental Medicine & Child Neurology. 2011;53(11):1007-1012.

22. Ivanhoe CB, Reistetter TA. Spasticity: the misunderstood part of the upper motor neuron syndrome. American Journal of Physical Medicine & Rehabilitation. 2004;83(10):S3-S9.

23. Morris C. Definition and classification of cerebral palsy: a historical perspective. Developmental Medicine & Child Neurology. 2007;49(s109):3-7.

24. Carnahan KD, Arner M, Hägglund G. Association between gross motor function (GMFCS) and manual ability (MACS) in children with cerebral palsy. A population-based study of 359 children. BMC Musculoskeletal Disorders. 2007;8(1):50.

25. Gorter JW, Rosenbaum PL, Hanna SE, et al. Limb distribution, motor impairment, and functional classification of cerebral palsy. Developmental Medicine & Cchild Neurology. 2004;46(7):461-467.

26. Herskind A, Greisen G, Nielsen JB. Early identification and intervention in cerebral palsy. Developmental Medicine & Child Neurology. 2015;57(1):29-36.

27. Beckung E, Carlsson G, Carlsdotter S, Uvebrant P. The natural history of gross motor development in children with cerebral palsy aged 1 to 15 years. Developmental Medicine & Child Neurology. 2007;49(10):751-756.

28. Himmelmann K, McManus V, Hagberg G, Uvebrant P, Krägeloh-Mann I, Cans C. Dyskinetic cerebral palsy in Europe: trends in prevalence and severity. Archives of Disease in Childhood. 2009;94(12):921-926.

29. Sanger TD, Chen D, Fehlings DL, et al. Definition and classification of hyperkinetic movements in childhood. Movement Disorders. 2010;25(11):1538-1549.

30. Sanger TD, Delgado MR, Gaebler-Spira D, Hallett M, Mink JW. Classification and definition of disorders causing hypertonia in childhood. Pediatrics. 2003;111(1):e89-e97.

31. Monbaliu E, Cock P, Ortibus E, Heyrman L, Klingels K, Feys H. Clinical patterns of dystonia and choreoathetosis in participants with dyskinetic cerebral palsy. Developmental Medicine & Child Neurology. 2016;58(2):138-144.

32. Cans C, Dolk H, Platt M, Colver A, Prasausk1ene A, Rägelow-Mann IK. Recommendations from the SCPE collaborative group for defining and classifying cerebral palsy. Developmental Medicine & Child Neurology. 2007;49(s109):35-38.

33. Musselman KE, Stoyanov CT, Marasigan R, et al. Prevalence of ataxia in children A systematic review. Neurology. 2014;82(1): 80-89.

34. Organização Mundial da Saúde (OMS). CIF: Classificação Internacional de Funcionalidade, Incapacidade e Saúde: Edusp, São Paulo; 2003.

35. Organization WH. International Classification of Functioning, Disability, and Health: Children & Youth Version: ICF-CY: World Health Organization; 2007.

36. Schiariti V, Selb M, Cieza A, O'donnell M. International Classification of Functioning, Disability and Health Core Sets for children and youth with cerebral palsy: a consensus meeting. Developmental Medicine & Child Neurology. 2015;57(2):149-158.

37. Schiariti V, Klassen AF, Cieza A, et al. Comparing contents of outcome measures in cerebral palsy using the International Classification of Functioning (ICF-CY): a systematic review. European Journal of Paediatric Neurology. 2014;18(1):1-12.

38. Rosenbaum P, Stewart D. The World Health Organization International Classification of Functioning, Disability, and Health: a model to guide clinical thinking, practice and research in the field of cerebral palsy. Seminars in Pediatric Neurology. 2004;11(1):5-10.

39. Furze J, Nelson K, O'Hare M, Ortner A, Threlkeld AJ, Jensen GM. Describing the clinical reasoning process: Application of a model

of enablement to a pediatric case. Physiotherapy Theory and Practice. 2013;29(3):222-231.

40. Jeevanantham D. Application of the international classification of functioning, disability and health-children and youth in children with cerebral palsy. Indian Pediatrics. 2016;53(9):805-810.

41. Dos Santos AN, Pavão SL, de Campos AC, Rocha NACF. International classification of functioning, disability and health in children with cerebral palsy. Disability and Rehabilitation. 2012;34(12):1053-1058.

42. Illum NO, Gradel KO. Parents' Assessments of Disability in Their Children Using World Health Organization International Classification of Functioning, Disability and Health, Child and Youth Version Joined Body Functions and Activity Codes Related to Everyday Life. Clinical Medicine Insights: Pediatrics. 2017;11:1179556517715037.

43. Lindsay S. Child and youth experiences and perspectives of cerebral palsy: a qualitative systematic review. Child: Care, Health and Development. 2016;42(2):153-175.

44. Badia M, Orgaz B, Gómez-Vela M, Longo E. Environmental needs and facilitators available for children and adolescents with cerebral palsy: adaptation and validation of the European Child Environment Questionnaire (ECEQ) Spanish version. Disability and Rehabilitation. 2014;36(18):1536-1548.

45. Mutlu A, Büğüsan S, Kara ÖK. Impairments, activity limitations, and participation restrictions of the international classification of functioning, disability, and health model in children with ambulatory cerebral palsy. Saudi Medical Journal. 2017;38(2):176.

46. Lee B-H. Relationship between gross motor function and the function, activity and participation components of the International Classification of Functioning in children with spastic cerebral palsy. Journal of Physical Therapy Science. 2017;29(10):1732-1736.

47. Lee B-H, Kim Y-M, Jeong G-C. Mediating effects of the ICF domain of function and the gross motor function measure on the ICF domains of activity, and participation in children with cerebral palsy. Journal of Physical Therapy Science. 2015;27(10):3059-3062.

48. Bjornson KF, Zhou C, Stevenson RD, Christakis D. Relation of stride activity and participation in mobility-based life habits among children with cerebral palsy. Archives of Physical Medicine and Rehabilitation. 2014;95(2):360-368.

49. Monbaliu E, La Peña D, Ortibus E, Molenaers G, Deklerck J, Feys H. Functional outcomes in children and young people with dyskinetic cerebral palsy. Developmental Medicine & Child Neurology. 2017;59(6):634-640.

50. Kukke SN, Curatalo LA, de Campos AC, Hallett M, Alter KE, Damiano DL. Coordination of reach-to-grasp kinematics in individuals with childhood-onset dystonia due to hemiplegic cerebral palsy. IEEE Transactions on Neural Systems and Rehabilitation Engineering. 2016;24(5):582-590.

51. Kim K, Kang JY, Jang D-H. Relationship Between Mobility and Self-Care Activity in Children With Cerebral Palsy. Annals of Rehabilitation Medicine. 2017;41(2):266-272.

52. Mockford M, Caulton JM. The pathophysiological basis of weakness in children with cerebral palsy. Pediatric Physical Therapy. 2010;22(2):222-233.

53. Thompson N, Stebbins J, Seniorou M, Newham D. Muscle strength and walking ability in diplegic cerebral palsy: implications for assessment and management. Gait & Posture. 2011;33(3):321-325.

54. Vaz DV, Brício RS, de Aquino CF, Viana SO, Mancini MC, da Fonseca ST. Alterações musculares em indivíduos com lesão do neurônio motor superior. Fisioterapia e Pesquisa. 2006;13(2):71-82.

55. Obst SJ, Boyd R, Read F, Barber L. Quantitative 3-D Ultrasound of the Medial Gastrocnemius Muscle in Children with Unilateral Spastic Cerebral Palsy. Ultrasound in Medicine and Biology. 2017;43(12):2814-2823.

56. Lieber RL, Roberts TJ, Blemker SS, Lee SS, Herzog W. Skeletal muscle mechanics, energetics and plasticity. Journal of Neuroengineering and Rehabilitation. 2017;14(1):108.

57. Foran JR, Steinman S, Barash I, Chambers HG, Lieber RL. Structural and mechanical alterations in spastic skeletal muscle. Developmental Medicine & Child Neurology. 2005;47(10):713-717.

58. Fridén J, Lieber RL. Spastic muscle cells are shorter and stiffer than normal cells. Muscle & Nerve. 2003;27(2):157-164.

59. Moreau NG, Gannotti ME. Addressing muscle performance impairments in cerebral palsy: Implications for upper extremity resistance training. Journal of Hand Therapy. 2015;28(2):91-100.

60. Franki I, De Cat J, Deschepper E, et al. A clinical decision framework for the identification of main problems and treatment goals for ambulant children with bilateral spastic cerebral palsy. Research in Developmental Disabilities. 2014;35(5):1160-1176.

61. Dimitrijević L, Čolović H, Spalević M, Stanković A, Zlatanović D, Cvetković B. Assessment and treatment of spasticity in children with cerebral palsy. Acta Facultatis Medicae Naissensis. 2014;31(3):163-169.

62. Bar-On L, Molenaers G, Aertbeliën E, et al. Spasticity and its contribution to hypertonia in cerebral palsy. BioMed Research International. 2015;2015.

63. Malhotra S, Pandyan A, Day C, Jones P, Hermens H. Spasticity, an impairment that is poorly defined and poorly measured. Clinical Rehabilitation. 2009;23(7):651-658.

64. Cahill Rowley K, Rose J. Etiology of impaired selective motor control: emerging evidence and its implications for research and treatment in cerebral palsy. Developmental Medicine & Child Neurology. 2014;56(6):522-528.

65. Tang L, Li F, Cao S, Zhang X, Wu D, Chen X. Muscle synergy analysis in children with cerebral palsy. Journal of Neural Engineering. 2015;12(4):046017.

66. Damiano D. Muscle synergies: input or output variables for neural control? Developmental Medicine & Child Neurology. 2015;57(12):1091-1092.

67. Steele KM, Rozumalski A, Schwartz MH. Muscle synergies and complexity of neuromuscular control during gait in cerebral palsy. Developmental Medicine & Child Neurology. 2015;57(12):1176-1182.

68. Hashiguchi Y, Ohata K, Osako S, et al. Number of Synergies Is Dependent on Spasticity and Gait Kinetics in Children With Cerebral Palsy. Pediatric Physical Therapy. 2018;30(1):34-38.

69. Mailleux L, Jaspers E, Ortibus E, et al. Clinical assessment and three-dimensional movement analysis: an integrated approach for upper limb evaluation in children with unilateral cerebral palsy. PloS one. 2017;12(7):e0180196.

70. Charles J. Upper extremity muscle activation in children with unilateral cerebral palsy during an auditory cued repetitive task: Effects on bimanual coordination. Journal of Pediatric Rehabilitation Medicine. 2017;10(1):19-26.

71. Rodda J, Graham H. Classification of gait patterns in spastic hemiplegia and spastic diplegia: a basis for a management algorithm. European Journal of Neurology. 2001;8(s5):98-108.

72. Nieuwenhuys A, Papageorgiou E, Schless S-H, De Laet T, Molenaers G, Desloovere K. Prevalence of Joint Gait Patterns Defined by a Delphi Consensus Study Is Related to Gross Motor Function, Topographical Classification, Weakness, and Spasticity, in Children with Cerebral Palsy. Frontiers in Human Neuroscience. 2017;11:185.

73. De Laet T, Papageorgiou E, Nieuwenhuys A, Desloovere K. Does expert knowledge improve automatic probabilistic classification of gait joint motion patterns in children with cerebral palsy? PloS one. 2017;12(6):e0178378.

74. Gonçalves RV AK, Faria CDCM, Mancini MC. Alterações biomecânicas na marcha de crianças com paralisia cerebral espástica: Revisão de literatura. Temas sobre Desenvolvimento. 2013;19(104):20-28.

75. Heyrman L, Feys H, Molenaers G, et al. Altered trunk movements during gait in children with spastic diplegia: compensatory or underlying trunk control deficit? Research in Developmental Disabilities. 2014;35(9):2044-2052.

76. De Bruin M, Smeulders M, Kreulen M. Why is joint range of motion limited in patients with cerebral palsy? Journal of Hand Surgery (European Volume). 2013;38(1):8-13.

77. Scrutton D. Position as a cause of deformity in children with cerebral palsy (1976). Developmental Medicine & Child Neurology. 2008;50(6):404-404.

78. Mathewson MA, Lieber RL. Pathophysiology of muscle contractures in cerebral palsy. Physical Medicine and Rehabilitation Clinics. 2015;26(1):57-67.

79. Davids JR. The foot and ankle in cerebral palsy. Orthopedic Clinics. 2010;41(4):579-593.

80. van der List J, Witbreuk M, Buizer A, van der Sluijs J. The head–shaft angle of the hip in early childhood: a comparison of reference values for children with cerebral palsy and normally developing hips. Bone Joint J. 2015;97(9):1291-1295.

81. Gough M, Shortland AP. Could muscle deformity in children with spastic cerebral palsy be related to an impairment of muscle growth and altered adaptation? Developmental Medicine & Child Neurology. 2012;54(6):495-499.

82. Chang CH, Wang YC, Ho PC, et al. Determinants of Hip Displacement in Children With Cerebral Palsy. Clinical Orthopaedics and Related Research®. 2015;473(11):3675-3681.

83. Wynter M, Gibson N, Willoughby KL, et al. Australian hip surveillance guidelines for children with cerebral palsy: 5-year review. Developmental Medicine & Child Neurology. 2015;57(9):808-820.

84. Patel J, Shapiro F. Simultaneous progression patterns of scoliosis, pelvic obliquity, and hip subluxation/dislocation in non-ambulatory neuromuscular patients: an approach to deformity documentation. Journal of Children's Orthopaedics. 2015;9(5):345-356.

85. Cloake T, Gardner A. The management of scoliosis in children with cerebral palsy: a review. Journal of Spine Surgery. 2016;2(4):299.

86. Hägglund G, Lauge-Pedersen H, Persson Bunke M, Rodby-Bousquet E. Windswept hip deformity in children with cerebral palsy: a population-based prospective follow-up. Journal of Children's Orthopaedics. 2016;10(4):275-279.

87. Pruszczynski B, Sees J, Miller F. Risk factors for hip displacement in children with cerebral palsy: systematic review. Journal of Pediatric Orthopaedics. 2016;36(8):829-833.

88. Massaad A, Assi A, Bakouny Z, et al. Three-dimensional evaluation of skeletal deformities of the pelvis and lower limbs in ambulant children with cerebral palsy. Gait & Posture. 2016;49:102-107.

89. Demir SÖ, Oktay F, Uysal H, Selçuk B. Upper extremity shortness in children with hemiplegic cerebral palsy. Journal of Pediatric Orthopaedics. 2006;26(6):764-768.

90. Abdelaziz TH, Elbeshry SS, Mahran M, Aly AS. Flexion deformities of the wrist and fingers in spastic cerebral palsy: A protocol of management. Indian Journal of Orthopaedics. 2017;51(6):704.

91. Yin Foo R, Guppy M, Johnston LM. Intelligence assessments for children with cerebral palsy: a systematic review. Developmental Medicine & Child Neurology. 2013;55(10):911-918.

92. Ego A, Lidzba K, Brovedani P, et al. Visual–perceptual impairment in children with cerebral palsy: a systematic review. Developmental Medicine & Child Neurology. 2015;57(s2):46-51.

93. Auld ML, Boyd R, Moseley GL, Ware R, Johnston LM. Tactile function in children with unilateral cerebral palsy compared to typically developing children. Disability and Rehabilitation. 2012; 34(17):1488-1494.

94. Hustad KC, Allison K, McFadd E, Riehle K. Speech and language development in 2-year-old children with cerebral palsy. Developmental Neurorehabilitation. 2014;17(3):167-175.

95. Blackmore AM, Bear N, Blair E, et al. Factors associated with respiratory illness in children and young adults with cerebral palsy. The Journal of Pediatrics. 2016;168:151-157. e151.

96. García CC, Alcocer-Gamboa A, Ruiz MP, et al. Metabolic, cardiorespiratory, and neuromuscular fitness performance in children with cerebral palsy: A comparison with healthy youth. Journal of Exercise Rehabilitation. 2016;12(2):124.

97. Szopa A, Domagalska-Szopa M. Postural stability in children with hemiplegia estimated for three postural conditions: Standing, sitting and kneeling. Research in Developmental Disabilities. 2015;39:67-75.

98. Ferdjallah M, Harris GF, Smith P, Wertsch JJ. Analysis of postural control synergies during quiet standing in healthy children and children with cerebral palsy. Clinical Biomechanics. 2002;17(3):203-210.

99. Pavao SL, Barbosa KAF, de Oliveira Sato T, Rocha NACF. Functional balance and gross motor function in children with cerebral palsy. Research in Developmental Disabilities. 2014;35(10):2278-2283.

100. Damiano DL, Wingert JR, Stanley CJ, Curatalo L. Contribution of hip joint proprioception to static and dynamic balance in cerebral palsy: a case control study. Journal of Neuroengineering and Rehabilitation. 2013;10(1):57.

101. Bjornson KF, Zhou C, Stevenson R, Christakis DA. Capacity to participation in cerebral palsy: evidence of an indirect path via performance. Archives of Physical Medicine and Rehabilitation. 2013;94(12):2365-2372.

102. Bosanquet M, Copeland L, Ware R, Boyd R. A systematic review of tests to predict cerebral palsy in young children. Developmental Medicine & Child Neurology. 2013;55(5):418-426.

103. Øberg GK, Jacobsen BK, Jørgensen L. Predictive value of general movement assessment for cerebral palsy in routine clinical practice. Physical Therapy. 2015;95(11):1489-1495.

104. Rézio GS, Formiga CKMR. Inclusion of children with cerebral palsy in basic education. Fisioterapia e Pesquisa. 2014;21(1):40-46.

105. Almeida KM, Fernandes VdRL, Albuquerque KAd, Mota GA, Camargos ACR. O espaço físico como barreira à inclusão escolar. Cad. Ter. Ocup. UFSCar (Impr.). 2015;23(1):[75-84].

106. Damiano DL, Alter KE, Chambers H. New clinical and research trends in lower extremity management for ambulatory children with cerebral palsy. Physical Medicine and Rehabilitation Clinics. 2009;20(3):469-491.

107. Delgado MR, Hirtz D, Aisen M, et al. Practice Parameter: Pharmacologic treatment of spasticity in children and adolescents with cerebral palsy (an evidence-based review) Report of the Quality Standards Subcommittee of the American Academy of Neurology and the Practice Committee of the Child Neurology Society. Neurology. 2010;74(4):336-343.

108. Albavera-Hernández C, Rodríguez JM, Idrovo AJ. Safety of botulinum toxin type A among children with spasticity secondary to cerebral palsy: a systematic review of randomized clinical trials. Clinical Rehabilitation. 2009;23(5):394-407.

109. Fehlings D, Switzer L, Agarwal P, et al. Informing evidence-based clinical practice guidelines for children with cerebral palsy at risk of osteoporosis: a systematic review. Developmental Medicine & Child Neurology. 2012;54(2):106-116.

110. Heinen F, Desloovere K, Schroeder AS, et al. The updated European Consensus 2009 on the use of Botulinum toxin for children with cerebral palsy. European Journal of Paediatric Neurology. 2010;14(1):45-66.

111. Novak I, Mcintyre S, Morgan C, et al. A systematic review of interventions for children with cerebral palsy: state of the evidence. Developmental Medicine & Child Neurology. 2013;55(10):885-910.

112. Smeulders MJ, Coester A, Kreulen M. Surgical treatment for the thumb-in-palm deformity in patients with cerebral palsy. The Cochrane Library. 2005.

113. Stott NS, Piedrahita L. Effects of surgical adductor releases for hip subluxation in cerebral palsy: an AACPDM evidence report. Developmental Medicine and Child Neurology. 2004;46(9):628-645.

114. Lamberts RP, Burger M, Du Toit J, Langerak NG. A systematic review of the effects of single-event multilevel surgery on gait parameters in children with spastic cerebral palsy. PloS one. 2016; 11(10):e0164686.

115. Samson-Fang L, Butler C, O'Donnell M. Effects of gastrostomy feeding in children with cerebral palsy: an AACPDM evidence report. Developmental Medicine & Child Neurology. 2003;45(6):415-426.

116. Hough JP, Boyd RN, Keating JL. Systematic review of interventions for low bone mineral density in children with cerebral palsy. Pediatrics. 2010:peds. 2009-0292.

117. Mancini MC, Almeida KM, Brandão MB, Drummond AF, Amaral MR. Avaliação do desenvolvimento infantil: Uso de testes padronizados. In: Miranda JL, Brasil, RM, Amaral, J. (Org). Transtornos do desenvolvimento infantil em uma abordagem multiprofissional. 2ª ed. Expressão Gráfica e Editora, 2017:158-200.

118. Rosenbaum P, Gorter J. The 'F-words' in childhood disability: I swear this is how we should think! Child: Care, Health and Development. 2012;38(4):457-463.

119. Coster W DT, Haltiwanger JT, Haley SM. School Function Assessment: user's manual. San Antonio: Therapy Skill Builders. 1998.

120. Haley S, Coster W, Dumas H, Fragala-Pinkham M, Moed R. PEDI-CAT: development, standardization and administration manual. Boston: Boston University. 2012.

121. Craig Hospital Research Department. Craig Hospital Inventory of Environment Factors (Chief) Manual. Version 3.0. 2001.

122. Furtado SR, Sampaio RF, Vaz DV, Pinho BA, Nascimento IO, Mancini MC. Brazilian version of the instrument of environmental assessment Craig Hospital Inventory of Environmental Factors (CHIEF): translation, cross-cultural adaptation and reliability. Brazilian Journal of Physical Therapy. 2014;18(3):259-267.

123. Dunn L. Validation of the CHORES: a measure of school-aged children's participation in household tasks. Scandinavian Journal of Occupational Therapy. 2004;11(4):179-190.

124. Amaral MF. Participação de crianças e adolescentes com desenvolvimento normal, Paralisia Cerebral e Síndrome de Down no contexto domiciliar [Dissertação]. 2012.

125. Souza ESd, Camargos ACR, Ávila NCId, Siqueira FMdS. Participation and need assistance to carry out school tasks in children with cerebral palsy. Fisioterapia em Movimento. 2011;24(3):409-417.

126. Darrah J. Using the ICF as a framework for clinical decision making in pediatric physical therapy. Advances in Physiotherapy. 2008;10(3):146-151.

127. Chiarello LA, Palisano RJ, Maggs JM, et al. Family priorities for activity and participation of children and youth with cerebral palsy. Physical Therapy. 2016;90(9):1254-1264.

128. Haley SM. Pediatric Evaluation of Disability Inventory (PEDI): Development, standardization and administration manual: PEDI Resarch Group; 1992.

129. Mancini MC. Inventário da avaliação pediátrica de incapacidade (PEDI): manual da versão brasileira adaptada. Inventário da avaliação pediátrica de incapacidade (PEDI): manual da versão brasileira adaptada. 2005.

130. Mancini MC, Coster WJ, Amaral MF, Avelar BS, Freitas R, Sampaio RF. New version of the Pediatric Evaluation of Disability Inventory (PEDI-CAT): translation, cultural adaptation to Brazil and analyses of psychometric properties. Brazilian Journal of Physical Therapy. 2016;20(6):561-570.

131. Sköld A, Hermansson LN, Krumlinde-Sundholm L, Eliasson AC. Development and evidence of validity for the Children's Hand-use Experience Questionnaire (CHEQ). Developmental Medicine & Child Neurology. 2011;53(5):436-442.

132. Brito Brandão M, Freitas RERM, de Oliveira RHS, Figueiredo PRP, Mancini MC. Tradução e adequação cultural do Children's Hand-Use Experience Questionnaire (CHEQ) para crianças e adolescentes brasileiros. Revista de Terapia Ocupacional da Universidade de São Paulo. 2016;27(3):236-245.

133. Dianne J. Russell PLR, Marilyn Wright, Lisa M. Avery. Gross Motor Function Measure (GMFM-66 and GMFM-88) User's Manual, 2nd Edition. 2013.

134. Diane J Russell PLR, Lisa M Avery e Mary Lane (Tradução de Luara Tomé Cyrillo e Maria Cristina dos Santos Galvão). Medida da Função Motora Grossa (GMFM-66 & GMFM-88): Manual do usuário. 2105.

135. Chrysagis N, Skordilis EK, Koutsouki D. Validity and clinical utility of functional assessments in children with cerebral palsy. Archives of Physical Medicine and Rehabilitation. 2014;95(2):369-374.

136. Maher CA, Williams MT, Olds TS. The six-minute walk test for children with cerebral palsy. International Journal of Rehabilitation Research. 2008;31(2):185-188.

137. Hassani S, Krzak JJ, Johnson B, et al. One-Minute Walk and modified Timed Up and Go tests in children with cerebral palsy: performance and minimum clinically important differences. Developmental Medicine & Child Neurology. 2014;56(5):482-489.

138. Jebsen RH. An objective and standardized test of hand function. Arch. Phys. Med. Rehabil. 1969;50(6):311-319.

139. Mathiowetz V, Volland G, Kashman N, Weber K. Adult norms for the Box and Block Test of manual dexterity. American Journal of Occupational Therapy. 1985;39(6):386-391.

140. Alotaibi M, Long T, Kennedy E, Bavishi S. The efficacy of GMFM-88 and GMFM-66 to detect changes in gross motor function in children with cerebral palsy (CP): a literature review. Disability and Rehabilitation. 2014;36(8):617-627.

141. Almeida KM, Albuquerque KA, Ferreira ML, Aguiar SK, Mancini MC. Reliability of the Brazilian Portuguese version of the Gross Motor Function Measure in children with cerebral palsy. Brazilian Journal of Physical Therapy. 2016;20(1):73-80.

142. Russell DJ, Avery LM, Walter SD, et al. Development and validation of item sets to improve efficiency of administration of the 66 item Gross Motor Function Measure in children with cerebral palsy. Developmental Medicine & Child Neurology. 2010;52(2).

143. Russell D, Rosenbaum P, Avery L, Lane M. Medida da função motora grossa [GMFM-66 & GMFM-88]: Manual do usuário. São Paulo: Memnon. 2011.

144. Russell DJ, Rosenbaum P, Wright M, Avery LM. Gross motor function measure (GMFM-66 & GMFM-88) users manual. 2002.

145. Avery LM, Russell DJ, Rosenbaum PL. Criterion validity of the GMFM 66 item set and the GMFM 66 basal and ceiling approaches for estimating GMFM 66 scores. Developmental Medicine & Child Neurology. 2013;55(6):534-538.

146. Ferland C, Moffet H, Maltais DB. Locomotor tests predict community mobility in children and youth with cerebral palsy. Adapted Physical Activity Quarterly. 2012;29(3):266-277.

147. Himuro N, Abe H, Nishibu H, Seino T, Mori M. Easy-to-use clinical measures of walking ability in children and adolescents with cerebral palsy: a systematic review. Disability and Rehabilitation. 2017;39(10):957-968.

148. Williams EN, Carroll SG, Reddihough DS, Phillips BA, Galea MP. Investigation of the timed 'up & go'test in children. Developmental Medicine and Child Neurology. 2005;47(8):518-524.

149. Sand PL, Taylor N. Handedness: evaluation of binomial distribution hypothesis in children and adults. Perceptual and Motor Skills. 1973;36(3suppl):1343-1346.

150. Manikowska F, Chen BP-J, Jóźwiak M, Lebiedowska MK. Validation of Manual Muscle Testing (MMT) in children and adolescents with cerebral palsy. NeuroRehabilitation. 2018;42(1):1-7.

151. Dekkers KJ, Rameckers EA, Smeets RJ, Janssen-Potten YJ. Upper extremity strength measurement for children with cerebral palsy: a systematic review of available instruments. Physical Therapy. 2014;94(5):609-622.

152. Lynn Jeffries SWM, Doreen J. Bartlett, Lisa A. Chiarello, Robert J. Palisano, Alyssa Fiss. Research on this measure was supported by the Canadian Institutes of Health Research (MOP 81107) and the US Department of Education, National Institutes of Disability and Rehabilitation Research (H133G060254). 2011.

153. Verschuren O, Ada L, Maltais DB, Gorter JW, Scianni A, Ketelaar M. Muscle strengthening in children and adolescents with spastic cerebral palsy: considerations for future resistance training protocols. Physical Therapy. 2011;91(7):1130-1139.

154. Glanzman AM, Swenson AE, Kim H. Intrarater range of motion reliability in cerebral palsy: a comparison of assessment methods. Pediatric Physical Therapy. 2008;20(4):369-372.

155. Bartlett D, Purdie B. Testing of the spinal alignment and range of motion measure: a discriminative measure of posture and flexibility for children with cerebral palsy. Developmental Medicine and Child Neurology. 2005;47(11):739-743.

156. Chen CL, Wu KP, Liu WY, Cheng HYK, Shen I-h, Lin KC. Validity and clinimetric properties of the Spinal Alignment and Range of Motion Measure in children with cerebral palsy. Developmental Medicine & Child Neurology. 2013;55(8):745-750.

157. Mutlu A, Livanelioglu A, Gunel MK. Reliability of Ashworth and Modified Ashworth scales in children with spastic cerebral palsy. BMC Musculoskeletal Disorders. 2008;9(1):44.

158. Fleuren JF, Voerman GE, Erren-Wolters CV, et al. Stop using the Ashworth Scale for the assessment of spasticity. Journal of Neurology, Neurosurgery & Psychiatry. 2010;81(1):46-52.

159. Flamand VH, Massé-Alarie H, Schneider C. Psychometric evidence of spasticity measurement tools in cerebral palsy children and adolescents: a systematic review. Journal of Rehabilitation Medicine. 2013;45(1):14-23.

160. Haugh A, Pandyan A, Johnson G. A systematic review of the Tardieu Scale for the measurement of spasticity. Disability and Rehabilitation. 2006;28(15):899-907.

161. McCoy SW, Bartlett DJ, Yocum A, et al. Development and validity of the Early Clinical Assessment of Balance for young children with cerebral palsy. Developmental Neurorehabilitation. 2014;17(6):375-383.

162. Larson AH. Movement assessment of infants: A manual: Available from PO Box; 1980.

163. Franjoine MR, Gunther JS, Taylor MJ. Pediatric balance scale: a modified version of the berg balance scale for the school-age child with mild to moderate motor impairment. Pediatric Physical Therapy. 2003;15(2):114-128.

164. Ries LGK, Michaelsen SM, Soares PS, Monteiro VC, Allegretti KMG. Adaptação cultural e análise da confiabilidade da versão brasileira da Escala de Equilíbrio Pediátrica (EEP). Brazilian Journal of Physical Therapy. 2012;16(3):2015-215.

165. Boyd RN, Graham HK. Objective measurement of clinical findings in the use of botulinum toxin type A for the management of children with cerebral palsy. European Journal of Neurology. 1999;6(S4).

166. Cury VC, Mancini M, Melo A, Fonseca S, Sampaio R, Tirado M. Efeitos do uso de órtese na mobilidade funcional de crianças com paralisia cerebral. Rev Bras Fisioter. 2006;10(1):67-74.

167. Araújo P, Kirkwood R, Figueiredo E. Validade e confiabilidade intra e interexaminadores da Escala Observacional de Marcha para crianças com paralisia cerebral espástica. Brazilian Journal of Physical Therapy/Revista Brasileira de Fisioterapia. 2009;13(3).

168. Kingsnorth S, Orava T, Provvidenza C, et al. Chronic pain assessment tools for cerebral palsy: a systematic review. Pediatrics. 2015;136(4):e947-e960.

169. Bussotti EA, Pedreira MdLG. Dor em crianças com paralisia cerebral e implicações na prática e pesquisa em enfermagem: revisão integrativa. Revista Dor. 2013.

170. American Physical Therapy Association. Guide to Physical Therapist Practice 3.0. Alexandria VA, USA: APTA, 2014. http://guidetoptpractice.apta.org.

171. World Confederation for Physical Therapy. Policy statement: Description of physical therapy. London, UK: WCPT; 2017. www.wcpt.org/policy/ps-descriptionPT.

172. Jeglinsky I, Brogren Carlberg E, Autti-Rämö I. How are actual needs recognized in the content and goals of written rehabilitation plans? Disability and Rehabilitation. 2014;36(6):441-451.

173. Kazdin AE. Evidence-based treatment and practice: new opportunities to bridge clinical research and practice, enhance the knowledge base, and improve patient care. American Psychologist. 2008;63(3):146.

174. Morgan C, Darrah J, Gordon AM, et al. Effectiveness of motor interventions in infants with cerebral palsy: a systematic review. Developmental Medicine & Child Neurology. 2016;58(9):900-909.

175. Bovend'Eerdt TJ, Botell RE, Wade DT. Writing SMART rehabilitation goals and achieving goal attainment scaling: a practical guide. Clinical Rehabilitation. 2009;23(4):352-361.

176. Robert MT, Guberek R, Sveistrup H, Levin MF. Motor learning in children with hemiplegic cerebral palsy and the role of sensation in short-term motor training of goal-directed reaching. Developmental Medicine & Child Neurology. 2013;55(12):1121-1128.

177. Löwing K, Bexelius A, Brogren Carlberg E. Activity focused and goal directed therapy for children with cerebral palsy–do goals make a difference? Disability and Rehabilitation. 2009;31(22): 1808-1816.

178. Löwing K, Bexelius A, Carlberg EB. Goal-directed functional therapy: a longitudinal study on gross motor function in children with cerebral palsy. Disability and Rehabilitation. 2010;32(11): 908-916.

179. Wallen M, Ziviani J, Naylor O, Evans R, Novak I, Herbert RD. Modified constraint-induced therapy for children with hemiplegic cerebral palsy: a randomized trial. Developmental Medicine & Child Neurology. 2011;53(12):1091-1099.

180. Sakzewski L, Ziviani J, Abbott DF, Macdonell RA, Jackson GD, Boyd RN. Randomized trial of constraint-induced movement therapy and bimanual training on activity outcomes for children with congenital hemiplegia. Developmental Medicine & Child Neurology. 2011;53(4):313-320.

181. Sandlund M, Domellöf E, Grip H, Rönnqvist L, Häger CK. Training of goal directed arm movements with motion interactive video games in children with cerebral palsy–a kinematic evaluation. Developmental Neurorehabilitation. 2014;17(5):318-326.

182. Novak I, Cusick A, Lannin N. Occupational therapy home programs for cerebral palsy: double-blind, randomized, controlled trial. Pediatrics. 2009;124(4):e606-e614.

183. Novak I, Berry J. Home program intervention effectiveness evidence. Physical & Occupational Therapy in Pediatrics. 2014;34(4): 384-389.

184. Myrhaug HT, Østensjø S, Larun L, Odgaard-Jensen J, Jahnsen R. Intensive training of motor function and functional skills among young children with cerebral palsy: a systematic review and meta-analysis. BMC Pediatrics. 2014;14(1):292.

185. Wang T-H, Peng Y-C, Chen Y-L, et al. A home-based program using patterned sensory enhancement improves resistance exercise effects for children with cerebral palsy: a randomized controlled trial. Neurorehabilitation and Neural Repair. 2013;27(8): 684-694.

186. Visser A, Westman M, Otieno S, Kenyon L. A Home-Based Body Weight-Supported Treadmill Program for Children With Cerebral Palsy: A Pilot Study. Pediatric Physical Therapy. 2017;29(3):223-229.

187. Katz-Leurer M, Rotem H, Keren O, Meyer S. The effects of a home--based'task-oriented exercise programme on motor and balance performance in children with spastic cerebral palsy and severe traumatic brain injury. Clinical Rehabilitation. 2009;23(8):714-724.

188. de Brito Brandao M, Gordon AM, Mancini MC. Functional impact of constraint therapy and bimanual training in children with cerebral palsy: a randomized controlled trial. American Journal of Occupational Therapy. 2012;66(6):672-681.

189. Charles J, Gordon AM. A critical review of constraint-induced movement therapy and forced use in children with hemiplegia. Neural Plasticity. 2005;12(2-3):245-261.

190. Taub E, Uswatte G, Pidikiti R. Constraint-Induced Movement Therapy: a new family of techniques with broad application to physical rehabilitation--a clinical review. Journal of Rehabilitation Research and Development. 1999;36(3):237.

191. Gordon AM, Hung Y-C, Brandao M, et al. Bimanual training and constraint-induced movement therapy in children with hemiplegic cerebral palsy: a randomized trial. Neurorehabilitation and Neural Repair. 2011;25(8):692-702.

192. Mancini MC, Brandão MB, Dupin A, Drummond AF, Chagas PS, Assis MG. How do children and caregivers perceive their experience of undergoing the CIMT protocol? Scandinavian Journal of Occupational Therapy. 2013;20(5):343-348.

193. Gilmore R, Ziviani J, Sakzewski L, Shields N, Boyd R. A balancing act: children's experience of modified constraint-induced movement therapy. Developmental Neurorehabilitation. 2010;13(2): 88-94.

194. Tervahauta M, Girolami G, Øberg G. Efficacy of constraint-induced movement therapy compared with bimanual intensive training in children with unilateral cerebral palsy: a systematic review. Clinical Rehabilitation. 2017;31(11):1445-1456.

195. Fonseca Junior PR, Filoni E, Setter CM, Berbel AM, Fernandes AO, Moura RCdF. Constraint-induced movement therapy of upper limb of children with cerebral palsy in clinical practice: systematic review of the literature. Fisioterapia e Pesquisa. 2017;24(3):334-346.

196. de Brito Brandão M, Mancini MC, Vaz DV, Pereira de Melo AP, Fonseca ST. Adapted version of constraint-induced movement therapy promotes functioning in children with cerebral palsy: a randomized controlled trial. Clinical Rehabilitation. 2010;24(7):639-647.

197. Chen Y-P, Pope S, Tyler D, Warren GL. Effectiveness of constraint-induced movement therapy on upper-extremity function in children with cerebral palsy: a systematic review and meta-analysis of randomized controlled trials. Clinical Rehabilitation. 2014;28(10):939-953.

198. Eliasson A-C, Sjöstrand L, Ek L, Krumlinde-Sundholm L, Tedroff K. Efficacy of baby-CIMT: study protocol for a randomised controlled trial on infants below age 12 months, with clinical signs of unilateral CP. BMC Pediatrics. 2014;14(1):141.

199. Eliasson A-C, Nordstrand L, Ek L, et al. The effectiveness of Baby-CIMT in infants younger than 12 months with clinical signs of unilateral-cerebral palsy; an explorative study with randomized design. Research in Developmental Disabilities. 2018;72:191-201.

200. Gelkop N, Burshtein DG, Lahav A, et al. Efficacy of constraint-induced movement therapy and bimanual training in children with hemiplegic cerebral palsy in an educational setting. Physical & Occupational Therapy in Pediatrics. 2015;35(1):24-39.

201. Zafer H, Amjad I, Malik AN, Shaukat E. Effectiveness of constraint induced movement therapy as compared to bimanual therapy in upper motor function outcome in child with hemiplegic cerebral palsy. Pakistan Journal of Medical Sciences. 2016;32(1):181.

202. Hung Y-C, Ferre CL, Gordon AM. Improvements in Kinematic Performance After Home-Based Bimanual Intensive Training for Children with Unilateral Cerebral Palsy. Physical & Occupational Therapy in Pediatrics. 2017:1-12.

203. Sakzewski L, Carlon S, Shields N, Ziviani J, Ware RS, Boyd RN. Impact of intensive upper limb rehabilitation on quality of life: a randomized trial in children with unilateral cerebral palsy. Developmental Medicine & Child Neurology. 2012;54(5):415-423.

204. Fedrizzi E, Rosa-Rizzotto M, Turconi AC, et al. Unimanual and bimanual intensive training in children with hemiplegic cerebral palsy and persistence in time of hand function improvement: 6-month follow-up results of a multisite clinical trial. Journal of Child Neurology. 2013;28(2):161-175.

205. Aarts PB, Jongerius PH, Geerdink YA, van Limbeek J, Geurts AC. Modified Constraint-Induced Movement Therapy combined with Bimanual Training (mCIMT–BiT) in children with unilateral spastic cerebral palsy: How are improvements in arm--hand use established? Research in Developmental Disabilities. 2011;32(1):271-279.

206. Deppe W, Thuemmler K, Fleischer J, Berger C, Meyer S, Wiedemann B. Modified constraint-induced movement therapy versus intensive bimanual training for children with hemiplegia–a randomized controlled trial. Clinical Rehabilitation. 2013;27(10):909-920.

207. Charles JR, Gordon AM. A repeated course of constraint-induced movement therapy results in further improvement. Developmental Medicine & Child Neurology. 2007;49(10):770-773.

208. Park E-Y, Kim W-H. Meta-analysis of the effect of strengthening interventions in individuals with cerebral palsy. Research in Developmental Disabilities. 2014;35(2):239-249.

209. Gillett JG, Boyd RN, Carty CP, Barber LA. The impact of strength training on skeletal muscle morphology and architecture in children and adolescents with spastic cerebral palsy: A systematic review. Research in Developmental Disabilities. 2016;56:183-196.

210. Pinto TPS, Fonseca ST, Gonçalves RV, et al. Mechanisms contributing to gait speed and metabolic cost in children with unilateral cerebral palsy. Brazilian Journal of Physical Therapy. 2017.

211. Faigenbaum AD, Kraemer WJ, Blimkie CJ, et al. Youth resistance training: updated position statement paper from the national strength and conditioning association. The Journal of Strength & Conditioning Research. 2009;23:S60-S79.

212. Verschuren O, Ketelaar M, Takken T, Helders PJ, Gorter JW. Exercise programs for children with cerebral palsy: a systematic review of the literature. American Journal of Physical Medicine & Rehabilitation. 2008;87(5):404-417.

213. Ryan JM, Cassidy EE, Noorduyn SG, O'Connell NE. Exercise interventions for cerebral palsy. The Cochrane Library. 2017.

214. dos Santos AN, Serikawa SS, Rocha NACF. Pilates improves lower limbs strength and postural control during quite standing in a child with hemiparetic cerebral palsy: A case report study. Developmental Neurorehabilitation. 2016;19(4):226-230.

215. Verschuren O, Peterson MD, Balemans AC, Hurvitz EA. Exercise and physical activity recommendations for people with cerebral palsy. Developmental Medicine & Child Neurology. 2016;58(8):798-808.

216. Dodd KJ, Taylor NF, Graham HK. A randomized clinical trial of strength training in young people with cerebral palsy. Developmental Medicine & Child Neurology. 2003;45(10):652-657.

217. Liao H-F, Liu Y-C, Liu W-Y, Lin Y-T. Effectiveness of loaded sit-to--stand resistance exercise for children with mild spastic diplegia: a randomized clinical trial. Archives of Physical Medicine and Rehabilitation. 2007;88(1):25-31.

218. Lee JH, Sung IY, Yoo JY. Therapeutic effects of strengthening exercise on gait function of cerebral palsy. Disability and Rehabilitation. 2008;30(19):1439-1444.

219. Scholtes VA, Becher JG, Comuth A, Dekkers H, Van Dijk L, Dallmeijer AJ. Effectiveness of functional progressive resistance exercise strength training on muscle strength and mobility in children with cerebral palsy: a randomized controlled trial. Developmental Medicine & Child Neurology. 2010;52(6).

220. Scholtes VA, Becher JG, Janssen-Potten YJ, Dekkers H, Smallenbroek L, Dallmeijer AJ. Effectiveness of functional progressive resistance exercise training on walking ability in children with cerebral palsy: a randomized controlled trial. Research in Developmental Disabilities. 2012;33(1):181-188.

221. Unnithan VB, Katsimanis G, Evangelinou C, Kosmas C, Kandralli I, Kellis E. Effect of strength and aerobic training in children with cerebral palsy. Medicine and Science in Sports and Exercise. 2007;39(11):1902-1909.

222. Butler JM, Scianni A, Ada L. Effect of cardiorespiratory training on aerobic fitness and carryover to activity in children with cerebral palsy: a systematic review. International Journal of Rehabilitation Research. 2010;33(2):97-103.

223. Dodd KJ, Taylor NF, Damiano DL. A systematic review of the effectiveness of strength-training programs for people with cerebral palsy. Archives of Physical Medicine and Rehabilitation. 2002;83(8):1157-1164.

224. Carmick J. Guidelines for the Clinical Application of Neuromuscular Electrical Stimulation (NMES) for Children with Cerebral Palsy. Pediatric Physical Therapy. 1997;9(3):128-136.

225. Reed B. The physiology of neuromuscular electrical stimulation. Pediatric Physical Therapy. 1997;9(3):96-102.

226. Karabay İ, Dogan A, Arslan MD, Dost G, Ozgirgin N. Effects of functional electrical stimulation on trunk control in children with diplegic cerebral palsy. Disability and Rehabilitation. 2012;34(11):965-970.

227. Carmick J. Clinical use of neuromuscular electrical stimulation for children with cerebral palsy, part 1: lower extremity. Physical Therapy. 1993;73(8):505-513.

228. Moll I, Vles JS, Soudant DL, et al. Functional electrical stimulation of the ankle dorsiflexors during walking in spastic cerebral palsy: a systematic review. Developmental Medicine & Child Neurology. 2017.

229. Chiu H-C, Ada L. Effect of functional electrical stimulation on activity in children with cerebral palsy: a systematic review. Pediatric Physical Therapy. 2014;26(3):283-288.

230. Al-Abdulwahab SS, Al-Khatrawi WM. Neuromuscular electrical stimulation of the gluteus medius improves the gait of children with cerebral palsy. NeuroRehabilitation. 2009;24(3):209-217.

231. AlAbdulwahab SS. Electrical stimulation improves gait in children with spastic diplegic cerebral palsy. NeuroRehabilitation. 2011;29(1):37-43.

232. Chan NN, Smith AW, Lo SK. Efficacy of neuromuscular electrical stimulation in improving ankle kinetics during walking in children with cerebral palsy. Hong Kong Physiotherapy Journal. 2004;22(1):50-56.

233. van der Linden ML, Hazlewood ME, Hillman SJ, Robb JE. Functional electrical stimulation to the dorsiflexors and quadriceps in children with cerebral palsy. Pediatric Physical Therapy. 2008;20(1):23-29.

234. Park ES, Park CI, Lee HJ, Cho YS. The effect of electrical stimulation on the trunk control in young children with spastic diplegic cerebral palsy. Journal of Korean Medical Science. 2001;16(3):347-350.

235. Seifart A, Unger M, Burger M. The effect of lower limb functional electrical stimulation on gait of children with cerebral palsy. Pediatric Physical Therapy. 2009;21(1):23-30.

236. Gonçalves RV. Efeito do treino de tarefas funcionais associado à estimulação elétrica na mobilidade de crianças com paralisia cerebral unilateral. Tese de doutorado. Universidade Federal de Minas Gerais. 2017.

237. Association. APT. Body-Weight–Supported Treadmill Training: Using Evidence to Guide Physical Therapy Intervention. Section on Pediatrics, American Physical Therapy Association. Developed by APTA's Section on Pediatrics Practice Committee. 2010.

238. Damiano DL, DeJong SL. A systematic review of the effectiveness of treadmill training and body weight support in pediatric rehabilitation. Journal of Neurologic Physical Therapy: JNPT. 2009;33(1):27.

239. Valentín-Gudiol M, Mattern-Baxter K, Girabent-Farrés M, Bagur--Calafat C, Hadders-Algra M, Angulo-Barroso RM. Treadmill interventions in children under six years of age at risk of neuromotor delay. The Cochrane Library. 2017.

240. Su IY, Chung KK, Chow DH. Treadmill training with partial body weight support compared with conventional gait training for low-functioning children and adolescents with nonspastic cerebral palsy: A two-period crossover study. Prosthetics and Orthotics International. 2013;37(6):445-453.

241. Willoughby KL, Dodd KJ, Shields N, Foley S. Efficacy of partial body weight–supported treadmill training compared with overground walking practice for children with cerebral palsy: a randomized controlled trial. Archives of Physical Medicine and Rehabilitation. 2010;91(3):333-339.

242. Matsuno VM, Camargo MR, Palma GC, Alveno D, Barela AMF. Analysis of partial body weight support during treadmill and overground walking of children with cerebral palsy. Brazilian Journal of Physical Therapy. 2010;14(5):404-410.

243. Patané F, Rossi S, Del Sette F, Taborri J, Cappa P. WAKE-up exoskeleton to assist children with Cerebral Palsy: design and preliminary evaluation in level walking. IEEE Transactions on Neural Systems and Rehabilitation Engineering. 2017;25(7):906-916.

244. Mattern-Baxter K, McNeil S, Mansoor JK. Effects of home-based locomotor treadmill training on gross motor function in young children with cerebral palsy: a quasi-randomized controlled trial. Archives of Physical Medicine and Rehabilitation. 2013;94(11):2061-2067.

245. Almeida KM, Fonseca ST, Figueiredo PR, Aquino AA, Mancini MC. Effects of interventions with therapeutic suits (clothing) on impairments and functional limitations of children with cerebral palsy: a systematic review. Brazilian Journal of Physical Therapy. 2017.

246. Bahramizadeh M, Rassafiani M, Aminian G, Rashedi V, Farmani F, Mirbagheri SS. Effect of dynamic elastomeric fabric orthoses on postural control in children with cerebral palsy. Pediatric Physical Therapy. 2015;27(4):349-354.

247. Nicholson J, Morton R, Attfield S, Rennie D. Assessment of upper-limb function and movement in children with cerebral palsy wearing lycra garments. Developmental Medicine & Child Neurology. 2001;43(6):384-391.

248. Martins E, Cordovil R, Oliveira R, et al. Efficacy of suit therapy on functioning in children and adolescents with cerebral palsy: a systematic review and meta-analysis. Developmental Medicine & Child Neurology. 2016;58(4):348-360.

249. Abd El-Kafy EM. The clinical impact of orthotic correction of lower limb rotational deformities in children with cerebral palsy: a randomized controlled trial. Clinical Rehabilitation. 2014;28(10): 1004-1014.

250. Rennie D, Attfield S, Morton R, Polak F, Nicholson J. An evaluation of lycra garments in the lower limb using 3-D gait analysis and functional assessment (PEDI). Gait & Posture. 2000;12(1):1-6.

251. Kafy E, Abd EM, El-Shemy SA. Modulation of Lower Extremity Rotational Deformities Using TheraTogs™ and Strapping System in Children with Spastic Diplegia. Egyptian Journal of Neurology, Psychiatry & Neurosurgery. 2013;50(4).

252. Flanagan A, Krzak J, Peer M, Johnson P, Urban M. Evaluation of short-term intensive orthotic garment use in children who have cerebral palsy. Pediatric Physical Therapy. 2009;21(2):201-204.

253. Bailes AF, Greve K, Burch CK, Reder R, Lin L, Huth MM. The effect of suit wear during an intensive therapy program in children with cerebral palsy. Pediatric Physical Therapy. 2011;23(2):136-142.

254. Mélo TR, Yamaguchi B, Chiarello CR, et al. Intensive neuromotor therapy with suit improves motor gross function in cerebral palsy: a Brazilian study. Motricidade. 2017;13(4):54-61.

255. Mahani MK, Karimloo M, Amirsalari S. Effects of modified Adeli suit therapy on improvement of gross motor function in children with cerebral palsy. Hong Kong Journal of Occupational Therapy. 2011;21(1):9-14.

256. Bailes AF, Greve K, Schmitt LC. Changes in two children with cerebral palsy after intensive suit therapy: a case report. Pediatric Physical Therapy. 2010;22(1):76-85.

257. Bar-Haim S, Harries N, Belokopytov M, et al. Comparison of efficacy of Adeli suit and neurodevelopmental treatments in children with cerebral palsy. Developmental Medicine & Child Neurology. 2006;48(5):325-330.

258. Alagesan J, Shetty A. Effect of modified suit therapy in spastic diplegic cerebral palsy-a single blinded randomized controlled trial. Online Journal of Health and Allied Sciences. 2011;9(4).

259. Neves EB, Scheeren EM, Chiarello CR, Costin A, Mascarenhas LPG. O PediaSuit™ na reabilitação da diplegia espástica: um estudo de caso. Lecturas, Educación Física y Deportes–Buenos Aires. 2012;166(15):1-9.

260. Piovezani JC, Maitschuk MM, Oliva FS, Brandalize D, Brandalize M. Método Pediasuit melhora a função motora grossa de criança com paralisia cerebral atáxica. Conscientiae Saúde (Impr.). 2017;16(1):2017131138-2017131138.

261. Chen Y, Fanchiang HD, Howard A. Effectiveness of virtual reality in children with cerebral palsy: A systematic review and meta-analysis of randomized controlled trials. Physical Therapy. 2017;98(1):63-77.

262. Weiss PL, Rand D, Katz N, Kizony R. Video capture virtual reality as a flexible and effective rehabilitation tool. Journal of Neuroengineering and Rehabilitation. 2004;1(1):12.

263. Parsons TD, Rizzo AA, Rogers S, York P. Virtual reality in paediatric rehabilitation: a review. Developmental Neurorehabilitation. 2009;12(4):224-238.

264. Snider L, Majnemer A. Virtual reality: we are virtually there: Taylor & Francis; 2010.

265. Levac D, Rivard L, Missiuna C. Defining the active ingredients of interactive computer play interventions for children with neuromotor impairments: a scoping review. Research in Developmental Disabilities. 2012;33(1):214-223.

266. Chiu H-C, Ada L, Lee H-M. Upper limb training using Wii Sports Resort™ for children with hemiplegic cerebral palsy: a randomized, single-blind trial. Clinical Rehabilitation. 2014;28(10):1015-1024.

267. Acar G, Altun GP, Yurdalan S, Polat MG. Efficacy of neurodevelopmental treatment combined with the Nintendo® Wii in patients with cerebral palsy. Journal of Physical Therapy Science. 2016;28(3):774-780.

268. AlSaif AA, Alsenany S. Effects of interactive games on motor performance in children with spastic cerebral palsy. Journal of Physical Therapy Science. 2015;27(6):2001-2003.

269. James S, Ziviani J, Ware RS, Boyd RN. Randomized controlled trial of web-based multimodal therapy for unilateral cerebral palsy to improve occupational performance. Developmental Medicine & Child Neurology. 2015;57(6):530-538.

270. Mitchell LE, Ziviani J, Boyd RN. A randomized controlled trial of web-based training to increase activity in children with cerebral palsy. Developmental Medicine & Child Neurology. 2016;58(7):767-773.

271. Tarakci D, Ersoz Huseyinsinoglu B, Tarakci E, Razak Ozdincler A. Effects of Nintendo Wii-Fit® video games on balance in children with mild cerebral palsy. Pediatrics International. 2016;58(10): 1042-1050.

272. Cho C, Hwang W, Hwang S, Chung Y. Treadmill training with virtual reality improves gait, balance, and muscle strength in children with cerebral palsy. The Tohoku Journal of Experimental Medicine. 2016;238(3):213-218.

273. Rostami HR, Arastoo AA, Nejad SJ, Mahany MK, Malamiri RA, Goharpey S. Effects of modified constraint-induced movement therapy in virtual environment on upper-limb function in children with spastic hemiparetic cerebral palsy: a randomised controlled trial. NeuroRehabilitation. 2012;31(4):357-365.

274. Bossard C, Kermarrec G, Buche C, Tisseau J. Transfer of learning in virtual environments: a new challenge? Virtual Reality. 2008; 12(3):151-161.

275. Koca TT, Ataseven H. What is hippotherapy? The indications and effectiveness of hippotherapy. Northern Clinics of Istanbul. 2015;2(3):247.

276. Moraes AG, Copetti F, Angelo VR, Chiavoloni LL, David AC. The effects of hippotherapy on postural balance and functional ability in children with cerebral palsy. Journal of Physical Therapy Science. 2016;28(8):2220-2226.

277. Tseng S-H, Chen H-C, Tam K-W. Systematic review and meta-analysis of the effect of equine assisted activities and therapies on gross motor outcome in children with cerebral palsy. Disability and Rehabilitation. 2013;35(2):89-99.

278. Mutoh T, Mutoh T, Tsubone H, et al. Impact of serial gait analyses on long-term outcome of hippotherapy in children and adolescents with cerebral palsy. Complementary Therapies in Clinical Practice. 2018;30:19-23.

279. Matusiak-Wieczorek E, Małachowska-Sobieska M, Synder M. Influence of hippotherapy on body balance in the sitting position among children with cerebral palsy. Ortopedia, Traumatologia, Rehabilitacja. 2016;18(2):165-175.

280. Hsieh Y-L, Yang C-C, Sun S-H, Chan S-Y, Wang T-H, Luo H-J. Effects of hippotherapy on body functions, activities and participation in children with cerebral palsy based on ICF-CY assessments. Disability and Rehabilitation. 2017;39(17):1703-1713.

281. Park ES, Rha D-W, Shin JS, Kim S, Jung S. Effects of hippotherapy on gross motor function and functional performance of children with cerebral palsy. Yonsei Medical Journal. 2014;55(6):1736-1742.

282. Rigby BR, Grandjean PW. The efficacy of equine-assisted activities and therapies on improving physical function. The Journal of Alternative and Complementary Medicine. 2016;22(1):9-24.

283. Park E-Y. Effect of physical therapy frequency on gross motor function in children with cerebral palsy. Journal of Physical Therapy Science. 2016;28(6):1888-1891.

284. Wright T, Nicholson J. Physiotherapy for the spastic child: an evaluation. Developmental Medicine & Child Neurology. 1973;15(2): 146-163.

285. Butler C, Darrah J. AACPDM Evidence report: Effects of neurodevelopmental treatment (NDT) for cerebral palsy. Dev Med Child Neurol. 2001;43(11):778-790.

286. Brown GT, Burns SA. The efficacy of neurodevelopmental treatment in paediatrics: a systematic review. British Journal of Occupational Therapy. 2001;64(5):235-244.

287. Martin L, Baker R, Harvey A. A systematic review of common physiotherapy interventions in school-aged children with cerebral palsy. Physical & Occupational Therapy in Pediatrics. 2010; 30(4):294-312.

288. Ward R, Reynolds JE, Bear N, Elliott C, Valentine J. What is the evidence for managing tone in young children with, or at risk of developing, cerebral palsy: a systematic review. Disability and Rehabilitation. 2017;39(7):619-630.

289. Liu X-C, Embrey D, Tassone C, et al. Long-term effects of orthoses use on the changes of foot and ankle joint motions of children with spastic cerebral palsy. PM&R. 2017;10(3):269-275.

290. Ortiz JR, de la Cruz Pérez S. Therapeutic effects of kinesio taping in children with cerebral palsy: a systematic review. Archivos Argentinos de Pediatria. 2017;115(6):e356-e361.

291. Nahm NJ, Graham HK, Gormley Jr ME, Georgiadis AG. Management of hypertonia in cerebral palsy. Current Opinion in Pediatrics. 2018;30(1):57-64.

292. Solanke F, Colver A, McConachie H. Are the health needs of young people with cerebral palsy met during transition from child to adult health care? Child: Care, Health and Development. 2018.

293. Margre AL, Reis MG, Morais RL. Caracterização de adultos com paralisia cerebral. Revista Brasileira de Fisioterapia. 2010;14(5).

294. Lundh S, Nasic S, Riad J. Fatigue, quality of life and walking ability in adults with cerebral palsy. Gait & Posture. 2018;61:1-6.

Síndrome de Down

Ana Cristina Resende Camargos
Paula Silva de Carvalho Chagas

5

DEFINIÇÃO E CONSIDERAÇÕES GERAIS

A síndrome de Down (SD) ou trissomia do 21, uma condição humana geneticamente determinada, é considerada a alteração cromossômica (cromossomopatia) mais comum em humanos e a principal causa de deficiência intelectual na população[1]. A presença de mais um cromossomo no par 21 determina características físicas específicas e atraso no desenvolvimento neuropsicomotor. No Brasil nasce uma criança com SD a cada 600 e 800 partos, independentemente de etnia, sexo ou classe social[1-3].

A SD é uma forma de demonstração da diversidade humana. Se as pessoas com SD forem atendidas e estimuladas adequadamente, elas terão o potencial de desenvolver uma vida saudável e com plena inclusão social[1].

DIAGNÓSTICO E CARACTERÍSTICAS CLÍNICAS

A apresentação clínica da SD varia de acordo com o desequilíbrio da constituição cromossômica, a trissomia do cromossomo 21, que pode ocorrer por trissomia simples, translocação ou mosaicismo, apresentando um fenótipo com expressividade variada, resultado da interação da expressão gênica com fatores ambientais[1]. A maior incidência de SD tem sido associada à idade materna mais avançada (> 35 anos) e à existência/ausência de outros filhos com SD[4,5].

O diagnóstico laboratorial da SD é estabelecido por meio do cariótipo. A presença de um cromossomo 21 extra pode se apresentar de três maneiras[1,4]:

- **Trissomia simples:** causada pela não disjunção cromossômica de origem meiótica, ocorrendo em 95% dos casos de SD, por causalidade, se caracteriza pela presença de um cromossomo 21 extra livre, descrito do seguinte modo no exame de cariótipo: 47, XX + 21 para o sexo feminino e 47, XY + 21 para o sexo masculino.
- **Translocação:** presente em 3% a 4% dos casos de SD, pode ser de ocorrência casual ou herdada de um dos pais. A trissomia do cromossomo 21 é identificada como um cromossomo translocado (montado/ligado) a outro cromossomo, mais frequentemente envolvendo os cromossomos 21 e 14. No exame do cariótipo é descrito como 46, XX, t(14;21)(14q21q) para o sexo feminino e 46,XY, t(14;21)(14q21q) para o masculino.
- **Mosaico:** o tipo mais raro, entre 1% e 2% dos casos de SD, também de ocorrência casual, se caracteriza pela presença de duas linhagens celulares, uma normal com 46 cromossomos e outra trissômica com 47 cromossomos, sendo o cromossomo 21 extra livre.

O cariótipo não é um exame obrigatório para o diagnóstico da SD, o qual é fundamentado principalmente nas manifestações clínicas e fenotípicas da SD. No entanto, o exame é fundamental para orientar o aconselhamento genético da família. O resultado do cariótipo (genótipo) não determina as características físicas (fenótipo) nem como será o desenvolvimento da pessoa com SD[1].

Encontram-se disponíveis métodos diagnósticos da SD no período pré-natal desde os anos 1970[6]. A ultrassonografia obstétrica é considerada o método mais utilizado em razão de seu baixo custo e sua característica não invasiva[7]. A medida da translucência nucal (espessamento na pele

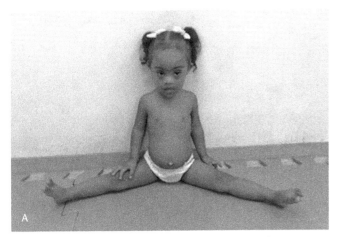 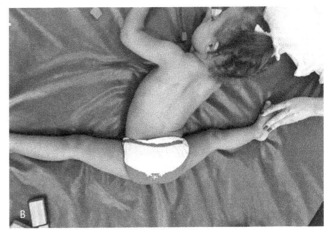

Figura 5.1 Características fenotípicas. **A** Características faciais. **B** Hipermobilidade articular.

indicando aumento da quantidade de linfa na nuca dos fetos) e a não visualização do osso nasal entre a 11ª e a 13ª semana de idade gestacional são sugestivas da SD[7]. Testes de rastreamento realizados no sangue materno também podem detectar a presença de alterações cromossômicas[6,8-10]. O triteste, realizado entre 15 e 20 semanas de gestação, pode detectar cerca de 65% de gestações com SD[7].

Esses testes, no entanto, não confirmam o diagnóstico, mas indicam risco aumentado para a ocorrência de SD. Para a confirmação diagnóstica da SD e a identificação do cariótipo são necessários exames invasivos, como a amniocentese, a cordoncentese ou a biópsia das vilosidades coriônicas[4].

Em países desenvolvidos, o diagnóstico da SD é realizado frequentemente no pré-natal, ao passo que em países em desenvolvimento, como o Brasil, o diagnóstico é estabelecido no período neonatal por meio da identificação das características fenotípicas[11]. O fenótipo da SD é caracterizado por pregas palpebrais oblíquas para cima, epicanto (prega cutânea no canto interno do olho), sinófris (união das sobrancelhas), base nasal plana, face aplanada, protrusão lingual, palato ogival (alto), orelhas de implantação baixa, pavilhão auricular pequeno, cabelo fino, clinodactilia do quinto dedo da mão (quinto dedo curvo), braquidactilia (dedos curtos), afastamento entre o primeiro e o segundo dedos do pé, pé plano, prega simiesca (prega palmar única transversa), hipotonia, frouxidão ligamentar, excesso de tecido adiposo no dorso do pescoço, retrognatia, diástase (afastamento) dos músculos dos retos abdominais e hérnia umbilical (Figura 5.1)[1,4].

Para o diagnóstico clínico da SD não é necessário que todas essas características estejam presentes. Em contrapartida, a presença isolada de uma dessas características não configura o diagnóstico, visto que 5% da população podem apresentar algum desses sinais[1].

ASPECTOS RELACIONADOS COM A FUNCIONALIDADE E A INCAPACIDADE

A Classificação Internacional de Funcionalidade, Incapacidade e Saúde (CIF), desenvolvida pela Organização Mundial da Saúde (OMS), tem como um de seus objetivos fornecer uma linguagem padrão unificada entre os profissionais de saúde a fim de organizar as informações relacionadas com a funcionalidade e a incapacidade e é dividida em duas partes: a primeira contempla a funcionalidade e incapacidade e se subdivide em estruturas e funções do corpo, atividade e participação; a segunda parte se refere aos fatores contextuais, que se subdividem em fatores ambientais e fatores pessoais. Cabe destacar que todos esses componentes são independentes e inter-relacionados[12].

Deficiências da estrutura e função do corpo

As deficiências presentes na SD são decorrentes do genoma extra do cromossomo 21, no qual ocorre o aumento da expressão de determinados genes com a indução de mecanismos específicos responsáveis pelas alterações clínicas observadas[13]. Podem ser destacadas como as principais deficiências da estrutura e função do corpo: alterações na estrutura do sistema nervoso central (SNC) e comprometimento das funções mentais, das funções neuromusculoesqueléticas e relacionadas com o movimento, dos aparelhos cardiovascular e respiratório, das funções sensoriais, das funções do aparelho digestório e dos sistemas endócrino e metabólico, dentre outros[14-18], as quais serão descritas a seguir.

Alterações na estrutura do SNC

Estudos apontam comprometimento da estrutura cerebral desde a vida intrauterina com registro de um número reduzido de células do SNC em fetos com SD[19]. Observa-se redução da espessura do córtex cerebral[20,21], do volume do tronco encefálico[22] e do volume cerebral e cerebelar[15]. Registram-se ainda alteração da forma e do número de neurônios, alteração no processo de maturação do SNC e redução da liberação dos neurotransmissores[23]. Essas alterações das estruturas encefálicas estão associadas à redução das funções mentais[21] e neuromusculoesqueléticas[15,23] nesses indivíduos ao longo da vida.

Além disso, o declínio das estruturas corticais também pode ser observado mais precocemente em indivíduos com SD[21]. Esses autores observaram redução precoce do volume cortical nos lobos frontal, parietal e temporal, que ocorre entre 20 e 30 anos de idade. Assim, adultos com SD em torno da quarta década de vida podem desenvolver demência ou alterações neuropatológicas que se assemelham à doença de Alzheimer[14,24].

Comprometimento das funções mentais

Apesar de a apresentação clínica das crianças com SD ser muito variável, o comprometimento cognitivo pode ser identificado em todos os indivíduos com SD[14]. O grau de comprometimento cognitivo pode variar entre leve (QI entre 50 e 70), moderado (QI entre 35 e 50) e severo (QI entre 20 e 35)[4]. Em geral, os indivíduos com SD apresentam comprometimento cognitivo leve ou moderado, porém casos raros podem exibir comprometimento cognitivo severo[14].

Comprometimento das funções neuromusculoesqueléticas e relacionadas ao movimento

Observa-se a presença de hipotonia e fraqueza muscular que, associadas à hipermobilidade articular, levam à redução da estabilidade articular[25]. A reduzida capacidade de produzir força muscular é observada no tronco e nos membros inferiores e superiores[26-29]. As pessoas com SD apresentam déficit no equilíbrio estático e dinâmico, no controle postural e na coordenação motora[4,15,30]. Observam-se, também, movimentos mais lentos com maior tempo de reação e déficit na cocontração de agonistas e antagonistas[15].

As alterações posturais são comuns, destacando-se a presença de pés planos, joelhos valgos, hiperextensão dos joelhos, inclinação anterior da pelve, hiperlordose lombar e protrusão abdominal[31]. As alterações biomecânicas na marcha podem variar, mas geralmente se observa, além das alterações posturais apontadas, base alargada com rotação externa do quadril bilateralmente no início de aquisição da marcha. Essas alterações evidenciadas costumam permanecer ao longo da vida dos indivíduos com SD[15,32].

A frouxidão ligamentar generalizada está associada à existência de vários problemas ortopédicos, como escoliose, instabilidade do quadril, instabilidade patelofemoral, recurvato do joelho e pé plano[33,34]. A presença de frouxidão ligamentar predispõe a hipermobilidade articular, que promove hiperextensão passiva das articulações com consequente alteração biomecânica do padrão de marcha (Figura 5.2)[35].

Outro problema importante relacionado com a frouxidão ligamentar característica da SD, que merece atenção especial, consiste na ocorrência de instabilidade atlantoaxial, a qual é caracterizada pelo aumento da mobilidade entre o atlas (C1) e o áxis (C2) como resultado de frouxidão do ligamento transverso[36]. Além da frouxidão ligamentar, considerada o principal fator predisponente, também podem estar presentes hipoplasia do odontoide e alterações degenerativas da coluna cervical[34].

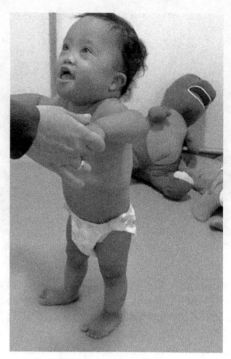

Figura 5.2 Pés planos observados na posição de pé.

A presença de instabilidade aumenta o risco de desenvolvimento de subluxação ou luxação da articulação atlantoaxial[4], o que expõe os indivíduos a sérios riscos de lesão medular aguda[34]. Nesse último caso, o indivíduo pode apresentar sinais e sintomas de comprometimento neurológico secundário à compressão medular, como fadiga, dificuldade de deambular, alterações de marcha, dor na região do pescoço, diminuição da mobilidade cervical, torcicolo, déficits sensoriais, espasticidade, dentre outros[37].

Comprometimento das funções do aparelho cardiovascular

Crianças com SD apresentam alta prevalência de alterações do aparelho cardiovascular. Um estudo realizado no Brasil aponta que 50% das crianças com SD exibem algum tipo de alteração cardíaca[16]. Os problemas cardíacos mais comuns são defeitos do septo atrioventricular, comunicação interatrial, comunicação interventricular, persistência do canal arterial e tetralogia de Fallot[38]. Desse modo, várias crianças com SD geralmente necessitam ser submetidas a cirurgias cardíacas[16].

Dentre as alterações cardiovasculares, é importante apontar que indivíduos com SD apresentam índice de massa corporal (IMC) maior e nível menor de condicionamento cardiovascular, o que pode repercutir negativamente ao longo do tempo[39].

Comprometimento das funções respiratórias, sensoriais, do aparelho digestório e dos sistemas endócrino e metabólico

As crianças com SD podem ainda apresentar problemas respiratórios, gastrointestinais, hormonais e sensoriais, dentre outros. Destaca-se a ocorrência de hipertensão pulmonar, apneia obstrutiva do sono, refluxo gastroesofágico, atresia duodenal, risco maior de doença de Hirschsprung, hipotireoidismo congênito, *diabetes mellitus*, alterações oftalmológicas, perda auditiva congênita, leucemias, anemias, convulsões e problemas de pele (pele seca)[4,16,38,40].

Limitações de atividade e restrições da participação

Dentre as limitações da atividade, destaca-se o atraso do desenvolvimento motor tanto na aquisição das habilidades motoras grossas quanto de habilidades motoras finas[41,42]. Crianças com SD levam duas vezes mais tempo para alcançar os marcos motores quando comparadas a seus pares[41]. Além disso, o período para aquisição é heterogêneo e ocorre em um intervalo de idade mais variável[42]. Convém mencionar que, apesar de o desenvolvimento motor ser mais lento, a sequência de aquisição de marcos motores é similar à das crianças típicas[43].

Em relação ao desenvolvimento motor, as crianças com SD apresentam dificuldade para a realização de movimentos antigravitacionais em supino, prono, sentado e de pé, que exigem controle estático e dinâmico. Observa-se atraso no rolar, tocar os pés com as mãos em supino, ficar de gatas e engatinhar[43]. Destaca-se ainda a dificuldade para a execução de mudanças de posições em posturas dissociadas, o que exige controle de movimentos no plano transverso, como passar de gatas para a posição sentada[44]. Crianças com SD preferem arrastar e pivotear em prono em vez de passar por outras experiências de posturas e movimentos em decúbito ventral realizados por crianças típicas. Na posição sentada, permanecem frequentemente com excessiva abdução e rotação externa de quadril, com o tronco inclinado anteriormente e apoio das mãos[43], o que dificulta a execução de movimentos no plano transverso (Figura 5.3).

À medida que a complexidade do movimento aumenta, as crianças com SD necessitam de mais tempo para aprender os movimentos. Assim, o desenvolvimento de habilidades que exigem maior controle motor, como ficar de pé, andar, correr e pular, ocorre mais lentamente, quando comparado ao de habilidades como sentar e mover-se no chão[45]. As aquisições de habilidades na posição de pé são, portanto, consideradas as mais difíceis de serem desenvolvidas por bebês com SD no primeiro ano de vida[23,44]. O atraso de marcha é marcante, e alguns autores apontam a aquisição de marcha após os 3 anos de idade[23]. Indivíduos com SD apresentam fase de apoio maior, comprimento do passo menor e velocidade de marcha também menor[46].

O atraso na aquisição das habilidades de autocuidado também é característico de crianças e adolescentes com SD[42,47]. Quando comparadas às crianças típicas, as crianças com SD apresentam desempenho funcional inferior com menor repertório de habilidades e maior dependência do cuidador tanto em tarefas de autocuidado como de mobilidade e função social[48]. No entanto, a funcionalidade dessas crianças com SD sofre modificações com a idade[48,49]. De acordo com Mancini et al. (2003), com o crescimento e o desenvolvimento da criança com SD algumas habilidades são incorporadas a seu repertório, não sendo observadas diferenças significativas na área de mobilidade aos 5 anos de idade em relação às crianças típicas[48].

Em relação à participação no contexto escolar, a maior restrição das crianças com SD se refere à realização de tarefas cognitivo-comportamentais[50]. A maior parte das crianças com SD apresenta limitação em habilidades de compreensão, expressão e resolução de problemas[49]. O atraso na fala e na linguagem também é considerado uma limitação frequente[38]. De acordo com Daunhauer et al. (2014), crianças com SD necessitam de maior assistência para a execução de tarefas cognitivo-comportamentais do que de tarefas físicas no contexto escolar[50]. Esses autores destacam, porém, que, apesar de precisarem de menor assistência na realização de tarefas físicas, essas estão abaixo do desempenho esperado para a idade.

Na adolescência, essa população mantém limitações para o desempenho de tarefas funcionais complexas, bem como restrição para desempenhar habilidades práticas e sociais[51]. Jovens com SD apresentam maior restrição para participar de papéis sociais, como relacionamento, vida comunitária e recreação, do que para realizar atividades diárias de cuidado pessoal e comunicação[52]. Contudo, adolescentes e jovens adultos com SD ainda dependem de

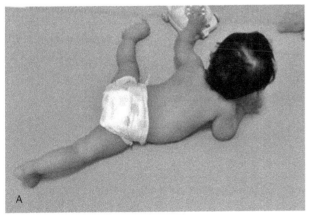
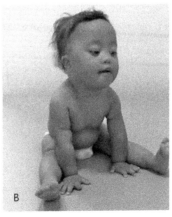

Figura 5.3 Posturas comumente adotadas por crianças com SD. Importante observar a presença da base alargada, o que dificulta realizar movimentos no plano transverso. **A** Pivoteando. **B** Sentada.

terceiros, necessitando de supervisão ou algum tipo de auxílio para desempenhar habilidades funcionais[51].

Fatores contextuais

Os fatores contextuais se dividem em fatores ambientais e pessoais. Cabe mencionar que muitos profissionais têm dado pouca importância a esses aspectos no processo de reabilitação.

Os fatores ambientais são externos e incluem atitudes sociais, cultura, geografia e fatores arquitetônicos[53], e podem ser considerados facilitadores ou barreiras no desempenho de atividades e na participação. A atitude positiva e o suporte de membros da família, amigos e profissionais da área da saúde podem ser considerados facilitadores e impactar diretamente na participação social e no futuro dos indivíduos com SD[52,54]. Já a atitude negativa de terceiros, a falta de apoio dos amigos e a falta de disponibilidade de emprego e de transporte público são apontados geralmente como barreiras à participação social desses indivíduos[52].

Os fatores pessoais são internos e incluem sexo, idade, personalidade, motivação, educação, experiências de vida, atividades vocacionais e outros aspectos que podem influenciar a maneira como a pessoa encara a incapacidade[53].

Síntese dos principais aspectos relacionados com a incapacidade de crianças com SD

Convém observar que a mesma condição de saúde (SD) também pode levar a aspectos diferentes de incapacidade na infância e na adolescência. Na Figura 5.4 estão sintetizados os principais aspectos relacionados com a incapacidade de crianças com SD, bem como alguns fatores contextuais que podem interferir na funcionalidade e na incapacidade.

Cabe ressaltar que todas as dimensões estão relacionadas e podem impactar diretamente umas nas outras. Vários estudos têm documentado essa relação entre as deficiências da estrutura e função do corpo com as limitações da atividade e restrição da participação. De acordo com Lin et al. (2016), deficiências de estrutura e função do corpo, como comprometimento cognitivo, excessiva flexibilidade ligamentar, hipotonia, perda auditiva e alterações visuais, estão relacionadas com a independência na realização do autocuidado[49]. Rigoldi et al. (2009) apontam que a presença de hipotonia e frouxidão ligamentar pode levar ao atraso do desenvolvimento motor[15]. Além disso, crianças com SD que já foram submetidas à cirurgia em razão de complicações clínicas associadas ou permaneceram por mais tempo hospitalizadas também apresentam frequência maior de atraso do desenvolvimento motor[41,55]. Estudos ainda demonstram que alterações estruturais, como a redução do volume cerebral e cerebelar, estão relacionadas com a redução do desempenho na marcha[15]. Já Daunhauer et al. (2014) evidenciaram que o comprometimento da função executiva é o principal preditor para a participação escolar de crianças com SD[50].

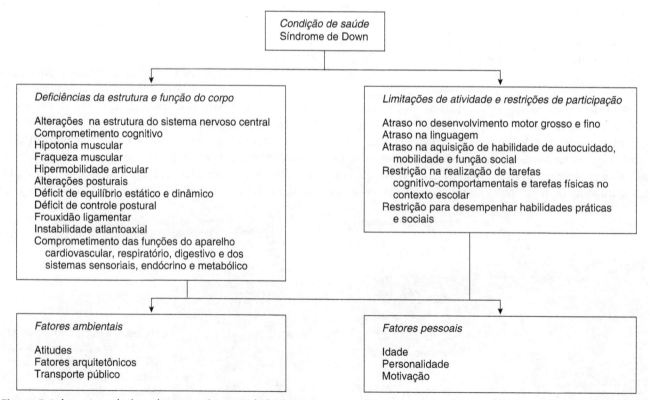

Figura 5.4 Aspectos relacionados com a incapacidade de crianças com SD de acordo com o modelo proposto pela Classificação Internacional de Funcionalidade, Incapacidade e Saúde.

ATUAÇÃO DA EQUIPE INTERDISCIPLINAR E MULTIPROFISSIONAL

Considerando todos os aspectos que podem estar associados à incapacidade de indivíduos com SD, é fundamental destacar a importância da atuação da equipe de saúde e reabilitação. Crianças com SD apresentam grande prevalência de problemas de saúde em relação a seus pares[17], necessitando de acompanhamento adequado e específico à sua condição de saúde. Além disso, crianças com SD apresentam custos de saúde mais elevados, quando comparadas a seus pares, principalmente nos primeiros anos de vida[56].

Nesse sentido, é essencial que todos os profissionais da equipe saibam orientar os pais e/ou cuidadores a respeito de todas as questões clínicas que necessitam ser monitoradas desde o início da vida, bem como sobre a importância da intervenção precoce[4]. O apoio de profissionais capacitados é essencial para favorecer o ajuste familiar à nova situação, proporcionando um tratamento que considere a saúde física, mental e afetiva da criança[1]. Após o diagnóstico, as famílias enfrentam grandes desafios quanto aos cuidados de saúde da criança, sendo necessário que os serviços de saúde estejam preparados para assistência adequada e efetiva[17]. É importante que os pais conheçam programas de suporte, como organizações ou grupos de apoio (p. ex., o Movimento Down [http://www.movimentodown.org.br/], o Instituto ManoDown [https://www.manodown.com.br] e a Fundação Síndrome de Down [http://www.fsdown.org.br/], dentre outros).

O acompanhamento médico e as orientações familiares devem ser iniciados no período gestacional. Assim, caso seja detectada qualquer malformação durante os exames pré-natais, como defeitos cardíacos ou malformação do trato gastrointestinal, a família deve estar ciente da necessidade de acompanhamento do cardiologista pediátrico e/ou de um cirurgião pediátrico logo após o parto[4].

No entanto, em muitos casos não é possível o diagnóstico pré-natal da SD, sendo considerada a solicitação do cariótipo após o nascimento para confirmação do diagnóstico. Em virtude da alta prevalência de defeitos cardíacos congênitos, todos os recém-nascidos com SD devem ser encaminhados precocemente para um cardiologista pediátrico[4], o que tem reduzido os índices de morbidade e mortalidade[16]. Recomenda-se, ainda, o acompanhamento por um oftalmologista, otorrinolaringologista e endocrinologista pediátrico desde o nascimento[4]. O cuidado com doenças respiratórias de repetição, constipação e refluxo gastroesofágico também deve ser considerado nos primeiros anos de vida[1]. Por questões genéticas, é importante o aconselhamento genético para verificar o risco de recorrência da SD na família[4].

Aliada às questões clínicas, destaca-se a importância da intervenção precoce e oportuna com a equipe de reabilitação, que deve considerar todas as áreas do desenvolvimento infantil. Recomenda-se que as crianças e suas famílias com SD sejam acompanhadas por fisioterapeutas, terapeutas ocupacionais, fonoaudiólogos e psicólogos desde os primeiros meses de vida. Desse modo, pais e/ou cuidadores devem ser incentivados a participar de programas de intervenção precoce. A intervenção precoce, aliada ao tratamento médico adequado e a um ambiente domiciliar propício, pode interferir de maneira significativa na funcionalidade de crianças com SD[4].

De acordo com Malak et al. (2013), as principais metas da reabilitação consistem no desenvolvimento de habilidades motoras e mentais que permitam às crianças com SD participar da vida social[57]. Nesse sentido, é essencial que o fisioterapeuta atue precocemente, em conjunto com a equipe de reabilitação, desde os primeiros meses de vida do bebê[58], a fim de promover o ganho de habilidades motoras e minimizar o atraso do desenvolvimento motor[43]. À medida que as crianças adquirem as funções motoras apropriadas para a idade, as intervenções podem ser direcionadas para outras áreas do desenvolvimento[45].

Na fase pré-escolar, as famílias devem ser orientadas em relação ao desenvolvimento de habilidades de autocuidado e habilidades sociais. O acompanhamento de um psiquiatra também é recomendado, uma vez que nessa faixa etária é comum a identificação de alguns transtornos psiquiátricos ou comportamentais associados, como transtorno do espectro autista e transtorno do déficit de atenção e hiperatividade. O acompanhamento odontológico também é recomendado. As questões nutricionais também precisam ser monitoradas para a manutenção do peso adequado. As famílias devem ser orientadas quanto à necessidade de acompanhamento nutricional e realização de atividade física para prevenção da obesidade[1,4].

Em razão da alta prevalência de instabilidade cervical na SD, são recomendados o acompanhamento ortopédico e a avaliação radiológica periódica da coluna cervical, principalmente nas fases pré-escolar e escolar[59]. A criança deve apresentar mineralização óssea vertebral adequada para identificação da instabilidade atlantoaxial no exame radiográfico, o que só costuma ocorrer em torno dos 3 anos de idade[4].

Entretanto, mesmo a avaliação radiológica não possibilita a classificação precisa da presença de instabilidade atlantoaxial em todos os pacientes[59]. Assim, todas as famílias devem ser orientadas quanto à prevenção de subluxação ou luxação da articulação atlantoaxial. É necessário evitar os movimentos excessivos de flexão, extensão e rotação da coluna cervical desde os primeiros meses de vida[4,38], bem como esportes de contato ou que envolvam movimentos excessivos de cabeça e pescoço[59]. Os pais devem ser advertidos sobre o risco de lesão cervical durante a prática esportiva de natação, ginástica olímpica, futebol e, especificamente, cambalhotas[1]. Esses esportes devem ser contraindicados em caso de sintomas de lesão do neurônio motor superior[1]. Os pais devem ser instruídos a procurar atendimento médico caso apareça qualquer novo sinal ou sintoma, como alterações da marcha, alterações da função da bexiga, dor ou rigidez cervical, alteração no posicionamento da cabeça, torcicolo, alteração da função geral ou a presença de fraqueza[1,4,37].

Outra questão importante que merece ser considerada diz respeito ao processo de escolarização das crianças com SD. Evidências apontam que as crianças incluídas em escolas regulares apresentam benefícios na linguagem e no desenvolvimento social e acadêmico quando comparadas às crianças de escolas especiais[60]. No Brasil, contudo, apesar dos avanços percebidos nos últimos anos, ainda existem várias barreiras que impedem o efetivo processo de inclusão escolar[61]. Assim, a equipe de reabilitação deve estar atenta ao aprendizado de habilidades práticas e sociais específicas para crianças e adolescentes com SD[51]. Devem também ser enfatizados o desenvolvimento do senso de responsabilidade e a transição para a adolescência e a vida adulta[4].

Na fase escolar e na adolescência, destaca-se a alta prevalência de sobrepeso e obesidade em crianças e adolescentes com SD[62,63]. A obesidade pode estar relacionada com comprometimento do condicionamento cardiorrespiratório, desenvolvimento de doenças cardiovasculares, apneia obstrutiva do sono e complicações ortopédicas e biomecânicas[62]. Assim, recomendam-se o controle alimentar e a realização de atividade física para essa população[62,64]. A prevenção da obesidade reduz os fatores de risco cardiovasculares e, consequentemente, aumenta a expectativa de vida dessa população[63].

Cabe destacar que o progresso dos cuidados na área da saúde, além de melhorar a expectativa de vida, tem melhorado também a qualidade de vida dos indivíduos com SD nas últimas décadas[20]. Tem sido registrada redução dos casos de hospitalização[65], e a expectativa de vida, que era de 30 anos em 1960, agora ultrapassa os 50 anos de idade[13]. Além dos avanços médicos, devem ser ressaltadas a intervenção precoce e as oportunidades educacionais que melhoram o prognóstico para essa população[13,23]. Desse modo, tem aumentado a preocupação com os cuidados de saúde e a socialização de adolescentes e adultos com essa síndrome. A equipe de saúde tem monitorado também questões práticas, como detecção de dor, apneia do sono, depressão e prevenção de envelhecimento precoce[13]. Atualmente, tem sido discutida a importância do acompanhamento dessa população pela equipe de reabilitação ao longo da vida[53].

INTERVENÇÃO FISIOTERAPÊUTICA

A avaliação e o tratamento fisioterapêuticos das crianças com SD serão descritos com base no modelo teórico da CIF, de modo a auxiliar a organização do raciocínio clínico.

Avaliação fisioterapêutica

A avaliação fisioterapêutica consiste na coleta da história clínica e na realização do exame físico com aplicação de testes padronizados, quando possível. Cabe ressaltar a importân-

cia de avaliar os fatores relacionados com a funcionalidade e a incapacidade, bem como os fatores contextuais.

Coleta de dados da história clínica com os pais e/ou cuidadores

A coleta da história é importante para compreensão do quadro clínico da criança. É importante verificar se foi realizado acompanhamento pré-natal, se houve alguma intercorrência durante a gestação e/ou o parto, quando foi estabelecido o diagnóstico da síndrome e se a criança necessitou ser internada por algum motivo. O fisioterapeuta deve buscar informações a respeito da presença de alterações sistêmicas associadas e realização de cirurgias, identificar os medicamentos utilizados e verificar os exames complementares já realizados pela criança. A presença de alterações cardíacas e de convulsões deve ser verificada com mais cautela. Recomenda-se que toda criança com SD seja avaliada e liberada por um cardiologista antes de iniciar o atendimento fisioterapêutico. A identificação da equipe de saúde que atende a criança pode facilitar a comunicação e a atuação interdisciplinar e multiprofissional.

Nos primeiros 2 anos de vida é importante verificar com os responsáveis a aquisição dos marcos do desenvolvimento. Os pais devem ser questionados quanto ao tempo que as crianças permanecem nas posições de supino, prono, sentada e de pé, de acordo com a faixa etária correspondente, bem como sobre as transferências observadas. A partir da idade pré-escolar, ênfase deve ser dada às questões referentes à independência funcional da criança em casa, na escola e na comunidade, bem como à prática de esportes.

Em relação aos fatores contextuais, devem ser verificados as barreiras e os fatores facilitadores que podem interferir na atividade e na participação desses indivíduos. Os brinquedos e as posições preferidas devem ser destacados, bem como a utilização de algum recurso de tecnologia assistiva. Os hábitos de vida e a renda familiar devem ser considerados. A rotina da criança, considerando os tratamentos já realizados, oferece informações que irão auxiliar a organização do raciocínio clínico e o planejamento da intervenção. Por fim, é necessário identificar a queixa principal e as preocupações da família.

Estrutura e função do corpo

As estruturas e funções corporais neuromusculoesqueléticas e relacionadas com o movimento são as principais a serem examinadas nas crianças com SD. No entanto, é importante considerar as funções motoras em conjunto com as funções mentais[57]. Como o comprometimento cognitivo de crianças com SD pode interferir no desempenho de atividades motoras[66], também é importante conhecer o comprometimento cognitivo da criança. Os testes de quociente de inteligência (QI) podem fornecer informações a respeito do nível de deficiência intelectual da criança, mas devem ser realizados por psicólogos.

Testes mais simples, como o Miniexame do Estado Mental, utilizado para rastreio do comprometimento cognitivo, podem ser aplicados por fisioterapeutas e podem auxiliar o entendimento do déficit cognitivo. Adaptado e validado para crianças com desenvolvimento típico com idades entre 3 e 14 anos por Jain e Passi (2005), esse teste avalia respostas orais sobre orientação, memória e atenção, além de comandos verbais e escritos, considerando como ponto de corte a pontuação de dois desvios padrões abaixo da média, de acordo com a faixa etária[67]. Esse teste já foi traduzido e validado para a população brasileira para uso em crianças e adolescentes com paralisia cerebral[68].

Em relação às funções neuromusculoesqueléticas, é importante a avaliação da amplitude de movimento (ADM) de todas as articulações, uma vez que o excesso de ADM ou a hipermobilidade articular é uma característica típica da SD[25]. A hipermobilidade articular pode ser mensurada por meio da Escala de Beighton em crianças a partir de 6 anos de idade. Nessa escala são realizadas cinco manobras simples que necessitam do uso do goniômetro e compreendem: (1) dorsiflexão passiva da quinta articulação metacarpofalangiana; (2) aposição passiva do primeiro dedo em direção ao antebraço; (3) hiperextensão do antebraço; (4) hiperextensão do joelho, e (5) flexão do tronco com os joelhos estendidos. São consideradas quatro manobras bilaterais (manobras 1 a 4) e a manobra 5, totalizando 9 pontos. Considera-se a presença de hipermobilidade quando a criança alcança, pelo menos, 5 pontos positivos[69] (veja o Capítulo 18). Vale destacar que essa escala é considerada adequada e confiável para verificação da hipermobilidade articular em crianças com deficiência intelectual, incluindo aquelas com SD[70].

A força muscular pode ser avaliada por meio do teste de força muscular manual. No estudo de Mercer e Lewis (2001), crianças com SD a partir de 7 anos de idade foram capazes de realizar as ações musculares de maneira correta no teste de força muscular após demonstração e instrução verbal[28]. A avaliação do desempenho muscular pode ser realizada por meio do teste de geração de força máxima e/ou do teste de resistência muscular. No primeiro é estabelecida a quantidade de peso que o participante pode erguer em uma repetição máxima (1RM) e no segundo é avaliado o número de repetições que podem ser realizadas com 50% da carga utilizada no teste com 1RM[29].

As alterações posturais são comuns em crianças com SD e podem desencadear desalinhamentos e alterações ortopédicas ao longo da vida[33]. Por isso, é importante a documentação das alterações posturais por meio do simetógrafo e/ou da fotogrametria utilizando, por exemplo, um Software de Avaliação Postural (SAPO) (Figura 5.5)[71].

O equilíbrio estático pode ser avaliado por meio de um teste clínico que cronometra o tempo que a criança permanece na posição de pé com os olhos abertos e fechados na superfície rígida (chão) e em superfície instável (colchonete). O teste deve ser iniciado com a criança no chão, a qual deve ser solicitada a manter as mãos apoiadas na cintura

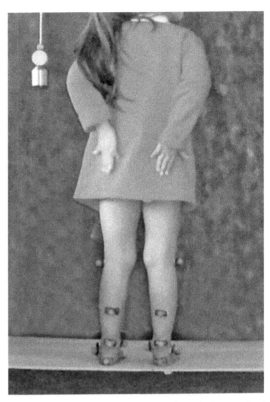

Figura 5.5 Avaliação postural utilizando o *Software* de Avaliação Postural (SAPO) – Vista posterior.

e os olhos fixos em um alvo na altura dos olhos. O tempo deve começar a ser cronometrado assim que a criança flexionar um membro inferior a 90 graus de flexão do joelho e interrompido quando evidenciada a perda de equilíbrio. Posteriormente, o teste deve ser realizado com a criança de olhos fechados. Os procedimentos devem ser repetidos em cima de um colchonete (50cm × 48cm × 8cm)[72]. Esses autores propuseram a utilização do teste para crianças a partir dos 8 anos de idade.

Por sua vez, o equilíbrio dinâmico de crianças com SD pode ser avaliado por meio da Escala de Equilíbrio Pediátrica[23,57], uma modificação da Escala de Equilíbrio de Berg[73], traduzida para o português por Ries et al. (2012)[74]. Essa escala contém 14 itens com pontuação que varia de 0 a 4 e pontuação máxima de 56 pontos: quanto maior o escore, maior o equilíbrio. A versão em português está disponível em: http://www.scielo.br/pdf/rbfis/v16n3/pt_aop022_12.pdf.

O padrão da marcha pode ser avaliado de maneira observacional. Na prática clínica, muitas vezes os profissionais têm utilizado escalas criadas para avaliar o padrão de marcha de crianças com paralisia cerebral que não contemplam as alterações de marcha normalmente observadas em crianças com SD. Desse modo, Martin et al.[75] propuseram uma escala de Análise de Marcha Observacional para Crianças com SD, que possibilita a avaliação de alterações de marcha específicas da SD. Nessa escala devem ser observados entre três e cinco ciclos de marcha para avaliação de seis itens:

posição dos membros superiores, posição do tronco, posição do quadril no apoio terminal, posição do joelho no apoio médio, posição do pé no contato inicial e base de suporte. A escala de quatro pontos reflete as habilidades emergentes e o estágio de desenvolvimento da criança com SD, sendo: (1) amplitude dentro da normalidade (observada em mais de 75% do tempo); (2) normal inconsistente (observada em mais de 50% e em menos de 75% do tempo); (3) desvio leve a moderado, e (4) desvio acentuado. Recomenda-se que a criança seja filmada caminhando em velocidade autosselecionada utilizando seus sapatos habituais e/ou órteses[75].

Além disso, é importante verificar o peso, a estatura e o índice de massa corporal (IMC) das crianças e adolescentes com SD, uma vez que a prevalência de sobrepeso e obesidade é elevada[62,63], e vários programas de condicionamento físico têm como alvo do tratamento a redução do peso e do IMC[76].

Atividade e participação

O desenvolvimento motor é um dos desfechos mais estudados e avaliados em bebês com SD[43,44,77]. Sua avaliação consiste na observação de movimentos e posturas típicos durante o desenvolvimento infantil. A literatura aponta o uso do *Alberta Infant Motor Scale* (AIMS) para avaliação do desenvolvimento motor de crianças com SD no Brasil[43,44]. Esse teste avalia bebês até os 18 meses de idade em quatro posições: supino, prono, sentada e de pé. O escore total é plotado no gráfico de acordo com a idade da criança e é determinado o percentil do desenvolvimento motor[78].

Outro teste utilizado no Brasil para avaliação do desenvolvimento motor é o *Test of Infant Motor Performance* (TIMP)[77], que avalia o controle postural e o controle motor seletivo necessário para o desempenho funcional de bebês. Esse teste avalia padrões de posturas e movimentos de bebês que nascem pré-termo a partir 34 semanas de gestação até a 17ª semana após o nascimento[79]. Cabe destacar que tanto o AIMS como o TIMP tornam possíveis a identificação de atraso do desenvolvimento motor e seu monitoramento ao longo do tempo. No entanto, para o uso de testes padronizados é necessário treinamento específico.

A função motora pode ser mensurada por meio do teste Medida da Função Motora Grossa (*Gross Motor Function Measure* – GMFM)[23,45,57]. O GMFM consiste em 88 itens que mensuram a função motora de crianças com incapacidades em cinco dimensões: deitar e rolar (dimensão A), sentar (dimensão B), engatinhar e ajoelhar (dimensão C), em pé (dimensão D), andar, correr e pular (dimensão E)[80,81]. O GMFM-88 é considerado válido para crianças com SD, porém deve ser ressaltado que essas crianças podem apresentar dificuldade em compreender e demonstrar algumas habilidades[82]. Estudos têm destacado que o GMFM é um teste válido e confiável para ser aplicado em crianças com SD[45,82,83].

Palisano et al. (2001) criaram uma curva de função motora por meio do GMFM-88 para estimar a probabilidade de crianças com SD alcançarem as funções motoras nas diferentes idades[45]. Segundo Palisano et al. (2001), existem diferentes níveis de comportamento motor nas crianças com SD, podendo ser classificados como leves, moderados e graves. As crianças com níveis leves apresentam padrões de movimento similares ao desenvolvimento motor de crianças sem SD, ou seja, apresentam tônus muscular, força e controle voluntário suficientes para iniciar, adequar e sustentar os movimentos enquanto brincam. As crianças com comprometimento motor moderado são capazes de iniciar, adequar e sustentar os movimentos enquanto brincam, mas os padrões de movimento são menos eficientes quando comparados aos de crianças com desenvolvimento típico, sendo caracterizados por excessiva mobilidade em algumas articulações com aumento da base de suporte e menor equilíbrio. Já as crianças com comprometimento motor grave têm dificuldade para iniciar, adequar e sustentar os movimentos enquanto brincam, apresentando menores frequência e resistência para a execução de atividades. Exibem várias compensações motoras prejudicadas pelo baixo tônus, força reduzida e limitações no controle voluntário[45,84].

O teste *Timed Up and Go* (TUG) também tem sido utilizado para avaliar a mobilidade funcional de crianças e adolescentes com SD[85]. O TUG mensura o tempo, em segundos, que o indivíduo necessita para levantar da cadeira de braços padrão, caminhar uma distância de 3 metros, caminhar de volta até a cadeira e se sentar novamente[86]. O TUG é um teste prático que inclui tarefas de mobilidade e equilíbrio importantes no dia a dia e tem sido utilizado em crianças a partir dos 3 anos de idade e adolescentes com e sem incapacidade[87,88]. Williams et al. (2005) sugerem algumas modificações na aplicação desse teste em crianças, como, por exemplo, estabelecer uma tarefa concreta para a criança (pedir para tocar uma estrela na parede) e utilizar uma cadeira com apoio nas costas, mas sem braços, e a altura do assento deve possibilitar que a criança mantenha 90 graus de flexão do joelho com os pés apoiados[87]. Recomenda-se, também, que a criança caminhe e não corra. Pode ser utilizada demonstração, se necessário. Vale ressaltar que esse teste não é indicado para crianças que não são capazes de entender as instruções fornecidas[87]. Convém destacar, ainda, que já foram estabelecidos valores normativos para crianças e adolescentes entre 3 e 18 anos de idade[88].

A capacidade de marcha pode ser mensurada por meio da avaliação da velocidade da marcha, cadência, comprimento e largura do passo[89]. O Teste de Caminhada de 6 Minutos também pode ser utilizado com essa finalidade. Consiste em um teste simples, prático e barato utilizado para mensurar a distância que o indivíduo pode caminhar o mais rápido possível, sem correr, em um corredor, por um período de 6 minutos[90].

As habilidades funcionais de autocuidado, mobilidade e função social podem ser avaliadas utilizando o instrumento padronizado Inventário de Avaliação Pediátrica da Incapacidade, mais conhecido como PEDI (*Pediatric Evaluation Disability Inventory*). Criado por Haley et al. (1992)[91] e validado

Capítulo 5 Síndrome de Down

para a população brasileira por Mancini (2005)[92], Esse teste consiste em um questionário aplicado aos pais e/ou cuidadores de crianças entre 6 meses e 7 anos e meio de idade, mas pode ser utilizado em crianças mais velhas, desde que o desempenho funcional seja compatível com o de crianças dessa faixa etária. O instrumento é dividido em três partes: habilidades funcionais, assistência do cuidador e modificações do ambiente, as quais são subdivididas nas áreas de autocuidado, mobilidade e função social[91,92].

Cabe ressaltar que a literatura tem destacado a importância do direcionamento da avaliação e do tratamento de crianças com incapacidades para aspectos relacionados com a atividade e a participação. É importante que os profissionais avaliem e reavaliem desfechos que são consistentes com o potencial da criança e importantes para o desempenho em casa, na escola e na comunidade. Uma avaliação conduzida de maneira adequada propiciará que a equipe de reabilitação e a família decidam de modo apropriado quanto à necessidade de continuidade do tratamento fisioterapêutico. Caso a criança apresente atraso motor importante, o tratamento fisioterapêutico será essencial para que sejam alcançadas as metas motoras. Caso as crianças já tenham atingido as principais metas motoras, podem ser enfatizadas intervenções para outras áreas de desenvolvimento[45]. Podem ser citadas como exemplos as crianças com SD que apresentam disfunções do processamento sensorial e que, nesse caso, devem ser encaminhadas ao terapeuta ocupacional para avaliação e tratamento[93].

Intervenção fisioterapêutica*

Crianças com SD geralmente iniciam a marcha independente 1 ano depois das crianças com desenvolvimento normal[94] e, à medida que as habilidades motoras vão se tornando mais complexas, maior é a distância entre os marcos motores desses dois grupos[44,94]. O início da intervenção deve ser o mais precoce possível para que o desenvolvimento neuropsicomotor ocorra o mais próximo da faixa etária da criança[95]. Assim, a elaboração dos objetivos e do plano de tratamento deve ser definida a cada fase da evolução do lactente, da criança e/ou do adolescente, de acordo com as incapacidades avaliadas.

Os principais objetivos gerais do tratamento fisioterapêutico descritos na literatura para lactentes com SD, considerando os domínios da CIF, são:

1. Para atividade e participação:
- Adquirir habilidades motoras grossas e finas[44,45,83,96,97].
- Adquirir marcha independente na idade esperada[94,98-102].
- Diminuir o atraso na aquisição de habilidades funcionais de autocuidado, mobilidade e função social[48].
- Melhorar a realização de tarefas físicas no contexto escolar[103].

- Diminuir as dificuldades para desempenhar habilidades práticas e sociais[48].

2. Para estrutura e função do corpo:
- Aumentar a força muscular[104,105].
- Aumentar a estabilidade articular[106-108].
- Melhorar o equilíbrio estático e dinâmico[27,109,110].
- Adquirir e aumentar o controle postural[83,111].
- Acompanhar a evolução da instabilidade atlanto-axial[37,112].
- Melhorar o padrão de marcha independente[109].

Dentre as diversas intervenções descritas na literatura para lactentes com SD, as mais citadas são:

- **Para aquisição das habilidades motoras:** método neuroevolutivo[96], intervenções sensoriomotoras[113,114] e tecnologia assistiva[115].
- **Para aquisição de marcha independente:** uso da esteira ergométrica[94,99,100,107,116].
- **Para estabilidade do pé plano:** uso de órteses supramaleolares (SMO)[106-108].

Os lactentes são encaminhados para fisioterapia logo após o nascimento, e nessa fase é enfatizada a aquisição das habilidades motoras. Os lactentes com SD tendem a apresentar um desenvolvimento motor "desacelerado", em ritmo mais lento. Esse ritmo costuma ser maior nos primeiros 6 meses de desenvolvimento, com o lactente apresentando muita dificuldade de evoluir da postura sentada para a de gatas. Depois dos 6 meses de idade, as tarefas motoras tendem a se tornar mais complexas, exigindo maior controle tônico, de força e postural[77].

Um estudo comparou o desempenho motor de crianças entre 2 e 21 meses com SD tratadas com o método neuroevolutivo ou por meio de um programa domiciliar, não tendo sido verificada diferença entre os grupos (nível de evidência 2b)[96]. No estudo realizado por Wentz em 2017 (nível de evidência 2b)[113], os efeitos de exercícios realizados na postura de prono, chamado no estudo de *Tummy Time*, foram comparados antes e após os 11 meses de idade. Os resultados demonstraram efeitos benéficos para a aquisição da postura em idade mais precoce. Além disso, a massoterapia implementada entre 2 e 6 meses de vida, por 20 minutos diários, realizada pelos pais, favoreceu melhor desenvolvimento visual até os 12 meses de vida dos lactentes com SD submetidos a esse tipo de intervenção (nível de evidência 2b)[114].

Depois da aquisição do controle de tronco sentado, geralmente se iniciam os treinos locomotores na esteira (níveis de evidência 1a e 2b)[94,107,117]. Para a inclusão no protocolo experimental as crianças devem demonstrar a capacidade de sentar sem apoio por 30 segundos (nível de evidência 2b)[94]. Em geral, o tratamento consiste em treinos diários na esteira ergométrica por 8 minutos, podendo ser realizados em casa, associados à fisioterapia convencional. Os parâmetros de desfecho que devem ser avaliados e documentados são:

---

*Veja no Anexo, no final deste livro, a definição dos níveis de evidência, sendo 1 o nível mais alto e 5 o mais baixo.

(1) capacidade de ficar de pé sozinho; (2) capacidade de andar com auxílio; e (3) capacidade de andar de maneira independente[94]. No estudo realizado por Ulrich et al. (2001) (nível de evidência 2b)[94], o grupo experimental iniciou a marcha independente com 19,9 meses em comparação com o grupo de controle, com 23,9 meses.

Nessa fase de aquisição de marcha da criança com SD, um dos fatores mais limitantes para o alinhamento biomecânico consiste em pronação do mediopé, valgo do retropé e abdução do antepé (nível de evidência 4)[106]. Isso costuma decorrer da frouxidão ligamentar e do desalinhamento biomecânico dos membros inferiores (MMII). Essa postura coloca o pé em posição inadequada para absorção de carga na postura de pé, prejudicando a marcha independente. Portanto, o ideal é a correção ortótica nessa fase, antes dos 5 anos de idade, em razão do rápido crescimento e da remodelagem óssea que as crianças experimentam. Para crianças com SD, as órteses supramaleolares (SMO – *supramalleolar orthosis*) são as mais prescritas (níveis de evidência 2b e 4)[102,106,108,118]. Apesar disso, ainda não há consenso quanto ao momento ideal para a indicação do uso das SMO, se antes ou depois do início da marcha independente. Alguns estudos condenam seu uso antes do início da marcha em virtude de a SMO restringir a fase de exploração inicial (níveis de evidência 2b e 4)[107,118].

Outro foco comum do tratamento de lactentes consiste em tentar conter a abdução e rotação externa excessiva, assim como a hiperextensão dos joelhos. Para auxiliar a fisioterapia, costuma ser prescrito o uso de aparelhos elásticos para rotação interna dos membros inferiores e/ou de bermudas de *lycra* costuradas no meio para limitar a abdução. Não existem evidências científicas sobre essas tecnologias, mas elas são consideradas grandes auxiliares terapêuticos (nível de evidência 5).

Após a aquisição da marcha independente, na idade pré-escolar, é comum a intervenção fisioterapêutica perder um pouco de espaço para abrir tempo na agenda das crianças para maior atuação da terapia ocupacional e da fonoaudiologia e para o início da vida escolar dessas crianças. Nesse momento, muitas famílias buscam formas alternativas de atuação da fisioterapia, como, por exemplo, a equoterapia. Ainda existem controvérsias na literatura sobre a indicação ou não da prática equestre para crianças que apresentam instabilidade atlantoaxial, ou seja, distância atlas-odontoide ≥4,5mm, assintomáticas. No caso clínico descrito por Rao e Caldwell (nível de evidência 5)[112], de uma criança com SD de 5 anos de idade apresentando distância atlas-odontoide igual a 6,5mm, assintomática, foi questionado se ela poderia realizar equoterapia com segurança. Em virtude do alto risco de lesão medular e da ausência de relatos na literatura sobre a segurança da prática equestre nessa clientela, os autores optaram por não indicar essa forma de terapia para o paciente. Em outro estudo,

dois pacientes sem essa condição clínica realizaram um programa de equoterapia por 11 semanas e apresentaram benefícios na função motora grossa, caracterizados por ganhos em diversas dimensões do GMFM, e no controle postural de cabeça ou tronco (nível de evidência 4)[83].

Convém considerar que o foco do tratamento fisioterapêutico geralmente se concentra nos primeiros anos de vida, período em que a maior parte das crianças com SD é capaz de aprender o repertório das habilidades motoras básicas[76]. Assim, na idade escolar e na adolescência, as propostas de tratamento devem ser reconsideradas. Uma das maiores preocupações no tratamento fisioterapêutico para crianças e adolescentes com SD está relacionada com a inatividade física[76]. O estilo de vida sedentário de indivíduos com SD leva à redução do condicionamento físico, o que pode aumentar o risco de desenvolvimento de doenças crônicas e a ocorrência de sobrepeso e obesidade e reduzir o desempenho funcional[39,64]. A presença desses fatores, associados à fraqueza muscular e ao déficit de equilíbrio, aponta que a atividade física deve fazer parte do estilo de vida dessa população[27]. A literatura científica tem investido em estudos na faixa etária de 5 a 18 anos, principalmente visando aumentar a força muscular, que geralmente representa 50% do valor esperado para a idade em comparação com seus pares sem SD[119].

Nessa faixa etária, os objetivos fisioterapêuticos citados na literatura são:

- Aumentar a força muscular[26,27,119-122].
- Melhorar o equilíbrio[26,27,123,124].
- Reduzir as quedas[125].
- Melhorar o alinhamento postural[71].
- Melhorar a agilidade[122,126].
- Aumentar tolerância ao exercício físico e a capacidade funcional[127].
- Aumentar o nível de atividade física[76].
- Aumentar o desempenho funcional nas atividades diárias[123].

Para cumprir esses objetivos, a literatura tem recomendado programas de treino de força muscular progressivo[26,119,128], treino neuromuscular[121], treino de atividades de equilíbrio[26,124,125], uso da vibração de corpo inteiro[27], equoterapia[71,123], treino de condicionamento cardiovascular[63,127,129] e treino orientado à tarefa[76,126], que serão discutidos a seguir.

O treino de força muscular progressivo é comumente realizado duas a três vezes por semana, durante o período mínimo de 6 semanas. A carga inicial indicada varia entre 50% e 60% de uma repetição máxima (1RM) e progride gradualmente quando a criança é capaz de completar as séries com facilidade[26,119]. No estudo de Gupta et al. (2011) foram realizadas duas séries de 10 repetições para os músculos flexores, adutores e extensores do quadril, flexores e extensores do joelho e flexores plantares de crianças e adolescentes com SD. No estudo de Shields et al. (2013) foram realizadas três séries de 12 repetições, sendo executados exercícios para os grupos musculares dos membros superiores, membros inferiores e tronco em adolescentes e jovens adultos com SD. Os resultados desses estudos evidenciaram aumento da força muscular em comparação com o grupo de controle (nível de evidência 2b)[26,119]. Desse modo, o treino de força muscular progressivo realizado por fisioterapeutas é considerado adequado e seguro para melhorar o desempenho muscular dos membros inferiores, sendo também uma opção de recreação para adolescentes com SD (nível de evidência 2b)[120].

Uma revisão sistemática foi realizada para verificar os efeitos do treinamento neuromuscular na força muscular e na mobilidade funcional de crianças, adolescentes e adultos jovens com SD. O treino neuromuscular foi definido como um estímulo fornecido pelo exercício com o objetivo de melhorar os componentes neuromusculares, que incluem força muscular, coordenação e movimentos funcionais. Os resultados dessa revisão demonstraram que o treino neuromuscular é efetivo na melhora da força muscular, porém apresenta pouco efeito na mobilidade funcional (nível de evidência 2a)[121].

O treino de equilíbrio também deve fazer parte do programa de reabilitação e pode envolver atividades com bolas em diferentes posições, apoio unipodal, marcha *tandem*, marcha em superfícies instáveis e uso de saltos em superfícies rígidas ou instáveis[26,124]. Estudos demonstram que o treino dessas atividades melhora o equilíbrio de crianças e adolescentes com SD, quando comparados ao grupo de controle, com consequente redução das quedas (nível de evidência 2b)[26,124,125].

A vibração de corpo inteiro tem sido considerada método substitutivo ou complementar aos exercícios de força muscular e de treino aeróbico. No estudo de Eid[27], crianças com SD na idade escolar realizavam treino na plataforma vibratória com frequência entre 25 e 30Hz e amplitude de 2mm. As crianças eram solicitadas a permanecer de pé com cerca de 30 graus de flexão do joelho e contrair os músculos dos MMII durante o tempo de ação da plataforma vibratória. Esse treino era associado a um programa regular de fisioterapia que envolvia atividades de controle postural e equilíbrio por 6 meses consecutivos. Foi evidenciado que a vibração do corpo inteiro associada ao tratamento fisioterapêutico aumenta a força muscular e o equilíbrio de crianças com SD, quando comparado à realização de um programa de fisioterapia isolado (nível de evidência 1b)[27].

A equoterapia também é utilizada como atividade complementar para crianças na idade escolar e adolescentes com SD. Essa modalidade terapêutica foi considerada uma estratégia de tratamento viável para melhorar o equilíbrio e o desempenho funcional nas atividades diárias em crianças e adolescentes com SD (nível de evidência 4)[123] e para melhora do alinhamento postural de crianças e adolescentes (nível de evidência 4)[71].

O treino de condicionamento cardiovascular é utilizado para melhorar a tolerância ao exercício físico e a ca-

pacidade funcional em crianças com SD[129]. A participação em um programa de atividade física afeta positivamente a saúde de adultos com SD, aumentando a qualidade de vida e o número de anos de vida saudável[53]. Os resultados de uma revisão sistemática recomendam que as sessões de treino de condicionamento cardiovascular tenham pelo menos 30 minutos com intensidade de 50% a 75% do consumo máximo de oxigênio e seja conduzido três vezes por semana por um período de 12 a 16 semanas[129]. Estudos demonstram que o treino cardiovascular é efetivo na redução da pressão arterial, nas taxas de gordura corporal, no IMC e na circunferência de cintura em jovens com SD, o que se revela importante para a prevenção de fatores de risco para o desenvolvimento de doenças cardiovasculares (nível de evidência 3b)[63,130]. Pode também aumentar a massa óssea de crianças e adolescentes com SD (nível de evidência 3b)[127].

Os estudos sobre treino de condicionamento cardiovascular normalmente estão associados a outras modalidades de exercício. Em uma revisão sistemática para avaliar o efeito de um programa de exercícios nas atividades de vida diária e na participação de crianças e adolescentes com SD, foram incluídas diferentes modalidades de exercícios, como andar de bicicleta, dança, judô e programas de fortalecimento muscular[104]. Cabe destacar que a maior parte dos estudos verifica benefícios apenas em medidas de desfecho relacionadas com o domínio estrutura e função corporal, como equilíbrio, condicionamento cardiovascular, força e resistência muscular. Em relação aos domínios atividade e participação, essa revisão demonstrou efeitos positivos também na melhora das habilidades motoras grossas, em atividades como subir escadas, andar de bicicleta, pular e dançar, bem como melhora na qualidade de vida, na realização de exercícios e na satisfação com a vida (nível de evidência 3a)[104]. Equipamentos de realidade virtual, como o Nintendo Wii, também têm sido utilizados como modalidade de exercício (nível de evidência 2b)[131].

Um aspecto importante, muito abordado recentemente, se refere ao papel do fisioterapeuta na transição do indivíduo para a vida adulta. Recomenda-se que adolescentes com SD estejam engajados em algum programa de atividade física nesse período de transição[120]. A realização de atividades físicas e esportivas oferece oportunidades para independência, bem-estar e inclusão social desses indivíduos[64]. Ser fisicamente ativo pode aumentar a chance de participação social[132].

Outra questão que precisa ser destacada se refere ao déficit cognitivo dessa população, que reduz o foco de atenção durante as atividades[133]. Esses indivíduos, independentemente da faixa etária, apresentam um tempo de resposta mais lento[126] e demoram mais a aprender os movimentos[134]. Desse modo, alguns aspectos devem ser considerados no planejamento do tratamento: (1) a motivação é essencial para o melhor desempenho da tarefa; (2) a demonstração da tarefa é benéfica para o aprendizado, e (3) são necessárias muitas repetições da tarefa para que ocorra o aprendizado[133].

Nesse contexto, estudos têm enfatizado que o desempenho de crianças com SD pode ser modificado por meio do treino orientado à tarefa. No estudo de Rao et al.[126], foi realizado um treino de atividades bilaterais de membros superiores (MMSS) e MMII envolvendo atividades com bolas e atividades como pular corda. Nesse estudo foi observado que o treino orientado à tarefa com atividades simples do dia a dia pode melhorar a habilidade de resposta de crianças e adolescentes com SD (nível de evidência 3b)[126]. No estudo de Ulrich et al. (2011) foi observado que crianças e adolescentes com SD foram capazes de aprender a andar de bicicleta após treino intensivo com instrução individualizada[76]. Assim, as crianças são capazes de melhorar seu desempenho com a prática específica da tarefa[133]. Esforços devem ser direcionados para aumentar o número de tarefas que as crianças realizam de maneira independente e/ou para reduzir a quantidade de assistência fornecida pelo cuidador[47].

Por fim, cabe ao fisioterapeuta interferir positivamente nos fatores contextuais que podem comprometer a funcionalidade de indivíduos com SD. Assim, é importante atuar como facilitador e diminuir o preconceito perante as pessoas com SD[1], adequar as barreiras arquitetônicas dos ambientes frequentados[135], auxiliar a acessibilidade ao transporte público[1] e eliminar barreiras que impeçam a prática de atividades físicas[64]. Nesse caso, a participação da família é essencial, uma vez que a superproteção familiar é considerada uma barreira que reduz as habilidades físicas e comportamentais em caso de incapacidade[64]. Já o papel positivo da família e a oportunidade de interação social com os pares podem ser considerados fatores que facilitam a participação[136].

CASOS CLÍNICOS

Caso clínico 1

B.C.C.J., nascida no dia 02/10/2015, foi avaliada aos 2 anos e 2 meses, diagnóstico de SD. Iniciou o tratamento fisioterapêutico no Hospital Universitário, unidade Dom Bosco da Universidade Federal de Juiz de Fora (UFJF), e com 4 meses e passou a ser atendida duas vezes por semana.

A gravidez foi planejada e o pré-natal realizado mensalmente (a partir da oitava semana), sem intercorrências até a 34ª semana, quando apresentou sangramento e foi recomendado repouso pela obstetra. O parto foi normal, na 38ª semana, sem intercorrências, Apgar 9/9, peso: 3.040g; altura: 47cm; perímetro cefálico: 32,5cm. O diagnóstico de SD foi dado no dia seguinte ao nascimento.

Aos 6 meses, em relação à movimentação motora grossa, realizava com facilidade mudança de supino para prono e vice-versa, tracionava-se para sentar com apoio nos MMSS e mantendo a cabeça anterior ao corpo, mantinha-se sentada com apoio dos MMSS por cerca de 3 minutos e sem apoio dos MMSS por cerca de 3 segundos (MMSS e MMII estendidos, transferência de peso para a frente e para os lados, reações de proteção e equilíbrio ineficientes), realizava em prono alcance apoiando o MS contralateral e pivoteava.

Quando colocada na postura de pé, podiam ser observadas uma discreta anteriorização do tronco e movimentação variada dos MMII. Com os MMSS alcançava a linha média e conseguia a preensão de objetos leves, e não foi observada preferência por nenhum dos lados ou assimetrias. Apresenta hipotonia global, mais evidente em região abdominal (abdome globoso e muito flácido à palpação). Foi observada inabilidade para tarefas que envolvem motricidade fina; entretanto, seu desenvolvimento motor grosso atual condiz com o esperado para a idade. Foi aplicada a escala AIMS com a seguinte pontuação: em prono: 11 pontos; supino: 6 pontos (janela motora nas atividades de controle antigravitário dos MMII); sentada: 6 pontos; em pé: 3 pontos, totalizando 26 pontos, com percentil de 50% para a idade.

Quanto à cognição e à linguagem, foi observada boa interação da lactente, que demonstrou interesse pelos brinquedos e atividades propostas, produzia poucos sons orais e se expressava por meio de expressões faciais e choro. Em relação ao comportamento e à interação com pessoas, objetos e o ambiente, a criança sempre se mostrou atenta, sociável e cooperativa, sendo raros os episódios de choro e irritação. Quanto aos principais marcos motores do desenvolvimento, a paciente sentou de maneira independente aos 6 meses, engatinhou aos 11 meses (AIMS = percentil 10%) e iniciou marcha de maneira independente com 1 ano, 6 meses e 16 dias (AIMS = percentil < 5%) (Figura 5.6) .

Desde o início do tratamento fisioterapêutico foi observada a participação direta da mãe no desenvolvimento da criança, o que garantiu a aceitação das orientações quanto aos estímulos necessários e à assiduidade nas sessões.

Aos completar 2 anos, a lactente foi reavaliada na condição descalça e com tênis de cano alto, na plataforma M.P.S.®, sensível à pressão plantar, em condição estática (de pé) e dinâmica (na marcha). A M.P.S. Platform® (Pressure Modular System – LorAn Engineering, Bologna, Italy) é uma plataforma sensível à pressão plantar com 2 metros de comprimento que capta informações sobre a marcha em condições estáticas e dinâmicas, informando a forma de descarga de peso. Essa plataforma foi adquirida mediante financiamento da FAPEMIG (edital Universal CDS/APQ 01478/12) (Tabela 5.1 e Figuras 5.7 e 5.8).

Capítulo 5 Síndrome de Down

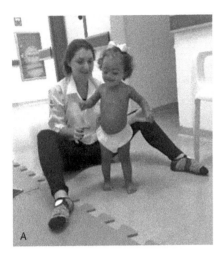
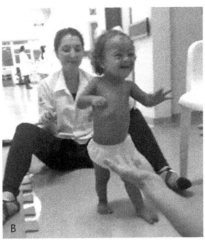

Figura 5.6A e **B** Fotos ilustrativas de aquisição de marcha independente.

Tabela 5.1 Dados da avaliação baropodométrica na condição descalça e com tênis de cano alto, na plataforma M.P.S.®, sensível à pressão plantar, em condição estática (de pé) e dinâmica (na marcha)

	Estática				Dinâmica			
	Com tênis		Descalça		Com tênis		Descalça	
Condição	D	E	D	E	D	E	D	E
Antepé	41,9%	39,6%	35,9%	37,7%	35,9%	37,7%	35,1%	39,6%
Mediopé	32,8%	31,0%	32,0%	31,6%	32,0%	31,6%	28,5%	30,5%
Retropé	25,2%	29,4%	32,2%	30,6%	32,2%	30,6%	36,4%	29,9%
Superfície de contato	28,0 cm²	24,0 cm²	36,0 cm²	31,0 cm²	36,0 cm²	31,0 cm²	28,0 cm²	28,0 cm²
Arco *index*	Pé levemente plano	Pé levemente plano	Pé plano	Pé levemente plano	Pé levemente plano	Pé levemente plano	Pé levemente plano	Pé levemente plano

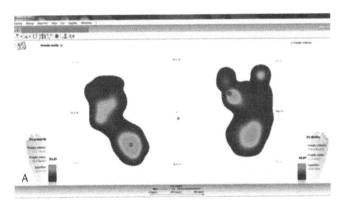
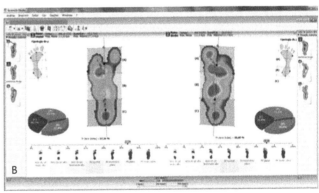

Figura 5.7 Descarga de peso descalça. **A** Na condição estática. **B** Na condição dinâmica (M.P.S. Platform®).

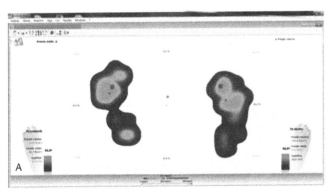
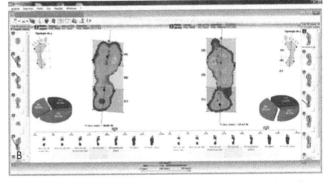

Figura 5.8 Descarga de peso com tênis de cano alto. **A** Na condição estática. **B** Na condição dinâmica (M.P.S. Platform®).

Após a reavaliação, a criança deambula livremente de maneira independente, agacha, permanece na postura de cócoras por tempo indeterminado e senta e levanta do chão de modo independente. Apesar disso, ainda apresenta a base de apoio levemente alargada, pés levemente planos bilateralmente constatados pela baropodometria e fase de balanço curta, não conseguindo permanecer em apoio unipodal sem apoio. O abdome ainda é protruso e hipotônico. Em relação aos MMSS, ainda apresenta dificuldade para encaixar peças de diferentes tamanhos, segurar lápis e rasgar papel. A partir do quadro atual da paciente, foram traçados os seguintes objetivos do tratamento fisioterapêutico e o plano de tratamento:

Objetivos a curto prazo

1. Aumentar a força dos MMII e MMSS e do abdome.
2. Subir e descer três degraus de escada de maneira independente com apoio unilateral de MS.
3. Subir e descer rampa de maneira independente com apoio unilateral de MS.
4. Melhorar o equilíbrio em superfícies instáveis.
5. Iniciar o correr.
6. Realizar encaixe de peças maiores.
7. Melhorar a distribuição de peso nos pés durante a posição ortostática e na marcha.

Objetivos a longo prazo

1. Reduzir globosidade do abdome.
2. Manter a função cardiopulmonar.
3. Subir e descer escada de maneira independente e sem apoio.
4. Subir e descer rampa de modo independente e sem apoio.
5. Correr de maneira equilibrada.
6. Melhorar a motricidade fina.
7. Melhorar a descarga de peso nos pés.

Plano de tratamento

1. Andar, subir escada e rampa com caneleiras de 1kg nos MMII.
2. Elevação pélvica ("ponte" – duas ou três séries de 10 repetições).
3. Escalada em rolos, triângulos ou no espaldar.
4. Abdominal na bola suíça, em supino, realizando flexão de tronco com o auxílio mínimo da terapeuta (duas séries de seis a oito repetições).
5. Abdominal na beira da maca, em supino, com os MMII pendentes da maca, era solicitado à paciente que chutasse a bola que estava cerca de 30cm acima do nível da maca (duas séries de seis a oito repetições).
6. Treino de subir e descer escada com o auxílio mínimo da terapeuta.
7. Treino de subir e descer rampa com o auxílio mínimo da terapeuta.
8. Treino de equilíbrio sobre superfícies instáveis, como tapetes e colchonetes.
9. Treino de equilíbrio no "balancinho" com apoio mínimo.
10. Treino de equilíbrio e fortalecimento de MMII na cama elástica.
11. Estímulo para encaixe com brinquedos de diferentes características (tamanhos e formatos).
12. Treino do movimento de pinça mediante a preensão de objetos pequenos.
13. Estímulo para manuseio de objetos finos, como rabiscar papel com lápis.
14. Uso de órteses supramaleolares por 4 horas ao dia, principalmente durante as atividades na postura de pé e na marcha (Figuras 5.9 e 5.10).

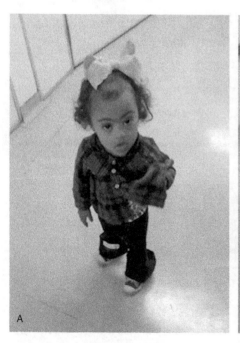
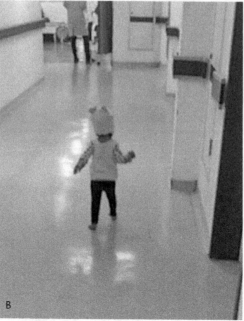

Figura 5.9 Treino de marcha independente. **A** Com caneleiras. **B** Marcha livre em solo.

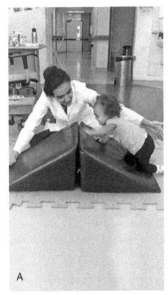
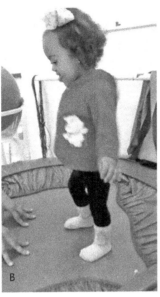
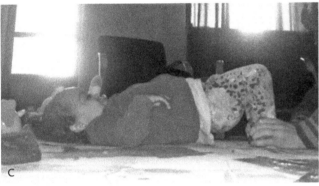

Figura 5.10 Figuras ilustrativas de atividades de fortalecimento dos membros inferiores. **A** Escalada engatinhando. **B** Pular na cama elástica. **C** Elevação pélvica para fortalecimento de glúteos.

Caso clínico 2

R.A.N., nascido no dia 15/09/2002, no momento com 15 anos de idade, com diagnóstico de SD. Segundo a mãe, a gestação foi planejada, sem intercorrências. O diagnóstico da síndrome foi informado à família somente após o nascimento. Apresentava defeito no septo atrioventricular e foi submetido a cirurgia cardíaca para correção aos 7 meses de idade. Iniciou o tratamento com a equipe de reabilitação (fisioterapia, fonoaudiologia e terapia ocupacional) aos 10 meses de idade, após liberação do cardiologista. Adquiriu marcha independente aos 2 anos e 6 meses de idade. Foi encaminhado ao ortopedista pediátrico e não foi detectada instabilidade atlantoaxial. Manteve-se em tratamento fisioterapêutico até os 4 anos de idade, quando foi orientado a realizar natação.

Aos 10 anos de idade foi submetido a uma adenoamigdalectomia e, após a cirurgia, a mãe começou a se preocupar, uma vez que a criança aumentou o comportamento sedentário e permanecia sentada por muito tempo. Desse modo, o peso corporal foi aumentando e a criança se tornou obesa. Há 2 anos quebrou o rádio ao cair em cima do braço, brincando no pula-pula da escola. A partir daí, tornou-se inseguro, começou a ter medo de altura e só subia e descia escadas com apoio do corrimão. Realiza acompanhamento com o cardiologista de 6 em 6 meses e tem consultas anuais com o geneticista e o endocrinologista.

Atualmente, se cansa facilmente ao executar qualquer tipo de atividade física moderada. Além disso, realiza todas as tarefas do dia a dia de maneira muito lenta. Os pais se esforçam para que ele realize algum tipo de atividade física, seja por meio de caminhadas diárias no período da noite, seja na bicicleta ergométrica que eles têm em casa, ou que ele frequente um grupo de atividade física na Unidade Básica de Saúde do bairro. No entanto, ele só executa as atividades muito lentamente e não gosta de praticar esporte. Frequenta uma escola especial todos os dias pela manhã e 3 dias no período da tarde, para participar de oficinas de artesanato. Iniciou acompanhamento com psicólogo há 2 anos.

A queixa da família estava relacionada com o comportamento sedentário e inativo do adolescente, que se encontra acima do peso. Além disso, a mãe estava preocupada com a lentidão e a insegurança do filho.

Observa-se que o adolescente é tímido e, segundo a família, tem dificuldade em lidar com um número maior de pessoas, às vezes preferindo ficar isolado. É independente para realizar suas atividades de vida diária, mas as executa com lentidão.

Avaliação

- **Miniexame do Estado Mental:** 23 pontos (abaixo do ponto de corte).
- **Escala de Beighton:** 4 pontos (não apresenta hipermobilidade articular).
- **Força muscular:** grau 4 para flexores e extensores do ombro; grau 4 para abdutores de quadril; grau 3 para os músculos extensores de quadril, e grau 2 para os músculos abdominais.
- **Teste de Caminhada de 6 Minutos:** 310 metros.
- **GMFM:** 96% (dificuldade nas atividades de pular e subir e descer escadas sem corrimão).
- **Escala de Equilíbrio Pediátrica:** 52 pontos (dificuldade em girar e em atividades com apoio unipodal).
- **Velocidade de marcha:** 0,9m/s.
- *Timed Up and Go* (TUG): 28 segundos.
- **Dados:** frequência cardíaca (FC) em repouso: 80; pressão arterial: 120/80mmHg; peso: 82kg; estatura: 1,46m; IMC: 38,5.

Considerando a queixa da família e os dados coletados, foram elaborados os seguintes objetivos iniciais de tratamento: (1) aumentar a força muscular de abdominais e extensores de quadril; (2) conseguir subir quatro degraus sem apoio do corrimão; (3) conseguir pular do último degrau da escada; (4) aumentar a distância percorrida no Teste de Caminhada de 6 Minutos, e (5) reduzir o peso e o IMC.

Assim, foi elaborado um programa de condicionamento cardiovascular associado ao treino de equilíbrio três vezes por semana durante 6 semanas. O treino aeróbico consistia em 10 minutos de atividades de aquecimento, seguidos de treino na bicicleta ergométrica em casa. O treino na bicicleta ergométrica foi iniciado com 50% da FC de reserva e progrediu até 70% da FC de reserva, durante 30 minutos. Estímulos verbais eram fornecidos para que o paciente mantivesse a velocidade constante, sem interrupção. Após o treino, eram fornecidos 10 minutos para recuperação.

Em seguida, eram realizados 10 minutos de atividades de fortalecimento muscular e de equilíbrio. As atividades para fortalecimento compreendiam inicialmente o agachamento e a flexão anterior de tronco em supino, sendo realizadas três séries de 12 repetições sem carga com 1 minuto de intervalo entre elas. A progressão ocorreu inicialmente por meio do aumento da amplitude de movimento durante a execução das atividades propostas.

As atividades de equilíbrio envolviam a tábua de equilíbrio, subir e descer escadas sem apoio, pular obstáculos e andar em uma trilha de equilíbrio. Essas atividades eram alternadas de duas em duas em cada sessão.

Após 6 semanas, o paciente será reavaliado e, de acordo com os resultados obtidos, os objetivos e o plano de tratamento serão modificados.

Referências

1. Brasil, Ministério da Saúde. Diretrizes de atenção à pessoa com Síndrome de Down. Brasilia, DF; 2013.
2. Silva MFMC, Kleinhans ACS. Processos cognitivos e plasticidade cerebral e Síndrome de Down. Rev Bras Ed Esp. 2006;12(1):123-38.
3. Lizama M, Retamales N, Mellado C. (Recommendations for health care of people with Down syndrome from 0 to 18 years of age). Rev Med Chile. 2013;141:80-9.
4. Bull MJ. Health supervision for children with Down syndrome. Pediatrics. 2011 Aug;128(2):393-406.
5. Coelho C. A Síndrome de Down. 13-3-2016. 10-1-2018.
6. Verweij EJ, van den Oever JM, de Boer MA, Boon EM, Oepkes D. Diagnostic accuracy of noninvasive detection of fetal trisomy 21 in maternal blood: a systematic review. Fetal Diagn Ther. 2012;31(2):81-6.
7. Pinto Jr. W. Diagnóstico pré-natal. Cien Saude Colet. 2002;7(1): 139-57.
8. Skjoth MM, Draborg E, Pedersen CD, Hansen HP, Lamont RF, Jorgensen JS. Providing information about prenatal screening for Down syndrome: a systematic review. Acta Obstet Gynecol Scand. 2015 Feb;94(2):125-32.
9. Lou S, Mikkelsen L, Hvidman L, Petersen OB, Nielsen CP. Does screening for Down's syndrome cause anxiety in pregnant women? A systematic review. Acta Obstet Gynecol Scand. 2015 Jan;94(1):15-27.
10. Iwarsson E, Jacobsson B, Dagerhamn J, Davidson T, Bernabe E, Heibert AM. Analysis of cell-free fetal DNA in maternal blood for detection of trisomy 21, 18 and 13 in a general pregnant population and in a high risk population - a systematic review and meta-analysis. Acta Obstet Gynecol Scand. 2017 Jan;96(1):7-18.
11. Kruszka P, Porras AR, Sobering AK, Ikolo FA, La QS, Shotelersuk V, et al. Down syndrome in diverse populations. Am J Med Genet A. 2017 Jan;173(1):42-53.
12. Organização Mundial de Saúde/ Organização Panamericana de Saúde (OPAS). CIF classificação internacional de funcionalidade, incapacidade e saúde. Universidade de São Paulo; 2003.
13. Megarbane A, Ravel A, Mircher C, Sturtz F, Grattau Y, Rethore MO, et al. The 50th anniversary of the discovery of trisomy 21:

the past, present, and future of research and treatment of Down syndrome. Genet Med. 2009 Sep;11(9):611-6.
14. El HN, Dittrich M, Bock J, Kraus TF, Nanda I, Muller T, et al. Epigenetic dysregulation in the developing Down syndrome cortex. Epigenetics. 2016 Aug 2;11(8):563-78.
15. Rigoldi C, Galli M, Condoluci C, Carducci F, Onorati P, Albertini G. Gait analysis and cerebral volumes in Down's syndrome. Funct Neurol. 2009 Jul;24(3):147-52.
16. Bermudez BE, Medeiros SL, Bermudez MB, Novadzki IM, Magdalena NI. Down syndrome: Prevalence and distribution of congenital heart disease in Brazil. Sao Paulo Med J. 2015 Nov;133(6): 521-4.
17. Schieve LA, Boulet SL, Kogan MD, Van Naarden-Braun K, Boyle CA. A population-based assessment of the health, functional status, and consequent family impact among children with Down syndrome. Disabil Health J. 2011 Apr;4(2):68-77.
18. Nightengale E, Yoon P, Wolter-Warmerdam K, Daniels D, Hickey F. Understanding hearing and hearing loss in children with Down syndrome. Am J Audiol. 2017 Sep 18;26(3):301-8.
19. Larsen KB, Laursen H, Graem N, Samuelsen GB, Bogdanovic N, Pakkenberg B. Reduced cell number in the neocortical part of the human fetal brain in Down syndrome. Ann Anat. 2008 Nov 20;190(5):421-7.
20. Romano A, Moraschi M, Cornia R, Bozzao A, Gagliardo O, Chiacchiararelli L, et al. Age effects on cortical thickness in young Down's syndrome subjects: a cross-sectional gender study. Neuroradiology. 2015 Apr;57(4):401-11.
21. Romano A, Cornia R, Moraschi M, Bozzao A, Chiacchiararelli L, Coppola V, et al. Age-related cortical thickness reduction in non-demented Down's syndrome subjects. J Neuroimaging. 2016 Jan;26(1):95-102.
22. Fujii Y, Aida N, Niwa T, Enokizono M, Nozawa K, Inoue T. A small pons as a characteristic finding in Down syndrome: A quantitative MRI study. Brain Dev. 2017 Apr;39(4):298-305.
23. Malak R, Kostiukow A, Krawczyk-Wasielewska A, Mojs E, Samborski W. Delays in motor development in children with Down syndrome. Med Sci Monit. 2015 Jul 1;21:1904-10.
24. Lee JH, Lee AJ, Dang LH, Pang D, Kisselev S, Krinsky-McHale SJ, et al. Candidate gene analysis for Alzheimer's disease in adults with Down syndrome. Neurobiol Aging. 2017 Aug;56:150-8.
25. Cimolin V, Galli M, Grugni G, Vismara L, Precilios H, Albertini G, et al. Postural strategies in Prader-Willi and Down syndrome patients. Res Dev Disabil. 2011 Mar;32(2):669-73.
26. Gupta S, Rao BK, S D K. Effect of strength and balance training in children with Down's syndrome: a randomized controlled trial. Clin Rehabil. 2011 May;25(5):425-32.
27. Eid MA. Effect of whole-body vibration training on standing balance and muscle strength in children with Down syndrome. Am J Phys Med Rehabil. 2015 Aug;94(8):633-43.
28. Mercer VS, Lewis CL. Hip abductor and knee extensor muscle strength of children with and without Down syndrome. Pediatr Phys Ther. 2001;13(1):18-26.
29. Shields N, Taylor NF, Dodd KJ. Effects of a community-based progressive resistance training program on muscle performance and physical function in adults with Down syndrome: a randomized controlled trial. Arch Phys Med Rehabil. 2008 Jul;89(7): 1215-20.
30. Villarroya MA, Gonzalez-Aguero A, Moros-Garcia T, de la Flor MM, Moreno LA, Casajus JA. Static standing balance in adolescents with Down syndrome. Res Dev Disabil. 2012 Jul;33(4): 1294-300.
31. Molinari VS, Massuia FAO. Análise da postura e apoio plantar de crianças portadoras de síndrome de Down consideradas obesas. J Health Sci Inst. 2010;28(4):345-7.
32. Wu J, Ajisafe T. Kinetic patterns of treadmill walking in preadolescents with and without Down syndrome. Gait Posture. 2014 Jan;39(1):241-6.
33. Mik G, Gholve PA, Scher DM, Widmann RF, Green DW. Down syndrome: orthopedic issues. Curr Opin Pediatr. 2008 Feb;20(1):30-6.

34. Matos MA. Instabilidade atlantoaxial e hiperfouxidão ligamentar na síndrome de Down. Acta Ortop Bras. 2015;13(4):165-7.
35. Rigoldi C, Galli M, Cimolin V, Camerota F, Celletti C, Tenore N, et al. Gait strategy in patients with Ehlers-Danlos syndrome hypermobility type and Down syndrome. Res Dev Disabil. 2012 Sep;33(5):1437-42.
36. Ivan DL, Cromwell P. Clinical practice guidelines for management of children with Down syndrome: part II. J Pediatr Health Care. 2014 May;28(3):280-4.
37. Defilipo EC, Amaral PC, Souza NTD, Ribeiro CTM, Chagas PSC, Ronzani FAT. Prevalence of atlanto-axialinstability and its association with clinical signs in children with down syndrome. Journal of Human Growth and Development. 2015;25(2):151-5.
38. Malik V, Verma RU, Joshi V, Sheehan PZ. An evidence-based approach to the 12-min consultation for a child with Down's syndrome. Clin Otolaryngol. 2012 Aug;37(4):291-6.
39. Gonzalez-Aguero A, Vicente-Rodriguez G, Moreno LA, Guerra-Balic M, Ara I, Casajus JA. Health-related physical fitness in children and adolescents with Down syndrome and response to training. Scand J Med Sci Sports. 2010 Oct;20(5):716-24.
40. Roizen NJ, Magyar CI, Kuschner ES, Sulkes SB, Druschel C, van WE, et al. A community cross-sectional survey of medical problems in 440 children with Down syndrome in New York State. J Pediatr. 2014 Apr;164(4):871-5.
41. Kim HI, Kim SW, Kim J, Jeon HR, Jung DW. Motor and cognitive developmental profiles in children with Down syndrome. Ann Rehabil Med. 2017 Feb;41(1):97-103.
42. Frank K, Esbensen AJ. Fine motor and self-care milestones for individuals with Down syndrome using a Retrospective Chart Review. J Intellect Disabil Res. 2015 Aug;59(8):719-29.
43. Tudella E, Pereira K, Basso RP, Savelsbergh GJ. Description of the motor development of 3-12 month old infants with Down syndrome: the influence of the postural body position. Res Dev Disabil. 2011 Sep;32(5):1514-20.
44. Pereira K, Basso RP, Lindquist AR, da Silva LG, Tudella E. Infants with Down syndrome: percentage and age for acquisition of gross motor skills. Res Dev Disabil. 2013 Mar;34(3):894-901.
45. Palisano RJ, Walter SD, Russell DJ, Rosenbaum PL, Gemus M, Galuppi BE, et al. Gross motor function of children with down syndrome: creation of motor growth curves. Arch Phys Med Rehabil. 2001 Apr;82(4):494-500.
46. Cimolin V, Galli M, Grugni G, Vismara L, Albertini G, Rigoldi C, et al. Gait patterns in Prader-Willi and Down syndrome patients. J Neuroeng Rehabil. 2010 Jun 21;7:28.
47. Amaral MF, Drummond AF, Coster WJ, Mancini MC. Household task participation of children and adolescents with cerebral palsy, Down syndrome and typical development. Res Dev Disabil. 2014 Feb;35(2):414-22.
48. Mancini MC, Carvalho e Silva, Goncalves SC, Martins SM. [Comparison of functional performance among children with Down syndrome and children with age-appropriate development at 2 and 5 years of age]. Arq Neuropsiquiatr. 2003 Jun;61(2B):409-15.
49. Lin HY, Chuang CK, Chen YJ, Tu RY, Chen MR, Niu DM, et al. Functional independence of Taiwanese children with Down syndrome. Dev Med Child Neurol. 2016 May;58(5):502-7.
50. Daunhauer LA, Fidler DJ, Will E. School function in students with Down syndrome. Am J Occup Ther. 2014 Mar;68(2):167-76.
51. Van Gameren-Oosterom HB, Fekkes M, Reijneveld SA, Oudesluys-Murphy AM, Verkerk PH, van Wouwe JP, et al. Practical and social skills of 16-19-year-olds with Down syndrome: independence still far away. Res Dev Disabil. 2013 Dec;34(12):4599-607.
52. Foley KR, Girdler S, Bourke J, Jacoby P, Llewellyn G, Einfeld S, et al. Influence of the environment on participation in social roles for young adults with down syndrome. PLoS One. 2014;9(9):e108413.
53. Barnhart RC, Connolly B. Aging and Down syndrome: Implications for physical therapy. Phys Ther. 2007;87:1399-406.

54. Covelli V, Raggi A, Paganelli C, Leonardi M. Family members and health professionals' perspectives on future life planning of ageing people with Down syndrome: a qualitative study. Disabil Rehabil. 2017 Aug 8;1-8.
55. So SA, Urbano RC, Hodapp RM. Hospitalizations of infants and young children with Down syndrome: evidence from inpatient person-records from a statewide administrative database. J Intellect Disabil Res. 2007 Dec;51(Pt 12):1030-8.
56. Geelhoed EA, Bebbington A, Bower C, Deshpande A, Leonard H. Direct health care costs of children and adolescents with Down syndrome. J Pediatr. 2011 Oct;159(4):541-5.
57. Malak R, Kotwicka M, Krawczyk-Wasielewska A, Mojs E, Samborski W. Motor skills, cognitive development and balance functions of children with Down syndrome. Ann Agric Environ Med. 2013;20(4):803-6.
58. Kloze A, Brzuszkiewicz-Kuzmicka G, Czyzewski P. Use of the TIMP in assessment of motor development of infants with Down syndrome. Pediatr Phys Ther. 2016;28(1):40-5.
59. El-Khouri M, Mourao MA, Tobo A, Battistella LR, Herrero CF, Riberto M. Prevalence of atlanto-occipital and atlantoaxial instability in adults with Down syndrome. World Neurosurg. 2014 Jul;82(1-2):215-8.
60. Buckley S, Bird G, Sacks B, Archer T. A comparison of mainstream and special education for teenagers with Down syndrome: implications for parents and teachers. Downs Syndr Res Pract. 2006 Jun;9(3):54-67.
61. Silva NC, Carvalho BGE. Compreendendo o processo de inclusão escolar no Brasil na perspectiva dos professores: uma revisão integrativa. Rev Bras Ed Esp. 2017;23(2):293-308.
62. Bertapelli F, Pitetti K, Agiovlasitis S, Guerra-Junior G. Overweight and obesity in children and adolescents with Down syndrome-prevalence, determinants, consequences, and interventions: A literature review. Res Dev Disabil. 2016 Oct;57:181-92.
63. Seron BB, Silva RA, Greguol M. Effects of two programs of exercise on body composition of adolescents with Down syndrome. Rev Paul Pediatr. 2014 Mar;32(1):92-8.
64. Alesi M, Pepi A. Physical activity engagement in young people with Down syndrome: Investigating parental beliefs. J Appl Res Intellect Disabil. 2017 Jan;30(1):71-83.
65. Thomas K, Bourke J, Girdler S, Bebbington A, Jacoby P, Leonard H. Variation over time in medical conditions and health service utilization of children with Down syndrome. J Pediatr. 2011 Feb;158(2):194-200.
66. McEwen IR, Hansen LH. Children with motor and cognitive impairments. In: Campbell SK, Vander Linden DW, Palisano RJ, editors. Physical therapy for children. 2nd ed. Philadelphia: W.B. Sauders; 2006. p. 591-624.
67. Jain M, Passi GR. Assessment of a modified Mini-Mental Scale for cognitive functions in children. Indian Pediatr. 2005 Sep;42(9):907-12.
68. Moura R, Andrade PMO, Fontes PLB, Ferreira FO, Salvador LS, Carvalho MRS, et al. Mini-mental state exam for children (MMC) in children with hemiplegic cerebral palsy. Dement Neuropsychol. 2017 Jul;11(3):287-96.
69. Smits-Engelsman B, Klerks M, Kirby A. Beighton score: a valid measure for generalized hypermobility in children. J Pediatr. 2011 Jan;158(1):119-23, 123.
70. Pitetti K, Miller RA, Beets MW. Measuring joint hypermobility using the Beighton scale in children with intellectual disability. Pediatr Phys Ther. 2015;27(2):143-50.
71. Ribeiro MF, Espindula AP, Ferraz MLF, Ferreira AA, Souza LAPS, Teixeira VPA. Avaliação postural pré e pós-tratamento equoterapêutico em indivíduos com síndrome de Down. ConScientiae Saúde. 2016;15(2):200-9.
72. Aranha VP, Samuel AJ, Saxena S. Reliability and sensitivity to change of the timed standing balance test in children with down syndrome. J Neurosci Rural Pract. 2016 Jan;7(1):77-82.
73. Franjoine MR, Gunther JS, Taylor MJ. Pediatric balance scale: a modified version of the berg balance scale for the school-age

child with mild to moderate motor impairment. Pediatr Phys Ther. 2003;15(2):114-28.

74. Ries LG, Michaelsen SM, Soares PS, Monteiro VC, Allegretti KM. Cross-cultural adaptation and reliability analysis of the Brazilian version of Pediatric Balance Scale (PBS). Rev bras fisioter. 2012 Jun;16(3):205-15.

75. Martin K, Hoover D, Wagoner E, Wingler T, Evans T, O'Brien J, et al. Development and reliability of an observational gait analysis tool for children with Down syndrome. Pediatr Phys Ther. 2009;21(3):261-8.

76. Ulrich DA, Burghardt AR, Lloyd M, Tiernan C, Hornyak JE. Physical activity benefits of learning to ride a two-wheel bicycle for children with Down syndrome: a randomized trial. Phys Ther. 2011 Oct;91(10):1463-77.

77. Cardoso AC, Campos AC, Santos MM, Santos DC, Rocha NA. Motor performance of children with Down syndrome and typical development at 2 to 4 and 26 months. Pediatr Phys Ther. 2015;27(2):135-41.

78. Piper MC, Darrah J. Motor assessment of the developing infant. Philadelphia: W.B.Saunders Company; 1994.

79. Campbell SK. The Test of Infant Motor Performance: Test User's Manual Version 2.0. Chicago: www.thetimp.com; 2005.

80. Russell DJ, Rosenbaum PL, Avery LM, Lane M. Gross Motor Function Measure (GMFM-66 & GMFM-88) User´s Manual . London, UK: Mac Keith Press; 2002.

81. Russell D, Gowland C, Hardy S, Lane M, Plews N, McGavin H, et al. GMFM - Gross Motor Function Measure Manual, 2nd edition. Hamilton, ON: Children´s Developmental Rehabilitation Programme, Hugh MacMillan Rehabilitation Centre, McMaster University; 1993.

82. Russell D, Palisano R, Walter S, Rosenbaum P, Gemus M, Gowland C, et al. Evaluating motor function in children with Down syndrome: validity of the GMFM. Dev Med Child Neurol. 1998 Oct;40(10):693-701.

83. Champagne D, Dugas C. Improving gross motor function and postural control with hippotherapy in children with Down syndrome: case reports. Physiother Theory Pract. 2010 Nov;26(8): 564-71.

84. Russell D, Rosenbaum PL, Avery LM, Lane M. Medida da função motora grossa (GMFM-66 & GMFM-88): manual do usuário. 2a ed. São Paulo: Mennom; 2011.

85. Martin K, Natarus M, Martin J, Henderson S. Minimal detectable change for TUG and TUDS tests for children with Down syndrome. Pediatr Phys Ther. 2017 Jan;29(1):77-82.

86. Podsiadlo D, Richardson S. The timed "Up & Go": a test of basic functional mobility for frail elderly persons. J Am Geriatr Soc. 1991 Feb;39(2):142-8.

87. Williams EN, Carroll SG, Reddihough DS, Phillips BA, Galea MP. Investigation of the timed 'up & go' test in children. Dev Med Child Neurol. 2005 Aug;47(8):518-24.

88. Nicolini-Panisson RD, Donadio MV. Normative values for the Timed 'Up and Go' test in children and adolescents and validation for individuals with Down syndrome. Dev Med Child Neurol. 2014 May;56(5):490-7.

89. Naito M, Aoki S, Kamide A, Miyamura K, Honda M, Nagai A, et al. Gait analysis in Down syndrome pediatric patients using a sheet-type gait analyzer: Pilot study. Pediatr Int. 2015 Oct;57(5):860-3.

90. ATS statement: guidelines for the six-minute walk test. Am J Respir Crit Care Med. 2002 Jul 1;166(1):111-7.

91. Haley SM, Coster WJ, Ludlow LH, Haltiwanger JT, Andrellos PJ. Pediatric Evaluation of Disability Inventory (PEDI): development, standardization and administration manual, version 1.0. Boston,MA: New England Medical Center Inc.; 1992.

92. Mancini MC. [Pediatric Evaluation Disability Inventory: Brazilian version Manual]. Belo Horizonte: Editora UFMG; 2005.

93. Bruni M, Cameron D, Dua S, Noy S. Reported sensory processing of children with Down syndrome. Phys Occup Ther Pediatr. 2010 Nov;30(4):280-93.

94. Ulrich DA, Ulrich BD, Angulo-Kinzler RM, Yun J. Treadmill training of infants with Down syndrome: evidence-based developmental outcomes. Pediatrics. 2001 Nov;108(5):E84.

95. Silva MNS, Santos KMB, Andrade LM, Zanona AF. Avaliação funcional do desenvolvimento psicomotor e ambiente familiar de crianças com síndrome de Down. Rev Interinst Bras Ter Ocup. 2017;1(2):185-201.

96. Harris SR. Effects of neurodevelopmental therapy on motor performance of infants with Down's syndrome. Dev Med Child Neurol. 1981 Aug;23(4):477-83.

97. Gemus M, Palisano R, Russell D, Rosenbaum P, Walter SD, Galuppi B, et al. Using the gross motor function measure to evaluate motor development in children with Down syndrome. Phys Occup Ther Pediatr. 2001;21(2-3):69-79.

98. Gontijo AP, Mancini MC, Silva PL, Chagas PS, Sampaio RF, Luz RE, et al. Changes in lower limb co-contraction and stiffness by toddlers with Down syndrome and toddlers with typical development during the acquisition of independent gait. Hum Mov Sci. 2008 Aug;27(4):610-21.

99. Angulo-Barroso RM, Wu J, Ulrich DA. Long-term effect of different treadmill interventions on gait development in new walkers with Down syndrome. Gait Posture. 2008 Feb;27(2): 231-8.

100. Wu J, Looper J, Ulrich BD, Ulrich DA, ngulo-Barroso RM. Exploring effects of different treadmill interventions on walking onset and gait patterns in infants with Down syndrome. Dev Med Child Neurol. 2007 Nov;49(11):839-45.

101. Looper J, Wu J, Angulo BR, Ulrich D, Ulrich BD. Changes in step variability of new walkers with typical development and with Down syndrome. J Mot Behav. 2006 Sep;38(5):367-72.

102. Selby-Silverstein L, Hillstrom HJ, Palisano RJ. The effect of foot orthoses on standing foot posture and gait of young children with Down syndrome. NeuroRehabilitation. 2001;16(3):183-93.

103. Foley KR, Jacoby P, Girdler S, Bourke J, Pikora T, Lennox N, et al. Functioning and post-school transition outcomes for young people with Down syndrome. Child Care Health Dev. 2013 Nov;39(6):789-800.

104. Hardee JP, Fetters L. The effect of exercise intervention on daily life activities and social participation in individuals with Down syndrome: A systematic review. Res Dev Disabil. 2017 Mar;62:81-103.

105. Li C, Chen S, Meng HY, Zhang AL. Benefits of physical exercise intervention on fitness of individuals with Down syndrome: a systematic review of randomized-controlled trials. Int J Rehabil Res. 2013 Sep;36(3):187-95.

106. Tamminga JS, Martin KS, Miller EW. Single-subject design study of 2 types of supramalleolar orthoses for young children with down syndrome. Pediatr Phys Ther. 2012;24(3):278-84.

107. Looper J, Ulrich DA. Effect of treadmill training and supramalleolar orthosis use on motor skill development in infants with Down syndrome: a randomized clinical trial. Phys Ther. 2010 Mar;90(3):382-90.

108. Martin K. Effects of supramalleolar orthoses on postural stability in children with Down syndrome. Dev Med Child Neurol. 2004 Jun;46(6):406-11.

109. Jung HK, Chung E, Lee BH. A comparison of the balance and gait function between children with Down syndrome and typically developing children. J Phys Ther Sci. 2017 Jan;29(1):123-7.

110. Villarroya MA, Gonzalez-Aguero A, Moros T, Gomez-Trullen E, Casajus JA. Effects of whole body vibration training on balance in adolescents with and without Down syndrome. Res Dev Disabil. 2013 Oct;34(10):3057-65.

111. Gomes MM, Barela JA. Postural control in down syndrome: the use of somatosensory and visual information to attenuate body sway. Motor Control. 2007 Jul;11(3):224-34.

112. Rao SJ, Caldwell P. Should children with Down's syndrome who have asymptomatic atlantoaxial instability avoid horse riding? J Paediatr Child Health. 2010 Dec;46(12):774-6.

113. Wentz EE. Importance of initiating a "Tummy Time" intervention early in infants with Down syndrome. Pediatr Phys Ther. 2017 Jan;29(1):68-75.

114. Purpura G, Tinelli F, Bargagna S, Bozza M, Bastiani L, Cioni G. Effect of early multisensory massage intervention on visual functions in infants with Down syndrome. Early Hum Dev. 2014 Dec;90(12):809-13.

115. Logan SW, Huang HH, Stahlin K, Galloway JC. Modified ride-on car for mobility and socialization: single-case study of an infant with Down syndrome. Pediatr Phys Ther. 2014;26(4):418-26.

116. Ulrich BD, Ulrich DA, Collier DH, Cole EL. Developmental shifts in the ability of infants with Down syndrome to produce treadmill steps. Phys Ther. 1995 Jan;75(1):14-23.

117. Damiano DL, DeJong SL. A systematic review of the effectiveness of treadmill training and body weight support in pediatric rehabilitation. J Neurol Phys Ther. 2009 Mar;33(1):27-44.

118. Looper J, Benjamin D, Nolan M, Schumm L. What to measure when determining orthotic needs in children with Down syndrome: a pilot study. Pediatr Phys Ther. 2012;24(4):313-9.

119. Shields N, Taylor NF, Wee E, Wollersheim D, O'Shea SD, Fernhall B. A community-based strength training programme increases muscle strength and physical activity in young people with Down syndrome: a randomised controlled trial. Res Dev Disabil. 2013 Dec;34(12):4385-94.

120. Shields N, Taylor NF. A student-led progressive resistance training program increases lower limb muscle strength in adolescents with Down syndrome: a randomised controlled trial. J Physiother. 2010;56(3):187-93.

121. Sugimoto D, Bowen SL, Meehan WP, III, Stracciolini A. Effects of neuromuscular training on children and young adults with Down syndrome: Systematic review and meta-analysis. Res Dev Disabil. 2016 Aug;55:197-206.

122. Lin HC, Wuang YP. Strength and agility training in adolescents with Down syndrome: a randomized controlled trial. Res Dev Disabil. 2012 Nov;33(6):2236-44.

123. Silkwood-Sherer DJ, Killian CB, Long TM, Martin KS. Hippotherapy – an intervention to habilitate balance deficits in children with movement disorders: a clinical trial. Phys Ther. 2012 May;92(5):707-17.

124. Jankowicz-Szymanska A, Mikolajczyk E, Wojtanowski W. The effect of physical training on static balance in young people with intellectual disability. Res Dev Disabil. 2012 Mar;33(2):675-81.

125. Lee K, Lee M, Song C. Balance training improves postural balance, gait, and functional strength in adolescents with intellectual disabilities: Single-blinded, randomized clinical trial. Disabil Health J. 2016 Jul;9(3):416-22.

126. Rao PT, Solomon JM. Can response time be trained with bilateral limb training in children with Down syndrome? J Neurosci Rural Pract. 2015 Jul;6(3):339-43.

127. Gonzalez-Aguero A, Vicente-Rodriguez G, Gomez-Cabello A, Ara I, Moreno LA, Casajus JA. A 21-week bone deposition promoting exercise programme increases bone mass in young people with Down syndrome. Dev Med Child Neurol. 2012 Jun;54(6):552-6.

128. Shields N, Taylor NF, Fernhall B. A study protocol of a randomised controlled trial to investigate if a community based strength training programme improves work task performance in young adults with Down syndrome. BMC Pediatr. 2010 Mar 25;10:17.

129. Dodd KJ, Shields N. A systematic review of the outcomes of cardiovascular exercise programs for people with Down syndrome. Arch Phys Med Rehabil. 2005 Oct;86(10):2051-8.

130. Seron BB, Goessler KF, Modesto EL, Almeida EW, Greguol M. Blood pressure and hemodynamic adaptations after a training program in young individuals with Down syndrome. Arq Bras Cardiol. 2015 Jun;104(6):487-91.

131. Wuang YP, Chiang CS, Su CY, Wang CC. Effectiveness of virtual reality using Wii gaming technology in children with Down syndrome. Res Dev Disabil. 2011 Jan;32(1):312-21.

132. Shields N, Plant S, Warren C, Wollersheim D, Peiris C. Do adults with Down syndrome do the same amount of physical activity as adults without disability? A proof of principle study. J Appl Res Intellect Disabil. 2017 Sep 29.

133. Smith BA, Kubo M, Black DP, Holt KG, Ulrich BD. Effect of practice on a novel task--walking on a treadmill: preadolescents with and without Down syndrome. Phys Ther. 2007 Jun;87(6):766-77.

134. de Mello Monteiro CB, da Silva TD, de Abreu LC, Fregni F, de Araujo LV, Ferreira FHIB, et al. Short-term motor learning through non-immersive virtual reality task in individuals with down syndrome. BMC Neurol. 2017 Apr 14;17(1):71.

135. Jung HK, Chung E, Lee BH. A comparison of the function, activity and participation and quality of life between down syndrome children and typically developing children. J Phys Ther Sci. 2017 Aug;29(8):1377-80.

136. Barr M, Shields N. Identifying the barriers and facilitators to participation in physical activity for children with Down syndrome. J Intellect Disabil Res. 2011 Nov;55(11):1020-33.

Espinha Bífida

Hércules Ribeiro Leite
Luisa Fonseca Sarsur
Míriam Ribeiro Calheiros Sá

DEFINIÇÃO

Os defeitos do tubo neural (DFTN) constituem um grupo de anormalidades do desenvolvimento em que o tubo neural não se fecha em determinada altura entre a medula espinhal e o cérebro. Dentre esses defeitos pode ser citada a espinha bífida (EB), que é a malformação do tubo neural mais comum e costuma resultar em uma abertura cutânea, musculofascial, vertebral e dural, podendo haver protrusão e exposição da medula espinhal[1,2].

EPIDEMIOLOGIA

Em todo o mundo, a EB afeta aproximadamente 300.000 neonatos a cada ano[3], sendo a segunda incapacidade mais comum na infância, após a paralisia cerebral[1]. A média da incidência mundial varia entre 2 e 8 casos a cada 10.0000 nascidos vivos[3]. Adicionalmente, apresenta maior incidência em meninas do que em meninos, e sua prevalência varia de acordo com a região e a raça[1].

No Brasil, a incidência é de 2,28/1.000 nascidos vivos[4]. A partir de dados coletados nas 11 maternidades acompanhadas pelo Estudo Latino-Americano Colaborativo de Malformações Congênitas (ECLAMC), o Brasil ocupa a quarta posição em termos de prevalência de EB dentre os 41 países pesquisados[5].

A etiologia parece estar associada a fatores ambientais, geográficos, teratogênicos e demográficos, incluindo condição socioeconômica, idade e saúde materna. Adicionalmente, evidências crescentes apontam a influência genética associada a anormalidades cromossômicas, síndromes genéticas, etnia/raça e distribuições familiares. Além disso, sabe-se que a deficiência de ácido fólico é um importante agente, sendo sua suplementação capaz de reduzir drasticamente o risco dos DFTN[6].

De modo geral, os DFTN resultam da interação de genomas suscetíveis (traço poligênico) com um ou mais fatores ambientais. O risco para as DFTN pode estar associado às interações entre os genes maternos ou do embrião-gene e/ou gene-interações do ambiente. A genética do risco das DFTN tem sido estudada em modelos animais com mutações induzidas natural ou experimentalmente. A partir desses estudos, alguns genes têm sido identificados tipicamente afetando processos fundamentais da neurulação, mas nenhum deles mostrou ser o principal responsável da etiologia dos DFTN[7].

ETIOPATOGÊNESE E CLASSIFICAÇÃO DA ESPINHA BÍFIDA

O sistema nervoso central (SNC) é formado a partir de uma estrutura côncava, denominada tubo neural, por meio do processo de neurulação. A maior parte do tubo neural se desenvolve a partir da placa neural, a denominada neurulação primária. Essa parte do tubo neural originará o cérebro e a medula espinhal até os níveis lombares. A estrutura mais distal do tubo neural, a qual dará origem aos níveis sacrais e coccígeos da medula espinhal, é originada pela neurulação secundária. A partir do 18º dia após a gestação, as margens laterais da placa neural se tornam mais espessas, possibilitando a formação das dobras neurais, e consequentemente se unem, dando origem ao tubo neural (Figura 6.1)[8].

Capítulo 6 Espinha Bífida

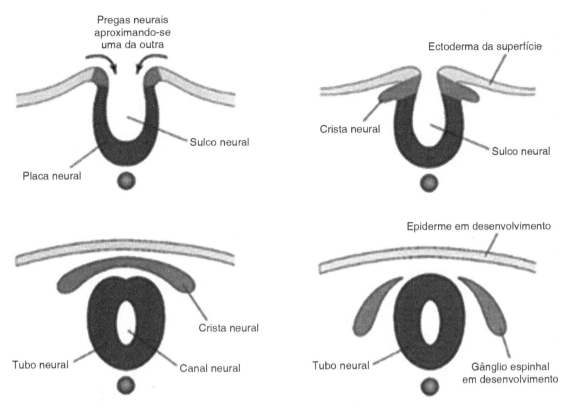

Figura 6.1 Processo de neurulação.

O processo de neurulação é decorrente de alterações morfológicas nos neuroblastos (futuros neurônios). Assim, qualquer distúrbio durante esse processo ocasionará malformações, haja vista que o desenvolvimento apropriado de uma estrutura é dependente do desenvolvimento apropriado das estruturas adjacentes. Por causa dessa relação, uma falha na neurulação quase sempre leva a uma malformação dessas estruturas circundantes[8].

A abertura, o neuroporo anterior, se fecha em torno de 24 dias, e a abertura caudal, o neuroporo posterior, se fecha cerca de 2 dias mais tarde. A maior parte das lesões ocorre no neuroporo posterior. A deficiência do neuroporo anterior dá origem à anencefalia, que inevitavelmente leva ao óbito. Outro defeito nessa região é a encefalocele, uma herniação das estruturas intracranianas que pode conter apenas as meninges (meningocele), as meninges e o cérebro (meningoencefalocele) ou as meninges, o cérebro e parte ventricular (meningoidroencefalocele) (Figura 6.2A), principalmente nas regiões occipitais.

Uma alteração mais branda nessa região pode dar origem à malformação de Arnold-Chiari, caracterizada por herniação congênita do vérmis cerebelar através do forame magno[8]. Os defeitos de fechamento do neuroporo posterior dão origem à EB, que se divide em dois tipos: fechada e aberta. Algumas anormalidades, como defeitos dos componentes vertebrais, tufos de pelos na pele e nevus, são observadas na EB oculta. Em contraste, na EB aberta se observa uma bolsa que pode incluir somente as meninges (meningocele) ou tecidos neurais com meninges (mielomeningocele)[2] (Figura 6.2B).

Como as incapacidades estão relacionadas principalmente com a mielomeningocele, neste capítulo será abordado apenas esse tipo de DFTN.

DIAGNÓSTICO FETAL E TRATAMENTO MÉDICO

O diagnóstico da EB pode ser estabelecido ainda no estágio fetal, haja vista que a elevada concentração sanguínea de alfafetoproteína é um importante marcador da EB. O diagnóstico, então, é confirmado por meio de exames de ultrassonografia nesse período fetal, bem como é possível determinar o nível da lesão por meio da ultrassonografia tridimensional. Exames de ressonância magnética podem ser úteis naqueles casos em que não é possível determinar a lesão por meio da ultrassonografia, como obesidade materna, presença de oligoidrâmnios e posição fetal.

Em alguns centros, as cirurgias são realizadas com o feto ainda intraútero a fim de minimizar a progressão da lesão[2]. Em outras condições, as cirurgias devem ser realizadas em até 72 horas após o parto. O objetivo da cirurgia é inserir o tecido nervoso no canal vertebral, cobrir o defeito e fechar a bolsa de maneira plana e impermeável. Caso haja hidrocefalia associada, esta deve ser corrigida simultaneamente, uma vez que com o fechamento da região posterior a pressão no sistema liquórico aumentará, o que pode levar ao extravasamento de líquor pela sutura cirúrgica, impedindo a cicatrização[9]. As cirurgias reduzem o risco de infecções do SNC e minimizam os agravos neurológicos[9].

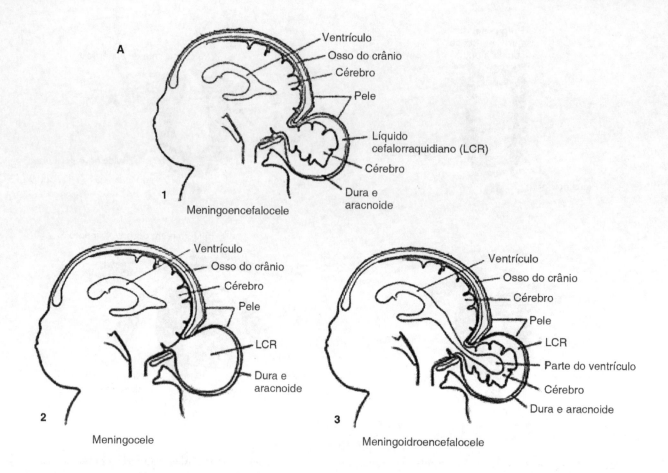

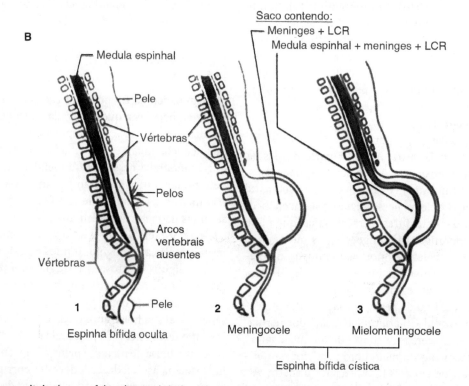

Figura 6.2A Vistas sagitais de encefaloceles occipitais: (1) meningoencefalocele, (2) meningocele e (3) meningoidroencefalocele. (Adaptada de Duane E. Heines. Neurociência fundamental: para aplicações básicas e clínicas. Ed. Elsevier. 3. ed. 2006[8].)
B Vistas sagitais: (1) espinha bífida oculta, (2) meningocele e (3) mielomeningocele. (Adaptada de Duane E. Heines. Neurociência fundamental: para aplicações básicas e clínicas. Ed. Elsevier. 3. ed. 2006[8].)

Capítulo 6 Espinha Bífida

ASPECTOS RELACIONADOS COM A FUNCIONALIDADE E A INCAPACIDADE

As crianças portadoras de mielomeningocele apresentam diversas deficiências que têm impacto direto nas atividades e participações sociais, e vice-versa, e estão sob influência de fatores ambientais e pessoais, de acordo com a Classificação Internacional de Funcionalidade, Incapacidade e Saúde (CIF)[10]. O modelo teórico da CIF tem sido amplamente utilizado para avaliar, estabelecer objetivos e guiar o processo de reabilitação. Seguem as principais restrições da participação, limitações de atividade e deficiências da estrutura e funções do corpo, bem como os fatores contextuais (pessoais e ambientais):

Restrições da participação e limitações da atividade

De acordo com o quadro clínico, o indivíduo apresentará distintas limitações da atividade e restrições da participação, principalmente nas áreas de mobilidade e autocuidado[11].

Na fase de lactação, a principal limitação da atividade é o atraso do desenvolvimento motor, principalmente quando associado a outras comorbidades, como a hidrocefalia[12]. Adicionalmente ao atraso motor, as crianças apresentam dificuldade em manter a posição do corpo por determinado tempo, incluindo permanecer sentadas, sobre quatro apoios e de pé, dependendo do nível motor[13].

De modo geral, as crianças adquirem a marcha, que varia de acordo com o uso ou não de tecnologia assistiva e do nível neurológico[14]:

- 4 anos e 6 meses: torácico;
- 5 anos e 2 meses: lombar alto;
- 5 anos: lombar médio;
- 3 anos e 10 meses: lombar baixo;
- 2 anos e 2 meses: sacral.

Apesar de os pacientes do mesmo nível neurológico serem enquadrados frequentemente em um mesmo grupo quanto ao prognóstico de marcha, sabe-se que vários fatores estão associados e devem ser levados em consideração em cada um deles, como intervenções cirúrgicas, obesidade, tônus, contraturas, bem como outras deficiências da estrutura e funções do corpo[15].

À medida que a criança cresce e atinge as idades pré-escolar e escolar, os problemas de mobilidade e autocuidado se acentuam, a saber:

Mobilidade[16-18]

- Mudar e manter a posição do corpo.
- Autotransferências.
- Mover-se.
- Andar e se deslocar.
- Deslocar-se utilizando transportes.

Autocuidado[16,18]

- Lavar-se.
- Cuidar das partes do corpo.
- Cuidados com os processos de excreção.
- Vestir-se.
- Comer, beber e cuidar da própria saúde.

Na adolescência e na transição para a vida adulta, outros domínios são afetados, como vida doméstica, interações e relacionamentos interpessoais, áreas principais da vida (educação, trabalho e emprego, além da vida econômica) e a vida comunitária, social e cívica.

As limitações das atividades e restrições na participação social estão inter-relacionadas às deficiências de estrutura e funções do corpo.

Deficiências da estrutura e funções do corpo

A mielomeningocele é mais comum nos níveis torácicos, lombares e sacrais, haja vista que as lesões cervicais são mais raras[7]. As lesões na mielomeningocele resultam em déficits nas funções motoras (voluntárias e autonômicas) e sensoriais no nível neurológico, bem como abaixo desse nível. Além disso, salienta-se que as alterações nas funções sensoriais e motoras podem não ser simétricas em razão dos diferentes padrões da lesão[7].

Quando não há acometimento dos membros superiores (MMSS), a lesão é definida como paraparesia. Diferentemente da paraparesia causada por lesões medulares traumáticas, que são primariamente síndromes do neurônio motor superior[7] (veja o Capítulo 7), na paraparesia proveniente da mielomeningocele são observadas características de síndromes do neurônio motor inferior associadas (Quadro 6.1).

Em virtude da complexidade da mielomeningocele, várias funções do corpo serão afetadas, como será descrito com mais detalhes a seguir.

Funções neuromusculoesqueléticas e relacionadas com o movimento

De modo geral, as crianças com mielomeningocele apresentam hipotonia, fraqueza muscular e diminuição ou abolição

Quadro 6.1 Síndrome do neurônio motor inferior e superior

	Síndrome do neurônio motor inferior	Síndrome do neurônio motor superior
Fraqueza	Sim	Sim
Tônus	Diminuído (flácido ou hipotônico)	Aumentado (espasticidade)
Reflexos cutâneos	Diminuído ou ausente	Aumentado
Reflexos tendinosos	Normal ou não responsivo	Resposta anormal presente
Contraturas	Sim, posicional	Sim, relacionada com o aumento do tônus

Fonte: adaptado de Goldstein et al., 2010[7].

Tabela 6.1 Nível neurológico, função muscular e deformidades em crianças com mielomeningocele

Nível neurológico	Principais grupos musculares funcionais em MMII	Principais grupos musculares paralisados em MMII	Incapacidades decorrentes do desequilíbrio muscular
T12	Nenhum	Paralisia completa de MMII	Escoliose ou lordose, coxa valga, subluxação ocasional do quadril
L1-L2	Flexores do quadril fracos a bons Adutores do quadril pobres a fracos	Extensores do quadril paralisados Abdutores do quadril paralisados Joelho e pés flácidos	Escoliose ou lordose Contratura em flexão-adução do quadril associada à subluxação
L3-L4	Flexores do quadril normais Adutores do quadril bons a normais Quadríceps fraco a bom Tibial anterior – força de esboço a fraca	Extensores e abdutores do quadril, extensores do joelho, tríceps sural, eversores e inversores do pé paralisados	Lordose lombar ou escoliose Contratura em flexão-adução-rotação externa do quadril e deslocamento do quadril ao nascimento Contratura em extensão do joelho
L5	Flexores do quadril e adutores normais Quadríceps normal Isquiotibiais mediais fracos a bons Dorsiflexores e inversores normais	Extensores do quadril – esboço a pobre função muscular Tríceps sural paralisado Eversores dos pés fracos	Lordose, escoliose Contratura em flexão-adução do quadril, coxa valga, subluxação Grave calcaneovaro
S1-S2	Músculos do quadril, joelhos e pés normais, exceto extensores de quadril, isquiotibiais e flexores dos dedos	Extensores do quadril fracos a bons Bíceps femoral fraco Músculos intrínsecos dos pés paralisados Flexores dos dedos fracos	Subluxação ocasional do quadril Pé plano valgo Dedos em garra

Fonte: adaptada de Specht et al., 1974[19].

dos reflexos[7]. O grau de acometimento depende do nível neurológico, que pode ser torácico, lombar alto, lombar baixo e sacral[13]. Na Tabela 6.1 podem ser visualizados o nível neurológico e a correlação com a função muscular, deformidade ou incapacidade mais comumente encontrada nessas crianças.

Em razão da natureza da lesão e da manutenção de posturas viciosas (Figura 6.3), as crianças com mielomeningocele desenvolvem deficiências secundárias com o passar do tempo, como contraturas dos músculos dos MMII e alterações na coluna vertebral (aumento da cifose e escolioses)[20] (Figura 6.4).

As principais contraturas são em flexão, rotação externa e abdução de quadril, flexão de joelho e flexão plantar[11]. Há que se destacar ainda que as assimetrias pélvicas, particularmente naqueles pacientes que utilizam cadeiras de rodas como meio de locomoção, podem agravar as alterações da coluna vertebral[13].

Em relação à perda de massa óssea, sabe-se que a redução da função muscular diminui a carga axial usual nos MMII, predispondo o paciente às fraturas por fragilidade óssea[21]. Nesse contexto, é importante ressaltar que a infância e a adolescência constituem um período crítico para a formação de uma estrutura óssea saudável. A incapacidade de atingir a maturação óssea está associada a aumento do risco de osteoporose e fratura na idade adulta[22].

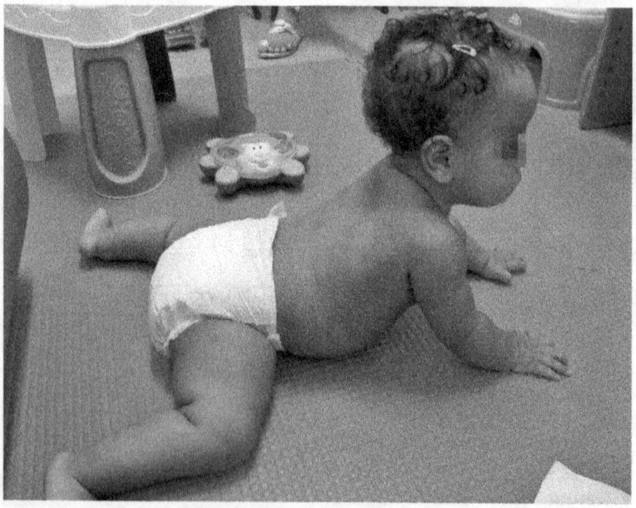

Figura 6.3 Derformidade em abdução dos quadris (arquivo pessoal).

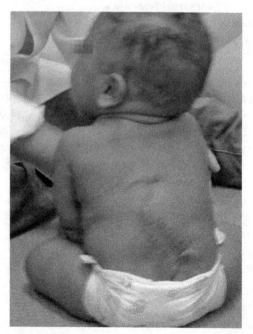

Figura 6.4 Derformidade vertebral – escoliose (arquivo pessoal). Além disso, observa-se a cicatriz cirúrgica.

Nas crianças deambuladoras são apontadas outras deficiências, como dor anterior e artrite de joelho[23]. Por outro lado, as crianças não deambuladoras irão apresentar luxações/subluxações de quadril[24].

Outras deformidades ortopédicas podem estar associadas, como hemivértebra e deformidades nos pés (p. ex., pé torto e tálus vertical)[25] (Figura 6.5).

As crianças com mielomeningocele apresentam, também, alterações das funções de equilíbrio nas posturas sentada, de pé e ao andar[15].

Padrão de marcha

Naqueles pacientes que apresentam marcha são observadas alterações cinemáticas e cinéticas. Essas compensações posturais durante a marcha estão associadas à redução da força muscular e ao mau alinhamento articular, como em crianças com fraqueza de abdutores de quadril e plantiflexão, nas quais são observadas maiores inclinações laterais, movimentos pélvicos, aumento da flexão de joelho e dorsiflexão[23]. Adicionalmente, essas alterações parecem estar mais agravadas em pacientes sintomáticos (p. ex., dor), nos quais é relatado aumento da flexão de joelho na fase de apoio, bem como aumento do momento extensor de joelho e de abdutores e rotadores internos de quadril[26].

Funções de tolerância ao exercício

As crianças com mielomeningocele apresentam baixa tolerância ao exercício, quando comparadas a seus pares[27], haja vista a redução da capacidade aeróbica (p. ex., redução do consumo máximo de oxigênio – VO_2) verificada por meio de testes de campo[28]. A baixa tolerância ao exercício tem sido relacionada com o sedentarismo, e vice-versa, o que pode levar ao aumento do peso dessas crianças[27].

Funções do aparelho respiratório e do sono

As crianças com mielomeningocele apresentam redução da função pulmonar (tipo restritivo)[29], sobretudo aquelas com nível mais alto de lesão, e essas funções podem ser agravadas pela presença de escolioses e hipercifoses[30].

Em relação aos distúrbios respiratórios durante o sono, as crianças com mielomeningocele apresentam prevalência de 20% quando comparadas às crianças com malformação de Arnold-Chiari tipo II, que apresentam prevalência de 50%[31,32]. Sabe-se que esses distúrbios estão associados à morte súbita durante o sono, bem como a distúrbios cognitivos (déficit de atenção e de memória) e de comportamento/humor[7].

Funções geniturinárias

A maioria das crianças apresenta bexiga neurogênica, o que pode ocasionar incontinência urinária, infecção urinária de repetição, refluxos, malformações renais e distúrbios sexuais[33]. O acompanhamento por urologista pediátrico é fundamental para essas crianças, e o exame de urodinâmica ainda no primeiro ano de vida é útil para monitorar a resposta às terapias, a segurança do trato urinário inferior e a identificação de pacientes que precisam de avaliação urodinâmica periódica[34,35].

Alterações na estrutura do SNC e impacto das funções mentais

Adicionalmente às alterações neuromusculoesqueléticas relacionadas com a mielomeningocele, é importante destacar as malformações de estruturas do SNC, como o corpo caloso, bem como o atraso na maturação das substâncias cinzenta e branca. Estudos que utilizaram exame de ultrassom na 18ª e 20ª semanas gestacionais mostraram um formato do crânio parecido com um limão (*lemon-shaped*). Além disso, são citadas outras alterações cerebrais frontais (alargamento dos ventrículos), medianas e posteriores (anormalidades

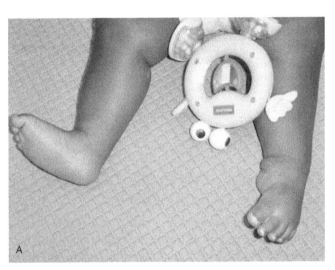

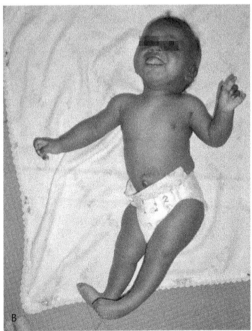

Figura 6.5A e **B** Derformidade em pés e joelhos (arquivo pessoal).

cerebelares associadas à extrusão da tonsila cerebelar para o canal vertebral)[7].

Dentre as alterações posteriores cerebrais pode ser citada a malformação de Arnold-Chiari tipo II, que é decorrente da herniação do vérmis cerebelar através do forame magno, podendo causar obstrução e aumento da pressão intracraniana[7].

A hidrocefalia está frequentemente associada à malformação de Arnold-Chiari e ocorre após o nascimento, quando a mielomeningocele é cirurgicamente fechada e a bolsa externa deixa de absorver o aumento da pressão liquórica[9]. Essa condição irá exigir a implantação de derivações, que são válvulas que drenam o líquor dos ventrículos para o peritônio[36]. Todas essas malformações agravam o quadro clínico, levando ao comprometimento de diversas funções mentais[7,13]: inteligência[37], aprendizado não verbal[38], linguagem[39], atenção e funções executivas[40], percepção visual e funcionamento motor[41].

Outras alterações na estrutura do SNC são a síndrome da medula presa e a hidromielia. A medula presa se apresenta mais comumente entre 2 e 8 anos de idade e em menor incidência no grupo de crianças entre 10 e 12 anos[42]. Ocorre em virtude da aderência do *filum* terminal na região do defeito congênito com a consequente não migração. Assim, durante o crescimento ocorre um estiramento medular e a criança pode apresentar alterações no padrão de marcha, sensoriais (dor), musculoesqueléticas (escoliose), geniturinárias, de tônus (espasticidade) e alterações dos reflexos[43]. Essa condição exige intervenção cirúrgica, objetivando liberar as aderências[44].

A hidromielia, por sua vez, é uma coleção de líquor no interior da medula que causa efeitos compressivos que podem agravar o quadro clínico[45].

Funções do sistema imunológico

A alergia ao látex apresenta prevalência em torno de 40%[46]. Embora não tenha uma causa definida, teoriza-se que a exposição precoce (múltiplas cirurgias, testes diagnósticos e exames) poderia levar ao aumento da sensibilidade nessas crianças. A alergia ao látex está associada a um quadro clínico que inclui vômitos, diarreia e urticárias, e alguns pacientes podem evoluir para choque anafilático e óbito[47].

Fatores contextuais

Os fatores pessoais e ambientais, como idade, motivação, gênero, personalidade, renda familiar, atividades esportivas, barreiras arquitetônicas, acesso a tecnologias assistivas, famílias monoparentais e baixo nível de escolaridade dos pais, também estão associados a níveis baixos de participação social, mobilidade[48,49] e qualidade de vida.

Qualidade de vida

Como todos os domínios da CIF estão inter-relacionados, a qualidade de vida do indivíduo é afetada por vários fatores, como reduzida mobilidade, autocuidado[18], capacidade funcional[50], dor e depressão[51]. Além disso, é importante destacar que a qualidade de vida não está associada diretamente ao nível de incapacidade, haja vista que também estão envolvidos fatores pessoais e ambientais[52].

ATUAÇÃO DA EQUIPE INTERDISCIPLINAR E MULTIDISCIPLINAR

O manejo da criança com mielomeningocele exige uma equipe multidisciplinar e interdisciplinar que considere as restrições de participação, as limitações das atividades e as deficiências das estruturas e funções do corpo apresentadas neste capítulo. Nesse cenário, cabe destacar o papel da equipe médica (ortopedistas, neurologistas, urologistas, psiquiatras etc.), bem como de fisioterapeutas, nutricionistas, enfermeiros, terapeutas ocupacionais, fonoaudiólogos, educadores físicos, profissionais da educação e psicólogos. Portanto, a avaliação e o programa de reabilitação devem ser integrados, e o papel de cada profissional é dialogar com os demais membros da equipe a fim de maximizar a funcionalidade e o bem-estar do paciente.

Os profissionais deverão estar cientes de que os objetivos e planos de tratamento irão mudar com o crescimento da criança. O Quadro 6.2 resume a importância da equipe multi e interdisciplinar nas diferentes fases da vida das crianças com mielomeningocele.

INTERVENÇÃO FISIOTERAPÊUTICA

Avaliação

A avaliação fisioterapêutica também deverá ser pautada no modelo teórico da CIF, que reflete a mudança de uma abordagem fundamentada na doença para a ênfase na funcionalidade como um componente da saúde. Assim, a implementação de um modelo de funcionalidade e incapacidade possibilita ao fisioterapeuta, em sua prática clínica, estabelecer um perfil funcional específico para cada indivíduo[53]. Com base nesse modelo, o profissional pode identificar as incapacidades nos três níveis que envolvem a saúde (ou seja, atenção primária, secundária e terciária) e desenvolver um plano de tratamento centrado no paciente[53].

A seguir serão apontados diversos instrumentos, testes e medidas que podem ser utilizados durante a avaliação. Entretanto, o fisioterapeuta deverá atentar para a escolha adequada dos instrumentos, considerando, por exemplo, validação, confiabilidade, idade do paciente etc.

Seguem os principais itens a serem abordados na avaliação fisioterapêutica:

Coleta de dados da história clínica com os pais e/ou cuidadores

Devem ser investigados os aspectos relacionados com a história da condição atual, a história médica pregressa (cirurgia de fechamento precoce, presença de infecções, vesicotomias, implantação de derivação ventriculoperitoneal

Capítulo 6 Espinha Bífida

Quadro 6.2 Equipe multi e interdisciplinar na infância, na adolescência e na transição para a vida adulta

Estágio	Áreas-alvo	Profissionais
Lactentes	Fala Mobilidade Geniturinária Alergias Sono e função respiratória	Fonoaudiologia Terapia ocupacional Fisioterapia Equipe médica
Fase pré-escolar	Fala Mobilidade e autocuidado Deficiências secundárias: musculoesqueléticas	Fonoaudiologia Terapia ocupacional Fisioterapia Equipe médica
Fase escolar	Mentais (aprendizagem e humor) Mobilidade e autocuidado Metabólicas: puberdade precoce e ganho de peso Deficiências secundárias: musculoesqueléticas	Fonoaudiologia Terapia ocupacional Fisioterapia Psicologia Nutrição Profissionais da educação Equipe médica
Adolescência	Mentais (funções executivas, depressão, isolamento etc.) Deficiências secundárias: musculoesqueléticas Mobilidade e autocuidado Participação (esportes)	Terapia ocupacional Fisioterapia Psicologia Educação física Profissionais da educação Equipe médica/intervenções cirúrgicas
Transição para a vida adulta	Mobilidade e autocuidado (trabalho, atividades domésticas e educação) Participação (esportes)	Terapia ocupacional Psicologia/neuropsicologia Equipe médica/intervenções cirúrgicas Fisioterapia Educação física

Fonte: adaptado de Goldstein et al., 2010[7].

[DVP] e atrial [DVA], dentre outras intervenções cirúrgicas e comorbidades), a história social e familiar, a queixa principal da criança e/ou pais e outras funções.

Fatores contextuais

Dentre os fatores ambientais devem ser investigados os ambientes imediatos do indivíduo, como domiciliar, de trabalho, escolar e da reabilitação. Esses fatores incluem ainda: características físicas e materiais do ambiente onde o indivíduo está inserido, uso de tecnologia assistiva e contato direto com outros indivíduos, como família, conhecidos, colegas e estranhos[53].

Os fatores pessoais incluem o histórico da vida do indivíduo, como sexo, raça, idade, outros estados de saúde, condição física, estilo de vida, hábitos, escolaridade, enfrentamento de problemas, motivação, comportamento e características psicológicas individuais[53].

Atividade e participação

Esse domínio pode ser avaliado tanto qualitativamente, mediante a observação da movimentação espontânea nas posições supino, prono, sentada, gato, ajoelhada e de pé, como quantitativamente, por meio de instrumentos de medida padronizados.

Para a classificação da mobilidade dessas crianças pode ser utilizada a Escala de Mobilidade Funcional (*Functional*

Mobility Scale – FMS), que torna possível identificar a mobilidade em três contextos distintos: casa (5m), escola (50m) e comunidade (500m). Em cada um deles é dado um escore que varia de 0 a 6 com base na capacidade ambulatória. Embora tenha sido desenvolvida para crianças com paralisia cerebral, tem sido aplicada em outras incapacidades, como mielomeningocele[54,55] (Figura 6.6), podendo ser utilizada em crianças de 4 a 18 anos de idade.

Para avaliação das atividades motoras grossas é utilizada a Medida da Função Motora Grossa – versão 88 (*Gross Motor Function Measure* – GMFM-88), que consiste em uma medida quantitativa amplamente utilizada para medir a atividade motora grossa em crianças e adolescentes com paralisia cerebral[56], mas que também tem sido usada em crianças com mielomeningocele[57,58], embora não tenha sido validada para essa população.

O Bayley-III pode ser utilizado para avaliar o desenvolvimento motor (fino e grosso), a linguagem e a cognição de crianças com mielomeningocele na faixa etária de 1 a 42 meses[59].

A capacidade de locomoção/mobilidade pode ser avaliada por meio do Teste de Caminhada de 6 Minutos (que avalia a distância da caminhada) (veja o Capítulo 23), bem como por meio do teste *Timed "Up and Go"*[60] (que avalia a mobilidade, bem como a velocidade durante a execução do teste).

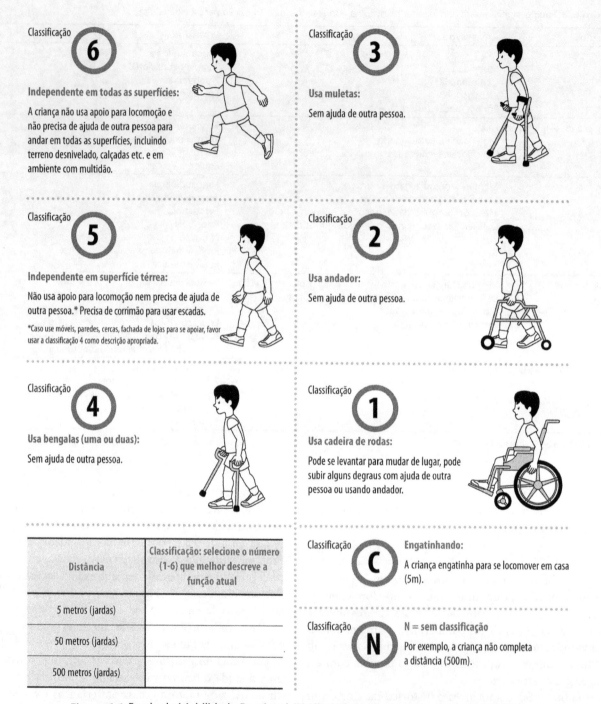

Figura 6.6 Escala de Mobilidade Funcional (FMS). (Adaptada de Graham et al., 2004[54].)

O Inventário de Avaliação Pediátrica de Incapacidade (*Pediatric Evaluation Disability Inventory* – PEDI)[58,61] pode ser utilizado para avaliar a limitação de atividades de autocuidado, mobilidade e função social, bem como acompanhar progressos e analisar os resultados das intervenções. Indicado para crianças com idade cronológica entre 6 meses e 7 anos e 6 meses, pode ser utilizado em idades superiores com o objetivo de acompanhamento (para mais detalhes veja o Capítulo 4).

A Escala de Equilíbrio Pediátrica (EEP) – equilíbrio funcional – pode ser utilizada para possibilitar inferências sobre a disfunção do equilíbrio de crianças entre os 5 e os 15 anos de idade. É composta por 14 itens, sendo cada item pontuado de 0 a 4. A pontuação máxima da escala é 56 e, quanto maior o escore, supostamente melhor o equilíbrio[62].

A participação tem sido avaliada em crianças e adolescentes com mielomeningocele por meio do *Life Habits Questionnaire* (LIFE-H)[50]. A versão reduzida (LIFE-H 30) analisa 69 hábitos, englobando 12 categorias: nutrição, condicionamento, cuidado pessoal, comunicação, cuidado com a casa, mobilidade, responsabilidade, relações interpessoais, vida comunitária, educação, emprego e recreação.

Capítulo 6 Espinha Bífida

As primeiras seis categorias se referem às atividades de vida diária (AVD) e as demais estão relacionadas com as funções sociais. O escore é embasado em dois elementos específicos: (1) o nível de dificuldade para desempenhar os hábitos de vida (sem dificuldade, com dificuldade, com substituições ou não realiza) e (2) o tipo de assistência requerida para desempenhar o hábito (sem ajuda, assistência técnica ou adaptação, assistência humana). Ambos os elementos são combinados em uma escala que varia de 0 a 9, com 0 indicando incapacidade total (ou sem participação) e 9, participação total (a atividade é desempenhada sem dificuldade ou ajuda). É calculada a média dos escores para os dois subdomínios (ou seja, atividades diárias e papel social). Uma média de escore < 8 indica dificuldade no desempenho. Essa escala tem sido utilizada para crianças do nascimento até os 4 anos de idade (LIFE-H 3.0 e 4.0), dos 5 aos 13 anos de idade (LIFE-H 3.0 e 4.0), bem como para adolescentes, adultos e idosos (LIFE-H 3.0 e 4.0). Os formulários podem ser baixados no *site*: http://ripph.qc.ca/en/documents/life-h/what-is-life-h/. A versão LIFE-H 3.0 foi traduzida para o português e validada para a população de 0 a 4 anos de idade[63].

Estrutura e função do corpo

A partir dos resultados obtidos na avaliação da atividade e da participação, o fisioterapeuta deverá avaliar aspectos relacionados com as estruturas e funções corporais.

Inspeção geral

São investigadas postura, hipotrofia, pele e cicatriz.

Perimetria

A perimetria é mensurada através da circunferência da região, utilizando uma fita métrica.

Função sensorial

Convém investigar as sensibilidades profunda e superficial através dos dermátomos correspondentes a partir da cicatriz. A investigação será mais fidedigna em crianças maiores.

Dor

A dor deve ser avaliada naqueles pacientes com queixas de dores musculoesqueléticas:

- **Escala Visual Analógica:** 0 a 10 (validada para crianças com mais de 8 anos de idade)[64].
- **Escala FLACC** (veja o Capítulo 9): 2 meses a 7 anos de idade[65].

Composição corporal

- **Antropometria (massa e altura)**[66,67]: os valores encontrados devem ser comparados com os dados normativos da Associação Brasileira para o Estudo da Obesidade

e Síndrome Metabólica (ABESO) disponíveis na literatura (http://www.abeso.org.br/atitude-saudavel/z-imc-crianca).

Força muscular de MMSS e MMII

- **Teste de uma repetição máxima ou 1RM:** nesse teste é avaliada a quantidade de peso deslocada em determinado movimento que resulta no movimento completo executado de maneira correta sem a capacidade de realizar o segundo movimento[68].
- **Teste muscular manual (Tabela 6.2):** teste mais utilizado na prática clínica, apesar de seu caráter relativamente subjetivo, gradua a força entre 0 e 5, variando de ausência de contração até contração contra resistência máxima. No entanto, é difícil graduar a força aplicada pelo examinador nos graus 4 e 5 de modo objetivo em crianças, sendo mais confiável o uso dese teste naquelas com grau de força < 4[67,69,70]. O teste muscular manual tem sido recomendado para crianças com sequelas de mielomeningocele que não têm força suficiente para movimentar o membro contra a gravidade; do contrário, recomenda-se o dinamômetro[71] ou o teste de 1RM[68].
- Preconiza-se também a avaliação da função muscular respiratória por meio da manuvacuometria (pressão inspiratória e expiratória máxima – PI e PEmáx)[72] (veja o Capítulo 23).

Nível neurológico (veja a Tabela 6.1)

O nível neurológico da lesão (diferente do nível motor – veja o Capítulo 7) consiste no segmento mais caudal da medula espinhal com sensibilidade normal e força muscular contra a gravidade de ambos os lados do corpo, sendo determinado mediante a avaliação da função muscular (teste muscular manual, 0-5). Para isso deve ser verificada a atividade de músculos-chave (direito e esquerdo), como:

- **L2:** flexores de quadril.
- **L3:** extensores de joelho.
- **L4:** dorsiflexores do tornozelo.
- **L5:** extensor longo dos dedos.
- **S1:** flexão plantar do tornozelo.

Tabela 6.2 Teste muscular manual

Escore	Descrição
0	Sem contração muscular
1	Esboço de contração muscular
2	Não vence completamente a gravidade (ADM incompleta)
3	Vence a gravidade sem resistência (ADM completa)
4	Vence a gravidade com pouca resistência
5	Vence a gravidade com muita resistência

Amplitude de movimento (ativa e passiva)

São avaliados os tornozelos, os joelhos, os quadris e a coluna. Para avaliação da amplitude de movimento são preconizadas medidas objetivas, como goniômetro ou inclinômetro (p. ex., aplicativo iHandy Level), embora em algumas situações as medidas sejam feitas indiretamente mediante observação do movimento.

Flexibilidade

Avaliam-se os flexores de quadril, os extensores e flexores de joelho e os flexores plantares (veja o Capítulo 21).

Reflexos

Os reflexos são importantes para a avaliação da integridade do SNC, bem como para a identificação de alterações decorrentes do aparecimento de alguma morbidade.

Tônus

O tônus é avaliado por meio da movimentação passiva.

Padrão de marcha

Devem ser observados os principais desvios e compensações em MMII, MMSS e tronco.

Tolerância ao exercício

O teste de caminhada de 6 ou 2 minutos é usado naqueles pacientes deambuladores ou é substituído pelos testes de MMSS (cicloergômetro)[60,67]. Por meio desses testes são obtidos parâmetros importantes para a prescrição de exercício, como frequência cardíaca máxima e percepção de esforço (Escala de Borg)[60] (veja o Capítulo 23).

Exames de imagem

As radiografias de quadril e coluna vertebral são importantes para identificação e acompanhamento de luxação/subluxação e escolioses, respectivamente. O fisioterapeuta deverá observar e quantificar o índice de migração da cabeça do fêmur, bem como o ângulo de Cobb[73] (veja o Capítulo 17).

Qualidade de vida

Dois instrumentos têm sido utilizados para avaliação da qualidade de vida: o *Pediatric Quality of Life Inventory Generic Form* (PedsQL)[74] e o *Spina Bifida Health Related Quality of Life Questionnaire*[75,76], sendo o primeiro já traduzido e validado para a população brasileira (veja o Capítulo 23). O questionário genérico PedsQL inclui a autoavaliação de crianças e adolescentes entre 5 e 18 anos de idade e um questionário para os pais de crianças e adolescentes entre 2 e 18 anos de idade[77].

DIAGNÓSTICO FISIOTERAPÊUTICO

Finalizada a avaliação, o fisioterapeuta deverá elencar as principais restrições de participação, limitações da atividade e deficiências da estrutura e função, bem como fatores contextuais.

TRATAMENTO FISIOTERAPÊUTICO*

A elaboração das metas de tratamento deverá incluir as limitações da atividade e restrições da participação, deficiências da estrutura e função do corpo e fatores contextuais. As evidências científicas ainda são limitadas quanto ao tratamento fisioterapêutico de crianças com mielomeningocele. Mesmo assim, os objetivos e o plano de tratamento devem estar pautados na melhor evidência científica disponível, na habilidade do profissional fisioterapeuta e na opinião dos pais/criança. A partir dessa premissa, o fisioterapeuta, após avaliação minuciosa, deverá propor objetivos e condutas adequadas para cada faixa etária (neonatal, lactação, pré-escolar, escolar e adolescência).

Fase neonatal

Esse é um período crítico para as famílias e as crianças com mielomeningocele, pois envolve o período pós-parto e o início das intervenções cirúrgicas e conservadoras em âmbito hospitalar. Os objetivos da fisioterapia neurofuncional nessa fase incluem:

- Possibilitar o correto fechamento da cicatriz cirúrgica.
- Propiciar o posicionamento adequado no leito.
- Prevenir deformidades secundárias.

O tratamento fisioterapêutico deve ser iniciado logo após a estabilização do quadro clínico, geralmente de 24 a 48 horas após a intervenção cirúrgica. Os bebês que receberem dreno para redução da pressão intracraniana devem ter a cabeceira elevada a 30 graus e centralizada a fim de favorecer o retorno venoso das veias jugulares (nível de evidência 5)[9]. Caso a hidrocefalia seja muito grave, o manuseio pós-operatório pode não ser seguro em razão da queda brusca da pressão intracraniana, o que pode ocasionar lesões cerebrais (nível de evidência 5)[9].

Após a liberação médica, inicia-se o manejo da cicatriz cirúrgica, bem como mobilizações passivas e posicionamentos no leito. Os posicionamentos devem promover simetria e melhorar o alinhamento articular em virtude da redução do tônus e da fraqueza muscular. Além disso, o fisioterapeuta deverá atender a criança em prono ou decúbito lateral por causa da cicatriz cirúrgica (nível de evidência 5)[9].

O manejo fisioterapêutico da cicatriz cirúrgica deve ser iniciado ainda em âmbito hospitalar, sendo o *laser* uma das modalidades que têm apresentado evidência científica. O *laser* de baixa intensidade é uma modalidade terapêutica que auxilia a resolução do processo inflamatório e a reparação tissular da ferida cirúrgica por meio da fotobiomodulação tecidual[78]. Neonatos operados de meningocele

---

*Veja no Anexo, no final deste livro, a definição dos níveis de evidência, sendo 1 o nível mais alto e 5 o mais baixo.

Capítulo 6 Espinha Bífida

ao nascimento e submetidos à aplicação de *laser* de baixa intensidade ao longo da incisão cirúrgica (*laser* de diodo C.W., λ = 685nm, p = 21mW, com E = 0,19J por ponto, totalizando valores de energia entregues por paciente entre 4 e 10J) têm obtido resultados superiores aos do grupo de controle, evidenciando-se como um método de tratamento eficaz, seguro e não invasivo (nível de evidência 3)[79].

Antes da alta hospitalar, os pais deverão ser orientados quanto aos cuidados em relação à pele a fim de prevenir úlceras de posicionamento (déficits das funções sensoriais) e reações alérgicas (alergia ao látex). Além disso, devem ser orientados quanto ao posicionamento adequado para evitar deformidades musculoesqueléticas e estimular as habilidades motoras.

Fase de lactação e pré-escolar

O tratamento fisioterapêutico nessa fase tem como objetivos:

- Potencializar o desenvolvimento neurossensoriomotor e o autocuidado.
- Aprimorar as funções musculares.
- Aumentar o controle postural.
- Prevenir disfunções musculoesqueléticas.

Nessa fase, o desenvolvimento neurossensoriomotor é alcançado por meio da intervenção precoce (veja o Capítulo 2).

Fase escolar, adolescência e transição para a vida adulta

Durante a fase escolar, adolescência e transição para a vida adulta, os objetivos da fase anterior devem ser mantidos/ aprimorados, porém as prioridades estão ainda mais direcionadas para:

- Aumentar a capacidade funcional.
- Aprimorar a tolerância ao exercício.
- Adquirir e aprimorar a mobilidade e o autocuidado.
- Prevenir o ganho de peso.
- Aumentar a participação.
- Melhorar a qualidade de vida.

Existem diversos recursos e técnicas por meio dos quais esses objetivos podem ser alcançados, embora o nível de evidência varie consideravelmente entre eles. Os principais recursos e seus níveis de evidência serão apresentados a seguir.

Tecnologia assistiva

Tecnologia assistiva é uma expressão genérica que inclui dispositivos de assistência, adaptação e reabilitação para pessoas com incapacidade. Sabe-se que o desalinhamento postural causado pelo desequilíbrio muscular associado à redução da descarga de peso é o principal fator para o aparecimento das disfunções musculoesqueléticas (isto é, deformidades, luxações, contraturas, redução da massa óssea

e da força muscular) e limitações da atividade e restrições da participação[13]. Nesse contexto, é importante que o fisioterapeuta prescreva adequada tecnologia assistiva, como órteses, dispositivos de suporte e mobilidade.

As principais indicações das órteses são (nível de evidência 5)[13]:

- **Órtese supramaleolar (do inglês *Supra Malleolar Orthesis* – SMO):** nível lombar baixo e sacral – posicionamento da articulação subtalar (possibilita dorsi e plantiflexão).
- **Órtese tornozelo-pé (do inglês *Ankle Foot Orthesis* – AFO):** nível lombar baixo e sacral – posicionamento de pé e tornozelo (manutenção das articulações tibiotársicas, subtalar e mediotarsal em posição neutra).
- **Órtese joelho-tornozelo-pé (do inglês *Knee Ankle Foot Orthesis* – KAFO):** nível lombar alto e torácico – posicionamento de pé e tornozelo com controle da extensão dos joelhos (necessita de controle pélvico).
- **Órtese quadril-joelho-tornozelo-pé (do inglês *Hip Knee Ankle Foot Orthesis* – HKAFO):** nível lombar alto e torácico – posicionamento de pé, tornozelo e joelhos (especialmente indicada quando há instabilidade lateral ou rotacional do quadril).
- **Órtese toracolombossacral (do inglês *Thoracic Lumbar Sacral Orthesis* – TLSO):** presença de desequilíbrio muscular importante no tronco – correção da escoliose e cifose.

Os principais dispositivos de suporte e mobilidade em pediatria são os *standers* (estáticos e dinâmicos), as muletas, os andadores (anterior e posterior) e as cadeiras de rodas, como *scooter seat*, conhecido como "assento lambreta" (Figura 6.7) (nível de evidência 5). Os dispositivos de suporte e mobilidade são essenciais no manejo das crianças com mielomeningocele, pois estão associados ao aumento da atividade e da participação (nível de evidência 4)[59], ao aumento da velocidade de alimentação (nível de evidência 3)[80], à interação com os pares e cuidadores (nível de evidência 5)[81] e à promoção da interação social (nível de evidência 4)[82].

Com o objetivo de promover a independência funcional, deve ser ensinado à criança o uso independente das órteses e dispositivos, treinando a colocação e a retirada das órteses, evitando quedas e andando em diferentes superfícies. Além disso, como será abordado mais adiante, muitas crianças irão abandonar padrões de marcha não funcionais em razão do alto gasto energético. Assim, o fisioterapeuta deve estar atento à prescrição adequada de cadeiras de rodas, bem como ensinar seu manejo adequado em diferentes condições e superfícies (nível de evidência 5)[13] (veja o Capítulo 7).

Os pais também devem ser orientados quanto ao posicionamento adequado da criança nas diversas posturas a fim de garantir o alinhamento biomecânico adequado durante a descarga de peso na postura de pé ou na postura sentada, o que minimizará as forças que deformam o

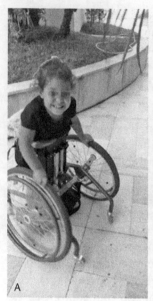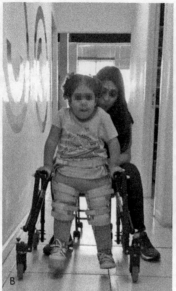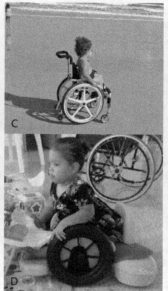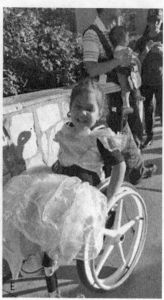

Figura 6.7A *Stander* dinâmico. **B** Órtese longa com cinta pélvica e andador posterior. **C** Cadeira de rodas. **D** *Scooter seat* ("assento lambreta"). **E** Cadeira de rodas.

sistema musculoesquelético em virtude dos baixos tônus e força muscular (nível de evidência 5)[13].

A tecnologia assistiva também tem sido utilizada para potencializar a mobilidade (ou seja, padrão de marcha e desempenho funcional) mediante o treino locomotor (solo ou na esteira), bem como por meio de programas de descarga de peso para prevenir as disfunções musculoesqueléticas. Essas abordagens e suas evidências serão descritas com mais detalhes a seguir.

Treino locomotor no solo

O treino de marcha no solo pode ser iniciado precocemente. Durante as fases iniciais, no entanto, o fisioterapeuta deverá realizar o treino de força muscular, reações de equilíbrio e ajustes posturais (MMSS, MMII e tronco). Além disso, desde que as habilidades cognitivas ou emocionais estejam desenvolvidas para o aprendizado dos padrões de marcha, aos 18 meses, há a possibilidade de iniciar o treino de marcha com órteses e andador de quatro apoios; aos 3 ou 4 anos, indica-se o uso de muletas canadenses em substituição ao andador de quatro apoios (nível de evidência 5)[13].

De modo geral, as crianças com nível neurológico torácico ou lombar alto deambularão com o auxílio da *Reciprocating Gait Orthosis* (RGO) e HKAFO e na vida adulta utilizarão cadeira de rodas; as crianças com nível neurológico lombar baixo utilizarão muletas e AFO, e muitas continuarão a deambular na vida adulta; as acometidas no nível sacral poderão deambular com AFO com ou sem dispositivo de suporte (nível de evidência 4)[25].

Uma opção para as crianças com nível neurológico torácico e lombar alto e que não apresentam controle adequado de tronco, pelve e MMII consiste na utilização de órteses de reciprocação ou RGO (nível de evidência 5)[25]. Em geral, a RGO é introduzida aos 24 meses, quando a criança já é capaz de sentar sem o suporte das mãos. Caso não seja possível, indica-se o uso do dispositivo de suporte (parapódium). Entretanto, muitas dessas crianças irão necessitar de cadeiras de rodas em virtude do alto gasto energético durante a marcha (nível de evidência 5)[25].

Embora o nível neurológico possa predizer o tipo de tecnologia assistiva, a lesão neurológica não prediz o sucesso das órteses ou dispositivos auxiliares, haja vista que outras comorbidades podem influenciar esse prognóstico, como distúrbios do equilíbrio, espasticidade em quadril e joelho, bem como o alto número de revisões das DVP (nível de evidência 2)[15]. Na Tabela 6.3 é possível visualizar o prognóstico esperado para deambulação de acordo com a força muscular.

Os pacientes com nível neurológico sacral ou lombar baixo irão necessitar de uma órtese do tipo AFO em razão da fraqueza muscular abaixo do joelho. A AFO rígida é indicada para crianças com fraqueza ou ausência dos flexores plantares e dorsiflexores. Além disso, considerando que esses pacientes apresentam fraqueza de extensores de quadril e abdutores, o uso de muletas deve ser considerado para melhorar a estabilidade pélvica e do quadril durante a marcha (nível de evidência 3)[83]. Além disso, a órtese do tipo AFO promove melhora das propriedades cinéticas e cinemáticas da marcha, características do passo e gasto energético (níveis de evidência 3 e 4)[25,84].

Treino locomotor em esteira

O treino locomotor em esteira consiste em um treino de tarefa específico que possibilita a prática repetitiva dos ciclos da marcha na esteira (com ou sem suporte de peso) (Figura 6.8), importante para o aprendizado motor e a plasticidade neural, objetivos difíceis de serem alcançados por meio de treino locomotor no solo[85,86]. Em geral, os estudos têm incluído

Tabela 6.3 Nível neurológico, função muscular, capacidade de deambulação e classificação da função motora (FMS)

Nível neurológico	Função muscular	Capacidade de deambulação	Classificação (FMS)
Torácica ou lombar alta	Sem função do quadríceps	Deambula com RGO, HKAFO	FMS 1, 1, 1
Lombar baixa	Sem função de glúteo médio e máximo Com função de quadríceps e isquiotibiais mediais	Exige muletas e AFO para deambulação Muitos continuam deambuladores comunitários na idade adulta	FMS 3, 3, 1
Sacral Sacral alta Sacral baixa	Com função de quadríceps e glúteo médio Sem função de gastrocnêmio-sóleo Com função de gastrocnêmio-sóleo	Deambula com AFO e sem suporte Deambula sem órteses ou suporte	FMS 6, 6, 6

Fonte: adaptada de Swaroop et al., 2009[25].

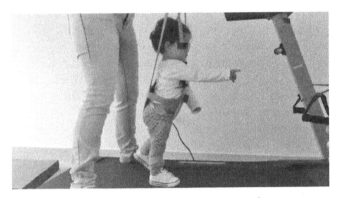

Figura 6.8 Treino locomotor em esteira.

crianças com nível neurológico lombar ou sacral (isto é, capazes de dar passos e deambular com adequada tecnologia assistiva). O treino pode ser iniciado a partir dos 2 meses de idade (apesar de não haver consenso entre os estudos), sendo realizado pelos pais (sob supervisão do fisioterapeuta) ou pelo próprio fisioterapeuta. Os resultados têm revelado melhora do padrão de marcha (ou seja, melhora das características cinéticas e cinemáticas da marcha) e da capacidade funcional (velocidade e distância) (nível de evidência 4)[60,69,87]. Adicionalmente, a implementação de estímulos sensoriais à superfície da esteira (isto é, vibração, fricção e pistas visuais) (nível de evidência 4)[88,89] e dispositivos de estabilização lateral têm potencializado os resultados obtidos (nível de evidência 4)[87].

Programas de descarga de peso

O posicionamento precoce na postura ortostática com o uso de órteses e dispositivos de suporte (Figura 6.9) pode favorecer o desenvolvimento ósseo adequado, minimizar a perda de densidade óssea e prevenir osteopenia e fraturas[21]. Os programas de descarga de peso apresentam alta evidência na prevenção da perda mineral óssea, luxação de quadril e aumento da ADM de quadril, joelho e tornozelo em crianças com diferentes disfunções e incapacidades. Os parâmetros do programa de descarga de peso irão variar de acordo com o objetivo, como (nível de evidência 1)[90]:

- **Aumentar a densidade mineral óssea:** 60 a 90 minutos ao dia, cinco vezes por semana.
- **Prevenir instabilidade do quadril:** 60 a 90 minutos ao dia com 30 a 60 graus de abdução do quadril, cinco vezes por semana.

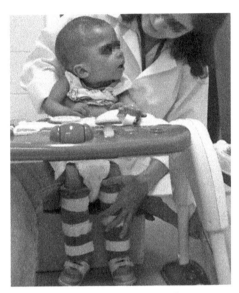

Figura 6.9 Ortostatismo facilitado através de extensores de membros inferiores ou polainas.

- **Aumentar a ADM:** 45 a 60 minutos ao dia, cinco vezes por semana.

Além disso, o *stander estático* que possibilita a extensão do quadril (além do neutro) pode prevenir o encurtamento dos flexores do quadril (nível de evidência 3)[91] e aumentar a ADM dos plantiflexores, bastando adicionar 15 graus de dorsiflexão com a subtalar em neutro (nível de evidência 4)[92].

O programa de descarga de peso pode ser iniciado a partir de 12 meses de idade com a utilização de um estabilizador e órteses, dependendo do nível neurológico, torácico ou lombar alto (RGO ou HKAFO) ou lombar baixo ou sacral (AFO ou SMO) (nível de evidência 5)[13,25].

Alongamentos

O alongamento é definido como qualquer intervenção capaz de aumentar a mobilidade de uma articulação sinovial, sendo administrado por mais de 20 segundos em mais de uma ocasião[93]. Embora seja amplamente utilizado, o alongamento (gesso seriado, programas de descarga de peso, manual e órteses) em crianças e adultos com e sem condições neurológicas não tem apresentado resultados satisfatórios para tratar e prevenir contraturas em um período inferior a 7 meses (nível de evidência 1)[93]. Entretanto, os resultados desse estudo devem ser interpretados com cuidado, haja vista ainda não serem conhecidos os efeitos do alongamento a longo prazo, como o realizado por meses ou anos. Além disso, é importante considerar que esse estudo não incluiu crianças com sequelas de mielomeningocele, mas apenas crianças portadoras de paralisia cerebral, Charcot-Marie-Tooth e distrofias musculares, bem como adultos com sequelas neurológicas crônicas.

Outros estudos têm apontado os efeitos benéficos de alguns tipos de alongamento para aumento e manutenção da mobilidade articular em crianças com mielomeningocele, como por meio dos programas de descarga de peso (nível de evidência 1)[90] e gesso seriado (nível de evidência 4)[94]. Portanto, estudos futuros poderão guiar adequadamente a decisão clínica em relação à prescrição e à escolha dos recursos mais adequados para realização do alongamento muscular.

Fortalecimento muscular e atividade física

O treinamento de força muscular consiste em um programa estruturado de levantamento de carga através de determinada amplitude de movimento e que possibilita aumento da força, potência e resistência muscular[44]. Os programas de fortalecimento se utilizam de diferentes recursos terapêuticos (eletroestimulação neuromuscular [FES], Therabands®, halteres, caneleiras e aparelhos de musculação e Pilates)[95-97].

A atividade física envolve movimentos repetidos do corpo que resultam em aumento do gasto energético, aumentando a tolerância ao exercício físico, bem como a capacidade funcional[44]. A atividade física envolve atividades estruturadas e planejadas ao ar livre ou recursos como esteira motorizada, cicloergômetro ou bicicleta[44].

Os estudos têm demonstrado o impacto positivo de programas de fortalecimento e atividade física em crianças com mielomeningocele com desfechos positivos sobre a força muscular, a tolerância ao exercício, a capacidade funcional e a autoestima (níveis de evidência 1 e 2)[97-99]. Além disso, esses programas são efetivos em aumentar a mobilidade desses indivíduos, como ao propulsionar a cadeira de rodas, uma vez que essa atividade está diretamente relacionada com o aumento da tolerância ao exercício físico e da função muscular (nível de evidência 1)[100]. Adicionalmente, um programa de fortalecimento muscular associado a exercícios de controle postural também observou melhora da função motora grossa (dimensões A, B e C do teste GMFM) em crianças de 18 meses com mielomeningocele (nível de evidência 3)[58]. O FES também tem sido utilizado para aumentar a força muscular em crianças com mielomeningocele (nível de evidência 4)[101] e em adultos com incapacidades neurológicas (nível de evidência 1)[96], porém não há evidêencias quanto à transferência desses benefícios para as atividades funcionais (nível de evidência 3)[102].

Convém ainda considerar que, em virtude da redução da mobilidade e do aumento do sedentarismo, observa-se um aumento significativo do índice de massa corporal. Entretanto, os programas envolvendo atividade física e orientações nutricionais não têm se mostrado efetivos para a redução da composição de gordura corporal, embora tenham relatado aumento da força muscular de MMSS e da tolerância ao exercício físico (nível de evidência 3)[67].

Vibração de corpo inteiro

Essa técnica consiste em vibrações sinusoidais produzidas pela plataforma vibratória[20,103,104]. Os estudos têm demonstrado resultados positivos da fisioterapia convencional associada à vibração de corpo inteiro na melhora da função motora grossa e da velocidade da marcha e no aumento da massa óssea em crianças com mielomeningocele, porém as evidências atuais não embasam seu uso (nível de evidência 1)[104].

Vestes terapêuticas

As vestes terapêuticas (ou seja, TheraSuit, PediaSuit, TheraTogs e AdeliaSuit) têm sido amplamente utilizadas para o tratamento de crianças com incapacidades (Figura 6.10). Os modelos TheraSuit, PediaSuit e AdeliaSuit apresentam ganchos que são ancorados a um sistema de tubos elásticos individuais que exercem tração no tronco e na pelve e en-

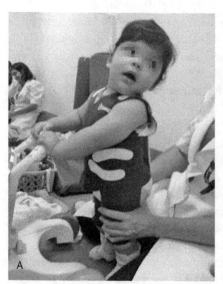
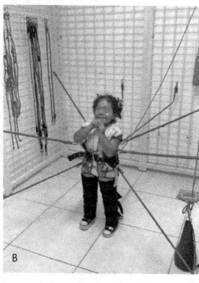

Figura 6.10A Veste terapêutica (*TheraTogs*). **B** Ortostatismo facilitado pelo uso de vestes terapêuticas (*TheraSuit*).

Capítulo 6 Espinha Bífida

tre a pelve e os MMII. Já o TheraTogs é um sistema de fitas elásticas presas por velcro em uma veste. Supõe-se que por meio de atividades contra a gravidade, como o ortostatismo, haveria um estímulo ao aumento da massa óssea, da força e do alongamento muscular, bem como um nível maior de atividades funcionais[106].

Apesar dos benefícios observados na prática clínica, não há estudos científicos de alta qualidade que comprovem a eficácia do uso da veste terapêutica em crianças com incapacidades (nível de evidência 1)[106]. Entretanto, esses resultados limitam a expansão desses achados para as crianças com mielomeningocele, haja vista que essa revisão sistemática incluiu, em sua maioria, crianças com paralisia cerebral. Para nosso conhecimento, apenas um estudo de caso avaliou o efeitos das vestes (TheraTogs) em crianças com mielomeningocele, tendo apresentado resultados satisfatórios quanto à melhora do alinhamento de membros inferiores (postura *in-toeing*) (nível de evidência 4)[107]. Estudos futuros, incluindo crianças com mielomeningocele, são necessários para respaldar a prescrição desse recurso.

CONSIDERAÇÕES FINAIS

A mielomeningocele é uma condição de saúde que apresenta uma variedade de restrições à participação, limita-ções da atividade e deficiências da estrutura e função do corpo, ocasionando impactos significativos na qualidade de vida. Além das abordagens citadas neste capítulo, é importante destacar que o aumento da atividade e da participação também tem sido estimulado por meio de mensagens de texto utilizando dispositivos eletrônicos remotos[108] e da prática esportiva adaptada[49].

Cabe ressaltar que as evidências científicas quanto ao tratamento fisioterapêutico de crianças com mielomeningocele ainda são limitadas tanto por conta da escassez de estudos como pela baixa qualidade metodológica dos existentes. Apesar disso, as evidências de alta qualidade relatadas neste capítulo têm apontado para efeitos positivos do fortalecimento muscular, da atividade física, do treinamento locomotor na esteira e dos programas de descarga de peso, com impactos positivos na atividade e na participação. O uso de recursos como vestes terapêuticas e plataformas vibratórias deve ser prescrito com cautela, haja vista o baixo nível de evidência e o impacto financeiro na vida das famílias e dos fisioterapeutas. Nesse contexto, a escolha dos métodos e recursos deve ser pautada na melhor evidência científica disponível, na experiência do fisioterapeuta e na opinião dos pais.

CASOS CLÍNICOS

Caso clínico 1

Coleta da história clínica com os pais e/ou cuidadores, fatores contextuais e participação

M.F.M. é uma criança de 1 ano e 8 meses de idade, do sexo feminino, com diagnóstico de mielomeningocele (associado a quadro de hidrocefalia), identificado por meio de ressonância magnética aos 5 meses de gestação. Após 16 dias de nascida, a criança foi submetida à cirurgia corretiva da mielomeningocele e posteriormente a outra intervenção cirúrgica para colocação de DVP para tratamento da hidrocefalia. Desde o nascimento foi iniciado cateterismo vesical para esvaziamento da bexiga. Aos 22 dias de vida foi realizada a vesicotomia. Após 3 meses, foi internada em virtude de um quadro de infecção urinária, permanecendo internada por 3 meses. Atualmente, realiza acompanhamento com neurologista, pediatra, oftalmologista e urologista.

A criança é alegre e utiliza órtese do tipo AFO rígida bilateral. A família é colaborativa e segue as orientações do fisioterapeuta. Os pais apresentam baixa escolaridade e reduzido nível socioeconômico.

A mãe relata que o principal modo de locomoção da criança em casa é se arrastando.

Queixa principal

"Queria que minha filha se locomovesse mais."

Atividade e participação

Para a avaliação da atividade foi utilizado o GMFM (versão 88), a partir do qual foi observado:

- **Dimensão A (deitar e rolar):** 88,2%; apresentou escore 0 nos itens 4 e 5 (supino, flexão do quadril e joelho em ADM completa).
- **Dimensão B (sentar):** 71,66%; nesse tópico, apresentou limitações parciais nos itens 19 e 20 (rola para os lados direito e esquerdo; consegue sentar), 28 e 29 (sentada sobre os lados direito e esquerdo; mantém braços livres por mais de 5 segundos), 30 (sentada no tapete, abaixa até a posição prona com controle), 36 (no chão, atinge a posição sentada em um banco pequeno) e 37 (no chão, atinge a posição sentada em um banco grande).
- **Dimensão C (engatinhar e ajoelhar):** 23,80%; apresenta limitações parciais nos seguintes itens: 38 (arrasta-se 1,8 metro para a frente), 41 (prono; atinge quatro apoios; peso sobre as mãos e os joelhos), 42 e 43 (quatro apoios; avança os braços direito e esquerdo para a frente; mão

acima do nível do ombro). Nos demais itens dessa dimensão, apresentou escore 0.
- **Dimensão D (em pé):** 0%.
- **Dimensão E (andar, correr e pular):** 0%.

Estrutura e função do corpo

- **Inspeção:** cicatriz cirúrgica e pelos na região lombar.
- **Força muscular:** a força muscular foi avaliada mediante observação e palpação, sendo o escore determinado a partir da Escala Muscular Manual (0-5). A criança apresentou escore zero em todos os grupos musculares do membro inferior; em relação ao tronco, observou-se fraqueza muscular dos flexores e extensores do tronco; nos MMSS, grau 4.
- **Amplitude de movimento (ADM):** a ADM passiva foi avaliada por meio de goniômetro e movimentação passiva/ativa, e os achados não revelaram restrição da amplitude.
- **Avaliação postural:** a postura foi avaliada com a paciente sentada em um banco com os pés apoiados no chão e os joelhos e os quadris fletidos a 90 graus. Nessa postura sentada, a pelve se encontra em retroversão e a coluna torácica em hipercifose. Na postura em supino, a criança apresentou postura de abandono, flexão, abdução e rotação externa do quadril, bem como flexão dos joelhos.
- **Tônus e reflexos:** ausentes nos MMII.
- **Sensibilidade:** ausente nos MMII.
- A partir da avaliação muscular e do tônus, foi determinado o nível neurológico: torácico – sem função em MMII.
- **Composição corporal:** índice de massa corporal acima do percentil 85.

Diagnóstico fisioterapêutico

A criança apresentou limitações das funções motoras grossas associadas a disfunções musculoesqueléticas e do movimento evidentes nos MMII. A partir do diagnóstico, foram elaborados os seguintes objetivos:

- Conseguir rolar para os lados direito e esquerdo e se sentar.
- Conseguir permanecer sentada sobre os lados direito e esquerdo com braços livres por mais de 5 segundos.
- Conseguir se sentar em um banco pequeno a partir do chão.
- Conseguir se transferir com controle adequado da posição sentada para a posição prona.
- Aumentar o arrastar para 1,8 metro.
- Conseguir permanecer por mais tempo em quatro apoios com adequada descarga de peso e atividade dos MMSS.
- Aumentar a força muscular do tronco e dos MMSS.
- Aumentar a mobilidade dos MMSS na postura em pé.
- Prevenir deficiências secundárias (perda de massa óssea, luxações, deformidades e encurtamentos).
- Prescrever tecnologia assistiva adequada para aumentar a mobilidade.
- Orientar os pais.

Condutas e plano de tratamento

Foram preconizadas atividades que potencializassem as funções motoras grossas, bem como o equilíbrio e a força

muscular dentro de um contexto funcional e nível neurológico. Segue um resumo das principais atividades funcionais realizadas:

- Arrastar: inicialmente em superfície plana e posteriormente em plano inclinado; a criança foi incentivada a se arrastar através de pistas visuais dispostas na parede e no tatame.
- A atividade de se transferir do chão para um banco foi iniciada com um banco pequeno. A criança foi incentivada a se transferir para o banco e se sentar para assistir a seus desenhos preferidos na TV.
- A criança era incentivada a permanecer sentada sobre os lados direito e esquerdo enquanto realizava atividades unimanuais que progrediram para atividades bimanuais.
- O rolar foi estimulado por meio de atividades funcionais que envolviam o alcance e a preensão de bolas em diferentes posições no espaço.
- A criança era incentivada a permanecer na postura de gato, progredindo para atividades que envolviam alcançar, com o braço à frente, objetos colocados na altura do ombro, de onde ela deveria retirá-los e colocá-los no chão.

A mobilidade dos MMSS de pé (ou seja, maior função de membros superiores) foi alcançada mediante o uso de órteses de imobilização e parapódium. A criança permanecia nessa posição realizando atividades bimanuais (colar adesivos e colorir).

Com o objetivo de maximizar as potencialidades da criança, os pais foram envolvidos no processo de reabilitação:

- Como a criança utiliza o arrastar como forma de locomoção na casa, foram fornecidas orientações quanto ao cuidado da pele a fim de prevenir lesões decorrentes da falta de sensibilidade.
- Para evitar a postura de abandono foi recomendado o enfeixamento em oito a fim de minimizar a abdução, a flexão e a rotação externa do quadril (veja o Capítulo 15).
- A mãe foi informada de que o arrastar não era a melhor maneira de locomoção para a criança e de que outras possibilidades de mobilidade deveriam ser incluídas, como a cadeira de rodas e os dispositivos de suporte.
- Para evitar a perda de massa óssea e encurtamentos musculares foi recomendado programa de descarga de peso: 5 dias por semana por, no mínimo, 30 minutos. Além disso, foi orientada a utilização de palmilhas ou dispositivos de imobilização, bem como órteses para o correto alinhamento dos pés durante essa atividade.
- Em virtude da dificuldade de deslocamento dos pais, a criança foi encaminhada para um centro público da região especializado em reabilitação para o acompanhamento adequado com a equipe de reabilitação (p. ex., nutricionista) e prescrição de tecnologia assistiva (cadeira de rodas, dispositivos auxiliares de locomoção e adequação das órteses).

Caso clínico 2

Coleta da história clínica com os pais e/ou cuidadores, fatores contextuais e participação

L.C.B. é uma criança de 9 anos e 4 meses de idade, do sexo feminino, com diagnóstico de mielomeningocele (associado a quadro de hidrocefalia) identificado por meio de ressonância magnética aos 7 meses de gestação. A criança nasceu a termo, através de cesariana, e foi submetida à cirurgia corretiva logo no primeiro dia. A colocação de DVP para tratamento da hidrocefalia foi realizada no sétimo dia de vida. Aos 2 meses de idade, L.C.B. foi encaminhada pelo neuropediatra de referência para avaliação fisioterapêutica em virtude de atraso no desenvolvimento motor. Desde então, a criança realiza tratamento fisioterapêutico, atualmente com a frequência de duas sessões semanais. No final do segundo ano de vida, a criança foi submetida à cirurgia de osteotomia derrotatória do membro inferior esquerdo juntamente com correção do pé torto paralítico esquerdo. A criança tem uma irmã de 2 anos de idade, e não há histórico de mielomeningocele na família.

No ambiente terapêutico, a criança apresenta timidez excessiva e dificuldade em sustentar o nível de atenção. Todavia, mostra-se motivada e se esforça para realizar os exercícios da melhor maneira possível. A família é colaborativa e segue as orientações passadas pela terapeuta. Os pais da criança respeitaram a escolha da filha em ter a cadeira de rodas como forma preferencial de locomoção, apesar de ainda hoje expressarem o desejo de vê-la andando novamente. Eles também se mostram apreensivos quanto à limitação da amplitude de extensão dos joelhos e às possíveis contraturas e deformidades. A paciente não apresenta queixas relacionadas com sua mobilidade, mas relata que, no ambiente escolar, apresenta lentidão para copiar a matéria do quadro e se queixa de episódios de fadiga muscular no membro superior dominante (direito) após longos períodos de escrita.

Exames complementares

A função urinária foi avaliada por meio do exame médico de urodinâmica, que revelou hiper-reflexia detrusora associada à redução da complacência vesical. Atualmente, o controle do quadro é feito por meio de cateterismo vesical intermitente, realizado três vezes ao dia, para esvaziamento periódico da bexiga.

Quando começou a cursar o primeiro ano do ensino fundamental, aos 7 anos de idade, L.C.B. apresentava lentidão para realizar as tarefas em sala de aula, dificuldade de aprendizagem e episódios de distração. A partir da queixa da escola, a criança foi encaminhada para a neuropediatra de referência, que solicitou avaliação neuropsicológica para análise do desempenho intelectual. L.C.B. foi capaz de demonstrar habilidades que envolviam coordenação olho-mão e motricidade fina, mas necessitou da ajuda do examinador em alguns momentos. Os resultados revelaram ainda que a criança apresentava desempenho acadêmico compatível com a idade escolar, mas com leve comprometimento da atenção. A partir desses achados, a neuropediatra prescreveu o uso contínuo de um estimulante do SNC para auxiliar o déficit de atenção e, segundo relato da mãe, houve melhora significativa do desempenho escolar de L.C.B.

Atividade e participação

A criança é independente no sentar e é capaz de permanecer em ortostatismo com o uso de órteses suropodálicas rígidas bilateralmente, imobilizadores nos membros inferiores e apoio das mãos à frente. Também é capaz de realizar marcha de dois pontos com órtese longa (com cinta pélvica) e andador anterior (Figura 6.11). Entretanto, após a implementação da marcha de dois pontos em ambiente escolar, aos 7 anos de idade, e do uso consistente desse método de mobilidade por um período de 8 meses, a paciente optou por utilizar a cadeira de rodas como modo preferencial de locomoção (Figura 6.12). Essa opção está relacionada com o alto gasto energético despendido durante a marcha de dois pontos, principalmente quando são levados em consideração os aumentos de peso e estatura típicos do início da puberdade.

A criança é classificada na FMS como 1,1,1, ou seja, utiliza cadeira de rodas nos ambientes domiciliar e escolar e na comunidade. A criança é capaz de tocar a cadeira

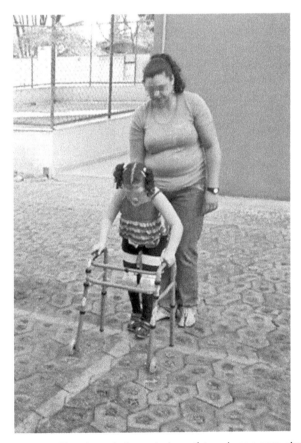

Figura 6.11 Uso de andador anterior e órtese longa com cinta pélvica em ambiente externo.

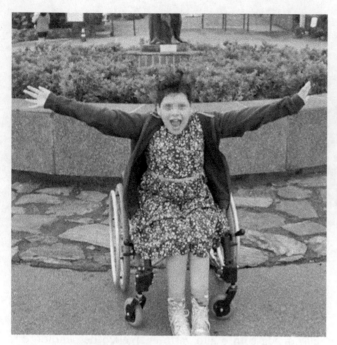

Figura 6.12 Uso da cadeira de rodas.

sozinha e realizar transferências de postura de maneira autônoma. Frequenta escola regular e atualmente se encontra no quarto ano do ensino fundamental.

Estrutura e função do corpo

Força muscular e nível motor

Nível motor funcional lombar baixo determinado pelo teste de força muscular manual realizado nos seguintes músculos: flexores de quadril (escore = 3 bilateralmente), adutores (escore = 3 bilateralmente), extensores do quadril (escore = 1 bilateralmente), abdutores do quadril (escore = 1 lado esquerdo e 2 lado direito), extensores de joelho (escore = 3 lado esquerdo e 4 lado direito), flexores de joelho (escore = 3 bilateralmente), tibial anterior (escore = 1 bilateralmente), tibial posterior (escore = 1 bilateralmente), flexores plantares (escore = 0) e abdominais (reto, oblíquos e transverso) (escore = 3).

L.C.B. não apresenta déficit de força nos músculos dos membros superiores.

Amplitude de movimento (ADM)

A ADM passiva foi avaliada por meio de goniômetro, e os achados revelaram restrição da amplitude dos seguintes movimentos: extensão dos joelhos (–35 graus da ADM total de extensão bilateralmente), extensão de quadril (ADM = –20 graus bilateralmente) e abdução de quadril (ADM = 20 graus bilateralmente).

Congruência articular do quadril

A congruência da articulação do quadril está comprometida conforme identificado na radiografia da pelve (incidência anteroposterior – Figura 6.13). De acordo com o cálculo da porcentagem de migração da cabeça do fêmur (valores > 91% em ambos os lados), os quadris se encontram

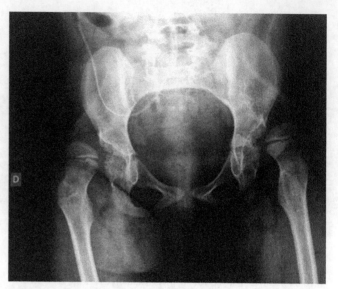

Figura 6.13 Radiografia da pelve evidenciando luxação de quadril bilateralmente.

luxados bilateralmente. Apesar da luxação, a paciente não sente dor no quadril. De acordo com o ortopedista de referência, a postura de pé não é contraindicada para L.C.B.

Avaliação postural

A postura foi avaliada com a paciente sentada em um banco com os pés apoiados no chão e os joelhos e quadris fletidos a 90 graus. Nessa postura, a pelve se encontra em retroversão e a coluna torácica em hipercifose. Observa-se, também, escoliose na região torácica com convexidade à direita. As escápulas não estão ancoradas no gradil costal, os ombros permanecem elevados e rodados internamente e a protrusão de cabeça é evidente (Figura 6.14).

Objetivos terapêuticos

A partir dos dados da avaliação, dos anseios relatados pelos pais e do exposto pela paciente, foram estabelecidos os seguintes objetivos terapêuticos:

a. Melhorar a força muscular dos membros inferiores.
b. Melhorar a postura mediante o aumento da função muscular dos músculos estabilizadores do tronco e da escápula, principalmente à direita, visando à melhora da escoliose, bem como dos músculos extensores da coluna para diminuição da hipercifose torácica.
c. Melhorar a força de propulsão dos membros superiores, visando ao aumento da eficiência ao tocar a cadeira de rodas.
d. Melhorar a função dos músculos dos membros superiores (principalmente do membro dominante) e dos estabilizadores de tronco, visando à melhora da velocidade da leitura e da escrita.
e. Prevenção de encurtamentos musculares, deformidades ósseas e perda de massa óssea.
f. Aumentar a ADM de extensão dos joelhos e extensão e abdução de quadril bilateralmente.
g. Orientar os pais.

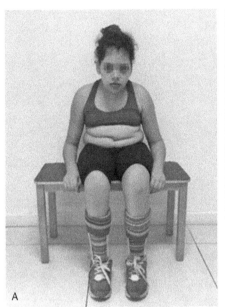 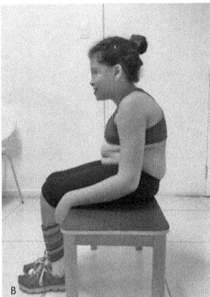 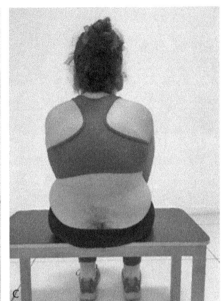

Figura 6.14A a C Avaliação postural na posição sentada: vistas anterior, lateral e posterior.

Tratamento fisioterapêutico

As técnicas e os recursos terapêuticos selecionados têm como objetivo possibilitar a aquisição das metas propostas:

- Trabalho de fortalecimento do *core* (isto é, dos músculos responsáveis pela estabilização da coluna) associado à mobilização da coluna torácica em extensão. Os membros superiores trabalham em simetria, vencendo a resistência da mola. O exercício foi adaptado mediante o uso de uma prancha inclinada com o objetivo de diminuir os graus de excursão de movimento (isto é, deslocamento), evitando compensações. Os joelhos permanecem imobilizados em extensão para auxiliar o ganho de ADM (Figura 6.15).
- Trabalho concêntrico do serrátil anterior durante o movimento de empurrar o pedal da cadeira para baixo (protrusão das escápulas) que sofre a resistência das molas. No retorno do movimento, a escápula é mobilizada em adução e o músculo serrátil anterior trabalha de maneira excêntrica, uma vez que a paciente tem de frear a volta do pedal da cadeira. Durante todo o exercício, a terapeuta auxilia o posicionamento da cabeça em alinhamento, já que a paciente tende a projetar a cabeça para a frente. A estabilização da articulação do quadril em extensão foi obtida por meio de um saco de areia posicionado na região glútea (Figura 6.16).
- Trabalho de ancoragem da escápula direita no gradil costal por meio da ativação concêntrica do grande dorsal, enquanto o membro superior esquerdo permanece em elevação, contrariando assim a escoliose da coluna torácica em convexidade para a direita (Figura 6.17).
- Exercício de mobilização da coluna em que a paciente inicialmente se encontra em uma postura fletida, devendo realizar extensão ativa de tronco e quadril, mantendo a extensão dos cotovelos. O alinhamento dos membros inferiores em extensão foi obtido com o uso de imobilizadores associado ao posicionamento de um rolo rígido na altura da articulação dos joelhos (Figura 6.18).

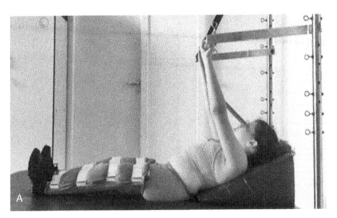 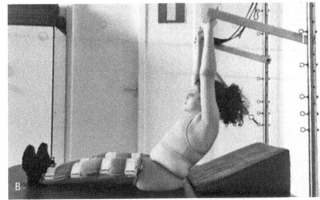

Figura 6.15A e B Exercício *sit up* no *wall unit*.

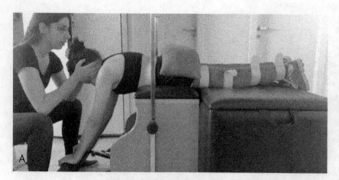
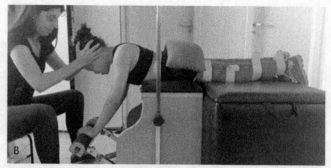

Figura 6.16A e B Exercício de mobilização da cintura escapular na cadeira (*chair*) do Pilates.

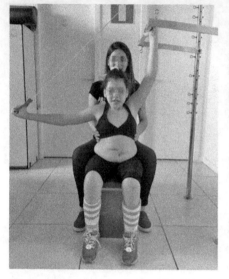
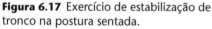
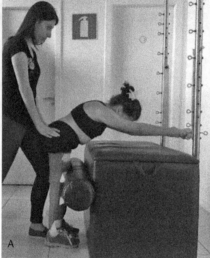
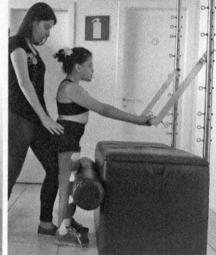

Figura 6.17 Exercício de estabilização de tronco na postura sentada.

Figura 6.18A e B Exercício de mobilização da coluna na postura de pé.

- Treino da postura de pé na plataforma vibratória utilizando imobilizadores de joelhos e faixa na região glútea para estabilização do quadril em extensão. Os membros superiores trabalham de maneira simétrica, vencendo a resistência das molas e favorecendo a ativação do *core*. A terapeuta fornece pista motora para auxiliar o alinhamento dos ombros e das escápulas (Figura 6.19).
- Treino de habilidade de coordenação olho-mão e motricidade fina. Nessa tarefa, a paciente tem de retirar botões da massa de modelar o mais rápido possível com a mão direita, enquanto se mantém sentada sobre os ísquios com o tronco e a cabeça em alinhamento. Como forma de progressão, pode-se utilizar uma superfície instável que exija maior controle do tronco durante a tarefa (Figura 6.20).

Orientações domiciliares

Os pais da criança foram orientados sobre a importância do uso consistente dos imobilizadores dos membros inferiores (polainas) e do treino da postura de pé em casa para evitar encurtamentos musculares e deformidades ósseas.

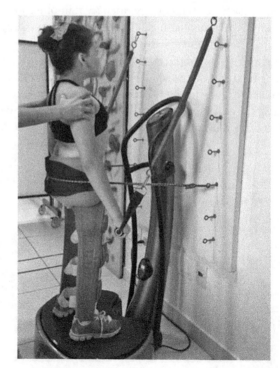

Figura 6.19 Exercício de *Arm push* na plataforma vibratória.

Capítulo 6 Espinha Bífida

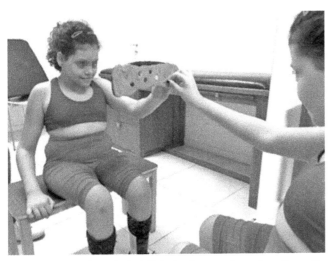

Figura 6.20 Treino de habilidade de coordenação olho-mão e motricidade fina.

Atualmente, L.C.B. dorme com seus imobilizadores e realiza um programa de descarga de peso total de 60 minutos diários utilizando imobilizadores.

O trabalho postural associado às atividades de coordenação olho-mão e motricidade fina, realizado durante as sessões de fisioterapia, possibilita o treino de alguns componentes da habilidade de leitura e escrita. Todavia, faz-se necessário o treino específico da tarefa. Desse modo, sugere-se que a habilidade seja treinada sob a supervisão de um profissional de terapia ocupacional, em ambiente terapêutico.

Caso clínico 3

Coleta da história clínica com os pais e/ou cuidadores, fatores contextuais e participação

C.R.N. é uma jovem de 22 anos de idade, nascida pré-termo através de cesariana, com diagnóstico de mielomeningocele, corrigida no segundo dia de nascimento. Em decorrência do quadro de mielomeningocele, apresentou pé torto paralítico à esquerda com deformidade em equinovaro que foi tratada inicialmente com técnicas cirúrgicas de liberação miofascial e uso de órtese. Aos 2 anos de idade, apresentou piora da deformidade do pé esquerdo, ocasionada por quadro de medula presa. C.R.N. foi submetida a cirurgia corretiva da medula e no mesmo ano realizou cirurgia de transposição do músculo tibial anterior para correção completa da deformidade em equinovaro do pé esquerdo (Figura 6.21).

Ainda durante a coleta dos dados, foram observados os seguintes achados em relação aos fatores contextuais: C.R.N. utiliza palmilha ortopédica no pé direito com preenchimento do arco longitudinal medial para melhora do alinhamento biomecânico. C.R.N. cumpre extensa rotina de trabalho e estudos e, em virtude da restrição dos horários livres, realiza sessões de fisioterapia de 45 minutos uma vez por semana.

Atividade e participação

C.R.N. é capaz de deambular longas distâncias, em diversos ambientes, inclusive em terrenos irregulares, apesar de algumas vezes ficar ofegante. Atualmente, a paciente está cursando o quinto ano de jornalismo e fazendo estágio extracurricular, e não relata limitações quanto às atividades de vida diária.

Capacidade funcional da marcha

A capacidade funcional da marcha foi avaliada por meio do Teste de Caminhada de 6 Minutos. A distância percorrida por C.R.N. durante o teste foi de 315 metros. Esse resultado foi analisado com base em valores normativos obtidos a partir da equação de predição elaborada para jovens brasileiros[110]:

$$\text{Predição TC6`} = 356.658 - (2.303 \times \text{idade}) + (36.648 \times \text{sexo}) + (1.704 \times \text{altura}) + (1.365 \times \Delta FC)$$
(sendo o sexo masculino = 1 e o sexo feminino = 0)

De acordo com essa equação, C.R.N. deveria percorrer a distância de 415 metros durante o tempo de 6 minutos proposto pelo teste. O valor atingido está 24% abaixo do valor predito. Essa diferença sugere que a capacidade funcional de C.R.N. está abaixo do esperado quando são levados em consideração os parâmetros idade, sexo, altura e frequência cardíaca.

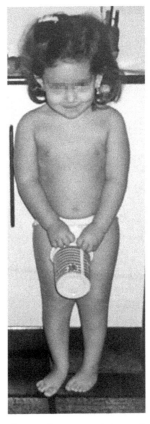

Figura 6.21 Foto do arquivo pessoal da paciente após cirurgia de transposição do músculo tibial anterior no pé esquerdo.

Estrutura e função do corpo

Força muscular

C.R.N. apresenta nível motor funcional sacral alto estabelecido por meio do teste de força muscular manual dos seguintes músculos: flexores de quadril (escore = 4 bilateralmente), adutores de quadril (escore = 4 bilateralmente), glúteo máximo (escore = 3 bilateralmente), glúteo médio (escore = 2 lado esquerdo e 3 lado direito), quadríceps (escore = 5 bilateralmente), flexores de joelho (escore = 3 bilateralmente) e flexores dorsais do tornozelo (escore = 4 bilateralmente). Não foi observado esboço de contração dos músculos flexores plantares, flexores dos dedos e do hálux (escore = 0).

Amplitude de movimento (ADM)

A ADM passiva foi avaliada por meio de goniômetro, e os achados revelaram restrição de –25 graus da ADM de flexão plantar à direita.

Avaliação postural

A avaliação postural foi realizada com a paciente em ortostatismo. Na foto de perfil esquerdo foi traçada uma linha vertical, à frente do maléolo lateral, representando o centro de gravidade do corpo (Figura 6.22A). Segundo Santos (2011)[109], o parâmetro de normalidade consiste na passagem da linha por trás da articulação do quadril e pela articulação do ombro, como mostra a Figura 6.22B. Entretanto, observa-se um deslocamento posterior do centro de massa.

Essa posteriorização do centro de massa está relacionada com a falta de apoio dos artelhos no chão (principalmente do hálux e do quinto dedo) causada pela inatividade dos músculos lumbricais, flexores longo e curto dos dedos e flexores longo e curto do hálux. Sem a ação desses músculos os artelhos permanecem em extensão e não recebem o peso do corpo (Figura 6.23). Essa compensação ocorre em ambos os pés, apesar de ser mais evidente do lado direito, em que se observa, também, aumento do arco longitudinal medial em virtude da grande atividade do músculo tibial anterior. Já no pé esquerdo, o arco longitudinal medial se encontra desabado. Esse desabamento está associado à mudança de ação do tibial anterior causada pela transposição desse músculo realizada aos 2 anos de idade.

Com a análise dos demais segmentos corporais (Figura 6.24), observa-se que a descarga de peso é feita preferencialmente à direita e que a pelve está elevada e rodada anteriormente desse mesmo lado. Além disso, verifica-se que as escápulas estão aduzidas e o ombro direito mais deprimido.

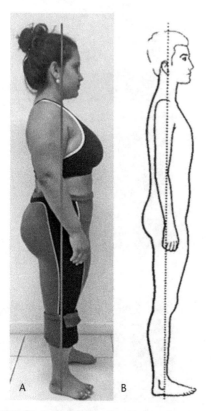

Figura 6.22A Posteriorização do centro de massa. **B** Postura ideal.

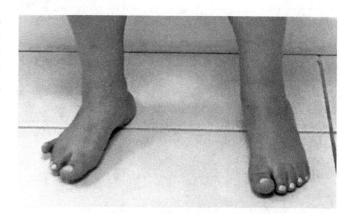

Figura 6.23 Posicionamento dos pés.

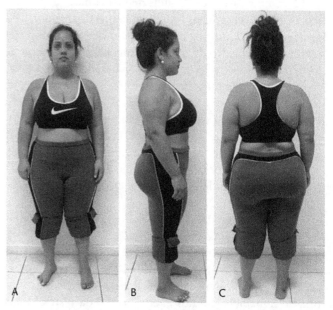

Figura 6.24A a **C** Avaliação postural na postura ortostática: vistas anterior, lateral e posterior.

Análise do padrão de marcha

A análise observacional da marcha foi feita nos três planos de movimento: sagital, frontal e horizontal.

- No plano sagital, observa-se contato persistente do calcanhar no chão durante a fase de propulsão devido à inatividade do músculo tríceps sural bilateralmente. O joelho direito se aproxima da extensão total e o quadril desse mesmo lado se estende aproximadamente 10 graus, conforme o esperado. Entretanto, do lado esquerdo, o tornozelo está mais dorsifletido e há maior dificuldade em realizar a extensão do joelho e do quadril (Figura 6.25).
- Ao analisar o plano frontal, verifica-se a ocorrência de adução pélvico-femoral do quadril na fase de apoio em razão da pobre ativação excêntrica dos músculos abdutores do quadril. Essa adução é evidenciada pela queda da crista ilíaca do lado oposto ao membro de apoio, a qual é maior do lado direito (Figura 6.26). Esse achado corrobora a discrepância de força do músculo glúteo médio observada no teste de força muscular.
- No plano transverso, ocorre a rotação interna de ambos os quadris, sendo maior à direita, lado em que também há rotação externa da tíbia (Figura 6.26).

Tolerância ao exercício

A partir do Teste de Caminhada de 6 Minutos, observou-se redução da capacidade funcional, como descrito previamente. Considerando que a capacidade funcional e a tolerância ao exercício estão diretamente relacionadas, inferimos que a paciente também apresentou baixa tolerância ao exercício físico. Ainda na avaliação do Teste de Caminhada de 6 Minutos, mensuramos a distância que a paciente atingiu ao alcançar 85% da FC máxima prevista. A paciente alcançou a frequência 168bpm a uma distância de 120 metros. Esse parâmetro será utilizado na reavaliação para verificar se a conduta proposta teve impacto na tolerância.

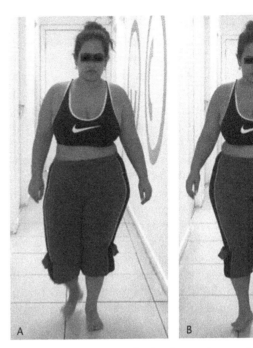

Figura 6.26A e B Avaliação da marcha no plano frontal.

Trofismo muscular

O trofismo muscular da região da panturrilha está diminuído bilateralmente em comparação com as demais regiões do corpo. Essa diminuição está associada principalmente à falta de atividade do músculo tríceps sural.

Índice de massa corporal (IMC)

O IMC foi calculado por meio da equação: $IMC = kg/m^2$. O valor obtido foi de 33,76, sendo a paciente classificada com obesidade grau I de acordo com os valores normativos (IMC ≥ 30).

Objetivos terapêuticos

Atualmente, o desejo de C.R.N. com relação à fisioterapia é melhorar o condicionamento cardiorrespiratório e o padrão de marcha. A partir dos dados da avaliação e do desejo da paciente, foram estabelecidos os seguintes objetivos terapêuticos:

- Melhorar a tolerância ao exercício físico e a capacidade funcional.
- Melhorar o comprimento do músculo tibial anterior e a mobilidade da articulação talocrural direita.
- Prevenção de sobrecarga articular e de processos álgicos no sistema musculoesquelético decorrente da associação de sobrepeso e fraqueza muscular a alterações biomecânicas compensatórias.
- Melhorar o padrão de marcha.
- Melhorar a postura.

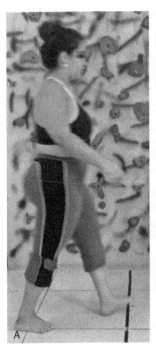
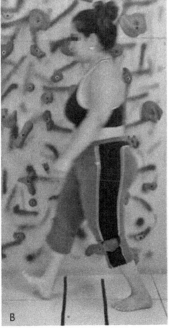

Figura 6.25A e B Avaliação da marcha no plano sagital.

Tratamento fisioterapêutico

A seguir, serão apresentados alguns exercícios realizados durante a sessão de fisioterapia para melhora da força, da postura, do padrão de marcha, da tolerância ao exercício e da mobilidade. A técnica de reabilitação primariamente utilizada foi o método Pilates clínico adaptado. A carga utilizada para os exercícios de fortalecimento foi embasada no teste de 1RM. Os exercícios eram realizados em três séries de oito a 12 repetições, mas esses parâmetros variavam de acordo com a resposta da paciente a cada sessão e foram aumentados progressivamente com o objetivo de promover o ganho contínuo de força muscular.

O exercício de ponte no solo consiste em elevar os quadris do chão, ativando principalmente o músculo glúteo máximo. Em associação, a paciente aperta um anel flexível, levando uma das mãos em direção à outra em um movimento de adução dos braços. Esse movimento realizado pelos membros superiores de maneira simétrica favorece a ativação dos músculos abdominais, promovendo maior estabilidade lombopélvica (Figura 6.27).

Execução do exercício de *Leg* séries no *Reformer* em duas etapas. Inicialmente, a paciente realiza extensão concêntrica de quadril, ao vencer a resistência promovida pelas polias do *Reformer*. Em seguida, ela deve sustentar a extensão de maneira isométrica enquanto realiza o movimento de abdução do quadril. Os braços são mantidos em alinhamento ao lado do corpo (Figura 6.28).

O exercício de elevação pélvica na cadeira enfatiza o fortalecimento dos músculos abdutores do quadril. Na Figura 6.29, a paciente eleva a pelve do lado esquerdo, ativando os abdutores do quadril da perna de apoio do lado direito. O movimento da perna esquerda, que está apoiada no pedal, é assistido pela mola.

O exercício de abdução do quadril no *Reformer* promove o trabalho concêntrico dos músculos abdutores do quadril do lado direito e estabilização pélvica à esquerda. Durante o exercício, a paciente deve empurrar a prancha do *Reformer* com a perna direita, vencendo a resistência imposta pela mola. Os membros superiores permanecem abduzidos, de maneira simétrica, favorecendo maior ação estabilizadora do tronco (Figura 6.30).

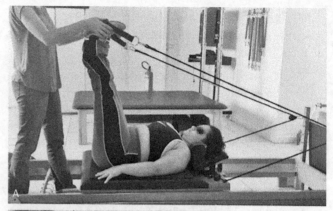
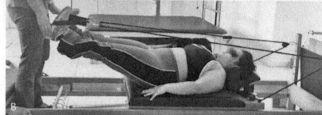
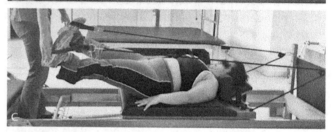

Figura 6.28A a **C** Sequência de fotos do trabalho de fortalecimento dos extensores de quadril no aparelho *Reformer* (*Leg* séries).

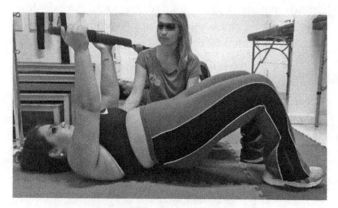

Figura 6.27 Ponte no solo.

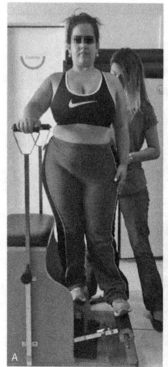
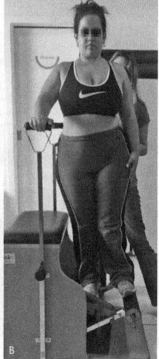

Figura 6.29A e **B** Exercício de elevação pélvica na cadeira.

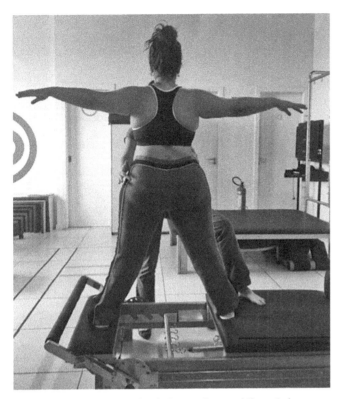

Figura 6.30 Exercício de abdução do quadril no *Reformer*.

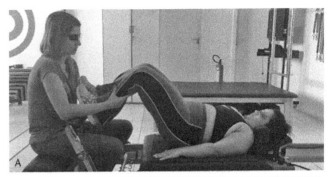
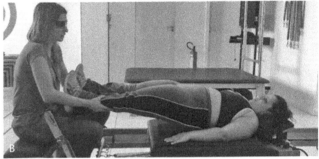

Figura 6.31A e **B** Exercício de extensão de joelhos no *Reformer*.

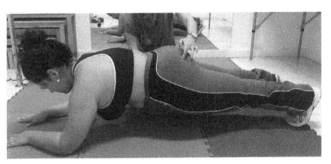

Figura 6.32 Prancha no solo.

No exercício de extensão de joelhos, a paciente tem de vencer a resistência da mola ao empurrar a prancha do *Reformer* com as pernas mediante ativação concêntrica dos extensores de joelho. Durante todo o exercício, os quadris são mantidos em elevação, favorecendo a ativação do glúteo máximo (Figura 6.31).

A Figura 6.32 mostra o trabalho de fortalecimento dos músculos do *core* de maneira isométrica, realizando prancha no solo.

A Figura 6.33 apresenta o trabalho de fortalecimento dos músculos abdominais (porção inferior) e estabilizadores pélvicos na cadeira, realizado por meio do movimento de enrolamento da pelve, mantendo os membros inferiores em extensão. Nesse exercício, a ação das molas auxilia o movimento corporal para cima, enquanto a coluna é mobilizada em extensão e flexão.

Na Figura 6.34 é demonstrado treino cardiorrespiratório realizado no equipamento elíptico e na esteira com inclinação. Os parâmetros utilizados durante o treino foram a velocidade e o tempo, os quais eram aumentados progressivamente de acordo com a tolerância da paciente.

Além disso, foram utilizadas técnicas de liberação miofascial instrumentada no músculo tibial anterior e nas estruturas adjacentes, enquanto a articulação talocrural era posicionada em flexão. A mobilização instrumentada promove a síntese e o realinhamento de colágeno (uma das proteínas que compõem a matriz extracelular), promovendo a melhora da função do tecido mole e da ADM. Antes de ser iniciada a aplicação do instrumento, um creme deve

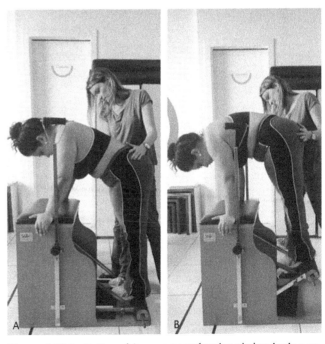

Figura 6.33A e **B** Exercício para os músculos abdominais e estabilizadores pélvicos na cadeira.

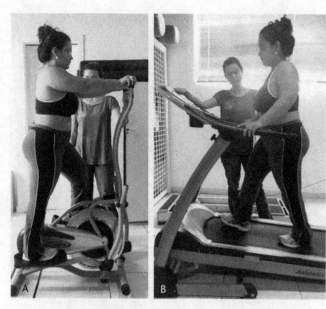

Figura 6.34A e **B** Treino cardiorrespiratório.

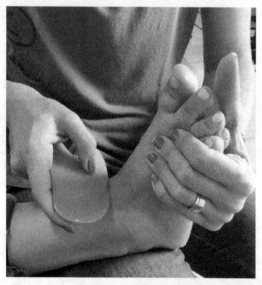

Figura 6.35 Mobilização tecidual instrumentada.

ser passado na pele da paciente. Em seguida, o instrumento deve ser posicionado no músculo em um ângulo de 30 a 60 graus e aplicado por 40 a 120 segundos em direção paralela às fibras musculares, em uma pressão que a paciente possa suportar[111]. Como mostra a Figura 6.35, a mobilização instrumentada foi realizada no pé direito em razão do menor comprimento desse músculo.

Orientações à paciente

A paciente foi orientada a realizar exercícios físicos na água com o objetivo de aumentar a tolerância ao exercício físico, a perda ponderal e o fortalecimento dos músculos dos membros inferiores sem sobrecarregar a articulação do joelho. Foram sugeridas atividades como hidroginástica, Acquapilates e/ou natação. Além disso, foi sugerida avaliação médica e nutricional para perda de peso.

Referências

1. Mitchell LE, Adzick NS, Melchionne J, Pasquariello PS, Sutton LN, Whitehead AS. Spina bifida. The Lancet. 2004;364(9448):1885-1895.
2. Özaras N. Spina bifida and rehabilitation. The Turkish Journal of Physical Medicine and Rehabilitation. 2015;61(1).
3. Kondo A, Kamihira O, Ozawa H. Neural tube defects: prevalence, etiology and prevention. International Journal of Urology. 2009;16(1):49-57.
4. Zambelli H, Carelli E, Honorato D, et al. Assessment of neurosurgical outcome in children prenatally diagnosed with myelomeningocele and development of a protocol for fetal surgery to prevent hydrocephalus. Child's Nervous System. 2007;23(4):421-425.
5. Elias MP, Monteiro LMC, Chaves CR. Accessibility of legal benefits available in Rio de Janeiro for physically handicapped people. Ciência & Saúde Coletiva. 2008;13(3):1041-1050.
6. Kibar Z, Capra V, Gros P. Toward understanding the genetic basis of neural tube defects. Clinical Genetics. 2007;71(4):295-310.
7. Goldstein S, Reynolds CR. Handbook of Neurodevelopmental and Genetic Disorders in Children. Second Edition ed: Guilford Press; 2010.
8. Haines DE. Neurociência fundamental para aplicações básicas e clínicas. Elsevier; 2006.
9. Pountney T. Fisioterapia pediátrica. Elsevier Brasil; 2008.
10. Organization WH. International Classification of Functioning, Disability and Health: ICF. World Health Organization; 2001.
11. Steinhart S, Kornitzer E, Baron AB, Wever C, Shoshan L, Katz-Leurer M. Independence in self-care activities in children with myelomeningocele: exploring factors based on the International Classification of Function model. Disability and rehabilitation. 2016:1-7.
12. Hallal CZ, Marques NR, Braccialli LMP. Aquisição de habilidades funcionais na área de mobilidade em crianças atendidas em um programa de estimulação precoce. Journal of Human Growth and Development. 2008;18(1):27-34.
13. Sá M, Ribeiro C. Uso de dispositivos de auxílio para ortostatismo e locomoção em crianças com mielomeningocele. In: Associação Brasileira de Fisioterapia Neurofuncional; Garcia CSNB, Facchinetti LD, organizadores. PROFISIO Programa de Atualização em Fisioterapia Neurofuncional: Ciclo 1. Porto Alegre: Artmed/Panamericana. 2014;2:113-147.
14. Williams EN, Broughton NS, Menelaus MB. Age related walking in children with spina bifida. Developmental Medicine & Child Neurology. 1999;41(7):446-449.
15. Bartonek Å, Saraste H. Factors influencing ambulation in myelomeningocele: a cross-sectional study. Developmental Medicine & Child Neurology. 2001;43(4):253-260.
16. Norrlin S, Strinnholm M, Carlsson M, Dahl M. Factors of significance for mobility in children with myelomeningocele. Acta Paediatrica. 2003;92(2):204-210.
17. Schoenmakers MA, Uiterwaal CS, Gulmans VA, Gooskens RH, Helders PJ. Determinants of functional independence and quality of life in children with spina bifida. Clinical Rehabilitation. 2005;19(6):677-685.
18. Danielsson AJ, Bartonek Å, Levey E, McHale K, Sponseller P, Saraste H. Associations between orthopaedic findings, ambulation and health-related quality of life in children with myelomeningocele. Journal of Children's Orthopaedics. 2007;2(1):45-54.
19. Specht EE. Myelomeningocele. Part I. Orthopedic management in children. Western Journal of Medicine. 1974;121(4):281.
20. Quan A, Adams R, Ekmark E, Baum M. Bone mineral density in children with myelomeningocele. Pediatrics. 1998;102(3):e34-e34.
21. Marreiros H, Loff C, Calado E. Osteoporosis in paediatric patients with spina bifida. The Journal of Spinal Cord Medicine. 2012;35(1):9-21.
22. Dosa NP, Eckrich MF, Katz DA, Turk M, Liptak GS. Incidence, prevalence, and characteristics of fractures in children, adoles-

Capítulo 6 Espinha Bífida

cents, and adults with spina bifida. The Journal of Spinal Cord Medicine. 2007;30(sup1):S5-S9.

23. Gutierrez EM, Bartonek Å, Haglund-Åkerlind Y, Saraste H. Kinetics of compensatory gait in persons with myelomeningocele. Gait Posture. 2005;21(1):12-23.

24. Brandão AD, Fujisawa DS, Cardoso JR. Características de crianças com mielomeningocele: implicações para a fisioterapia. Fisioter Mov. 2009;22(1):69-75.

25. Swaroop VT, Dias L. Orthopedic management of spina bifida. Part I: hip, knee, and rotational deformities. Journal of Children's Orthopaedics. 2009;3(6):441-449.

26. Rao S, Dietz F, Yack HJ. Kinematics and kinetics during gait in symptomatic and asymptomatic limbs of children with myelomeningocele. Journal of Pediatric Orthopaedics. 2012;32(1):106-112.

27. Buffart LM, Roebroeck ME, Rol M, Stam HJ, van den Berg-Emons RJ. Triad of physical activity, aerobic fitness and obesity in adolescents and young adults with myelomeningocele. Journal of Rehabilitation Medicine. 2008;40(1):70-75.

28. Schoenmakers MA, de Groot JF, Gorter JW, Hillaert JL, Helders PJ, Takken T. Muscle strength, aerobic capacity and physical activity in independent ambulating children with lumbosacral spina bifida. Disability and Rehabilitation. 2009;31(4):259-266.

29. Moura RCFd, Miranda F, Souza LMd, Corso SD, Malaguti C. Spirometric abnormalities in children with myelomeningocele is dependent of the level of functional injury. Fisioterapia em Movimento. 2011;24(2):231-238.

30. Owange-Iraka J, Harrison A, Warner J. Lung function in congenital and idiopathic scoliosis. European Journal of Pediatrics. 1984;142(3):198-200.

31. Kirk VG, Morielli A, Brouillette RT. Sleep-disordered breathing in patients with myelomeningocele: the missed diagnosis. Developmental Medicine and Child Neurology. 1999;41(1):40-43.

32. Dauvilliers Y, Stal V, Abril B, et al. Chiari malformation and sleep related breathing disorders. Journal of Neurology, Neurosurgery & Psychiatry. 2007;78(12):1344-1348.

33. Chan YY, Sandlin SK, Kurzrock EA. Urological outcomes of myelomeningocele and lipomeningocele. Current Urology Reports. 2017;18(5):35.

34. Sinha S. Follow-up urodynamics in patients with neurogenic bladder. Indian Journal of Urology: IJU: journal of the Urological Society of India. 2017;33(4):267.

35. Alamdaran SA, Mohammadpanah N, Zabihian S, Esmaeeli M, Ghane F, Feyzi A. Diagnostic value of ultrasonography in spinal abnormalities among children with neurogenic bladder. Electronic Physician. 2017;9(6):4571.

36. Norkett W, McLone DG, Bowman R. Current management strategies of hydrocephalus in the child with open spina bifida. Topics in Spinal Cord Injury Rehabilitation. 2016;22(4):241-246.

37. Vinck A, Maassen B, Mullaart R, Rotteveel J. Arnold-Chiari-II malformation and cognitive functioning in spina bifida. Journal of Neurology, Neurosurgery & Psychiatry. 2006;77(9):1083-1086.

38. Yeates KO, Loss N, Colvin AN, Enrile BG. Do children with myelomeningocele and hydrocephalus display nonverbal learning disabilities? An empirical approach to classification. Journal of the International Neuropsychological Society. 2003;9(4):653-662.

39. Tew B. The "cocktail party syndrome" in children with hydrocephalus and spina bifida. British Journal of Disorders of Communication. 1979;14(2):89-101.

40. Anderson V, Jacobs R, Harvey A. Prefrontal lesions and attentional skills in childhood. Journal of the International Neuropsychological Society. 2005;11(7):817-831.

41. Salman M, Sharpe J, Eizenman M, et al. Saccades in children with spina bifida and Chiari type II malformation. Neurology. 2005;64(12):2098-2101.

42. Hudgins RJ, Gilreath CL. Tethered spinal cord following repair of myelomeningocele. Neurosurgical focus. 2004;16(2):1-4.

43. Safavi-Abbasi S, Mapstone TB, Archer JB, et al. History of the current understanding and management of tethered spinal cord. Journal of Neurosurgery: Spine. 2016;25(1):78-87.

44. de Oliveira ALB, Cavalheiro S, Carbonari TC. Síndrome da medula presa na mielomeningocele: evolução clínica pré e pós-liberação.

45. Sukarini NP, Budiarsa I, Widyadharma I. Tethered cord syndrome. Medicina. 2016;47(1):111-118.

46. Ausili E, Tabacco F, Focarelli B, Nucera E, Patriarca G, Rendeli C. Prevalence of latex allergy in spina bifida: genetic and environmental risk factors. European Review for Medical and Pharmacological Sciences. 2007;11(3):149.

47. Soares ISC, Galvão CES, Carmona MJC, Vane MF, Vieira JE. Latex sensitization in patients with myelomeningocele undergoing urological procedures: prevalence and associated factors. Canadian Journal of Anesthesia/Journal Canadien D'Anesthésie. 2016; 63(8):983-984.

48. Law M, King G, King S, et al. Patterns of participation in recreational and leisure activities among children with complex physical disabilities. Developmental Medicine & Child Neurology. 2006;48(5):337-342.

49. Buffart LM, van der Ploeg HP, Bauman AE, et al. Sports participation in adolescents and young adults with myelomeningocele and its role in total physical activity behaviour and fitness. Journal of Rehabilitation Medicine. 2008;40(9):702-708.

50. Buffart LM, Berg-Emons RJVD, Meeteren JV, Stam HJ, Roebroeck ME. Lifestyle, participation, and health-related quality of life in adolescents and young adults with myelomeningocele. Developmental Medicine & Child Neurology. 2009;51(11):886-894.

51. Oddson BE, Clancy CA, McGrath PJ. The role of pain in reduced quality of life and depressive symptomology in children with spina bifida. The Clinical Journal of Pain. 2006;22(9):784-789.

52. Padua L, Rendeli C, Rabini A, Girardi E, Tonali P, Salvaggio E. Health-related quality of life and disability in young patients with spina bifida. Archives of Physical Medicine and Rehabilitation. 2002; 83(10):1384-1388.

53. Sampaio RF, Mancini MC, Gonçalves GG, Bittencourt NF, Miranda A, Fonseca ST. Aplicação da classificação internacional de funcionalidade, incapacidade e saúde (CIF) na prática clínica do fisioterapeuta. Rev Bras Fisioter. 2005;9(2):129-136.

54. Graham HK, Harvey A, Rodda J, Nattrass GR, Pirpiris M. The functional mobility scale (FMS). Journal of Pediatric Orthopaedics. 2004;24(5):514-520.

55. Battibugli S, Gryfakis N, Dias L, et al. Functional gait comparison between children with myelomeningocele: shunt versus no shunt. Developmental Medicine & Child Neurology. 2007;49(10):764-769.

56. Alotaibi M, Long T, Kennedy E, Bavishi S. The efficacy of GMFM-88 and GMFM-66 to detect changes in gross motor function in children with cerebral palsy (CP): a literature review. Disability and Rehabilitation. 2014;36(8):617-627.

57. Stark C, Herkenrath P, Hollmann H, et al. Early vibration assisted physiotherapy in toddlers with cerebral palsy - a randomized controlled pilot trial. Journal of Musculoskeletal Neuronal Interactions. September 2016;16(3):183-192.

58. Aizawa CY, Morales MP, Lundberg C, et al. Conventional physical therapy and physical therapy based on reflex stimulation showed similar results in children with myelomeningocele. Arquivos de Neuro-Psiquiatria. 2017;75(3):160-166.

59. Lynch A, Ryu J-C, Agrawal S, Galloway JC. Power mobility training for a 7-month-old infant with spina bifida. Pediatric Physical Therapy. 2009;21(4):362-368.

60. Christensen C, Lowes LP. Treadmill training for a child with spina bifida without functional ambulation. Pediatric Physical Therapy. 2014;26(2):265-273.

61. Tsai P, Yang T, Chan R, Huang P, Wong T. Functional investigation in children with spina bifida-measured by the Pediatric Evaluation of Disability Inventory (PEDI). Child's Nervous System. 2002; 18(1):48-53.

62. Ries LGK, Michaelsen SM, Soares PS, Monteiro VC, Allegretti KMG. Adaptação cultural e análise da confiabilidade da versão brasileira da Escala de Equilíbrio Pediátrica (EEP). Brazilian Journal of Physical Therapy. 2012.

63. dos Santos Silva FP, Rocha NACF. Tradução e adaptação cultural da Assessment of Life Habits for Children para o português brasileiro. Repositório de teses da UFScar. 2015:45.

64. Bailey B, Gravel J, Daoust R. Reliability of the visual analog scale in children with acute pain in the emergency department. PAIN®. 2012;153(4):839-842.

65. Silva FCd, Thuler LCS. Tradução e adaptação transcultural de duas escalas para avaliação da dor em crianças e adolescentes. J Pediatr. 2008:344-349.

66. Polfuss M, Simpson P, Stolzman S, et al. The measurement of body composition in children with spina bifida: Feasibility and preliminary findings. Journal of Pediatric Rehabilitation Mmedicine. 2016;9(2):143-153.

67. Amanda Liusuwan R, Widman LM, Ted Abresch R, Johnson AJ, McDonald CM. Behavioral intervention, exercise, and nutrition education to improve health and fitness (BENEfit) in adolescents with mobility impairment due to spinal cord dysfunction. The Journal of Spinal Cord Medicine. 2007;30(sup1):S119-S126.

68. Faigenbaum AD, Milliken LA, Westcott WL. Maximal strength testing in healthy children. The Journal of Strength & Conditioning Research. 2003;17(1):162-166.

69. Moerchen VA, Habibi M, Lynett KA, Konrad JD, Hoefakker HL. Treadmill training and overground gait: decision making for a toddler with spina bifida. Pediatric Physical Therapy. 2011;23(1): 53-61.

70. Hébert LJ, Maltais DB, Lepage C, Saulnier J, Crête M, Perron M. Isometric muscle strength in youth assessed by hand-held dynamometry: A feasibility, reliability, and validity study: A feasibility, reliability, and validity study. Pediatric Physical Therapy. 2011;23(3): 289-299.

71. Mahony K, Hunt A, Daley D, Sims S, Adams R. Inter-tester reliability and precision of manual muscle testing and hand-held dynamometry in lower limb muscles of children with spina bifida. Physical & Occupational Therapy in Pediatrics. 2009;29(1):44-59.

72. Ferrari RS, Schaan CW, Cerutti K, et al. Assessment of functional capacity and pulmonary in pediatrics patients renal transplantation. Jornal Brasileiro de Nefrologia. 2013;35(1):35-41.

73. Gressot LV, Patel AJ, Hwang SW, Fulkerson DH, Jea A. Rh-BMP-2 for L5–S1 arthrodesis in long fusions to the pelvis for neuromuscular spinal deformity in the pediatric age group: analysis of 11 patients. Child's Nervous System. 2014;30(2):249-255.

74. Ferreira PL, Baltazar CF, Cavalheiro L, Cabri J, Gonçalves RS. Reliability and validity of PedsQL for Portuguese children aged 5–7 and 8–12 years. Health and Quality of Life Outcomes. 2014;12(1):122.

75. Soares AHR, Moreira MCN, Monteiro LMC. The quality of life of Brazilian and North-american adolescents with spina bifida. Ciência & Saúde Coletiva. 2008;13:2215-2223.

76. Parkin P, Kirpalani HM, Rosenbaum PL, et al. Development of a health-related quality of life instrument for use in children with spina bifida. Quality of Life Research. 1997;6(2).

77. Klatchoian DA, Len CA, Terreri MTR, et al. Quality of life of children and adolescents from São Paulo: reliability and validity of the Brazilian version of the Pediatric Quality of Life InventoryTM version 4.0 Generic Core Scales. Jornal de Pediatria. 2008;84(4):308-315.

78. Lopes-Martins R, Labat R, Ramos L, Pallota R, Penna S, Bjordal J. Novos paradigmas no processo inflamatório: possíveis mecanismos de ação da laserterapia de baixa intensidade e considerações sobre dosimetria. J Bras Laser. 2007;1(1):12-19.

79. Pinto FC, Chavantes MC, Pinto NC, et al. Novel treatment immediately after myelomeningocele repair applying low-level laser therapy in newborns: a pilot study. Pediatric Neurosurgery. 2010; 46(4):249-254.

80. Noronha J, Bundy A, Groll J. The effect of positioning on the hand function of boys with cerebral palsy. American Journal of Occupational Therapy. 1989;43(8):507-512.

81. Wilton S. Standing frame. Physiotherapy. 1977;63(8):258-258.

82. Taylor K. Factors affecting prescription and implementation of standing-frame programs by school-based physical therapists for children with impaired mobility. Pediatric Physical Therapy. 2009;21(3):282-288.

83. Vankoski S, Moore C, Statler KD, Sarwark JP, Dias L. The influence of forearm crutches on pelvic and hip kinematics in children with myelomeningocele: don't throw away the crutches. Developmental Medicine & Child Neurology. 1997;39(9):614-619.

84. Ivanyi B, Schoenmakers M, van Veen N, Maathuis K, Nollet F, Nederhand M. The effects of orthoses, footwear, and walking aids on the walking ability of children and adolescents with spina bifida: A systematic review using International Classification of Functioning, Disability and Health for Children and Youth (IC-F-CY) as a reference framework. Prosthetics and Orthotics International. 2015;39(6):437-443.

85. Yen C-L, Wang R-Y, Liao K-K, Huang C-C, Yang Y-R. Gait training—induced change in corticomotor excitability in patients with chronic stroke. Neurorehabilitation and Neural Repair. 2008;22(1):22-30.

86. Dobkin B, Apple D, Barbeau H, et al. Weight-supported treadmill vs over-ground training for walking after acute incomplete SCI. Neurology. 2006;66(4):484-493.

87. Chang C-L, Ulrich BD. Lateral stabilization improves walking in people with myelomeningocele. Journal of Biomechanics. 2008;41(6):1317-1323.

88. Pantall A, Teulier C, Smith BA, Moerchen V, Ulrich BD. Impact of enhanced sensory input on treadmill step frequency: infants born with myelomeningocele. Pediatric Physical Therapy: the official publication of the Section on Pediatrics of the American Physical Therapy Association. 2011;23(1):42.

89. Saavedra SL, Teulier C, Smith BA, et al. Vibration-induced motor responses of infants with and without myelomeningocele. Physical Therapy. 2012;92(4):537-550.

90. Paleg GS, Smith BA, Glickman LB. Systematic review and evidence-based clinical recommendations for dosing of pediatric supported standing programs. Pediatric Physical Therapy. 2013;25(3):232-247.

91. McDonald CM. Limb contractures in progressive neuromuscular disease and the role of stretching, orthotics, and surgery. Physical Medicine and Rehabilitation Clinics of North America. 1998; 9(1):187-211.

92. Bohannon RW, Larkin PA. Passive ankle dorsiflexion increases in patients after a regimen of tilt table-wedge board standing. Phys Ther. 1985;65(11):1676-1678.

93. Harvey LA, Katalinic OM, Herbert RD, Moseley AM, Lannin NA, Schurr K. Stretch for the treatment and prevention of contracture: an abridged republication of a Cochrane Systematic Review. Journal of Physiotherapy. 2017;63(2):67-75.

94. Al-Oraibi S. Non-surgical intervention of knee flexion contracture in children with spina bifida: case report. Journal of Physical Therapy Science. 2014;26(5):793-795.

95. dos Santos AN, Serikawa SS, Rocha NACF. Pilates improves lower limbs strength and postural control during quite standing in a child with hemiparetic cerebral palsy: A case report study. Developmental Neurorehabilitation. 2016;19(4):226-230.

96. Glinsky J, Harvey L, Van Es P. Efficacy of electrical stimulation to increase muscle strength in people with neurological conditions: a systematic review. Physiotherapy Research International. 2007; 12(3):175-194.

97. Oliveira A, Jácome C, Marques A. Physical fitness and exercise training on individuals with spina bifida: a systematic review. Research in Developmental Disabilities. 2014;35(5):1119-1136.

98. Andrade CK, Kramer J, Garber M, Longmuir P. Changes in self--concept, cardiovascular endurance and muscular strength of children with spina bifida aged 8 to 13 years in response to a

Capítulo 6 Espinha Bífida

10-week physical-activity programme: a pilot study. Child: Care, Health and Development. 1991;17(3):183-196.

99. de Groot JF, Takken T, van Brussel M, et al. Randomized controlled study of home-based treadmill training for ambulatory children with spina bifida. Neurorehabilitation and Neural Repair. 2011; 25(7):597-606.

100. Zwinkels M, Verschuren O, Janssen TW, Ketelaar M, Takken T, Group S--S-Fs. Exercise training programs to improve hand rim wheelchair propulsion capacity: a systematic review. Clinical Rehabilitation. 2014;28(9):847-861.

101. Karmel-Ross K, Cooperman DR, Van Doren CL. The effect of electrical stimulation on quadriceps femoris muscle torque in children with spina bifida. Physical Therapy. 1992;72(10):723-730.

102. Walker JL, Ryan SW, Coburn TR. Does threshold nighttime electrical stimulation benefit children with spina bifida?: A pilot study. Clinical Orthopaedics and Related Research®. 2011; 469(5):1297-1301.

103. El-Shamy SM. Effect of whole-body vibration on muscle strength and balance in diplegic cerebral palsy: a randomized controlled trial. American Journal of Physical Medicine & Rehabilitation. 2014;93(2):114-121.

104. Leite et al. Current evidence does not support whole body vibration in clinical practice in children and adolescent with disabilities: a systematic review of randomized controlled trial. Brazilian Journal of Physical Therapy. 2018.

105. Stark C, Hoyer-Kuhn H-K, Semler O, et al. Neuromuscular training based on whole body vibration in children with spina bifida: a retrospective analysis of a new physiotherapy treatment program. Child's Nervous System. 2015;31(2):301-309.

106. Almeida KM, Fonseca ST, Figueiredo PR, Aquino AA, Mancini MC. Effects of interventions with therapeutic suits (clothing) on impairments and functional limitations of children with cerebral palsy: a systematic review. Brazilian Journal of Physical Therapy. 2017.

107. Richards A, Morcos S, Rethlefsen S, Ryan D. The use of TheraTogs versus twister cables in the treatment of in-toeing during gait in a child with spina bifida. Pediatric Physical Therapy. 2012;24(4): 321-326.

108. Crytzer TM, Dicianno BE, Fairman AD. Effectiveness of an upper extremity exercise device and text message reminders to exercise in adults with spina bifida: a pilot study. Assistive Technology. 2013; 25(4):181-193.

109. Santos A. Diagnóstico clínico postural: um guia prático. 6ª edição revista, atual. E amp. – São Paulo: Summus. 2011:27.

110. Britto RR, Probst VS, Andrade AF, et al. Reference equations for the six-minute walk distance based on a Brazilian multicenter study. Brazilian Journal of Physical Therapy. 2013;17(6):556-563.

111. Kim J, Sung DJ, Lee J. Therapeutic effectiveness of instrument-assisted soft tissue mobilization for soft tissue injury: mechanisms and practical application. Journal of Exercise Rehabilitation. 2017; 13(1):12.

Lesão Medular Traumática

Aline Duprat Ramos
Elizabeth Rocha e Rocha
Liliane Baía Silva

7

DEFINIÇÃO E EPIDEMIOLOGIA

O trauma raquimedular (TRM) compreende as lesões dos componentes da coluna vertebral em quaisquer porções: óssea, ligamentar, medular, discal, vascular ou radicular. A lesão medular (LM) se caracteriza pela interrupção parcial ou total do sinal neurológico através da medula espinhal, o que resulta em comprometimento das funções motoras, sensitivas e autonômicas no nível medular lesionado e abaixo dele. O TRM na população pediátrica é um evento catastrófico e tem repercussões na estrutura e na organização da família, que é a fonte primária de suporte para essa faixa etária. Assim, torna-se crucial uma intervenção centrada no paciente e na família, cujas perspectivas precisam ser incorporadas no planejamento das abordagens[1,2].

A LM de origem traumática é uma condição relativamente rara em crianças, sendo observado aumento em sua incidência com o aumento da idade[3,4]. Nos EUA, entre os anos de 2000 e 2012, o TRM cervical na população pediátrica teve uma prevalência de 2,07% com mortalidade global de 4,87%; entretanto, o trauma foi mais frequente em crianças mais velhas e a mortalidade mais elevada em pacientes mais novos[5].

A incidência de TRM no Brasil é desconhecida, uma vez que essa condição não está sujeita à notificação, além de haver poucos dados e trabalhos publicados a respeito da epidemiologia do TRM no país[6,7]. No entanto, estimam-se mais de 10.000 novos casos de lesão medular a cada ano, sendo o trauma a causa predominante[6]. Estudos transversais evidenciam que a população mais vulnerável ao TRM é a de adultos jovens do sexo masculino na faixa etária entre 20 e 35 anos[6,7].

O trauma da coluna cervical (CC) tem consequências devastadoras e grande impacto emocional, social e econômico[8], além de ocorrer na região mais suscetível à LM[9]. Em estudo retrospectivo de um centro de referência pediátrica de trauma norte-americano, a incidência de trauma na CC foi de 1,83%. Entre esses pacientes, as lesões associadas à prática de esportes foram as mais comuns (41%), seguidas pelos acidentes automobilísticos associados a trauma da CC em crianças mais novas (28%)[10].

A abordagem do TRM na infância e na adolescência deve considerar a natureza dinâmica do desenvolvimento e crescimento nessa faixa etária, bem como o impacto da LM nesse processo[1]. A recuperação neurológica em crianças parece ter melhor prognóstico quando comparada à população adulta com TRM, principalmente nos casos de lesões incompletas, embora lesões completas também possam melhorar ao longo do tempo[1,11].

ETIOLOGIA E MECANISMOS DE LESÃO

Lactentes e crianças apresentam coluna vertebral mais elástica e móvel e vértebras menos rígidas[12]. Em crianças menores ocorrem principalmente as lesões de C1 a C4, e em crianças mais velhas as lesões da CC superior e inferior ocorrem com a mesma frequência[13]. Subluxações atlantoaxiais (C1-C2) ou na junção atlanto-occipital são frequentes até a fase pré-escolar, enquanto lesões mais baixas (C5-C7) são mais comuns na idade escolar[11]. A condição de pseudoluxação acontece quando há deslocamento anterior de

C2 em C3 e ocorre em 40% das crianças menores de 7 anos com LM[11].

As características da CC se alteram significativamente com a idade (Figura 7.1), e a maturidade do desenvolvimento não está presente até os 8 anos[13]. Essa imaturidade se caracteriza por peculiaridades anatômicas presentes na criança, como maior lassidão ligamentar, músculos do pescoço mais fracos, cabeça proporcionalmente maior do que o corpo, facetas orientadas horizontalmente e ossificação incompleta[14-16]. Assim, as crianças compõem um grupo sujeito à LM por subluxação e distração da CC[10,14,16] em razão das maiores forças inerciais aplicadas ao pescoço durante o processo de aceleração-desaceleração que ocorre principalmente em acidentes automobilísticos e quedas de altura[12,17], além do trauma não acidental e por objeto contundente[15,18].

Essas características anatômicas predispõem também à LM sem alteração radiográfica[15,17,18], condição definida como SCIWORA – *Spinal Cord Injury WithOut Radiographic Abnormality* – descrita por Pang e Wilberger (1982)[19] como "sinais objetivos de mielopatia como resultado de trauma, cujos filmes simples da coluna vertebral (tomografia e, ocasionalmente, mielografia) realizados no momento da admissão não apresentam evidência de lesão esquelética ou subluxação". A SCIWORA está presente em 15% a 25% de todas as lesões da CC pediátrica e também pode ocorrer durante partos com apresentação pélvica ou quando é feito uso do fórceps na apresentação cefálica. Nesses casos, a mortalidade é alta e o prognóstico não é bom[3,9].

Existem três padrões distintos de trauma da CC na população de 0 a 19 anos de idade[8]. O primeiro consiste na SCIWORA, que é mais comumente observada em meninos adolescentes envolvidos com a prática esportiva e em crianças vítimas de abusos violentos. O segundo padrão consiste nas luxações/subluxações da CC, mais comumente observadas em crianças com menos de 8 anos de idade envolvidas em acidentes automobilísticos e mais frequentes no nível da vértebra de C1. Finalmente, o terceiro padrão é constituído por fraturas da CC com presença ou não de comprometimento medular, mais frequentemente observadas em crianças mais velhas e adolescentes vítimas de queda de altura e mergulho em águas rasas[8]. Nos casos de lesões estáveis da coluna vertebral, a imobilização externa pode ser preferida à imobilização cirúrgica. Já nos casos cirúrgicos, como regra, a fusão dos segmentos deve ser a mais curta possível, a fim de evitar comprometimento do crescimento da coluna vertebral, especialmente em pacientes mais jovens[14,16].

QUADRO CLÍNICO DA LESÃO MEDULAR
Choque medular

O choque medular ocorre imediatamente após o trauma grave medular e há perda completa das funções motora e sensitiva abaixo do nível da lesão com perda dos reflexos tendinosos profundos e do esfíncter. A ausência do reflexo do esfíncter é indicativa de choque medular, e o retorno do reflexo bulbocavernoso indica seu fim. O choque medular pode ser dividido em quatro fases: (1) nas primeiras 24 horas após a lesão é observada perda ou diminuição dos reflexos tendinosos e cutâneos; (2) entre 24 e 72 horas de trauma pode haver o retorno gradual de reflexos cutâneos, como o bulbocavernoso; (3) durante o primeiro mês após o trauma pode haver hiper-reflexia e retorno dos reflexos tendinosos profundos; (4) a última fase, que dura de 1 a 12 meses, é caracterizada por espasticidade e hiper-reflexia[20].

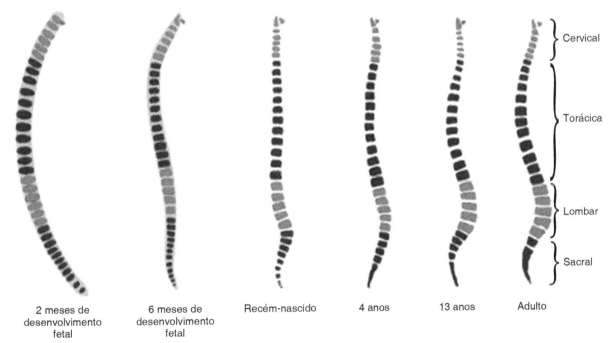

Figura 7.1 Desenvolvimento da coluna vertebral humana. (Adaptada de: Tratado de Pediatria de Nelson[13].)

Função cardiovascular

- **Choque neurogênico:** é comum na fase aguda do trauma, decorrente da lesão do tronco simpático (acima de T6), resultando em perda do tônus simpático cardiovascular; consequentemente, o tônus vagal se sobressai nas regiões abaixo do nível da lesão. Observam-se hipotensão arterial, bradicardia e redução da contratilidade miocárdica. Convém ter cautela durante a aplicação de um estímulo nocivo (p. ex. aspiração traqueal), o que pode levar a uma resposta vagal sem oposição simpática[21].
- **Hipotensão ortostática:** decorrente da falência da vasoconstrição mediada pelo sistema nervoso autônomo (SNA), especialmente sobre grandes leitos vasculares, quando se assume a posição vertical. Os fatores de risco incluem cabeceira baixa por período prolongado, mudança rápida de posição, refeições pesadas e desidratação. Além disso, certos medicamentos, como diuréticos, antidepressivos, alfabloqueadores e narcóticos, podem contribuir para sua ocorrência[22].
- **Disreflexia autonômica:** caracterizada por elevação da pressão arterial (> 20%), taquicardia ou bradicardia e outros sintomas de hiperatividade simpática, como piloereção, sudorese excessiva e rubor, é mais comum em pacientes tetraplégicos e naqueles com lesão completa acima de T6. O tratamento começa com a identificação do possível estímulo doloroso, que costuma ser bexiga ou intestino distendidos, os quais devem ser aliviados imediatamente, de modo a cessar o estímulo nociceptivo[23].
- **Trombose venosa profunda (TVP):** sua incidência na criança é menor do que no adulto. Em crianças com menos de 5 anos de idade, a TVP é extremamente rara (0%); entretanto, a frequência aumenta discretamente nas idades de 6 a 12 anos (2%)[2] e, por isso, a profilaxia com medicamentos anticoagulantes é pouco frequente nas crianças mais jovens[24]. A profilaxia mecânica com meias compressivas está indicada para crianças de todas as idades[2]. Na prática clínica, pode ser considerado o uso de meias de baixa compressão, quando se observa edema de difícil resolução em extremidades de membros inferiores (MMII) (nível de evidência 5).

Funções urinária e gastrointestinal

A criança pode cursar com uma bexiga arreflexa e sem contratilidade como resultado do choque medular decorrente do trauma; assim, o esvaziamento da bexiga se dará por sondagem vesical via cateter uretral. As manifestações gastrointestinais incluem disfagias, úlceras gástricas, síndrome da artéria mesentérica anterior (síndrome de Wilkie), redução da motilidade gastrointestinal, pancreatite e disfunções da vesícula biliar (colecistite e colelitíase)[2].

Pele

As úlceras de pressão (UP) são complicações sérias e, infelizmente, comuns nessa população mesmo na fase aguda do trauma medular. A monitoração da integridade da pele, a nutrição adequada e o alívio da pressão sobre as áreas com proeminências ósseas são condutas que auxiliam a prevenção das UP. Durante a fase aguda da LM, os locais mais frequentes de UP são os relacionados com o decúbito dorsal (occípito, escápula, sacro e calcâneo) e com as áreas de pressão causadas por dispositivos de imobilização cervical (colar, tração halocraniana)[2,25]. As UP nas tuberosidades isquiáticas são mais frequentes em crianças que permanecem a maior parte do tempo sentadas em cadeira de rodas (CR)[2].

Alterações musculoesqueléticas

- **Escoliose:** quando a LM ocorre antes ou durante a fase do estirão do crescimento, é comum observar o desenvolvimento de escolioses mais acentuadas[1,3], chegando a uma incidência de 46% a 97% dos casos[3,26]. As deformidades espinhais cursam com impacto devastador nas crianças, podendo evoluir para alterações na obliquidade pélvica e na função pulmonar[26,27]. O uso de colete em crianças com LM antes da formação de uma curva maior do que 20 graus pode prevenir ou retardar a progressão da curva e, consequentemente, a necessidade de correção cirúrgica[27,28].
- **Subluxação do quadril:** sua incidência está inversamente relacionada com a idade[26], e mais de 90% das crianças com LM com até 10 anos desenvolvem essa complicação[1]. As repercussões negativas incluem dificuldade para sentar, posicionamento, transferências, higiene e dor. Desse modo, é importante manter a flexibilidade articular e dos músculos adutores, isquiotibiais, grácil e reto femoral[26]. A abordagem cirúrgica é recomendada quando há uma potencial condição para o desenvolvimento de dor[1].
- **Espasticidade:** mais de 80% dos pacientes com LM apresentam espasticidade[29]. Embora não exclusivamente negativas, as repercussões da espasticidade podem comprometer a reabilitação, alterando a funcionalidade dos pacientes[30] (veja *Intervenção tardia da fisioterapia/espasticidade*). A espasticidade não está presente imediatamente após a LM. Durante o período de choque medular, há a perda temporária da atividade reflexa medular abaixo do local da lesão, a qual está associada à paralisia flácida e à ausência de reflexos medulares, atenuando o desenvolvimento da espasticidade. Cabe considerar que com a lesão medular pode haver danos concomitantes em células do corno anterior, raízes nervosas ou neurônios motores mais baixos, incluindo a cauda equina[2].
- **Ossificação heterotópica (OH):** trata-se de uma complicação menos prevalente em crianças, com incidência em torno de 3%[3,31]. Acredita-se, também, que se manifesta mais tardiamente nesses pacientes, ocorrendo em torno de 4 meses após a lesão[1]. Há indicação cirúrgica quando resulta em dor, em restrição importante da mobilidade da criança ou ainda quando dificulta os cuidados pessoais, como a higiene íntima[31,32], e há pouca informação disponível sobre a atuação da fisioterapia[33].

- **Osteoporose:** crianças com LM apresentam 40% a menos de densidade óssea e essa característica, associada a atividades e comportamentos de risco peculiares à população pediátrica, pode resultar em fragilidade óssea e, consequentemente, maior ocorrência de fraturas[1,34].

Termorregulação

A hipertermia é frequente em crianças na fase aguda da LM e pode ou não estar associada a infecções. Os focos infecciosos mais comuns incluem pulmonar, urinário, gastrointestinal, do sítio cirúrgico e de cateteres intravasculares. Dentre os focos não infecciosos estão as atelectasias, fraturas patológicas, OH e TVP. Não é incomum a ocorrência de febre alta em razão da disfunção autorregulatória, o que pode aumentar a mortalidade nesses pacientes[2,35].

Função respiratória

As complicações respiratórias na fase aguda do TRM, além de altamente prevalentes e previsíveis, são a causa mais comum de mortalidade após a LM. O grau de comprometimento respiratório está estreitamente relacionado com o padrão de lesão, o nível motor e sensitivo e o comprometimento neurológico autonômico[21,36]. Um paciente com tetraplegia pode se deteriorar rapidamente e, caso não haja uma intervenção adequada, pode evoluir para falência ventilatória com necessidade de entubação orotraqueal (EOT) entre o terceiro e o quarto dia após o trauma[37].

Mecânica ventilatória

Durante uma respiração basal, o músculo diafragma (C3-C5) se contrai a fim de criar uma pressão negativa intratorácica e favorecer a inspiração, ao passo que a expiração é primariamente passiva. Em situações que exigem volumes inspiratórios maiores (p. ex., tosse), músculos auxiliares, como intercostais externos (T1-T11), escalenos (C2-C7) e esternocleidomastóideos (C2-C3 e XI par), serão recrutados, enquanto a expiração ativa será realizada pelos músculos abdominais (T7-L1). Uma criança com lesão em C4-C5 pode apresentar função comprometida da musculatura inspiratória, promovendo um padrão pulmonar restritivo com volumes correntes menores e consequente tendência à hipercapnia. Além disso, comparada ao adulto, a criança tem uma caixa torácica mais elástica e complacente que predispõe a maior perda da capacidade residual funcional (CRF), redução da capacidade vital (CV) e desenvolvimento de atelectasias após uma LM da CC[2].

DEFICIÊNCIAS DA ESTRUTURA E FUNÇÃO DO CORPO, LIMITAÇÕES DE ATIVIDADES E RESTRIÇÕES DE PARTICIPAÇÃO

Por meio da Classificação Internacional de Funcionalidade, Incapacidade e Saúde (CIF)[38] e da versão para crianças

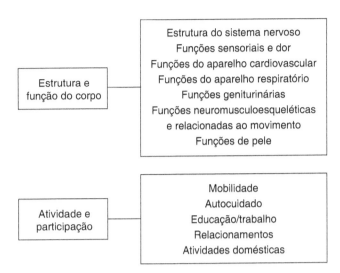

Figura 7.2 Domínios da Classificação Internacional de Funcionalidade (CIF) para crianças e adolescentes com lesão medular.

e jovens da CIF, a ICF-CY, é possível classificar e descrever aspectos de função, incapacidade e saúde em pessoas com LM desde o momento do trauma[39]. A CIF e a ICF-CY auxiliam a definição de objetivos de tratamento, na perspectiva de limitações em atividades e restrições na participação, levando em conta fatores contextuais, e não consideram apenas os comprometimentos resultantes da LM[40]. A ICF-CY considera que as intervenções não devem ser focadas somente na criança ou no adolescente, mas também direcionadas à família e a outras pessoas que fazem parte do ambiente desses pacientes[41]. A Figura 7.2 auxilia a compreensão dos domínios da CIF na população pediátrica com LM, assim como a descrição de casos clínicos nas fases aguda e crônica.

Exemplo 1: tetraplégico na fase aguda

L.A.P.: 10 anos de idade

Paciente com 13 horas de trauma, tetraplegia com nível sensitivo e motor ASIA (*American Spinal Injury Association*) C5, bilateral, AIS (*ASIA Impairment Scale*) A, em virtude de fratura-luxação de C5-C6 após acidente automobilístico por colisão frontal de automóvel com objeto fixo. Criança levada pelo serviço de atendimento móvel de urgência ao pronto-socorro de trauma, devidamente imobilizada, em cateter nasal com O_2 a 3L/min.

- **Estrutura e função do corpo:** saturação de oxigênio = 99%, ECG = 15, bradicárdica (FC = 58bpm), padrão respiratório de predomínio abdominal, FR 21irpm, sem sinais de esforço respiratório. Tosse ineficaz, ausculta pulmonar com sons respiratórios discretamente reduzidos em bases, tônus flácido globalmente. Gasometria arterial: pH = 7,35/pO_2 = 154mmHg/pCO_2 = 44mmHg/HCO_3 = 22/BE = 1. Ferida cortocontusa frontal direita e sem tatuagens traumáticas em tórax ou abdome. Exames de imagem sem sinais de lesão de vísceras torácicas ou abdominais. Tomografia de crânio e face: nada digno de nota. Aguardando abordagem cirúrgica da lesão medular.

- **Atividade e participação:** criança acompanhada da mãe, a qual não estava presente na cena. É capaz de levar as mãos à boca, mas sem controle adequado, e não consegue estender os cotovelos. Dependente para todas as atividades de vida diária (AVD) e transferências. Colaborativa, mas chorosa. Alimenta-se por via oral.
- **Fatores pessoais e ambientais:** mãe ainda sem compreender a gravidade da lesão. Criança sem queixa de dor, bem posicionada no leito. Familiares e amigos se revezam para acompanhar a criança 24 horas.

Exemplo 2: paraplégico na fase crônica

E.J.: 9 anos de idade

LM sem alterações radiológicas (SCIWORA) em acidente automobilístico há 1 ano e 7 meses. Não apresenta intercorrências clínicas. Não foi submetido a procedimentos cirúrgicos.

- **Estrutura e função do corpo:** paraplegia nível sensitivo e motor ASIA T5, bilateral, AIS: A. A função de tosse é comprometida parcialmente na fase explosiva. Nunca teve lesões de pele. Apresenta espasticidade em MMII, sem contraturas, e não há relatos de dor. Mantém-se incontinente vesical e intestinal e em uso de fraldas em alguns períodos, mas com perdas urinárias escassas, realizando cateterismo vesical assistido pela mãe, em treino de autocateterismo. Tem conseguido controle intestinal por horários treinados, mas ainda com episódios de perdas ocasionais.
- **Atividade e participação:** independente para mobilidade no leito e para transferências da cadeira de rodas e para o chão, a cama e o carro. Mantém a posição sentada com apoio de uma das mãos com cifose torácica postural. Realiza treino de ortostatismo diário com órtese de joelho e apoio em superfície fixa. É independente para alimentação, vestuário na cama e cadeira de rodas (exceto calças compridas), higiene corporal e oral.
- **Fatores pessoais e ambientais:** exibe comportamento tranquilo e colaborativo, mas com humor deprimido, referindo grande expectativa em recuperar a marcha. Os pais compreendem o diagnóstico e suas repercussões, favorecem a socialização e incentivam a autonomia e a independência da criança, mas também trazem relatos de esperança quanto à recuperação da marcha. Utiliza cadeira de rodas manual com almofada de ar no assento, sendo independente na autopropulsão em terrenos planos, inclinados, gramados e terra batida; consegue transpor meio-fio, empinando a cadeira. Utiliza órtese de joelho e estabilizador tibiotársico bilateral para ficar de pé. Frequenta escola regular, participa da educação física e joga basquete em cadeira de rodas.

INTERVENÇÃO FISIOTERAPÊUTICA

Avaliação

A avaliação é o primeiro passo para direcionar um programa apropriado de fisioterapia e deve identificar deficiências, limitações em atividades e restrições na participação social. A coleta de informações, como idade, causa e tempo de lesão, condições neurológicas e ortopédicas, complicações, procedimentos médicos e cirúrgicos desde a lesão, história pregressa de saúde, suporte familiar, condições socioeconômicas, escolarização/trabalho e rotinas, pode auxiliar o direcionamento de avaliações subsequentes[40].

Apesar da baixa incidência, o interesse pelas abordagens em pacientes pediátricos com LM tem aumentado nas últimas décadas em virtude do impacto significativo dessa condição para as crianças e suas famílias. As repercussões da LM na atividade e na participação são influenciadas pelas mudanças físicas, sociais e emocionais ao longo da vida das crianças e adolescentes e pelo risco de complicações a longo prazo[42]. Os profissionais precisam compreender as implicações da interação entre a LM e o crescimento, o desenvolvimento, as mudanças ambientais e o papel da família e valorizar a prática fundamentada em evidências para garantir a excelência na reabilitação[2].

Ainda não há consenso quanto aos instrumentos mais apropriados de avaliação, e frequentemente os fisioterapeutas adotam uma bateria de testes diferentes, inclusive avaliações subjetivas e não padronizadas[40].

Com o objetivo de facilitar a coleta de dados em estudos que melhorem a qualidade, a eficiência e os custos das pesquisas, o National Institute for Neurologic Disorders and Stroke (NINDS) desenvolveu recomendações de instrumentos de avaliação de relevância para crianças e jovens com LM para uso em pesquisas. As recomendações foram classificadas como: "*Core*" (C) – informação essencial em todas as áreas terapêuticas; "Suplementar Altamente Recomendado" (SAR) – considerado essencial em estudos da área específica, recomendável sempre que aplicável, a depender do tipo de estudo; "Suplementar" (S) – recomendável, mas não obrigatório, a depender do tipo de estudo; "Exploratório" (E) – exige validação[42].

As recomendações relacionadas com os testes e as medidas de resultados funcionais sugeridas neste capítulo estão listadas na Tabela 7.1, incluindo seus objetivos, domínios da CIF e recomendação do NINDS.

Classificação da LM

As Normas Internacionais para Classificação Neurológica das Lesões na Medula Espinhal – *International Standards for Neurological Classification of Spinal Cord Injury* (ISNCSCI) da American Spinal Injury Association (ASIA)[43] (Figura 7.3) são usadas para descrever o nível neurológico do comprometimento, a gravidade da lesão, e também para avaliar a recuperação após a LM[44]. Essa classificação é utilizada internacionalmente de modo a universalizar a linguagem referente ao grau quantitativo da LM do paciente[61] e favorecer a comunicação

Capítulo 7 Lesão Medular Traumática

Tabela 7.1 Instrumentos de avaliação em caso de lesão medular pediátrica

Instrumento	Domínio	Objetivo	Observações
ASIA Impairmet Scale[45]	Estrutura e função do corpo	Classificar o nível de comprometimento motor e sensitivo	Recomendação C do NINDS
Escala Modificada de Ashworth	Estrutura e função do corpo	Avaliar a espasticidade nas lesões do SNC	–
Goniometria[5]	Estrutura e função do corpo	Avaliar as amplitudes de movimentos articulares	–
Inventário de Avaliação Pediátrica de Incapacidade (PEDI)[46]	Atividade	Avaliar perfil funcional em autocuidado, mobilidade e função social	Validado no Brasil Recomendação SAR do NINDS
Walking Index for SCI – II (WISCI II)[47]	Atividade	Avaliar a necessidade de assistência física e de auxílios para a marcha em pessoas com lesões medulares	Recomendação S do NINDS para crianças a partir de 3 anos
Timed Up and Go Test (TUG)[48]	Atividade	Avaliar risco de quedas na marcha	Recomendação S do NINDS para crianças a partir de 3 anos
Spinal Cord Independence Measure (SCIM III)[49] Self Report (SCIM III SR)[50] SCIM-III SR-Youth. Versão pediátrica do SCIM-III SR	Atividade	Avaliar a participação no autocuidado, gerenciamento de esfíncteres, mobilidade e aspectos respiratórios	SCIM III e SCIM III – SR (brSCIM-SR) validadas no Brasil. Recomendação S do NINDS para crianças a partir de 8 anos Versão pediátrica não validada no Brasil. Recomendação E do NINDS para crianças a partir de 8 anos
Five Time Sit to Stand Test[51]	Atividade	Avaliar a força de membros inferiores nessa atividade funcional. Quantificar mudanças funcionais nesse movimento transicional	Recomendação S do NINDS para crianças a partir de 4 anos
Teste de Caminhada de 6 Minutos[48]	Atividade	Avaliar a distância percorrida pela marcha em 6 minutos como um teste de capacidade aeróbica submáxima	Recomendação S do NINDS para crianças a partir de 4 anos
Teste de Velocidade de 10 Metros[48]	Atividade	Avaliar a velocidade de marcha em metros por segundos em uma curta distância	–
Whellchair Skills Test[52]	Atividade	Avaliar habilidades em cadeira de rodas manual	Recomendação S do NINDS para crianças a partir de 6 anos. Validado no Brasil
Jebsen Taylor Hand Function Test[53]	Atividade	Avaliar a função manual nas atividades de vida diária	Recomendação S do NINDS para crianças com mais de 6 anos. Não validado no Brasil
WeeFIM[54] (versão pediátrica da FIM)	Atividade	Avaliar a necessidade de assistência nas atividades de vida diária	O FIM é validado no Brasil, mas a versão pediátrica não Recomendação S do NINDS para crianças de 0 a 7 anos
Canadian Occupational Performance Measure[55] (COPM)	Participação	Avaliar a percepção individual do desempenho ocupacional nas áreas de autocuidado, produtividade e lazer	Recomendação S do NINDS para crianças a partir de 6 anos e com relato dos pais a partir de 2 anos
Goal Attainment Scaling (GAS)[56]	Função do Corpo Atividade Participação	Estabelecer metas de tratamento e avaliar os resultados	–
Child Needs Assessment Checklist[57] (ChNAC)	Participação	Avaliar percepção do paciente de independência e mobilidade. Auxiliar a definição de metas de tratamento e a avaliação de resultados	–
Assessment of Life Habits for Children[58] (Life H)	Atividade Participação	Avaliar a percepção do paciente acerca das dificuldades e da necessidade de assistência em atividades de vida diária e participação social	Life H 3.1 (versão curta) está em validação no Brasil[59]
Children's Assessment of Participation and Enjoyment (CAPE)[60]	Atividade Participação	Avaliar a participação em atividades rotineiras, fora da escola	–

ASIA: American Spinal Injury Association; C: *core*; E: exploratório; FIM: Medida de Independência Funcional; NINDS: National Institute for Neurologic Disorders and Stroke; S: suplementar; SAR: suplementar altamente recomendado; SNC: sistema nervoso central.

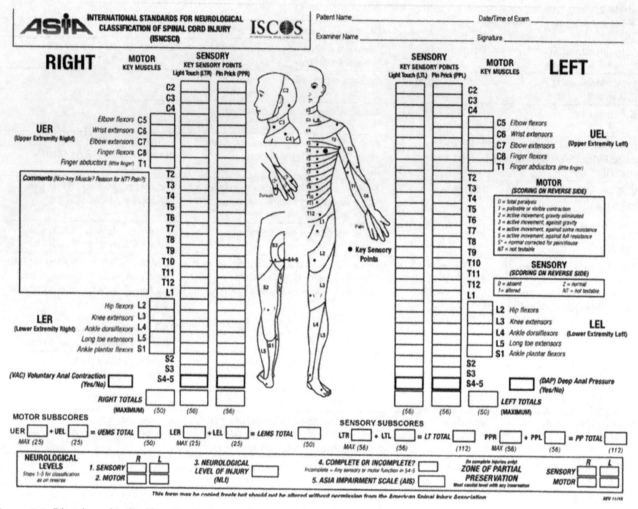

Figura 7.3 Diretrizes de classificação da *International Standards for Neurological Classification of Spinal Cord Injury*© (2017). (Reimpressa com permissão.)

entre os profissionais e pesquisadores ao redor do mundo[62]. Normalmente, a classificação da ASIA é realizada por médicos, mas qualquer membro da equipe que seja capacitado pode fazê-la, inclusive fisioterapeutas. No *website* asia-spinalinjury.org[43] os profissionais podem ter informações detalhadas de como realizar a avaliação e a classificação.

As ISNCSCI incluem exame motor, de sensibilidade e anorretal para classificação de acordo com a AIS[45]. A avaliação motora e sensitiva da ISNCSCI é útil em crianças a partir de 6 anos de idade, uma vez que elas já podem seguir adequadamente as orientações do teste. A avaliação anorretal pode não ser útil em crianças mais jovens, principalmente quando a LM ocorreu antes da continência intestinal, em razão da dificuldade da criança em compreender a instrução do teste de contração anal[2,63].

Para crianças mais jovens são necessárias avaliações físicas, funcionais e observacionais na tentativa de estimar a extensão da lesão, que deve ser documentada e informada à família. A escolha dos instrumentos de avaliação pode ser fundamentada na idade da criança e nas habilidades motoras residuais[2,63].

A classificação da ASIA é embasada em uma avaliação padronizada, sensitiva e motora para definição de dois níveis sensitivos, dois níveis motores, um nível neurológico e da gravidade (completa/incompleta) da lesão[2,40,62].

A *avaliação sensitiva* envolve o teste dos 28 dermátomos do lado direito e do lado esquerdo do corpo para sensibilidade tátil (toque leve) e dolorosa (discriminação ponta afiada/ponta romba). Define dois níveis sensitivos, um para cada lado do corpo. Para a avaliação da sensibilidade tátil pode ser usada uma haste de algodão e para a sensibilidade dolorosa, as pontas afiada e romba de um alfinete de segurança. A sensação em cada dermátomo deve ser comparada com a sensação na face (bochecha). A Tabela 7.2 descreve a graduação da sensibilidade tátil e dolorosa.

O *nível sensitivo* é determinado pelo ponto mais caudal, graduado em 2 para sensibilidade tátil e 2 para sensibilidade dolorosa, para o lado direito e para o lado esquerdo. O nível sensitivo pode ser diferente em cada lado do corpo.

A *avaliação motora* consiste no teste padronizado de força muscular de 10 músculos-chave bilateralmente. Define o nível motor para o lado direito e para o lado esquerdo

Capítulo 7 Lesão Medular Traumática

Tabela 7.2 Graduação da sensibilidade tátil e dolorosa – ASIA

Graduação	Tátil	Dolorosa
Grau 0 – ausente	Paciente não consegue distinguir se está sendo ou não tocado	Paciente não consegue distinguir se está sendo ou não tocado
Grau 1 – alterado (hipoestesia ou hiperestesia)	Paciente consegue perceber o toque, mas a sensação é diferente do toque na bochecha	Paciente consegue diferenciar a parte afiada da parte romba, mas a sensação é diferente da que acontece na bochecha, ou não consegue diferenciar a parte afiada da parte romba
Grau 2 – normal (igual à bochecha)	Paciente consegue distinguir consistentemente quando está sendo tocado e a sensação é igual ao toque da bochecha	Paciente consegue distinguir consistentemente a ponta afiada e a ponta romba e a sensação é igual à da bochecha

do corpo. Cada músculo representa um miótomo de C5 a T1 e de L2 a S1, como demonstrado na Tabela 7.3.

A avaliação da força muscular é padronizada na posição supina. A posição dos membros é modificada para variar os efeitos da gravidade, conforme descrito na Tabela 7.4. A força muscular é graduada em seis níveis: 0 = sem contração muscular; 1 = contração muscular visível ou palpável; 2 = amplitude de movimento completa, sem ação da gravidade; 3 = amplitude de movimento completa contra a gravidade; 4 = amplitude de movimento completa contra a gravidade, suportando resistência moderada; 5 = força normal.

Tabela 7.3 Músculos-chave para avaliação motora – ASIA

C5 – Bíceps braquial – flexão do cotovelo

C6 – Extensor radial curto e longo do carpo – extensão do punho

C7 – Tríceps braquial – extensão do cotovelo

C8 – Flexor profundo do dedo médio – flexão da falange distal do dedo médio

T1 – Abdutor do dedo mínimo – abdução do dedo mínimo

L2 – Iliopsoas – flexão do quadril

L3 – Quadríceps – extensão do joelho

L4 – Tibial anterior – dorsiflexão do tornozelo

L5 – Extensor longo do hálux – extensão do hálux

S1 – Gastrocnêmio e sóleo – plantiflexão dos tornozelos

Tabela 7.4 Padronização do posicionamento para avaliação da força muscular graus 4 e 5 – ASIA

C5 – Cotovelo fletido a 90 graus; braço ao lado do paciente; antebraço em supinação

C6 – Punho em extensão completa

C7 – Ombro em posição neutra para adução e rotação com 90 graus de flexão; cotovelo em 45 graus de flexão

C8 – Flexão completa da interfalangiana distal do dedo médio com estabilização das falanges proximais em extensão

T1 – Abdução completa do quinto dedo da mão

L2 – Flexão do quadril de 90 graus

L3 – Flexão do joelho de 15 graus

L4 – Dorsiflexão completa do tornozelo

L5 – Hálux em extensão completa

S1 – Quadril em rotação neutra, joelho em extensão completa e tornozelo em flexão plantar completa

O *nível motor* é determinado para o lado direito e para o lado esquerdo do corpo, pelo músculo-chave mais caudal que tenha força muscular igual a 3, desde que os músculos-chave proximais a ele tenham força normal. O nível motor pode ser diferente em cada lado do corpo.

Não há músculos-chave para a ASIA para os seguimentos torácicos (T2 a L1). Assim, o nível motor dos pacientes com paraplegia torácica é o correspondente ao nível sensitivo.

O *nível neurológico* da lesão é o segmento mais caudal da medula espinhal com sensibilidade normal e força muscular contra a gravidade, desde que as funções sensitiva e motora proximais sejam normais. O nível neurológico é o mais proximal dos quatro níveis usados para a classificação (nível motor direito, nível motor esquerdo, nível sensitivo direito, nível sensitivo esquerdo).

Para a graduação de força muscular nos graus de 0 a 3 e para estudos mais detalhados deve ser consultado o *website* asia-spinalinjury.org[43].

Segundo a AIS, as lesões medulares são classificadas como completas (ASIA A) ou incompletas (ASIA B, C, D, E) para descrever a gravidade da lesão (Tabela 7.5). A distinção entre os comprometimentos é fundamentada nos seguintes itens: função motora em S4-S5: contração voluntária do esfíncter anal; função sensitiva em S4-S5: preservação da sensibilidade tátil ou dolorosa na região perianal; força muscular abaixo dos níveis motor e neurológico.

O *exame anorretal* é realizado para avaliação da sensibilidade e da contração do esfíncter anal externo. A preservação sacral sensitiva inclui a sensibilidade tátil ou dolorosa normal ou alterada na junção cutaneomucosa do ânus (dermátomos S4-S5) em um ou em ambos os lados ou pressão

Tabela 7.5 Classificação de gravidade da ASIA – AIS

A – Completa: não há função motora ou sensitiva em S4–S5

B – Incompleta: sensibilidade preservada, mas não há função motora abaixo do nível neurológico, incluindo S4–S5

C – Incompleta: função motora preservada abaixo do nível neurológico e mais da metade dos músculos-chave abaixo do nível neurológico tem grau menor que 3

D – Incompleta: função motora preservada abaixo do nível neurológico e pelo menos metade dos músculos-chave abaixo do nível neurológico tem grau 3 ou mais

E – Normal: funções motora e sensitiva normais

anal profunda. A preservação motora inclui a contração voluntária do esfíncter anal externo ao toque digital retal.

A LM completa pode apresentar a Zona de Preservação Parcial (ZPP), que se caracteriza por miótomos ou dermátomos mais caudais aos níveis motor e sensitivo parcialmente inervados.

Para maiores detalhes e compreensão, consulte o módulo *e-learning* no *website* asia-spinalinjury.org[43].

Espasticidade

A avaliação da espasticidade inclui a elucidação da frequência, severidade, distribuição (generalizada ou localizada), cronicidade, variação durante o dia, impacto no sono e em posicionamentos, fatores de exacerbação ou alívio e modificações do padrão[2,64]. Além da espasticidade, devem ser avaliadas as amplitudes de movimentos articulares por meio da goniometria, a seletividade dos movimentos, a resistência aos movimentos passivos na amplitude de movimento das articulações e o clônus[2,65]. Os instrumentos de avaliação da espasticidade em sua maioria não são práticos e não têm sido validados para crianças[2]. Devem ser evitadas situações que confundam o examinador, como um ambiente que cause desconforto, medo ou ansiedade no paciente[2,64].

A Escala Modificada de Ashworth (Tabela 7.6) é comumente utilizada para avaliação da resistência ao movimento passivo através de sua amplitude[2,64]. Trata-se de uma avaliação subjetiva que tem se mostrado confiável[64] e é a escala mais citada na literatura para avaliação da espasticidade[65] tanto em adultos como em crianças. As articulações são avaliadas através de movimentos passivos rápidos e repetidos, executados pelo examinador, através da amplitude de movimento da articulação, e a resistência à flexão e à extensão é graduada de acordo com as definições da escala[64]. Avaliações de limitações nas atividades e do nível de assistência necessária para execução de tarefas podem medir indiretamente as repercussões da espasticidade na rotina e no desenvolvimento dos pacientes e auxiliar a indicação e a elaboração de um plano de tratamento[2,66].

Amplitudes de movimentos

A avaliação das amplitudes de movimentos articulares por meio de um goniômetro universal pode ser usada para quantificar a severidade das contraturas. Uma avaliação inicial de todas as articulações é necessária para identificar restrições nas amplitudes de movimento e monitorar mudanças com o tempo[40]. O goniômetro universal é provavelmente o instrumento preferido, e sua confiabilidade depende de uma série de fatores, como as diferenças entre os movimentos avaliados, os métodos de aplicação e as variações entre os pacientes. Profissionais que trabalham em um mesmo serviço devem adotar métodos padronizados de teste com orientação completa para todos os usuários. Os fisioterapeutas devem ter cuidado na interpretação e na comunicação dos resultados[67], pois devem relacionar a avaliação com as repercussões funcionais e/ou de cuidados.

Força muscular

As funções motoras são comprometidas pela diminuição de força de músculos parcialmente paralisados pela LM. A avaliação da função muscular é importante em crianças que têm dificuldade em executar suas tarefas diárias, sendo a compreensão das repercussões das alterações na função muscular imprescindível para o planejamento das intervenções[40,68]. A força pode ser avaliada por meio do teste muscular manual, que é adequado na rotina clínica por ser rápido e barato, embora pouco sensível quando a força do músculo é considerada boa ou normal (grau 4 ou 5)[68].

A avaliação dos movimentos voluntários e da função motora em lactentes e crianças pequenas com LM pode auxiliar a detecção de algum grau de força muscular (p. ex., em posições antigravitárias), mas pode ser dificultada e confundida por movimentos reflexos e pela espasticidade. Na lesão aguda, esses pacientes podem apresentar instabilidade da coluna que impede uma avaliação adequada dos movimentos ativos. Além disso, antes de cirurgias estabilizadoras, o movimento da coluna precisa ser restrito e a criança não pode ser colocada em posições que facilitam movimentos voluntários[69].

Crianças entre 2 e 5 anos de idade podem assumir e iniciar uma posição de teste, mas geralmente são incapazes de entender o conceito de exercer uma força contra a resistência de um examinador. O teste muscular manual é mais confiável e tem resultados mais consistentes na avaliação de crianças a partir de 5 ou 6 anos de idade[69]. O dinamômetro isocinético é considerado o padrão-ouro para medir a ação muscular dinâmica, sendo mais usado em pesquisas. Em contextos clínicos, não é usado rotineiramente em virtude do preço e da pouca praticidade, já que são necessários ajustes antropométricos constantes em cada criança avaliada[68]. A força muscular periférica é obtida por meio do escore da escala de gradação do *Medical Research Council* (MRC) (Tabela 7.7)[70].

Tabela 7.6 Escala modificada de Ashworth

Grau	Descrição
0	Sem aumento de tônus muscular
1	Leve aumento do tônus muscular manifestado por "pega e soltura" ou por resistência mínima no final do arco de movimento, quando o membro afetado é movido em flexão ou extensão
1+	Leve aumento do tônus muscular manifestado por uma "pega seguida de mínima resistência" através do arco de movimento restante (pelo menos metade do arco de movimento total)
2	Aumento mais marcado do tônus muscular manifestado através da maior parte do arco de movimento, mas o membro afetado é facilmente movido
3	Considerável aumento do tônus muscular. O movimento passivo é difícil
4	A parte afetada está rígida em flexão ou extensão

Fonte: adaptada de Hinderer, 2001[64].

Tabela 7.7 Escala de gradação do Medical Research Council (MRC)

Grau	Descrição
0	Ausência de contração muscular à palpação
1	Contração muscular palpável
2	Movimento articular com eliminação da gravidade
3	Movimento articular completo contra a gravidade
4	Movimento articular completo contra a gravidade e alguma resistência
5	Força normal do músculo contra a gravidade e resistência

Marcha

A avaliação da marcha ajuda a determinar as alterações apresentadas, planejar abordagens de tratamento e avaliar o resultado de intervenções[71]. A análise computadorizada tridimensional da marcha em laboratórios de movimento é considerada o padrão-ouro[71], mas a disponibilidade desse recurso é difícil em razão dos custos[2,71] e da necessidade de treinamento[71]. A avaliação observacional da marcha em tempo real tem um caráter subjetivo, não é precisa e exige certa experiência do examinador. Essa avaliação, entretanto, auxilia a detecção de mudanças em níveis anatômicos do padrão de marcha e de desvios em relação às fases normais da marcha e a percepção de comprometimentos funcionais.

Há instrumentos estruturados de avaliação observacional da marcha, frequentemente utilizados na rotina clínica, que atuam como alternativas às análises computadorizadas na avaliação de crianças com alterações neurológicas, como a *Observational Gait Scale* (OGS), a *Salford Gait Tool* (SF-GT), a *Observational Gait Analysis* (OGA), a *Physician's Rating Scale* (PRS) e o *Edinburgh Visual Gait Score* (EVGS)[71].

A avaliação da marcha inclui instrumentos de medida de velocidade e distância, como o *Timed Up and Go Test* (TUG)[48], o Teste de Caminhada de 6 Minutos[48] e o Teste de Velocidade de 10 Metros[48]. O *Walking Index for SCI – II* (WISCI II) e o Teste de Velocidade de 10 Metros têm sido altamente aplicados em pessoas jovens[2]. Atualmente, têm sido disponibilizados sistemas portáteis de análise da velocidade de marcha, comprimento do passo e da passada e cadência, que são mais facilmente integrados na rotina clínica[2].

Tratamento fisioterapêutico*

A proposta fisioterapêutica para pacientes com LM consiste em favorecer o desempenho de atividades, a participação social e a qualidade de vida relacionada com a saúde. As intervenções da fisioterapia podem amenizar as barreiras na participação desses pacientes por meio de abordagens relacionadas com o comprometimento motor e sensitivo que podem dificultar ou impedir a execução de atividades como andar, direcionar uma CR ou rolar na cama[40].

As abordagens fisioterapêuticas podem ser definidas e priorizadas por meio de um processo multidisciplinar com objetivos específicos, mensuráveis, realistas e alcançáveis dentro de um tempo determinado. As metas podem ser focadas em reduzir as deficiências, além de melhorar o nível de atividade, a participação social e a qualidade de vida dos pacientes[30]. As abordagens podem ser estabelecidas a partir de um raciocínio que determine o objetivo da tarefa-alvo, o suporte necessário para alcançá-la, a quantificação do desempenho na tarefa proposta e o tempo de intervenção necessário para que seja adquirida[72]. Nesse processo, a participação dos pacientes é fundamental[30,40].

Entre os instrumentos que auxiliam a equipe, a família e o paciente a traçarem metas para o processo de reabilitação podem ser citadas a *Canadian Occupational Performance Measure* (COPM)[55] e a *Goal Attainment Scaling* (GAS)[56].

A partir da classificação da LM pela ISNCSCI é possível a caracterização do potencial funcional do paciente, principalmente nos casos de lesão completa, o que facilita o planejamento de intervenções. A Tabela 7.8 ilustra o potencial funcional em algumas tarefas específicas, em cada nível neurológico, na lesão completa.

Atendimento pré-hospitalar

O manejo adequado do paciente com suspeita de LM pela equipe de saúde no contexto pré-hospitalar é de extrema importância para prevenção de lesões secundárias ao trauma primário. Convém assegurar que o paciente esteja com as vias aéreas pérvias e com ventilação, oxigenação e pressão arterial adequadas, além de garantir a imobilização adequada para o transporte seguro da criança até um hospital de pronto atendimento (Figura 7.4).

Intervenção precoce da fisioterapia – Reabilitação hospitalar

Ao se admitir uma criança/adolescente com LM em um serviço de emergência/terapia intensiva, o fisioterapeuta deve estar atento, principalmente, aos problemas musculoesqueléticos e às possíveis complicações respiratórias previsíveis para o paciente com comprometimento neuromuscular[73]. O nível de consciência deve ser constantemente monitorado por todos os profissionais por meio da Escala de Coma de Glasgow (ECG) e da ECG adaptada para crianças (Tabela 7.9*A* e *B*).

Os cuidados respiratórios na LM alta devem se iniciar imediatamente após o trauma, pois o quadro apresentado pelo paciente pode se deteriorar rapidamente nos primeiros 5 dias e comumente necessitar de IOT entre o terceiro e o quarto dias. Convém adotar uma vigilância rigorosa à redução da CV, bem como das pressões parciais dos gases arteriais (pressão parcial de gás carbônico [pCO_2] e pressão parcial de oxigênio [pO_2]) a fim de prevenir uma IOT de emergência[37]. A Tabela 7.10 lista as disfunções orgânicas que mais comumente podem ocasionar falência respiratória e a Tabela 7.11 descreve as prováveis disfunções respiratórias esperadas para cada nível de LM.

---

*Veja no Anexo, no final deste livro, a definição dos níveis de evidência, sendo 1 o nível mais alto e 5 o mais baixo.

Tabela 7.8 Potencial funcional para pacientes com lesão medular completa – ASIA A

Potencial funcional	C1-C3	C4	C5	C6	C7-C8	Paraplegia torácica	Paraplegia lombar ou sacral
Propulsionar CR manual	NÃO	NÃO	Limitado	Limitado	SIM	SIM	SIM
Atividades de mão na boca	NÃO	NÃO	SIM	SIM	SIM	SIM	SIM
Comer sozinho	NÃO	NÃO	Limitado	SIM	SIM	SIM	SIM
Função das mãos	NÃO	NÃO	NÃO	Limitado Tenodese	Limitado Tenodese	SIM	SIM
Dirigir	NÃO	NÃO	NÃO	SIM	SIM	SIM	SIM
Rolar	NÃO	NÃO	Limitado	SIM	SIM	SIM	SIM
Transferência horizontal	NÃO	NÃO	Limitado	SIM	SIM	SIM	SIM
Deitado para sentado	NÃO	NÃO	Limitado	SIM	SIM	SIM	SIM
Chão para CR	NÃO	NÃO	NÃO	Limitado	Limitado	SIM	SIM
Ortostatismo com barras paralelas e órteses	NÃO	NÃO	NÃO	NÃO	Limitado	SIM	SIM
Marcha com órteses e auxílio	NÃO	NÃO	NÃO	NÃO	NÃO	Limitado	SIM

CR: cadeira de rodas.
Fonte: adaptada de Harvey, 2008[40].

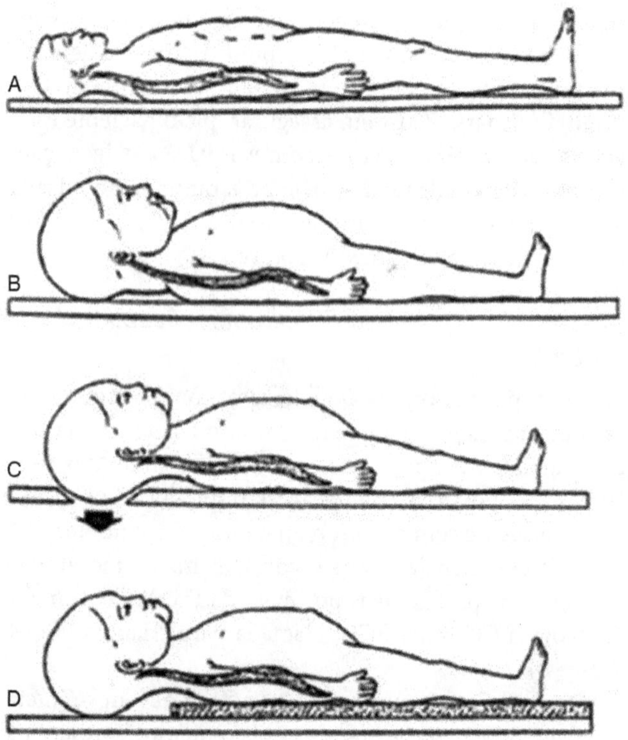

Figura 7.4 Transporte de emergência e posicionamento de crianças pequenas com suspeita de lesão da coluna cervical. A prancha padrão pode ser perigosa. **A** Adulto imobilizado sobre uma prancha padrão. **B** Criança pequena sobre uma prancha padrão; a cabeça relativamente grande resulta em uma posição cifótica do pescoço. Em **C**, a criança está em uma prancha modificada com um recorte para recuar o occípito, proporcionando um posicionamento cervical seguro. Em **D**, um colchão duplo eleva o tórax, proporcionando um posicionamento cervical seguro. (Reproduzida de Vogel, 2014[2].)

Tabela 7.9A Escala de Coma de Glasgow

Parâmetros	Resposta	Pontos
Abertura ocular	Espontânea	4
	Ao comando verbal	3
	Ao estímulo doloroso	2
	Nenhuma	1
Resposta verbal	Orientado e conversando	5
	Desorientada	4
	Palavras inapropriadas	3
	Sons incompreensíveis	2
	Nenhuma	1
Resposta motora	Ao comando	6
	Localiza dor	5
	Retirada em flexão normal	4
	Postura de flexão (decorticação)	3
	Postura de extensão (descerebração)	2
	Nenhuma	1

Tabela 7.9B Escala de Coma de Glasgow adaptada para crianças com menos de 3 anos

Parâmetros	Resposta	Pontos
Abertura ocular	Espontânea	4
	À voz	3
	Ao estímulo doloroso	2
	Nenhuma	1
Resposta verbal	Sorri, vira-se para os sons, segue objetos, interage	5
	Chora, mas é consolável	4
	Choro inconstante, irritável	3
	Choro persistente, não consolável, agitada, má interação	2
	Nenhuma	1
Resposta motora	Movimentação espontânea	6
	Localiza a dor (retira ao toque)	5
	Retirada ao estímulo doloroso	4
	Postura de flexão (decorticação)	3
	Postura de extensão (descerebração)	2
	Nenhuma	1

Capítulo 7 Lesão Medular Traumática

Tabela 7.10 Disfunções orgânicas na lesão medular que levam à falência respiratória

Comprometimento da capacidade inspiratória
1. Redução da força da musculatura respiratória e fadiga
2. Padrão respiratório paradoxal que leva a aumento do esforço respiratório
3. Redução da capacidade inspiratória
4. Atelectasias
5. Rigidez da parede torácica
Retenção de secreção pulmonar
1. Aumento da produção de muco
2. Redução da eficácia da tosse
Disfunção do SNA
1. Aumento de secreção
2. Broncoespasmo
3. Edema pulmonar

Fonte: reproduzida de Berlly, 2007[37].

Tabela 7.11 Nível neurológico das lesões medulares completas e comprometimento respiratório esperado

Nível neurológico	Disfunção respiratória
C1-C3	Grande probabilidade de dependência, em tempo integral, de SV decorrente da paralisia grave do diafragma. Pode conseguir se manter por curtos períodos em VE caso tenha desenvolvido a respiração glossofaríngea. Potencial candidato à estimulação elétrica diafragmática
C3-C4	A função diafragmática estará comprometida e causando redução do volume corrente e da capacidade vital. Pode tolerar maiores períodos de VE e associar o SV no período noturno. O SV domiciliar pode ser não invasivo, particularmente se os volumes pulmonares forem altos o suficiente durante o dia, quando medidos na posição sentada
C5	É possível VE por longo prazo, embora inicialmente necessite de SV. Apesar de apresentar função diafragmática preservada, há paralisia da musculatura intercostal e abdominal que resulta em redução dos volumes pulmonares e tosse ineficaz
C6-C8	Respiração independente. Pessoas com lesões abaixo de C7 podem aumentar os volumes pulmonares e tossir com o auxílio de músculos acessórios da respiração, particularmente os peitorais maior e menor. Tosse parcialmente eficaz
T1-T4	As capacidades inspiratória e expiratória forçadas são auxiliadas pela atividade intercostal; no entanto, a eficácia da tosse permanece reduzida devido à fraqueza da musculatura abdominal (expiratória)
T5-T12	Relativa melhora progressiva da força muscular nos níveis descendentes de lesão. Comprometimento autonômico cardiovascular mínimo em lesões abaixo de T6
T12	Função respiratória pode ser comparável à de uma pessoa sem lesão medular

SV: suporte ventilatório; VE: ventilação espontânea.
Fonte: reproduzida de Berlowitz, 2016[36].

Ao determinar o nível neurológico da lesão, bem como a gravidade, o fisioterapeuta deverá avaliar a provável disfunção ventilatória associada ao quadro neuromuscular. A avaliação deve incluir, principalmente, o padrão respiratório, a efetividade da tosse e os sintomas de hipoventilação alveolar[37,74]. Os objetivos principais da reabilitação respiratória nos pacientes com LM alta são: (1) otimizar o recrutamento de volumes pulmonares, (2) manter a ventilação alveolar próxima do normal e (3) maximizar a eficácia da tosse[74].

Manejo respiratório não invasivo

O manejo respiratório não invasivo inclui técnicas que visam evitar a falência respiratória e a consequente necessidade de IOT e traqueostomia (TQT) e evitar a reinternação desses pacientes com comprometimento respiratório dada a condição neuromuscular inerente à LM[22,36,75]. Além disso, o manejo respiratório não invasivo inclui recursos e técnicas fisioterapêuticas de expansão pulmonar (EP) e higiene brônquica (HB), as quais auxiliam o processo de extubação/decanulação daqueles pacientes com desmame difícil do suporte ventilatório, propiciando maior sobrevida com qualidade[74,76,77].

Recursos e técnicas de expansão pulmonar

Os principais objetivos da terapia de EP são restaurar, manter ou retardar a perda da complacência pulmonar e torácica, aumentar o volume corrente (VC), maximizar o pico de fluxo da tosse (PFT), prevenir atelectasias, aumentar o volume da voz e facilitar a fala de frases mais longas, além de promover o crescimento pulmonar nas crianças[74,78]. Além disso, a adoção de posicionamentos dos MMSS como a de "tomar sol na praia" (veja a Figura 7.20*C*), além de prevenir encurtamentos, pode também favorecer a expansão pulmonar (nível de evidência 5).

Empilhamento aéreo

Recomenda-se a realização do empilhamento aéreo por meio de uma unidade de reanimação adaptada para se obter um fluxo unidirecional (Figuras 7.5 e 7.6) na frequência de 10 a 15 vezes, duas a três vezes ao dia e quando o VC estiver 70% ou 80% abaixo do valor predito (níveis de evidência 2b e 4)[76,78]. A capacidade de insuflação máxima pode ser atingida com o uso dessa técnica, bem como com a utilização de ventilador mecânico no modo volume controlado e da fase inspiratória da máquina de tosse. Em todas as situações, devem ser acompanhados visualmente a expansão do tórax, o conforto do paciente e a capacidade de manter por 2 a 3 segundos o volume de ar empilhado até a capacidade de insuflação máxima com o fechamento da glote (níveis de evidência 2b e 4)[78-80]. A realização diária da técnica de empilhamento aéreo pode melhorar a função pulmonar e retardar em nove vezes o declínio anual da capacidade vital (nível de evidência 2b)[78].

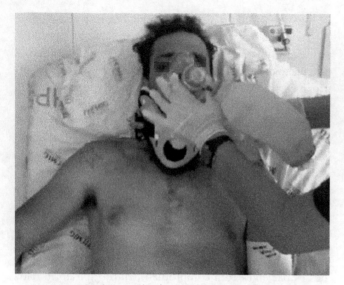

Figura 7.5 Paciente sob técnica de empilhamento aéreo.

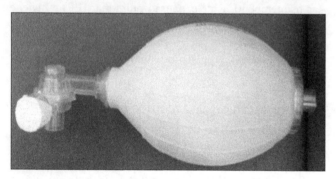

Figura 7.6 Unidade de reanimação adaptada para fluxo aéreo unidirecional.

Ventilação não invasiva (VNI)

A VNI em crianças com comprometimento respiratório decorrente de LM é um recurso muito utilizado (nível de evidência 2b)[81] e objetiva restaurar e manter volumes e capacidades pulmonares, prevenindo atelectasias, reequilibrando as concentrações sanguíneas dos gases oxigênio (O_2) e gás carbônico (CO_2), descansar a musculatura respiratória e reverter quadros de edema pulmonar (nível de evidência 5)[37].

A VNI com dois níveis de pressão positiva (BiPAP) e com volume garantido (AVAPS) é uma estratégia eficaz na prevenção e no tratamento da hipoventilação alveolar (níveis de evidência 4 e 5)[74,77,82]. A hipoventilação alveolar é relativamente comum nos pacientes tetraplégicos (C2-C8), os quais, à medida que envelhecem, estão mais propensos a desenvolver distúrbios respiratórios do sono (nível de evidência 5)[82]. As possíveis causas podem ser o maior tempo dormindo em posição supina, a hipertrofia da musculatura cervical, que aumenta o risco de obstrução das vias aéreas, o uso de medicações sedativas para controle da espasticidade ou outra causa neurológica central relacionada com LM (nível de evidência 5)[83]. Dentre os sinais e sintomas estão aumento da $pCO_2 > 45mmHg$, cefaleia matutina, fadiga, distúrbios do sono, hipersonolência diurna, perda do apetite, depressão e déficits de concentração (níveis de evidência 4 e 5)[74,77,82].

Respiração glossofaríngea

Esse tipo de respiração contribui para os pacientes suportarem, por algum período, uma respiração espontânea. A técnica envolve "engolir" o ar a partir do uso da musculatura da glote de modo a conduzi-lo na direção da traqueia. Uma respiração geralmente consiste em seis a nove "goles de ar" com 40 a 200mL cada. A soma dos volumes de ar pode incrementar a CV em três a 10 vezes. Nem todos os pacientes conseguem desenvolver a técnica de respiração glossofaríngea, e o fisioterapeuta deve identificar os que já a realizam e ajudá-los a melhorar a técnica por *feedback* espectrométrico. Essa técnica oferece uma vantagem vital para aqueles que a dominam, como, por exemplo, nas situações em que ocorre desconexão acidental do suporte ventilatório (nível de evidência 4)[79].

Recursos e técnicas de higiene brônquica

As técnicas de desobstrução das vias aéreas, como vibrocompressão, aceleração do fluxo aéreo, tapotagem, drenagem postural, hiperinsuflação manual e aspiração nasotraqueal, são recomendadas para criança hipersecretivas em geral (nível de evidência 2b)[84]. Entretanto, em crianças com LM alta, o *clearance* mucociliar, bem como o parênquima pulmonar, geralmente não está comprometido, mas sim a capacidade de expectoração da secreção através da tosse (níveis de evidência 3b e 5)[74,85].

Tosse

A tosse é um parâmetro que deve ser monitorado rotineiramente pelo fisioterapeuta. A medida do PFT pode ser feita com o medidor de fluxo expiratório. Para que a tosse seja considerada eficaz, o valor do PFT deve estar entre 150 e 840L/min, podendo variar com a idade, a raça, o sexo e a altura da criança/adolescente (nível de evidência 3b)[85]. Um valor de PFT abaixo de 160L/min é indicativo de tosse ineficaz e de aumento no risco de suporte ventilatório (nível de evidência 2b)[86]. Por meio do PFT é possível avaliar a funcionalidade dos músculos inspiratórios e expiratórios, bem como a função de músculos inervados por nervos bulbares (nível de evidência 3b)[85]. Além disso, o PFT (realizado com ou sem assistência) de pelo menos 160L/min pode ser um preditor de sucesso da extubação e decanulação de pacientes com comprometimento neuromuscular (nível de evidência 2b)[86].

Tosse manualmente assistida

Nessa técnica, a fase inspiratória da tosse é promovida mediante o empilhamento aéreo até que sejam atingidos 85% a 90% da capacidade de insuflação máxima. Em seguida, o paciente deve reter o ar por 1 a 2 segundos e, logo depois, o terapeuta realiza uma compressão toracoabdominal de maneira sincronizada com a fase explosiva da tosse (níveis de evidência 2b e 3b)[16,85].

Tosse mecanicamente assistida

O auxílio à tosse é promovido pela máquina de tosse (*Cough-Assist®*) por meio de manobra de insuflação (pressão positiva) de até 90% da capacidade de insuflação máxima, seguida de exsuflação (pressão negativa), que possibilita o aumento do fluxo expiratório ao se criar um vácuo. As interfaces utilizadas podem ser oronasal, por bocal e tubo endotraqueal (tubo orotraqual ou TQT com balonete insuflado) (nível de evidência 5)[87,88]. O tratamento consiste na aplicação de ciclos respiratórios de insuflação-exsuflação mecânicos, seguidos de respiração espontânea ou assistida por ventilador, até a eliminação total da secreção ou a correção da saturação de oxigênio (SpO$_2$) (nível de evidência 1b)[79]. Em crianças com média de idade de 12 anos são sugeridas pressões de insuflação de 30(15 a 40)cmH$_2$O e exsuflação de –30(–20 a –50) cmH$_2$O com três a cinco ciclos respiratórios, seguidos de repouso de 30 segundos para nova aplicação da insuflação-exsuflação mecânica (nível de evidência 2b)[16]. Para pacientes pouco cooperativos é recomendado o modo de operação manual de modo a melhorar a sincronia máquina-respiração (nível de evidência 4)[77].

Manejo respiratório invasivo

O manejo respiratório do paciente com LM deve levar em consideração a oximetria, a capnografia, a espirometria e o PFT, principalmente. Uma SpO$_2$ < 95% quase que invariavelmente indica hipercapnia e retenção de secreção nas vias aéreas, podendo resultar em infecção pulmonar ou atelectasia. Assim, os pacientes devem ser tratados com VNI e/ou tosse assistida sem o uso de O$_2$ suplementar, objetivando manter a SpO$_2$ > 94%. Se o SpO$_2$ permanecer < 95% apesar da VNI e da tosse assistida, o paciente provavelmente evoluirá com pneumonia e necessidade de IOT (nível de evidência 4)[77].

Três critérios devem ser considerados quando há indicação de IOT: gravidade da lesão, lesões acima de C5 e lesões completas (nível de evidência 2a)[75]. Sinais e sintomas como dessaturação persistente, taquipneia, capacidade vital < 15mL/kg por peso ideal, aumento da necessidade de O$_2$ suplementar, redução do VC, hipercapnia (pCO$_2$ > 45mmHg), redução dos sons respiratórios e sinais de falência da musculatura respiratória devem ser acompanhados de perto pelo fisioterapeuta para prevenção de uma IOT de emergência. Caso necessário, sugere-se a realização de entubação com auxílio de um fibroscópio em pacientes com LM cervical de modo a evitar manipulação cervical durante o procedimento (nível de evidência 5)[37].

Ventilação mecânica invasiva (VM)

A ventilação de um paciente com VC > 20mL/kg de peso corporal ideal vai contra o padrão de 8 a 10mL/kg ou o protocolo da síndrome do desconforto respiratório agudo, que orienta VC mais baixos (< 6mL/kg) (nível de evidência 5)[89]. A ventilação pulmonar com baixos volumes em pacientes com tetraplegia pode levar a trocas gasosas inadequadas, diminuição da produção de surfactante, retenção de muco

e a áreas de atelectasias (nível de evidência 4)[90,91]. Crianças com patologias neuromusculares apresentam menos risco de barotrauma relacionado com a VM, quando comparadas àquelas com doença pulmonar intrínseca (nível de evidência 5)[92]. Isso se deve ao fato de que as pressões máximas das vias aéreas, mesmo ventilando com VC acima do padrão, raramente excedem 30cmH$_2$O em virtude do tônus muscular flácido nessa população (nível de evidência 4)[91].

Em estudo retrospectivo sobre o manejo respiratório em 24 indivíduos (adolescentes e adultos jovens) com LM entre C1-C4 admitidos em um centro especializado em LM, observou-se que a ventilação binível não foi eficaz no tratamento de atelectasias. A PEEP de 10cmH$_2$O, nesses casos, comprometia o recolhimento elástico do diafragma, além de aumentar a dificuldade de exalação. Nesses casos, a PEEP era desmamada lentamente até 0cmH$_2$O à medida que o VC era gradualmente elevado (nível de evidência 4)[91]. A adoção de VC maiores associados a uma rigorosa rotina de higienização brônquica pode prevenir atelectasias e pneumonias e aumentar a chance de sucesso do desmame ventilatório (nível de evidência 4)[91,93].

Desmame da ventilação mecânica invasiva e decanulação

O paciente em VM por tubo orotraqueal ou TQT, seja no hospital ou em domicílio, representa custos altos e qualidade de vida baixa (nível de evidência 2b)[94]. Um paciente com problema neuromuscular que recebe alta hospitalar sem o suporte ventilatório adequado, especialmente quando necessita de oxigênio suplementar, tem grande risco de evoluir para um quadro de hipercapnia e consequentemente para morte (nível de evidência 2b)[95]. Além disso, a manutenção do suporte ventilatório via TQT pode reduzir em 10 anos a expectativa de vida (nível de evidência 5)[96], impedir a fala e dificultar a deglutição e até mesmo o desenvolvimento da respiração glossofaríngea (nível de evidência 4)[97]. Portanto, é de grande relevância considerar o desmame da VM e a decanulação para pacientes com LM alta (níveis de evidência 2b e 4)[94,95,97].

Os protocolos para obtenção de sucesso na extubação convencionalmente exigem a passagem pelo teste de respiração espontânea (tubo T ou Y) e redução de parâmetros ventilatórios quando nos modos espontâneos da VM. Entretanto, os pacientes tetraplégicos podem sofrer falência quando submetidos a esses protocolos (nível de evidência 2b)[95]. O principal preditor de sucesso da extubação/decanulação do paciente com LM alta é o PFT > 160L/min, independentemente da idade do paciente, do tempo durante o qual se consegue mantê-lo em ventilação espontânea e da duração e da extensão da necessidade do suporte ventilatório ou do VC (nível de evidência 2b)[86]. A Tabela 7.12 lista sugestões de itens que devem ser avaliados e manejados em um protocolo de reabilitação respiratória de pacientes tetraplégicos com desmame difícil do suporte ventilatório. A Tabela 7.13 lista as bandeiras vermelhas no processo de decanulação/extubação do paciente com comprometimento neuromuscular.

Tabela 7.12 Sugestão de itens a serem avaliados e manejados durante o desmame difícil do suporte ventilatório e decanulação

Avaliação respiratória	Manejo respiratório
1. Estado nutricional	Higiene brônquica
2. Força muscular respiratória	Treino muscular respiratório
3. Força da tosse	Desmame da ventilação mecânica
4. Avaliação do diafragma	Fonoterapia para disfagia e aspiração
5. Avaliação da disfagia e aspiração	Decanulação
6. Condições clínicas	Planejamento da alta hospitalar
7. Bandeiras vermelhas	

Fonte: reproduzida de Gundogdu, 2017[94].

Tabela 7.13 Critérios para decanulação/extubação segura do paciente neuromuscular

Critérios	Parâmetros
Idade	> 4 anos
Nível de consciência	Alerta, cooperativo e sem medicações sedativas
pCO$_2$	< 40mmHg
Revisão laboratorial e raios X de tórax	Sem critérios infecciosos e sem anormalidades radiográficas
SpO$_2$	SpO$_2$ >95% em ar ambiente nas últimas 24h. A SpO$_2$ < 94% deve ser revertida com manobras de tosse assistida ou aspiração traqueal
Fluxo aéreo pelas vias aéreas superiores	Suficiente para vocalização após desinsuflar o cuff
Pico de fluxo da tosse	> 160L/min
Disfagia	A aspiração de saliva não deve causar queda persistente da SpO$_2$ < 94%

pCO$_2$: pressão parcial de gás carbônico sanguíneo; SpO$_2$: saturação periférica de oxigênio.
Fonte: reproduzida de Bach, 2015[74].

Treino muscular respiratório (TMR)

O TMR pode melhorar significativamente a força e resistência musculares e a função respiratória de pacientes tetraplégicos. A pressão inspiratória máxima (PImáx) e a pressão expiratória máxima (PEmáx) refletem a força muscular e o potencial de desmame ventilatório (nível de evidência 1a)[98]. Para realização do TMR, o paciente deve ser desconectado do suporte ventilatório, o balonete desinsuflado e a TQT ocluída com uma tampa externa. Um clipe nasal é utilizado para direcionar o fluxo aéreo, e a cabeceira deve estar a uma inclinação de 30 a 45 graus. Recomenda-se a realização de três séries de 10 repetições, cinco vezes por semana, até que ocorra a decanulação (nível de evidência 2b)[94].

A desnutrição pode influenciar a força e a resistência do diafragma e de músculos acessórios da respiração. O nutricionista deve acompanhar o gasto energético do paciente e a ingesta calórica de modo a promover melhor função muscular respiratória (nível de evidência 2b)[94].

Respiração espontânea

A respiração sem suporte ventilatório pode ser usada como forma de TMR de força e resistência (nível de evidência 3a)[22], além de ser mais indicada que a ventilação mandatória intermitente sincronizada (SIMV) em pacientes tetraplégicos (nível de evidência 3a)[21]. O tempo em respiração espontânea deve aumentar progressivamente, iniciando com 2 a 5 minutos, três vezes ao dia, até que se completem 3 horas seguidas de respiração sem o suporte ventilatório (nível de evidência 3a)[21].

Cinta abdominal elástica

O diafragma do paciente tetraplégico, quando na postura sentada, assume posição mais aplainada em razão da flacidez abdominal e da perda do suporte conferido pelas vísceras abdominais para sua adequada excursão (Figura 7.7). A cinta diminui a complacência abdominal, melhorando

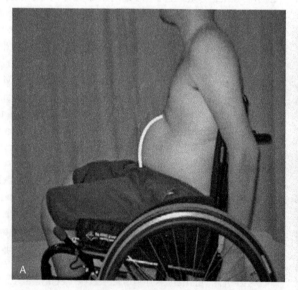
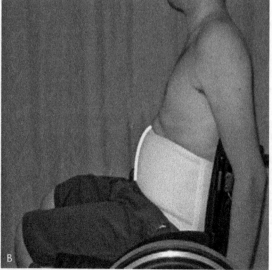

Figura 7.7A e B Cinta elástica abdominal. (Reproduzida de Wadsworth, 2012[99].)

em até 16% a CV (nível de evidência 5)[37], e melhora o volume expiratório forçado do primeiro segundo (VEF1), o fluxo máximo expiratório e a PImáx, além de aumentar o tempo de sustentação da voz pelo paciente (nível de evidência 1b)[99].

Estimulação elétrica diafragmática

O marca-passo diafragmático está indicado nos casos de paralisia do músculo diafragma. Dois eletrodos são posicionados em região adjacente ao nervo frênico, em ambas as cúpulas, por via torácica ou cervical. Após a cirurgia de implantação, é necessário treinamento pós-operatório intensivo do paciente com o objetivo de aumentar a resistência muscular, além de ensinar ao paciente, à família e aos cuidadores o manuseio adequado do dispositivo. Durante a fase inicial de adaptação, o paciente pode se queixar de dispneia, particularmente se estiver sendo ventilado previamente com alto VC associado a níveis baixos de bicarbonato sanguíneo (nível de evidência 5)[36,100].

Para alguns pacientes, a estimulação do nervo frênico servirá como uma alternativa em tempo integral ao ventilador mecânico e a TQT não será mais necessária; para outros, no entanto, o ventilador e a TQT serão necessários por algumas horas no período diurno e durante a noite. Os benefícios incluem maior mobilidade para a cadeira de rodas, eliminação do medo da desconexão acidental do suporte ventilatório, perda do estigma social associado à dependência de um ventilador, fala melhorada, ausência de ruído do ventilador, necessidade reduzida de cuidador e de insumos e melhorias no bem-estar e na saúde geral. As desvantagens incluem a necessidade de abordagem cirúrgica envolvendo a toracotomia, a qual aumenta o risco de lesionar diretamente o nervo frênico durante o procedimento e, consequentemente, limita o funcionamento do marca-passo diafragmático (nível de evidência 5)[36,100].

Extubação

Os pacientes candidatos à extubação devem preencher os critérios listados na Tabela 7.13. recomenda-se a remoção de sondas oro ou nasogástricas para melhor adaptação das interfaces nasais e oronasais da VNI. Imediatamente após a remoção do tubo orotraqueal, a interface da VNI deve ser adaptada de maneira contínua, em modo volume controlado, com VC elevado, frequência respiratória (FR) entre 10 e 14irpm e em ar ambiente (veja *Ventilação mecânica invasiva*). Recomenda-se a variação das interfaces da VNI entre nasal, oronasal e peça bocal (Figura 7.8). A interface bocal confere mais autonomia ao paciente parcialmente dependente do suporte ventilatório, uma vez que ele pode inspirar o volume de ar conforme o desejado (nível de evidência 4)[101]. As quedas da SpO_2 < 94% por acúmulo de secreção devem ser revertidas por meio da insuflação-exsuflação mecânica (níveis de evidência 2b e 4)[93,95,101].

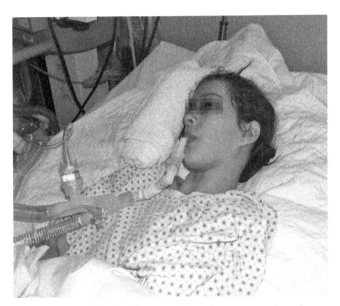

Figura 7.8 Menina de 10 anos utilizando uma peça bocal com angulação de 15mm para o suporte ventilatório. (Reproduzida de Bach, 2010[101].)

Decanulação

O desmame da VM invasiva utilizando o modo duplo, ou seja, alternância entre o suporte ventilatório não invasivo e o invasivo (via TQT), em pacientes com desmame difícil demonstrou eficácia na redução do tempo de internação na unidade de terapia intensiva (nível de evidência 1b)[102]. O protocolo consiste em (1) desinsuflar o *cuff* da TQT, (2) ocluir a cânula externamente com um êmbolo e (3) adaptar a interface da VNI e iniciar o suporte ventilatório (Figura 7.9). Caso o paciente não tolere ou sofra instabilização durante o suporte ventilatório não invasivo, basta reativar a função da TQT e retomar a VM invasiva (nível de evidência 1b)[102]. A HB rigorosa com a utilização manual ou mecânica assistida da tosse com a TQT ocluída deve ser realizada até que se tenha uma SpO_2 > 95% em ar ambiente (nível de evidência 2b)[86]. Para o sucesso da decanulação devem ser contemplados os critérios listados na Tabela 7.13.

Sugere-se o acompanhamento mais precoce possível por um fonoaudiólogo para o tratamento da disfagia e da aspiração de saliva e para promover a sensibilização laríngea, treinar a fala e manter a higiene oral. Recomenda-se acompanhamento fonoterapêutico diário durante o processo de decanulação (nível de evidência 2b)[94]. O uso de válvula de fala durante a ingestão oral mostrou diminuir o risco de aspiração em pacientes sem suporte ventilatório (nível de evidência 4)[103], e a aspiração persistente após a LM cervical pode ser uma contraindicação relativa, caso o paciente tenha as vias aéreas pérvias, haja proteção contra broncoaspiração e apresente tosse assistida eficaz (nível de evidência 4)[104]. Um trabalho interdisciplinar entre o fisioterapeuta e o fonoaudiólogo é fundamental para a tomada de decisão.

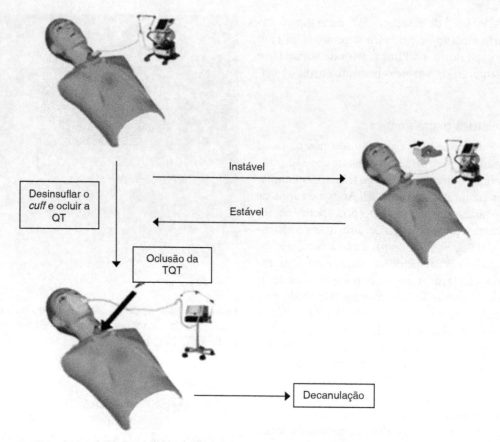

Figura 7.9 Etapas para decanulação. (TQT: traqueostomia.) (Reproduzida de Duan, 2012[102] – traduzido.)

Intervenção tardia da fisioterapia – Reabilitação ambulatorial

Após a estabilização do quadro clínico inicial instalado pós-trauma, a criança estará apta a ser transferida para um serviço de reabilitação especializado. Uma nova filosofia do processo de reabilitação deverá ser reforçada ao paciente e aos cuidadores, o que inclui passar de um modelo de cuidados agudo e intensivo para um modelo de participação mais ativa. Os pacientes e cuidadores devem ser ensinados sobre os cuidados e como reinserir a criança na rotina dos ambientes de casa, da escola e da comunidade[2].

Espasticidade

A espasticidade pode aparecer precocemente (1 mês) ou mais tarde (12 meses) após o trauma[20]. A equipe deve compreender as repercussões da espasticidade, e apenas sua presença clínica não indica a necessidade de tratamento (níveis de evidência 3a e 5)[64,74], particularmente se não há objetivos realistas de ganhos funcionais (nível de evidência 5)[74]. Deve ser realizada uma avaliação cuidadosa, já que ela nem sempre é indesejável nas abordagens de reabilitação (nível de evidência 5)[1,2]. A espasticidade pode dificultar ou ajudar uma habilidade funcional. O equilíbrio sentado ou de pé, o vestuário, o banho e as transferências são muitas vezes dificultados pela espasticidade; entretanto, a manutenção da posição de pé para transferências ou para a marcha pode ser favorecida pelo aumento do tônus extensor dos MMII[64]. Convém avaliar a interferência da espasticidade nas habilidades motoras, de mobilidade e autocuidado esperadas para a idade, os aspectos relacionados com a saúde, como lesões de pele, deformidades e dor, além de suas repercussões nas limitações nas atividades e na restrição na participação (nível de evidência 5)[2,74].

Outra consideração importante diz respeito a seu efeito protetor sobre o tamanho e a composição do músculo esquelético após LM recente. A espasticidade após LM incompletas atenua a atrofia muscular (resultante da perda de ativação central e ausência de suporte de peso) e pode indiretamente prevenir o acúmulo de gordura intramuscular, o que acontece nas primeiras semanas após a LM e reduz a tolerância à glicose, comprometendo a capacidade de geração de força muscular. Há relatos, ainda, acerca do efeito benéfico da espasticidade na circulação periférica[65].

A escolha do tratamento adequado depende de a hipertonicidade ser focal ou generalizada. Possíveis efeitos colaterais provocados pelas modalidades químicas e invasivas devem ser considerados ante os benefícios terapêuticos (nível de evidência 3a)[64]. Quando um tratamento clínico está indicado, devem ser traçados objetivos específicos em um plano hierárquico entre a equipe clínica e o paciente (família) (nível de evidência 5)[1]. Inicialmente, os estímulos que exacerbam a espasticidade devem ser

Capítulo 7 Lesão Medular Traumática

excluídos. Quando se observa aumento súbito da espasticidade, é necessário avaliar a presença de estímulos que podem favorecer respostas espásticas reflexas, como calçados, órteses ou cintos apertados, infecção do trato urinário, lesões de pele, infecções bacterianas, irritações virais, trombose venosa profunda, impactação fecal ou OH (nível de evidência 3a)[64].

Na prática clínica são utilizados posicionamentos dos pacientes na cama e na CR (nível de evidência 5)[105-107], movimentos passivos e alongamentos musculares (nível de evidência 1a)[42,108], utilização de órteses (níveis de evidência 3a e 5)[2,29,109], técnicas de vibração focal ou corporal (nível de evidência 3a)[30], crioterapia (nível de evidência 5)[107], termoterapia (nível de evidência 5)[107], hidroterapia (nível de evidência 3b)[110] e estimulação elétrica (nível de evidência 5)[29]. Apesar da prática comum entre os fisioterapeutas, não há evidências de alta qualidade que embasem os efeitos benéficos dessas intervenções no controle da espasticidade (nível de evidência 5)[1,2,74].

Assim, podem ser consideradas abordagens mais invasivas por meio de procedimentos ortopédicos ou neurocirúrgicos (nível de evidência 5)[1,2], como:

- **Medicamentos:** relaxantes musculares (baclofeno, dantrolene, tizanidina), benzodiazepínicos (diazepam), anticonvulsivantes (pregabalina, gabapentina) e canabioides têm sido usados com limitadas evidências de eficácia e potenciais efeitos colaterais (nível de evidência 5)[106].
- **Toxina botulínica:** as aplicações têm sido efetivas no manejo da espasticidade focal, e os efeitos podem ser vistos 5 a 7 dias após a injeção e permanecer por 3 a 6 meses (nível de evidência 3a)[109]. A dosagem e o local das injeções dependem da avaliação da equipe e devem focar objetivos funcionais, assim como a necessidade de repetição das aplicações (nível de evidência 5)[106]. Os resultados são mais efetivos em crianças e adolescentes que não apresentem contraturas articulares importantes, e a maioria dos estudos sobre a efetividade no manejo da espasticidade é realizada em crianças com paralisia cerebral[2]. Não há estudos randomizados em crianças com LM (nível de evidência 5)[2,15].
- **Neurólises químicas:** injeções locais de álcool ou fenol resultam em destruição irreversível do tecido neural (níveis de evidência 3a e 5)[106,109] e auxiliam a redução da espasticidade focal[2]. Os efeitos podem permanecer por 3 a 12 meses (nível de evidência 3a)[109]. São procedimentos de baixo custo, mas que têm sido largamente substituídos pelas aplicações de toxina botulínica (nível de evidência 5)[106].
- **Baclofeno intratecal:** usualmente destinado ao tratamento de espasticidade mais severa, refratária aos tratamentos focais ou aos medicamentos orais (nível de evidência 3a)[111]. Essa abordagem tem sido considerada efetiva no tratamento da espasticidade generalizada em adultos e crianças e tem vantagens sobre o baclofeno

oral, uma vez que os efeitos depressivos do sistema nervoso central são minimizados e as doses podem ser mais bem graduadas para efeitos funcionais (nível de evidência 5)[1,2]. Apesar de a bomba de baclofeno ter melhorado a função e a qualidade de vida de pacientes com LM crônica com segurança e efetividade, a avaliação do risco de efeitos colaterais auxilia a definição desse tratamento (nível de evidência 3a)[111]. Há dificuldades em estudos de alta evidência em embasar o uso do baclofeno intratecal, sendo necessários estudos com registros por longos períodos de tempo que avaliem a relação custo-benefício na saúde dos pacientes, além de resultados fundamentados em relatos de pacientes. São essenciais esclarecimentos aos pacientes e familiares quanto aos cuidados e ao manuseio do equipamento, além de um seguimento adequado pela equipe. Cabe salientar que o custo e a manutenção desse tratamento podem ser proibitivos para algumas famílias[2].

- **Intervenções cirúrgicas:** incluem a ablação de nervos e/ou a rizotomia das raízes sensitivas. A ablação do nervo é efetiva quando a espasticidade é focal e usualmente é seletiva na supressão da espasticidade. A principal desvantagem desses procedimentos cirúrgicos é que eles são irreversíveis (nível de evidência 5)[29].

Contraturas

Contraturas são comuns em pessoas com LM e podem provocar deformidades, dificultar a execução de tarefas funcionais e comprometer a qualidade de vida (nível de evidência 1a)[108]. As contraturas podem ser decorrentes da espasticidade e da perda da extensibilidade das partes moles das articulações (ligamentos, músculos e cápsulas), que restringem a mobilidade articular (nível de evidência 1a)[23]. Além disso, podem estar associadas a dor, distúrbios do sono e lesões de pele (nível de evidência 1a)[2,23].

Assim como em outros comprometimentos, as contraturas precisam ser relacionadas com os objetivos do plano de tratamento e a interferência na atividade e participação. Convém considerar quais as contraturas que podem se desenvolver no futuro e que mais poderão interferir na funcionalidade para se pensar nas estratégias de prevenção[40]. Mesmo que a maioria das contraturas seja indesejável, algumas têm maiores implicações funcionais do que outras. Em pacientes com nível C5 que não são capazes de sustentar o peso nos membros superiores (MMSS), uma leve contratura em flexão dos cotovelos terá menos repercussões funcionais do que em pacientes C6, que precisam manter a extensão dos cotovelos para permanecer na posição sentada e auxiliar as transferências. Do mesmo modo, uma leve contratura de plantiflexores de tornozelos tem maior repercussão funcional em pacientes paraplégicos com níveis mais baixos que realizam alguma forma de marcha do que em tetraplégicos que se deslocam apenas em cadeiras de rodas. Obviamente, os esforços devem ser concentrados nas tentativas de prevenção de contraturas que apresentem maiores limitações funcionais (nível de evidência 3a)[112].

As intervenções mais utilizadas para prevenir o desenvolvimento de contraturas são os alongamentos musculares e os movimentos passivos. Os alongamentos podem ser administrados manualmente pelos terapeutas, pacientes e cuidadores por meio de órteses ou em programas de posicionamento.

Movimentos passivos

Os movimentos passivos podem ser aplicados mediante o uso de recursos mecânicos ou também podem ser realizados manualmente. A dosagem ideal desses métodos, entretanto, nunca foi estabelecida. Essas abordagens são fundamentadas na experiência clínica, em evidências anedóticas e nos estudos realizados em animais (níveis de evidência 1a e 3a)[108,113]. Os resultados dos estudos nessa área têm baixa qualidade metodológica, e ainda não está claro se essa abordagem é efetiva (nível de evidência 1a)[114]. Faltam estudos randomizados em humanos que comprovem que a repetição dos movimentos passivos seja importante para prevenir adesões intra-articulares e deterioração da cartilagem provocada pela imobilização (níveis de evidência 1a, 3a e 4)[108,114-116].

Alongamentos musculares

A efetividade dos alongamentos no tratamento e na prevenção de contraturas foi avaliada em uma revisão sistemática realizada em 2010 (nível de evidência 1a)[117] e revista em 2017 (nível de evidência 1a)[108]. Foram estudados os efeitos a curto prazo (menos de 1 semana após a última intervenção) dos alongamentos na mobilidade articular, em sujeitos de qualquer idade, que apresentavam suscetibilidade para o desenvolvimento de contraturas. Os autores consideram que há evidências de alta qualidade de que a curto prazo os alongamentos não têm efeitos clínicos relevantes na mobilidade articular. Ressaltam ainda que em pessoas com alterações neurológicas os efeitos dos alongamentos na qualidade de vida e na restrição na participação continuam desconhecidos.

Segundo os autores, não é uma interpretação válida dos resultados aceitar que pacientes comatosos ou com paralisias sejam mantidos deitados na cama sem atenção ao posicionamento de seus membros. Recomenda-se precaução antes da extrapolação dos resultados para programas de alongamentos praticados regularmente por meses ou anos, já que a eficácia dos alongamentos por longos períodos de tempo é desconhecida. Pode ser prematuro abandonar os alongamentos, uma vez que são necessárias pesquisas que avaliem os efeitos dos programas intensivos de alongamentos sustentados, como, por exemplo, as trocas seriadas de gesso (nível de evidência 4)[105].

Alongamentos sustentados

A imobilidade tem um papel importante no desenvolvimento de contraturas articulares[118]. Em pessoas com LM, as contraturas costumam ser atribuídas à imobilização prolongada e a posicionamentos de encurtamento de músculos paralisados, já que esses pacientes permanecem muito tempo sentados ou deitados. Por exemplo, pacientes com tetraplegia de nível C5 podem desenvolver contraturas em flexão de cotovelo porque têm movimentos voluntários de bíceps, mas apresentam paralisia de tríceps e permanecem muito tempo sentados com cotovelos fletidos nos apoios de braços da CR ou deitados com os cotovelos fletidos na cama (nível de evidência 3a)[113].

Programas de posicionamento

Por meio de cuidados diários de posicionamento é possível favorecer o alongamento de partes moles das articulações, por maiores períodos de tempo, com desconforto mínimo e maximizar o efeito que realmente vale a pena nas tentativas de prevenir contraturas. Os pacientes e seus cuidadores podem ser orientados sobre os posicionamentos adequados a cada caso. São propostas simples, principalmente se aplicadas antes que as contraturas se desenvolvam. Os alongamentos sustentados devem ser mantidos pelo tempo que for praticamente viável, ou seja, pelo menos 20 minutos por dia (nível de evidência 3a)[40,112]. As Figuras 7.10 a 7.13 ilustram exemplos de posicionamentos que favorecem alongamentos sustentados.

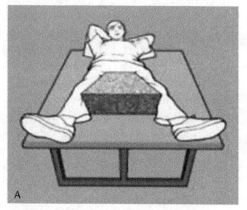 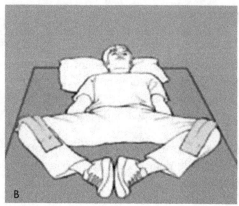

Figura 7.10A e B Alongamento de adutores de quadris. (Reproduzida com a permissão de: www.physiotherapyexercises.com – *site* gratuito de prescrição de exercícios[119].)

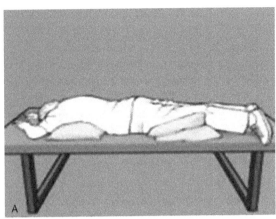
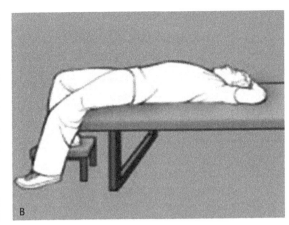

Figura 7.11A e **B** Alongamento de flexores de quadris. (Reproduzida com a permissão de: www.physiotherapyexercises.com – *site* gratuito de prescrição de exercícios[119].)

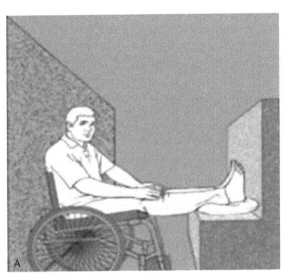
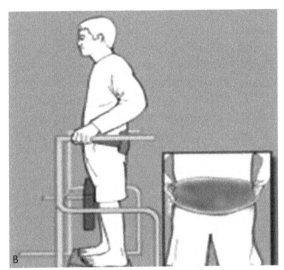

Figura 7.12A Alongamento de isquiotibiais e flexores plantares de tornozelo. **B** Alongamento de membros inferiores com mesa de ortostatismo. (Reproduzida com a permissão de: www.physiotherapyexercises.com – *site* gratuito de prescrição de exercícios[119].)

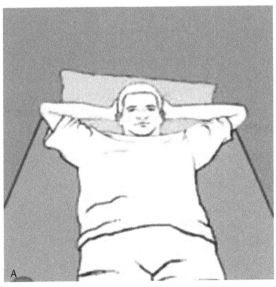
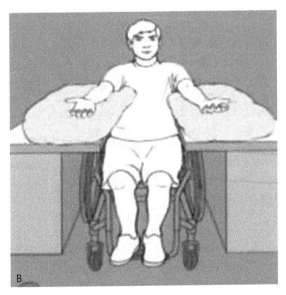

Figura 7.13A Alongamento de rotadores internos dos ombros. **B** Alongamento de extensores de ombros e pronadores de antebraços. (Reproduzida com a permissão de: www.physiotherapyexercises.com – *site* gratuito de prescrição de exercícios[119].)

Trocas seriadas de gesso

As trocas seriadas de gesso têm sido usadas no tratamento de contraturas decorrentes de espasticidade (nível de evidência 3a)[100], mesmo na infância, sendo inclusive fortemente recomendadas nas deformidades de crianças com paralisia cerebral[119]. Trocas seriadas de gesso resultam em aumento na amplitude de movimento articular ativa e passiva (nível de evidência 4)[118] e há evidências de que as mudanças na curva tensão-comprimento e no número de sarcômeros após a imobilização em posicionamentos encurtados são reversíveis quando as articulações são submetidas a posições de alongamento prolongado com trocas seriadas de gesso (nível de evidência 3a)[120]. Quando um músculo é imobilizado em posição de alongamento, o gesso provê uma força de longa duração a partir da qual os tecidos são alongados e há aumento do número e do comprimento dos sarcômeros em série (nível de evidência 5)[121].

Na indicação de trocas de gesso seriadas, é importante considerar os potenciais benefícios para os pacientes, principalmente relacionados com ganhos funcionais. Cabe avaliar o uso funcional do membro em questão, as amplitudes de movimento ativas e passivas, a presença de edema, o uso de medicamentos para espasticidade, a integridade da pele, dor, a severidade da espasticidade e em que situações ela é agravada (posicionamento, hora do dia, estado emocional etc.) (nível de evidência 3a)[120]. Essa abordagem deve ser indicada com cautela, considerando o risco de efeitos adversos, como dormência, dor, inchaço e lesões de pele (nível de evidência 1a)[108], desconforto e sua interferência nos cuidados com o paciente e em sua independência.

Não há protocolos estabelecidos, mas existem recomendações de intervalos de 5 a 7 dias para cada troca de gesso (nível de evidência 4)[116], e em cada procedimento o alongamento deve ser gradual e cuidadoso para que não haja lesão muscular (nível de evidência 5)[121]. As trocas de gesso são interrompidas quando há redução esperada ou correção da contratura (nível de evidência 4)[116].

Em um estudo de caso com um adolescente com lesão cerebral adquirida, houve a resolução de graves contraturas em flexão de joelhos com um programa intensivo de alongamentos usando órteses e trocas de gessos associado a um treinamento motor (nível de evidência 4)[105]. Em outro estudo de caso, Ribeiro et al.[122] demonstraram a eficácia do alongamento muscular prolongado e sustentado por alguns meses associado ao treinamento motor e funcional no tratamento de uma contratura severa e crônica adquirida após LM incompleta. Esses exemplos sugerem que mais pesquisas são necessárias para determinar quanto tempo após as lesões as trocas seriadas de gesso são mais efetivas, o que pode variar com fatores como diagnóstico e idade, e para correlacionar essa abordagem a aspectos funcionais (nível de evidência 3a)[120]. São necessários estudos randomizados que avaliem o uso de programas intensivos de alongamento, aplicados 24 horas por dia, durante vários dias ou meses, em conjunto com outras intervenções de reabilitação, já que essa abordagem pode ser uma opção para corrigi-las (nível de evidência 4)[105].

Quando os tratamentos menos invasivos não funcionam, podem ser considerados procedimentos cirúrgicos para correção ou atenuação de contraturas articulares. Alongamentos e transferências de tendões, tenotomias e capsulotomias podem ser tentados antes de cirurgias maiores (nível de evidência 5)[123].

Redução da força muscular

Na tetraplegia, a função dos braços e das mãos está comprometida em graus variados, dependendo do nível e da gravidade da LM. Consequentemente, esses pacientes cursam com independência reduzida quando se trata de realizar atividades de autocuidado, profissionais e domésticas (nível de evidência 1b)[124]. A manobra de *push-up*, que consiste em erguer o peso corporal da CR para evitar contato prolongado com o assento e facilitar as transferências, é um aprendizado necessário para os pacientes com LM e exige suficiente força muscular dos MMSS para ser executada (nível de evidência 1a)[125]. Para melhorar a função e a independência após uma LM, o fortalecimento de extremidades superiores é indispensável tão logo o paciente esteja apto (nível de evidência 1b)[124].

Exercícios de resistência

Exercícios de resistência progressiva de MMSS e exercícios de *endurance* são extremamente úteis para esses pacientes (nível de evidência 1a)[125]. De modo geral, a terapia convencional (movimentação passiva, fortalecimento muscular, atividades funcionais, treino aeróbico e treino de resistência) (nível de evidência 1b)[124] e exercícios com cicloergômetro (nível de evidência 1b)[126], combinados ou não com estimulação elétrica superficial e *biofeedback*, são eficazes para prevenir contraturas e melhorar a força dos MMSS (nível de evidência 1b)[124] e têm efeitos positivos no sistema esquelético de crianças com LM (nível de evidência 1b)[126].

A reabilitação com movimentos ativos repetitivos de extremidade superior melhora a função dos MMSS de pacientes tetraplégicos. A intensidade da reabilitação pode ser incrementada com o aumento das repetições ou com a adição de carga (nível de evidência 3b)[127], respeitando a intensidade de até 70% da frequência cardíaca máxima (nível de evidência 1a)[125]. Entretanto, em pacientes adultos jovens com tetraplegia incompleta, a tolerância ao número de repetições tende a ser menor do que naqueles com paraplegia (nível de evidência 3b)[127].

Estimulação elétrica (EE)

A EE tem sido utilizada em indivíduos com alterações neurológicas em diversas intervenções terapêuticas, como prevenção de trombose venosa profunda, diminuição ou retardamento da atrofia muscular, melhora da força muscular e redução da progressão da osteoporose. A estimulação elétrica funcional (FES) é usada na abordagem da dor, para favorecer o controle de tronco e auxiliar o ritmo cardíaco/respiratório, a reabilitação e restauração funcional de MMSS e MMII, na reeducação de contrações musculares e para favorecer as amplitudes de movimentos articulares (nível de evidência 5)[55].

A EE provê estímulos de baixa voltagem na superfície da pele que excitam o nervo periférico, que precisa estar intacto nas pessoas com LM (nível de evidência 5)[55]. A FES pode ser aplicada por meio de eletrodos de superfície, eletrodos percutâneos ou dispositivos implantados nos músculos (neuropróteses). Os eletrodos de superfície e os percutâneos são usados no condicionamento muscular por curtos períodos, em situações clínicas ou de pesquisa, enquanto os sistemas implantados são geralmente usados por longos períodos para atividades funcionais (nível de evidência 5)[128].

Em pessoas com LM especificamente, a FES tem sido usada para auxiliar a reaprendizagem motora e para treinamento ou fortalecimento de músculos cuja contração voluntária esteja enfraquecida. A restauração da função de músculos paralisados que não têm contração voluntária é improvável. Nas neuropróteses, a função é restaurada somente enquanto a estimulação está sendo aplicada e desaparece ao cessar a estimulação (nível de evidência 5)[55] (veja *Tecnologias na reabilitação da LM*).

Na revisão de Panisset et al. (nível de evidência 3a)[129], os resultados indicam que tecidos de músculos paralisados podem hipertrofiar com FES dentro de 3 meses. A magnitude da hipertrofia muscular pode ser relacionada com a resistência e/ou o tempo de intervenção, mas, dada a diversidade das medidas de resultado, essas comparações permanecem especulativas. São necessárias pesquisas comparativas quanto à relevância clínica de ganho ou manutenção do tecido muscular no período precoce após a LM.

Johnston et al. (nível de evidência 1b)[130] demonstraram que crianças com LM que receberam estimulação elétrica com ou sem exercícios passivos, comparadas a crianças que realizaram apenas exercícios passivos com o cicloergômetro, exibiram maior ganho de força ou de tamanho de alguns músculos dos MMII que foram avaliados, mas não de todos. São necessários mais estudos comparativos, com amostras e tempo de seguimento maiores, inclusive para esclarecer melhor a significância clínica dos achados nas condições de saúde desses pacientes.

Apesar de a FES ser defendida como uma maneira de induzir a hipertrofia em músculos paralisados e aumentar a força de músculos parcialmente paralisados, essas propostas fazem sentido apenas se puderem ser de auxílio em tarefas funcionais[2]. Na ausência de uma evidência clara e considerando o tempo necessário para administrar a EE, na prática clínica é prudente concentrar os esforços terapêuticos no treinamento voluntário de força. Se a EE necessite ser usada, então é provavelmente mais adequado aplicá-la em conjunto com um treinamento voluntário de força com adequada progressão da resistência (nível de evidência 1a)[2,131]. A EE combinada com exercícios pode ter um papel na neuroplasticidade, no que se refere à memória

e ao aprendizado do sistema nervoso central, em resposta a estímulos intrínsecos ou extrínsecos mediante a reorganização da estrutura neural, sua função e conexões, e representa uma abordagem promissora para restaurar a função de pacientes com LM (nível de evidência 5)[132].

Na revisão de Siddeshwar et al. (nível de evidência 1a)[133], os estudos com adultos apontaram resultados positivos com o uso do FES e com a terapia convencional associada ao FES no controle motor e nas habilidades funcionais dos MMSS de pacientes tetraplégicos com LM. Entretanto, os estudos apresentam limitações nas descrições das características das aplicações da FES, e a intensidade dos tratamentos não foi clara. Apesar dos avanços nas aplicações da FES e dos resultados promissores com sua utilização, há poucos estudos controlados para embasar sua efetividade, sendo necessários estudos mais bem desenhados para avaliar acuradamente o impacto dessa intervenção na função dos MMSS.

Os sujeitos de um estudo conduzido por Johnston et al. (nível de evidência 4)[130] apresentaram ganhos funcionais com um sistema de eletrodos de FES implantados nos músculos, quando comparado ao uso de longas órteses de MMII. O estudo sugere que o sistema é uma alternativa para a mobilidade de pé em crianças e adolescentes com paraplegia. Efeitos a longo prazo da EE por neuropróteses ainda não foram estudados, assim como suas consequências no desenvolvimento físico. Esse é um aspecto que deve ser considerado em crianças, uma vez que elas ainda estão na fase de crescimento (nível de evidência 5)[132].

Há poucas publicações direcionadas ao uso da EE na população pediátrica, e estudos nessa faixa etária são necessários para estabelecer a generalização dos resultados em adultos, incluindo estudos comparativos entre exercícios e a contribuição da estimulação elétrica. O sistema nervoso central, nessa população, ainda está em desenvolvimento e tem alta capacidade de plasticidade, levando a acreditar que pode haver mais ganhos com essas intervenções (nível de evidência 5)[133].

Algumas considerações adicionais referentes à população pediátrica precisam ser mencionadas, incluindo a capacidade cognitiva de compreender e seguir as orientações durante o treinamento de tarefas específicas no processo de reabilitação, tolerância à EE e habilidade de relatar adequadamente a informação sensorial (nível de evidência 5)[132].

Ortostatismo

Em crianças e adolescentes com LM esperam-se os mesmos benefícios encontrados em adultos com os programas de ortostatismo (prevenção de osteoporose e de contraturas, melhora da função intestinal, vesical e cardiovascular, diminuição dos riscos de úlceras de pressão, atenuação da espasticidade, manutenção das amplitudes articulares e favorecimento do bem-estar psicológico); entretanto, não há estudos que comprovem esses benefícios, nem o tempo e a frequência adequados para essa intervenção (níveis de evidência 3a e 4)[2,40,134-136].

No estudo de revisão de Paleg et al. (nível de evidência 3a)[135], em crianças com desenvolvimento atípico com ou sem alterações neuromusculares, os achados da literatura com evidências mais fortes para o treino de ortostatismo consistiram no favorecimento da densidade mineral óssea na coluna e nos MMII e das amplitudes de movimentos de quadris, joelhos e tornozelos, na melhora da estabilidade dos quadris e na atenuação da espasticidade. São necessários estudos que relacionem esses ganhos terapêuticos com domínios de atividades e participação.

Apesar das questões que precisam ser mais bem estudadas, os autores consideram que existe suporte suficiente para incluir o treino de ortostatismo no plano de cuidados de crianças não deambuladoras, desde que não apresentem contraindicações. São recomendados programas de ortostatismo 5 dias por semana, por 60 a 90 minutos, para afetar positivamente a densidade mineral óssea; 60 minutos por dia, posicionando quadris em 30 a 60 graus de abdução, para favorecer a estabilidade dos quadris; 45 a 60 minutos por dia para auxiliar a amplitude de movimento de quadris, joelhos e tornozelos, e 30 a 45 minutos por dia para atenuar a espasticidade.

Os autores ressaltam que as evidências foram insuficientes para estabelecer a efetividade do treino de ortostatismo no funcionamento intestinal, na sensação de bem-estar e nos cuidados com a pele. São necessários mais estudos na população pediátrica que ajudem a melhorar a compreensão dos efeitos do treino de ortostatismo. Crianças e adolescentes com tetraplegia e paralisia completa de MMII (ASIA A e B) podem ficar de pé com a ajuda de algum recurso, como mesas de ortostatismo e órteses de joelhos (Figura 7.14).

Marcha

O treino de marcha é um dos principais objetivos da reabilitação física para crianças e adolescentes com LM (níveis de evidência 3a e 4)[134,136], mas há poucos estudos sobre os efeitos do treinamento de marcha direcionados à população pediátrica (nível de evidência 3a)[137].

Para crianças e adolescentes, o treino de marcha deve ser encarado no contexto do desenvolvimento, favorecendo a mobilidade (nível de evidência 4)[2,136] e a participação em atividades com seus pares e a família (nível de evidência 4)[136]. Em cada faixa etária, as formas de deslocamento aceitas pela criança ou o adolescente devem ter por objetivo o favorecimento da independência e da participação social (nível de evidência 4)[136]. Muitas vezes, as crianças com LM se utilizam de mais de uma forma de deslocamento, de acordo com sua fase de desenvolvimento. Podem, por exemplo, usar a CR na escola e na comunidade e deambular com órteses e andador em casa[2]. Assim, a marcha pode ser efetiva em alguns contextos e não em outros[40].

Apesar da grande expectativa dos pacientes e familiares em relação à marcha, um programa de prescrição e treinamento de marcha precisa equilibrar objetivos realistas e o esforço que envolve esse treinamento. A progressão para diferentes órteses, auxílios para marcha e para CR precisa ser vista sob a perspectiva do desenvolvimento, considerando a evolução natural da marcha. É necessário que todos os envolvidos nos cuidados com crianças e adolescentes com LM avaliem o limitado papel da marcha na mobilidade na comunidade para a grande maioria dos pacientes com esse diagnóstico (nível de evidência 4)[136].

Crianças e adolescentes com LM podem ficar de pé e andar, dependendo do nível da lesão. Para alguns, a marcha pode ser a principal maneira de locomoção; para outros, pode ser usada somente com propostas terapêuticas. No estudo de Vogel et al. (nível de evidência 4)[136], a marcha foi significativamente associada à idade da lesão e ao comprometimento neurológico. Crianças que tiveram a LM aos

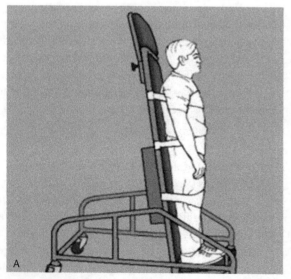 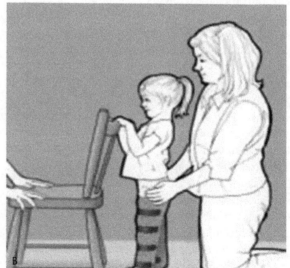

Figura 7.14A Posicionamento em mesa de ortostatismo (paciente com tetraplegia). **B** Treino de ortostatismo com órteses de joelhos (paciente com paraplegia). (Reproduzida com a permissão de: www.physiotherapyexercises.com – *site* gratuito de prescrição de exercícios[119].)

5 anos de idade ou menos provavelmente conseguirão melhores níveis de funcionalidade de marcha e andar por mais tempo ao longo da vida, comparadas com crianças que tiveram a lesão quando mais velhas (nível de evidência 4)[2,136].

Aparentemente, as crianças aprendem tarefas motoras, especificamente tarefas para a marcha, de modo diferente dos adultos. Elas aprendem um novo padrão de marcha mais lentamente do que os adultos, mas mostram grande habilidade na transferência do padrão aprendido para novos ambientes (p. ex., de esteiras para o chão) (nível de evidência 3a)[137]. As crianças geralmente alcançam maior funcionalidade na marcha do que os adultos, mas não está claro se isso se deve às suas vantagens biomecânicas ou ao maior suporte oferecido pelos pais, terapeutas e professores[40]. Essas diferenças no aprendizado motor se tornam menos pronunciadas com o avançar da idade (nível de evidência 3a)[137].

A velocidade da marcha se modifica durante a infância em virtude da maturação do sistema nervoso central e do crescimento do corpo. Crianças jovens andam mais devagar do que adultos, o que pode explicar por que os adultos melhoram mais a velocidade e a distância percorrida com os treinos de marcha. Desse modo, a aplicação de parâmetros de treinamento de adultos para a população pediátrica pode não ser apropriada ou efetiva (nível de evidência 3a)[137].

As pesquisas sobre a reabilitação da marcha na população pediátrica com LM são limitadas, sendo necessários mais estudos para estabelecer direcionamentos adequados para treinos efetivos de marcha, já que esses pacientes respondem de maneira diferente dos adultos (nível de evidência 3a)[137]. Uma apreciação da história natural da marcha em caso de LM pediátrica pode auxiliar a equipe a prescrever adequadamente as órteses e aconselhar os pacientes e seus familiares sobre as expectativas realistas da marcha (nível de evidência 4)[136].

A marcha nos diferentes níveis de LM

Crianças e adolescentes com lesões completas acima de C5 não podem andar. Nas tentativas de marcha para pacientes com tetraplegia completa de C5 a C8 é necessária grande assistência, com órteses, suporte e auxílio de terceiros e, caso eles consigam, os deslocamentos de pé acontecem em uma distância muito limitada dentro de casa. Essas propostas não são encorajadas por não serem uma forma funcional de locomoção, exigirem grande esforço, terem alto custo e raramente serem mantidas pelos pacientes[2].

Segundo Vogel et al. (nível de evidência 4)[136], na população pediátrica não há deambuladores comunitários entre os usuários de parapódios ou órteses quadril-joelho-tornozelo-pé. Nesse estudo, 11% dos deambuladores comunitários usavam órteses de padrão de marcha recíproco, 5% usavam órteses de joelho-tornozelo-pé e 25%, órteses de tornozelo-pé.

Os pacientes com lesões completas (AIS A) que conseguem uma marcha funcional geralmente apresentam níveis torácicos baixos ou lombares (T12-L3) e precisam de órteses e auxílios para a marcha, como andadores, bengalas ou muletas. Esses pacientes podem apresentar marcha limitada com velocidade diminuída e grande gasto de energia (nível de evidência 3a)[138]. A recuperação da marcha nos pacientes AIS B depende da preservação da sensibilidade nos segmentos sacrais. Parece existir uma relação entre a preservação da sensibilidade de ponta fina e algum nível de recuperação, a qual é melhor do que para os pacientes que têm preservada apenas a sensibilidade ao toque (nível de evidência 3a)[138].

Pessoas com paraplegia torácica com paralisia total de MMII (ASIA A e B) podem conseguir andar com algum tipo de auxílio em terrenos planos com órteses longas, usando a força dos MMSS com velocidade diminuída e grande gasto energético. Há dificuldade para ultrapassar obstáculos, lidar com degraus ou terrenos irregulares e fazer curvas em espaços pequenos. Além disso, as mãos precisam se apoiar em auxílios (Figura 7.15) e não podem ser usadas em tarefas como carregar objetos. Poucas pessoas com paraplegia torácica usam a marcha como a principal forma de deslocamento[40].

Os pacientes com lesões incompletas (ASIA C, D ou E) ou paraplegia lombossacral podem percorrer maiores distâncias. A funcionalidade da marcha depende da extensão da paralisia, já que isso determina a necessidade de órteses, a velocidade, o gasto energético e a necessidade de auxílios, como andadores, bengalas ou muletas[40]. Os pacientes com lesões incompletas (AIS C) têm melhor prognóstico para recuperação da marcha, que pode alcançar 75% naqueles com lesões torácicas baixas ou lombares. Esses pacientes andam com órteses e auxílios de marcha (nível de evidência 3a)[138] (Figura 7.16). Todos os pacientes com AIS D são capazes de andar (nível de evidência 3)[138].

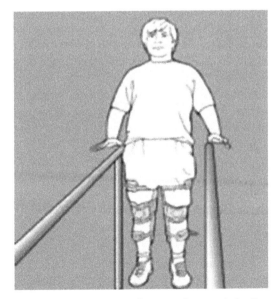

Figura 7.15 Exercício de marcha com órteses de joelhos com apoio em barras paralelas (paciente com paraplegia). (Reproduzida com a permissão de: www.physiotherapyexercises.com – *site* gratuito de prescrição de exercícios[119].)

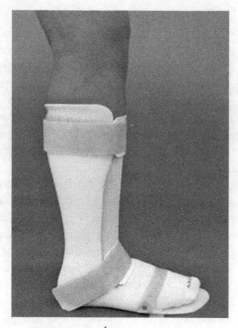

Figura 7.16 Órtese tornozelo-pé.

Tabela 7.14 Potencial para marcha nas lesões medulares completas (A ou B)

Nível neurológico	Potencial para a marcha
C1–C8	Não realizam marcha
T1–T9	Marcha não funcional com grande sobrecarga de membros superiores Necessitam de auxílio para a marcha ou assistência de terceiros. Raramente conseguem padrão de marcha recíproco. Necessitam de órteses quadril-joelho-tornozelo-pé ou joelho-tornozelo-pé
T10–L2	Exercício de marcha com benefícios terapêuticos; marcha não funcional ou funcional limitada (velocidade diminuída e grande gasto energético). Necessitam de auxílio para a marcha ou assistência de terceiros. Usam órteses quadril-joelho-tornozelo-pé, joelho-tornozelo-pé ou tornozelo-pé. Dependendo da força dos músculos do quadril, conseguem andar dentro de casa
L3	Marcha funcional com órteses tornozelo-pé. Necessitam de auxílio para locomoção
L4–S5	Marcha funcional com ou sem órteses tornozelo-pé

Em revisão sistemática de Gandhi et al. (nível de evidência 3a)[137] com pacientes de 1 a 17 anos de idade, a maioria com lesões incompletas (AIS C ou D), os trabalhos mostraram melhora na marcha, especialmente na velocidade, com treinos de maior duração. A maioria dos estudos incluiu treinos de marcha no chão, associados ou não a esteiras com suporte de peso, FES e robótica, e alguns associaram exercícios de força muscular aos treinos específicos de marcha. Nos trabalhos que utilizaram pacientes com lesões completas (AIS A ou B) também foi observada melhora na funcionalidade de marcha, mas é possível que essa melhora esteja relacionada com mecanismos compensatórios e não com a recuperação fisiológica da marcha. A melhora na velocidade da marcha observada em crianças na fase subaguda (menos de 6 meses) após a LM pode ser atribuída, em parte, à recuperação neurológica espontânea frequentemente observada nessa fase. Esse estudo sugere que treinamentos mais longos e com frequência maior podem favorecer a velocidade de marcha em crianças com LM crônica. Além disso, a prática do treino de marcha no chão é um importante componente na reabilitação em caso de LM pediátrica. Os autores chamam a atenção para o nível baixo de evidência dos estudos e pedem cautela na interpretação dos resultados.

A Tabela 7.14 mostra o potencial de marcha em pacientes com lesões motoras completas.

Recursos para o treino de marcha

As estratégias para realizar treinos de marcha na reabilitação após a LM incluem os treinos repetitivos de marcha no chão, em esteiras, com ou sem suporte de peso, e a marcha assistida por recursos de robótica e/ou estimulação elétrica. As principais limitações para o treino de marcha incluem os comprometimentos de coordenação, força, movimento e equilíbrio. Essas limitações podem ser compensadas por meio de suportes que auxiliam o ortostatismo, como órteses estabilizadoras de joelhos e mesas de ortostatismo. Se a força muscular dos MMII melhora, barras paralelas ou outros auxílios para a marcha podem ser associados às órteses para trabalhar o equilíbrio e a descarga de peso. Há relatos, também, de treinos que combinam essas abordagens (nível de evidência 1a)[44].

As esteiras motorizadas favorecem a repetição de tarefas específicas para o treino de marcha. As esteiras com suporte de peso possibilitam a diminuição da sustentação do peso para pacientes não deambuladores com diferentes tipos de alterações e podem ser efetivas no aumento da força dos MMII e no treino de tarefas específicas da marcha que podem auxiliar os ganhos funcionais. Na população pediátrica com LM, o número de estudos sobre o treinamento de marcha em esteira com suporte de peso é limitado e o nível de evidência costuma ser fraco ou inconclusivo. O custo dos programas de treinamento de marcha em esteira com suporte de peso é alto, o que pode comprometer a disponibilidade e a duração dessa proposta, a não ser quando adequadamente justificado. Assim, a transição desse tipo de treino para o ambiente domiciliar ou para a comunidade deve ser tão precoce quanto possível, podendo inclusive diminuir o custo e favorecer a continuidade do treinamento (nível de evidência 3a)[137].

As esteiras com suporte de peso têm sido utilizadas em adultos com LM dentre as intervenções que facilitam o treinamento específico da marcha, no modelo de recuperação dessa função, dentro da *activity-based therapy* (ABT) ou terapia com base em atividade (nível de evidência 5)[61].

Vários fatores podem limitar a habilidade de marcha, como gasto energético, eficiência, custo financeiro e aspectos estéticos (nível de evidência 4)[136]. Qualquer comprometimento de força nos MMII torna a marcha mais difícil. Alterações como fraqueza dos MMSS, déficit proprioceptivo, excesso de peso, espasticidade ou contraturas podem dificultar ainda mais o êxito nessa tarefa[40]. Outras complicações, como escoliose, contraturas e úlceras de pressão, condições ambientais, participação e preferências pessoais, aspectos psicológicos, acessibilidade, recursos de reabilitação e questões familiares podem contribuir para a descontinuidade da marcha (nível de evidência 4)[136].

A progressão natural de descontinuidade da marcha não é incomum e não deve ser vista como uma falha no processo de reabilitação. Efetividade, eficiência e praticidade dos deslocamentos na comunidade precisam ser consideradas ao se estabelecer o objetivo para a marcha em pacientes com LM (nível de evidência 4)[136]. É comum que as crianças parem de andar e prefiram se deslocar com a CR quando crescem e ficam mais velhas, por encontrarem maior independência. A continuidade da marcha ao longo da vida é uma opção apenas se oferece uma forma eficiente de deslocamento e independência[2].

Mobilidade em cadeira de rodas

Muitas crianças e adolescentes com LM não podem andar e necessitam de formas alternativas de deslocamento. Assim, a mobilidade em CR é fundamental para a independência dessas pessoas (nível de evidência 5)[40,139]. A habilidade das pessoas com LM se deslocarem em CR é determinada pelo nível de lesão e pelas condições funcionais (nível de evidência 5)[40,139].

A mobilidade é um fator crítico para o sucesso da participação na comunidade e na satisfação de vida para indivíduos com LM de todas as idades. Na infância e na adolescência, a mobilidade deve explorar o potencial de independência, que vai sofrendo modificações (nível de evidência 4)[2,136]. O conceito de mobilidade deve ser visto de maneira abrangente para além da marcha e se estendendo para todas as esferas da vida, incluindo a casa, a escola e a comunidade.

A mobilidade favorece o desenvolvimento cognitivo, social e da comunicação, o que tem impacto na atividade e participação em cada fase do desenvolvimento, sendo um aspecto crítico na infância e na adolescência (nível de evidência 5)[139]. Na infância, as limitações para exploração do ambiente podem levar a um comportamento passivo e dependente. Em crianças mais velhas há o risco de diminuição na participação e isolamento (nível de evidência 3a)[140]. A mobilidade independente e funcional em crianças com deficiência melhora o desenvolvimento cognitivo e perceptual e aumenta a confiança e a participação em atividades com seus pares (nível de evidência 5)[141].

A decisão quanto à CR mais adequada deve ser discutida pela família, a criança e a equipe de reabilitação, devendo ser considerados fatores como idade, nível e gravidade

Tabela 7.15 Nível de lesão – tipo de cadeira de rodas mais adequado

Nível de lesão	Tipo de cadeira de rodas
Tetraplegia C1–C4	CR motorizada com dispositivo de propulsão no queixo ou na boca. Dependente de terceiros para direcionar CR manual
Tetraplegia C5	CR motorizada com dispositivo manual de propulsão. Podem conseguir direcionar CR manual apenas em superfícies planas e lisas
Tetraplegia C6–C8	CR motorizada para longas distâncias ou superfícies irregulares. Utilizam CR manual, mas necessitam de assistência para superfícies acidentadas. Podem ter dificuldades em girar a CR manual
Paraplegia	CR manual com potencial para desenvolver habilidades de direcionar a cadeira em terrenos inclinados, subir e descer degraus, superfícies irregulares (como gramados e terra) e executar manobras mais difíceis de direcionamento, como girar e estacionar em diferentes espaços e situações

CR: cadeira de rodas.

da lesão, aspectos ambientais, segurança, conforto, distribuição de pressão, dirigibilidade e preferências pessoais (nível de evidência 5)[40,139]. Encontram-se disponíveis inúmeros tipos de CR para atender às diferentes necessidades de cada paciente[2]. Além disso, considerando as modificações no tamanho e as condições neurológicas, funcionais e musculoesqueléticas do paciente, a prescrição de uma CR ainda durante a fase aguda após a LM pode não satisfazer suas necessidades reais[2]. A escolha entre uma CR manual e uma motorizada depende de vários fatores, e muitas vezes o paciente pode se beneficiar de ambas[2]. Em termos gerais, a habilidade de pessoas com LM se deslocarem em CR se encontra resumida na Tabela 7.15.

Considerando o crescimento físico, o desenvolvimento cognitivo, as preferências pessoais e as necessidades funcionais e sociais, os pacientes devem ser reavaliados frequentemente para verificar as condições atuais de mobilidade e a necessidade de adequações (nível de evidência 5)[139].

Cadeira de rodas motorizada

Na maioria das vezes, a CR motorizada é indicada para pacientes com lesões completas entre C1 e C6. Entretanto, pacientes com lesões mais baixas podem se beneficiar desse tipo de cadeira quando são incapazes de direcionar uma CR manual por ser muito laborioso, ineficiente ou provocar dor[2]. Há diferentes tipos de acionamento para CR motorizadas. Os pacientes com função manual suficiente podem utilizar *joysticks* manuais, ao passo que aqueles com função manual muito limitada ou ausente usam outros mecanismos, como acionamentos com a cabeça, o queixo

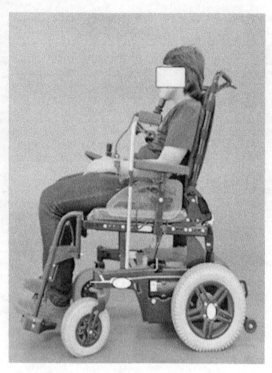

Figura 7.17 Direcionamento mentoniano para cadeira de rodas motorizada.

(Figura 7.17) ou a boca, entre outras possibilidades (nível de evidência 5)[141] (veja *Tecnologias na reabilitação da LM*).

Não há idade específica para o início do treino em uma CR motorizada (nível de evidência 3a)[140], mas a decisão pode ser embasada em aspectos cognitivos e de desenvolvimento (nível de evidência 5)[2,141]. Crianças sem comprometimento cognitivo ou que apresentam algumas habilidades específicas podem aprender a usar uma CR motorizada mesmo quando muito jovens (dos 18 aos 24 meses de idade), desde que sob adequada supervisão e com mecanismos de segurança, como controle de velocidade. Obviamente, crianças tão jovens não estão aptas a se deslocar de maneira segura em todos os ambientes sem supervisão, mesmo quando não apresentam comprometimentos.

A independência na utilização de uma CR por crianças muito jovens vai sendo desenvolvida com o passar do tempo (nível de evidência 5)[2,141].

Todas as crianças e adolescentes que utilizam CR motorizadas se beneficiam também de uma CR manual para que não permaneçam restritas quando a CR motorizada estiver em manutenção ou em situações em que a utilização da CR motorizada seja muito difícil ou impossível, como, por exemplo, em carros, táxis ou ônibus que não tiverem elevadores ou espaço suficiente[2].

Cadeira de rodas manual

Em geral, a CR manual é utilizada por crianças e adolescentes com LM entre C7 e T12. Mesmo os pacientes que conseguem a marcha em alguns ambientes podem se beneficiar de uma CR manual para longas distâncias ou em locais muito cheios ou acidentados. Crianças a partir dos 18 meses de idade podem ser encorajadas a usar uma CR manual para facilitar sua independência ou podem contar com um carrinho de bebê para serem empurradas. As CR devem ser fortes, leves e adaptáveis às necessidades e características de cada paciente[2] (veja *Tecnologias na reabilitação da LM*).

Treino de habilidades em cadeira de rodas

A habilidade de condução de uma CR depende principalmente do nível de lesão do paciente. Deslocar-se com uma CR exige habilidade e prática. As pessoas com LM necessitam de assistência e supervisão, principalmente quando iniciam os treinos[142], e precisam aprender habilidades básicas, como lidar com os freios, remover e recolocar os apoios de braços e pedais, propulsionar e girar a CR[40].

As crianças e os adolescentes, de acordo com suas potencialidades, precisam aprender sobre o uso seguro de uma CR manual ou motorizada, conhecendo suas possibilidades e treinando seu acionamento e direcionamento em diferentes ambientes, incluindo pequenos espaços, portas, obstáculos, terrenos irregulares e inclinados[142], e transferências da CR para outras superfícies, como sofá, cama, chão e carro, além de empinar[40]. A Figura 7.18 ilustra

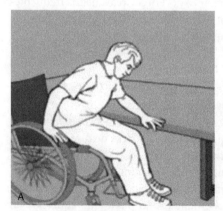
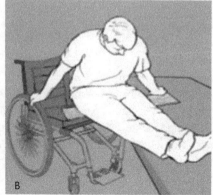
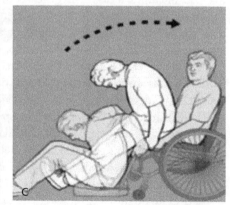

Figura 7.18 Transferências da cadeira de rodas (**A**) para a cama, (**B**) para a cama usando uma tábua de transferência e (**C**) para o chão. (Reproduzida com a permissão de: www.physiotherapyexercises.com – *site* gratuito de prescrição de exercícios[119].)

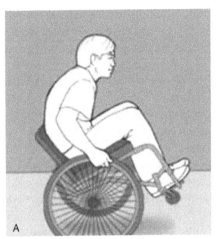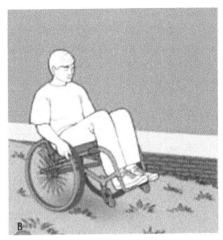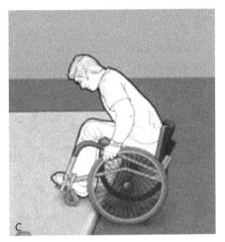

Figura 7.19 Empinando a cadeira de rodas. **A** Em piso plano. **B** Descendo em piso gramado. **C** Subindo no meio-fio.

treinos específicos de transferência da CR. Empinar a CR representa um avanço na mobilidade e consiste em elevar as rodas dianteiras do chão e direcionar a cadeira sobre os eixos traseiros (Figura 7.19). A habilidade em executar essa manobra possibilita que os pacientes se desloquem em terrenos inclinados ou gramados, ultrapassem o meio-fio de uma calçada e girem em pequenos espaços. O treinamento dessa habilidade exige supervisão adequada para garantir a segurança do paciente[40].

Informações complementares sobre o treinamento de habilidades em cadeiras de rodas podem ser encontradas nos *sites* www.elearnsci.org[142] e www.physiotherapyexercises.com[119].

Outros recursos de mobilidade sobre rodas

Algumas crianças e adolescentes com LM com controle suficiente do tronco e das funções manuais podem dispor de um *scooter*. Entretanto, os *scooters* não são adequados quanto ao alívio da pressão ou ao suporte do tronco e podem não ser úteis para pacientes com tetraplegia completa (nível de evidência 5)[2,140]. O mercado oferece ainda carrinhos e parapódium autopropulsionáveis e CR que ficam na posição vertical.

Posicionamento sentado na cadeira de rodas

O adequado posicionamento sentado na CR tem grande importância para pessoas com LM não só em razão da interferência em sua mobilidade, mas também pelas implicações na postura, nos cuidados com a pele, dor e contraturas. Há grande disponibilidade de recursos para favorecer a adequação do posicionamento, como diferentes tipos de CR, almofadas de encosto e assento, apoios de cabeça e apoios de pés, entre outros. Na prescrição de uma CR é fundamental relacionar as características e necessidades do paciente aos recursos disponíveis[40]. Alguns recursos que devem ser considerados para favorecer o posicionamento sentado estão resumidos na Tabela 7.16. As CR que possibilitam variações de posição podem ser recomendadas para pacientes com lesões mais altas, de modo a auxiliar o alívio da pressão (nível de evidência 1b)[143] (veja *Tecnologias na reabilitação da LM*).

Almofadas de assento

As almofadas de assento são importantes na prevenção de UP, mas também na postura, propulsão, conforto, estabilidade e transferências (nível de evidência 5)[144]. A prescrição de uma almofada segue parâmetros individuais e fatores intrínsecos, considerando a mobilidade, a integridade da

Tabela 7.16 Acessórios para favorecer o posicionamento na cadeira de rodas

Acessórios	Indicação
Apoio de cabeça	Posicionamento adequado da cabeça
Apoio de braço	Suporte e posicionamento de membros superiores, principalmente em lesões mais altas. Auxilia o alívio de pressão na região isquiática
Apoio de tronco	Manter alinhamento vertical, evitando queda do tronco para a frente, principalmente quando há comprometimento do equilíbrio de tronco
Apoio lateral do tronco	Suporte quando há comprometimento do equilíbrio de tronco, prevenindo quedas laterais e favorecendo o alinhamento vertical
Contenção dos quadris	Manter posicionamento adequado dos membros inferiores, evitando abdução dos quadris
Cinto pélvico	Manter postura adequada, contendo espasmos extensores e deslizamentos anteriores dos quadris
Freio abdutor	Evitar adução dos quadris, mantendo posicionamento adequado dos membros inferiores
Posicionadores de tornozelos	Manter posicionamento adequado dos pés

Fonte: adaptada de Vogel, 2014[2].

pele, a vascularização, os aspectos nutricionais e o peso de cada paciente (nível de evidência 5)[40,144], e extrínsecos, como temperatura e umidade. As almofadas de assento podem ser feitas de material elástico, viscoelástico e fluido para alternar as superfícies de pressão e a distribuição das forças de fricção (nível de evidência 5)[144].

Almofadas de material elástico, como espumas, deformam na medida em que a carga é aplicada. A espuma limita a imersão e o envolvimento de partes rígidas, tornando necessários contornos nas almofadas para aumentar as áreas de suporte do peso e diminuir as áreas de pressão em um só ponto. Esse material é um pobre condutor de calor e aumenta a temperatura da pele. A espuma viscoelástica e o gel sólido possibilitam o ajuste ao contorno, quando comprimidos, mas também aumentam a temperatura da pele e se deformam com o tempo[40]. Materiais mais fluidos, como ar, água, silicone e polivinil, podem ser distribuídos em câmeras de diferentes tamanhos e favorecer a distribuição do peso (nível de evidência 5)[144]. Os tipos de almofadas mais usados estão listados na Tabela 7.17.

As áreas de pressão precisam ser verificadas constantemente. A integridade da pele deve ser checada imediatamente quando o paciente volta para a cama após permanecer um período sentado. Quando um novo assento está sendo testado, as condições da pele devem ser verificadas após o período de 30 minutos a 1 hora em que o paciente permaneceu sentado. Esse período pode ser gradativamente aumentado caso não sejam verificados sinais de risco de lesão de pele[40].

A escolha da almofada apropriada está relacionada, também, com a durabilidade e a manutenção. As almofadas de ar precisam ser frequentemente checadas quanto à correta inflação e são vulneráveis a furos, necessitando ser substituídas ou reparadas. As almofadas de gel e de espuma exigem menor manutenção, mas é necessário verificar se o gel está adequadamente distribuído sempre que o paciente for sentar[40].

Alguns pacientes perdem a estabilidade em almofadas de ar e preferem assentos mais firmes, como almofadas de espuma ou gel. As almofadas mais firmes também facilitam as transferências porque não se comprimem sob as mãos, e os pacientes não perdem altura para se elevar para as transferências, exigindo menos esforço[2,40].

As almofadas de ar geralmente protegem mais a pele, enquanto as de gel e espuma oferecem mais possibilidades de adequação da postura. As almofadas de espuma costumam ser as mais baratas. Como o custo das almofadas pode ser proibitivo em algumas situações, o profissional precisa atentar para as melhores possibilidades para cada caso[2].

Tecnologias na reabilitação da LM

Os recursos tecnológicos têm um papel crítico na promoção do bem-estar e da participação de pessoas com LM, podendo ser utilizados na neurorreabilitação, facilitando atividades escolares, laborais e de lazer, além de promoverem benefícios imediatos e transformadores. As possibilidades são inúmeras e muitas ainda podem surgir (nível de evidência 5)[144].

As CR estão se tornando cada vez mais leves, confortáveis e com *design* que se adapta às necessidades individuais. Cadeiras mais leves são mais fáceis de empinar, colocar no carro e propulsionar em terrenos inclinados, além de atenuarem os riscos de sobrecargas articulares. Crianças e adolescentes com LM terão suas necessidades modificadas em virtude do crescimento e amadurecimento físico e social e poderão se beneficiar das tecnologias disponíveis para adequações das CR no decorrer da vida.

Cadeiras manuais ultraleves podem ser recomendadas para pessoas com paraplegia ou tetraplegia mais baixa, a não ser que alguma condição secundária ou diagnóstica impeça essa indicação. As cadeiras motorizadas também têm se tornado mais leves, e muitas contam com recursos de elevação para facilitar alcances e transferências e inclinações para alívio da pele. Diversas possibilidades vêm surgindo para direcionamento, giro, controle de velocidade e frenagem, além de recursos de robótica para auxiliar o usuário a controlar o ambiente, como antecipar a presença de um obstáculo e sugerir rotas de navegação (nível de evidência 5)[144].

Algumas CR que possibilitam variações de posição podem ser recomendadas para pessoas com LM, as quais precisam se preocupar com o alívio de pressão para prevenir lesões de pele e não são fisicamente ágeis para se elevar do assento ou transferir o peso de um lado para o outro. Há sistemas que possibilitam a inclinação do encosto, aumentando o ângulo com o assento e elevando os MMII para uma posição quase deitada. Outros dispositivos promovem a inclinação da estrutura encosto/assento, mantendo

Tabela 7.17 Tipos de almofada de assento para cadeira de rodas

Tipos de almofada	Características
Almofadas de ar	A distribuição do ar em compartimentos promove áreas de alívio de pressão. Essas almofadas são infladas elétrica ou manualmente e permitem moldar a distribuição de peso sobre a área de contato. Seus efeitos dependem da apropriada inflação do ar para proteger áreas sob risco de lesão de pele
Almofadas de gel	A pressão é distribuída pela dissipação do gel das áreas de alta pressão para áreas de baixa pressão. Muitas almofadas têm um desenho especial para alívio na região das tuberosidades isquiáticas, sendo o peso distribuído para as regiões laterais da coxa
Almofadas de espuma	A distribuição do peso é feita pelo tipo de espuma em cada região de contato. Algumas almofadas contêm diferentes tipos de espuma, geralmente uma espuma mais macia na região das tuberosidades isquiáticas e uma mais firme nas laterais das coxas

o ângulo de flexão de quadris e joelhos (*tilt*), havendo também alguns modelos que permitem a verticalização para o ortostatismo.

CR motorizadas ou manuais podem contar com sistemas de *tilt* e inclinação do encosto, que redistribuem o peso do corpo do assento para o encosto. O *tilt* oferece menos riscos de fricção sobre o assento que a inclinação do encosto. Apenas algumas CR motorizadas contêm sistema que torna possível a variação da posição sentada para a de pé, e algumas chegam a possibilitar alguma mobilidade nessa posição. Estudos têm mostrado que os sistemas de *tilt*, reclínio ou verticalização reduzem as cargas na superfície de assento e que a verticalização reduz, também, a carga no encosto (nível de evidência 1b)[143].

Para maiores detalhes e compreensão, consulte o *website* www.elearnsci.org[142].

As possibilidades de acesso a computadores variam de acordo com o nível da LM. Os dispositivos mais comumente usados por pessoas com LM de CC alta são as telas sensíveis ao toque e os acionamentos por meio de movimentos da cabeça, pelo teclado numérico e por comandos de voz. Entretanto, têm sido desenvolvidas interfaces adaptativas e em alguns casos inteligentes que se adaptam ao comportamento do usuário e otimizam sua função (nível de evidência 5)[144]. Os pacientes com lesões em C4 a C8 podem utilizar *mouses* adaptados, como o *trackballs*. Os pacientes com lesões mais altas, C1 a C3, contam com opções de *mouses* que traduzem movimentos da cabeça em movimentos do cursor ou utilizam movimentos da boca. Equipamentos que direcionam o cursor através de câmeras que captam a posição da retina, além de sensores implantados na superfície do crânio, que captam a atividade cerebral para mover o cursor, são outras possibilidades. Os *softwares* de reconhecimento de voz podem favorecer a velocidade de acesso aos computadores e na produção de textos e ser utilizados por pacientes com qualquer nível de lesão (nível de evidência 5)[132].

Sistemas de estimulação elétrica funcional implantada (neurpróteses) têm sido desenvolvidos para restaurar as funções de alcance e preensão, ortostatismo e marcha, estabilidade de tronco, tosse e função intestinal de pacientes com LM, mas essas funções são restauradas somente enquanto a estimulação está sendo aplicada (nível de evidência 5)[132].

Pesquisas têm sido estimuladas para o desenvolvimento de novos e confiáveis métodos de avaliação e intervenção, utilizando recursos de tecnologia como a robótica, que podem auxiliar a prática clínica, otimizando a reabilitação e minimizando os custos e os esforços (nível de evidência 3a)[145].

A realidade virtual é uma modalidade promissora na área de neurorreabilitação de pacientes com LM por envolver terapia de repetição, *feedback* de desempenho e motivação. Além disso, possibilita o aprendizado e a transferência de habilidades motoras do mundo virtual para o real (nível de evidência 1b)[135].

O uso da tecnologia na reabilitação de crianças e adolescentes com LM favorece o engajamento em seu próprio cuidado, tornando possível direcionar as abordagens para suas necessidades individuais (nível de evidência 5)[143].

CONSIDERAÇÕES SOBRE OS MMSS NA TETRAPLEGIA

Muitas lesões medulares ocorrem na região cervical, resultando em graus variáveis de comprometimento dos MMSS. Crianças e adolescentes com tetraplegia necessitam de mais cuidados e têm dificuldades maiores para a independência. O comprometimento das mãos e dos braços afeta a capacidade de transferências, alimentação, cuidados íntimos, autocateterismo, atividades escolares e brincadeiras, restringindo a participação[69]. A melhora na função dos MMSS é uma das principais necessidades dos pacientes com tetraplegia[2,69,135].

Em todos os níveis de lesão, as abordagens da fisioterapia para os MMSS devem incluir tentativas de prevenir as contraturas, treinos funcionais e fortalecimento muscular, considerando o comprometimento apresentado[2].

As alterações esperadas na função dos MMSS nas lesões completas estão resumidas a seguir:

- **C4 ou acima:** não apresentam função de MMSS. Podem apresentar contraturas articulares que acarretam prejuízos estéticos e dificuldades de higiene. As tentativas de prevenção das contraturas incluem alongamentos sustentados mediante posicionamentos (Figura 7.20) e/ou com órteses[2].
- **C5:** apresentam força contra a gravidade de bíceps braquial, e muitos pacientes conseguem levar a mão à face. Apresentam paralisia dos músculos do punho e das mãos e não conseguem segurar objetos com as mãos, embora possam agarrá-los entre os punhos. Podem usar órteses ou adaptações para atar objetos em suas mãos, o que representa um importante aspecto funcional para esses pacientes[2] (Figuras 7.21 e 7.22).
- **C6 e C7:** os pacientes apresentam paralisia dos dedos, mas têm boa força dos músculos extensores do punho (Figura 7.23). Os pacientes com lesão em C7 têm alguma força de flexores de punho e extensores dos dedos. Muitos usam a preensão em tenodese para preensão mais grosseira, e algumas adaptações também podem facilitar a função manual. Para a preensão em tenodese é utilizada a tensão passiva gerada pela extensão do punho até os músculos flexores superficiais e profundos dos dedos e o flexor longo do polegar, que não têm força. A mão é colocada em torno do objeto com o punho fletido e o paciente faz uma extensão ativa do punho, gerando uma tensão nos músculos flexores dos dedos, e os objetos podem ser agarrados entre os dedos e a palma da mão. Os pacientes podem treinar habilidades de preensão em tenodese que possibilitam a preensão em chave e em pinça[2].
- **C8:** os pacientes têm alguma força nos dedos, mas apresentam comprometimento dos músculos intrínsecos da mão, o que limita os movimentos mais finos[2].

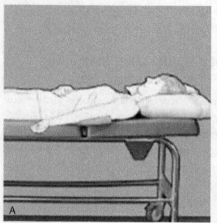
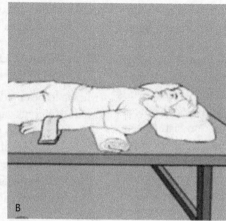
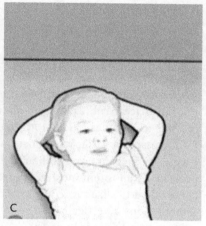

Figura 7.20 Posições de alongamento de MMSS. **A** e **B** Flexores de cotovelo. **C** Adutores e rotadores internos dos ombros – posição de "tomar sol na praia". (Reproduzida com a permissão de: www.physiotherapyexercises.com – *site* gratuito de prescrição de exercícios[119].)

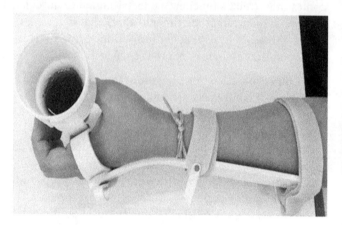

Figura 7.21 Clipe fixado com adaptação para copo.

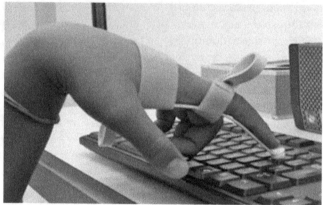

Figura 7.23 Adaptação para teclado (2).

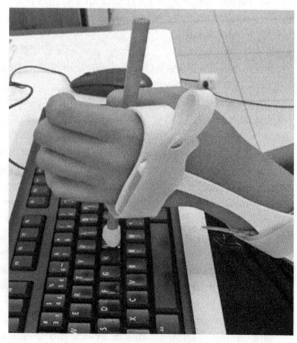

Figura 7.22 Adaptação para teclado (1).

O comprometimento dos MMSS em crianças com tetraplegia é similar ao dos adultos, mas devem ser feitas considerações específicas. A necessidade de amplitudes ativas de movimentos dos ombros é mínima em crianças pequenas devido ao tamanho do tronco. Elas podem alcançar o rosto e o topo da cabeça mediante flexão do cotovelo e pequena flexão do ombro. Desse modo, podem ocorrer contraturas nos ombros, as quais podem ser dolorosas e provocar sobrecarga nessa articulação com limitação funcional.

Além disso, com o crescimento as crianças que desenvolvem escoliose podem compensar os limitados movimentos do ombro por meio da posição do tronco e manter a habilidade de alcançar o rosto. Entretanto, com a necessidade de correções cirúrgicas das deformidades da coluna, essas crianças podem apresentar importante perda funcional dos MMSS.

Outra complicação comum, observada em crianças com LM antes dos 5 anos de idade, consiste na contratura em extensão das articulações metacarpofalangianas, favorecida pela estratégia adotada para segurar objetos entre as palmas das mãos com os dedos estendidos. Essa compensação deve ser encorajada, pois favorece o desenvolvimento;

Capítulo 7 Lesão Medular Traumática

entretanto, deve-se tentar prevenir a contratura mediante o posicionamento com órteses durante o sono[2].

Atividades diárias que favorecem as amplitudes ativas ou ativo-assistidas dos ombros em crianças tetraplégicas em idade escolar ou pré-escolar podem favorecer a função a longo prazo[2].

Convém considerar que uma certa tensão de alguns grupos musculares pode promover ganhos funcionais. É o que se observa com os músculos flexores dos dedos, em que alguma limitação passiva para extensão pode auxiliar a tenodese, e com os pronadores de antebraço, que ajudam a criar uma "plataforma" para carregar objetos[2].

Abordagem cirúrgica em MMSS

Nas crianças com tetraplegia, para as reconstruções cirúrgicas da função ativa de mãos e braços são adotados princípios semelhantes aos dos adultos[2]. Após a estabilização do quadro, as cirurgias de reconstrução dos MMSS podem ser indicadas. As opções cirúrgicas incluem transferências de tendões e nervos, implantação de estimulação elétrica funcional ou a combinação dessas intervenções. O objetivo da cirurgia pode ser restaurar a função ou equilibrar forças biomecânicas nas articulações para minimizar contraturas progressivas (nível de evidência 5)[1]. A restauração cirúrgica da extensão de cotovelos e punhos ou da preensão manual tem grande possibilidade de melhorar a autonomia em atividades como mobilidade na CR, alimentação e autocateterismo (nível de evidência 5)[1]. A definição de objetivos realistas deve preceder as intervenções cirúrgicas, uma vez que não é possível o retorno à função normal (nível de evidência 5)[1].

A reabilitação das transferências de tendão é iniciada antes das cirurgias e envolve a identificação dos resultados esperados (atividade e participação) e a avaliação dos equipamentos que serão necessários durante a imobilização. Na avaliação antes da cirurgia, o fisioterapeuta deve verificar se a criança é capaz de compreender o procedimento e colaborar com as abordagens pós-operatórias, verificando aspectos do desenvolvimento, cognitivos e comportamentais[2]. O acompanhamento pós-cirúrgico inclui a fabricação de órteses, o treinamento dos músculos transferidos, o controle do edema e a prevenção de contraturas (nível de evidência 5)[146]. Antes da alta, as crianças e seus pais precisam compreender os cuidados necessários para a realização dos movimentos e o objetivo das órteses de proteção[2].

CONSIDERAÇÕES FINAIS

A reabilitação e a habilitação de crianças e adolescentes com lesões medulares são realizadas por uma equipe multidisciplinar capacitada, mediante uma abordagem centrada na família, seja na fase precoce do trauma, seja na tardia. As intervenções terapêuticas dependem muito do nível da lesão medular, da idade e de possíveis complicações médicas coexistentes. O objetivo da fisioterapia é facilitar a recuperação funcional desses pacientes e favorecer o bem-estar social e emocional, a fim de que se engajem em papéis típicos da infância e adolescência, favorecendo a transição para uma vida adulta produtiva.

CASOS CLÍNICOS

Caso clínico 1

A.V.L., 8 anos de idade, sexo masculino, LM em acidente automobilístico ocorrido em março de 2016, por SCIWORA. Classificação pela ASIA: níveis neurológico, sensitivo e motor: T10 bilateral, AIS A. A criança foi admitida em centro de reabilitação 4 meses após a lesão medular. Participou de um programa de 6 semanas de internação, quando se submeteu a avaliações pela equipe multidisciplinar, sendo definidas propostas de intervenções relacionadas com os cuidados com a pele, a bexiga e o intestino; treinos de habilidades funcionais, de autocuidado e mobilidade; atividades para favorecer amplitudes de movimentos articulares de MMII; atividades físicas regulares; adequação de equipamentos (cadeira de rodas, órteses, cadeira higiênica e mobiliários); escolarização; suportes emocional e de assistência social e ajustes medicamentosos. A família foi esclarecida quanto ao diagnóstico e às alterações esperadas e apresentadas pela paciente e quanto às possibilidades de intervenções. Realizou mais quatro retornos, com 2 semanas de internação cada um, para adequações das propostas. Atualmente, encontra-se com 1 ano e 5 meses pós-LM.

Estrutura e função do corpo

- **Pele:** íntegra.
- **Função vesical:** bexiga neurogênica, realizando cateterismo vesical assistido quatro vezes ao dia, sentada em cadeira de rodas, com perdas.
- **Função intestinal:** adquiriu continência intestinal a partir da extração das fezes e manobra de Valsalva.
- **Tônus:** pela Escala Modificada de Ashworth, em MMSS é 0 e em MMII é 1+ (flexão e extensão de joelhos, plantiflexão e dorsiflexão de tornozelos) bilateralmente com clônus aquileu bilateral e reflexos patelares exaltados.
- **Amplitudes articulares:** na goniometria de MMII apresenta Teste de Thomas negativo à direita e à esquerda, abdução de quadris de 45 graus à direita e à esquerda, extensão de joelhos preservada, ângulo poplíteo de 20 graus à direita e à esquerda, dorsiflexão de 15 graus à direita e 20 graus à esquerda com os joelhos fletidos e 5 graus à direita e 10 graus à esquerda com os joelhos estendidos; demais amplitudes de MMII e de MMSS preservadas.
- **Alinhamento da coluna:** escoliose de raio longo, parcialmente flexível e convexidade à esquerda.

- **Força muscular:** no teste de força manual apresenta abdominais 5; preservada em todos os grupos musculares de MMSS e não apresenta contração muscular em MMII.
- **Pico de fluxo da tosse:** medido em 390L/min.

Atividade e participação

- **Mobilidade no leito:** rola, passa de deitada para sentada e vice-versa.
- **Habilidades motoras:** tem bom equilíbrio de tronco, assume a posição de gatas sem auxílio de terceiros e permanece na posição com equilíbrio precário, desloca-se no chão se arrastando sentada ou engatinhando reciprocamente, com dificuldade através de movimentos compensatórios de tronco. Apresenta exercício de marcha, dentro de casa, utilizando órteses de joelhos, estabilizadores tibiotársicos e apoio de andador.
- **Capacidade de marcha:** no Teste de Caminhada de 6 Minutos, conseguiu 53 metros em piso plano e regular, sendo a velocidade no Teste de 10 Metros de 0,15m/s. Apresenta padrão de marcha dissociada com movimentos compensatórios do tronco.
- **Habilidades com cadeira de rodas:** realiza autopropulsão de cadeira de rodas manual em terrenos regulares planos ou inclinados; empina a cadeira de rodas com segurança, conseguindo descer rampas e se locomover em gramados dessa maneira; desce meio-fio com supervisão e transpõe essa barreira com auxílio de terceiros. Usa cadeira de rodas como principal forma de deslocamento em casa e na escola. Sua cadeira de rodas foi adaptada com anteparos laterais removíveis para favorecer o alinhamento do tronco.
- **Deslocamentos na comunidade:** transportada no carro da família.
- **Atividades de vida diária:** independente para alimentação e banho; independente para vestuário quando posicionada na cama, mas com velocidade diminuída; realiza transferências sem ajuda da cadeira de rodas para cama, sofá, cadeira higiênica e carro.
- **Escolarização:** frequenta o segundo ano do ensino regular com dificuldades de aprendizado e tendo aulas de reforço.
- **Atividade física:** pratica natação e participa de jogos com bola nas aulas de educação física; realiza exercícios regulares de MMSS.

Fatores pessoais e ambientais

A criança apresenta sintomas depressivos. A mãe tem diagnóstico de depressão e dificuldades no enfrentamento do diagnóstico da paciente, mas se recusa a buscar tratamento psiquiátrico ou psicológico.

No questionário Life H, respondido pela mãe, observam-se escores menores no item de recreação e vida em comunidade, mas deve ser considerado que a cidade onde a família reside não oferece opções de lazer e há muitas barreiras arquitetônicas que dificultam os deslocamentos em cadeiras de rodas.

Os objetivos da reabilitação incluem acompanhar o desenvolvimento físico, cognitivo e emocional da paciente para adequar ou incrementar propostas que se adaptem às necessidades da criança e de sua família e favoreçam sua transição para a vida adulta. As propostas atuais discutidas e definidas com a família foram: manter o exercício de marcha, respeitando a tolerância da paciente; a prática regular de atividade física na comunidade e na escola; os exercícios de fortalecimento de MMSS com ajuste gradual de carga e repetições; incentivar a autonomia no autocuidado para favorecer maior habilidade nas tarefas e tomada de decisões. Programados retornos semestrais para monitorar e adequar as necessidades de reabilitação e habilitação da criança, inclusive mediante esclarecimentos aos familiares de possíveis dúvidas sobre alterações esperadas no diagnóstico e possibilidades de intervenções.

Caso clínico 2

L.A.P., 10 anos de idade, sexo masculino, quinto dia pós-LM em acidente automobilístico. Classificação pela ASIA: níveis neurológico, sensitivo e motor C5 bilateral, AIS A. Transferido do pronto-atendimento para o Centro de Terapia Intensiva (CTI) com instabilidade hemodinâmica sob os cuidados da equipe multiprofissional. Mantendo imobilização por colar cervical e acompanhado pela mãe. A criança dorme em VNI por pronga nasal com parâmetros ventilatórios mantendo VC > 15mL/kg.

Estrutura e função do corpo

- Saturação de oxigênio = 95% em ar ambiente. Quando apresenta SpO_2 94%, em virude do acúmulo de secreção em vias aéreas, são realizados ciclos de respiração com a máquina de tosse.
- Eupneico e bradicárdico.
- Pico de fluxo da tosse de 200L/min.
- Apresenta tônus flácido global e força muscular grau 3 de flexores de cotovelo bilateralmente.
- Relata dor articular discreta ao ser posicionado passivamente em amplitudes de movimento (ADM) acima de 90 graus de flexão e abdução de ombros. Sem limitações de ADM de MMII.

Atividade e participação

- Tolera elevação da cabeceira para alimentação por via oral oferecida pela equipe ou pelos acompanhantes.
- A criança leva a mão à boca com compensações e sem controle do movimento e não é capaz de retornar ao posicionamento inicial.
- A criança faz uso da televisão com DVD e livros de leituras disponíveis no seu boxe do CTI.
- A criança tenta colaborar ao máximo com a equipe durante o banho e nas mudanças de decúbito.

Capítulo 7 Lesão Medular Traumática

Fatores pessoais e ambientais

- A criança tem o acompanhamento de um familiar por 24 horas dentro do CTI.
- A criança se mostra aberta ao diálogo com a equipe e conversa com outra criança do *box* próximo, também internada no CTI.
- Recebe visitas de professores e funcionários da escola.

Após discussão com equipe multidisciplinar, os objetivos da fisioterapia são: prevenir a falência da musculatura respiratória e a consequente necessidade de IOT e TQT; preservar os volumes e capacidades pulmonares; manter as vias aéreas higienizadas e saturação de oxigênio > 95% em ar ambiente; prevenir hipoventilação alveolar; treinar com a criança e o cuidador os passos da técnica de tosse manualmente assistida; manter as amplitudes de movimento de MMII e MMSS; realizar treinamentos ativos/ativo-assistidos de força para MMSS; treinar função de mão a boca; orientar equipe e cuidadores quanto aos posicionamentos funcionais no leito; encaminhar o paciente, após estabilização clínica, para um centro de reabilitação especializado em lesão medular.

Foi iniciado processo de aprendizagem da técnica de empilhamento aéreo com o uso da bolsa de reanimação três vezes ao dia e tosse assistida; cinesioterapia motora passiva para MMII e ativo-assistida para MMSS; orientações à criança e aos acompanhantes quanto ao posicionamento por 20 minutos de "tomar sol na praia" dos MMSS e sondagem de alívio realizada três vezes ao dia em razão de bexiga neurogênica. Criança alerta e colaborativa quanto às condutas. Familiares acompanhados pela equipe da psicologia.

Referências

1. Powell A, Davidson L. Pediatric spinal cord injury - a review by organ system. Phys Med Rehabil Clin. 2015;26(1):109-132.
2. Vogel LC, Zebracki K, Betz RR, Mulcahey MJ. Spinal cord injury in the child and young adult [livro]. Mac Keith Press, 2014.
3. Parent S, Mac-Thiong JM, Roy-Beaudry M, Sosa JF, Labelle H. Spinal cord injury in the pediatric population: a systematic review of the literature. J Neurotrauma. 2011;28(8):1515-1524.
4. Selvarajah S, Schneider EB, Becker D, Sadowsky CL, Haider AH, Hammond ER. The epidemiology of childhood and adolescent traumatic spinal cord injury in the United States: 2007-2010. J Neurotrauma. 2014;31(18):1548-1560.
5. Shin JI, Lee NJ, Cho SK. Pediatric cervical spine and spinal cord injury: a national database study. Spine (Phila Pa 1976). 2016; 41(4):283-292.
6. Campos MF, Ribeiro AT, Listik S et al. Epidemiologia do traumatismo da coluna vertebral. Rev Col Bras Cir. 2008;35(2):88-93.
7. Morais DF, Spotti AR, Cohen MI et al. Perfil epidemiológico de pacientes com trauma raquimedular atendidos em hospital terciário. Coluna/Columna. 2013;12(2):149-152.
8. Brown RL, Brunn MA, Garcia VF. Cervical spine injuries in children: a review of 103 patients treated consecutively at a level 1 pediatric trauma center. J Pediatr Surg. 2001;36(8):1107-1114.
9. Melo MC, Vasconcellos MC. Atenção às urgências e emergências em pediatria [livro]. Belo Horizonte: Escola de Saúde Pública de Minas Gerais; 2005.
10. Zuckerbraun BS, Morrison K, Gaines B, Ford HR, Hackam DJ. Effect of age on cervical spine injuries in children after motor vehicle collisions: effectiveness of restraint devices. J Pediatr Surg. 2004; 39(3):483-486.
11. Pereira JR GA, Andreghetto AC, Basile-Filho A, Andrade JI. Trauma no paciente pediátrico. Medicina, Ribeirão Preto. 1999;32:262-281.
12. Abromovici S, Souza RL. Abordagem em criança politraumatizada. J Pediatr. 1999;75(2):268-278.
13. Behrman RE, Jenson HB, Kliegman R. Tratado de pediatria de Nelson [livro]. Rio de Janeiro: Elsevier. 2013.
14. Madura CJ, Johnston JM. Classification and management of pediatric subaxial cervical spine injuries. Neurosurg Clin N Am. 2017;28(1):91-102.
15. Ramirez NB, Arias-Berrios RE, Lopez-Acevedo C, Ramos E. Traumatic central cord syndrome after blunt cervical trauma: a pediatric case report. Spinal Cord Series e Cases. 2016;2(Art. 16014).
16. Johnston C, Zanetti NM, Comaru T, Ribeiro SNS, Andrade LB, Santos SLL. I Recomendação brasileira de fisioterapia respiratória em unidade de terapia intensiva pediátrica e neonatal. Rev Bras Ter Intensiva. 2012;24(2):119-129.
17. Bansal KR, Chandanwale AS. Spinal cord injury without radiological abnormality in an 8 months old female child: a case report. J Orthopaedic Case Reports. 2016;6(1):8-10.
18. Farrell CA, Hannon M, Lee LK. Pediatric spinal cord injury without radiographic abnormality in the era of advanced imaging. Curr Opin Pediatr. 2017;29(3):286-290.
19. Pang D, Wilberger JE. Spinal cord injury without radiographic abnormalities in children. J Neurosurg. 1982;57(1):114-129.
20. Hachem LD, Ahuja CS, Fehlings MG. Assessment and management of acute spinal cord injury: from point of injury to rehabilitation. J Spinal Cord Med. 2017;1:1-11.
21. Wing PC. Early acute management in adults with spinal cord injury: a clinical practice guideline for health-care providers. Who should read it? J Spinal Cord Med. 2008;31(4):403-479.
22. Ditunno JF, Cardenas DD, Formal C, Dalal K. Advances in the rehabilitation management of acute spinal cord injury. Handb Clin Neurol. 2012;109:181-195.
23. Evans LT, Lollis SS, Ball PA. Management of acute spinal cord injury in the neurocritical care unit. Neurosurg Clin N Am. 2013;24(3):339-347.
24. Faustino EV, Hanson S, Spinella PC, Tucci M, O'Brien SH, Nunez AR et al. A multinational study of thromboprophylaxis practice in critically ill children. Crit Care Med. 2014;42(5):1232-1240.
25. Kruger EA, Pires M, Ngann Y, Sterling M, Rubayi S. Comprehensive management of pressure ulcers in spinal cord injury: current concepts and future trends. J Spinal Cord Med. 2013;36(6): 572-585.
26. Driscoll SW, Skinner J. Musculoskeletal complications of neuromuscular disease in children. Phys Med Rehabil Clin N Am. 2008;19(1):163-194.
27. Mulcahey MJ, Gaughan JP, Betz RR, Samdani AF, Barakat N, Hunter LN. Neuromuscular scoliosis in children with spinal cord injury. Top Spinal Cord Inj Rehabil. 2013;19(2):96-103.
28. Mehta S, Betz RR, Mulcahey MJ, McDonald C, Vogel L. Effect of bracing on paralytic scoliosis secondary to spinal cord injury. J Spinal Cord Med. 2016;27(1):88-92.
29. Elbasiouny SM, Moroz D, Bakr MM, Mushahwar VK. Management of spasticity after spinal cord injury: current techniques and future directions. Neurorehabi Neural Repair. 2010;24(1):23-33.
30. Naro A, Antonino L, Russo M et al. Breakthroughs in the spasticity management: are non-pharmacological treatments the future? J Clin Neurosci. 2017;39:16-27.
31. Kulshrestha R, Kumar N, Chowdhury JR, Osman A, Masri WE. Long-term outcome of paediatric spinal cord injury. Spinal Cord. 2016;16(4):1-8.
32. Vogel LC, Betz RR, Mulcahey MJ. Spinal cord injuries in children and adolescents. Handb Clin Neurol. 2012;109(3):131-148.
33. Knight LA, Thornton HA, Turner-Stokes L. Management of neurogenic heterotopic ossification. Physiotherapy. 2003;89(8):471-477.

34. Brasil. Diretrizes de Atenção à Pessoa com Lesão Medular. Brasília (DF): Ministério da Saúde; 2013.

35. Ulger F, Dilek A, Karakaya D, Senel A, Sarihasan B. Fatal fever of unknown origin in acute cervical spinal cord injury: five cases. J Spinal Cord Med. 2009;32(3):343-348.

36. Berlowitz DJ, Wadsworth B, Ross J. Respiratory problems and management in people with spinal cord injury. Breathe (Sheff). 2016;12(4):328-340.

37. Berlly M, Shem K. Respiratory management during the first five days after spinal cord injury. J Spinal Cord Med. 2007;30(4):309-318.

38. Portugal. Organização Mundial de Saúde. Classificação Internacional de Funcionalidade, Incapacidade e Saúde. Lisboa: Direcção-Geral da Saúde; 2004. Disponível em: </http://www.inr.pt/uploads/docs/cif/CIF_port_%202004.pdf./>.

39. Gómara-Toldrà N, Sliwinski M, Dijkers MP. Physical therapy after spinal cord injury: a systematic review of treatments focused on participation. J Spinal Cord Med. 2014;37(4):371-379.

40. Harvey, L. Management of spinal cord injuries. A guide for Physiotherapists [livro]. Elsevier; 2008.

41. Björck-Åkesson E, Wilder J, Granlund M et al. The international classification of functioning, disability and health and the version for children and youth as a tool in child habilitation/early childhood intervention – feasibility and usefulness as a common language and frame of reference for practice. Disability and Rehabilitation. 2012;32(Supp1):S125-S138.

42. Mulcahey MJ, Vogel LC, Sheikh M et al. Recommendations for the national institute for neurologic disorders and stroke spinal cord injury common data elements for children and youth with SCI. Spinal Cord. 2017;55:331-340.

43. ASIA e-learning Center. Disponível em: </http://asia-spinalinjury.org/learning/>.

44. Mehrholz J, Kugler J, Pohl M. Locomotor training for walking after spinal cord injury. Cochrane Database of Systematic Reviews. 2014;1(Art. CD006676).

45. Mulcahey MJ, Gaughan JP, Chafetz RS,Vogel LC, Samdani AF, Betz RR. Interrater reliability of the international standards for neurological classification of spinal cord injury in youths with chronic spinal cord injury. Arch Phys Med Rehabil. 2011;92: 1264-1269.

46. Mancini MC. Inventário de Avaliação Pediátrica de Incapacidade (PEDI) Manual da Versão Brasileira Adaptada. Belo Horizonte: UFMG; 2005.

47. Calhoun Thielen C, Sadowsky C et al. Evaluation of the walking index for spinal cord injury II (WISCI-II) in children with spinal cord injury. Spinal Cord.2017;55(5):478-482.

48. Hedel van Hedel H, Wirz M, Dietz V. Assessing walking ability in subjects with spinal cord injury: validity and reliability of 3 walking tests. Arch Phys Med Rehabil. 2005;86(2):190-196.

49. Riberto M, Tavares DA, Rimoli JRJ et al. Validation of the brazilian version of the Spinal Cord Independence Measure III - Validação da versão brasileira da Medida de Independência da Medula Espinhal III. Arq Neuropsiquiatr. 2014;72(6):439-444.

50. Ilha J, Avila LCM, Espírito Santo CC, Swarowsky A. Tradução e adaptação transcultural da versão brasileira da Spinal Cord Independence Measure – Self-Reported Version (brSCIM-SR). Rev Bras Neurol. 2016;52(1):2-17.

51. Silva PFS, Quintino LF, Franco J, Faria CDCM. Measurement properties and feasibility of clinical tests to assess sit-to-stand/stand-to-sit tasks in subjects with neurological disease: a systematic review. Braz J Phys Ther. 2014;18(2):99-110.

52. Campos LCB. Adaptação transcultural do Wheelchair Skills Test (Versão 4.3) para uso no Brasil – Questionário para usuários de cadeiras de rodas manuais e cuidadores [Dissertação]. São Carlos: Faculdade de Terapia Ocupacional da Universidade Federal de São Carlos; 2017.

53. Carrasco-Lo C, Jimenez S, Mosqueda-Pozon MC et al. New insights from clinical assessment of upper extremities in cervical traumatic spinal cord injury. J Neurotrauma. 2016;33:1-4.

54. T. Ottenbacher KJ, Msall ME, Lyon N, Duffy LC, Ziviani J, Granger CV, Braun S, Feidler RC. The WeeFIM instrument: its utility in detecting change in children with developmental disabilities. Arch Phys Med Rehabil. 2000;81:1317-1326.

55. Law M et al. Medida canadense de desempenho ocupacional (COPM). Tradução: Ana Amélia Cardoso, Lílian Magalhães, Lívia de Castro Magalhães. Belo Horizonte: Editora UFMG; 2009.

56. Pacini K. Hiebel J, Pauly F, Godon S, Chevignard M. Goal attainment scaling in rehabilitation: a literature-based update. Ann Phys Rehabil Med. 2013;56(3):212-230.

57. Webster G, Kennedy P. Addressing children's needs and evaluating rehabilitation outcome after spinal cord injury: the child needs assessment checklist and goal-planning program. J Spinal Cord Med. 2007;30(Supp):S140–S145.

58. Noreau L, Lepage C, Boissiere L, Picard R, Fougeyrollas P, Mathieu J et al. Measuring participation in children with disabilities using the Assessment of Life Habits. Dev Med Child Neurol. 2007;49:666-671.

59. Assumpção FSN, Faria-Fortini I, Basílio ML, Magalhães LC, Carvalho AC, Teixeira-Salmela LF. Adaptação transcultural do LIFE-H 3.1: um instrumento de avaliação da participação social. Cad. Saúde Pública [online]. 2016;32(6):e00061015.

60. King GA, Law M, King S, Hurley P, Hanna S, Kertoy M, Rosenbaum P. Measuring children's participation in recreation and leisure activities: construct validation of the CAPE and PAC. Child Care Health Dev. 2007;33(1):28-39.

61. Kurthy C, Araújo R. Intervenção fisioterapêutica na fase tardia da lesão medular. In: Associação Brasileira de Fisioterapia Neurofuncional; Garcia CSNB, Facchinetti LD, organizadoras. PROFISIO Programa de Atualização em Fisioterapia Neurofuncional: Ciclo 3. Porto Alegre; Artmed Panamericana; 2016. P. 9-54 (Sistema de Educação Continuada a Distância, v.3).

62. Kirshblum SC, Waring W, Biering-Sorensen F et al. Reference for the 2011 revision of international standards for neurological classification of spinal cord injury. J Spinal Cord Med. 2011;34(6)547-554.

63. Spinal Cord Injury Research Evidence. Disponível em: </https://scireproject.com/evidence/rehabilitation-evidence/spasticity/non-pharmacological-interventions-spasticity/>.

64. Hinderer SR, Dixon K. Physiologic and clinical monitoring of spastic hypertonia. Phys Med Rehabil Clin N. 2001;12(4)733-746.

65. Gorgey AS, Dudley GA. Spasticity may defend skeletal muscle size and composition after incomplete spinal cord injury. Spinal Cord. 2008;46:96-102.

66. Johnston TE, Betz RR, Smith BT, Mulcahey MJ. Implanted functional electrical stimulation: an alternative for standing and walking in pediatric spinal cord injury. Spinal Cord. 2003;41:144-152.

67. Gajdosik RL, Bohannon RW. Clinical measurement of range of motion: review of metry emphasizing reliability and validity. Phys Ther. 1987;67:1867-1872.

68. Aertssen WFM, Ferguson GD, Smits-Engelsman BCM. Reliability and structural and construct validity of the functional strength measurement in children aged 4 to 10 years. Phys Ther. 2016;96:888-897.

69. Calhoun CL, Gaughan JP, Chafetz RS, Mulcahey MJ. A pilot study of observational motor assessment in infants and toddlers with spinal cord injury. Pediatr Phys Ther. 2009;21:62-67.

70. Capelari TV, Borin JS, Grigol M, Saccani R, Zardo F, Cechetti F. Avaliação da força muscular na lesão medular: uma revisão de literatura. Coluna/Columna. 2017;16(4):323-329.

71. Rathinam C, Bateman A, Peirson J, Skinner J. Observational gait assessment tools in paediatrics - a systematic review. Gait & Posture. 2014;40:279-285.

72. Bovend'Eerdt TJH, Botell RE, Wade DT. Writing SMART rehabilitation goals and achieving goal attainment scaling: a practical guide. Clin Rehabil. 2009;23:352-361.

73. Harvey LA. Physiotherapy rehabilitation for people with spinal cord injuries. J Physiother. 2016;62(1):4-11.

74. Bach JR, Takyi SL. Physical medicine interventions to avoid acute respiratory failure and invasive airway tubes. PM&R. 2015; 7(8):871-877.

75. Berney S, Bragge P, Granger C, Opdam H, Denehy L. The acute respiratory management of cervical spinal cord injury in the first 6 weeks after injury: a systematic review. J Spinal Cord Med. 2011; 49:17-29.

76. Bach JR, Saporito LR, Shah HR, Sinquee D. Decanulation of patients with severe respiratory muscle insufficiency: efficacy of mechanical insufflation-exsufflation. J Rehabil Med. 2014;46(10): 1037-1041.

77. Bach JR, Bakshiyev R, Hon A. Noninvasive respiratory management for patients with spinal cord injury and neuromuscular disease. Tanaffos. 2012;11(1):7-11.

78. McKim DA, Katz SL, Barrowman N, Ni A, LeBlanc C. Lung volume recruitment slows pulmonary function decline in Duchenne muscular dystrophy. Arch Phys Med Rehabil. 2012;93(7):1117-1122.

79. Bach JR, Mahajan K, Lipa B, Saporito L, Goncalves M, Komaroff E. Lung insufflation capacity in neuromuscular disease. Am J Phys Med Rehabil. 2008;87(9):720-725.

80. Katz SL, Barrowman N, Monsour A, Su S, Hoey L, McKim D. Long-term effects of lung volume recruitment on maximal inspiratory capacity and vital capacity in duchenne muscular dystrophy. Ann Am Thorac Soc. 2016;13(2):217-222.

81. Yates K, Festa M, Gillis J, Waters K, North K. Outcome of children with neuromuscular disease admitted to paediatric intensive care. Arch Dis Child. 2004;89(2):170-175.

82. Castriotta RJ, Murthy JN. Hypoventilation after spinal cord injury. Semin Respir Crit Care Med. 2009;30(3):330-338.

83. Benditt JO, Boitano LJ. Pulmonary issues in patients with chronic neuromuscular disease. Am J Respir Crit Care Med. 2013; 187(10):1046-1055.

84. Remondini R, Santos AZ, Castro G, Prado C, Silva Filho LV. Comparative analysis of the effects of two chest physical therapy interventions in patients with bronchiolitis during hospitalization period. Einstein, São Paulo. 2014;12(4):452-458.

85. Bach JR, Gonçalves MR, Páez S, Winck JC, Leitão S, Abreu P. Expiratory flow maneuvers in patients with neuromuscular diseases. Am J Phys Med Rehabil. 2006;85(2):105-111.

86. Bach JR, Saporito LR. Criteria for extubation and tracheostomy tube removal for patients with ventilatory failure. A different approach to weaning. Chest. 1996;110(6):1566-1571.

87. Panitch HB. Airway clearance in children with neuromuscular weakness. Curr Opin Pediatr. 2006;18(3):277-281.

88. Finder JD. Airway clearance modalities in neuromuscular disease. Paediatr Respir Rev. 2010;11(1):31-34.

89. Fioretto JR, Freddi NA, Costa KN, Nobrega RF. I Consenso Brasileiro de Ventilação Mecânica em Pediatria e Neonatologia. Disponível em: </http://www.sbp.com.br/fileadmin/user_upload/2015/02/i-consenso-brasileiro-de-ventilacao-mecanica-em-pediatria-e-neonatologia.pdf/>.

90. Massaro GD, Massaro D. Morphologic evidence that large inflations of the lung stimulate secretion of surfactant. Am Rev Respir Dis. 1983;127(2):235-236.

91. Wong SL, Shem K, Crew J. Specialized respiratory management for acute cervical spinal cord injury: a retrospective analysis. Top Spinal Cord Inj Rehabil. 2012;18(4):283-290.

92. Carvalho WB. Ventilação pulmonar mecânica em pediatria. J Pediatr. 1998;74(1):113-124.

93. Zakrasek EC, Nielson JL, Kosarchuk JJ, Crew JD, Ferguson AR, McKenna SL. Pulmonary outcomes following specialized respiratory management for acute cervical spinal cord injury: a retrospective analysis. Spinal Cord. 2017;55:559-565.

94. Gundogdu I, Ozturk EA, Umay E, Karaahment OZ, Unlu E, Cakci A. Implementation of a respiratory rehabilitation protocol: weaning from the ventilator and tracheostomy in difficult-to-wean patients with spinal cord injury. Disability and Rehabilitation. 2017;39(12):1162-1170.

95. Bach JR, Sinquee DM, Saporito LR, Botticello AL. Efficacy of mechanical insufflation-exsufflation in extubating unweanable subjects with restrictive pulmonary disorders. Respir Care. 2015; 60(4):477-483.

96. Ishikawa Y, Miura T, Aoyagi T, Ogata H, Hamada S, Minami R. Duchenne muscular dystrophy: survival by cardio-respiratory interventions. Neuromuscul Disord. 2011;21(1):47-51.

97. Bach JR, Goncalves M. Ventilator weaning by lung expansion and decannulation. Am J Phys Med Rehabil. 2004;83(7):560-568.

98. Tamplin J, Berlowitz DJ. A systematic review and meta-analysis of the effects of respiratory muscle training on pulmonary function in tetraplegia. Spinal Cord. 2014;52(3):175-180.

99. Wadsworth BM, Haines TP, Cornwell PL, Rodwell LT, Paratz JD. Abdominal binder improves lung volumes and voice in people with tetraplegic spinal cord injury. Arch Phys Med Rehabil. 2012;93(12):2189-2197.

100. DiMarco AF. Restoration of respiratory muscle function following spinal cord injury. Review of electrical and magnetic stimulation techniques. Respir Physiol Neurobiol. 2005;147(2-3):273-287.

101. Bach JR, Gonçalves MR, Hamdani I, Winck JC. Extubation of patients with neuromuscular weakness: a new management paradigm. Chest. 2010;137(5):1033-1039.

102. Duan J, Guo S, Han X, Tang X, Xu L, Xu X et al. Dual-mode weaning strategy for difficult-weaning tracheotomy patients: a feasibility study. Anesth Analg. 2012;115(3):597-604.

103. Prigent H, Lejaille M, Terzi N, Annane D, Figere M, Orlikowski D et al. Effect of a tracheostomy speaking valve on breathing-swallowing interaction. Intensive Care Med. 2012;38(1):85-90.

104. Ross J, White M. Removal of the tracheostomy tube in the aspirating spinal cord-injured patient. Spinal Cord. 2003;41(11):636-642.

105. Leung J, Harvey LA, Moseley AM. Training to manage severe knee contractures after traumatic brain injury: a case report. Physiother Can. 2013;65(3):223-228.

106. Graham LA. Management of spasticity revisited. Age and Ageing. 2013;42:435-441.

107. Watanabe T. The Role of therapy in spasticity management. Am J Phys Med Rehabil. 2004;83(Suppl):S45-S49.

108. Harvey LA, Katalinic OM, Herbert RD, Moseley AM, Lannin NA, Schurr K. Stretch for the treatment and prevention of contracture. Cochrane Systematic Review. J Physiother. 2017;63:67-75.

109. Vadivelu S, Stratton A, Pierce W. Pediatric tone management. Phys Med Rehabil Clin N Am. 2015;26:69-78.

110. Kesiktas N, Paker N, Erdogan N, Gülsen G, Biçki D, Yilmaz H. The use of hydrotherapy for the management of spasticity. Neurorehabil Neural Repair. 2004;18:268-273.

111. McIntyre A; Mays R, Mehta S, Janzen S; Townson A; Hsieh J; Wolfe D; Teasell R. Examining the effectiveness of intrathecal baclofen on spasticity in individuals with chronic spinal cord injury: a systematic review. J Spinal Cord Med. 2014;37(1):11-18.

112. Harvey LA; Herbert RD. Muscle stretching for treatment and prevention of contracture in people with spinal cord injury. Spinal Cord. 2002;40(1):1-9.

113. Harvey LA, Glinsky JA, Katalinic OM, Ben M. Contracture management for people with spinal cord injuries. Neuro Rehabilitation. 2011;28:17-20.

114. Prabhu RKR, Swaminathan N, Harvey LA. Passive movements for the treatment and prevention of contractures. Cochrane Database of Systematic Reviews. 2013;12(Art. CD009331).

115. Katalinic OM, Harvey LA, Herbert RD. Effectiveness of stretch for the treatment and prevention of contractures in people with neurological conditions: a systematic review. Phys Ther. 2011;91(1)11-24.

116. Pohl M, Ruckreim S, Mehrholz J, Ritschel C, Strik H, Pause MR. Effectiveness of serial casting in patients with severe cerebral spasticity: a comparison study. Arch Phys Med Rehabil. 2002;83:784-790.

117. Katalinic OM, Harvey LA, Herbert RD, Moseley AM, Lannin NA, Schurr K. Stretch for the treatment and prevention of contractures. Cochrane Database of Systematic Reviews. 2010;9(Art. CD007455).

118. Clavet H, Hébert PC, Fergusson D, Doucette S, Trudel G. Joint contracture following prolonged stay in the intensive care unit. CMAJ. 2008;178(6):691-697.

119. Saracco PK. The effects of serial casting on spasticity: a literature review. Occup Ther Health Care. 2002;14(2):99-106.
120. Physiotherapy Exercises. Disponível em: </https://www.physiotherapyexercises.com/>.
121. Stoeckmann T. Casting for the Person with Spasticity. Top Stroke Rehabil. 2001;8(1)27-35.
122. Ribeiro CMLP, Maia GAG, Gomes DF. O uso de trocas de gesso seriado, uso de órteses e treinamento motor para tratamento de contratura em joelhos após lesão medular incompleta: Um relato de caso. [Apresentação em congresso]. Belo Horizonte: Rede Sarah de Hospitais de Reabilitação; 2016.
123. Eltorai I, Montroy R. Muscle release in the management of spasticity in spinal cord injury. Paraplegia. 1990;28:433-440.
124. Kloosterman MGM, Snoek GJ, Jannink MJA. Systematic review of the effects of exercise therapy on the upper extremity of patients with spinal-cord injury. Spinal Cord. 2009;47(3):196-203.
125. Dost G, Dulgeroglu D, Yildirim A, Ozgirgin N. The effects of upper extremity progressive resistance and endurance exercises in patients with spinal cord injury. J Back Musculoskelet Rehabil. 2014;27(4):419-26.
126. Lauer RT, Smith BT, Mulcahey MJ, Betz RR, Johnston TE. Effects of cycling and/or electrical stimulation on bone mineral density in children with spinal cord injury. Spinal Cord. 2011;49:917-923.
127. Zbogar D, Eng JJ, Miller WC, Krassioukov AV, Verrier MC. Movement repetitions in physical and occupational therapy during spinal cord injury rehabilitation. Spinal Cord. 2017;55:172-179.
128. Ho CH, Triolo RJ, Elias AL et al. Functional electrical stimulation and spinal cord injury. Phys Med Rehabil Clin N Am. 2014;25(3): 1-30.
129. Panisset MG, Galea MP, El-Ansary D. Does early exercise attenuate muscle atrophy or bone loss after spinal cord injury? Spinal Cord. 2016;54:84-92.
130. Johnston TE, Modlesky CM, Betz RR, Lauer RT. Muscle changes following cycling and/or electrical stimulation in pediatric spinal cord injury. Arch Phys Med Rehabil. 2011;92:1937-1943.
131. Glinsky J, Harvey L, Van es P. Efficacy of electrical stimulation to increase muscle strength in people with neurological conditions: a systematic review. Physiother Res Int. 2007;12(3):175-194.
132. Bryden AM, Ancansb J, Mazurkiewicz J, McKnight A, Scholtens M. Technology for spinal cord injury rehabilitation and its application to youth. J Pediatr Rehabil Med. 2012;5(4):287-299.
133. Siddeshwar P, Raza WA, Jamil F et al. Functional electrical stimulation for the upper limb in tetraplegic spinal cord injury: a systematic review. J Med Eng Technol. 2014;39(7):419-23.
134. Damiano DL, DeJong SL. A systematic review of the effectiveness of treadmill training and body weight support in pediatric rehabilitation. J Neurol Phys Ther. 2009;33(1):27-44.
135. Paleg G, Smith BA, Glickman LB. Systematic review and evidence-based clinical recommendations for dosing of pediatric supported standing programs. Pediatr Phys Ther. 2013;25:232-247.
136. Vogel LC, Mendonza MM, Schottler JC, Chlan KM, Anderson CJ. Ambulation in Children and Youth with Spinal Cord Injuries. J Spinal Cord Med. 2007;30(Supp1):158-164.
137. Gandhi P, Chan K, Verrier MC, Pakosh M, Musselman KE. Training to improve walking after pediatric spinal cord injury: a systematic review of parameters and walking outcomes. J Neurotrauma. 2017;34:1-13.
138. Scivoletto G, Tamburella F, Laurenza L, Torre M, Molinari M. Who is going to walk? A review of the factors influencing walking recovery after spinal cord injury. Front Hum Neurosci. 2014;141(8):8-11.
139. Calhoun CL, Schottler J, Vogel LC. Recommendations for Mobility in Children with Spinal Cord Injury. Spinal Cord Inj Rehabil 2013;19(2):142-151.
140. Livingstone R, Paleg G. Practice considerations for the introduction and use of power mobility for children. Develop Med & Child Neurol. 2014;56:210-222.
141. Lauren R, Julianna AM et al. Position on the Application of Power Wheelchairs for Pediatric Users, Assist Technol. 2009;21(4):218-226.
142. e-LearnSCI. Disponível em: </module.aspx?id=270&category-Occupational+Therapists+%26+Assistive+Technologists&module=Wheelchair+mobility+and+seating&lesson=Mobility+and+Seating/>.
143. Sprigle S, Maurer C, Sorenblum SE. Load redistribution in variable position wheelchairs in people with spinal cord injury. Spinal Cord Med. 2010;33(1):58-64.
144. Cooper RA, Cooper R. Quality-of-life echnology for eople with spinal cord injuries. Phys Med Rehabil Clin N Am. 2010;21(1):1-13.
145. Maggioni S, Melendez-Calderon A, Van Asseldonk E et al. Robot-aided assessment of lower extremity functions: a review. J Neuroeng Rehabil. 2016;13(1):1-25.
146. Fridén J, Gohritz A. Tetraplegia management update. J Hand Surg Am. 2015;40(12):2489-2500.

Distrofias Musculares

Thais Peixoto Gaiad
Ana Karla da Silva Moura Pedrosa
Ana Paula de Sousa

8

INTRODUÇÃO

As distrofias musculares compreendem um grupo heterogêneo de desordens clínicas, genéticas e bioquímicas, de caráter hereditário, sendo caracterizadas por miopatias degenerativas e pelo padrão distrófico à biópsia muscular, compartilhando algumas características, como fraqueza muscular progressiva e, frequentemente, comprometimento cardíaco e respiratório[1-3].

A gravidade, a idade de início, a taxa de progressão, a distribuição e o grau de comprometimento motor, o prognóstico e o padrão de herança genética são bastante variáveis em suas diversas formas[2,4]. A apresentação precoce durante a infância costuma estar associada a fenótipos mais severos[3].

Os critérios de diagnóstico comumente utilizados para determinar as distrofias musculares são fundamentados em critérios predefinidos, incluindo idade de início e distribuição da fraqueza muscular, sintomas associados, taxa de progressão da doença, história familiar, dosagem da creatinofosfoquinase sérica (CPK), estudos histológicos (biópsias musculares), eletroneuromiografia (ENMG), estudos de condução nervosa e estudo genético molecular. Tradicionalmente, o diagnóstico é embasado nas manifestações clínicas e características patológicas, mas, recentemente, a maioria das distrofias musculares tem sido classificada de acordo com a confirmação da genética molecular[3].

EPIDEMIOLOGIA

Existem estimativas regionais de prevalência populacional das distrofias musculares, mas ainda não estão disponíveis estimativas mais precisas que representem a carga global dessas doenças[4]. Em 2016 foi realizada uma revisão sistemática com metanálise relacionada com a prevalência das doenças neuromusculares com informações provenientes de diversos estudos em vários países do mundo[3].

Variações nas prevalências relatadas podem estar relacionadas com variações genéticas entre as populações ou grupos étnicos, bem como com as diferenças na disponibilidade de testes de ferramentas de diagnóstico molecular para o diagnóstico preciso. As desordens neuromusculares são relativamente incomuns na população geral[3]. A prevalência na população mundial se encontra representada na Tabela 8.1.

ETIOLOGIA

As distrofias musculares podem ser transmitidas por herança autossômica dominante ou recessiva ou por herança

Tabela 8.1 Prevalência mundial dos diferentes tipos de distrofia muscular

Tipo	Prevalência*
Duchenne (DMD)	6,30
Becker (DMB)	2,40
Miotônica	1,41
Congênita (DMC)	0,82
Cinturas (LGMD)	0,48
Fascioescapuloumeral (FSH)	0,29
Todos os tipos de distrofia muscular (FSH, LGMD, DMC, DMD, DMB e miotônica)	16,4

*Por 100.000 habitantes.
Fonte: Mah JK et al. A systematic review and meta-analysis on the epidemiology of the muscular dystrophies. Can J Neurol Sci 2016; 43:163-177[3].

ligada ao X; casos esporádicos também podem surgir como resultado de novas mutações[3]. Nas distrofias musculares, a fraqueza muscular progressiva é um dos principais sintomas. Há perda da massa muscular secundária às alterações em genes necessários para a função muscular normal[4].

Por convenção, as distrofias musculares vêm sendo classificadas de acordo com suas características clínicas principais, achados na biópsia muscular e idade de início[2]. Grupos heterogêneos, como a distrofia muscular tipo cinturas (*Limb Girdle Muscular Dystrophy* – LGMD) ou distrofias musculares congênitas (DMC), são também classificados de acordo com sua herança (1 para as formas dominantes e 2 para as recessivas) e posteriormente numeradas consecutivamente de acordo com a identificação dos genes (p. ex., LGMD2A, LGMD2B, LGMD2C, dentre outras)[2].

A nova classificação, a qual contém informações relacionadas com os defeitos primários das proteínas e sua localização/função, possibilita o agrupamento de condições com fenótipos semelhantes com base na localização e função de proteínas defeituosas[2].

QUADRO CLÍNICO

As distrofinopatias representam um dos mais importantes grupos em razão de sua frequência e alto índice de morbidade clínica e estão associadas a diferentes complicações severas e crônicas[1].

Distrofia muscular de Duchenne

A distrofia muscular de Duchenne (DMD) é a mais observada na infância e causa incapacidade severa e morte precoce na adolescência tardia, se não forem adotadas as medidas de cuidado atualmente existentes para a DMD[5]. Em virtude da herança ligada ao cromossomo X, os indivíduos totalmente afetados são do sexo masculino[4,5].

A doença é decorrente de mutações no gene DMD (*locus* Xp21.2-p21.1), o qual codifica a proteína distrofina (Figura 8.1), integrante do citoesqueleto das membranas das células musculares[4,5]. Em geral, essas mutações estão associadas a uma ou mais deleções de éxons, resultando em mutação *frameshift* e levando ao aumento do comprometimento cardíaco e neuromuscular severo, apesar das abordagens terapêuticas atuais e da abordagem multi e interdisciplinar[1]. Mutações que levam à ausência dessa proteína resultam em degeneração progressiva irreversível no tecido muscular, contribuindo para o fenótipo da DMD[5].

A DMD é a forma mais severa, com a menor produção de proteínas e grande extensão de alteração no DNA. Tem início entre 2 e 3 anos de idade com quadro de fraqueza

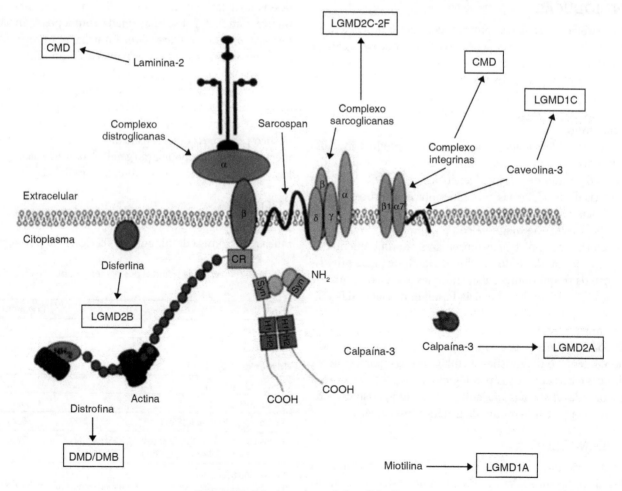

Figura 8.1 Estrutura da proteína distrofina.

Capítulo 8 Distrofias Musculares

muscular maior nos membros inferiores em relação aos superiores, envolvendo músculos proximais das cinturas escapular e pélvica[4]. Há fraqueza muscular progressiva com perda da deambulação antes dos 12 anos de idade e progressiva deterioração das funções motoras, cardíacas e respiratórias[6], podendo afetar também as funções mentais.

Distrofia muscular de Becker

Outras mutações levam a uma expressão parcial da distrofina, as quais são menos severas, ocasionando fenótipos de distrofinopatias mais leves, como a distrofia muscular de Becker (DMB)[5]. A DMB tem uma apresentação clínica mais branda por causa da relativa preservação de sequências do DNA no gene afetado[4]. Ocorre a perda progressiva de força muscular, e alguns pacientes apresentam atraso na aquisição das etapas do desenvolvimento motor com a presença ou não de alterações das funções mentais[5].

Na DMB, a suspeita do diagnóstico ocorre, geralmente, em torno dos 5 anos de idade, quando as habilidades motoras da criança divergem das outras de mesma faixa etária[5]. As meninas costumam ser assintomáticas, porém algumas portadoras apresentam formas mais suaves da doença, geralmente associadas a rearranjos cromossômicos[5]. A DMB apresenta um fenótipo menos severo com início tardio dos sintomas motores e perda da deambulação após os 16 anos de vida com deterioração menos severa das funções do corpo[6].

A progressão da fraqueza vai afetando o padrão de marcha e levando o indivíduo a ficar dependente de cadeira de rodas[4]. A DMD e a DMB comprometem a musculatura cardíaca, o que aumenta a morbidade e a mortalidade[4].

Distrofias miotônicas

As distrofias miotônicas apresentam herança autossômica dominante e compreendem um grupo de doenças multissistêmicas, tendo como manifestações clínicas o fenômeno miotônico, músculo com padrão distrófico, desordens de condução cardíacas, catarata e desordens endócrinas[7].

Em virtude da existência de diferentes tipos de distrofia miotônica, o Consórcio Internacional de Distrofia Miotônica desenvolveu uma nova nomenclatura e o consenso para exames de DNA. A doença de Steinert, a forma clássica da distrofia miotônica, que resulta em expansão instável repetida de trinucleotídeos no cromossomo 19, agora é denominada distrofia miotônica tipo 1. A distrofia miotônica tipo 2 compreende a miopatia miotônica com expansão instável repetida de tetranucleotídeos no cromossomo 3. Ambos os tipos apresentam alguns sintomas similares e outros diferentes, definindo de maneira clara os dois tipos de distrofia muscular[7].

Em pediatria, existem duas formas de distrofia miotônica tipo 1: a congênita e a da infância. Na distrofia miotônica congênita, 15% dos indivíduos apresentam início fetal com envolvimento muscular e do sistema nervoso central. As manifestações pré-natais incluem: diminuição dos movimentos fetais, polidrâmnio, pé torto congênito

ou ventriculomegalia *borderline*[8]. Esse tipo está relacionado com 750 a 1.000 repetições do trinucleotídeo CTG[8]. Ao nascimento, os pacientes apresentam baixo tônus e dificuldades de alimentação ou respiratórias. Na infância, essas crianças apresentam atraso do desenvolvimento neurossensoriomotor e distúrbios de aprendizagem, inclusive transtorno do espectro autista[8]. Fraqueza orofaríngea é evidente, produzindo uma aparência característica de diplegia facial, disartria importante e grande comprometimento da comunicação expressiva e receptiva. Na terceira década, os pacientes irão desenvolver os aspectos degenerativos semelhantes à forma clássica da distrofia miotônica tipo 1[8].

A distrofia miotônica da infância tem início após o primeiro ano de vida, mas antes de 10 anos de idade, com comprometimentos cognitivo e de comportamento predominantes, os quais não são acompanhados de doença muscular visível[9]. Metade dessas crianças apresenta comprometimento intelectual (QI entre 50 e 70); sintomas psiquiátricos também são observados, como desordem do déficit de atenção, ansiedade e distúrbios de humor, mas o autismo não é comum[9].

Distrofia muscular fascioescapuloumeral

A distrofia muscular fascioescapuloumeral (FHS) é uma doença autossômica dominante resultante de deleções dentro da região de repetição D4Z4, localizada no cromossomo 4q35 para o tipo 1. Mutações do SMCHD1 no cromossomo 18p11.32, em associação a uma alteração do alelo no cromossomo 4, contribuem para a maioria das distrofias FHS tipo 2[3]. Resulta em atrofia muscular progressiva e, frequentemente, fraqueza muscular assimétrica em padrão descendente[3]. Quanto mais precoce o início dos sintomas, mais severa a fraqueza muscular, bem como o envolvimento do sistema nervoso central, como alteração cognitiva, epilepsia, vasculopatia na retina e perda auditiva sensoriomotora[3]

Distrofia muscular de cinturas

A distrofia muscular de cinturas (LGMD) refere-se a um grupo heterogêneo de distrofias musculares autossômicas com fraqueza muscular progressiva, afetando predominantemente as cinturas escapular e pélvica[3]. Classificada como tipo 1 (dominante) ou tipo 2 (recessiva) com base no modo de herança e nomeada consecutivamente por letras do alfabeto de acordo com a sequência de genes identificados[3], está relacionada com mutações envolvendo a matriz extracelular ou proteínas externas da membrana, enzimas ou proteínas com função enzimática pontual, proteínas associadas ao sarcolema, proteínas da membrana nuclear, proteínas sarcoméricas e outras desordens ainda não especificadas[3].

Distrofias musculares congênitas

As distrofias musculares congênitas (DMC) se referem a um grupo heterogêneo de distrofias musculares de início precoce[3]. As crianças afetadas costumam ser sintomáticas ao nascimento ou depois dos primeiros 6 meses de vida[3].

As principais características clínicas incluem baixo tônus, fraqueza muscular e diminuição dos reflexos profundos tendíneos, com ou sem contraturas articulares[3]. Disfagia e insuficiência respiratória são comuns; características adicionais devem incluir microcefalia, anormalidades dos olhos, malformação cerebral, hiperlassidão dos ligamentos articulares, atrofia muscular ou hipertrofia[3]. É ainda subdividida em desordens de acordo com o comprometimento de lâmina basal ou proteínas da matriz extracelular, alfadistroglicanopatias, liberação do cálcio pelo retículo sarcoplasmático, proteínas do retículo endoplasmático, proteínas do envoltório nuclear, proteínas da membrana mitocondrial e outras distrofias inespecíficas[3].

ASPECTOS RELACIONADOS COM A FUNCIONALIDADE E A INCAPACIDADE

Cada uma das distrofias musculares se caracteriza por deficiências, limitações e restrições específicas. A DMD apresenta deficiências relacionadas com a força muscular, sendo os músculos proximais acometidos antes dos distais e os dos membros inferiores antes dos superiores e os do tronco[10], disfunção da mobilidade das articulações, alterações posturais, comprometimento dos sistemas cardiorrespiratório e digestório (deglutição), pseudo-hipertrofia de gastrocnêmio e sóleo (Figura 8.2) e alteração do padrão de marcha[6,11].

Na DMD, a alteração mais estudada é o padrão de marcha. Mesmo nos estágios iniciais (5 a 6 anos), quando as alterações do padrão de marcha não são completamente visíveis, já existem alterações cinemáticas importantes, como aumento da amplitude de *tilt* anteroposterior, rotação da pelve e aumento da obliquidade pélvica no plano frontal e da plantiflexão no balanço[12]. Em estudo realizado com eletromiografia de superfície com crianças com DMD, com média de idade de 8 anos, foi observada maior ativação dos músculos reto femoral, vasto lateral, isquiossurais, tibial anterior e gastrocnêmio de maneira simétrica, quando comparadas às crianças típicas[13]. A hiperatividade e as cocontrações musculares observadas são resultado de compensações da fraqueza muscular e podem aumentar o custo de energia dispensado.

As principais limitações quanto à mobilidade nas DM incluem as atividades de sentar e levantar, deambular e subir e descer escadas[11]. Em relação à capacidade de marcha, observam-se aumento da cadência e largura do passo reduzida[12]. A mobilidade independente e o autocuidado ficam prejudicados com o avançar da idade, com dependência da cadeira de rodas e uso de ventilação mecânica nos portadores de DMD e DMB[14]. Uma análise da independência de portadores de DMD nas atividades de vida diária mostrou que a maioria dos indivíduos podia se alimentar independentemente, mas precisavam de auxílio para as atividades de vestir e de higiene pessoal[15].

A restrição da participação em crianças com DMD está relacionada com a idade. Um estudo verificou que a participação de meninos com DMD em atividades físicas era menor, quando comparados aos pares não afetados, sendo ainda observada maior restrição em meninos mais velhos. A percepção deles em relação à sua qualidade de vida também era marcadamente diminuída em relação aos meninos não afetados[16].

Publicações recentes têm investigado a relação entre as deficiências na estrutura e função do corpo, limitações de atividade e restrições da participação na DMD[16,17]. Um grupo formado por 60 meninos com DMD e por suas famílias foi estudado para o entendimento da relação entre força muscular, atividade e participação[17]. O estudo comparou um grupo de crianças com menos de 10 anos de idade com crianças com mais de 10 anos e encontrou diferenças em relação às atividades recreativas, sociais e aquelas que exigem habilidades específicas, como tocar um instrumento musical e participar da organização de atividades comunitárias. Convém considerar, ainda, a diferença observada entre os grupos também em relação ao local onde essas atividades eram realizadas e às pessoas que as acompanhavam. No grupo de crianças com mais de 10 anos, as atividades estavam restritas ao ambiente doméstico e eram realizadas, na maior parte dos casos, na presença de pessoas da família. Por fim, foi verificado que a redução da força muscular e do desempenho funcional está relacionada com a menor participação em atividades físicas em crianças com menos de 10 anos, bem como com a menor atividade física e social entre as crianças com mais de 10 anos[18].

A Tabela 8.2 traz um exemplo das deficiências na estrutura e função do corpo, limitações na atividade, restrições na participação, bem como fatores contextuais mais comumente relatados para a DMD. Até o momento, a DMD é a distrofia com maior número de estudos que utilizam o modelo da Classificação Internacional de Funcionalidade, Incapacidade e Saúde (CIF)[19] dentre as distrofias musculares da infância. Criada pela Organização Mundial da Saúde (OMS), a CIF

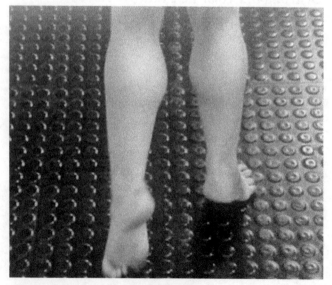

Figura 8.2 Pseudo-hipertrofia dos músculos gastrocnêmio e sóleo na distrofia muscular de Duchenne.

Tabela 8.2 Domínios da CIF na distrofia muscular de Duchenne (DMD)

Estrutura e função do corpo*	Atividade	Participação
Fraqueza muscular proximal, inicialmente em cintura pélvica Restrição da amplitude de movimento Alterações posturais Déficit de equilíbrio Paresia dos músculos respiratórios Disfagia	↓ nível de engajamento em atividades físicas Limitações nas atividades de levantar do chão para a postura em pé (sinal de Gowers), de sentado para em pé, subir e descer degraus e marcha Deslocamentos com cadeira de rodas motorizada por volta dos 12 anos Dependência para autocuidado	↓ engajamento em atividades recreativas e sociais Restrição na participação em ambientes comunitários
Fatores contextuais		
Apoio familiar, equipe multiprofissional, escola inclusiva, tecnologia assistiva		

*As deficiências na estrutura e função do corpo na DMD são progressivas, e seu impacto na atividade e participação é variável ao longo do tempo, com o grau de limitações e restrições aumentando com a idade.

tem sido amplamente utilizada como modelo para guiar e nortear o processo de avaliação e reabilitação dos pacientes com distrofia muscular. A CIF é dividida em funcionalidade e incapacidade (estrutura e função do corpo e atividade e participação) e fatores contextuais (pessoais e ambientais).

A distrofia muscular do tipo cinturas (LGMD) apresenta deficiências nas estruturas e funções corporais de modo progressivo em relação à força e ao trofismo muscular, com acometimento iniciado nos músculos proximais dos membros inferiores e/ou superiores. O envolvimento dos membros superiores é sempre posterior ao dos membros inferiores (em geral, com atraso de 7 anos)[18]. A hipertrofia da panturrilha é comum na maioria dos subtipos, e o envolvimento cardíaco é extremamente variável entre eles. A fraqueza dos músculos da face não é observada nos estágios iniciais, mas está presente na fase de não ambulação concomitantemente com fraqueza generalizada e severa[20]. A LGMD apresenta inúmeros subtipos com alta variabilidade em relação ao quadro clínico, o que ocasiona diferentes graus de limitações nas atividades e restrições na participação[21].

As pessoas com LGMD em geral apresentam limitações para realizar atividades que envolvam elevar os membros superiores acima da altura dos ombros, sendo necessário mais tempo para executar as atividades realizadas com os membros superiores, quando comparadas às crianças típicas. A função da mão é geralmente preservada[21]. Em um estudo, indivíduos com LGMD do tipo 2B que foram acompanhados durante 23 anos a partir da data do diagnóstico realizaram os marcos de desenvolvimento típico dentro da idade esperada. Os primeiros sinais observados foram limitações para correr e subir escadas[18].

As DMC (DMC1A, DMC relacionadas com defeitos da glicolização da alfadistroglicana, distrofia relacionada com o colágeno VI, DMC tipo espinha rígida relacionada com a lamina A/C) apresentam em comum as seguintes deficiências da estrutura e função do corpo: acentuada hipotonia muscular, fraqueza generalizada, contraturas musculares precoces e disfunções respiratórias[18,22].

Em relação às limitações de atividade, ressaltam-se o atraso no desenvolvimento infantil[22] e a capacidade de deambular.

No estudo de Rodriguez et al.[23], a capacidade de deambular estava negativamente associada à porcentagem de massa gorda. Além disso, o nível de atividade física e a qualidade de vida de indivíduos com DMC foram positivamente associadas à porcentagem de massa magra.

Na forma congênita da distrofia muscular miotônica é documentada deficiência de força muscular, função mental, função respiratória, função do sistema nervoso central e função gastrointestinal[24]. Na forma infantil, o início dos sinais e sintomas ocorre entre o primeiro e o décimo ano de vida com desenvolvimento típico no primeiro ano de vida e problemas progressivos no crescimento, acompanhados por sintomas abdominais e graus variáveis de incapacidade intelectual. As crianças com a forma infantil apresentam deficiências como hipotonia muscular, fraqueza muscular com maior acometimento dos músculos distais em relação aos proximais e o fenômeno miotônico, que começa a ser observado na idade escolar[8].

Essas crianças apresentam limitação significativa na mobilidade. Pucillo et al.[25] investigaram a mobilidade em crianças com distrofia muscular miotônica congênita com idades entre 3 e 13 anos por meio do Teste de Caminhada de 6 Minutos e observaram que alguns dos participantes não conseguiam completar os testes por diversas razões, como aspectos físicos, cognitivos ou comportamentais (distração, não cooperação e recusa em realizar o teste)[25].

Cabe destacar, ainda, que o prejuízo das funções mentais está associado às limitações nas atividades de aprendizagem e comportamento adaptativo, comunicação, socialização e realização das atividades de vida diária[25]. Gagnon et al.[8] estudaram indivíduos com distrofia muscular miotônica, forma infantil, após atingirem a idade adulta para investigar se o rebaixamento das funções mentais poderia promover restrições na participação quanto a assumir papéis sociais e responsabilidades quando alcançam a vida adulta. Os autores encontraram considerável proporção de comorbidades psiquiátricas com 44% dos casos apresentando história de déficit de atenção na fase escolar, com queixa de dificuldade em organizar tarefas, manter atenção durante uma tarefa específica e dificuldade em conseguir finalizar o dever de casa. Em relação à participação, 51% ainda viviam na casa dos pais na fase adulta, 91% apresentavam dificuldades para assumir a responsabilidade com as tarefas de casa e 22% se sentiam solitários em relação aos amigos. Dentre os casados (33%), poucos tinham filhos, e as mulheres que se tornaram mães precisavam de ajuda para cuidar adequadamente de suas crianças[8].

INTERVENÇÃO FISIOTERAPÊUTICA

Avaliação

Coleta dos dados clínicos com os pais e/ou cuidadores

A realização de uma avaliação bem detalhada é imprescindível de modo a se obter o máximo de informações possíveis durante a anamnese e o exame físico. Esses dados serão de auxílio no direcionamento das atividades terapêuticas, bem como na orientação adequada aos cuidadores e ao paciente também fora do ambiente de reabilitação, de acordo com a funcionalidade registrada no momento da avaliação.

Os dados pessoais do paciente e de seus genitores devem ser os primeiros itens coletados. A hipótese diagnóstica geralmente é encaminhada pelo médico neurologista acompanhante. Caso haja confirmação diagnóstica, deve ser questionado em que momento ocorreu a confirmação, uma vez que a partir do diagnóstico alguns tipos de distrofia apresentam direcionamento terapêutico específico.

Convém coletar a história da condição de saúde atual, focando nos dados mais relevantes desde o nascimento, incluindo as manifestações clínicas da doença e sua evolução. Importante documentar dados de gestação e parto, desenvolvimento neurossensoriomotor, idade de aquisição dos principais marcos motores e outras informações que se façam necessárias. Devem ser coletados dados que sejam relevantes para o processo terapêutico, como informações de exames complementares, procedimentos cirúrgicos (indicação, resultados esperados e obtidos, função motora após intervenção), comorbidades associadas, tratamentos clínicos e de equipe multidisciplinar anteriores e atuais e suas respostas, dentre outros.

Os fatores contextuais também devem ser registrados. A idade e a personalidade da criança são fatores pessoais importantes no processo da reabilitação, considerando a progressão da doença. Dentre os fatores ambientais, cabe verificar a utilização de tecnologia assistiva, como órteses, dispositivos auxiliares de marcha e cadeira de rodas.

A participação das crianças pode ser verificada na entrevista realizada com os pais. Devem ser destacados aspectos relacionados com a participação da criança em casa, na escola e na comunidade.

A queixa principal deverá ser informada, uma vez que refletirá, provavelmente, a maior dificuldade funcional que o paciente apresenta no momento. Convém coletar informações sobre a rotina em domicílio e fora dele, rotina escolar e dificuldades nas atividades de vida diária, a fim de compreender o dia a dia do paciente e poder estabelecer as orientações, adaptações e intervenções necessárias fora do ambiente terapêutico.

Uma vez que as distrofias musculares têm como característica comum a progressão da incapacidade, a avaliação fisioterapêutica, além de identificar os principais pontos individualmente, deve também levar em conta as mudanças ao longo do tempo, considerando que a progressão das deficiências levará a uma crescente limitação nas atividades e à restrição na participação, e vice-versa, que acontecerão de maneira única para cada indivíduo, considerando ainda seu contexto.

Atividades

É importante considerar a validade da estrutura da avaliação de modo a possibilitar a reprodução pelos pares. As escalas funcionais se utilizam de dados clínicos qualitativos que são convertidos em uma escala numérica[26]. Segundo os autores, as escalas padronizadas e validadas têm o objetivo de avaliar a progressão da doença, ao mesmo tempo que fornecem objetividade para efeito de comparação dos resultados do próprio indivíduo ao longo do tempo e entre grupos.

A padronização do uso de protocolos na avaliação de portadores de distrofia muscular tem se tornado cada vez mais importante na prática clínica para que os resultados possam ser usados como parâmetros de pesquisa, visando a uma prática baseada em evidências na fisioterapia. Ademais, o recente desenvolvimento de abordagens terapêuticas para DMD tem levantado a necessidade de identificação de instrumentos de medida eficazes que tornem possível a comunicação entre diferentes centros e que reflitam com sensibilidade as mudanças clínicas[27]. Esses autores, ao realizarem um levantamento crítico das escalas disponíveis para avaliar a função dos membros superiores de portadores de DMD, relatam que as escalas validadas avaliam aspectos diferentes que se complementam, porém não existe atualmente uma escala que seja capaz de refletir a totalidade do *spectrum* de determinada distrofia muscular.

As escalas mais utilizadas para classificação funcional e graduação da severidade da condição de saúde de crianças com distrofias musculares são a Escala de Vignos e a Escala de Brooke. Em 1963, um grupo de pesquisadores relatou uma proposta para acompanhar a progressão do quadro clínico de portadores de DMD visando a uma abordagem positiva que atrasasse a perda da deambulação desses meninos[28]. Dentre as recomendações, os autores descrevem a Escala de Vignos, que tem por objetivo padronizar uma classificação funcional ao longo do tempo. Nos estágios iniciais, ao ser classificado como grau 1, o indivíduo é capaz de subir escadas sem auxílio. Na transição entre o grau 1 e o grau 2 (capaz de subir escada com auxílio), os autores sugerem que a atividade seja frequentemente cronometrada a fim de acompanhar a evolução por meio do tempo gasto para desempenhar essa tarefa. Essa escala varia de 1 (menos severo) a 10 (mais severo). A escala foi idealizada

Capítulo 8 Distrofias Musculares

por Vignos et al. (1963) e modificada posteriormente por Garder-Medwin e Walton, em 1974[29], sendo utilizada na prática e na pesquisa clínica a fim de caracterizar funcionalmente os indivíduos portadores de distrofias musculares, em especial a DMD[30-32] (Tabela 8.3).

Na publicação de 1963, Vignos et al. apontam uma limitação da escala proposta, a de levar em conta apenas os membros inferiores, e com o passar do tempo haveria também o comprometimento dos membros superiores[28]. Atualmente, a Escala de Vignos e a Escala de Brooke são utilizadas em conjunto com o objetivo de avaliar a função dos membros inferiores e superiores, respectivamente. A Escala de Brooke classifica a função dos membros superiores em seis itens e foi originalmente elaborada para o uso em portadores de DMD e DMC[33]. Os graus da Escala de Brooke variam de 1 a 6:

- **Grau 1:** o indivíduo é capaz de elevar seus braços em toda a amplitude de movimento acima da cabeça até que os braços se encontrem.
- **Grau 2:** a força dos ombros é insuficiente para elevar os braços, e o indivíduo precisa fletir o cotovelo.
- **Graus 3 e 4:** o indivíduo é incapaz de elevar seus braços, mas pode levar a mão até a boca com ou sem peso, respectivamente.
- **Grau 5:** o sujeito é incapaz de levar as mãos à boca e estão preservados somente os movimentos da mão.
- **Grau 6:** representa uma mão não funcional[34].

As escalas funcionais também são utilizadas para a avaliação e o acompanhamento das atividades realizadas. A Escala Motora Funcional Egen Klassifikation (EK) foi inicialmente descrita pelo grupo dinamarquês de Steffensen

et al.[35] como uma avaliação funcional para indivíduos não ambulantes portadores de DMD e atrofia muscular espinhal. Validada para o português em 2006, trata-se de um instrumento utilizado para avaliar as atividades de vida diária em indivíduos nas fases avançadas da doença[36]. A EK é um método útil para a discriminação de níveis distintos de desempenho funcional para atividades do cotidiano e, além disso, tem sido utilizada na tomada de decisão quanto ao melhor momento para introdução de ventilação mecânica nesses pacientes[36].

Brunherotti et al.[37] investigaram a correlação entre a pontuação na escala EK e no índice de Barthel e a função pulmonar de meninos portadores de DMD. Os autores encontraram correlações positivas, mostrando que, quanto mais baixa a pontuação nas escalas, pior é a capacidade funcional respiratória. Um total igual a 21 ou maior na escala EK foi considerado preditor de alto risco de introdução de ventilação não invasiva.

A EK é uma escala comumente usada em portadores de DMD que avalia a função dos membros superiores relacionada com a execução de atividades de vida diária[27]. Para a pontuação é utilizada uma escala ordinal na qual 0 representa o maior nível de independência funcional e 30, dependência total. A avaliação consiste em dez categorias: (1) habilidade para o uso da cadeira de rodas, (2) habilidade de transferência de cadeira de rodas, (3) habilidade para permanecer em pé, (4) habilidade de se balançar na cadeira de rodas, (5) habilidade de movimentação dos braços, (6) habilidade de usar as mãos e os braços para comer, (7) habilidade de virar-se na cama, (8) habilidade para tossir, (9) habilidade para falar e (10) bem-estar geral. Cada uma das categorias pode ser graduada em quatro itens (0 a 3), e a soma da pontuação em cada uma delas resulta na pontuação total[35,36] (Tabela 8.4).

A Medida da Função Motora (MFM) foi desenvolvida para doenças neuromusculares pelo grupo francês de Bérard e colaboradores[37,38]. Essa escala analisa a função da cabeça, do tronco e dos segmentos proximais e distais em diferentes doenças neuromusculares. Consiste em 32 itens que incluem avaliações estáticas e dinâmicas divididas em três dimensões: D1: posição em pé e transferências, com 13 itens; D2: função motora axial e proximal, com 12 itens; D3: função motora distal, com sete itens, seis deles relacionados com membros superiores.

A MFM, validada no Brasil como MFM-P[37,39], avalia uma série de atividades em pacientes com distrofias musculares, independentemente do comprometimento motor que apresentem ou da fase de progressão da doença[19,39]. Contém 32 itens divididos em três dimensões, a saber: dimensão 1: atividades em pé e transferências; dimensão 2: atividades que avaliam o controle axial; dimensão 3: atividades que avaliam o controle distal. A pontuação vai de 0 a 3 com base nos melhores desempenhos dos pacientes sem assistência[38,40]. A MFM-20 é a versão reduzida da MFM-P, adaptada aos pacientes de 2 a 7 anos de idade e validada no

Tabela 8.3 Escala idealizada por Vignos e modificada por Garder-Medwin e Walton

Graduação	Fases da evolução
0	Pré-clínico
1	Anda normalmente; tem dificuldade para correr
2	Alteração detectável na postura e/ou na marcha; sobe escadas sem auxílio de corrimão
3	Apenas sobe escada com auxílio de corrimão
4	Anda sem auxílio externo; não sobe escadas
5	Anda sem auxílio externo; não levanta da cadeira
6	Anda apenas com auxílio externo e/ou fazendo uso de órteses
7	Não anda; senta ereto na cadeira sem encosto; consegue manusear a cadeira de rodas; bebe e come sozinho
8	Senta sem apoio na cadeira; não consegue manusear a cadeira de rodas; não bebe sozinho
9	Senta na cadeira com apoio; não bebe nem come sozinho
10	Precisa de auxílio para realizar todas as atividades diárias

Tabela 8.4 Escala Motora Funcional Egen Klassifikation (EK)

1. Habilidade para o uso de cadeira de rodas	**6. Habilidade de usar as mãos e braços para comer**
0. Capaz de usar uma cadeira de rodas manual no plano, progredindo pelo menos 10 metros em menos de 1 minuto	0. Capaz de cortar a carne em pedaços e comer com colher e garfo. Pode elevar uma tigela cheia (aproximadamente 250mL) até a boca sem o apoio do cotovelo
1. Capaz de usar uma cadeira de rodas manual no plano, progredindo pelo menos 10 metros em mais de 1 minuto	1. Come e bebe com o cotovelo apoiado
2. Incapaz de usar uma cadeira de rodas manual, necessitando de uma cadeira de rodas elétrica	2. Come e bebe com o cotovelo apoiado e com a ajuda da mão oposta com ou sem a utilização de dispositivos auxiliares alimentares
3. Faz uso de uma cadeira elétrica, mas ocasionalmente necessita de ajuda para realizar curvas	3. Necessita ser alimentado
2. Habilidade de transferência da cadeira de rodas	**7. Habilidade de se virar na cama**
0. Capaz de sair da cadeira de rodas sem ajuda	0. Capaz de se virar na cama com as roupas de cama
1. Capaz de sair da cadeira de rodas de maneira independente, mas com necessidade de dispositivo auxiliar	1. Capaz de se virar em um divã, mas não na cama
2. Necessita assistência para sair da cadeira de rodas, com ou sem uso de dispositivos auxiliares	2. Incapaz de se virar na cama; tem de ser virado três vezes ou menos durante a noite
3. Necessita ser levantado com suporte da cabeça ao sair da cadeira de rodas	3. Incapaz de se virar na cama; tem de ser virado quatro vezes ou mais durante a noite
3. Habilidade de permanecer em pé	**8. Habilidade para tossir**
0. Capaz de se manter em pé com os joelhos, assim como quando usa muletas	0. Capaz de tossir efetivamente
1. Capaz de se manter em pé com quadril e joelhos apoiados, assim como quando usa dispositivos auxiliares	1. Tem dificuldade para tossir e algumas vezes necessita de estímulo manual; capaz de "limpar a garganta"
2. Capaz de se manter em pé com apoio para todo o corpo	2. Sempre necessita de ajuda para tossir; capaz de tossir apenas em algumas posições
3. Incapaz de ficar em pé; presença de contraturas acentuadas	3. Incapaz de tossir; necessita de técnicas de sucção e/ou hiperventilação ou ainda com pressão positiva intermitente para manter as vias aéreas limpas
4. Habilidade de se balançar na cadeira de rodas	**9. Habilidade para falar**
0. Capaz de assumir sozinho uma posição vertical a partir de uma flexão ventral completa com a ajuda das mãos	0. Fala poderosa; capaz de cantar e falar alto
1. Capaz de mover a porção superior do corpo mais do que 30 graus a partir da posição sentada em todas as direções, mas incapaz de assumir sem ajuda a posição vertical a partir de uma flexão ventral completa	1. Fala normalmente, mas não consegue elevar a voz
2. Capaz de mover a porção superior do corpo menos do que 30 graus de um lado a outro	2. Fala com voz baixa e precisa respirar após três a cinco palavras
3. Incapaz de modificar a posição da parte superior do corpo; não consegue se sentar sem o apoio total do tronco e da cabeça	3. Fala difícil de ser compreendida, a não ser pelos parentes próximos
5. Habilidade de movimentação dos braços	**10. Bem-estar geral**
0. Capaz de elevar os braços acima da cabeça com ou sem movimentos compensatórios	0. Sem queixas; sente-se bem
1. Incapaz de elevar os braços acima da cabeça, mas capaz de elevar os antebraços contra a gravidade, como, por exemplo, a mão até a boca, com ou sem apoio dos cotovelos	1. Cansa-se facilmente; apresenta dificuldades quando repousando em uma cadeira ou na cama
2. Incapaz de elevar os antebraços contra a gravidade, mas capaz de usar as mãos contra a gravidade quando o antebraço está apoiado	2. Apresenta perda de peso e perda do apetite; medo de dormir à noite; dorme mal
3. Incapaz de mover as mãos contra a gravidade, mas capaz de usar os dedos	3. Apresenta sintomas adicionais, como mudanças de humor, dor de estômago, palpitações e sudorese

Fonte: Martinez et al. Validação da escala motora funcional EK para a língua portuguesa. Rev Assoc Med Bras 2006; 52(5):347-5[36].

Brasil[24] (Tabela 8.5). Assim, a evolução motora dos pacientes com distrofias musculares de 2 a 60 anos de idade pode ser acompanhada mediante a transição da MFM-20 para a MFM-P quando o paciente chega aos 7 anos de idade[41,42].

Portadores de DMD tendem a perder a marcha em aproximadamente 1 ano quando o escore da D1 da MFM se encontra próximo de 40% ou quando o escore total está próximo de 70%. Desse modo, a aplicação contínua e regular da escala MFM pode predizer a perda da marcha nessas crianças, bem como otimizar e direcionar o tratamento fisioterapêutico e clínico para prorrogação dessa função[43].

A avaliação de deambulação North Star (NSAA) é uma escala funcional especificamente desenhada para pacientes com distrofia muscular de Duchenne deambuladores.

Capítulo 8 Distrofias Musculares

Tabela 8.5 MFM-P e MFM-20

1. Supino, cabeça na linha média*	D1	D2	D3	11. Sentado no colchonete*	D1	D2	D3
Manter a cabeça por 5 segundos na linha média e virá-la de um lado para o outro		❑ 0 ❑ 1 ❑ 2 ❑ 3		Sem apoio dos membros superiores, ficar em pé	❑ 0 ❑ 1 ❑ 2 ❑ 3		
2. Supino				**12. Em pé***			
Levantar a cabeça e mantê-la na posição levantada por 5 segundos		❑ 0 ❑ 1 ❑ 2 ❑ 3		Sem apoio dos membros superiores, sentar-se na cadeira com os pés levemente afastados	❑ 0 ❑ 1 ❑ 2 ❑ 3		
3. Supino*				**13. Sentado na cadeira**			
Flexionar o quadril e o joelho além de 90 graus, levantando o pé durante todo o movimento		❑ 0 ❑ 1 ❑ 2 ❑ 3		Sem apoio dos membros superiores e sem apoio do tronco no encosto da cadeira, manter a posição sentada por 5 segundos com a cabeça e o tronco na linha média		❑ 0 ❑ 1 ❑ 2 ❑ 3	
4. Supino, perna sustentada pelo examinador*				**14. Sentado na cadeira ou cadeira de rodas, cabeça em flexão***			
Da posição de flexão plantar, dorsifletir o tornozelo a 90 graus em relação à perna			❑ 0 ❑ 1 ❑ 2 ❑ 3	A partir da cabeça em flexão completa, levantar a cabeça e mantê-la por 5 segundos; a cabeça se mantém na linha média durante o movimento e na manutenção da posição		❑ 0 ❑ 1 ❑ 2 ❑ 3	
5. Supino*				**15. Sentado na cadeira ou na cadeira de rodas, antebraços sobre a mesa, cotovelos para fora**			
Levantar a mão e tocar o ombro oposto		❑ 0 ❑ 1 ❑ 2 ❑ 3		Colocar as duas mãos sobre a cabeça, ao mesmo tempo, enquanto a cabeça e o tronco permanecem na linha média		❑ 0 ❑ 1 ❑ 2 ❑ 3	
6. Supino, membros inferiores semiflexionados, patelas para cima e pés sobre o colchonete, levemente afastados*				**16. Sentado na cadeira ou na cadeira de rodas, lápis sobre a mesa**			
Manter a posição inicial por 5 segundos e depois levantar a pelve; coluna lombar, pelve e coxas devem estar alinhadas e pés levemente afastados	❑ 0 ❑ 1 ❑ 2 ❑ 3			Sem movimentar o tronco, alcançar o lápis com uma das mãos. Antebraço e mão saem de cima da mesa com cotovelo em completa extensão no final do movimento		❑ 0 ❑ 1 ❑ 2 ❑ 3	
7. Supino*				**17. Sentado na cadeira ou na cadeira de rodas, 10 moedas sobre a mesa**			
Virar para prono e liberar os membros superiores de debaixo do corpo		❑ 0 ❑ 1 ❑ 2 ❑ 3		Pegar 10 moedas, uma após a outra, e armazená-las com uma das mãos no tempo de 20 segundos			❑ 0 ❑ 1 ❑ 2 ❑ 3
8. Supino				**18. Sentado na cadeira ou na cadeira de rodas, um dedo colocado no centro de CD fixo***			
Sentar-se sem apoio dos membros superiores	❑ 0 ❑ 1 ❑ 2 ❑ 3			Contornar a borda do CD com o mesmo dedo sem apoio da mão sobre a mesa			❑ 0 ❑ 1 ❑ 2 ❑ 3
9. Sentado no colchonete*				**19. Sentado na cadeira ou na cadeira de rodas, lápis sobre a mesa**			
Sem apoio dos membros superiores, manter a posição sentada por 5 segundos e em seguida manter o contato por 5 segundos entre as duas mãos		❑ 0 ❑ 1 ❑ 2 ❑ 3		Pegar o lápis e desenhar uma série contínua de voltas dentro do retângulo, completando-o totalmente, tocando no topo e na base da figura			❑ 0 ❑ 1 ❑ 2 ❑ 3
10. Sentado no colchonete, a bola de tênis à frente do sujeito*							
Sem apoio dos membros superiores, inclinar-se para frente, tocar a bola e retornar		❑ 0 ❑ 1 ❑ 2 ❑ 3					

(Continua)

Tabela 8.5 MFM-P e MFM-20 (*continuação*)

20. Sentado na cadeira ou na cadeira de rodas, segurando uma folha de papel	D1	D2	D3
Rasgar a folha em pelo menos 4cm, começando pela dobra			❏ 0 ❏ 1 ❏ 2 ❏ 3
21. Sentado na cadeira ou na cadeira de rodas com a bola de tênis sobre a mesa*			
Pegar, levantar a bola e virar a mão completamente, segurando a bola			❏ 0 ❏ 1 ❏ 2 ❏ 3
22. Sentado na cadeira ou na cadeira de rodas, um dedo colocado no centro do diagrama*			
Levantar o dedo e colocá-lo sucessivamente nos oito desenhos do diagrama sem tocar nas linhas			❏ 0 ❏ 1 ❏ 2 ❏ 3
23. Sentado na cadeira ou na cadeira de rodas com os braços ao lado do corpo*			
Colocar os dois antebraços e/ou as mãos sobre a mesa, ao mesmo tempo, sem movimentar o tronco		❏ 0 ❏ 1 ❏ 2 ❏ 3	
24. Sentado na cadeira*			
Sem apoio dos membros superiores, levantar-se com os pés levemente afastados	❏ 0 ❏ 1 ❏ 2 ❏ 3		
25. Em pé, com apoio dos membros superiores em um equipamento*			
Sem apoio dos membros superiores, manter a posição em pé por 5 segundos com os pés levemente afastados e cabeça, tronco e membros na linha média	❏ 0 ❏ 1 ❏ 2 ❏ 3		

26. Em pé com apoio dos membros superiores sobre um equipamento	D1	D2	D3
Sem apoio dos membros superiores, levantar um dos pés por 10 segundos	❏ 0 ❏ 1 ❏ 2 ❏ 3		
27. Em pé*			
Sem apoio, abaixar-se e tocar o solo com uma das mãos e depois se levantar	❏ 0 ❏ 1 ❏ 2 ❏ 3		
28. Em pé sem apoio			
Andar 10 passos para a frente sobre os dois calcanhares	❏ 0 ❏ 1 ❏ 2 ❏ 3		
29. Em pé sem apoio			
Andar 10 passos para a frente sobre uma linha reta	❏ 0 ❏ 1 ❏ 2 ❏ 3		
30. Em pé sem apoio*			
Correr 10 metros	❏ 0 ❏ 1 ❏ 2 ❏ 3		
31. Em pé, sobre um pé, sem apoio			
Pular 10 vezes no mesmo lugar	❏ 0 ❏ 1 ❏ 2 ❏ 3		
32. Em pé sem apoio*			
Sem apoio dos membros superiores, agachar-se e se levantar duas vezes seguidas	❏ 0 ❏ 1 ❏ 2 ❏ 3		

*MFM-20.

Fonte: Iwabe C, Pfeilsticker BH, Nucci A. A medida de função motora: versão da escala para o português e estudo de confiabilidade. Rev Bras Fisioter 2008; 12:417-424[39]. Pedrosa AKSM. Validação da versão brasileira da escala "Medida da Função Motora-Versão Reduzida (MFM-20)" 2015. Dissertação (Mestrado em Neurologia) – Faculdade de Medicina, Universidade de São Paulo, São Paulo, 2015. Doi: 10.11606/D.5.2015.tde-11092015-145232[24].

Desenvolvida pela Rede Clínica North Star de Gestão de Crianças com Doenças Neuromusculares (Reino Unido – UK), avalia 17 itens: ortostatismo, caminhar, levantar de uma cadeira, apoio unipodal, subir e descer degrau de 15cm de altura, transferência supino/sentado e supino/ortostatismo (cronometrado), levantar cabeça do chão em supino, em pé com apoio nos calcanhares, saltar e correr 10 metros (cronometrado). Apresenta as vantagens de ser de rápida realização e ser adequada para aplicação em crianças mais jovens. Além disso, vem sendo amplamente aceita e utilizada para avaliação de pacientes com outras doenças neuromusculares[44]. Apresenta instruções claras e detalhadas com pontua-

ção simples que varia de 0 a 2 (2 – normal, realiza a atividade sem alterações; 1 – apresenta alterações compensatórias, mas realiza atividade de maneira independente ou com auxílio de terceiros, e 0 – incapaz de executar a atividade de modo independente). O escore total varia de 0 a 34 pontos.

Os testes funcionais cronometrados vêm sendo utilizados como medida de avaliação funcional em pacientes com os mais diversos tipos de distrofias musculares. Dentre os parâmetros utilizados, é avaliado o tempo de realização das seguintes atividades: passagem de supino para ortostatismo, andar ou correr 10 metros e subir e descer quatro degraus de escada padronizada[11,45].

Capítulo 8 Distrofias Musculares

O Teste de Caminhada de 6 Minutos (TC6M) parece ser o mais sensível para análise dos desfechos em ensaios clínicos de agentes terapêuticos na avaliação da manutenção da capacidade de desempenho durante a marcha em pacientes com DMD[46]. Esses autores adaptaram o teste para esstes pacientes, renomeando-o como Teste de Distância de Caminhada de 6 Minutos, e o utilizam para medir a progressão da doença. Uma mudança de desempenho nesse teste tem importante significado clínico que avalia diretamente a marcha do paciente com DMD, podendo ser também utilizado, em sua versão original, para análise dos demais tipos de distrofias musculares.

Em 2007, Kierkegaard e Tollback[47] mostraram que o TC6M poderia fornecer uma medida confiável e viável em adultos portadores de distrofia muscular miotônica tipo I. Esse teste, quando adaptado às características dos meninos portadores de DMD com deambulação, é prático, seguro, tem excelente reprodutibilidade e documenta as limitações relacionadas com a doença na atividade de marcha. As modificações relatadas pelos autores no teste foram: adição de um vídeo de orientação para os meninos antes da execução do teste, encorajamento verbal contínuo durante o teste e um segurança para caminhar atrás da criança para evitar acidentes[49].

Com o aumento da sobrevida de indivíduos com DMD sem padrão de marcha, a função de membro superior começa a receber enfoque maior e a exigir, também, avaliações confiáveis. Artilheiro et al.[49] estudaram a função da mão nas distrofias musculares a partir da relação entre as escalas *Performance of Upper Limb* (PUL) e Teste de Função Manual de Jebsen e Taylor (TFMJT).

O TFMJT teve sua confiabilidade e validade atestadas para indivíduos com distrofias musculares com alta consistência interna[49]. Avalia o tempo de execução de sete subtestes: (1) escrita; (2) virar cartas; (3) carregar objetos pequenos comuns; (4) simular alimentação; (5) empilhar damas; (6) carregar objetos grandes e leves; (7) carregar objetos grandes e pesados. A PUL é uma escala com alta confiabilidade especificamente desenvolvida para indivíduos com DMD. A escala consiste em três níveis (alto, médio e baixo) e avalia 22 atividades com envolvimento do membro superior[50]. Os resultados mostraram correlação negativa entre o escore total da PUL e do TFMJT, considerando que valores altos na PUL e baixos no TFMJT indicam alto nível de independência funcional. Os autores sugerem que, quando a queixa do indivíduo/família estiver relacionada com a velocidade de execução das AVD (como se alimentar e se vestir), o TFMJT deve ser empregado, e quando precisam ser avaliados os aspectos cinesiológicos do movimento deve ser empregado o PUL, uma vez que ambos os testes responderão as questões de independência funcional.

Capelini et al.[32] ainda investigaram o uso do *smartphone* na melhora do desempenho motor por meio da avaliação do tempo utilizado pelos sujeitos para completar cada tarefa nas fases de aquisição, retenção e transferência do aprendizado[32].

Estruturas e funções corporais

Após verificar a realização das atividades, a avaliação fisioterapêutica deve incluir a verificação das estruturas e funções corporais, o que inclui a avaliação da força muscular (FM) e da mobilidade articular[51]. De acordo com Lu e Lue[34], a FM pode ser avaliada por diferentes métodos, como o teste manual de FM, ou utilizando instrumentos, como o dinamômetro manual ou isocinético.

O teste manual de FM é o sistema mais empregado para avaliação da FM de modo a detectar a magnitude da força, graduando a FM de 0 a 5: o grau 0 significa ausência de contração muscular; o grau 1, presença de contração muscular sem deslocamento de segmento (contração perceptível apenas à palpação); o grau 2 significa contração muscular com deslocamento de segmento, desde que eliminada a ação da gravidade; o grau 3 representa movimento ativo contra a ação da gravidade; o grau 4, movimento com capacidade para vencer uma resistência, e o grau 5, movimento ativo normal[52]. Esse método é especialmente recomendando para mensuração do padrão de perda da FM em pacientes com distrofias musculares na prática clínica[34] e vem sendo usado, também, em pesquisas clínicas[53,54].

Em pacientes com distrofia muscular, o teste muscular manual e outros instrumentos de mensuração de FM e déficit motor vêm sendo utilizados há anos[33]. Em decorrência da evolução clínica dessas doenças, as quais apresentam caráter degenerativo, faz-se necessária a utilização de instrumentos de avaliação funcional a fim de efetuar o acompanhamento clínico e para servir como guia das condutas terapêuticas, sendo essas medidas consideradas clinicamente mais relevantes[27,45,55].

Convém registrar de maneira sistematizada a amplitude de movimento articular de todas as articulações com o uso do goniômetro, para acompanhar a progressão dos encurtamentos musculares que se seguem às fraquezas de determinados grupos. Entre os 3 e os 5 anos de idade surgem as primeiras manifestações da doença, e com o passar dos anos tem início uma hipotrofia muscular evidente. Próximo aos 8 anos de idade, as contraturas do tendão calcâneo e das faixas iliotibiais levam à marcha sobre artelhos. Entre 10 e 13 anos, tende a ocorrer a perda da deambulação, que evolui para a utilização de cadeiras de rodas[17].

Para documentação das alterações posturais, os *softwares* de posturografia estática vêm sendo indicados para documentar as alterações posturais ao longo do tempo, seja na posição em pé (para os ambulantes), seja na posição sentada (para não ambulantes). Os padrões posturais assumidos pelos distróficos na postura sentada tendem a ser semelhantes, mas vários fatores podem interferir na postura, como a adaptação adequada da cadeira de rodas. A transição do estado ambulatório para a cadeira de rodas é seguida, em muitos casos, por rápido aumento dos encurtamentos musculares, podendo acompanhar ganho de peso excessivo e aumento progressivo da escoliose[17].

O equilíbrio estático e o dinâmico podem ser avaliados pelos testes funcionais: *Functional Reach Test* (FRT) e *Timed Up and Go* (TUG), respectivamente[56,57]. Embora não sejam específicos para a população distrófica, os dois testes mostraram oferecer medidas confiáveis para avaliação de portadores de DMD ambulantes. Os dois testes são amplamente usados na prática clínica e são considerados de fácil e rápida aplicação e sem custos. Além disso, vêm sendo relatadas medidas específicas, como sistemas de posturografia dinâmica computadorizada, para uso em pesquisas clínicas[58], documentando o deslocamento anteroposterior e laterolateral com e sem olhos abertos. Os portadores de DMD apresentam habilidade reduzida de movimentação de seu centro de gravidade em relação à população de meninos saudáveis, e essa habilidade diminui ainda mais nos estágios próximos à perda da marcha. Esses pacientes perdem essa habilidade com a progressão da doença, uma vez que vão perdendo FM e, mesmo apresentando as vias responsáveis pelo equilíbrio (sistema vestibular) íntegras, a fraqueza muscular progressiva impede que o paciente consiga retomar o centro de gravidade quando desequilibrado. Desse modo, os músculos não têm força suficiente para fazer com que as estratégias de tornozelo, quadril e do passo sejam utilizadas de maneira adequada, e até mesmo as próprias adaptações biomecânicas que surgem com a evolução da fraqueza interferem no equilíbrio do paciente.

Além da informação referente ou não à atividade de marcha, analisada por meio de diferentes instrumentos de avaliação funcional específicos para a população distrófica, suas características individuais podem ser documentadas objetivamente por meio de avaliações biomecânicas da cinemática e cinética da habilidade de marcha[12,13], o que exige equipamentos, *softwares* e conhecimentos específicos. Além disso, essa habilidade pode ser avaliada de maneira qualitativa mediante a descrição das fases e subfases da marcha.

A degeneração da fibra muscular esquelética e a perda da função muscular da parede torácica e do diafragma ocasionam dificuldades em relação ao *clearance* mucociliar e à ventilação pulmonar. A fraqueza muscular respiratória progressiva limita a inspiração e expiração totais e forçadas, levando à queda da capacidade vital forçada (CVF) e produzindo um típico padrão restritivo das distrofias musculares, a qual também é influenciada pelo aparecimento da escoliose. A função pulmonar dos pacientes submetidos à cirurgia corretiva de escoliose que utilizam adequadas estratégias de *clearance* mucociliar, suporte ventilatório não invasivo ou invasivo e terapia com corticoides é melhor do que a dos que não recebem essas terapias[59].

A avaliação da função pulmonar é uma ferramenta fundamental no acompanhamento da progressão da fraqueza da musculatura respiratória e das alterações restritivas associadas em crianças com DMD. A avaliação espirométrica é geralmente empregada, uma vez que fornece medidas objetivas acerca do comprometimento respiratório desses pacientes. Os principais parâmetros avaliados são: capacidade vital forçada (CVF), volume expiratório forçado no primeiro minuto (VEF1), pressões inspiratória e expiratória máximas (PImáx e PEmáx, respectivamente) e pico de fluxo expiratório (PFE). O acompanhamento da função pulmonar é importante por ser um componente definitivo da morbidade em pacientes com DMD, sendo esses parâmetros afetados de maneira ainda mais intensa quando esses pacientes se tornam cadeirantes[59].

Qualidade de vida

Por fim, também merece ser considerada a qualidade de vida, a qual envolve valores subjetivos e multidimensionais, negativos ou positivos, dependendo da percepção e expectativa do indivíduo e das influências culturais. Na avaliação, a qualidade de vida pode ser descrita pela própria criança ou por seu cuidador, fornecendo informações importantes para complementação da avaliação clínica, ao mesmo tempo que avalia a efetividade de determinadas intervenções[60]. A *Life Satisfaction Index for Adolescents* (LSI-A), versão para os pais (5 a 18 anos) e versão para o paciente (8 a 18 anos), foi validada no Brasil para DMD, LGMD e atrofia muscular espinhal. Esse instrumento se mostrou clinicamente útil para avaliação da qualidade de vida de indivíduos entre 5 e 18 anos de idade com essas doenças neuromusculares[60] (Tabela 8.6).

TRATAMENTO FISIOTERAPÊUTICO*

Segundo Hind et al. (nível de evidência 1b)[61], embora a fisioterapia venha sendo considerada o principal tratamento para pacientes com distrofias musculares desde o ano de 1960, não há consenso quanto ao tipo e à intensidade da intervenção fisioterapêutica a ser empregada. Muitas recomendações são fundamentadas em modelos animais em que foi observado o dano muscular induzido por contração. Em 2010, pesquisadores e clínicos do Reino Unido reunidos em um encontro traçaram diretrizes para as intervenções de reabilitação na DMD (nível de evidência 5)[62]. As principais recomendações dessa publicação para a fisioterapia nas doenças neuromusculares são:

1. Existem poucas pesquisas para definir frequência, tipo e intensidade para a DMD.
2. Os fisioterapeutas devem evitar o treino de alta intensidade e exercícios excêntricos.
3. Os pacientes com DMD devem praticar exercícios funcionais submáximos em piscina e atividades recreativas na comunidade.

O fisioterapeuta deve acompanhar a progressão da doença a fim de promover a prevenção contra a instalação de contraturas articulares de maneira precoce. Enquanto a criança tem a capacidade de deambular, a ocorrência de contraturas das articulações dos quadris e tornozelos deve

---

*Veja no Anexo, no final deste livro, a definição dos níveis de evidência, sendo 1 o nível mais alto e 5 o mais baixo.

Capítulo 8 Distrofias Musculares

Tabela 8.6 Qualidade de vida para crianças e adolescentes com doenças neuromusculares – LSI-A Neuromuscular Brasil – Distrofias Musculares de Duchenne e de Cinturas e Amiotrofia Espinhal Progressiva Versão Pais – Idade de 5 a 18 anos[60]

Considerando a última semana, responda Meu filho(a)...	Discordo plenamente	Discordo	Não concordo nem discordo	Concordo	Concordo plenamente	Não aplicável
1. Tem bastante energia	1	2	3	4	5	0
2. Muitas vezes se sente mal	1	2	3	4	5	0
3. Está feliz com sua aparência	1	2	3	4	5	0
4. Tem amigos para conversar	1	2	3	4	5	0
5. Está feliz com seus familiares	1	2	3	4	5	0
6. Não gosta de pedir ajuda às pessoas	1	2	3	4	5	0
7. Gosta da escola	1	2	3	4	5	0
8. Gosta do que faz quando não está na escola	1	2	3	4	5	0
9. Acredita que pode melhorar o mundo	1	2	3	4	5	0
10. Está feliz com sua vida	1	2	3	4	5	0
11. Gosta de si mesmo	1	2	3	4	5	0
12. Quando as coisas vão mal, acha que podem melhorar	1	2	3	4	5	0
13. Está feliz com tudo o que fez na vida até agora	1	2	3	4	5	0
14. Gostaria de mais tempo livre	1	2	3	4	5	0
15. Quando está entediado, sabe arrumar o que fazer	1	2	3	4	5	0
16. Tem tempo livre para fazer o que quer	1	2	3	4	5	0
17. Está feliz com os momentos de lazer que ele têm	1	2	3	4	5	0
18. Ir ao médico o atrapalha no quer fazer	1	2	3	4	5	0
19. Fala que cadeira de rodas não o atrapalha para fazer o quer	1	2	3	4	5	0
20. Está feliz com seus amigos	1	2	3	4	5	0
21. Acha que nós o apoiamos em suas decisões	1	2	3	4	5	0
22. Está feliz com as chances que tem para tentar fazer coisas novas	1	2	3	4	5	0
23. Se acalma quando se assusta	1	2	3	4	5	0
24. Consegue esperar pelo dia de amanhã	1	2	3	4	5	0
25. Não tem tempo para se divertir	1	2	3	4	5	0
26. Fica triste por não poder fazer o que quer em seu tempo livre	1	2	3	4	5	0
27. Fica chateado facilmente	1	2	3	4	5	0
28. Sente que sua situação física o atrapalha naquilo que faz	1	2	3	4	5	0
29. Durante as aulas, seus professores o deixam falar o que acham	1	2	3	4	5	0
30. Pensa que as pessoas que cuidam de sua saúde (médicos, enfermeiras, fisioterapeutas etc.) o entendem	1	2	3	4	5	0
31. Tem chance de ajudar os outros	1	2	3	4	5	0
32. Procura informações sobre o que cada profissão faz	1	2	3	4	5	0
33. Pensa que ele nunca será o que gostaria de ser	1	2	3	4	5	0
34. Tem planos para o futuro	1	2	3	4	5	0
35. Pensa que a escola é importante para ele ter uma profissão	1	2	3	4	5	0
36. Está feliz com sua saúde	1	2	3	4	5	0
37. Tem dificuldade para fazer o que quer	1	2	3	4	5	0
38. Diverte-se com sua família	1	2	3	4	5	0
39. Está feliz com as chances que tem para passear	1	2	3	4	5	0
40. Acha difícil relaxar	1	2	3	4	5	0
41. Se sente bem entre as pessoas	1	2	3	4	5	0
42. Está feliz com a amizade que tem com as meninas ou com os meninos	1	2	3	4	5	0
43. Acha que nós nos esforçamos para entender seus sentimentos	1	2	3	4	5	0
44. Faz coisas que ele se sente orgulhoso por fazer	1	2	3	4	5	0
45. Sabe o que quer ser quando crescer	1	2	3	4	5	0

ser monitorada até que a criança se torne cadeirante (nível de evidência 5)[63]. O fisioterapeuta deve instituir um programa individual de alongamentos e exercícios de acordo com as necessidades e a tolerância dos pacientes e treinar os familiares e cuidadores para a realização de alongamentos musculares (nível de evidência 5)[62].

Em 2002, Eagle (nível de evidência 5)[63] publicou um consenso de especialistas em doenças neuromusculares do Reino Unido que oferece recomendações para o manejo por meio de exercícios. De acordo com esse consenso, a fisioterapia para a fase inicial (fase de ambulação) da DMD deve contemplar:

1. Alongamentos diários dos músculos gastrocnêmio e sóleo, flexores do quadril e iliotibiais.
2. Incentivar exercícios ativos e voluntários, como natação, hidroterapia e uso de bicicletas.
3. Atividades excêntricas, como descida de escadas e rampas, devem ser evitadas.

O uso da órtese tornozelo-pé é amplamente adotado e recomendado por clínicos, principalmente no período noturno. Esse equipamento é recomendado especialmente na primeira década de vida e no início da segunda para evitar os encurtamentos e prolongar a deambulação (nível de evidência 2b)[64]. Em revisão sistemática sobre a efetividade do uso de órtese joelho-tornozelo-pé na DMD, foram encontrados artigos de baixa qualidade metodológica para o estabelecimento de qualquer conclusão a respeito da evidência dessa intervenção (nível de evidência 1a)[65]. Os autores sugerem que o uso dessa órtese parece prolongar a marcha com assistência e o ortostatismo, porém não se sabe ao certo se prolonga a habilidade de deambulação.

Para a fase de não ambulação (fases tardias) foram recomendados mobilização passiva ou exercícios ativo-assistidos para manter ou promover simetria e conforto. Esses exercícios podem ser realizados em solo ou, se preferível, no meio aquático.

Para as demais doenças neuromusculares é enfatizada a existência de poucas evidências de reabilitação, e as recomendações dos autores são (nível de evidência 5)[63]:

1. Avaliação completa antes da prescrição de um programa de tratamento, devendo incluir função respiratória, FM, amplitude de movimento e atividades realizadas.
2. Grupos musculares propensos a contraturas devem ser alongados, e devem ser considerados exercícios de baixa intensidade.
3. Devem ser considerados programas de atividade que incluam hidroterapia, ciclismo e equoterapia.

Estudos recentes demonstram claramente como o aumento dos cuidados padronizados tem resultado em melhora do curso clínico e do prognóstico. A função da equipe multidisciplinar é propiciar o melhor gerenciamento dos vários estágios observados no curso da DMD (nível de evidência 3b)[2].

Ainda que muitos avanços em pesquisa tenham levado a possíveis tratamentos medicamentosos para atenuar a progressão das distrofias musculares, até o momento não existe uma cura para a doença (veja mais detalhes em *Intervenção médica*). Assim, o tratamento atual das distrofias musculares é sintomático e multiprofissional, sendo o fisioterapeuta um dos integrantes da equipe.

Ao se conhecer a fisiopatologia das distrofias musculares, observa-se que esse defeito genético promove diminuição ou ausência de importantes proteínas de membrana relacionadas com a integridade e a transmissão de FM. Assim, o fisioterapeuta neurofuncional, que trabalha basicamente com movimentos, se vê diante de um indivíduo com grande suscetibilidade às lesões musculares desencadeadas pelas contrações musculares.

Gianola et al. (nível de evidência 1a)[66] desenvolveram uma importante revisão sistemática para verificar o papel de intervenções fisioterapêuticas com base em exercícios na FM de indivíduos com distrofias musculares. A pesquisa resultou em cinco ensaios (dois controlados e três clínicos randomizados), o que mostra o pequeno número de estudos sobre o tema e, com base no que se encontra disponível, é ainda inconclusiva a eficácia do exercício nas distrofias musculares, sendo levantada a possibilidade de um efeito deletério do exercício.

Assim, os autores sugerem que a pergunta "O exercício muscular é benéfico ou deletério para as distrofias musculares?" ainda não pode ser respondida. Os artigos analisados pelos autores incluem DMD, DMB, LGMD, FSHD e distrofia miotônica (nível de evidência 1a)[66].

Na revisão de Voet et al. (nível de evidência 1a)[67] foram consideradas diferentes doenças musculares, e não somente as distrofias, como distrofia miotônica, polimiosite e dermatomiosite, FSHD e miopatia mitocondrial. Reforçando os resultados encontrados por Gianola et al. (nível de evidência 1a)[66], essa revisão resultou em cinco estudos clínicos randomizados e controlados que, analisados em conjunto, levaram os autores a concluir que o treino de FM e exercício aeróbico na distrofia miotônica não deteriora a FM, ao mesmo tempo que não se mostrou benéfico.

Nesse mesmo sentido, Brun et al. (nível de evidência 1b)[68] investigaram se existe relação entre o nível de atividade realizada por 41 crianças portadoras de LGMD tipo 2I e seu desempenho em relação às funções motora e respiratória na idade adulta. Os autores concluem que a participação em esportes e atividades físicas durante a infância não afetou negativamente a função em fases tardias da vida (no caso, indivíduos com média de idade de 36 anos) e chamam atenção para que os fisioterapeutas considerem todos os aspectos individuais, como, por exemplo, a função cardíaca, comumente comprometida nos portadores de LGMD, antes da recomendação do nível de atividades físicas que podem ser praticadas.

A dança mostrou ser benéfica na melhora do equilíbrio estático de uma criança de 6 anos de idade portadora de distrofia miotônica (nível de evidência 4)[69]. As aulas de dança

Capítulo 8 Distrofias Musculares

foram realizadas uma vez por semana durante 6 semanas, complementando as intervenções tradicionais que a criança recebia no período (terapia ocupacional, fonoaudiologia e fisioterapia). Além dos aspectos diretamente relacionados com o equilíbrio estático e dinâmico, houve melhora na manutenção da postura sentada, no padrão de marcha e no desempenho de atividades diárias.

O efeito do exercício para os membros superiores quanto ao desempenho funcional, à força e resistência muscular e à deambulação foi analisado por Alemdaroğlu et al. (nível de evidência 3b)[70] na fase inicial da DMD. Os autores propuseram exercícios com cicloergômetro sob a supervisão de um fisioterapeuta para o grupo de estudo e alongamentos realizados no domicílio supervisionados pelos familiares e cuidadores para o grupo de controle. Os pacientes do grupo de estudo apresentaram melhores resultados nos parâmetros avaliados, mostrando que exercícios para treinamento dos membros superiores em cicloergômetro são mais efetivos na preservação e melhora do nível funcional de pacientes nos estágios iniciais da DMD do que exercícios de ganho de amplitude de movimento realizados de maneira isolada.

Entretanto, estudos com modelos experimentais da DMD têm levantado questionamentos em relação ao efeito que o estresse mecânico gerado por uma manobra de alongamento passivo tem sobre o músculo esquelético distrófico (nível de evidência 5)[71], sabidamente suscetível a lesões (nível de evidência 5)[72,73].

Exercícios que se mostram seguros e controlados, mas suficientemente intensos para manter a função física, são um desafio para crianças com alterações de equilíbrio ou motoras e contraturas severas. A fisioterapia aquática, realizada em piscina aquecida (32 a 36°C), possibilita que crianças com distrofias musculares realizem alongamentos direcionados, exercícios e atividades fundamentadas nas funções motoras e lúdicas, as quais são progressivamente perdidas em solo. Pode ser o único lugar onde essas crianças podem aprender novas posturas ou habilidades e manter a capacidade física sem dano às funções musculoesqueléticas (nível de evidência 1b)[61].

Em 2017, Hind et al. (nível de evidência 1b)[61] realizaram um ensaio clínico-piloto, randomizado, simples-cego, qualitativo, multicêntrico, com o objetivo de avaliar a eficácia da fisioterapia aquática em pacientes com DMD. Foram incluídas crianças com idade de 7 a 16 anos que faziam uso de corticoides, apresentavam escore na Escala North Star de 8 a 34 pontos e que estavam aptas a realizar marcha por 10 metros sem assistência ou auxiliares da marcha. Os pacientes foram alocados em dois grupos: os do grupo intervenção (n = 8) realizavam fisioterapia aquática e em solo; no grupo de controle (n = 4), os participantes do estudo realizavam apenas fisioterapia em solo. Foram executados exercícios de alongamento passivos e/ou ativo-assistidos, atividades funcionais reais ou simuladas e cinesioterapia utilizando exercícios submáximos. As sessões tinham 30 minutos de duração e eram realizadas duas vezes por semana

durante 6 meses. Durante a realização do estudo, o declínio motor esperado avaliado por meio da Escala North Star era de 1,85 ponto. A média dos 12 participantes do estudo foi de 24,75 e, com o declínio esperado, esse valor cairia para 22,9 pontos na Escala North Star. A média de pontuação dos participantes do estudo após os 6 meses de intervenção foi de 21 ± 15,6 no grupo de controle e de 21,4 ± 8,5 no grupo de intervenção; portanto, não houve diferença significativa, apesar de a tendência à degeneração ter sido discretamente menor no grupo de intervenção.

Capellini et al. (nível de evidência 1b)[32] mostraram que jogos de realidade virtual para meninos com DMD nas fases avançadas podem contribuir para a execução de atividades que já não poderiam ser realizadas e oferecem uma importante oportunidade de interação desses indivíduos com a comunidade. Ainda que os jogos sejam mais longos do que para os indivíduos de controle e o desempenho seja influenciado pelo grau de dificuldade do teste selecionado, esse estudo indica que indivíduos com DMD mostraram melhora no desempenho nos testes de aprendizagem de curta duração mediante o uso de *smartphone*. Os autores sugerem que essa tecnologia pode ser usada para promover a função nessa população.

Novos recursos têm se mostrado interessantes, mas ainda estão em fase de estudos, não tendo, até o momento, sua evidência atestada. A vibração de corpo inteiro usando a plataforma vibratória é um recurso que parece ser bem tolerado por portadores de DMD ambulantes, mas seus efeitos nas massas óssea e muscular ainda precisam ser elucidados (nível de evidência 3b)[74]. Uma revisão sistemática atual sobre os efeitos da vibração de corpo inteiro em portadores de DMD encontrou somente três estudos que atendiam aos critérios de inclusão, e todos se mostraram de baixa qualidade metodológica para atestar a evidência desse recurso (nível de evidência 3a)[75]. Até o momento, sabe-se que a vibração de corpo inteiro parece ser uma modalidade de exercício viável e bem tolerada por pacientes com DMD. No entanto, os estudos não avaliaram os efeitos da vibração no músculo distrófico.

O método Pilates também tem sido utilizado na prática clínica para o tratamento de indivíduos com distrofias musculares. O método consiste em exercícios físicos, que podem ser realizados no solo e/ou em aparelhos desenvolvidos pelo próprio Joseph Pilates, nos quais os movimentos são executados lentamente e associados ao trabalho respiratório, partindo do centro corporal para os membros[76]. Os aparelhos contêm molas em sua estrutura e, dependendo do posicionamento dessas molas, elas podem ser utilizadas para resistir ao movimento ou como recurso facilitador, auxiliando a realização dos exercícios.

No caso dos pacientes com distrofia, as molas devem ser utilizadas para assistência durante a realização dos exercícios, favorecendo sua execução e não acarretando sobrecarga na musculatura. Assim, no caso das distrofias musculares, além de as molas serem usadas para assistência, o terapeuta deve auxiliar durante seu retorno à posição inicial de modo a evitar o trabalho muscular excêntrico. Embora as evidências científicas sobre a eficiência do Pilates em pacientes com distrofia muscular sejam inexistentes, recentemente os elementos tradicionais do Pilates têm sido adaptados e inseridos em programas de reabilitação.

INTERVENÇÃO MÉDICA

Apesar de os primeiros relatos sobre as distrofias musculares terem surgido em torno de 1893 e ao longo desses anos inúmeras pesquisas terem sido realizadas sobre o tema, ainda não há cura para as distrofias musculares. Muitos avanços foram feitos no campo da terapia gênica, celular e farmacológica e seus resultados têm trazido novos direcionamentos para a pesquisa e a prática clínica.

Na DMD, o cuidado precoce e a utilização de corticoides alteraram a idade em que ocorrem a deterioração da função motora e a perda da marcha, reduziram a necessidade de cirurgia corretiva de escoliose e mudaram substancialmente a idade em que a insuficiência tem início[2]. Na maior parte dos estudos históricos, a média de idade em que há perda de marcha na DMD foi registrada entre 9 e 9,5 anos; dados mais recentes, de diferentes redes de pesquisa internacionais, têm indicado não apenas que a trajetória clínica de deterioração têm início após os 7 anos de idade, mas também que o tratamento com corticoides tem mudado a média de idade para a perda da marcha para 12 a 14,5 anos de idade, a depender do regime utilizado[77,78].

Entre 3 e 4 anos de idade, a maioria dos pacientes com DMD iniciará tratamento com corticoide, o qual necessita de acompanhamento clínico semestral. Em caso de complicações durante sua utilização, o intervalo entre as visitas médicas é diminuído. Uma complicação frequente é o ganho excessivo de peso, tornando necessário acompanhamento nutricional[4]. Os corticoides e a disponibilidade de ventilação assistida, necessária em estágios mais avançados da doença, resultam em melhora da sobrevida média até os 20 anos de idade ou mais, ao passo que anteriormente era esperada até a adolescência[2]. O aumento da expectativa de vida para os pacientes com DMD também amplia o número de desafios relacionados com as necessidades desses pacientes de modo a possibilitar cuidados adequados na fase adulta, uma vez que estão severamente comprometidos[2].

McDonald et al.[46] realizaram um estudo derivado do grupo placebo de um estudo internacional, multicêntrico, randomizado, duplo-cego, placebo-controlado, com o objetivo de avaliar a eficácia e a segurança do medicamento Ataluren® em crianças com DMD, deambuladoras, com 5 ou mais anos de idade. Esse estudo se encontra na fase 2B. Dentre os desfechos, foram realizados o TC6M e testes funcionais cronometrados e avaliadas as mudanças no desempenho da função motora em 48 semanas de 57 pacientes dos grupos placebo e ensaio clínico com o Ataluren®. Foi observada mudança no tempo de realização da atividade de levantar do chão (supino para de pé), subir quatro degraus e correr/andar 10 metros. No grupo com menos de 7 anos de idade a mudança foi discreta, enquanto no grupo com idade maior ou igual a 7 anos foram detectadas grandes mudanças com o aumento do tempo de realização das atividades, provavelmente devido à progressão natural da doença.

CONSIDERAÇÕES FINAIS

A abordagem das distrofias musculares continua sendo um desafio para o fisioterapeuta: protocolos de fortalecimento ou resistência muscular, já estabelecidos em músculos saudáveis, provocam efeitos deletérios no músculo distrófico. As últimas revisões sistemáticas apontam para um caminho intermediário de atividade entre o desuso e o uso excessivo e reforçam a necessidade de mais estudos pré-clínicos para elucidar os efeitos do exercício e definir a intensidade, a frequência e o tipo de atividade indicado. Grande parte dos estudos na área tem como tema a classificação da fase de evolução e as avaliações da capacidade e desempenho funcional, o que favorece a comunicação entre diferentes serviços na prática clínica e entre diferentes grupos de pesquisa.

Neste momento, entendemos que a área precisa de evidências que respondam qual seria a repercussão das intervenções fisioterapêuticas na função muscular que em longo prazo levará à perda das características elásticas musculares e aos diferentes aspectos de incapacidade do indivíduo com distrofia muscular. Mais recentemente, pesquisas têm direcionado seu olhar para a participação desses indivíduos em diferentes fases da vida, ainda que a maioria dos estudos enfoque a DMD, provavelmente em razão da maior prevalência de casos. Este capítulo pretende auxiliar o fisioterapeuta na tomada de decisões em sua prática clínica a partir das evidências existentes até o momento.

CASOS CLÍNICOS

Caso clínico 1 – Distrofia muscular congênita (DMC)

Coleta da história clínica com os pais ou cuidadores

R.R.P.S., sexo masculino, 15 anos de idade, encaminhado para avaliação fisioterapêutica após consulta com ortope-

dista em virtude de escoliose desde os 10 anos de idade. O paciente nasceu a termo, filho de pais não consanguíneos, sem histórico familiar de condições neuromusculares. Não apresentou intercorrências gestacionais ou perinatais, e a movimentação fetal esteve presente desde o quinto mês de gestação.

Aos 5 meses de idade, a mãe percebeu dificuldade em sustentar a cabeça e o pescoço (hipotonia cervical), quando a criança era posicionada sentada no colo, e poucos movimentos voluntários antigravitacionais dos MMSS, quando em supino. Foi realizada consulta com neurologista, que constatou maior comprometimento da movimentação dos MMSS e diminuição dos reflexos profundos. A dosagem da creatinofosfoquinase sérica (CPK) estava elevada. Foi realizada biópsia muscular e notado infiltrado inflamatório, sendo iniciados o uso de corticoides e o tratamento fisioterapêutico e terapêutico ocupacional aos 8 meses de idade.

O quadro clínico era sugestivo de DMC com comprometimento da musculatura cervical, o que é indicativo de alterações no gene LMNA (*lamin A/C*). O sequenciamento de DNA, realizado em novembro de 2012, confirmou o diagnóstico e mostrou uma variante patogênica que provoca a substituição de uma arginina por um triptofano na posição 249 da proteína resultante.

O paciente iniciou marcha independente aos 18 meses. Desde a aquisição da marcha, foi observada dificuldade para se levantar do chão e para subir escadas. Apresenta histórico de quedas e relato de cansaço durante a marcha. Não foram diagnosticadas comorbidades associadas, como alterações cardíacas ou respiratórias. O paciente não apresentou alterações nas funções mentais e está inserido na rede regular de ensino. Atualmente, utiliza cadeira de rodas motorizada na escola e para grandes distâncias e marcha independente no ambiente domiciliar. Faz uso diário de 21mg de prednisona (corticoide). Houve piora motora após tentativa de retirada da medicação.

Atividade e participação

- **Testes funcionais:** foi utilizado o teste MFM para documentação quantitativa da evolução da condição, diante de tratamentos específicos, e detectamos alterações a curto prazo, o que facilitou a adoção de intervenções adequadas ao momento da reavaliação do paciente. O paciente apresenta escore total de 43,75%, sendo D1 (de pé e transferências) = 48,7%; D2 (função motora axial e proximal) = 91,6%; e D3 (função motora distal) = 95,2%.
- **Autocuidado:** o paciente é independente para se alimentar; entretanto, necessita apoiar os cotovelos ao manusear os talheres e, ao levar um copo com líquido à boca, necessita da ajuda do outro braço. Toma banho de maneira independente na posição sentada. Utiliza toalete de modo independente. Necessita de ajuda ao vestir blusas sem botões. A maior dependência para essa atividade pode estar relacionada com o comprometimento da musculatura proximal mais precocemente do que da distal, prejudicando o equilíbrio do tronco e dificultando a estabilização dos membros para realizar atividades que necessitem de controle mais distal e movimentos mais amplos.

Estrutura e função do corpo

- Hipotrofia e hipotonia muscular global.
- Fraqueza muscular bilateral generalizada de acordo com o teste muscular manual: grau 3 para flexores e extensores do cotovelo e do punho, flexores do quadril, extensores do joelho e plantiflexores; grau 2 para abdutores e flexores do ombro, extensores e abdutores do quadril, flexores do joelho e dorsiflexores.
- **Amplitudes de movimento:** restrição de 10 graus bilateralmente na ADM passiva de dorsiflexores com joelho estendido, posicionando-se a articulação subtalar em postura neutra; restrição de 10 graus na extensão do quadril de acordo com o teste de Thomas modificado; sem outros encurtamentos musculares significativos.
- **Avaliação postural:** o paciente foi encaminhado em razão de uma escoliose lombar convexa à esquerda; observam-se, também, aumento da base de suporte, presença de pés valgos, pronados e rodados externamente, aumento do valgismo dos joelhos (aumento da rotação externa da tíbia e da rotação interna e adução do fêmur), protrusão abdominal, aumento da lordose lombar e retificação da lordose cervical (Figura 8.3).
- **Padrão de marcha:** o paciente realiza marcha nos ambientes domiciliar e clínico, mas a marcha apresenta alterações significativas, tornando-se pouco eficiente e com alta demanda energética. Observam-se base alargada e dificuldade em dissociar movimentos dos MMII (pouca flexão de joelhos e quadris); o contato inicial é realizado com a borda medial do pé, com ausência dos mecanismos de rolamento do tornozelo; ângulo de progressão da marcha positivo (+30 graus bilateralmente); os MMSS permanecem apoiados na coluna lombar para favorecer o equilíbrio; pouca mobilidade pélvica e pobre alinhamento do tronco (Figura 8.4).

Objetivos do tratamento

- Prolongar a capacidade de marcha.
- Prolongar a capacidade de passar da posição sentada no chão para a de pé e da sentada na cadeira para a de pé.

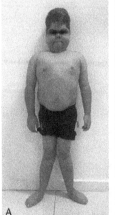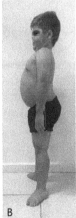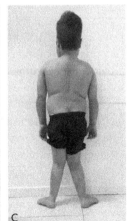

Figura 8.3A a C Avaliação postural.

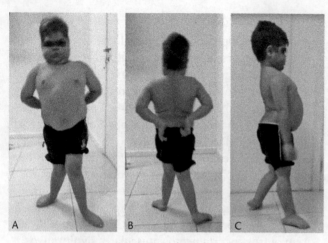

Figura 8.4A a **C** Padrão de marcha.

- Prevenir progressão da escoliose.
- Prevenir outras alterações musculoesqueléticas.
- Prolongar a independência e autonomia nas AVD.
- Manter independência para mobilidade em ambientes comunitários.

Atualmente, a frequência do tratamento fisioterapêutico é de duas sessões semanais com duração de 45 minutos até nova programação das demandas e objetivos em conjunto com a equipe multidisciplinar e a família.

Intervenção

As atividades foram realizadas com o intuito de prolongar a funcionalidade do paciente. A família e o paciente foram orientados a respeito de como manter a marcha domiciliar e utilizar a cadeira de rodas motorizada para longas distâncias de modo a manter a mobilidade. Além disso, o paciente foi orientado a manter sua independência para realizar as atividades de autocuidado.

Foram propostos exercícios para prolongar a capacidade de passar da posição sentada no chão para a de pé e da sentada na cadeira para a de pé. Intervalos de repouso foram intercalados aos exercícios, visando evitar a fadiga. Foram também incluídos exercícios de alongamento passivo de tríceps sural, isquiossurais e iliopsoas.

Foram propostas, também, atividades utilizando os princípios do método Pilates adaptado à neurorreabilitação, por se tratar de um paciente adolescente e porque essa técnica oferece uma variedade de exercícios e atividades motivadoras e que estimulam a reeducação funcional, associadas ao trabalho respiratório.

Durante os atendimentos, o paciente recebia instruções sobre a mecânica respiratória de cada exercício, além de *feedback* verbal, pistas táteis e correção manual de modo a tentar manter um bom alinhamento postural.

A seguir, serão descritos alguns exercícios realizados em uma sessão terapêutica. Convém considerar que todos os exercícios devem respeitar os sinais de fadiga, e o paciente deve descansar quando precisar.

- **Exercício de ativação da musculatura do *core* (abdominais, paravertebrais, glúteo máximo, diafragma e assoalho pélvico) associado a movimentos coordenados com os membros uni ou bilateralmente:** o posicionamento com a cunha invertida favorece ainda mais a retroversão pélvica e a diminuição da hiperlordose. O paciente é instruído a expirar durante o movimento, e são solicitados movimentos em grandes amplitudes, priorizando a concentração (Figura 8.5*A*).
- **Exercício de ativação da musculatura do *core* associado à ativação da musculatura adutora de quadril:** o uso da cunha favorece o pré-posicionamento da musculatura abdominal, fornecendo ancoragem para sua contração mais efetiva. O paciente é solicitado a manter as costas apoiadas de modo a favorecer a retroversão pélvica e a diminuição da hiperlordose lombar. Durante a contração, o paciente é orientado a expirar e a manter o posicionamento solicitado (Figura 8.5*B*).
- **Exercício de elevação dos membros superiores:** mantendo a ativação do *core* e da cintura escapular, os MMSS devem ser elevados bilateralmente, na linha média do corpo, favorecendo a simetria da postura. O paciente deve elevar os braços durante a expiração (Figura 8.6).

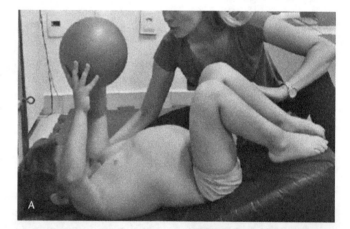

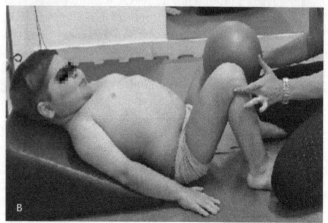

Figura 8.5 Exercício de ativação da musculatura do *core*. **A** Associado a movimentos coordenados com os membros uni ou bilateralmente. **B** Associado à ativação da musculatura adutora do quadril.

Capítulo 8 Distrofias Musculares

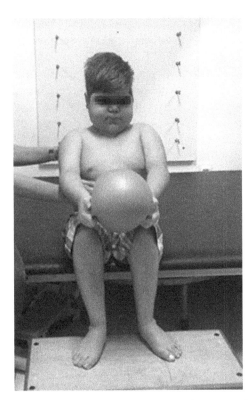

Figura 8.6 Exercício de elevação dos membros superiores associado à ativação do *core*.

Caso clínico 2 – Distrofia muscular do tipo colágeno IV

Coleta da história clínica com os pais ou cuidadores

M.M.S., sexo masculino, 9 anos de idade. No primeiro trimestre de gestação, a genitora apresentou episódio de gripe com quadro febril, porém não houve nenhuma intercorrência ao longo do período gestacional. Quando comparada à segunda gestação, percebeu diminuição de movimentação intraútero. Realizou pré-natal da maneira adequada, e aos exames de ultrassonografia o bebê apresentava movimentos fetais, translucência nucal normal, sem nenhuma alteração observada durante o período gestacional que levasse ao diagnóstico ou mesmo à suspeita de alguma alteração neuromuscular.

O paciente nasceu a termo, parto normal, idade gestacional de 38 semanas e 2 dias (Capurro) sem intercorrências, APGAR 9/10, peso de 2.960g, estatura de 48cm, perímetro cefálico de 35,5cm e perímetro torácico de 33cm, sendo adequado à idade gestacional. Apresentou icterícia neonatal por incompatibilidade do sistema de classificação sanguínea ABO (Genitora O+, Genitor AB+, Criança B+), com valores de bilirrubina total de 14,7mg/dL, bilirrubina direta de 16mg/dL e bilirrubina indireta de 13,1mg/dL (valores de referência para o recém-nascido: até 10,5mg/dL), necessitando de banhos de sol e evoluindo sem intercorrências. Apresentava criptorquidia bilateral e luxação congênita de quadril bilateral. Filho de pais não consanguíneos, sem histórico familiar prévio de doenças neuromusculares.

Ao nascimento, foi observada importante hipotonia muscular, principalmente nos MMSS, onde podia ser observada flexão de punhos (mais importante à esquerda), e as mãos permaneciam abertas (Figura 8.7).

Com 1 mês de idade, apresentava hipotonia perioral com o clássico sinal de "boca em carpa" e demais sinais condizentes com quadro de hipotonia global (Figura 8.8).

Evoluiu com atraso do desenvolvimento neuropsicomotor e aos 3 meses de idade foi à primeira consulta com médico neurologista infantil, onde foi observado quadro importante de hipotonia e atraso de desenvolvimento neurossensoriomotor. Não apresentava controle cervical eficaz (nas mais variadas posturas) e foi encaminhado para fisioterapia e terapia ocupacional, sendo iniciada investigação diagnóstica.

Aos 6 meses de idade foi prescrita a órtese Scottish-Rite (abdutor femoral) para luxação congênita bilateral de quadril pelo médico ortopedista, com utilização 24 horas por dia, retirada apenas no momento do banho e da troca de fraldas. Posteriormente, em torno dos 2 anos de idade, fez uso da órtese de abdução apenas à noite e foram introduzidas talas extensoras de MMII e órteses suropodálicas de uso diurno. Utilizou órtese abdutora até aproximadamente 4 anos e 6 meses, e a partir desse momento a órtese suropodálica passou a ser utilizada para dormir com a finalidade

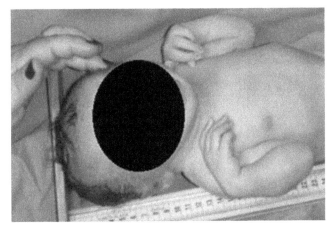

Figura 8.7 Ao nascimento, observam-se postura em flexão de punhos bilateralmente e mãos abertas, sendo mais importantes no membro superior esquerdo.

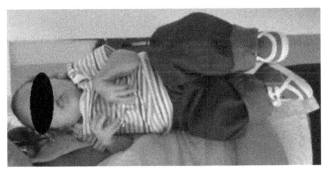

Figura 8.8 Um mês de idade, sinal de "boca em carpa", punhos fletidos e mãos abertas – sinais clássicos de hipotonia importante.

de melhorar o posicionamento das articulações tibiotársicas e dos pés (Figura 8.9).

A princípio, houve a suspeita de miopatia congênita *multiminicore*, cuja biópsia muscular apresentava padrão condizente com esse diagnóstico. Foi realizada análise molecular do gene RYR1 e selenoproteína, as quais não apresentaram alterações. Realizou, posteriormente, teste de sequenciamento completo do exoma, sendo verificada uma alteração patogênica no colágeno tipo VI – alfa 3 (COL6A3), associada à DMC e relacionada com o colágeno VI, sendo então concluído o diagnóstico.

O paciente iniciou marcha independente com 1 ano e 8 meses de idade e apresenta funções mentais preservadas. Atualmente, realiza marcha independente por curtas distâncias (ambientes domiciliar e escolar) e utiliza cadeira de rodas manual para percorrer longas distâncias. Inserido na rede regular de ensino.

Atividade e participação

- **Testes funcionais:** foi empregada a escala MFM para avaliação quantitativa e da evolução do quadro motor do paciente ao longo do tempo, sendo as informações coletadas usadas para direcionar as intervenções terapêuticas (Figura 8.10).
- **Autocuidado:** paciente independente na alimentação, toma banho de maneira independente, consegue sentar no vaso sanitário, mas necessita de auxílio para levantar, e precisa de auxílio para colocação e retirada de algumas peças do vestuário.

Estrutura e função do corpo

- Hipotrofia e hipotonia muscular global, sendo a hipotrofia mais acentuada na musculatura distal de MMSS e MMII.
- Fraqueza muscular global generalizada com maior expressão em cinturas pélvica e escapular e na musculatura distal dos MMSS e MMII.
- **Amplitude de movimento:** encurtamentos musculares presentes nos flexores do quadril (15 graus), na musculatura posterior de joelhos, com restrição da extensão total em 10 graus, restrição de ADM da articulação tibiotársica maior à esquerda (pé posicionado em 5 graus de flexão dorsal) por encurtamento de tendão de Aquiles. Apresenta encurtamento da musculatura flexora do cotovelo bilateral com aproximadamente 5 graus de flexão do cotovelo.
- **Avaliação postural:** presença de cifose torácica, rotação medial dos ombros, anteriorização da cabeça, aumento da lordose lombar, protrusão abdominal, assimetria pélvica com a espinha ilíaca anterossuperior esquerda mais elevada, rotação interna dos MMII com pés aduzidos, supinados, tendendo a equino.
- **Padrão de marcha:** paciente realiza marcha independente por curtas e médias distâncias com rotação interna dos MMII, aumento da lordose lombar, pés aduzidos e supinados, oscilação laterolateral do tronco (marcha parética) com alta demanda energética.

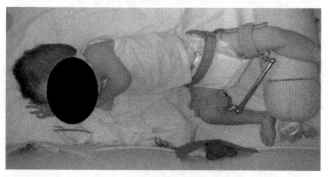

Figura 8.9 Utilização de órtese abdutora femoral Scottish-Rite para tratamento de luxação congênita de quadril.

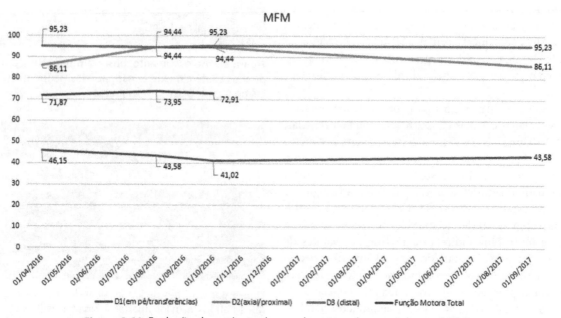

Figura 8.10 Evolução do paciente de acordo com o desempenho no MFM.

Objetivos do tratamento

- Prolongar o padrão funcional de marcha independente.
- Conseguir manter transferências de maneira independente.
- Minimizar as perdas progressivas na força muscular.
- Manter a flexibilidade com ênfase na musculatura flexora de tronco, MMSS e MMII e dorsiflexores de tornozelo.
- Manter movimentação ativa global.
- Manter atividades de alcance de membros superiores à frente, para baixo e para cima.
- Orientação de posicionamento e utilização de órteses e adaptações em domicílio e em ambiente escolar.

Atualmente, o paciente realiza fisioterapia motora duas vezes por semana, fisioterapia aquática uma vez por semana e consulta psicológica uma vez por semana. Em razão da alteração do quadro motor nos últimos meses por causa do ganho excessivo de peso (8kg em 8 meses, associado à ansiedade), serão introduzidas mais uma sessão de fisioterapia motora, acompanhamento nutricional e uma sessão de terapia ocupacional na programação semanal.

Intervenção

Os atendimentos foram realizados em domicílio e na área de lazer do prédio do paciente. As atividades desenvolvidas visavam especificamente a atividades motoras funcionais. Nesses casos, é importante focar no treino de atividades funcionais, respeitando as compensações biomecânicas decorrentes da fraqueza muscular. Podemos tentar o melhor alinhamento biomecânico, desde que não impeça a realização da função nem leve à fadiga muscular precoce.

A seguir, serão descritos alguns exercícios realizados em uma sessão terapêutica:

- **Alongamentos de flexores de quadril e de cadeia posterior** (Figuras 8.11 e 8.12): os alongamentos são de extrema importância e devem ser realizados em todas as sessões de fisioterapia, uma vez que existe a tendência de encurtamento muscular em virtude da fraqueza, a qual pode evoluir para contratura e se transformar em deformidade. As contraturas e deformidades estão entre as principais responsáveis pelas perdas funcionais precoces.

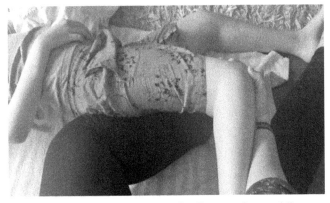

Figura 8.11 Alongamento dos flexores do quadril.

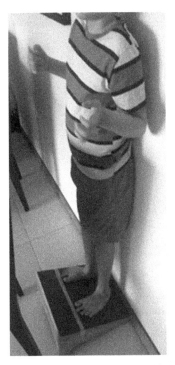

Figura 8.12 Alongamento da cadeia muscular posterior realizado pelo paciente em rampa de alongamento com apoio posterior na parede (para melhor posicionamento) e apoio à frente, se necessário. Sob supervisão da fisioterapeuta.

- **Treino de marcha:** é importante registrar que o paciente já usara anteriormente órtese tipo mola de Codivilla, prescrita para auxiliar a dorsiflexão do pé durante a fase de balanço da marcha. No entanto, na avaliação do padrão de marcha com e sem a órtese foi observado que o desempenho do paciente é mais adequado sem a órtese (diminuição da oscilação laterolateral do tronco), o que já era esperado. Foi verificado que sem a órtese o paciente lança mão de compensações biomecânicas para realizar a atividade de marcha com menor gasto energético. Com a órtese, foi observado melhor alinhamento dos MMII, mas com maior dificuldade na realização da atividade, uma vez que ela impede que as compensações sejam utilizadas, o que demanda aumento do gasto energético. Portanto, a utilização dessa órtese foi descontinuada.
- **Realização de atividades de marcha com desvio de obstáculos associada a atividades de chutar bola leve** (Figura 8.13): o treino de marcha anterior e com desvio de obstáculos propicia melhor ativação da musculatura global, e o paciente é obrigado a estabilizar o tronco à medida que muda de direção. Chutar bola estimula a dorsiflexão de tornozelo ativa em virtude da tendência para a postura em equino dos pés. Assim, conseguimos manter a funcionalidade durante a marcha e reproduzir em menor escala o ambiente externo na comunidade.
- **Exercício de transferência da posição sentada no chão para a postura ortostática com apoio em mobiliário:** em geral, um dos sinais mais precoces das distrofias

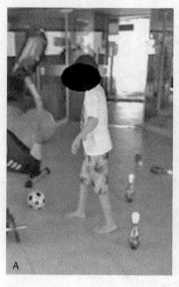
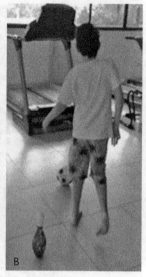

Figura 8.13A e **B** Treino de marcha com desvio de obstáculos associado à atividade de chutar bola.

musculares é a dificuldade ou incapacidade de se levantar do chão, e a criança realiza o autoescalamento dos MMSS nos MMII (sinal de Gowers) a fim de compensar a fraqueza proximal nas cinturas pélvica e escapular. Com essa atividade estimulamos a transferência do modo mais independente possível e, em caso de necessidade de apoio em mobiliário ou auxílio externo, esse deve ser oferecido (Figura 8.14). Trabalhamos com a transferência de peso nos MMSS e MMII, posturas intermediárias, equilíbrio de tronco e estimulação muscular global.

- **Estímulo de transferência da posição de prono para a sentada de maneira independente** (Figura 8.15): essa atividade torna possível o trabalho com a transferência de diferentes posturas, fazendo com que o paciente mantenha a independência durante sua realização, utilizando-se das posturas e compensações necessárias a fim de completar a transferência.

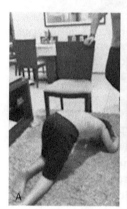
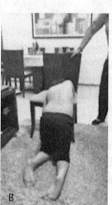
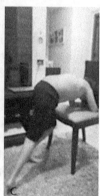
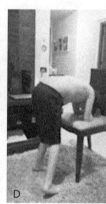
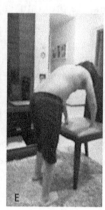
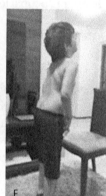

Figura 8.14A e **F** Treino de transferência da posição sentada para de pé.

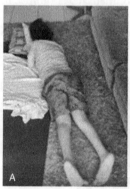
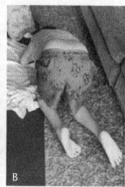
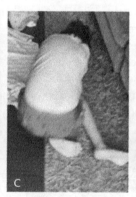
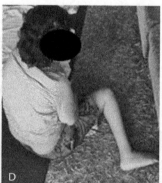

Figura 8.15A e **D** Treino de transferência da posição de prono para sentada.

Referências

1. Souza, P.V.S. et al. Duchenne muscular dystrophy: classical and new therapeutic purposes and future perspectives. Arq Neuropsiquiatr 2017; 75(8):495-496.
2. Mercuri, E; Muntoni, F. Muscular dystrophy: new challenges and review of the current clinical trials. Curr Opin Pediatr 2013; 25:701-707.
3. Mah, J.K. et al. A Systematic Review and meta-analysis on the epidemiology of the muscular dystrophies. Can J Neurol Sci 2016; 43:163-177.
4. Bhatt, J.M. The epidemiology of neuromuscular diseases. Neurol Clin 2016;34:999-1021.
5. Araújo, A.P.Q.C. et al. Brazilian Consensus on Duchenne muscular dystrophy. Part 1: diagnosis, steroid therapy and perspectives. Arq Neuropsiquiatr 2017;75 (8):589-599.

6. Conway, K.M., et al. PA. Application of the International Classification of Functioning, Disability and Health system to symptoms of the Duchenne and Becker muscular dystrophies. Disability and Rehabilitation. Ahead of print, 2017.

7. Meola, G; Cardani, R. Myotonic dystrophies: an update on clinical aspects, genetic, pathology and molecular pathomechanisms. Biochimica et Biophysica Acta 2015;1852:594-606.

8. Gangnon, C., et al. Participation restriction in childhood phenotype of myotonic dystrophy type 1: a systematic retrospective chart review. Developmental Medicine & Child Neurology 2017;59:291–329.

9. Thornton, C.A. Myotonic dystrophy. Neurol Clin 2014;32(3): 705-719.

10. Gozal, D. Pulmonary manifestations of neuromuscular disease with special reference to Duchenne muscular dystrophy and spinal muscular atrophy. Pediatr Pulmonol 2000 Feb;29(2):141-150.

11. Martini, J., et al. The clinical relevance of timed motor performance in children with Duchenne muscular dystrophy. Physiother Theory Pract 2014; Early Online: 1–9.

12. Doglio, L., et al. Early signs of gait deviation in Duchenne muscular dystrophy. Eur J Phys Rehabil Med 2011 Dec;47(4):587-594.

13. Ropars, J., et al. Muscle activation during gait in children with Duchenne muscular dystrophy. In; Fraidenraich D, ed. PloS ONE 2016; 11(9):e0161938. Doi:10.1371/journal.pone.0161938.

14. Okama, L.O., et al. Avaliação funcional e postural nas distrofias musculares de Duchenne e Becker. ConScientiae Saúde 2010;9(4): 649-658.

15. Santos, N.M., et al. Perfil clínico e functional dos pacientes com distrofina muscular de Duchenne assistidos na Associação Brasileira de Distrofia Muscular (ABDIM). Rev Neuroc 2006;14(1): 15-22.

16. Bendixen, R., et al. Participation and quality of life in children with Duchenne muscular dystrophy using the International Classification of Functioning, Disability, and Health. Health and Quality of Life Outcomes 2012;10:43.

17. Bendixen, R., et al. Participation in daily life activities and its relationship to strength and functional measures in boys with Duchenne muscular dystrophy. Disabil Rehabil 2014;36(22):1918-1923.

18. Mahjeh, I. et al. Dysferlinopathy (LGMD2B): a 23-year follow-up study of 10 patients homozygous for the same frameshifting dysferlin mutations. Neuromuscular Disorders 2001;11:20-26.

19. Organização Mundial da Saúde. CIF: Classificação Internacional de Funcionalidade, Incapacidade e Saúde. 2004.

20. Vissing, J. Limb girdle muscular dystrophies: classification, clinical spectrum and emerging therapies. Curr Opin Neurol 2016; 29:635–641.

21. Bergsma, A., et al. Upper extremity function and activity in facioscapulohumeral dystrophy and limb-girdle muscular dystrophies: a systematic review. Disabil Rehabil 2015;37(12):1017–1032.

22. Reed, U.C. Congenital muscular dystrophy. Part I: a review of phenotypical and diagnosis aspects. Arq Neuropsiquiatr 2009;67(1): 144-168.

23. Rodríguez, M.A. et al. Differences in adipose tissue and lean mass distribution in patients with collagen VI related myopathies are associated with disease severity and physical ability. Front. Aging Neurosci 2017;9;268.

24. Pedrosa, A.K.S.M. Validação da versão brasileira da escala Medida da Função Motora-Versão Reduzida (MFM-20) 2015. Dissertação (Mestrado em Neurologia) – Faculdade de Medicina, Universidade de São Paulo, São Paulo, 2015. doi: 10.11606/D.5.2015.tde-11092015-145232.

25. Pucillo, E.M., et al. Physical function and mobility in children with congenital myotonic dystrophy. Muscle & Nerve. Ahead of Print, 2017.

26. Barra, T.M.F., Baraldi, K.F. O uso das escalas funcionais para a avaliação clínica da distrofia muscular de Duchenne. Rev Neurocienc 2013;21(3):421-426.

27. Mazzone, E. et al. A critical review of functional assessment tools for upper limbs in Duchenne muscular dystrophy. Dev Med Child Neurol 2012;54(10):879-885.

28. Vignos, P.J., Spencer, G.E., Archibald, K.C. Management of progressive muscular dystrophy in childhood. JAMA 1963; 184: 89-96.

29. Otsuka, M.A., Boffa, C.F.B., Vieira, A.B.A.M. Distrofias musculares – Fisioterapia aplicada. Rio de Janeiro: Revinter, 2005, 248p.

30. Sá, C. S. C., et al. The relevance of trunk evaluation in Duchenne muscular dystrophy: the segmental assessment of trunk control. Arq Neuropsquiatr 2016;74(10):791-795.

31. Artilheiro, M.C., et al. Patients with Duchenne and Becker muscular dystrophies are not more asymmetrical than healthy controls on timed performance of upper limb tasks. Braz J Med Biol Res 2017;50(8):e6031.

32. Capelini, C.M., et al. Improvements in motor tasks through the use of smartphone technology for individuals with Duchenne muscular dystrophy. Neuropsichiatr Dis Treat 2017;13:2209-2217.

33. Brooke, M.H. et al. Clinical trial in Duchenne dystrophy. The design of the protocol. Muscle Nerve 1981;4(3):186-197.

34. Lu, Y.; Lue, Y. Strength and functional measurement for patients with muscular dystrophy. In: Muscular Dystrophy. InTech, 2012. doi: 10.5772/31970.

35. Fernandes, L.A.Y. et al. Relationship between the climbing up and climbing down stairs domain scores on the FES – DMD , the score on the Vignos Scale, aged and timed performance of functional activities in boys with Duchenne muscular dystrophy. Braz J Phys Ther 2014;18(6):513-520.

36. Martinez, J.A.B., et al. Validação da Escala Motora Funcional EK para a língua portuguesa. Rev Assoc Med Bras 2006;52(5):347-351.

37. Brunherotti, M.A., et al. Correlations of Egen Klassifikation and Barthel Index scores with pulmonary function parameters in Duchenne muscular dystrophy. Heart Lung 2007;36(2):132-139.

38. Bèrard, C., et al. A motor function measurement scale for neuromuscular diseases - description and validation study. Rev Neurol 2006;162:1-9.

39. Iwabe, C., Pfeilsticker, B.H., Nucci, A. A Medida de Função Motora: versão da escala para o português e estudo de confiabilidade. Rev Bras Fisioter 2008;12:417-424.

40. Moura, M.C., et al. Is functional dependence of Duchenne muscular dystrophy patients determinant of the quality of life and burden of their caregivers? Arq Neuropsquiatr 2015;73(1):52-57.

41. Pereira, L.M., et al. Translation, cross-cultural adaptation and analysis of the psychometric properties of the lower extremity functional scale (LEFS): LEFS-Brazil. Brazil J Phys Ther 2013;17:272-280.

42. De Lattre, C., et al. Motor Function Measure: validation of a short form for young children with neuromuscular diseases. Arch Phys Med Rehabil 2013;94:2218-2226.

43. Vuillerot C, Girardot F, Payan C, et al. Monitoring changes and predicting loss of ambulation in Duchenne muscular dystrophy with the Motor Function Measure. Dev Med Child Neur 2010; 52:60–65.

44. Okama, L.O., et al. Reliability and validity analyses of the North Star Ambulatory Assessment in Brazilian Portuguese. Neuromusc Disord 2017; doi: 10.1016/j.nmd.2017.05.013

45. Steffensen, B., et al. Validity of the EK Scale: a functional assessment of non-ambulatory individuals with Duchenne muscular dystrophy or spinal muscular atrophy. Physiother Res Int 2001; 6(3):119-134.

46. McDonald, C.M., et al. The cooperative international neuromuscular research group Duchenne natural history study – a longitudinal investigation in the era of glucocorticoid therapy: design of protocol and the methods used. Muscle Nerve 2013; 48(1): 32-54.

47. Kierkegaard, M., Tollback, A. Reliability and feasibility of the six minute walk test in subjects with myotonic dystrophy. Neuromuscul Disord 2007;17(11-12):943-949.

48. McDonald, C.M., et al. The 6-minute walk test as a new outcome measure in Duchenne muscular dystrophy. Muscle Nerve 2010;41(4):500-510.

49. Artilheiro, M.C. et al. Reliability, validity and description of timed performance of the Jebsen–Taylor Test in patients with mus-

cular dystrophies. Brazilian Journal of Physical Therapy 2017; Ahead of print. doi.org/10.1016/j.bjpt.2017.09.010.

50. Mayhew, A. et al. Development of the performance of the upper limb module for Duchenne muscular dystrophy. Dev Med Child Neurol 2013;55(11):1038-45. doi: 10.1111/dmcn.12213.

51. Escórcio, R. Responsividade da escala de avaliação functional do sentar e levanter do solo para distrofina muscular de Duchenne (FES-DMD-D4), no período de um ano. 2016. Tese (Doutorado em Ciências da Reabilitação) – Faculdade de Medicina, Universidade de São Paulo, São Paulo. doi: 10.11606/T.5.2016.tde-20052016-163309.

52. Sanvito, W.L. Propedêutica neurológica básica. 2.ed. São Paulo: Atheneu, 2010.

53. Bergsman et al. Upper extremity function and activity in facioscapulohumeral dystrophy and limb-girdle muscular dystrophies: a systematic review. Disabil Rehabil 2015;37(12):1017–1032.

54. Janssen et al. Dynamic arm study: quantitative description of upper extremity function and activity of boys and men with Duchenne muscular dystrophy. Journal of NeuroEngineering and Rehabilitation 2017;14:45.

55. Bérard, C., et al. A motor function measure scale for neuromuscular diseases – construction and validation study. Neuromuscul Disord 2005;15:463-470.

56. Aras, B., et al. Reliability of balance tests in children with Duchenne muscular dystrophy. Sci Res Essays 2011;6(20):4428-4431.

57. Alkan, H., et al. Effects of functional level on balance in children with Duchenne muscular dystrophy. Eur J Paediatr Neurol 2017;21:635-638.

58. Alvarez, M.P.B., et al. Avaliação do equilíbrio de pacientes com distrofia muscular de Duchenne. Acta Fisiatr 2011;18(2):49-54.

59. Finder, J., et al. Pulmonary endpoints in Duchenne muscular dystrophy. A workshop summary. Am J Respir Crit Care Med 2017; 196(4):512-519.

60. Simon, V. A., et al. Translation and validation of the Life Satisfaction Index for Adolescents scale with neuromuscular disorders: LSI-A Brazil. Arq Neuropsquiatr 2017;75(8):553-562.

61. Hind, D., et al. Aquatic therapy for children with Duchenne muscular dystrophy: a pilot feasibility randomized controlled trial and mixed- methods process evaluation. Health Technol Assess 2017;21(27).

62. Bushby, K., et al. Diagnosis and management of Duchenne muscular dystrophy, part 2: implementation of multidisciplinary care. Lancet Neurol 2010;10:177-189.

63. Eagle, M. Report on the Muscular Dystrophy Campaign Workshop: exercise in neuromuscular diseases. Neuromuscul Disord 2002;12:975-983.

64. Gupta, A., et al. Ankle-foot orthosis in Duchenne muscular dystrophy: a 4 year experience in a multidisciplinary neuromuscular disorders clinic. Indian Pediatr 2017;84(3):211-215.

65. Bakker, J.P., et al. The effects of knee-ankle-foot orthoses in the treatment of Duchenne muscular dystrophy: review of the literature. Clin Rehabil 2000;14(4):343-359.

66. Gianola, S., et al. Efficacy of muscle exercise in patients with muscular dystrophy: a systematic review showing a missed opportunity to improve outcomes. PLos ONE 2013;8(6):e65414.

67. Voet, N.B., et al. Strength training and aerobic exercise training for muscle disease. Cochrane Database Syst Rev 2013;9(7): CD003907.

68. Brun, B.N., et al. Childhood activity on progression in limble girdle muscular dystrophy 2l. J Child Neurol 2017;32(2):204-209.

69. Biricocchi, C., Drake, J., Svien L. Balance outcomes following a tap dance program for a child with congenital myotonic muscular dystrophy. Pediatr Phys Ther 2014;26(3):360-365.

70. Alemdaroğlu, I. et al. Different types of upper extremity exercise training in Duchenne muscular dystrophy: effects on functional performance, strength, endurance, and ambulation. Muscle Nerve 2015; 51(5):697-705. doi: 10.1002/mus.24451.

71. Whitehead, N.P., et al. Skeletal muscle NADPH oxidase is increased and triggers stretch-induced damage in the mdx mouse. PLos ONE 2010;5(12):e15354.

72. Brussee, V., et al. Successful myoblast transplantation in fibrotic muscles: no increased impairment by the connective tissue. Transplantation 1999;67(12):1618-1622.

73. Vilquin, J.T., et al. Evidence of mdx mouse skeletal muscle fragility in vivo by eccentric running exercise. Muscle Nerve 1998;21(5):567-576.

74. Söderpalm, A.C., et al. Whole body vibration therapy in patients with Duchenne muscular dystrophy – A prospective observational study. J Musculoskelet Neuronal Interact 2013;13(1):13-18.

75. Moreira-Marconi, E. et al. Whole-body vibration exercise is well tolerated in patients with Duchenne muscular dystrophy: a systematic review. Afr J Tradit Complement Altern Med 2017;14(S):2-10.

76. Bernardo, LM. The effectiveness of Pilates training in healthy adults: an appraisal of the research literature. J Body Mov Ther 2007; 11(2):106-110.

77. Ricotti, V., et al. Long-term benefits and adverse effects of intermittent versus daily glucocorticoids in boys with Duchenne muscular dystrophy. J Neurol Neurosurg Psychiatry 2013; 84: 698-705.

78. Bushby, K., Connor, E. Clinical outcome measures for trials in Duchenne muscular dystrophy: report from International Working Group meetings. Clin Investig 2011;1(9):1217-1235.

Paralisia Braquial Perinatal

9

Hércules Ribeiro Leite
Fabiana Rita Camara Machado
Ludmila Ferreira Brito

INTRODUÇÃO

A paralisia braquial perinatal (PBP) ou paralisia braquial obstétrica (PBO) é caracterizada por uma incapacidade que ocorre no período perinatal e resulta em paralisia e/ou paresia flácida associada ou não à perda da sensibilidade no membro afetado[1]. A maior parte dos casos está associada ao estiramento do plexo braquial durante o parto[2]. Recentemente, tem sido sugerida a substituição da expressão *paralisia braquial obstétrica* por *paralisia braquial perinatal*, uma vez que a primeira remete ao obstetra como a causa da lesão e não à posição do ombro e da cabeça do feto em relação à pelve materna como possível agente etiológico[3]. Portanto, neste capítulo será adotada essa terminologia.

ANATOMIA

O plexo braquial é composto das raízes motoras ventrais a partir de C5 até T1 (Figura 9.1). As raízes se combinam para formar os troncos, divisões, fascículos e nervos. As raízes de C5 e C6 formam o tronco superior, C7 forma o tronco médio e C8 e T1 formam o tronco inferior. Cada tronco tem uma divisão anterior e outra posterior. As divisões posteriores dos três troncos se combinam para formar o fascículo posterior. As raízes terminais do fascículo posterior são os nervos axilar e radial. A divisão anterior do tronco superior e médio forma o fascículo lateral, cujo nervo terminal é o musculocutâneo. A divisão anterior do tronco inferior e um ramo do fascículo lateral formam o nervo mediano, enquanto um ramo do fascículo medial forma o nervo ulnar. Convém observar que o plexo braquial inerva todos os músculos do membro superior, exceto o trapézio. Além disso, as raízes superiores suprem primariamente os movimentos do ombro, enquanto as mais inferiores são responsáveis primariamente pela função da mão[4]. Na Tabela 9.1 observa-se a relação entre os músculos e seus respectivos nervos[5].

EPIDEMIOLOGIA

A incidência da PBP varia entre 0,5 e 3,0 casos por 1.000 nascidos vivos[1,6,7]. Apesar dos avanços da medicina, a incidência não diminuiu nas últimas décadas, e acredita-se que o aumento do peso dos fetos ao nascimento possa estar relacionado[7]. Não há dados disponíveis quanto à incidência da PBP no Brasil, mas supõe-se que seja baixa em virtude do número elevado de partos cesarianos[2]. Um único estudo no Brasil relatou a prevalência de 400 casos em um hospital ao longo de 14 anos[2]. Os autores ainda apontam que o incentivo das campanhas governamentais para a realização de partos vaginais poderia aumentar a prevalência da PBP no Brasil[7].

FATORES DE RISCO

Há vários fatores de risco conhecidos para a PBP, embora sua ocorrência ainda não possa ser predita[8]. O principal fator de risco é a distócia de ombro (Figura 9.2A), relatada em pelo menos metade dos casos[9]. O principal fator associado à distócia de ombro é o peso fetal, haja vista que fetos macrossômicos com peso superior a 4,5kg apresentam risco aumentado em dez vezes para lesões no plexo[6]. Além disso, são fatores de risco a utilização de

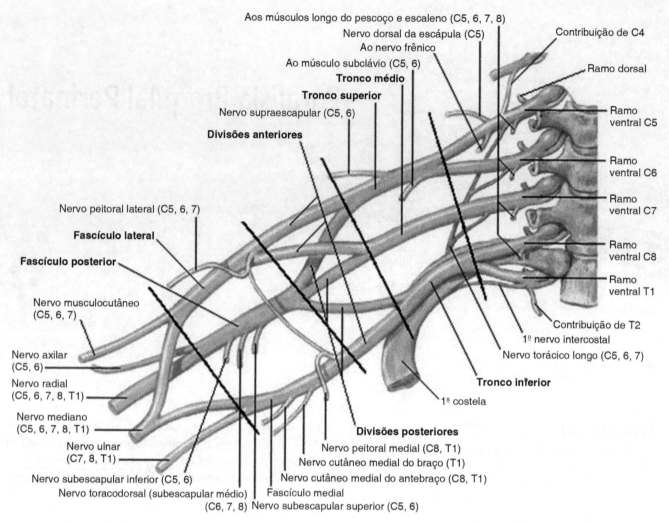

Figura 9.1 Anatomia do plexo braquial. (Adaptada de Ruchelsman et al. Brachial plexus birth palsy: an overview of early treatment considerations. Bulletin of the NYU Hospital for Joint Diseases 2009; 67[1]:83-9. Disponível em: www.fisio-pedia.com.)

fórceps, apresentação pélvica (lesão bilateral decorrente de hiperextensão cervical), baixo Apgar, anestesia epidural e parto prolongado[4,7,10]. Outros fatores de risco estão relacionados com o histórico materno e incluem: obesidade, *diabetes mellitus*, baixa estatura, multiparidade, idade materna (> 35 anos), anatomia pélvica e distócia de ombro em parto anterior[4,9,10].

ETIOLOGIA

A maioria dos autores acredita que a PBP seja produzida por estiramento do plexo durante o trabalho de parto. Esse estiramento seria habitualmente causado pela dificuldade de desprendimento do ombro, a chamada distócia de ombro. Na distócia, o ombro do feto permanece preso na sínfise púbica, abrindo o ângulo entre a clavícula e a parte cervical da medula espinhal, distendendo as raízes (em razão do maior gradiente de tensão na parte superior), justificando a alta incidência de lesões da parte superior do plexo braquial (Figura 9.2B)[11]. Embora essa teoria seja amplamente difundida, há controvérsias quanto à fisiopatologia da PBP, tendo em vista sua ocorrência em partos não traumáticos, o que leva alguns autores a sugerirem que forças propulsivas maternas ou rotação deficiente do feto poderiam contribuir para o mecanismo de lesão.

CLASSIFICAÇÃO E QUADRO CLÍNICO

As lesões nervosas periféricas podem ser classificadas em neuropraxia, axonotmese e neurotmese (classificação de Seddon, 1942)[12]. A neuropraxia se caracteriza por desmielinização segmentar das fibras de grande calibre sem interrupção axonal. Caracterizada por lesão axonal e da bainha de mielina, porém com preservação do endoneuro, a axonotmese implica degeneração walleriana distal com potencial para recuperação adequada e espontânea devido à manutenção do endoneuro. Por fim, a neurotmese consiste na transecção total do nervo, incluindo o perineuro, e implica degeneração axonal severa quando as extremidades nervosas separadas não são unidas cirurgicamente. Como não há continuidade axonal, não ocorre a regeneração por brotamento axonal (Figura 9.3).

Tabela 9.1 Sumário da inervação dos principais músculos do plexo braquial

Nervo	Origem	Raiz	Músculo
Nervo axilar	Fascículo posterior	C5, C6	Deltoide Redondo menor
Nervo musculocutâneo	Fascículo lateral	C5, 6, 7	Coracobraquial Bíceps braquial Braquial (dois terços mediais)

Nervo ulnar	Fascículo medial	(C7) C8, T1	Antebraço:
			    Flexor ulnar do carpo
			    Flexor profundo dos dedos (metade medial)
			Na mão via ramo superficial:
			    Palmar curto
			Na mão via ramo profundo: abdutor, flexor e oponente do dedo mínimo e lumbricais (interósseo dorsal e palmar, adutor do polegar e flexor curto do polegar)

Nervo radial	Fascículo posterior	C5, 6, 7, 8 (T1)	Tríceps (três cabeças)
			Ancôneo
			Braquial (terço lateral)
			Braquiorradial
			Extensor radial longo do carpo
			Ramo profundo do nervo radial:
			    Supinador
			    Extensor radial curto do carpo
			Nervo posterior interósseo (continuação do ramo profundo após o supinador):
			    Extensor dos dedos
			    Extensor do dedo mínimo
			    Extensor ulnar do carpo
			    Abdutor longo do polegar
			    Extensor curto e longo do polegar
			    Extensor do indicador

Nervo mediano	Fascículos lateral e médio	C5, 6, 7 (fascículo lateral) e C8, T1 (fascículo medial)	Pronador redondo Flexor radial do carpo Palmar longo Flexor superficial dos dedos Flexor profundo dos dedos (metade lateral) Flexor longo do polegar Pronador quadrado

Fonte: adaptada de Palastanga e Soames (2006). In: Anatomy and Human Movement: structure and function.

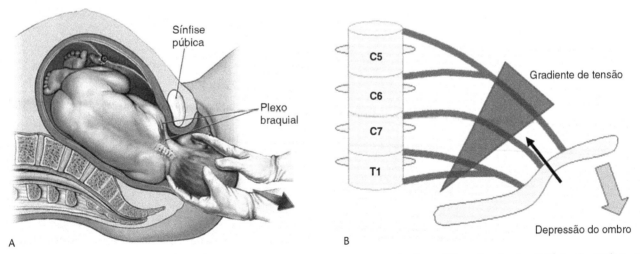

Figura 9.2 Mecanismo de lesão das raízes nervosas em parto com apresentação cefálica através da distócia de ombro ou hiperextensão do ombro. **A** Observe a distócia de ombro. **B** Mecanismo de lesão do plexo superior em virtude do maior gradiente de tensão. (Figura **A** disponível em: www.healthcorps. Figura **B** adaptada de Heise et al., 2007.)

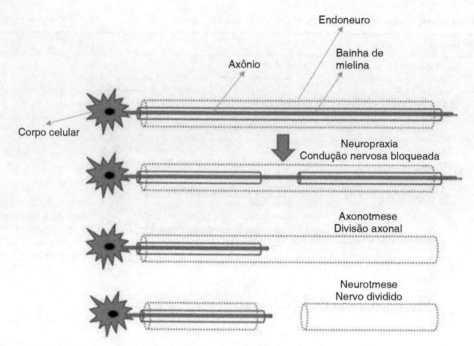

Figura 9.3 Classificação da PBP de acordo com Seddon (1942): neuropraxia, axonotmese e neurotmese. (Disponível em: www.fisio-pedia.com.)

As paralisias podem ser ainda classificadas quanto ao acometimento radicular, sendo observados diferentes quadros clínicos, os quais serão descritos a seguir.

Lesão dos níveis superior (raízes C5, C6) e médio (raízes C5, C6 e C7) ou paralisia de Erb

A paralisia de Erb é decorrente da lesão nas raízes C5 e C6, sendo C7 também afetada em 50% dos casos[13]. O paciente apresenta déficit dos movimentos de protração e retração escapular, abdução e rotação externa do ombro, flexão do cotovelo, supinação do antebraço e flexão do punho e dos dedos. Os recém-nascidos apresentam reflexo de Moro assimétrico, mantendo o membro comprometido junto ao corpo. Um sinal clássico da paralisia de Erb é a mão em gorjeta (Figura 9.4)[14]. Os músculos envolvidos estão listados na Tabela 9.2.

Tabela 9.2 Déficits decorrentes de lesão dos plexos superior e médio (raízes de C5, C6 e C7)

Movimento deficitário	Músculo comprometido	Postura adotada
Protração da escápula	Serrátil	Escápula alada
Retração da escápula	Romboides	Escápula abduzida
Abdução do ombro	Deltoide e supraespinhoso	Adução do ombro
Rotação externa do ombro	Supraespinhoso e redondo menor	Ombro rodado internamente
Flexão do cotovelo	Bíceps, braquiorradial	Cotovelo estendido
Supinação do antebraço	Supinadores	Antebraço pronado
Extensão de punho e dedos	Extensores do punho e dos dedos	Punho e dedos fletidos

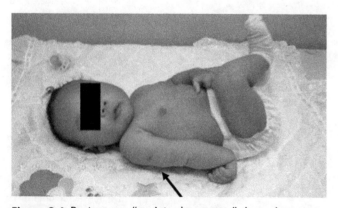

Figura 9.4 Postura em "gorjeta de garçom" de paciente com lesão do nível superior. Note o braço em rotação interna e aduzido, o cotovelo estendido, o antebraço pronado e o punho fletido. (Reprodução autorizada por Heise et al., 2007.)

Lesão do nível inferior (raízes C8 e T1) ou paralisia de Klumpke

A paralisia inferior, também conhecida como paralisia de Klumpke, acomete o tronco inferior do plexo braquial (C8-T1) e é rara, correspondendo a 2% de todas as PBP[15]. A principal característica clínica da paralisia de Klumpke é a pobre função manual, haja vista que os músculos proximais estão intactos[16]. Adicionalmente, observa-se abolição do reflexo de preensão palmar. A mão, apesar de plégica, mantém a semiflexão das articulações interfalangianas e a extensão das metacarpofalangianas, o que evolui para a deformidade em garra vista na Figura 9.5. Além disso, a postura nos segmentos mais proximais se caracteriza por flexão e supinação do antebraço e extensão do punho[14].

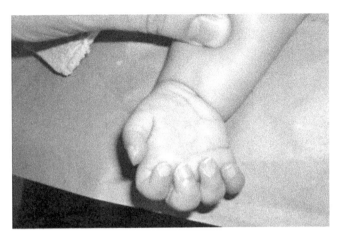

Figura 9.5 Mão em garra decorrente da atrofia da musculatura intrínseca da mão (nível C8-T1). (Reprodução autorizada por Heise et al., 2007.)

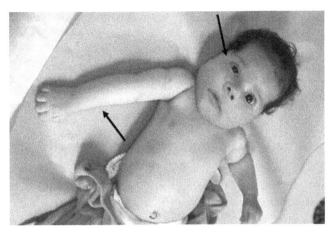

Figura 9.6 Paciente com lesão total do plexo direito apresentando plegia completa do membro e síndrome de Horner ipsilateral. (Reprodução autorizada por Heise et al., 2007.)

Paralisia total

A paralisia total do plexo braquial ou Erb-Klumpke envolve as raízes de C5 a C8 e, algumas vezes, de C4 e T1. Trata-se do segundo tipo mais comum de lesão, e a criança apresenta braço flácido, podendo ocorrer dedos em garra e déficit de sensibilidade[15,17]. Caso acometa a raiz de C4, a criança pode também apresentar desconforto respiratório em virtude da lesão do nervo frênico. Desse modo, ao exame de raios-X é observada redução do ângulo costofrênico. Em caso de acometimento de T1, a criança ainda pode apresentar síndrome de Horner em decorrência do envolvimento da cadeia simpática. Anatomicamente, a cadeia simpática está próxima às raízes inferiores, tornando-as suscetíveis. A tríade clínica de Horner consiste em miose, ptose e anidrose[4] (Figura 9.6).

Classificação de Narakas

Adicionalmente, os achados clínicos podem ser classificados mais facilmente em quatro categorias de acordo com Narakas (Tabela 9.3):

- **Grupo I (C5-C6):** comprometimento de abdução e rotação externa do ombro e flexão do cotovelo.
- **Grupo II (C5-C7):** comprometimento de abdução e rotação externa do ombro, flexão do cotovelo e extensão do punho.
- **Grupo III (C5-T1):** paralisia completa do membro superior.
- **Grupo IV (C5-T1):** paralisia completa do membro superior e síndrome de Horner[18].

Essa classificação da lesão, proposta inicialmente por Narakas[18], foi modificada por Al-Qattan[19]. Essa escala é

Tabela 9.3 Classificação da lesão

Grupo	Nome	Raízes	Fraqueza/paralisia (2 a 3 semanas)	Condição aos 2 meses de idade	Resultados
I	Paralisia superior de Erb	C5, C6	Abdução de ombro/rotação externa, flexão de cotovelo	Recuperação variável do ombro/movimento do cotovelo	Boa recuperação espontânea em > 80% dos casos
IIa	Paralisia de Erb com recuperação precoce da extensão do punho	C5, C6, C7	Como mencionado acima mais queda do punho	Como mencionado acima com extensão ativa do punho	Boa recuperação espontânea em > 60% dos casos
IIb	Paralisia de Erb sem recuperação precoce da extensão do punho	C5, C6, C7	Como mencionado acima mais queda do punho	Como acima, porém sem movimento ativo do punho	Boa recuperação espontânea em > 60% dos casos
III	Paralisia total sem síndrome de Horner	C5 a C8, T1	Paralisia flácida completa	Recuperação variável do movimento do braço. Sem síndrome de Horner	Boa recuperação espontânea do ombro em > 30% a 50% dos casos. Mão funcional frequentemente notada
IV	Paralisia total com síndrome de Horner	C5 a C8, T1	Paralisia flácida completa associada à síndrome de Horner	Recuperação variável do movimento do braço. Com síndrome de Horner	Sem cirurgia, são esperados déficits no braço

Fonte: adaptada de Duff et al., 2015. In: Al-Qattan et al., 2009.

extremamente importante para a classificação da lesão e o encaminhamento dos pais para centros especializados. O encaminhamento deve ser feito dentro de 1 mês após a ocorrência da lesão a fim de prevenir contraturas e deformidades e possibilitar a avaliação precoce, o monitoramento da recuperação e o início da intervenção com suporte e orientação às famílias.

DIAGNÓSTICO E DIAGNÓSTICO DIFERENCIAL

O diagnóstico diferencial da PBP inclui infecções, como artrite séptica do ombro e osteomielite aguda. Fraturas do úmero ou da clavícula também apresentarão pseudoparalisia do úmero. Embora seja rara, é possível observar uma malformação congênita do plexo. Lesão da medula espinhal, paralisia cerebral e outras lesões do sistema nervoso central podem, também, apresentar inicialmente baixo tônus da extremidade envolvida[4].

Exame radiológico, estudos eletrofisiológicos e exames de ressonância magnética são úteis na confirmação do diagnóstico clínico e da extensão da paralisia. Radiografias do tórax, da coluna vertebral e dos membros superiores são importantes para excluir lesões associadas, como fraturas de costela, processos transversos, clavícula e úmero, bem como para análise da lesão do nervo frênico[20].

PROGNÓSTICO

A maioria dos casos apresenta recuperação espontânea por volta dos 3 aos 4 meses de idade. A extensão (superior, inferior ou total) e a gravidade (avulsão ou ruptura) da lesão influenciam o prognóstico. Em geral, as lesões de plexo superior são menos graves. Dentre os fatores associados ao pobre prognóstico podem ser citadas lesões totais ou inferiores, síndrome de Horner, avulsão e fraturas associadas.

Desse modo, de acordo com a classificação de Narakas, o prognóstico do grupo IV é pobre[10].

A ausência de contração contra a gravidade do bíceps aos 3 meses de idade está associada a um pobre prognóstico em relação à função do ombro[21].

De modo geral, são informações importantes quanto ao prognóstico[4]:

- A maioria das PBP é transitória.
- Paralisias totais têm pobre prognóstico diante de um tratamento conservador.
- A não recuperação da função antigravitacional do bíceps entre os 3 e os 6 meses de idade é sinal de pobre prognóstico.
- As crianças com lesões C5-C6 ou C5-C6-C7 podem continuar a apresentar melhora entre os 3 e os 6 meses de idade, o que retarda a necessidade de cirurgias precoces.

ASPECTOS RELACIONADOS COM A INCAPACIDADE E A FUNCIONALIDADE

A Classificação Internacional de Funcionalidade, Incapacidade e Saúde (CIF), desenvolvida pela Organização Mundial da Saúde (OMS), é o modelo mais contemporâneo utilizado pelos profissionais da área de reabilitação[22]. A CIF auxilia os fisioterapeutas na tomada de decisão quanto às prioridades dentro do programa de tratamento, haja vista que nos casos de PBP o foco do tratamento será diferente conforme a idade da criança, mudando de uma abordagem mais voltada para as deficiências da estrutura e função do corpo nos lactentes para um programa com foco maior na atividade e na participação em pré-escolares e escolares[22].

Na Figura 9.7 é possível observar um sumário das principais deficiências da estrutura e função do corpo, limitações

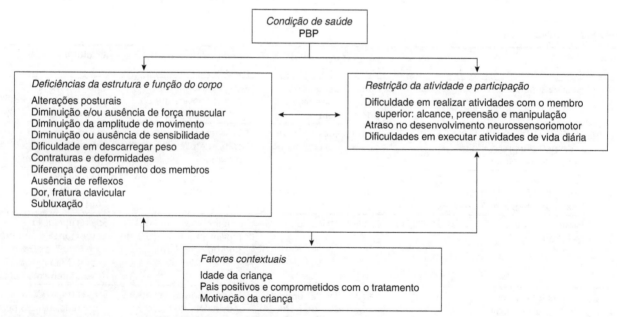

Figura 9.7 Deficiências da estrutura e função do corpo e restrição da atividade e participação com base na Classificação Internacional de Funcionalidade, Incapacidade e Saúde (CIF).

Capítulo 9 Paralisia Braquial Perinatal

de atividades e restrições da participação com base no modelo da CIF.

ATUAÇÃO DA EQUIPE INTERDISCIPLINAR E MULTIPROFISSIONAL

A reabilitação das crianças com sequelas da PBP envolve uma equipe multidisciplinar e interdisciplinar com o objetivo de aumentar a atividade e a participação social, bem como minimizar as deficiências da estrutura e função do corpo. A equipe deve envolver ortopedistas e neurologistas pediátricos, fisioterapeutas e terapeutas ocupacionais, sendo papel de cada profissional dialogar com os demais membros da equipe.

INTERVENÇÃO FISIOTERAPÊUTICA

Avaliação

A avaliação da criança com PBP também deve envolver uma abordagem que considere o modelo da CIF, o qual auxilia fisioterapeutas na escolha das melhores ferramentas para avaliação e tratamento. A avaliação apresentada a seguir é pautada no modelo teórico da CIF e embasada nas recomendações de Duff et al. (2015) para avaliação de crianças com PBP[22].

Coleta de dados da história clínica com os pais e/ou cuidadores

Na infância, a equipe está envolvida na determinação da extensão da lesão, no monitoramento da recuperação e na prevenção de deficiências. Nessa fase devem ser coletadas informações sobre diabetes gestacional, parto gemelar, duração do parto e uso de fórceps/vácuo, hipóxia cerebral, escore de Apgar, peso ao nascimento, fratura clavicular, bem como postura e movimento do membro após o nascimento.

Em crianças mais velhas, o foco já não está tão voltado para as deficiências, mas sim para a atividade e a participação social. Os fisioterapeutas devem coletar informações acerca de intervenções médicas e reabilitação prévia.

Atividade e participação

Embora não haja instrumentos validados para a avaliação do desenvolvimento infantil em crianças com PBP, esta é preconizada por meio de instrumentos padronizados para a estimativa do impacto da condição de saúde nas atividades motoras, como o *Test of Infant Motor Performance* (TIMP)[23] e a *Alberta Infant Motor Scale* (AIMS)[24], que avaliam crianças de 32 semanas de idade gestacional a 4 ou 5 meses pós-termo e do pós-parto até os 18 meses de idade, respectivamente.

A atividade e a participação podem ser avaliadas por meio do instrumento validado para crianças com PBP *Brachial Plexus Outcome Measure* (BPOM)[25], ainda em fase de validação e tradução para o português. Essa escala é subdividida em dois componentes: (1) escala de atividade e (2) escala de autoavaliação. A escala de atividade avalia a capacidade do membro afetado em crianças com PBP com mais de 4 anos de idade. Os items são graduados em uma escala ordinal de 5 pontos de acordo com a capacidade de completar a tarefa. Já a escala de autoavaliação consiste em três escalas visuais analógicas (10cm) que avaliam a percepção da função de mãos e braços e como sua aparência auxilia ou não a participação de crianças com mais de 7 anos de idade. A escala foi desenvolvida para auxiliar decisões clínicas, como (a) procedimentos reconstrutivos secundários, (b) propor intervenções e (c) recomendações para adaptações relacionadas com as atividades de vida diárias (AVD)[25].

Outros instrumentos que avaliam atividade e a participação, como a PEDI[26] e a PEDI-CAT[27] (veja o Capítulo 4), já foram traduzidos e validados para a população brasileira.

Deficiências da estrutura e função do corpo

As hipóteses levantadas durante a avaliação da atividade e participação deverão ser testadas no exame das estruturas e funções do corpo descritas a seguir.

Postura

A observação inicial envolve a interação entre pai e filho, a posição do bebê e o comportamento geral. A posição de repouso e os movimentos espontâneos observados nesse período indicam a extensão da lesão, do envolvimento muscular e da dor. Importante observar a simetria não só dos membros, mas de todo o corpo, uma vez que outras alterações neurológicas podem ser a causa da paralisia do membro. A posição do membro pode indicar uma paralisia total, de Erb ou Klumpke. Além disso, algumas crianças tendem a permanecer com a cabeça virada para o lado oposto ao da lesão (indicando lesão no músculo escaleno ou esternocleidomastóideo, dor ou negligência). Alterações oculares podem ser um indicativo de síndrome de Horner.

Dor

A dor em crianças mais velhas pode ser avaliada por meio da Escala de Faces[28], bem como na infância, por meio da escala *Face, Legs, Activity, Cry, Consolability* (FLACC) (veja o Capítulo 17) ou da *Children's and Infant's Postoperative Pain Scale* (ChiPPS)[29] (Tabela 9.4). Todas as escalas já se encontram traduzidas e validadas para a população brasileira.

Avaliação da sensibilidade

A avaliação da sensibilidade na infância pode ser realizada mediante estimulação tátil ou dolorosa nos dermátomos do membro superior afetado. A partir dessa avaliação é possível classificar a sensação por meio da escala de Narakas[22] (Tabela 9.5). Em crianças mais velhas segue-se a avaliação clássica dos dermátomos do membro superior afetado, avaliando-se temperatura, dor e tato.

Reflexos

Uma vez que diversas condições neurológicas fazem parte do diagnóstico diferencial da PBP, é importante uma triagem

Tabela 9.4 Versão em língua portuguesa da *Children's and Infant's Postoperative Pain Scale* (ChiPPS)

Item	Estrutura	Pontos
Choro	Nenhum	0
	Gemido	1
	Grito	2
Expressão facial	Relaxada/sorrindo	0
	Boca retorcida	1
	Careta (olhos e boca)	2
Postura do tronco	Neutra	0
	Variável	1
	Arqueada para trás	2
Postura das pernas	Neutra, solta	0
	Chutando	1
	Pernas tensionadas	2
Inquietação motora	Nenhuma	0
	Moderada	1
	Inquieta	2

Fonte: adaptada de Alves et al., 2008.
0 = sem dor; 10 = dor máxima.

Tabela 9.5 Escala Sensorial

S0	Não há reação ao estímulo doloroso ou a outro estímulo
S1	Reação ao estímulo doloroso, mas não ao toque
S2	Reação ao toque, mas não ao toque leve
S3	Aparentemente, sensação normal

Fonte: adaptada de Duff et al., 2015. In: Narakas AO, 1987.

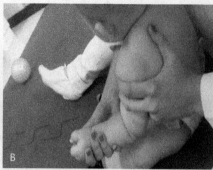

Figura 9.8 Estabilização escapular. **A** Estabilização lateral durante elevação do úmero. **B** Estabilização medial e superior durante rotação externa.

neurológica na infância. Integra essa triagem a avaliação do tônus e dos reflexos/reações, a qual fornece informações acerca da integridade e inervação muscular[22,30] (Tabela 9.6).

Amplitude de movimento

É essencial a avaliação da amplitude de movimento (ADM) de pescoço, glenoumeral e escápula, cotovelo, punho e dedos[22,31,32]. Limitações da flexão lateral e da rotação do pescoço podem sugerir torcicolo muscular congênito (veja o Capítulo 11). A ADM da glenoumeral deve ser avaliada com a devida estabilização escapular durante os movimentos de flexão, abdução, rotação externa e adução horizontal na infância. Durante a elevação do ombro (flexão/abdução), a escápula deve ser estabilizada lateralmente para prevenir rotação superior ou abdução (Figura 9.8A). Já no movimento de rotação externa com o braço abduzido, deve-se promover a estabilização para evitar deslizamento medial e superior da escápula (Figura 9.8B).

Cabe enfatizar que em crianças mais velhas é primordial uma avaliação da ADM ativa e passiva através de medidas objetivas utilizando a goniometria. Além disso, é importante documentar o comprimento dos membros (radiografia com escanograma) para identificar discrepância no comprimento dos membros[33,34].

Força muscular

A força muscular pode ser verificada por meio da observação dos movimentos espontâneos do bebê nas posturas prono, supina, decúbito lateral e sentada com ou sem apoio[35]. Além disso, a observação de reflexos ou reações também fornece informações acerca da ativação muscular (Tabela 9.7). A medida objetiva inclui a Escala de Movimento Ativo (do inglês, *Active Movement Scale* [AMS])[22,36], que avalia a ativação muscular desde o período neonatal até 1 ano de idade, mas que pode ser utilizada até a adolescência. Como a escala avalia o movimento ativo com base na ADM passiva disponível, recomenda-se a utilização de um goniômetro (Quadro 9.1).

Tabela 9.6 Avaliação de reflexos para análise da ativação muscular em crianças com PPB

Nome	Idade	Estímulo	Resposta
Reflexo de Moro	0 a 4 meses	Extensão repentina do pescoço contra a gravidade	Abdução do ombro/rotação externa e flexão do cotovelo
Reação de colocação das mãos	0 a 6 meses	Estímulo tátil do dorso das mãos em um dos lados da mesa	Flexão do ombro com extensão do punho
Reflexo de preensão	0 a 4 meses	Pressão na palma das mãos	Flexão dos dedos
Reflexo tônico-cervical assimétrico (RTCA)	6 semanas a 6 meses	Cabeça vira para um dos lados	Extensão do cotovelo do lado da face e flexão do lado cranial
Reação de proteção anterior	Início dos 6 aos 7 meses	Segure a criança em suspensão ventral e a mova em direção a uma superfície	Extensão e abdução bilateral dos braços
Reação de proteção lateral	Início dos 6 aos 11 meses	Com a criança sentada, empurre-a gentilmente para a lateral	Extensão ou abdução do braço para o lado para evitar queda

Fonte: adaptada de Duff et al., 2015. In: Gabbard et al., 2011.

Capítulo 9 Paralisia Braquial Perinatal

Tabela 9.7 *Medical Research Council Muscle Grading System* (MRC)

Observação	Graduação
Sem contração	M0
Esboço de contração	M1
Movimento ativo – eliminando ação da gravidade	M2
Movimento ativo contra ação da gravidade	M3
Movimento ativo contra ação da gravidade e resistência	M4
Força normal	M5

Fonte: adaptada de Ruchelsman et al., 2009.

Em crianças mais velhas, a AMS ainda pode ser utilizada até os 15 anos. No entanto, à medida que a criança cresce e compreende melhor os comandos verbais, a escala *Medical Research Council* (MRC)[4] pode ser mais apropriada para avaliação da função muscular. Outra escala amplamente utilizada é a escala de Mallet modificada[37], que pode ser utilizada em crianças com mais de 3 anos de idade. Essa escala consiste em cinco posturas bilaterais demonstradas pelo

Quadro 9.1 Escala do Movimento Ativo – *Active Movement Scale* (AMS)

Observação	Escore
Abdução de ombro	—
Adução de ombro	—
Flexão de ombro	—
Rotação externa de ombro	—
Rotação interna de ombro	—
Flexão de cotovelo	—
Extensão de cotovelo	—
Pronação de antebraço	—
Supinação de antebraço	—
Flexão de punho	—
Extensão de punho	—
Flexão dos dedos	—
Extensão dos dedos	—
Flexão do polegar	—
Extensão do polegar	—
Definição do escore	
Sem gravidade	**Escore**
Sem contração	0
Contração, sem mov	1
Mov ≤ 1/2 ADM	2
Mov > 1/2 ADM	3
ADM total	4
Contra gravidade	
Mov ≤ 1/2 ADM	5
Mov > 1/2 ADM	6
ADM total	7

Uma pontuação igual a 4 deve ser alcançada antes que uma pontuação mais alta possa ser atribuída. As pontuações são atribuídas com base na faixa de movimento passivo disponível. A AMS não foi projetada para fornecer uma pontuação total. No entanto, a pontuação total tem sido utilizada em algoritmos de tomada de decisões clínicas e para demonstrar mudanças.
ADM: amplitude de movimento; mov: movimento.
Fonte: adaptado de Duff et al., 2009. In: Curtis, 2002.

fisioterapeuta. O escore varia de I (sem função) a V (função normal) (Figura 9.9).

Qualidade de vida

A qualidade de vida pode ser avaliada por meio do questionário de qualidade de vida Peds-QL[38], também validado e traduzido para o português (veja o Capítulo 23).

TRATAMENTO FISIOTERAPÊUTICO*

Apesar da possível regeneração nervosa dos axônios, cocontrações musculares podem ter impacto sobre a movimentação coordenada e reduzir as atividades musculares mais próximas do normal, alterando a função motora e sensorial do membro superior acometido[39]. Os distúrbios de movimento afetam o aprendizado de um padrão motor controlado, influenciando de modo negativo o desenvolvimento motor típico[39].

Nesse sentido, após o diagnóstico fisioterapêutico, o tratamento deve começar o mais precocemente possível e levar em consideração as restrições, limitações e deficiências apresentadas na avaliação inicial. Como o tipo Erb é o mais prevalente na prática clínica, os estágios de tratamento descritos a seguir têm enfoque maior para essa condição.

As evidências sobre o tratamento fisioterapêutico em crianças com PBP são escassas e com nível baixo. Portanto, o tratamento proposto neste capítulo será adaptado a partir de protocolos desenvolvidos por hospitais e por equipes de referência internacional, bem como com base nas melhores evidências publicadas.

De modo geral, e com base na CIF, são objetivos do tratamento fisioterapêutico:

- Aumentar as habilidades funcionais.
- Potencializar o desenvolvimento motor.
- Prevenir o não uso do membro acometido.
- Prevenir contraturas e deformidades.
- Aumentar ou manter a ADM.
- Aumentar a força muscular.
- Aumentar a densidade mineral óssea.
- Minimizar as assimetrias e/ou alterações posturais.
- Prevenir luxações e/ou subluxações de ombro e instabilidade escapular.
- Prevenir a diferença de comprimento de membros superiores.
- Orientar pais e/ou cuidadores.

Antes do início do tratamento, devem ser levadas em consideração algumas precauções importantes (nível de evidência 5)[40]:

- Em crianças com histórico de fratura clavicular, o início do tratamento deverá ser postergado e será necessária uma radiografia recente para confirmar a cicatrização.
- O uso de modalidades térmicas deve ser evitado em caso de alteração ou perda de sensibilidade.

*Veja no Anexo, no final deste livro, a definição dos níveis de evidência, sendo 1 o nível mais alto e 5 o mais baixo.

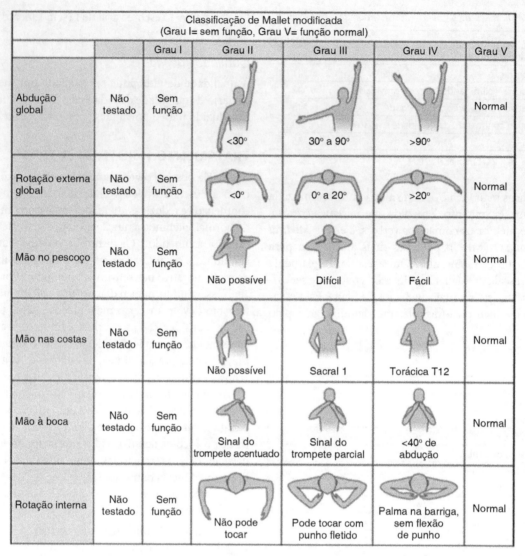

Figura 9.9 Escala de Mallet modificada. (Adaptada de Duff et al., 2009. In: Abzug JM, Kozin SH, 2014.)

- Os exercícios devem ser realizados dentro da ADM livre de dor, bem como os movimentos devem ser suaves nos casos de lesão tecidual.
- Em casos de luxação/subluxação, a articulação envolvida deve ser estabilizada e devem ser priorizados exercícios em cadeia cinemática fechada.

O tratamento será dividido em estágios conforme a idade da criança, haja vista que os objetivos e prioridades são distintos para cada faixa etária e tempo da lesão perinatal.

Estágio 1 – Primeiras 2 semanas

Com o objetivo de prevenir lesões secundárias e garantir maior recuperação, o braço é mantido imobilizado junto ao corpo por até 15 dias.

Estágio 2 – Duas semanas a 5 meses

Após o período de imobilização e alta médica, inicia-se a intervenção fisioterapêutica. Nessa fase, é importante orientar os pais quanto ao manuseio e posicionamento corretos da criança (nível de evidência 4)[41]:

- Os pais devem ser instruídos a manter o braço em supinação e rotação externa, mantendo-o apoiado com o uso de travesseiros a fim de possibilitar um alongamento sustentado por mais tempo.
- Ao carregar a criança, o braço deverá estar bem estabilizado, de modo a evitar que ele fique livre, mantendo o cotovelo flexionado junto ao peito da criança, mas não por longos períodos. Essa orientação também é importante ao transportar as crianças na cadeirinha do carro.
- Ao vestir o bebê, deve-se iniciar pelo lado afetado e retirar a roupa pelo lado não afetado.
- Os braços devem estar sempre limpos e secos. Durante o banho, o ombro e a escápula afetados devem ser estabilizados com uma das mãos e o bebê lavado com a mão livre.
- Os bebês devem ser estimulados a permanecer na postura em prono (*tummy time*), segurando-os proximalmente

no braço a fim de garantir suporte e proteção adequados ao braço afetado.
- Na postura supina, os pais devem incentivar as crianças a aumentarem seu repertório motor mediante a estimulação da cabeça para os dois lados, bem como o início do alcance, preensão e manipulação, quando possível.

Os exercícios de ADM passiva, bem como alongamentos, devem ser iniciados precocemente nas articulações do ombro, cotovelo e punho. O fisioterapeuta ou os pais (treinados previamente pelo fisioterapeuta) deverão estabilizar a articulação proximal e deslocar a distal (Figuras 9.10 a 9.14). Os pais devem ser orientados a realizar os alongamentos e mobilizações pelo menos três vezes ao dia, aproveitando as trocas de fralda, o banho e os períodos de alimentação (se possível, duas séries com 10 repetições para cada movimento) (nível de evidência 4)[41].

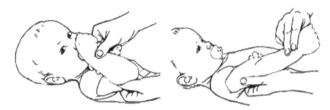

Figura 9.12 Alongamento e mobilização passiva para aumentar/manter ADM de flexão e extensão do cotovelo. (Disponível em: www.seattlechildrens.org.)

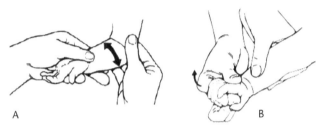

Figura 9.13 Alongamento e mobilização passiva para aumentar/manter supinação do antebraço (**A**) e extensão do punho (**B**). (Disponível em: www.seattlechildrens.org.)

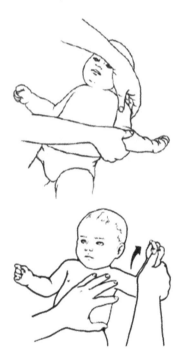

Figura 9.10 Alongamento e mobilização passiva para aumentar/manter rotação externa. (Disponível em: www.seattlechildrens.org/pdf/PE604.pdf.)

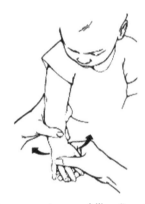

Figura 9.14 Alongamento e mobilização passiva para aumentar/manter ADM do punho (desvios radial e ulnar). (Disponível em: www.seattlechildrens.org.)

Os exercícios passivos de mobilização precoce (ou seja, suaves) têm sido considerados seguros[42]. Pesquisadores que avaliaram a prevalência de luxação posterior de ombro em crianças (24 a 57 meses) que iniciaram exercícios de mobilização antes dos 6 meses de idade não observaram diferenças estatisticamente significativas quanto à prevalência de subluxação posterior de ombro[43]. A subluxação posterior estava associada àquelas crianças com história de cirurgias ou limitações de movimento ativo (nível de evidência 2b)[43].

Iniciam-se a estimulação dos movimentos ativos e o fortalecimento muscular por meio de atividades próprias para a idade motora, primeiro sem a gravidade e progredindo para posições contra a gravidade. Cabe ressaltar que, para o aumento da mobilidade escapuloumeral, a escápula deve ser estabilizada (nível de evidência 5)[40] (veja a Figura 9.8).

A estimulação sensorial pode ser alcançada mediante a estimulação tátil no membro afetado com material apropriado de diferentes texturas (nível de evidência 5)[40].

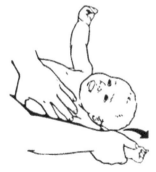

Figura 9.11 Alongamento e mobilização passiva para aumentar/manter flexão do ombro. (Disponível em: www.seattlechildrens.org.)

Os exercícios realizados na postura em prono que utilizem descarga de peso, como na postura de *puppy*, são importantes por promover maior *input* proprioceptivo, adequada co-contração muscular e estimular o desenvolvimento motor (nível de evidência 5)[40].

Estágio 3 – Seis meses a 1 ano de idade

Nesse estágio deve-se continuar com os objetivos das fases anteriores, porém com ênfase maior em (níveis de evidência 4 e 5)[40,41]:

- Aumentar ou manter ADM e força muscular.
- Aquisição dos marcos do desenvolvimento motor.
- Prevenir contraturas e deformidades.

Mediante estimulação adequada de atividades apropriadas para a idade, o bebê deve ser estimulado a sentar, arrastar, engatinhar, ficar de pé e andar com adequado controle e coordenação dos movimentos (nível de evidência 5)[40].

Nesse estágio, algumas crianças com pior prognóstico já serão submetidas às primeiras intervenções médicas. Assim, é papel do fisioterapeuta, mediante adequada integração com a equipe de reabilitação, propor objetivos e metas pré e pós-intervenções (nível de evidência 5)[40].

Estágio 4 – Um ano a 4 anos ou mais

Além de continuar com os objetivos das fases anteriores, é importante considerar as complicações secundárias que surgem a partir dessa idade, como escápula alada, assimetrias e compensações, escolioses posturais, discrepância de comprimento de membros, redução da densidade mineral óssea, contraturas e luxações. Seguem as evidências disponíveis para o manejo dessas condições.

Contraturas e encurtamentos musculares

Nos casos leves, quando ainda não há contratura, o fisioterapeuta pode lançar mão de modalidades de calor superficial, massagem e técnicas de liberação miofascial. A fisioterapia aquática pode ajudar a alcançar esses objetivos em razão da temperatura da água e da estimulação dos movimentos (nível de evidência 5)[40].

O manejo da contratura é recomendado para aquelas crianças que apresentam contratura em flexão de cotovelo, como limitação de ADM > 30 graus de extensão de cotovelo, bem como queixas funcionais e estéticas. O protocolo consiste inicialmente em alongamento e calor superficial a fim de atingir a posição para o engessamento. O engessamento é realizado com o membro na posição alongada (extensão de cotovelo), e o gesso é retirado após 1 semana. Assim, alongamento e engessamento são repetidos até que sejam atingidos 30 graus de ADM. Quando a contratura atinge valores entre 20 e 30 graus, inicia-se o uso de *splints* noturnos. Posteriormente, inicia-se um programa de alongamentos e aquecimento local, molda-se a órtese com o braço em extensão, estabiliza-se com faixas de velcro e

inicia-se o uso noturno por 2 semanas. Se o paciente continuar a apresentar ganhos entre as reavaliações, recomenda-se a continuação do protocolo; caso contrário, o paciente já atingiu um platô e o programa é descontinuado. Nesse caso, o paciente é orientado a usar a órtese apenas à noite para manter a ADM. Os resultados desse protocolo mostraram valores estatisticamente significativos pré e pós-intervenção em pacientes com PBP com média de idade de 12 anos (nível de evidência 4)[44].

Nos casos que apresentam queixas de contraturas leves (< 20 graus), os pais e as crianças são avisados de que a contratura não terá impactos funcionais, sendo orientadas atividades de suspensão em barras em lugar da órtese. No entanto, caso a família e a criança desejem, deve-se iniciar o programa de uso noturno da órtese (nível de evidência 4)[44].

Aumento da função do membro superior

A criança deve ser encorajada a realizar atividades bimanuais, como jogar bola, escaladas etc. Deve ser incentivada a estimulação das AVD mediante o aumento da força muscular e da coordenação motora. Essas atividades parecem ter seus efeitos potencializados quando associadas a outros recursos fisioterapêuticos. Esses recursos com os respectivos níveis de evidência serão descritos a seguir.

O aumento da função manual e das AVD tem sido alcançado mediante o uso da terapia de contenção induzida (do inglês *Constraint-Induced Movement Therapy* [CIMT])[45-47] ou apenas por meio de treinos intensivos de tarefa orientada, um dos componentes da CIMT[48]. A CIMT é uma técnica de reabilitação criada por Edward Taub nos EUA e desenvolvida inicialmente para aumentar a funcionalidade de pacientes hemiparéticos com sequelas de acidente vascular encefálico, sendo atualmente muito utilizada em outras condições, como em casos de paralisia cerebral (nível de evidência 1)[49] e PBP (CIMT modificada) (nível de evidência 4)[46]. A técnica tradicional consiste em três princípios fundamentais[49]:

- Treino intensivo de tarefa orientada com repetição no membro superior afetado.
- Restrição do membro superior não afetado (aproximadamente 90% do tempo em que a criança está acordada) (Figura 9.15).
- Aplicação de um conjunto de métodos comportamentais para reforço e adesão com o objetivo de aumentar os resultados obtidos no ambiente clínico e no mundo real do paciente.

Em crianças com sequelas de PBP tem sido utilizado um protocolo modificado da CIMT, o qual envolve a restrição do membro apenas durante o treino das tarefas, sessões que variam de 30 minutos a 6 horas por dia, 6 a 7 dias por semana, com duração de 4 a 14 semanas consecutivas, sendo o treino de tarefa orientada (isto é, *shaping*) realizado tanto pelos pais como pelo terapeuta (níveis de evidência 3 e 4)[46,47].

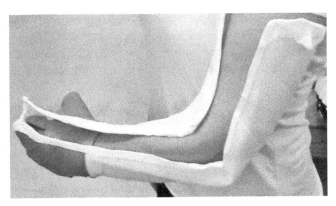

Figura 9.15 Gesso sintético utilizado na terapia de contenção induzida.

O *shaping* é um método de treinamento no qual a tarefa motora se torna gradualmente mais difícil. Em geral, trata-se de programas individualizados que consistem em 10 a 15 tarefas, cada uma delas usualmente desempenhada pelo período de 10 a 30 segundos. Ao final de 10 tentativas, as tarefas são modificadas. Somente um parâmetro do *shaping* é modificado durante a progressão. A técnica exige bastante o envolvimento dos pais ou fisioterapeutas[50]. Esse princípio tem sido amplamente utilizado na técnica de CIMT moficada para PBP. Segue um exemplo de *shaping*:

- **Tarefa:** "colher frutas no quintal".
- **Descrição:** pegar bolas presas com velcro em um painel alto e jogar numa bacia.
- **Parâmetros para progressão:**
  - Número de frutas colhidas em 30 segundos.
  - Altura da árvore (painel).
  - Distância da bacia de frutas.
  - Precisão: número de frutas que a criança arremessa no cesto em 15 tentativas.
- **Reforço positivo:** contar quantas frutas foram arremessadas na bacia.
- **Movimentos-chave:** flexão de ombro, flexoextensão de cotovelo, preensão e desprendimento.

Abdel-Kafy et al. (2013) observaram efeitos pré e pós-tratamento por meio do uso modificado da CIMT associada a exercícios para aumento da ADM de ombro (rotação externa e abdução) em crianças com média de idade de 4 anos, PBP tipo Erb (C5 e C6). Os autores relataram aumento da função manual avaliada por meio da escala de Mallet comparada ao grupo de controle (nível de evidência 3)[47]. Outro estudo observou, também, aumento da qualidade do movimento, bem como melhora das atividades bimanuais em domicílio após tratamento utilizando elementos da CIMT em um paciente de 2 anos de idade com PBP tipo Erb (nível de evidência 4)[46].

Os treinos intensivos orientados à tarefa têm sido associados a outros recursos, como a realidade virtual[51], que também pode ser uma alternativa para o tratamento dessas crianças por proporcionar motivação, possibilitar maior número de repetições e oferecer *feedback* em tempo real, facilitando o processo de aprendizagem motora[48,52]. Um estudo comparou um grupo de crianças com PBP do tipo Erb que realizaram fisioterapia convencional a outro grupo que recebeu terapia de realidade virtual. O grupo que recebeu terapia de realidade virtual apresentou resultados superiores, quando comparado ao grupo convencional, sendo observado aumento da função dos membros superiores, especificamente dos movimentos dos ombros (nível de evidência 2)[52].

Alguns estudos também têm demonstrado os efeitos benéficos da Kinesio Taping® no aumento da função dos extensores de punho em pacientes com PBP do tipo Erb (nível de evidência 3)[53]. A Kinesio Taping® consiste em um tipo de bandagem elástica funcional que proporciona à criança um *feedback* sensorial e proprioceptivo, estimulando mecanorreceptores e auxiliando o alinhamento articular e biomecânico do segmento acometido, o que possibilita uma variação no repertório funcional e reduz o quadro álgico (nível de evidência 3)[54]. Nesse sentido, a bandagem pode auxiliar o fisioterapeuta ao possibilitar o desenvolvimento de tarefas mais funcionais (nível de evdiência 3)[54].

Entretanto, o uso da Kinesio Taping® tem sido contestado, uma vez que sua utilização em condições musculoesqueléticas em adultos tem apresentado baixo nível de evidência (nível de evidência 1)[47]. Apesar da evidência limitada sobre os efeitos na PBP, a Kinesio Taping® pode ser considerada uma técnica complementar à fisioterapia convencional até que novos estudos com melhor qualidade metodológica forneçam novas evidências (nível de evidência 3)[54].

Diferença de comprimento de membros e redução da densidade mineral óssea

A discrepância de membros e a redução da densidade mineral óssea devem ser minimizadas por meio de atividades que promovam o adequado suporte de peso a fim de estimular o crescimento ósseo.

As evidências apontam que os exercícios tradicionais são menos eficazes do que um programa de descarga de peso adequado (nível de evidência 2)[55]. Ibrahim et al. (2011) compararam crianças com sequelas de PBP (de 2 a 10 anos de idade) alocadas nos seguintes grupos: grupo de controle, grupo de exercícios tradicionais e grupo específico para descarga de peso. O protocolo consistiu em exercícios realizados por 1 hora ao dia, três vezes por semana, durante 6 meses. Ao final do tratamento, o grupo que realizou descarga de peso apresentou resultados superiores quando comparado aos demais. O grupo de descarga de peso realizava as seguintes atividades:

1. Sentado no chão com o braço afetado apoiado, enquanto realizava brincadeiras de jogos.
2. Sentado (*long-sitting*) realizando exercícios contra dois blocos (localizados um de cada lado no chão). A criança deveria apoiar as mãos sobre os blocos enquanto realizava a extensão dos cotovelos em cadeia fechada. Os blocos

progrediam em altura com o objetivo de aumentar a dificuldade do exercício.

3. Posição de quatro apoios, passando para a posição de três apoios, retirando o apoio do membro superior não acometido.

4. Posição de quatro apoios enquanto realizava exercícios de flexão de membros superiores (cadeia aberta ou fechada, bilateral ou unilateral).

5. Mesma posição de três apoios citada no item 3, porém estendendo também o quadril contralateral. Postura de duplo apoio (membros superior e inferior contralaterais).

6. Posição de quatro apoios ou urso enquanto alcançava brinquedos com o lado não afetado.

7. Quatro apoios com os pés apoiados em um banco.

8. De pé, membros superiores apoiados em cadeia fechada sobre um espelho enquanto realizava atividades lúdicas, como deslizar no espelho utilizando sabão.

9. O terapeuta aplicava força leve através do ombro (sentido proximal para distal), enquanto a criança realizava as atividades apresentadas nos itens 1, 3, 5, 7 e 8. Essa força tinha por objetivo aumentar a dificuldade da tarefa.

Outra estratégia que pode ser associada para potencializar os efeitos dos exercícios de descarga de peso consiste na Estimulação Elétrica Funcional (FES). Um ensaio clínico randomizado comparou os efeitos dos exercícios de descarga de peso associados à estimulação elétrica em crianças com idade entre 3 e 5 anos (lesão superior – C5, C6). O grupo que recebeu FES e exercícios de descarga de peso demonstrou aumento significativo da densidade mineral óssea e da função muscular do ombro (nível de evidência 2)[53].

Luxação de ombro e instabilidade escapular

O uso adicional da Kinesio Taping® associado à fisioterapia convencional tem sido apontado como adjuvante no manejo da instabilidade umeral, como será descrito no estudo de caso apresentado a seguir: criança do sexo feminino, 2 anos de idade, paralisia superior, apresentando sinal do trompete positivo, assimetria e uso limitado do membro afetado, bem como escápula alada e luxação escapular. O tratamento consistiu em estimulação do braço acometido, educação dos pais e Kinesio Taping® para facilitar a função do manguito rotador e a estabilização escapular. Os resultados demonstraram melhora em todas as deficiências e limitações listadas previamente, bem como cancelamento de cirurgia previamente marcada (nível de evidência 4)[56].

Outro estudo, que avaliou 32 crianças com sequela de PBP e utilizou a Kinesio Taping®, verificou melhora do alamento escapular mediante estimulação dos músculos trapézios médio e inferior (nível de evidência 3)[39].

Considerações acerca das compensações posturais do movimento

À medida que a criança cresce e aumenta seu repertório de AVD, começam a aparecer várias alterações posturais e compensações durante a realização do movimento. O fisioterapeuta deverá estar atento e fornecer orientações aos pais, bem como tentar minimizar essas disfunções durante a realização das atividades em ambiente terapêutico. Várias dessas compensações podem ser minimizadas por meio de modificações do ambiente e da tarefa. No período escolar, essas crianças devem ser acompanhadas e orientadas sobre a maneira de minimizar as compensações do movimento e da postura em decorrência do aumento da sobrecarga escolar (ou seja, tarefas, volume e peso do material escolar, educação física etc.). As mesmas orientações devem ser fornecidas na adolescência e no momento de transição para a vida adulta, período em que são somadas novas demandas (nível de evidência 5).

INTERVENÇÃO MÉDICA E CONSIDERAÇÕES PARA O TRATAMENTO FISIOTERAPÊUTICO PÓS-OPERATÓRIO

O processo de reabilitação da lesão de plexo braquial pode ser composto por tratamento conservador ou cirúrgico realizado pelo médico.

Tratamento cirúrgico ou médico conservador

A toxina botulínica é uma opção conservadora utilizada no manejo dos déficits ocasionados pela PBP por auxiliar o controle da co-contração e do desequilíbrio muscular, primordial para prevenção das contraturas e das deformidades, como (1) rotação interna e adução de ombro, (2) flexão/extensão de cotovelo e (3) pronação de antebraço[57-59]. As principais metas são reduzir o tônus muscular, restabelecer as ADM e facilitar o alinhamento biomecânico[58]. Entretanto, ainda há poucas evidências de alta qualidade quanto à sua eficácia.

A meta principal do tratamento cirúrgico é ressecar o neuroma e orientar o crescimento dos axônios, possibilitando a restauração dos movimentos e da função, seguida de redução da dor, caso esteja presente[60-62]. A cirurgia deve ser realizada já no terceiro ou sexto mês pós-lesão, principalmente com vistas à estabilização da articulação glenoumeral, à preservação da flexão do cotovelo e à recuperação da rotação externa e da abdução do ombro[60-62]. A princípio, esperar a criança completar entre 6 e 9 meses é considerado tempo suficiente para definição da necessidade de intervenção cirúrgica[62].

Entretanto, é possível que a intervenção seja indicada entre o sétimo e o 12º mês ou após 1 ano de lesão, proporcionando piores resultados com o transcorrer do tempo[60]. Em longo prazo, nas crianças com lesões mais graves, a cirurgia melhora os resultados funcionais, principalmente os referentes à abdução do ombro e à flexão do cotovelo[62]. Alguns médicos indicam a cirurgia com base na recuperação do movimento de flexão do cotovelo[62].

O melhor momento para a cirurgia sempre irá depender do mecanismo da lesão. O exame físico ainda é um instrumento fundamental para avaliação e indicação cirúrgica[62], uma vez que o resultado do exame complementar de eletromiografia (EMG) muitas vezes é discordante em relação aos achados clínicos para determinação do prognóstico de recuperação da lesão[62].

Antes que seja indicado o procedimento cirúrgico, o neurocirurgião deve identificar os pacientes que apresentam potencial de recuperação espontânea e aqueles que poderão apresentar apenas remissão parcial ou nenhum grau de recuperação[61]. Além disso, são fundamentais a avaliação do melhor período para a cirurgia e a definição da técnica adequada que assegure novas conexões nervosas. Isso porque, no momento da secção da região do plexo para reconstrução, perde-se o potencial de recuperação espontânea[61].

Na maioria dos lactentes (aproximadamente dois terços) é possível observar algum grau de recuperação espontânea já nos primeiros 3 meses pós-lesão, com força e amplitude normais de movimento[60,62]. Nos casos em que não há evidência clínica de retorno dos movimentos com exame eletrofisiológico que comprove a ausência de potencial e remissão espontânea impossível, está indicado tratamento cirúrgico primário[60].

A intervenção cirúrgica primária consiste em explorar e reconstruir as porções do plexo braquial que estão comprometidas nos primeiros meses de vida do recém-nascido, muito antes da recuperação espontânea completa[61]. Habitualmente, o procedimento primário inicia com a ressecção do neuroma, substituindo-o por enxerto de nervo autólogo, ou com a transferência nervosa (neurotização) ou com a neurólise para liberação do tecido nervoso de aderências e de fibroses ou, ainda, com uma combinação de técnicas[61,62].

Após a cirurgia primária, outros tratamentos secundários, como cirurgias ortopédicas e aplicação de toxina botulínica, podem ajudar a minimizar os déficits residuais nas funções motora e sensitiva[61].

Em pacientes que alcançam algum grau de recuperação espontânea de maneira tardia podem ser indicados procedimentos secundários, como transferências de tendão e/ou músculos, osteotomias e outras técnicas ortopédicas[61].

As transferências musculares e de tendão são realizadas a fim de reduzir as contraturas e melhorar a movimentação do ombro, enquanto as osteotomias têm por objetivo corrigir a rotação do úmero, posicionando-o de maneira neutra[63]. Já as técnicas cirúrgicas que abordam as deformidades ósseas melhoram aspectos anatômicos e funcionais[63].

Fisioterapia pós-cirúrgica

A fisioterapia pós-operatória de crianças com PBP deve acontecer o mais precocemente possível e ser realizada por uma equipe multidisciplinar, incluindo médicos, cirurgiões, fisioterapeutas e terapeutas ocupacionais (nível de evidência 5)[61].

Os objetivos fisioterapêuticos consistem em evitar aderências e contraturas, manter a ADM e as articulações flexíveis, preservar a congruência das articulações, melhorar a força muscular e promover treino funcional (nível de evidência 5)[57,64]. Além disso, é primordial providenciar as condições ambientais essenciais para que os músculos reassumam sua função após a regeneração das estruturas nervosas (nível de evidência 5)[57].

A abordagem fisioterapêutica para atingir os objetivos citados consiste nos mesmos princípios de tratamento listados anteriormente. Assim, destaca-se a importância de uma avaliação criteriosa para identificação das deficiências, limitações de atividade e restrições da participação. Além disso, é importante dialogar com o médico responsável pela intervenção cirúrgica, de modo a obter detalhes sobre os procedimentos, bem como precauções quanto ao início das atividades com carga e repouso para a adequada cicatrização cirúrgica.

Apesar de limitadas, as evidências apontam para resultados benéficos da fisioterapia pós-operatória. Um estudo avaliou os efeitos de um programa de fisioterapia pós-operatória em 47 crianças (com lesões do tipo C5-C6 e C5-C6-C7), com média de idade de 4 anos, submetidas previamente à cirurgia de transferência de tendão do grande dorsal e redondo menor. O protocolo teve a duração de 6 meses, iniciando em uma fase de repouso total (uso de gesso) até a fase final (retorno às atividades). Os resultados demonstraram desfechos significativos no que se refere ao aumento da função do ombro e do braço (nível de evidência 4)[65]. Um resumo do protocolo pode ser observado na Tabela 9.8.

CONSIDERAÇÕES FINAIS

A PBP é uma condição de saúde frequente na prática clínica do fisioterapeuta e está associada a uma série de deficiências, limitações da atividade e restrições da participação em crianças com sequelas. Nesse contexto, o modelo conceitual da CIF é peça fundamental para estruturar a intervenção fisioterapêutica. Observa-se que, nos primeiros anos de vida, essas crianças apresentam uma abordagem mais voltada para a prevenção das deficiências da estrutura e função do corpo, porém, à medida que crescem, o enfoque deve ser voltado para potencializar as atividades e a participação social.

Apesar das evidências limitadas, condutas associadas a um treino específico à tarefa (isto é, alta intensidade, frequência e repetição) apresentam melhores desfechos em relação ao aumento das atividades do membro superior. Já no que se refere às deficiências, as melhores evidências estão relacionadas com programas estruturados de descarga de peso de membros superiores e o uso do FES.

Futuros estudos são necessários a fim de verificar a efetividade, bem como estabelecer parâmetros para a prescrição das técnicas e recursos, como bandagens terapêuticas, gesso seriado, órteses e estimulação sensorial do membro acometido. Por fim, cabe salientar a importância da busca do fisioterapeuta por constante atualização, de modo a aliar a prática clínica às evidências científicas.

238 | **Seção II** Fisioterapia Neurofuncional

Tabela 9.8 Resumo do protocolo fisioterapêutico pós-operatório de cirurgia de transferência de tendão proposto por Safoury et al. (2017)

Fases	Dispositivos	Exercícios	Precauções
Fase aguda ou de proteção máxima (0 a 6 semanas de pós-operatório)	Gesso com o membro superior posicionado com ombro em flexão e em abdução de 80 a 90 graus, rotação externa de 90 graus e flexão do cotovelo de 90 graus com rotação neutra do antebraço	– Orientações sobre postura para evitar deformidades da coluna vertebral resultantes do peso do gesso – Exercícios de preensão para manutenção da força e ativos e ativos-resistidos, se possível, para manter a ADM da articulação do punho	–
Fase de transição (7 a 8 semanas de pós-operatório)	Órtese de posicionamento (90 graus de abdução e de flexão de ombro, 90 graus de rotação externa, 90 graus de flexão do cotovelo e antebraço neutro com apoio do punho, se necessário) todos os dias por 2 semanas. Removida para higiene e para os exercícios	Três vezes por dia durante aproximadamente 1 hora: – Exercícios pendulares da articulação do ombro (flexão/extensão; abdução/adução; movimentos circulares no sentido horário/anti-horário) – Movimento ativo-assistido e automobilização, usando sistema de polia ou bastão para aumentar a ADM de flexão, abdução e rotação externa do ombro com o objetivo de aumentar a força muscular e de reeducação muscular – ADM ativa dentro do intervalo disponível para todo o arco de movimento da articulação do ombro, exceto rotação interna e adução horizontal – Mobilização, exercícios ativos e ativos-resistidos para articulações do cotovelo, antebraço e punho – Alongamento dos músculos bíceps braquial e pronador – Exercícios de preensão – Elevação ativa de ombros e retração escapular sem resistência	– Não devem ser realizados movimentos passivos ou exercícios de alongamento de rotação interna, adução horizontal e extensão do ombro – Não deve ser realizado nenhum movimento passivo forçado para flexão, abdução e rotação externa do ombro – Sem suporte de peso da extremidade superior do ombro no pós-operatório
Fase de retirada da órtese ou ADM ativo-assitida (9 a 10 semanas de pós-operatório)	Uso da órtese de posicionamento apenas durante o sono por mais 2 semanas	Três vezes por semana: – Continuar exercícios das fases anteriores – Mobilização da articulação do cotovelo, se ainda houver limitação da ADM – Alongamento para os músculos subescapular e bíceps – Exercício ativo-assistido de flexão/abdução a 150 graus e rotação externa do ombro – Exercício ativo-resistido para extensores do cotovelo, supinador do antebraço, punho e músculos da mão – Exercício ativo de escápula (retração, protração, para cima e para baixo) – Exercício ativo dentro do arco de movimento disponível para o ombro, exceto para rotação interna e adução horizontal – Manejo dos tecidos cicatriciais no local da cirurgia, se necessário – Massagem de fricção profunda – Creme, gel e pomada para cicatrização – Exercícios de dessensibilização da cicatriz	– Não executar movimento passivo forçado ou alongamento de rotação interna, adução horizontal ou extensão de ombro – Não executar movimento passivo forçado para flexão e abdução de ombro – Nenhum exercício de resistência de ombro – Não levantar ou transportar com a extremidade superior operada
Fase de ADM completa ou ADM ativa (11 a 12 semanas de pós-operatório)	Liberado do uso da órtese	– Continuar exercícios das fases anteriores – Alongamento de tecido encurtado e/ou exercícios de mobilização para aumentar a flexão, abdução e rotação externa do ombro – Exercício ativo-assistido ou ativo na amplitude total de flexão, abdução e rotação externa do ombro – ADM ativa dentro do arco de movimento disponível para extensão do ombro dentro do intervalo livre de dor – Alongamento escapuloumeral para prevenção de aderências – Exercícios ativos-resistidos para músculos do cotovelo, antebraço, punho e mão	– Não executar movimento passivo forçado ou alongamento da rotação interna, adução horizontal ou extensão de ombro – Não levantar ou transportar com a extremidade superior operada

(Continua)

Tabela 9.8 Resumo do protocolo fisioterapêutico pós-operatório de cirurgia de transferência de tendão proposto por Safoury et al. (2017) (*continuação*)

Fases	Dispositivos	Exercícios	Precauções
Fase de fortalecimento inicial (13 a 14 semanas de pós-operatório)	–	– Continuar exercícios das fases anteriores – Exercício ativo de todos os movimentos das articulações do ombro e cotovelo em toda a amplitude, exceto para rotação interna, extensão e adução horizontal – Exercícios resistidos de baixa intensidade para flexão, abdução e rotação externa dos músculos do ombro com Theraband® e carga livre leve – Exercícios de retração escapular em prono – Exercícios ativos-resistidos para músculos do cotovelo, antebraço, punho e mão	– Não executar movimento passivo forçado ou alongamento de rotação interna, adução horizontal ou extensão do ombro – Não levantar peso ou transporte com a extremidade superior operada – Nenhuma atividade esportiva – Não executar fortalecimento com pesos pesados
Fase de fortalecimento (15 a 16 semanas de pós-operatório)	–	– Continuar exercícios das fases anteriores – Exercício ativo-assistido e ativo dentro da faixa livre de dor para rotação interna, adução horizontal e extensão do ombro – Automobilização para reverter rotação interna, adução horizontal e extensão do ombro – Exercícios resistidos com maior quantidade de resistência e carga na flexão, abdução e rotação externa do ombro usando Theraband® e pesos livres – Exercícios ativos-resistidos para músculos do cotovelo, antebraço, punho e mão	– Não levantar peso ou transporte com a extremidade superior operada – Não executar fortalecimento com pesos pesados
Fase avançada de fortalecimento (17 a 18 semanas de pós-operatório)	–	– Continuar exercícios apropriados de fases anteriores – Exercícios de mobilização para rotação interna do ombro, adução horizontal e extensão do ombro para obter ADM completa – Usar diferentes máquinas e equipamentos para realizar diferentes exercícios de membros superiores, especialmente para o ombro, de modo a aumentar a força muscular e melhorar a propriocepção	–
Retorno à fase de atividade (19 a 24 semanas de pós-operatório)	–	– Continuar os exercícios das fases anteriores – Treino com resistência pesada para todos os movimentos das articulações do membro superior – Pressionar ou abaixar; levantar e mergulhos – Flexões – Natação	–

CASO CLÍNICO

Caso clínico 1

Coleta da história clínica com os pais ou cuidadores

D.D.S.J., 36 dias de vida, sexo masculino, parto vaginal com uso de fórceps, mãe primípara, permaneceu em trabalho de parto aproximadamente por 12 horas, sendo necessária a indução medicamentosa em razão do aumento da pressão arterial. A criança nasceu pesando 3.370g, com 42cm, APGAR 8/9, cianótica com rápida recuperação após aspiração de vias aéreas.

Logo na primeira amamentação, a mãe observou o membro superior esquerdo sem movimentação espontânea, além

de rotação interna do ombro e flexão do punho e dos dedos. O diagnóstico de PBP tipo Erb à esquerda foi estabelecido aos 2 dias de vida. A criança permaneceu internada por 7 dias para observação e recebeu alta hospitalar com membro superior esquerdo imobilizado com atadura (Figura 9.16). O tempo de imobilização foi de 12 dias.

A criança foi encaminhada para o ambulatório de neurocirurgia pediátrica e de fisiatria de um hospital público de referência. Após exame clínico e complementar, imagem radiográfica de clavícula sem fraturas, foi encaminhada para a fisioterapia aos 36 dias de vida. Nessa idade, a

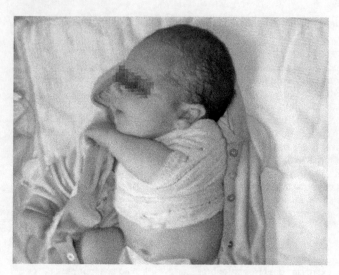

Figura 9.16 Neonato diagnosticado com PBP do tipo Erb.

criança iniciou intervenção fisioterapêutica duas vezes por semana no setor de fisioterapia neurofuncional infantil do ambulatório de fisiatria.

Queixa principal da família

"Falta de movimentação do membro superior esquerdo."

Exame físico

Foi realizada a seguinte avaliação inicial:

- Inspeção e palpação: postura, tônus, trofismo, reflexos e assimetrias.
- Escala de Movimento Ativo para avaliação da ADM.
- Avaliação da sensibilidade por meio da Escala Sensorial.
- Avaliação do desenvolvimento motor por meio da escala AIMS.

A partir da avaliação, foram identificadas as seguintes deficiências e limitações da atividade:

- Membro superior esquerdo posicionado em rotação interna e adução de ombro, extensão de cotovelo, pronação de antebraço, desvio ulnar, flexão de punho e de dedos.
- Ausência de movimentação ativa dos flexores do cotovelo esquerdo. Apresentou 56 pontos na Escala de Movimento Ativo. Principais grupos musculares com déficit: abdução de ombro (2), flexão de ombro (2) e rotação externa de ombro (0); flexão de cotovelo (0); supinação de antebraço (0); extensão de punho (2); extensão de dedos e polegar (4).
- Escápula esquerda alada e abduzida à esquerda.
- Membro superior esquerdo hipotônico.
- Preferência por manter a cabeça rodada para a direita, mas com alinhamento ao estímulo visual.
- Reflexos assimétricos: Moro assimétrico, RTCA com membro superior esquerdo em extensão no lado cranial, reflexo de preensão palmar fraco.
- Desenvolvimento motor típico (AIMS 50%).
- Limitações das habilidades motoras manuais à esquerda.
- Redução ou ausência da sensibilidade do membro superior esquerdo (S2).

Objetivos

- Adquirir marcos motores na idade esperada.
- Aumentar a habilidade motora manual.
- Prevenir encurtamentos e deformidades.
- Aumentar a força muscular e a percepção sensorial.
- Minimizar as assimetrias e o não uso aprendido.
- Orientar os pais quanto aos cuidados e ao manejo da criança.

Condutas e plano de tratamento

1. Alongamentos e mobilizações no membro superior esquerdo.
2. Estimulação do desenvolvimento motor adequado para a idade.
3. Estimulação das habilidades motoras manuais.
4. Estimulação sensorial com uso de materiais com diferentes texturas.
5. As orientações à família, nessa fase, incluíram:
   - Uso de roupas de malha mais largas, iniciando a colocação da roupa pelo membro superior lesionado. Para retirar, deixar por último o membro superior esquerdo. Nunca puxar a roupa sem estabilizar o segmento.
   - Posicionar o berço de modo que o membro superior lesionado fique para o lado externo, facilitando a estimulação sensorial e motora.
   - Uso de móbiles no berço, no carrinho e no bebê-conforto, preferencialmente suspensos ligeiramente à esquerda ou do lado esquerdo da mobília.
   - No colo, o membro superior esquerdo deve ficar posicionado à frente da mãe, de modo que a criança esteja aberta para receber estímulos sensoriais e motores.
   - Alternar a posição no berço e no colo, ora com a cabeça próximo à cabeceira da cama, ora próximo aos pés da cama, deixando-a por mais tempo de modo que receba os estímulos pelo lado esquerdo.
   - Não permanecer no bebê-conforto durante o dia. Colocar a criança em um colchonete grande e macio no chão com brinquedos à volta.
   - Cuidado e atenção às possíveis alterações de sensibilidade do membro acometido.

Resultados

Após 2 meses, de maneira geral, observou-se na reavaliação que:

- A criança já era capaz de segurar os brinquedos com ambas as mãos, porém preferencialmente com a direita, bem como mantinha o membro superior esquerdo a maior parte do tempo em extensão.

- Em supino, já era capaz de levar ambas as mãos à boca e à linha média.
- Em prono, realizava descarga de peso sobre os antebraços de maneira simétrica.
- O paciente já movimentava ativamente os dedos da mão com o punho em posição neutra.
- Havia flexão de cotovelo em um arco de movimento de aproximadamente 40 graus sem ação da gravidade e o ombro permanecia em rotação interna.
- Observava-se persistência da hipotrofia de musculatura proximal; a escápula se mantinha alada.
- A Escala do Movimento Ativo passou de 56 para 80 pontos, porém com déficits importantes para rotação externa (1), flexão do cotovelo (2) e supinação do antebraço (1).
- Desenvolvimento motor adequado para a idade (AIMS maior que o percentil 90) e sensibilidade ainda reduzida (grau S2).

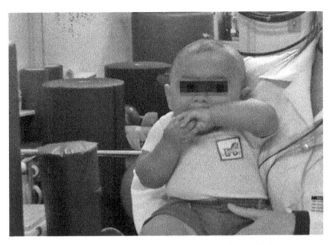

Figura 9.17 Criança após intervenção cirúrgica.

Intervenção médica

Aos 4 meses e 19 dias, a criança foi submetida à cirurgia de neurorrafia do plexo braquial com transferência do nervo acessório para o nervo supraescapular, do nervo ulnar para o nervo musculocutâneo (bíceps), do nervo mediano para o nervo musculocutâneo (braquial) e do ramo do nervo radial para o nervo axilar. O paciente foi liberado da cirurgia com o membro superior esquerdo em tipoia. Alta hospitalar no dia seguinte. Vinte e quatro dias após a cirurgia, os pontos foram retirados e a criança foi liberada do uso da tipoia e encaminhada para fisioterapia pós-operatória.

Reavaliação fisioterapêutica após intervenção cirúrgica

Coleta da história clínica com os pais e cuidadores

D.D.S.J. retornou para fisioterapia apenas aos 7 meses e 28 dias. A criança permaneceu sem acompanhamento fisioterapêutico desde a cirurgia. A mãe relata ter observado melhora na movimentação do ombro e do punho após o procedimento cirúrgico, porém suspeita de perda de força da preensão no membro superior esquerdo. Relatou, também, que a criança passou a utilizar mais o membro acometido em atividades bimanuais, como segurar a mamadeira com as duas mãos e pegar a bola com as duas mãos e jogá-la para a frente (Figura 9.17).

Avaliação

- Desenvolvimento motor dentro do esperado (AIMS > 90%), porém ainda apresentando algumas limitações da atividade:
  - Capaz de rolar sobre ambos os lados de maneira independente, porém com preferência por rolar sobre o lado esquerdo, sendo mais difícil rolar sobre o lado direito.
  - Em prono, o paciente apresentava adequada extensão cervical e de tronco, porém realizava maior descarga de peso sobre o membro superior esquerdo.
  - Dificuldade ao se arrastar, deixando o membro superior esquerdo para trás.
  - Dificuldade em descarregar o peso ao sentar, bem como déficit de reação de proteção lateral à esquerda.
  - Atividade limitada ao descarregar o peso em quatro apoios, descarregando mais nos membros inferiores.
  - Dificuldade em manipular objetos durante as brincadeiras.
- Assimetrias posturais: assimetria no posicionamento dos ombros, escápula esquerda alada e membro superior esquerdo posicionado com rotação interna do ombro, semiflexão do cotovelo, pronação do antebraço, punho com discreto desvio radial e mão a maior parte do tempo aberta.
- ADM passiva livre.
- ADM ativa esquerda: flexão de ombro até aproximadamente 170 graus com uso da musculatura da cintura escapular, abdução do ombro e flexão do cotovelo para completar o movimento a partir de 90 graus. Abdução do ombro, extensão do punho e dedos ativos em todo o arco de movimento.
- Escala de movimento ativo à esquerda = 80 pontos, sendo os principais déficits: rotação externa (1), flexão do cotovelo (2) e supinação do antebraço (1).
- Função sensorial aparentemente normal (S3).

Objetivos

- Ser capaz de descarregar o peso no membro superior esquerdo em todas as posições.
- Conseguir realizar apoio com o membro superior esquerdo durante as trocas posturais.
- Aumentar/manter a força e a flexibilidade.
- Aumentar as habilidades motoras manuais.
- Prevenir limitações de ADM e deficiências secundárias.
- Continuar com as orientações aos pais e cuidadores.

Condutas e plano de tratamento pós-cirúrgico

1. A criança foi estimulada a se arrastar, bem como a realizar trocas posturais com adequada descarga de peso

(p. ex., engatinhar) e menor assimetria, quando possível. Durante essas atividades, a bandagem elástica do tipo Kinesio Taping® (Figura 9.18) foi utilizada a fim de auxiliar a supinação do antebraço.
2. Na postura sentada, a habilidade manual foi estimulada por meio de atividades de encaixe, progredindo em dificuldade mediante o aumento da altura e da distância do brinquedo. Durante essas atividades, a mão direita foi contida por meio do enluvamento com bandagem tipo Coban (veja a Figura 9.18) e a supinação do antebraço esquerdo foi ativada com o uso de bandagem elástica funcional (Kinesio Taping®).
3. Realizou-se a estimulação das reações de proteção e do equilíbrio na postura sentada e durante as trocas posturais, bem como descarga de peso.

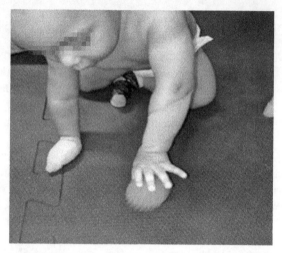

Figura 9.18 Criança na posição de gatas em treino de descarga de peso com auxílio da Kinesio Taping® (membro superior esquerdo) e Coban (membro superior direito) a fim de favorecer a rotação externa e a supinação, bem como impedir a preensão com o lado não acometido, respectivamente, enquanto realiza atividades funcionais.

4. O ombro foi estabilizado e posicionado de modo a ativar os rotadores externos durante atividades de alcance no espelho. Durante essa atividade, a mão direita foi contida e utilizou-se o FES (frequência: 100Hz, pulso: 300 microssegundos; T_{on}/T_{off}: 10/4 segundos; intensidade: a ponto de causar contração muscular) nos músculos supraespinhoso, romboide e deltoide para o posicionamento do ombro, bem como ativação da flexão do ombro acima de 90 graus. Os movimentos compensatórios foram minimizados, quando possível, durante as tarefas de alcance com bola, uso do *tablet* e outras atividades lúdicas de interesse da criança (Figura 9.19).
5. Foram realizados, ainda, alongamentos e mobilizações dos grupos musculares do membro superior esquerdo.

Resultados fisioterapêuticos pós-cirurgia

- Atualmente, D.D.S.J. tem 1 ano, está bem adaptado à fisioterapia, sorri, interage e gosta de brincar de tirar e colocar os brinquedos afixados em um espelho.
- Rola independentemente para ambos os lados, transfere-se de supino para sentado sobre o lado esquerdo sem dificuldade, com descarga de peso efetiva e extensão ativa do cotovelo.
- Sentada, a criança apresenta controle completo do tronco com reações de retificação, equilíbrio e proteção bem estabelecidas.
- Reação adequada de proteção lateral e posterior à esquerda.
- Engatinha com boa dissociação da cintura e boa velocidade com o ombro em posição neutra, alcançando os brinquedos à frente.
- Transfere-se da posição sentada para ortostatismo com apoio nos móveis, passando pelas fases *side-sitting*, ajoelhada e semiajoelhada.
- Nas atividades de alcance, observam-se adução da escápula esquerda e movimento de báscula medial. Ao alcançar os

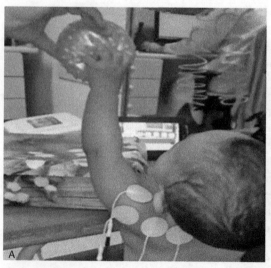
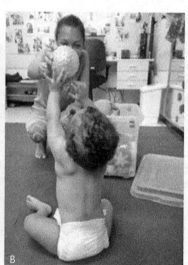
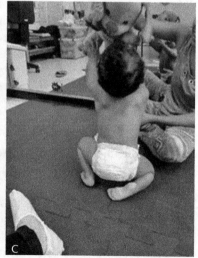

Figura 9.19A a C Estimulação da função do membro superior esquerdo mediante alcance de objetos localizados acima da altura do ombro associada ao uso da estimulação elétrica funcional.

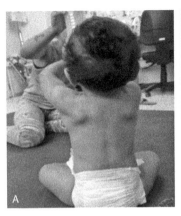 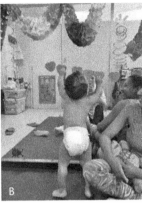

Figura 9.20A e **B** Criança após atendimento fisioterapêutico pós-cirúrgico, sendo observadas melhora do padrão de alcance, menor assimetria e melhora da estabilidade escapular.

objetos com o ombro em posição neutra e aproximadamente 180 graus de flexão, com boa extensão do cotovelo e melhora discreta da supinação do antebraço; o punho se mantém neutro (Figura 9.20).
- A Escala do Movimento Ativo passou de 80 para 100 pontos, porém com déficit para rotação externa (5) e supinação de antebraço (5).
- A função sensorial avaliada pela Escala Sensorial se apresentou normal (S3).

Caso clínico 2

Coleta de dados da história clínica com os pais ou cuidadores

M.C.S., 8 meses, sexo feminino, parto vaginal único, sem necessidade de uso de manobras e/ou fórceps, porém com distócia de ombro; mãe com diagnóstico de diabetes gestacional. A criança nasceu com 40 semanas, 3.335g, 49cm, APGAR 7/9. Ao nascimento, o obstetra estabeleceu o diagnóstico de PBP tipo Erb à esquerda (Figura 9.21). A mãe e o bebê permaneceram 5 dias internados para observação.

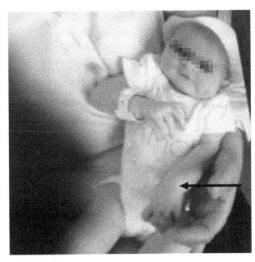

Figura 9.21 Neonato diagnosticado com PBP do tipo Erb à esquerda.

A criança foi encaminhada para o ambulatório de neurocirurgia pediátrica e de fisiatria de um hospital público de referência. Após exame clínico e complementar, foi encaminhada para fisioterapia com 8 dias de vida. Entretanto, por comunicação insuficiente, a mãe não agendou a avaliação com o fisioterapeuta. Nesse período, a mãe procurou vídeos na internet para auxiliar a recuperação da movimentação do membro superior esquerdo. Na segunda consulta com o médico fisiatra, a mãe relatou que a criança estava movimentando melhor o segmento acometido. A criança iniciou intervenção fisioterapêutica uma vez por semana aos 3 meses de idade (a idade na avaliação apresentada a seguir é de 8 meses) no setor de fisioterapia neurofuncional infantil do ambulatório de fisiatria.

Queixa principal da família

"A criança não consegue movimentar adequadamente o braço esquerdo."

Exame físico

Foi realizada a seguinte avaliação inicial:

- Inspeção e palpação: postura, tônus, trofismo, reflexos e assimetrias.
- Teste Muscular Manual.
- Avaliação de sensibilidade por meio da Escala Sensorial.
- Avaliação do desenvolvimento motor por meio da AIMS.

Deficiências da estrutura e função do corpo e limitações da atividade

- Reflexos de Moro e reflexo tônico-cervical assimétrico diminuídos à esquerda.
- Redução da ADM ativa do ombro esquerdo: flexão de ombro = 90 graus; abdução de ombro passiva = 70 graus. Rotação externa ausente.
- Assimetrias posturais; membro superior esquerdo rodado internamente, cotovelo estendido, antebraço e punho neutros, mão na maior parte do tempo aberta e dedos estendidos.
- Hipotrofia do bíceps à esquerda.
- Redução da força muscular do membro superior esquerdo; abdução do ombro (M2), rotação externa do ombro (M3), flexão do ombro (M2) e dos supinadores (M3).
- O teste AIMS apresentou escore de 90% (normal), porém demonstrava qualitativamente dificuldade em rolar, engatinhar e se transferir com inadequada descarga de peso.
- Dificuldade em realizar alcances acima da cabeça.
- Déficit nas reações de equilíbrio e proteção.

Objetivos

- Aumentar ou manter a ADM e a flexibilidade muscular.
- Aumentar a movimentação ativa no membro superior esquerdo.
- Minimizar assimetrias posturais.

- Adquirir habilidades motoras manuais com o membro superior esquerdo.
- Adquirir marcos motores dentro da idade esperada e com menores assimetrias posturais, quando possível (rolar, se arrastar e se transferir).
- Propiciar reação de proteção anterior.

Conduta e plano de tratamento

1. **Habilidades motoras manuais:**
   a. Inicialmente, em supino, estimulada com brinquedos para o alcance próximo ao corpo, evoluindo para ADM cada vez mais amplas para flexão, abdução e rotação externa do ombro associadas à supinação do antebraço. Essas atividades sugeriam que a criança levasse o objeto em direção à boca e/ou à linha dos olhos; assim, a movimentação inicialmente foi ativo-assistida e passou gradualmente para ativa e resistida com o uso de elementos mais pesados. Pequenas transferências laterais de peso em supino até alcançar decúbito lateral/prono promoveram a sensação de peso sobre o hemicorpo direito e o esquerdo.
   b. Sentada com braços livres, foram propostas tarefas unimanuais/bimanuais e de alcance com 180 graus de flexão do ombro e supinação do antebraço com brinquedos leves e pequenos até o momento da oferta de brinquedos grandes e pesados proporcionais à idade.
   c. A posição prona foi iniciada diretamente no solo, a fim de promover a tomada de peso de maneira simétrica sobre as mãos com extensão ativa dos cotovelos, ora sustentando, ora liberando o membro superior esquerdo para tarefas de alcance e/ou encaixe.
2. **Desenvolvimento motor:**
   a. **Rolar:** estimulado de maneira ativa somente por meio de estímulos visuais e sonoros.
   b. **Arrastar:** estimulado inicialmente esperando o tempo gasto pela criança para chegar à mãe ou ao *tablet* com vídeos de músicas infantis, sendo gradualmente dificultado com obstáculos macios à frente.
   c. **Transferências:** iniciadas sobre a bola suíça e aos poucos, conforme aquisição e melhora da força muscular, principalmente do ombro esquerdo, aumentando o grau de dificuldade da tarefa. Inicialmente na posição sentada com apoio, a criança treinava o alcance mediante o uso de móbiles e brinquedos, de modo a proporcionar a supinação do antebraço; entretanto, em virtude da maior distribuição do peso sobre o hemicorpo esquerdo, os brinquedos de interesse eram posicionados à frente e ligeiramente à direita. Evoluiu-se para a postura sentada sem apoio no solo e, posteriormente, sobre superfícies instáveis para ativação das reações de proteção anterior.
   d. **Gatas:** iniciada a postura de quatro apoios com sustentação do tronco na perna do próprio fisioterapeuta, aumentando o grau de dificuldade até não haver mais qualquer tipo de suporte. Nessa postura eram propostas brincadeiras de retirar brinquedos afixados no espelho.
   e. **Engatinhar:** iniciou-se com treino ativo-assistido até treino ativo de modo a vencer degraus de espuma e obstáculos com almofadas de diferentes tamanhos e alturas.
3. Todas as condutas citadas incluíam, também, atividades para aumento da força, ADM e flexibilidade do membro superior esquerdo, bem como descarga de peso e das reações de proteção.

Resultados

Atualmente, M.C.S. está bem adaptada à fisioterapia, é ativa e não apresenta dificuldades motoras para a idade. Rola independentemente para ambos os lados e necessita de pequeno auxílio para iniciar a transferência da postura supina para a sentada; entretanto, completa o movimento de maneira ativa com rotação do tronco e boa sustentação do peso sobre o segmento esquerdo. Sentada, apresenta controle completo do tronco (Figura 9.22), reações de retificação, equilíbrio e proteção, anterior e lateral bem estabelecidas. Está iniciando a reação de proteção posterior, porém ainda não consegue sustentar o peso por muito tempo.

Engatinha com boa dissociação de cintura e boa velocidade, com ombro em posição neutra, alcançando os brinquedos acima da linha do ombro anterior e lateralmente (Figura 9.23).

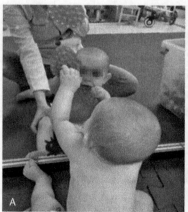 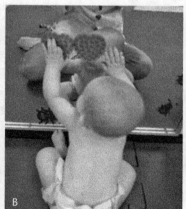 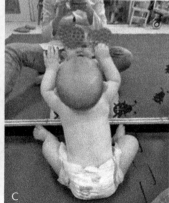

Figura 9.22A a C Treino de habilidades funcionais de membros superiores e reações de equilíbrio na postura sentada.

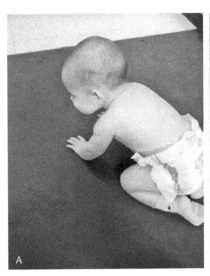
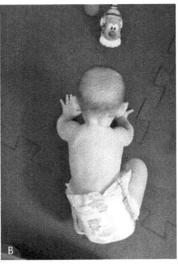
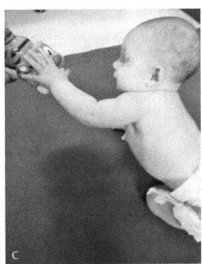

Figura 9.23A a C Engatinha com boa dissociação de cinturas e boa velocidade, com ombro em posição neutra, alcançando os brinquedos acima da linha do ombro anterior e lateralmente.

Nas atividades manuais e de alcance, observamos escápula sem descolamento do gradil costal, ombro em posição neutra, atingindo 180 graus de flexão ativa, além de melhora importante da flexão e rotação externa do ombro e abdução e supinação do antebraço (Figura 9.24).

A força muscular de flexão do ombro apresentou grau M5, a rotação externa de ombro, grau M4, a abdução, grau M4, e a supinação do antebraço, grau M4.

Considerações finais sobre o caso

Nesse caso foi utilizado o Teste Muscular Manual (0-5) para graduar a força. Entretanto, sabemos que a avaliação das graduações M4 e M5 é extremamente subjetiva nessa faixa etária; portanto, recomendamos o uso da Escala de Movimento Ativo, quando possível.

Caso clínico 3

Coleta de dados da história clínica com os pais ou cuidadores

I.G.R., 4 anos de idade, com diagnóstico de PBP à direita em razão de lesão causada pelo uso de fórceps ao nascimento. Iniciou tratamento fisioterapêutico aos 4 dias de vida e, segundo relato dos pais, a criança apresentou os marcos motores dentro do esperado para a idade (rolar, sentar, realizar transferências de posturas e andar) (Figura 9.25).

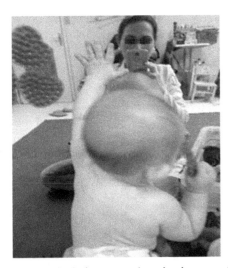

Figura 9.24 Nas atividades manuais e de alcance, observam-se escápula sem descolamento, ombro em posição neutra, atingindo 180 graus de flexão ativa, bem como melhora importante da flexão e rotação externa do ombro e da abdução e supinação do antebraço.

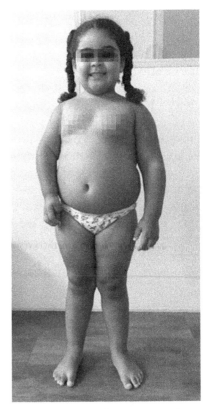

Figura 9.25 Avaliação postural.

Queixa principal da família

"Melhorar as atividades de vida diária (vestir e pentear o cabelo) e a postura sentada no sofá para assistir a seus programas favoritos."

Estrutura e função do corpo

- **Avaliação postural:**
  - Assimetria na descarga de peso maior para a esquerda ao ficar de pé, ombro direito em elevação e membro superior direito aparentemente mais curto. Ligeira inclinação do tronco para a esquerda. Na postura sentada em repouso, observa-se simetria na descarga de peso e no posicionamento dos ombros.
  - Membro superior direito posicionado com rotação interna, flexão de 20 graus do cotovelo, pronação do antebraço, desvio ulnar, extensão do punho e flexão dos dedos. A escápula direita se encontrava abduzida, em rotação inferior e inclinação anterior com desalinhamento da cintura escapular e do ombro. Observa-se discrepância entre os membros superiores, com o membro direito aproximadamente 5cm menor que o esquerdo. A criança apresentava a cabeça alinhada, com ligeira hipertrofia do trapézio superior direito. Durante a avaliação, observaram-se, ainda, eversão das costelas inferiores, protrusão abdominal, aumento da lordose lombar, rotação do tronco e da pelve à direita e rotação interna dos membros inferiores.
  - Ao realizar o alcance distante do tronco à direita, notam-se movimentos compensatórios do tronco, como elevação/eversão das costelas inferiores, elevação do ombro, aumento da lordose lombar, anteversão pélvica, evidenciando importante fraqueza de abdominais e glúteos, e aumento da rotação do tronco para esse lado.
- **Amplitude de movimento:**
  - **Passiva:** limitação de movimento de flexão e abdução do ombro e rotadores externos do úmero, flexão do cotovelo e pronadores.
  - **Força muscular:** apresenta fraqueza muscular dos estabilizadores da escápula, como trapézio superior (grau M1), elevador da escápula (grau M1), adutores da escápula (romboides, trapézio médio – grau M2), rotadores externos do úmero (grau M0), serrátil anterior (grau M1), flexores do ombro (grau M2), extensores do cotovelo, principalmente o tríceps braquial (grau M3), e supinadores do antebraço (grau M2). Além disso, apresenta fraqueza de abdominais (grau M4).

Atividade e participação

- Na avaliação, observou-se que as atividades relacionadas com o autocuidado, como se vestir, se calçar, escovar os dentes e se alimentar, eram realizadas com grande dificuldade e sempre com o auxílio de terceiros. Alimenta-se sozinha, utilizando somente uma das mãos, e segura o copo com as duas mãos.

- A criança, ao retirar a blusa sem auxílio, não era capaz de alcançar com o membro superior direito o lado contralateral, não realizando a flexão completa do ombro e a extensão do cotovelo.
- Ao retirar os sapatos, apresentava dificuldade para descalçar a região do calcâneo direito. Ao realizar a auto-higiene, necessitava de auxílio.
- Capaz de realizar movimentos de pinça grossa com o membro superior direito, porém apresentou dificuldade em realizar a pinça fina e em alcançar objetos distantes do corpo.

Fatores contextuais

I.G.R. não utiliza nenhum tipo de tecnologia assistiva para realização de suas atividades de vida diária, frequenta escola regular e tem bom relacionamento com outras crianças e adultos, participa de todas as atividades propostas e frequenta aulas de balé.

Objetivos

- Aumentar a função manual.
- Aumentar a força muscular.
- Melhorar as AVD.
- Impedir a progessão das assimetrias e compensações posturais.
- Aumentar ou manter a ADM e a flexibilidade.
- Prevenir deficiências secundárias: perda de massa óssea e diferença de comprimento de membro.

Condutas e plano de tratamento

Em razão das queixas funcionais (AVD) e das deficiências apresentadas (assimetrias posturais e fraqueza muscular), optou-se pelo treino de tarefa orientada (*shaping*) associado a um programa de descarga de peso e fortalecimento muscular (tronco e MMSS). As principais atividades desenvolvidas são apresentadas a seguir.

Treino de tarefa orientada (*Shaping 1*)

Sentada (Figura 9.26A) e progredindo para a postura deitada (Figura 9.26B), objetivando, além do treino da tarefa, o fortalecimento dos abdominais.

- **Tarefa:** "enchendo o cofrinho".
- **Descrição:** colocar bolinhas dentro de um cofrinho.
- **Parâmetros de progressão:**
  - **Altura:** inicialmente o cofrinho foi posicionado na altura do peito da criança.
  - **Distância da linha média:** distância do cofrinho e das bolinhas.
  - **Tamanho:** tamanho das bolinhas.
  - **Número:** quantidade de bolas em tempo determinado.
- **Reforço positivo:** número de bolinhas colocadas dentro do cofrinho sem derrubar em 30 segundos (15 tentativas).
- **Movimentos-chave:** flexão e rotação externa do ombro, flexão e extensão do cotovelo e supinação.

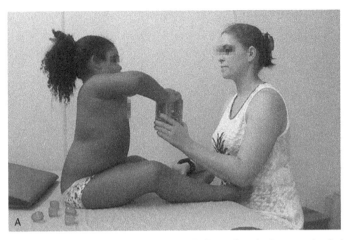 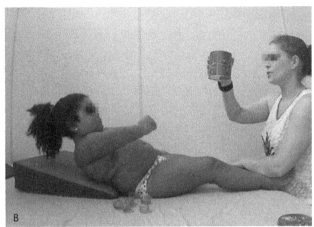

Figura 9.26 *Shaping* 1. *Shaping* associado ao fortalecimento de abdominais: **(A)** sentada; **(B)** em supino com apoio de uma cunha.

- **Considerações:** as tentativas foram iniciadas na postura sentada, e apenas quando a paciente já havia adquirido as habilidades necessárias se progrediu para a postura deitada. Considerando o nível de dificuldade para passar de prono para sentado, o cofrinho foi posicionado em distâncias intermediárias.

Treino de tarefa orientada (*Shaping 2*) (Figura 9.27)

- **Tarefa:** "arremesso legal".
- **Descrição:** arremesar bolas em uma bacia.
- **Parâmetros de progressão:**
  - **Altura:** inicialmente, a bacia foi posicionada no chão.
  - **Distância:** distância da criança à bacia e das bolinhas à criança.
  - **Tamanho:** tamanho das bolinhas.
  - **Número:** quantidade de bolas em tempo determinado.
- **Reforço positivo:** número de bolinhas arremesadas dentro da bacia em 1 minuto.
- **Movimentos-chave:** flexão, rotação externa e abdução do ombro, flexão e extensão do cotovelo e supinação.
- **Considerações:** inicialmente, a bacia foi localizada mais próxima da criança. Também se iniciou com bolas menores, progredindo para as maiores. Durante essas atividades, o fisioterapeuta estabilizou a escápula para que a criança realizasse o movimento com mais qualidade.

Treino de tarefa orientada (*Shaping 3*) (Figura 9.28)

- **Tarefa:** "bonequinha comilona".
- **Descrição:** alimentar as bonecas.
- **Parâmetros de progressão:**
  - **Altura:** bonecas deitadas, sentadas ou de pé.
  - **Distância:** distância da criança às bonecas.
  - **Tamanho e peso:** tamanho e peso da colher e do prato.
  - **Número:** quantidade de bonecas alimentadas em 20 segundos.
- **Reforço positivo:** quantidade de bonecas alimentadas sem deixar a comida cair.
- **Movimentos-chave:** flexão, rotação externa e adução horizontal, flexão e extensão do cotovelo e supinação.
- **Considerações:** foi iniciado com o prato sem nenhum peso e com a progressão foram introduzidos objetos que simulassem comidinhas para aumentar o peso do prato, bem como que pudessem ser transportados através do garfo até a boca das bonecas.

Treino de tarefa orientada (*Shaping 4*)

- **Tarefa:** "piquenique no parque".
- **Descrição:** a criança deveria recolher objetos e alimentos e colocá-los em uma caixa para levar ao parque.
- **Parâmetros de progressão:**
  - **Altura:** alturas dos objetos e alimentos (chão ou bancada).
  - **Distância:** distância percorrida para levar a caixa até o parque.
  - **Tamanho e peso:** tamanho e peso da caixa.
  - **Número:** quantidade de objetos e alimentos colocados dentro da caixa e transportados até o destino final ('parque') em 1 minuto.
- **Movimentos-chave:** flexão, rotação externa e abdução do ombro, flexão do cotovelo e supinação.

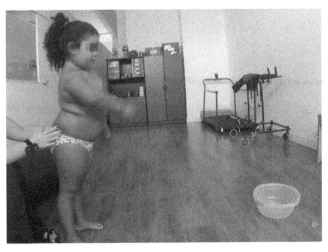

Figura 9.27 *Shaping 2.*

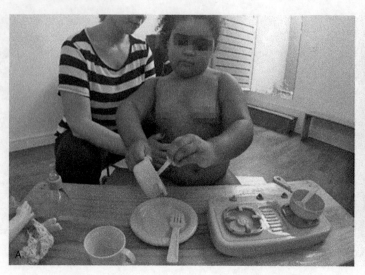
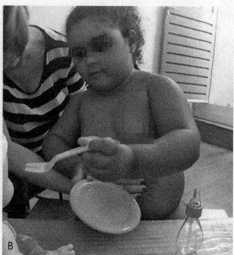

Figura 9.28A e B *Shaping* 3.

- **Considerações:** nas fases iniciais foram utilizadas caixas menores e mais leves e com a progressão o tamanho da caixa foi aumentado, bem como o peso (número de objetos e alimentos dentro da caixa) (Figura 9.29).

Treino orientado à tarefa (*Shaping 5*) associado à descarga de peso
- **Tarefa:** "pescaria no fundo do mar".
- **Descrição:** a criança deveria recolher os peixes do fundo do mar (chão) e entregá-los ao fisioterapeuta.
- **Parâmetros de progressão:**
    - **Altura:** altura da mão do fisioterapeuta.
    - **Distância:** distância da linha média em relação aos peixes dispostos no chão.
    - **Tamanho e peso:** tamanho dos peixes.
    - **Número:** quantidade de peixes coletados no chão e transportados até o aquário em 30 segundos.
- **Movimentos-chave:** flexão, rotação externa e abdução do ombro, flexão do cotovelo e supinação e preensão.
- **Considerações:** as mãos do terapeuta mantiveram a extensão do quadril para possibilitar extensão da coluna e maior estabilidade durante a atividade (Figura 9.30). Após a execução do treino orientado à tarefa, o membro acometido realizava descarga de peso, enquanto o membro sadio realizava a mesma atividade descrita.

Todos os parâmetros obtidos nos treinos orientados à tarefa eram documentados para o estabelecimento de parâmetros adequados para a progressão (Figura 9.31).

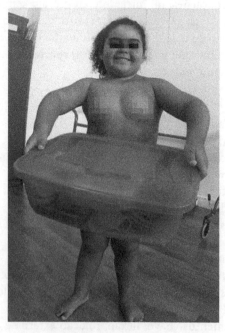

Figura 9.29 *Shaping* 4.

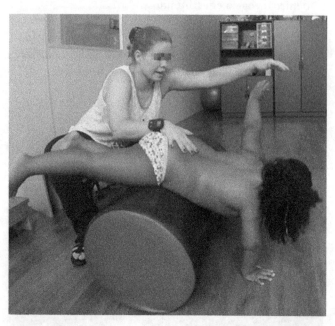

Figura 9.30 *Shaping* associado a um programa de descarga de peso.

Capítulo 9 Paralisia Braquial Perinatal

	Data	Data	Data	Data
Posicionamento				
Número de repetições				
Parâmetro de progressão				

Observações: _____
_____
_____

Figura 9.31 Quadro para documentar os parâmetros de progressão dos treinos orientados à tarefa.

Orientações gerais à família

- Continuar em casa os treinos orientados à tarefa.
- Estimular a criança a se vestir sozinha, iniciando sempre pelo membro superior comprometido. Para retirar a roupa, deixar por último o membro superior direito.
- Estimular a retirada e a colocação de calçados de modo independente, cruzando uma perna sobre a outra.
- Promover brincadeiras em que a criança necessite elevar os braços acima de 90 graus.
- Realizar atividades como jogar bola em diferentes planos, velocidades e intensidades.
- Instruir a criança e os pais quanto às compensações da postura e do movimento ao realizar atividades e informar que mudanças na tarefa e no ambiente podem minimizá-las.

Resultados

I.R.G. foi submetida a tratamento fisioterapêutico em um período de 9 meses com a frequência de duas vezes por semana. Foi observada a melhora das AVD e, segundo o relato dos pais, a criança já era capaz de segurar os brinquedos com ambas as mãos, apresentava maior habilidade para se vestir e calçar as meias e os sapatos e carregar objetos com as duas mãos, além da observação da maior participação com outras crianças.

Verificou-se, também, a melhora do alinhamento postural de pé com diminuição da diferença de comprimento aparente dos membros, uma vez que se observam menor rotação do tronco, aumento da força muscular de tríceps (grau M4), adutores da escápula (grau M3) e rotadores externos do úmero (grau M1), alinhamento da pelve e maior simetria da descarga de peso com melhora da força abdominal (grau M4).

Considerações finais sobre o caso

Nesse caso foi utilizado o treino de tarefa orientada (*Shaping*). Cabe salientar que todos os cuidados foram tomados para que o treino em questão não aumentasse as compensações posturais. Convém lembrar, ainda, que nessa fase a criança apresenta inúmeras compensações, e o fisioterapeuta deverá estar atento a fim de orientar e possibilitar mudanças nas tarefas e no ambiente, de modo a minimizar e prevenir essas disfunções.

Referências

1. Evans-Jones G, Kay S, Weindling A, et al. Congenital brachial palsy: incidence, causes, and outcome in the United Kingdom and Republic of Ireland. Archives of Disease in Childhood-Fetal and Neonatal Edition. 2003;88(3):F185-F189.
2. Heise CO, Martins R, Siqueira M. Neonatal brachial plexus palsy: a permanent challenge. Arquivos de neuro-psiquiatria. 2015;73(9):803-808.
3. VanHeest A. Birth brachial plexus injury is the preferred terminology. WB Saunders; 2006.
4. Ruchelsman DE, Pettrone S, Price AE, Grossman JA. Brachial plexus birth palsy. Bull NYU Hosp Jt Dis. 2009;67:83-89.
5. Palastanga N, Field D, Soames R. Anatomy and human movement: structure and function. Vol 20056: Elsevier Health Sciences; 2006.
6. Gilbert WM, Nesbitt TS, Danielsen B. Associated factors in 1611 cases of brachial plexus injury. Obstetrics & Gynecology. 1999;93(4):536-540.
7. Mollberg M, Hagberg H, Bager B, Lilja H, Ladfors L. High birthweight and shoulder dystocia: the strongest risk factors for obstetrical brachial plexus palsy in a Swedish population-based study. Acta Obstet Gynecol Scand. 2005;84(7):654-659.
8. Wolf H, Hoeksma AF, Oei SL, Bleker OP. Obstetric brachial plexus injury: risk factors related to recovery. European Journal of Obstetrics & Gynecology and Reproductive Biology. 2000;88(2):133-138.
9. Christoffersson M, Rydhstroem H. Shoulder dystocia and brachial plexus injury: a population-based study. Gynecologic and obstetric investigation. 2002;53(1):42-47.
10. Zafeiriou DI, Psychogiou K. Obstetrical brachial plexus palsy. Pediatric neurology. 2008;38(4):235-242.
11. Sjöberg I, Erichs K, Bjerre I. Cause and effect of obstetric (neonatal) brachial plexus palsy. Acta Paediatrica. 1988;77(3):357-364.
12. Seddon H. A classification of nerve injuries. British medical journal. 1942;2(4260):237.
13. Chater M, Camfield P, Camfield C. Erb's palsy–Who is to blame and what will happen? Paediatrics & child health. 2004;9(8):556-560.
14. Heise CO. Avaliação prognóstica de pacientes com plexopatia braquial obstétrica: comparação entre a avaliação clínica e o estudo da condução motora, Universidade de São Paulo; 2007.
15. Laurent JP, Lee R, Shenaq S, Parke JT, Solis IS, Kowalik L. Neurosurgical correction of upper brachial plexus birth injuries. Journal of neurosurgery. 1993;79(2):197-203.
16. Dodds SD, Wolfe SW. Perinatal brachial plexus palsy. Current opinion in pediatrics. 2000;12(1):40-47.
17. Greenwald AG, Schute PC, Shiveley JL. Brachial plexus birth palsy: a 10-year report on the incidence and prognosis. Journal of Pediatric Orthopaedics. 1984;4(6):689-692.
18. Narakas A. Obstetrical brachial plexus injuries. The paralysed hand. Edinburgh: Churchill Livingstone. 1987;1:16-l35.
19. Al-Qattan MM, El-Sayed A, Al-Zahrani A, et al. Narakas classification of obstetric brachial plexus palsy revisited. Journal of Hand Surgery (European Volume). 2009;34(6):788-791.
20. O'Brien DF, Park T, Noetzel MJ, Weatherly T. Management of birth brachial plexus palsy. Child's Nervous System. 2006;22(2):103-112.
21. Gilbert A. Long-term evaluation of brachial plexus surgery in obstetrical palsy. Hand clinics. 1995;11(4):583-594; discussion 594-585.
22. Duff SV, DeMatteo C. Clinical assessment of the infant and child following perinatal brachial plexus injury. Journal of Hand Therapy. 2015;28(2):126-134.
23. Campbell SK, Kolobe TH, Wright BD, Linacre JM. Validity of the Test of Infant Motor Performance for prediction of 6-, 9-and 12-month scores on the Alberta Infant Motor Scale. Developmental Medicine & Child Neurology. 2002;44(04):263-272.
24. Saccani R, Valentini NC. Reference curves for the Brazilian Alberta Infant Motor Scale: percentiles for clinical description and follow-up over time. Jornal de pediatria. 2012;88(1):40-47.
25. Ho ES, Curtis CG, Clarke HM. The brachial plexus outcome measure: development, internal consistency, and construct validity. Journal of Hand Therapy. 2012;25(4):406-417.

26. Mancini MC, Haley SM. Inventário de avaliação pediátrica de incapacidade (PEDI): manual da versão brasileira adaptada. UFMG; 2005.
27. Mancini MC, Coster WJ, Amaral MF, Avelar BS, Freitas R, Sampaio RF. New version of the Pediatric Evaluation of Disability Inventory (PEDI-CAT): translation, cultural adaptation to Brazil and analyses of psychometric properties. Brazilian Journal of Physical Therapy. 2016;20(6):561-570.
28. Silva FCd, Thuler LCS. Cross-cultural adaptation and translation of two pain assessment tools in children and adolescents. Jornal de pediatria. 2008;84(4):344-349.
29. Alves MM, Carvalho PR, Wagner MB, Castoldi A, Becker MM, Silva CC. Cross-validation of the Children's and Infant's Postoperative Pain Scale in Brazilian Children. Pain Practice. 2008; 8(3):171-176.
30. Gabbard CP. Lifelong motor development. Pearson Higher Ed; 2011.
31. Duff SV, Dayanidhi S, Kozin SH. Asymmetrical shoulder kinematics in children with brachial plexus birth palsy. Clinical Biomechanics. 2007;22(6):630-638.
32. Gharbaoui IS, Gogola GR, Aaron DH, Kozin SH. Perspectives on glenohumeral joint contractures and shoulder dysfunction in children with perinatal brachial plexus palsy. Journal of Hand Therapy. 2015;28(2):176-184.
33. Bae DS, Ferretti M, Waters PM. Upper extremity size differences in brachial plexus birth palsy. Hand. 2008;3(4):297-303.
34. Terzis JK, Kokkalis ZT. Bone discrepancy as a powerful indicator for early surgery in obstetric brachial plexus palsy. Hand. 2010; 5(4):386-396.
35. Bouwstra H, DIJK-STIGTER GR, Grooten HM, et al. Predictive value of definitely abnormal general movements in the general population. Developmental Medicine & Child Neurology. 2010;52(5):456-461.
36. Curtis C, Stephens D, Clarke HM, Andrews D. The active movement scale: an evaluative tool for infants with obstetrical brachial plexus palsy. The Journal of hand surgery. 2002;27(3):470-471.
37. Abzug JM, Kozin SH. Evaluation and management of brachial plexus birth palsy. Orthopedic Clinics of North America. 2014;45(2):225-232.
38. Lima L, Guerra P, Lemos M. Adaptação da escala genérica do Inventário Pediátrico de Qualidade de Vida—Pediatric Quality of Life Inventory 4.0—PedsQL, a uma população portuguesa. Revista Portuguesa de Saúde Pública. 2009;8:83-95.
39. Russo SA, Zlotolow DA, Chafetz RS, et al. Efficacy of 3 therapeutic taping configurations for children with brachial plexus birth palsy. Journal of Hand Therapy. 2017.
40. Physical therapy management of obstetric brachial plexus injury. Office of physical therapy affairs moh, Kuwait, Physical therapy department, Kuwait universitity. . 2004;1:1-15.
41. Singh P, Kolamala K. Development of a protocol for the management of Obstetric Erb's Palsy. Indian J Occup Ther. 2015; 47(1):1-6.
42. Yang LJ-S. Neonatal brachial plexus palsy—management and prognostic factors. Paper presented at: Seminars in perinatology2014.
43. Justice D, Rasmussen L, Di Pietro M, et al. Prevalence of Posterior Shoulder Subluxation in Children With Neonatal Brachial Plexus Palsy After Early Full Passive Range of Motion Exercises. PM&R. 2015;7(12):1235-1242.
44. Ho ES, Roy T, Stephens D, Clarke HM. Serial casting and splinting of elbow contractures in children with obstetric brachial plexus palsy. The Journal of hand surgery. 2010;35(1):84-91.
45. Buesch FE, Schlaepfer B, de Bruin ED, Wohlrab G, Ammann-Reiffer C, Meyer-Heim A. Constraint-induced movement therapy for children with obstetric brachial plexus palsy: two single-case series. International Journal of Rehabilitation Research. 2010;33(2):187-192.
46. Vaz DV, Mancini MC, do Amaral MF, de Brito Brandão M, de França Drummond A, da Fonseca ST. Clinical changes during an intervention based on constraint-induced movement therapy principles on use of the affected arm of a child with obstetric brachial plexus injury: a case report. Occupational therapy international. 2010;17(4):159-167.
47. Abdel-Kafy EM, Kamal HM, Elshemy SA. Effect of modified constrained induced movement therapy on improving arm function

in children with obstetric brachial plexus injury. Egyptian Journal of Medical Human Genetics. 2013;14(3):299-305.
48. Brown SH, Napier R, Nelson VS, Yang LJ-S. Home-based movement therapy in neonatal brachial plexus palsy: a case study. Journal of Hand Therapy. 2015;28(3):307-313.
49. Chen Y-p, Pope S, Tyler D, Warren GL. Effectiveness of constraint-induced movement therapy on upper-extremity function in children with cerebral palsy: a systematic review and meta-analysis of randomized controlled trials. Clinical rehabilitation. 2014; 28(10):939-953.
50. Uswatte G, Taub E, Morris D, Barman J, Crago J. Contribution of the shaping and restraint components of constraint-induced movement therapy to treatment outcome. NeuroRehabilitation. 2006;21(2):147-156.
51. Brown A, Johnston R. Maternal experience of musculoskeletal pain during pregnancy and birth outcomes: Significance of lower back and pelvic pain. Midwifery. 2013;29(12):1346-1351.
52. El-Shamy S, Alsharif R. Effect of virtual reality versus conventional physiotherapy on upper extremity function in children with obstetric brachial plexus injury. Journal of musculoskeletal & neuronal interactions. 2017;17(4):319-326.
53. Kamal-Eldeen RS, Awooda HA, El-Maksoud GMA. Effectiveness of Kinesio Tape on Wrist Extensor Muscles in Children with Obstetric Brachial Plexus Injuries.
54. Cunha AB, Lima-Alvarez CDd, Rocha ACP, Tudella E. Effects of elastic therapeutic taping on motor function in children with motor impairments: a systematic review. Disability and rehabilitation. 2017:1-9.
55. Ibrahim A, Hawamdeh Z, Alsharif A. Evaluation of bone mineral density in children with perinatal brachial plexus palsy: effectiveness of weight bearing and traditional exercises. Bone. 2011;49(3):499-505.
56. Walsh SF. Treatment of a brachial plexus injury using kinesiotape and exercise. Physiotherapy theory and practice. 2010;26(7): 490-496.
57. Santamato A, Panza F, Ranieri M, Fiore P. Effect of botulinum toxin type A and modified constraint-induced movement therapy on motor function of upper limb in children with obstetrical brachial plexus palsy. Child's Nervous System. 2011;27(12):2187-2192.
58. Shin YB, Shin MJ, Chang JH, Cha YS, Ko H-Y. Effects of Botulinum Toxin on Reducing the Co-contraction of Antagonists in Birth Brachial Plexus Palsy. Annals of rehabilitation medicine. 2014;38(1):127-131.
59. Buchanan PJ, Grossman JA, Price AE, Reddy C, Chopan M, Chim H. The Use of Botulinum Toxin Injection for Brachial Plexus Birth Injuries: A Systematic Review of the Literature. HAND. 2018: 1558944718760038.
60. Rodrigues DB, Viegas MLC, de Souza Rogério J, Pereira ELR. Tratamento cirúrgico das lesões traumáticas do plexo braquial. Arquivos Brasileiros de Neurocirurgia: Brazilian Neurosurgery. 2014; 33(02):125-131.
61. Socolovsky M, Costales JR, Paez MD, Nizzo G, Valbuena S, Varone E. Obstetric brachial plexus palsy: reviewing the literature comparing the results of primary versus secondary surgery. Child's Nervous System. 2016;32(3):415-425.
62. Zuckerman SL, Allen LA, Broome C, et al. Functional outcomes of infants with Narakas grade 1 birth-related brachial plexus palsy undergoing neurotization compared with infants who did not require surgery. Child's Nervous System. 2016;32(5):791-800.
63. Nath RK, Somasundaram C. Improvements after mod Quad and triangle tilt revision surgical procedures in obstetric brachial plexus palsy. World journal of orthopedics. 2016;7(11):752.
64. Bahm J, Ocampo-Pavez C, Disselhorst-Klug C, Sellhaus B, Weis J. Obstetric brachial plexus palsy: treatment strategy, long-term results, and prognosis. Deutsches Ärzteblatt International. 2009; 106(6):83.
65. Safoury YA, Eldesoky MT, Abutaleb EE, Atteya MR, Gabr AM. Postoperative physical therapy program for latissimus dorsi and teres major tendons transfer to rotator cuff in children with obstetrical brachial plexus injury. European journal of physical and rehabilitation medicine. 2017;53(2):277-285.

Abordagem das Condições Raras: Síndrome de Dandy-Walker, Síndrome de Prader-Willi e Doença de Pompe Infantil

10

Paula de Almeida Thomazinho

INTRODUÇÃO

As condições raras de saúde (CR) em pediatria englobam as doenças e síndromes raras, definidas a partir de aspectos epidemiológicos, ou seja, da incidência com que essas condições ocorrem e podem ser identificadas na população[1,2]. O conceito de doença rara (DR), utilizado pelo Ministério da Saúde e recomendado pela Organização Mundial da Saúde (OMS), é o de doença que afeta até 65 pessoas em cada 100 mil indivíduos, ou seja, de até 1,3:2.000 indivíduos ($\cong$1:1.540)[1,2]. A diferenciação das expressões *doença genética* e *síndrome* que compõem o espectro das CR é definida a partir do tipo de alteração apresentada e será mais bem detalhada ao longo deste capítulo, apesar de ambas serem comumente empregadas como sinônimos.

A baixa prevalência das CR isoladamente tem grande impacto nos indicadores de saúde quando elas são consideradas em conjunto, o que as transforma em um problema relevante para a saúde pública e, mais recentemente, em objeto de políticas globais abrangentes e não focalizadas em uma ou outra doença específica[1,2]. Estima-se que 6% a 8% da população possa apresentar alguma CR de saúde[3]. Elas afetam, sobretudo, crianças de 0 a 5 anos de idade, contribuindo para a morbimortalidade nos primeiros anos de vida. Assim, a soma de todas as CR tem impacto sobre a saúde de uma parcela significativa da população.

Dentre todas as CR, 80% têm causa genética, de transmissão hereditária ou não hereditária*, envolvendo um ou muitos genes ou anormalidades cromossômicas[4-6]. As CR englobam aproximadamente 8.000 condições catalogadas, com uma ampla variação da prevalência e da expressividade de sinais e sintomas, da fisiopatologia e das formas de evolução; heterogêneas não apenas entre si, como também entre pacientes com uma mesma enfermidade, apresentando diferentes níveis de gravidade[1,4].

As CR de causa genética podem ser classificadas conforme o tipo de anomalia apresentada na morfogênese**[4]:

- **Sequência:** é decorrente de um defeito primário único na morfogênese que determina as demais alterações por meio do efeito cascata.
- **Associação:** anomalias múltiplas que costumam se apresentar simultaneamente em termos de frequência sem que se consiga estabelecer um agente causal único.
- **Síndrome:** padrão de anomalias múltiplas em regiões ou tecidos diferentes com uma única causa não explicada completamente por fenômenos de cascata, mas a partir da atuação de um gene em pontos diversos da morfogênese.
- **Doença** do latim *dolentia* – padecimento): distúrbio das funções de um órgão ou do organismo como um todo que está relacionado com sintomas específicos e um padrão de evolução clínica com causa passível de ser identificada por meio do estudo de sua fisiopatologia.

---

*As condições de malformação, síndrome e/ou doença genéticas não são necessariamente hereditárias: as alterações nos genes podem acontecer durante o desenvolvimento do embrião, ao acaso, por acidente no processo de divisão celular[4].

**A morfogênese compreende todos os processos pelos quais diferentes partes de um sistema em desenvolvimento adquirem sua forma definitiva ou passam a ocupar determinada posição no organismo. Processos morfogênicos envolvem o crescimento de grupos celulares, sua mudança de posição no conjunto do organismo e a diferenciação celular[7].

Embora o mapeamento genético venha ampliando a capacidade de diagnóstico, para muitas CR há escassez de exames complementares disponíveis e capazes de determiná-las com precisão. Sua identificação continua difícil e demorada, com base nas características clínicas apresentadas, que podem exibir semelhanças entre condições distintas e exigir investigação diferencial ampla[1,5,6]. Além disso, a idade ou o período de manifestação clínica é outro fator que pode adiar tanto o diagnóstico como o tratamento, já que várias CR podem apresentar apenas manifestações tardias. Essas características dificultam o reconhecimento das doenças raras entre os profissionais de saúde e o planejamento adequado das ações terapêuticas e das linhas de cuidado[5,6]. Assim, o itinerário diagnóstico e terapêutico pode ser o principal desafio das famílias na relação com os serviços de saúde. A insuficiente informação e a *expertise* dos profissionais de saúde em CR e a dificuldade de acesso aos serviços aumentam o risco de complicações com diagnósticos e tratamentos inadequados[8].

Apenas 2% das DR têm tratamento medicamentoso disponível, cabendo, nos demais casos, apenas medidas de suporte terapêutico[1,2]. A assistência fisioterapêutica representa pilar importante da linha de cuidado para muitas CR e, por esse motivo, esse tema merece especial atenção dos profissionais e estudantes da área.

AVANÇOS E PERSPECTIVAS: A DOENÇA RARA NA REDE DE ATENÇÃO À SAÚDE E A PRÁTICA BASEADA EM EVIDÊNCIAS

A atenção à DR vem ganhando importância em vários países desde a década de 1980. À medida que algumas causas de mortalidade são sanadas, como a desnutrição e outras doenças comuns, as DR passam a receber destaque no cenário de saúde pública[2,3].

No Brasil, algumas DR específicas, como a osteogênese imperfeita e a doença de Gaucher, abriram a discussão do tema na saúde pública por meio das Portarias 2.305, de 2001[9], 714, de 2010 (revogada pela Portaria 1.306, de 2013[10]) e 708, de 2011[11], que representam conquistas importantes das ações promovidas pelas associações de pacientes e familiares. As discussões a respeito das DR se fortaleceram em 2012, quando foi criado um grupo de trabalho para elaborar a Política Nacional de Atenção Integral às Pessoas com DR[12]. A Portaria 199, de 30 de janeiro de 2014, aprovou as diretrizes para Atenção Integral às Pessoas com Doenças Raras no âmbito do SUS, com as normativas para habilitação dos centros de atendimento, e instituiu incentivos financeiros de custeio[1].

As diretrizes da assistência às DR no SUS estão organizadas na forma de dois eixos estruturantes que possibilitam a classificação das DR a partir de suas características comuns com a finalidade de maximizar os benefícios aos usuários, a saber[1]:

- **Eixo 1** – doenças raras de origem genética (anomalias congênitas e manifestações tardias; deficiência intelectual e erros inatos do metabolismo).
- **Eixo 2** – doenças raras de origem não genética (doenças raras infecciosas, inflamatórias, autoimunes, outras DR de origem não genética).

Embora tenha representado um grande passo na direção da implementação de uma política pública voltada às DR no país, a Portaria 199 apresenta algumas inconsistências. Apenas sete centros de referência foram cadastrados desde 2014 e estão em atividade no país, a maioria nas regiões Sul e Sudeste, o que representa um fator limitador para o acesso[12]. Além disso, o atendimento fisioterapêutico pediátrico, importante para a assistência integral em várias DR, é apontado como procedimento específico dos Centros Especializados em Reabilitação (CER), sob a forma de terapia de apoio à atenção básica, e aos centros de referência, em conjunto com outras especialidades, como fonoaudiologia, terapia ocupacional e psicopedagogia[1].

A não exigência do fisioterapeuta entre os profissionais que compõem a equipe mínima dos centros de referência traz algumas implicações. Os centros de referência são considerados os pontos centrais na implantação dessas políticas no território nacional para melhoria do acesso ao tratamento das doenças raras, ao reunir experiência clínica e infraestrutura em locais determinados, por superar a inexperiência dos profissionais para essas condições, uma vez que (re)conhecê-las exige grandes investimentos em treinamento, bem como produzir conhecimentos sólidos por meio de pesquisas científicas que favoreçam a apreciação de nossa realidade[12]. Essa questão dificulta, portanto, a construção de diretrizes específicas da assistência fisioterapêutica pediátrica que norteiem as ações na prática clínica, assim como prejudicam o apoio matricial que esses centros podem fornecer aos CER, especialmente em relação aos serviços de fisioterapia. A participação do fisioterapeuta nos centros de referência tornaria possível iniciar o tratamento o mais rapidamente possível e planejá-lo adequadamente ao longo do curso da doença em conjunto com a rede de assistência[13].

É comum que a maioria dos pacientes com CR e suas famílias fiquem sem apoio e sozinhos em termos de terapia de reabilitação durante o tratamento da disfunção primária, e essa parece ser a realidade em diversos países[8,13]. A descentralização da assistência fisioterapêutica, preconizada nesse modelo, pode amenizar o isolamento e as limitações sociais vivenciadas pelas famílias para o acesso aos serviços de saúde e é ponto crucial para a equidade do cuidado. Assim, o atendimento multidisciplinar do CER se estabelece como local de cuidado e proteção para usuários, familiares e acompanhantes nos processos de reabilitação em deficiências múltiplas de maneira especializada e descentralizada.

Capítulo 10 Abordagem das Condições Raras: Síndrome de Dandy-Walker, Síndrome de Prader-Willi e Doença de Pompe Infantil **253**

Entretanto, a assistência fisioterapêutica a crianças com DR na rede pública por vezes apresenta acesso restrito. Um estudo realizado sobre o atendimento fisioterapêutico a crianças com osteogênese imperfeita (veja o Capítulo 14), no município do Rio de Janeiro, identificou em 42,9% (n = 3) dos CER participantes da pesquisa uma restrição de acesso ao tratamento para esses pacientes por não atenderem ao perfil institucional estabelecido para o atendimento[14]. O principal motivo limitador para o atendimento fisioterapêutico apontado nesse estudo, conforme relato dos profissionais entrevistados, foi a falta de capacitação adequada para a prática clínica[14]. Esse panorama também foi apontado por outro estudo sobre a rede de assistência fisioterapêutica pediátrica especializada nas alterações neuromotoras e musculoesqueléticas no estado do Rio de Janeiro*.

A formação do profissional fisioterapeuta parece, até o momento, não contemplar a discussão ampliada sobre o tratamento das CR e espera-se que os desafios aumentem em direção à necessidade de formação, capacitação e educação continuada. Nesse contexto, encontrar profissionais capacitados para lidar com uma CR e a complexidade que ela apresenta em relação às práticas assistenciais, às demandas do paciente e da família, à efetividade terapêutica e ao prognóstico clínico, muitas vezes obscuro e desconhecido, é ponto crucial. Assim, a apropriação das demandas e formas de tratamento nas CR pelo fisioterapeuta pediátrico é fundamental para garantir boas práticas na assistência a esses pacientes.

Os objetivos para uma abordagem abrangente das DR na saúde pública, compilados por Valdez et al.[15], incluem a criação da uma rede de assistência e de dados clínicos que possam ser agrupados por CR com características e fatores de risco comuns. Essa abordagem parece também ser ponto importante para resolver outro aspecto que merece destaque na assistência às crianças com CR: a questão da prática baseada em evidências (PBE). A PBE se refere ao uso da melhor evidência disponível na atualidade para o processo de tomada de decisão sobre os cuidados ao paciente em relação ao uso de técnicas e tratamentos adequados para garantir a qualidade de assistência ao indivíduo e otimizar seus resultados[16].

Entretanto, muitas vezes a raridade traz em si alguns problemas novos e especiais, como a dificuldade para o desenvolvimento de estudos com maior nível de evidência, especialmente em relação ao tratamento fisioterapêutico, e a gravidade clínica dos pacientes, como já mencionado, que também pode, por si só, ser uma contraindicação para o uso de técnicas específicas de tratamento fisioterapêutico. A realização de estudos com alto nível de evidência, como revisões sistemáticas com metanálise, pode ser uma alternativa para melhorar a PBE em CR[17].

---

*Dados de pesquisa realizada por Ribeiro e colaboradores, do Serviço de Fisioterapia Neurofuncional do Instituto Nacional de Saúde da Mulher, da Criança e do Adolescente Fernandes Figueira, ainda não publicados.

FISIOTERAPIA NEUROPEDIÁTRICA E PRÁTICA CLÍNICA NAS CONDIÇÕES RARAS – ASPECTOS GERAIS

Avaliação fisioterapêutica

A história clínica do paciente é fundamental para os processos de avaliação, de raciocínio clínico e tomada de decisão terapêutica que estruturam o programa de intervenção. A avaliação da função neuromuscular e da mobilidade nos pacientes com CR é crucial para o delineamento da história da doença e da resposta funcional aos tratamentos disponíveis.

A avaliação fisioterapêutica, a partir do modelo proposto pela American Physical Therapy Association (APTA) e pela Classificação Internacional de Funcionalidade (CIF), deve conter o histórico da condição de saúde atual e pregressa e a aplicação de testes e medidas adequados para a avaliação das estruturas e funções corporais relevantes, das atividades e participação da criança[18,19].

Nas CR é comum a presença de anomalias múltiplas, várias delas com importante comprometimento das funções corporais e repercussões sobre a atividade e a participação com grandes déficits de funcionalidade. Assim, a avaliação fisioterapêutica tem o papel de identificar as disfunções motoras que interfiram na funcionalidade de crianças com CR[20,21].

A hipotonia, a fraqueza muscular, a atrofia muscular, as contraturas e as deformidades são características observadas em várias CR, frequentemente notadas na prática fisioterapêutica pediátrica, que comprometem a mobilidade, limitam as atividades de vida diária e restringem a participação não apenas no ambiente domiciliar, como também nos espaços coletivos de inserção da criança.

A maioria das crianças hipotônicas demonstra uma postura característica de abdução total e rotação externa dos membros inferiores, bem como uma extensão flácida dos membros superiores (*floppy infant*), com hipermobilidade articular, pobreza ou ausência de movimentos antigravitacionais, atraso no desenvolvimento de habilidades motoras, como déficit no controle da cabeça, alcance e preensão de objetos, rolar, manter-se sentada ou ereta[22] e diminuição da resistência às atividades. Quando é realizada a manobra de puxar para a posição sentada, pode ser observada a queda da cabeça em extensão em virtude da falta de ativação da musculatura cervical e da cintura escapular[22].

Ambas, hipotonia e frouxidão ligamentar, também podem levar ao mau alinhamento da extremidade inferior na postura ortostática[23]. A instabilidade articular, que contribui para o inadequado alinhamento osteomuscular, é influenciada não apenas pela frouxidão ligamentar, mas também pelo tônus diminuído e pela co-contração insuficiente[23].

A presença de outras características clínicas no período neonatal associadas à hipotonia indica quadros de natureza mais complexa, os quais podem estar relacionados com condições sindrômicas[22,24]. Baixas pontuações de APGAR (pontuações baixas para tônus, reflexos e esforço respiratório), início precoce da hipotonia, problemas respiratórios e dificuldades de alimentação, além de contraturas musculares, devem ser cuidadosamente avaliados. O comprimento do cordão umbilical e apresentação fetal anormal refletem imobilidade intrauterina ou pobreza na movimentação fetal[22].

A documentação objetiva no processo de avaliação das estruturas e funções relacionadas com o movimento por meio de testes padronizados auxilia os fisioterapeutas na avaliação funcional mais precisa e adequada de diferentes condições de saúde[25,26]. A escolha do teste leva em consideração vários aspectos que englobam desde razões práticas, informações sobre administração e interpretação de seus resultados, até sua adequação à população de interesse, restrições de uso e propriedades psicométricas[25-27].

De modo geral, as ferramentas de avaliação padronizadas ajudam na identificação dos atrasos e alterações de desenvolvimento e no planejamento e intervenção fisioterapêuticos[28]. Para algumas CR existem ferramentas específicas de avaliação padronizadas, mas de maneira geral são usados os instrumentos comuns para pacientes pediátricos adequados para cada faixa etária.

Outros aspectos que também devem ser averiguados durante a avaliação incluem alterações das condições clínicas gerais e comportamentais dos pacientes, como nível de alerta, febre, espasmos e convulsões, instabilidades hemodinâmicas (hipertensão arterial, bradicardia e taquicardia) e respiratórias (taquipneia e dispneia) e aspectos nutricionais. Os fatores contextuais que estão relacionados com os cuidados de saúde também devem ser investigados, como os fatores pessoais (p. ex., irritabilidade e apatia) e ambientais, como o uso de tecnologias assistivas para alimentação, ventilação e mobilidade, e rede de apoio familiar para o cuidado[20].

Intervenção fisioterapêutica*

A partir das informações obtidas sobre a criança durante a avaliação, o fisioterapeuta elabora o diagnóstico fisioterapêutico e, associando-o a princípios teóricos pertinentes, planeja o processo de intervenção. Os principais objetivos estão relacionados com a melhora da funcionalidade de acordo com a evolução da doença e/ou síndrome, a aquisição das habilidades motoras adequadas para cada faixa etária e a prevenção e diminuição dos efeitos deletérios das comorbidades associadas às alterações fisiopatológicas de base[20,21]. O objetivo geral do tratamento engloba, além da melhora dos componentes neuromotores no nível das estruturas e funções corporais, o desempenho de atividades/tarefas de rotina e sua participação social[18].

Os pilares essenciais que fundamentam o tratamento fisioterapêutico nas CR, assim como em outras condições de saúde em pacientes pediátricos, são[18]:

- Prática com base em evidências para guiar o processo de tomada de decisão no contexto do paciente.
- Abordagem centrada na criança e em sua família com planejamento dos objetivos terapêuticos em conjunto com o paciente e a família para produzir resultados significativos às demandas apresentadas.
- Abordagem funcional que amplia a aprendizagem das habilidades motoras no ambiente terapêutico para o contexto domiciliar e comunitário, onde a criança brinca, aprende e se relaciona.

As condutas a serem realizadas buscam o desenvolvimento e a manutenção da força muscular, a manutenção das amplitudes articulares de movimento e da capacidade aeróbica, conforme os limites impostos pela doença, a prevenção e minimização das consequências secundárias à imobilidade e ao descondicionamento[20], como contraturas, dor, deformidades, úlceras de decúbito, atrofia por desuso e infecções respiratórias, e também o desenvolvimento do controle motor nas atividades de manutenção postural, transferências e deslocamentos. As crianças com hipotonia podem também demonstrar dificuldade em explorar seu ambiente em razão do pobre equilíbrio e controle postural, e esse aspecto importante deve também ser foco da assistência.

O estabelecimento de metas e objetivos funcionais é importante para que os resultados da intervenção possam ser mensurados, tenham impacto sobre a capacidade funcional e respondam às necessidades da criança e de sua família[29]. Para elaboração das metas (objetivos terapêuticos) e determinação das abordagens de tratamento nas CR com comprometimento neuromotor devem ser considerados os seguintes elementos: característica de evolução da doença (se progressiva, estável ou regressiva), grau de comprometimento das estruturas e funções avaliadas, capacidades residuais apresentadas pela criança, faixa etária e problemas associados que interfiram no aprendizado e nas atividades de mobilidade, como alterações sensoriais e deficiências visuais, auditivas e cognitivas, entre outras[20].

Convém ressaltar que, independentemente do diagnóstico, para as crianças sem capacidade de marcha um bom posicionamento sentado deve ser prioritário, considerando o alinhamento biomecânico, a otimização das atividades de vida diária (AVD), o conforto e a segurança do paciente (nível de evidência 5)[21]. O posicionamento sentado amplia as possibilidades de participação social e integração da criança com DR, sendo uma importante meta a ser atingida.

As pesquisas atuais sugerem que as órteses tipo tornozelo-pé (AFO) e as órteses supramaleolares (SMO) podem beneficiar as crianças com hipotonia tanto nos aspectos relacionados com as estruturas e funções corporais, por reduzir as desvantagens biomecânicas dos pés e tornozelos com aumento do índice do arco plantar e melhora do alinhamento postural e da estabilidade necessária para o controle postural, como no que diz respeito ao componente atividade, com melhora das aquisições motoras e dos padrões de marcha

---

*Veja no Anexo, no final deste livro, a definição dos níveis de evidência, sendo 1 o nível mais alto e 5 o mais baixo.

Capítulo 10 Abordagem das Condições Raras: Síndrome de Dandy-Walker, Síndrome de Prader-Willi e Doença de Pompe Infantil **255**

(nível de evidência 3a)[24]. Entretanto, o nível de evidência dos estudos é baixo, o que limita as generalizações acerca dos resultados[24]. Além disso, a prescrição das órteses deve ser pensada com cautela, pois alguns autores sugerem que seu uso precoce em crianças com síndrome de Down pode limitar a exploração de padrões de movimento e, assim, prejudicar as aquisições motoras, pelo menos inicialmente (nível de evidência 3a)[24]. Nos casos que serão apresentados, esses fatores foram levados em consideração, e o uso desse dispositivo no tratamento fisioterapêutico foi iniciado com intuito de possibilitar a emergência de novas habilidades motoras.

Especialmente no caso das DR, em que o processo de reabilitação pode se estender por toda a vida, o fisioterapeuta deve mirar novas perspectivas usando o nível atual de conhecimento e as possibilidades apresentadas pelas novas tecnologias, mas deve também considerar os benefícios dos métodos tradicionais na prática clínica (nível de evidência 5)[22]. O início precoce do tratamento fisioterapêutico e a continuidade dessa assistência ajudam a atingir metas de maneira mais eficaz e com maior efetividade.

ABORDAGEM FISIOTERAPÊUTICA EM CONDIÇÕES ESPECÍFICAS

Os aspectos que serão abordados nesta seção envolvem considerações específicas da avaliação e do tratamento fisioterapêutico de algumas doenças raras, de origem genética, com repercussões sobre o desenvolvimento infantil. A seção foi estruturada nos temas: anomalia congênita (síndrome de Dandy-Walker), deficiência intelectual/cognitiva (síndrome de Prader-Willi) e doenças metabólicas (doença de Pompe infantil), conforme o modelo utilizado na Portaria 199, de 30 de janeiro de 2014[1]. Em diferentes graus de profundidade, serão analisados os aspectos clínicos e as diretrizes para a intervenção fisioterapêutica considerando os pilares apresentados para o tratamento de crianças com CR com o nível de evidência das recomendações descritas na literatura, aspecto fundamental para a prática clínica atual.

Neste capítulo será abordada uma CR por eixo para exemplificar os aspectos mais pertinentes a cada um deles em relação às deficiências de estrutura e funções do corpo, às limitações de atividades e restrições da participação, assim como ao tratamento fisioterapêutico. As recomendações apresentadas não se propõem a esgotar todos os aspectos relacionados com a prática fisioterapêutica nas CR descritas, mas sim ao embasamento da prática atual e para servirem de apoio para o desenvolvimento de novas pesquisas na área. Também será descrito um caso clínico para ilustrar cada condição abordada com enfoque sobre o processo de avaliação, raciocínio clínico e plano de tratamento.

SÍNDROME DE DANDY-WALKER

A malformação ou síndrome de Dandy-Walker (SDW) é uma anomalia congênita, não hereditária, caracterizada por um defeito embrionário na formação de estruturas da fossa posterior craniana com dilatação cística do IV ventrículo por atresia dos orifícios do IV ventrículo (forames de Luschka e Magendie) e aplasia ou hipotrofia parcial ou total do vermis cerebelar[31,32]. Os critérios para o diagnóstico da SDW incluem alargamento da fossa posterior com deslocamento superior do tentório ou tenda do cerebelo, hemisférios cerebelares hipoplásicos e deslocados anterolateralmente, ausência da porção inferior do vermis cerebelar em diferentes graus e tronco cerebral normal[31,32].

A SDW apresenta incidência de 1 em cada 25.000 a 35.000 nascidos vivos, acometendo ambos os sexos e sendo responsável por aproximadamente 1% a 4% da totalidade dos casos de hidrocefalia[33].

Apresentação clínica

O principal sinal clínico da SDW é a hidrocefalia, presente em 80% a 90% dos casos[33]. Um estudo realizado por Hart et al. em 1972, por autópsia, mostrou ausência de relação entre o grau da hidrocefalia e o tamanho do cisto da fossa posterior, agenesia do vermis ou permeabilidade do IV ventrículo[28].

Há descrição de malformações sistêmicas ou cerebrais associadas em aproximadamente 70% dos casos de SDW[34]. As malformações cerebrais incluem agenesia (total ou parcial) ou hipoplasia do corpo caloso, cistos inter-hemisféricos, anomalias dos giros cerebrais (holoprosencefalia), heterotopias, meningocele occipital, malformações do núcleo denteado e hamartomas[31]. O estudo mais recente sobre a associação dessa síndrome a outras malformações aponta as frequências apresentadas a seguir[33]. As malformações sistêmicas podem ser: cardiovasculares (27% – defeitos dos septos interventriculares ou interatriais, ducto arterial patente, transposição das grandes artérias, coarctação de aorta, estenose pulmonar congênita), urogenitais (14% – refluxo vesicoureteral, hidrocele, criptorquidia, malformação renal), intestinais (megacólon, atresia duodenal), visuais (24% – estrabismo, nistagmo, microftalmia, microcórnea, miopia, catarata, coloboma, displasia ou atrofia do nervo óptico), faciais (hipertelorismo, angioma facial, fissura palatina), apendiculares (membros malformados, sindactilia) e musculoesqueléticas (9% – escoliose, cifoescoliose, frouxidão ligamentar, artrogripose congênita)[33].

A SDW apresenta múltiplas complicações de neurodesenvolvimento porque o cerebelo, que é a estrutura principalmente afetada, além de sua função no controle e coordenação motora, também tem papel importante na cognição e no comportamento, em atividades que envolvem percepção, memória, tarefas de linguagem e atenção[35]. Distúrbios mentais ou comportamentais são reportados em 16,6% dos casos, como distúrbio bipolar, déficit de atenção e hiperatividade. Aproximadamente 40% apresentam problemas de aprendizado com deficiência intelectual moderada ou severa e atraso de linguagem[31,33].

Além disso, a deficiência visual, que acomete cerca de 24% das crianças com SDW, impõe restrições à capacidade de exploração ambiental livre e segura com dificuldade para o planejamento e a correção do movimento, o que pode aumentar as limitações na mobilidade[36].

Tratamento clínico

Assim como nos demais casos de hidrocefalia, pode haver a necessidade de intervenção cirúrgica para colocação de derivação ventriculoperitoneal ou cistoperitoneal ou ainda de terceiroventriculostomia para drenagem do excesso de liquor e redução da pressão intracraniana[31,32,37]. As complicações mais comuns associadas ao procedimento cirúrgico são infecção e mau funcionamento do *shunt*, presentes em 10% dos casos[38].

Aspectos da funcionalidade na SDW

A criança com SDW apresenta repercussões na funcionalidade, compreendida como um termo abrangente que engloba as estruturas e funções do corpo, atividades e participação[19].

Em relação às estruturas e funções corporais, podem ser observadas alteração craniana com macrocefalia, alterações de tônus com quadro de hipotonia ou paraparesia espástica (menos comum) e deficiência intelectual[33]. Alterações no alinhamento da coluna com escoliose/cifoescoliose podem ocorrer em 25% dos casos, e frouxidão ligamentar, em 18,8%. Outros sinais menos comuns incluem paralisia de nervos cranianos, ataxia de tronco e dificuldades de fala. Alguns pacientes com SDW podem também ter convulsões, que normalmente estão associadas às malformações supratentoriais[33].

O amplo espectro clínico e de comprometimento dos componentes de atividade e participação apresentado na SDW se revela um grande desafio para a assistência e avaliação da efetividade do tratamento fisioterapêutico. Assim, o prognóstico dos lactentes com SDW é bastante impreciso, uma vez que crianças com malformações cerebelares podem apresentar limitações das atividades relacionadas com o desenvolvimento neuropsicomotor, as quais podem variar de um leve a importante atraso[31,39,40].

Estudos recentes com avançadas técnicas quantitativas volumétricas de ressonância cerebelar examinaram a relação entre os volumes cerebelares e as limitações de atividade[40,41]. Em geral, crianças com malformações cerebelares associadas a anomalias supratentoriais e cromossomiais apresentaram atraso significativo do desenvolvimento e limitações funcionais quando comparadas àquelas com malformações cerebelares isoladas[41]. A diminuição total dos volumes cerebelares apresentou associação estatisticamente significativa ao atraso global de desenvolvimento, bem como aos aspectos específicos relacionados com cognição, habilidades motoras amplas e finas e habilidades linguísticas expressivas[41].

Nesse estudo foi ainda identificado que a redução específica do volume do vermis cerebelar foi fator preditivo significativo das alterações descritas, sendo o mais importante em relação ao desempenho funcional, em comparação com a presença de outras anomalias do sistema nervoso supratentorial e cromossomiais[41]. Esse resultado amplia e corrobora os achados de outro estudo[35], que também identificou como fator de bom prognóstico para o desenvolvimento cognitivo/intelectual a presença de adequada organização dos circuitos sensoriais e motores em lóbulos do vermis cerebelar na ausência de anormalidades supratentoriais.

Recomendações para o tratamento fisioterapêutico

As comorbidades têm grande impacto no prognóstico e na qualidade de vida dos pacientes com SDW; assim, o diagnóstico precoce e as abordagens multiprofissionais se mostram importantes para a assistência às crianças com SDW (nível de evidência 2a)[33].

Não estão descritas na literatura técnicas fisioterapêuticas específicas com maior efetividade no tratamento de crianças com SDW; assim, as recomendações nesses casos seguem o consenso de especialistas para aspectos gerais previamente descritos e incluem estímulo ao desenvolvimento motor, integração sensorial, treino de controle postural e equilíbrio, entre outras (nível de evidência 5)[33].

CASO CLÍNICO 1

Síndrome de Dandy-Walker

Lactente masculino, a termo, peso ao nascimento adequado para idade gestacional, APGAR: 9/10 (1º/5º min), com aumento do volume craniano e necessidade de cirurgia para colocação de derivação ventrículo-peritoneal (DVP), sem intercorrências neonatais. Encaminhado para avaliação e intervenção fisioterapêutica aos 6 meses de idade.

Exames complementares

- **TC crânio:** dilatação cística do IV ventrículo, hipoplasia cerebelar. Agenesia do corpo caloso, ausência de septo inter-hemisférico, paralelismo dos cornos posteriores dos ventrículos laterais. Sinais de hemorragia subependimária grau I. Parênquima cerebral de volumetria reduzida. Síndrome de Dandy-Walker. A Figura 10.1 apresenta imagens da TC de crânio do paciente.
- **Exame oftalmológico:** comprometimento do fluxo axoplasmático em nervo óptico bilateral*. Função do olho direito melhor em comparação ao olho esquerdo.

---

*O fluxo axoplasmático do nervo óptico (II par de nervos cranianos) se refere ao movimento de materiais, especialmente proteínas e organelas, ao longo dos axônios das células ganglionares que constituem o nervo óptico, em direção ortógrada e retrógrada. Causas mecânicas e vasculares combinadas podem produzir um bloqueio do fluxo axoplasmático e comprometer sua função, entre as quais: hipertensão intracraniana, hipotonia ocular e aumento da pressão intraocular[30].

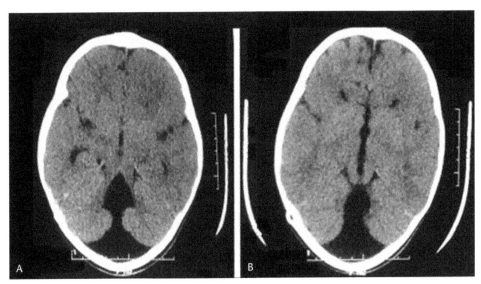

Figura 10.1A e B Tomografia computadorizada de crânio do lactente com síndrome de Dandy-Walker – corte transversal. Observa-se cisto em fossa posterior com comunicação com o IV ventrículo, elevando a tórcula, e agenesia de vermis cerebelar. Dados de identificação pessoal excluídos da imagem.

Avaliação fisioterapêutica funcional

Lactente hipotônico com tremores globais ao estímulo sonoro (cabeça, membros superiores e inferiores) e desvio convergente do olho direito com incoordenação binocular. Sem interesse por objetos; mãos permanentemente na boca, prejudicando outras funções manuais e a exploração do ambiente. Movimentos constantes de língua em protrusão. Comportamento lábil.

Apresentava dificuldade em manter postura estável em linha média quando em supino, mantendo-se ora em decúbito lateral esquerdo, ora em decúbito lateral direito. Mudanças de decúbito decorrentes da movimentação corporal ao acaso e não da maneira voluntária, como esperado para a idade. Em prono e sentado, não apresentava ativação da musculatura cervical e não levantava a cabeça.

Observavam-se hipotrofia de cintura escapular e presença de cifose toracolombar importante com diminuição da ativação da musculatura extensora axial.

A atividade motora foi registrada com o uso da *Alberta of Infant Motor Scale* (AIMS). O escore total apresentado na avaliação inicial pela AIMS foi de 2 pontos, sendo 1 ponto obtido na subescala prono e outro na subescala supino. Os escores nas demais subescalas (sentado e de pé) foram iguais a zero (0), uma vez que o lactente não preencheu os critérios de pontuação em relação à descarga de peso e aos movimentos antigravitacionais das posturas descritas. O percentil de desenvolvimento motor foi inferior ao percentil 5 (p5).

A Figura 10.2 apresenta imagens da avaliação inicial do lactente.

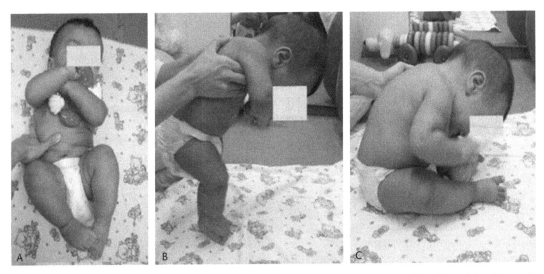

Figura 10.2A a C Lactente de 6 meses de idade com síndrome de Dandy-Walker. Predomínio do padrão de movimento flexor em todas as posturas avaliadas, com déficit de ativação da musculatura extensora, assimetria postural e cifose toracolombar.

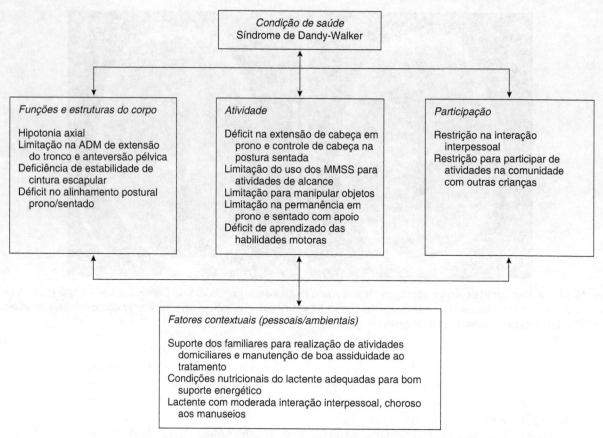

Figura 10.3 Relação entre os componentes de funcionalidade e fatores contextuais (caso clínico 1).

Observa-se, ainda, que a criança apresentava ausência de padrões convulsivos e outras condições que poderiam dificultar a resposta ao tratamento. DVP com funcionamento adequado sem quadros de obstrução ou infecção.

A Figura 10.3 mostra a relação entre os componentes de funcionalidade e fatores contextuais apresentados pelo lactente.

Diagnóstico fisioterapêutico

Lactente com malformação de fossa posterior, apresentando alteração sensorial, limitação do controle cervical, do uso de membros superiores e de mobilidade, limitação nas atividades de exploração do ambiente próprias da idade e restrição na participação social.

Objetivos

Objetivos a curto prazo

- Adquirir interesse pelos objetos e melhorar a interação para permitir atenção e aprendizagem durante o tempo da sessão de tratamento.
- Adquirir ativação da musculatura cervical e da cintura escapular para propiciar controle da cabeça e estabilidade para o uso funcional de membros superiores nas posturas em prono e sentada com suporte.
- Adquirir ativação da musculatura axial do tronco superior para controle postural.
- Prevenir alterações musculoesqueléticas secundárias, como encurtamentos em membros superiores e inferiores.

Objetivos a médio prazo

- Conseguir manter o controle de cabeça nas posições em prono e sentada com suporte.
- Adquirir ativação da musculatura axial do tronco médio/inferior para melhor controle postural.
- Ser capaz de realizar transições posturais voluntárias (mudanças de decúbito dorsal → lateral).

Objetivos a longo prazo

- Manter a postura sentada com apoio para atividade de brincar com os membros superiores.
- Adequar as possibilidades de deslocamento nos ambientes interno (domiciliar/ambulatório de atendimento) e externo (comunidade).

Plano de tratamento

A assistência fisioterapêutica foi iniciada imediatamente após avaliação. O tratamento foi mantido em regime ambulatorial com sessões de 45 minutos de duração, duas vezes por semana até os 2 anos de idade, quando a criança foi transferida para tratamento em serviço próximo à residência.

Orientações à família

- A família foi orientada a realizar a estimulação vestibular, proprioceptiva e tátil de modo a melhorar o nível de alerta e a interação do lactente como preparação para as atividades domiciliares*. As orientações incluíram a realização de movimentos rítmicos de balanço lento no colo, estímulos táteis com escova de bebê passada em todo o corpo do lactente e atividades de co-contração nas articulações dos ombros e quadris. Entre as atividades de estimulação orientadas para ativação muscular axial e de membros superiores adequadas para a faixa etária estão a realização de postura em prono com apoio subaxilar e estímulo das mãos em linha média na postura em supino no colo com uso de brinquedos leves.
- Com a evolução do tratamento, as atividades para estimulação do desenvolvimento motor prescritas sofreram modificações conforme a necessidade do plano terapêutico e incluíram posicionamento sentado com suporte, de pé com suporte e uso de órtese AFO rígida, entre outras.

Intervenção fisioterapêutica

As técnicas utilizadas foram baseadas na abordagem neuroevolutiva e de integração sensorial a fim de estimular o desenvolvimento neuromotor, treinar o controle postural e fornecer estímulos sensoriais necessários às atividades diárias. Além disso, também foi indicado o uso de tecnologia assistiva para possibilitar o posicionamento adequado nas posturas sentada e de pé.

Nas sessões de tratamento foram utilizados diversos recursos, escolhidos conforme a atividade e o objetivo a ser alcançado. As Figuras 10.4 a 10.7 exemplificam as atividades realizadas durante a abordagem fisioterapêutica.

O uso de órtese AFO rígida foi iniciado aos 11 meses de idade para melhorar o alinhamento articular dos membros inferiores, especialmente durante ortostatismo com suporte. O lactente apresentou boa tolerância durante a fase de adaptação ao dispositivo e evoluiu para uso por período integral após 15 dias. A adaptação à cadeira de rodas foi também parte importante do tratamento tanto para prevenção do agravamento da cifoescoliose e para o adequado posicionamento em casa/comunidade como para facilitar os deslocamentos e a inserção e integração da criança nas atividades escolares (Figura 10.8).

A criança foi encaminhada para dar continuidade ao tratamento em serviço próximo à residência aos 2 anos de idade, para facilitar os deslocamentos da família. No momento pré-alta, a criança mostrou ganhos funcionais condizentes com os objetivos terapêuticos traçados, embora ainda apresentasse dificuldade para manter o controle da cabeça por período prolongado em razão da macrocrania.

---

*A técnica de fornecer estímulos táteis, proprioceptivos e vestibulares, descrita inicialmente por Ayres em 1972, propicia a organização dos estímulos aferentes para uma resposta apropriada e uso eficiente do corpo nas ações e atividades cotidianas, nas condições em que há problemas na regulação e organização dessas respostas para manter o controle postural e realizar o planejamento motor adequado[42]. Embora quase não existam estudos sobre os efeitos dessa abordagem em crianças com disfunção neuromotora, a eficácia da terapia de integração sensorial no tratamento dos distúrbios de aprendizagem, transtorno de coordenação e autismo infantil está documentada[43,44].

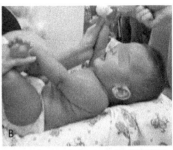
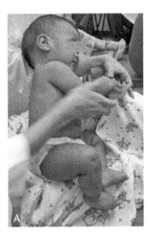
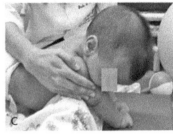

Figura 10.4A a **C** Tratamento fisioterapêutico para alcance dos objetivos de curto prazo em bebê com síndrome de Dandy-Walker. Os manuseios foram realizados no colo da terapeuta para maior conforto do lactente e favorecimento de simetria e organização corporal em supino, decúbito lateral e prono.

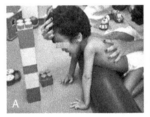
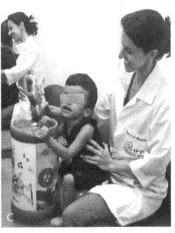
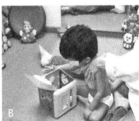

Figura 10.5A a **C** Atividades de solo realizadas com criança com síndrome de Dandy-Walker para promover ativação da musculatura axial com uso funcional de membros superiores.

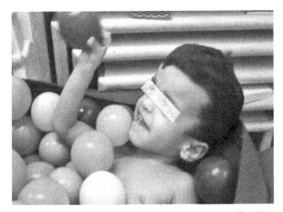

Figura 10.6 Criança com síndrome de Dandy-Walker brincando durante atividade de estimulação tátil realizada com bolas.

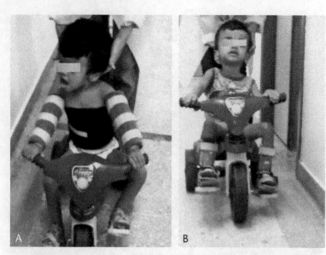

Figura 10.7 Atividade lúdica adaptada em velotrol, promovida no atendimento de criança com síndrome de Dandy-Walker para ativação axial e coordenada de membros. **A** Observa-se a necessidade do uso de extensores de membros superiores, colete flexível no tronco, fixação dos pés no pedal e apoio de cabeça para treino inicial da atividade, com movimento ativo-assistido de membros inferiores. **B** Após 2 meses de treino, criança com melhor alinhamento corporal na atividade com velotrol, movimentação ativa e coordenada de membros superiores e inferiores, sem necessidade de uso de colete, extensores e fixação dos pés no pedal. O uso de órtese tornozelo pé rígida bilateral favoreceu a execução da atividade pela criança. Manteve-se suporte parcial do peso da cabeça com apoio da fisioterapeuta.

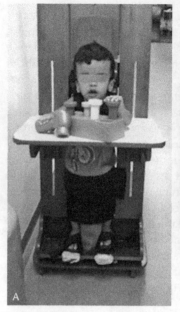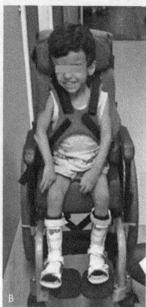

Figura 10.8A e B Criança com síndrome de Dandy-Walker em atividades funcionais na posição ortostática (estabilizador com mesa) e sentada em cadeira de rodas com adequado alinhamento postural.

SÍNDROME DE PRADER-WILLI

A síndrome de Prader-Willi (SPW) é uma desordem genética complexa e multissistêmica que afeta ambos os sexos e causa exocrinopatia por alteração hipotalâmica e disfunção pituitária[45]. Trata-se da condição de obesidade de origem genética mais comum na infância e está associada à deficiência intelectual[45]. A prevalência de SPW é estimada em 1 em cada 10.000 a 30.000 nascimentos[45-47].

A SPW se caracteriza pela ausência de expressão dos genes paternalmente ativos no cromossomo 15 (15q11-q13). Em 70% a 80% dos casos, essa alteração é resultante de uma microdeleção (del) da cópia no cromossomo 15q; em 20% a 25% é causada por dissomia uniparental materna (DUPm) (herança de ambas as cópias do cromossomo 15 da mãe com ausência da cópia paterna), e em 1% a 5% dos casos por silenciamento dos alelos paternos em virtude do defeito no centro de impressão no cromossomo paterno, o qual determina risco maior de recorrência em futuros irmãos (até 50%)[45,46,48].

Apresentação clínica

As características clínicas dessa síndrome são dinâmicas e variam com a idade. Os sintomas iniciais aparecem desde o período intrauterino com diminuição dos movimentos fetais, muitas vezes com polidrâmnio, apresentação do bebê em posição pélvica e restrição do crescimento intrauterino com baixo peso ao nascimento[48,49]. No período pós-natal, os sinais clínicos típicos são hipotonia neonatal (94%) com manifestações de choro fraco e escassez de movimentos, o que determina dificuldades de alimentação (88%), déficit de sucção/deglutição, insuficiência de crescimento e desenvolvimento motor, hipogonadismo e criptorquidia, testa proeminente, diâmetro bifrontal estreito, cantos rebaixados da boca, boca seca e lábio superior fino, micrognatia, orelhas displásicas e mãos e pés pequenos com dedos afilados[45,48,49]. Estudo sobre o perfil clínico de lactentes franceses mostrou a necessidade de hospitalização de 93% dos recém-nascidos diagnosticados com SPW, com alimentação por sonda nasogástrica em 84% por uma mediana de 38 dias[47]. As anormalidades oftalmológicas, como estrabismo e erros de refração, também podem estar presentes em até um terço dos pacientes[45,48,49].

Entre as crianças com SPW em idade escolar são observados baixa estatura por déficit do hormônio do crescimento, alteração da composição corporal com aumento da massa gorda, diminuição da massa magra, aumento do apetite e obesidade precoce (97%), redução da densidade mineral óssea com risco aumentado para osteoporose, distúrbios do sono, que incluem apneia obstrutiva do sono (67%) e sonolência diurna excessiva (60%), alterações comportamentais, problemas psiquiátricos e dificuldades de aprendizagem com desempenho escolar mediano[45,46,48,49]. A média de idade para o aparecimento da obesidade é de 3,4 ± 1,6 anos[49].

Aspectos da funcionalidade na SPW

A SPW apresenta importantes repercussões na funcionalidade com deficiências de estruturas e funções do corpo, limitações de atividades e restrições da participação, especialmente na infância. Na maioria dos casos, os recém-nascidos são severamente hipotônicos, inativos e, às vezes, quase imóveis, como já mencionado[49]. Depois de várias semanas ou meses, as crianças se tornam mais responsivas e são capazes de realizar maior quantidade de movimentos, embora persista o quadro de hipotonia e fraqueza muscular. Como resultado, há atraso severo do desenvolvimento motor e de linguagem, sobretudo nos primeiros anos de vida[49-51].

O comprometimento motor até os 3 anos de idade é maior do que o cognitivo, apesar de ambos estarem associados, o que limita as atividades de mobilidade de maneira significativa[50]. Mesmo com o tratamento medicamentoso, o desenvolvimento motor das crianças permanece abaixo do esperado para a idade, até mesmo quando se considera a ampla variedade individual[52]. O controle da cabeça costuma ocorrer após os 8 meses de vida, sentar independentemente aos 12 meses, engatinhar aos 19 meses e andar entre 27 e 32 meses[51,53,54].

O decréscimo da massa muscular pode ser de até 25% a 37%, o que pode explicar parcialmente a fraqueza e a hipotonia dessa CR[51]. Estudo de coorte com 11 crianças com SPW mostrou que a imaturidade e a distribuição anormal dos tipos de fibras musculares também podem contribuir para hipotonia muscular e fraqueza[55]. Na análise da biópsia do músculo bíceps braquial foram encontradas variações no tamanho das fibras do tipo 1, deficiência de fibras do tipo 2B, comum em casos de miopatias congênitas, e aumento do número de fibras indiferenciadas do tipo 2C, que reflete imaturidade de fibras musculares, não observadas no grupo de controle de crianças avaliadas[55].

A força muscular se encontra comprometida até mesmo na fase adulta[56]. Há redução do pico de força dos músculos flexores e extensores dos joelhos de 50% a 70% nos pacientes com SPW em comparação com obesos não sindrômicos e adultos com peso corporal adequado, respectivamente[56]. Há, também, capacidade reduzida de pacientes adultos com SPW para manutenção da estabilidade postural anteroposterior e lateral em ortostatismo[57,58]. A prevalência de escoliose na SPW é de 30% a 70% e tende a aumentar com a idade, apresentando-se frequentemente associada à cifose torácica[59].

Já foram reportadas, também, alteração da função mitocondrial[60] e hipoexcitabilidade das áreas motoras corticais[61], além das alterações estruturais e funcionais musculares previamente descritas[51]. Desse modo, os sintomas motores parecem se originar da patologia muscular e cortical inata e/ou em parte como efeito secundário do desuso.

Ainda em relação às alterações do sistema nervoso central, as crianças com SPW apresentam menor volume do tronco cerebral, menor área de superfície cortical, menor volume de substância branca e baixa complexidade cortical[62,63]. Diferenças em relação à causa da alteração genética apontam para padrões de neurodesenvolvimento divergentes e alterações estruturais distintas em crianças com *DUPm* e *del*[62,63], repercutindo nos aspectos de atividade e participação.

As crianças com *DUPm* tendem a apresentar ventrículos laterais alargados, maior volume cortical de liquor, alterações do corpo caloso, fascículo longitudinal superior e giro do cíngulo, porém com maiores espessura cortical e volume cerebelar em relação às crianças com SPW por *del*. Estas últimas apresentam pequenos volumes corticais e subcorticais de substância cinzenta, embora com anomalias sutis de substância branca, com risco substancialmente menor de comprometimento de comunicação social, desordem do espectro autista e psicose em relação aos indivíduos com *DUPm*[45,64,65]. Ambas apresentam sinais de prejuízo do crescimento cerebral e algum sinal de atrofia precoce. Sinais de desordem do espectro autista podem ser identificados em 26,7% das crianças com SPW com mais de 8 anos de idade[64].

Tratamento clínico

Aprovado pela United States Food and Drug Administration (FDA) em 2000, assim como na maioria dos países, o tratamento com hormônio do crescimento (HC) tem efeito benéfico sobre o crescimento linear, a composição corporal, a osteoporose e a densidade mineral óssea, assim como na aquisição de linguagem, habilidades motoras amplas e escores cognitivos, sobretudo quando iniciado precocemente (< 2 anos de idade) e durante o primeiro ano de tratamento[46,48,51]. São contraindicações ao tratamento por HC: pacientes com obesidade severa, diabetes, comprometimento respiratório infeccioso ou obstrutivo, sepse e grave apneia do sono[46,48].

Diretrizes recentes da Academia Americana de Pediatria recomendam a realização de polissonografia antes do tratamento com HC e de 2 a 3 meses durante o tratamento, com reavaliação anual[66]. As famílias devem estabelecer estratégias adequadas de controle de estímulos para o comportamento alimentar com restrição ao acesso dos alimentos, assim como de apoio psicológico para um cuidado integral e adequado às necessidades de crianças/adolescentes com SPW[67,68].

Tratamento fisioterapêutico

É comum o início do tratamento fisioterapêutico nos primeiros meses de vida, acontecendo ainda durante a internação hospitalar em 76% dos lactentes diagnosticados com SPW[47]. Entretanto, o atraso no diagnóstico e o não reconhecimento dos sinais clínicos podem comprometer a assistência prestada. Bar et al. enfatizam a necessidade de otimização do cuidado neonatal dos lactentes com SPW (nível de evidência 2b)[47].

Entretanto, foram encontrados na literatura escassos estudos que abordem especificamente o tratamento fisioterapêutico e as técnicas mais indicadas para assistência a crianças com SPW. As recomendações gerais encontradas são apresentadas a seguir:

- As crianças pequenas com SPW podem especialmente se beneficiar com a intervenção precoce para aquisição de habilidades motoras e treinamento da força muscular, uma vez que no período sensível há maiores efeito e influência sobre o desenvolvimento cortical e muscular (nível de evidência 2a)[51].

- A combinação de tratamento com HC e treinamento físico regular apresenta efeito claramente positivo sobre o desenvolvimento motor (nível de evidência 1b)[53].
- O fortalecimento dos músculos flexores/extensores do tornozelo e o treinamento do equilíbrio, destinados a melhorar o controle postural, devem ser enfatizados no programa terapêutico após aquisição da marcha (nível de evidência 3b)[57,58].
- Hidroterapia em sessão semanal pode ser um tratamento coadjuvante para melhorar os aspectos motores em crianças com SPW com mais de 16 meses de idade em razão do efeito da pressão hidrostática da água e da maior facilidade de movimento (nível de evidência 5)[69].

CASO CLÍNICO 2
Síndrome de Prader-Willi

Lactente masculino, a termo, peso ao nascer adequado para idade gestacional, APGAR: 4/9 (1º/5º min), com cianose localizada em mãos e pés e desconforto respiratório na sala de parto. Permaneceu internado na unidade de terapia intensiva neonatal (UTIN) por 38 dias, em oxigenoterapia na tenda (Hood) por 6 dias. Pais consanguíneos (primos de segundo grau). Encaminhado para avaliação e tratamento fisioterapêutico ainda durante a internação na UTIN com síndrome a esclarecer.

- **Exame clínico-morfológico (genética médica):** microstomia (diminuição da abertura oral), retrognatia, hipoplasia de bolsa escrotal, testículos em canal inguinal, dedos das mãos longos, clinodactilia (desvio ou encurvamento, em qualquer sentido, dos dedos dos pés ou das mãos).
- **Exames complementares:**
  – Ultrassom transfontanela (USTF) normal.
  – TC de crânio: sulcos, cissuras e cisternas acentuadas. Aumento do espaço extradural dos lobos frontal e temporal, sugestivo de atrofia cerebral. Enzimas musculares normais (CPK, CK MB e aldolase).

Aos 6 meses de idade foi estabelecida a suspeita de SPW com confirmação diagnóstica por análise de metilação, apresentando padrão exclusivamente materno (DUPm) sem evidências do alelo paterno aos 3 anos.

Avaliação fisioterapêutica

Lactente hipotônico, sucção débil, choro fraco, com 1 mês e 8 dias. Início de coordenação oculomotora para seguimento de trajetória horizontal de objetos. Postura: membros superiores em extensão, membros inferiores fletidos, com abdução de ombros e quadris (*floppy infant*), ausência de movimentos antigravitacionais; tremores, sobressaltos ou movimentos anormais ausentes. Déficit na ativação da musculatura anterior e posterior de pescoço, tronco e membros. Cabeça lateralizada durante toda a avaliação. Não tolerou postura em prono e não liberou as vias aéreas (reação automática de defesa). Hipotrofia de cintura escapular e encurtamentos musculares marcantes (músculos isquiotibiais e tensor da fáscia lata).

A atividade motora foi registrada com o uso das escalas AIMS e *Test of Infant Motor Performance* (TIMP), indicadas para avaliação do desenvolvimento motor em lactentes com menos de 6 meses de idade. O escore total apresentado na avaliação inicial pela AIMS foi igual a 0 (zero) ponto, uma vez que o lactente não preencheu os critérios de pontuação em relação à descarga de peso e aos movimentos antigravitacionais das posturas descritas. Por esse motivo, o percentil de desenvolvimento motor pela AIMS foi inferior a 5 (p5), o que determina atraso motor. A avaliação pela escala TIMP identificou desenvolvimento muito abaixo da média (Z escore= −3,06), com pontuação total de 16 pontos (6 pontos nos itens observados e 10 pontos nos itens elicitados).

A Figura 10.9 mostra a relação entre os componentes de funcionalidade e os fatores contextuais apresentados pelo lactente (caso clínico B).

Diagnóstico fisioterapêutico

Lactente com déficit global de mobilidade, limitação do controle cervical e do uso funcional de membros superiores com restrição nas atividades de exploração do ambiente próprias da idade. Encurtamentos musculares decorrentes da falta de movimentos alternados nos membros inferiores que a médio prazo podem comprometer a formação da fossa do acetábulo e promover alterações no alinhamento postural.

Objetivos
Objetivos a curto prazo

- Adquirir interesse pelos objetos e melhorar a interação para aumentar a motivação do bebê e o estado de alerta.
- Conseguir manter a cabeça em linha média em supino e em prono.
- Realizar atividades bimanuais em supino para alcance e exploração de objetos na linha média.
- Permanecer sentado com apoio lombar com alinhamento da cabeça e do tronco superior.
- Prevenir alterações secundárias, como deformidades e contraturas nos membros inferiores.

Objetivos a médio prazo

- Manter a postura sentada sem apoio para atividade de brincar com os membros superiores.
- Conseguir rolar de modo independente.
- Conseguir se locomover no chão.
- Permanecer de pé com apoio.

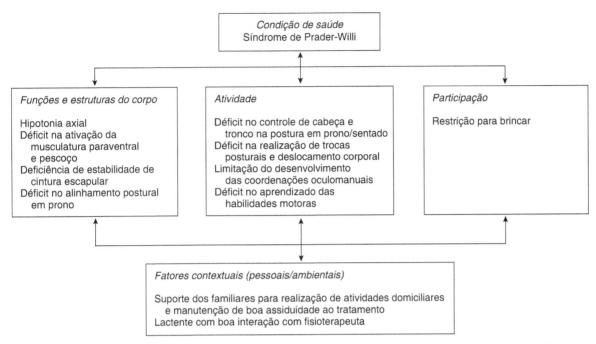

Figura 10.9 Relação entre os componentes de funcionalidade e fatores contextuais (caso clínico 2).

Objetivos a longo prazo

- Realizar a passagem da postura sentada para a de pé.
- Realizar marcha livre em ambientes interno (domiciliar/ambulatório) e externo (comunidade).

Plano de tratamento

A intervenção fisioterapêutica foi iniciada ainda durante o período de hospitalização na UTIN; o tratamento foi mantido em regime ambulatorial após a alta hospitalar com sessões com 45 minutos de duração, uma vez por semana durante o primeiro mês e duas vezes por semana até a alta fisioterapêutica.

Orientações à família

- A família foi orientada a realizar estimulação vestibular, proprioceptiva e tátil para melhorar o nível de alerta e a interação do lactente como preparação para as atividades domiciliares. As orientações incluíram a realização de movimentos rítmicos de balanço lento no colo, estímulos táteis com escova de bebê passada em todo o corpo do lactente e atividades de co-contração nas articulações dos ombros e quadris. Entre as atividades de estimulação orientadas para ativação muscular axial e dos membros superiores adequadas para a faixa etária estão a realização de postura em prono com apoio subaxilar e estímulo das mãos em linha média na postura em supino no colo com o uso de brinquedos leves.
- Com a evolução do tratamento, as atividades de estimulação prescritas sofreram modificações conforme a necessidade do plano terapêutico e incluíram desde o posicionamento sentado com suporte até o treino de marcha livre e o uso de órteses tipo AFO rígidas, entre outras.

Intervenção fisioterapêutica

As técnicas utilizadas se basearam na abordagem neuroevolutiva e de integração sensorial. As condutas consistiram em estimular o desenvolvimento neuropsicomotor, treinar o controle postural e fornecer estímulos sensoriais necessários para executar as atividades do dia a dia. Além disso, também foi indicado o uso de tecnologia assistiva para possibilitar o posicionamento na postura ortostática.

A Figura 10.10 mostra uma das atividades realizadas durante a intervenção fisioterapêutica.

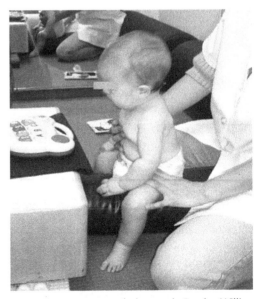

Figura 10.10 Lactente com síndrome de Prader-Willi em atividade para promover ativação da musculatura axial e uso funcional de membros superiores, com mesa à frente e descarga de peso em membros inferiores.

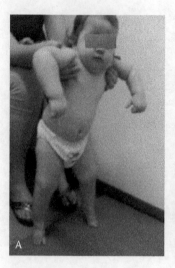
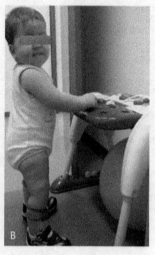

Figura 10.11A e B Lactente com síndrome de Prader-Willi em atividade de ortostatismo. **A** Lactente com SPW aos 10 meses de vida com importante hipotonia axial e apresentando redução da descarga de peso em membros inferiores, restrita à região do antepé, quando suspenso pelas axilas. **B** Aos 13 meses, com adequado alinhamento corporal à frente da mesa de atividades, sem necessidade de apoio axial, apenas com uso de órtese tornozelo-pé rígida bilateral.

Em relação à evolução apresentada, o lactente conseguiu bom controle de cabeça aos 5 meses, rolar para prono e se manter sentado com apoio anterior dos membros superiores aos 8 meses e realizar atividade bimanual aos 9 meses. Foi iniciado o uso de órteses tipo AFO rígidas aos 10 meses, por período integral, tão logo as atividades em ortostatismo foram iniciadas, de modo a melhorar o alinhamento articular dos membros inferiores e prevenir contraturas e deformidades dos tornozelos e pés (Figura 10.11).

A criança conseguiu passar para a postura de pé aos 13 meses. Após a aquisição de marcha livre aos 3 anos e 2 meses, a criança foi encaminhada para continuidade do tratamento em serviço próximo à residência. No momento pré-alta, a criança mostrou ganhos funcionais condizentes com os objetivos terapêuticos traçados, embora ainda apresentasse alguma dificuldade para realizar marcha livre em razão do déficit nas reações de ajuste postural em pé e ao sobrepeso.

DOENÇA DE POMPE INFANTIL

A doença de Pompe (DP), também conhecida como glicogenose tipo II ou doença de depósito de glicogênio tipo II, é uma miopatia metabólica congênita de herança autossômica recessiva[70,71] decorrente da deficiência da enzima α-glicosidase ácida (GAA; 3.2.1.20), responsável pela quebra intracelular de glicogênio em glicose, acarretando depósito lisossomal de glicogênio de maneira multissistêmica. O acúmulo intracelular maciço de glicogênio provoca alterações na estrutura da célula e com o avançar da doença a ruptura dos lisossomos estimula a liberação de hidrolases no citoplasma, além de outras alterações autofágicas, causando a morte celular[72,73] (Figura 10.12).

A idade de desenvolvimento dos sintomas caracteriza e classifica a DP nos tipos infantil e tardio de apresentação clínica. Alguns autores ainda categorizam a doença de Pompe infantil (DPI) nos subtipos clássico e atípico (ou seja, não clássico) com base na presença ou não de cardiomiopatia primária[71,74].

A DP é mais rara do que as condições anteriormente descritas. Sua incidência geral varia de 1 a cada 40.000 a 300.000 nascidos vivos, sendo mais frequente em afro-americanos (1:14.000) e chineses (1:40.000-50.000) e com menor incidência da forma infantil (1:138.000) do que da tardia (1:57.000)[70]. Estudo a partir da triagem neonatal realizado nos EUA mostra uma frequência combinada (formas infantil e tardia) de 1 a cada 27.800 nascidos vivos[75].

A musculatura lisa, estriada e cardíaca, o tecido nervoso e o fígado são as principais estruturas acometidas[70,71,76-78]. O envolvimento muscular começa com o alargamento das fibras musculares em virtude do acúmulo de glicogênio no lisossomo intacto. A perda muscular ocorre com a ruptura do lisossomo, com acúmulo de glicogênio no citosol e a liberação de enzimas hidrolíticas com degradação de miofibrilas adjacentes[70]. A própria contração muscular pode aumentar a ruptura dos lisossomos no músculo, mais do que em outros tipos de células, e contribuir para o maior envolvimento

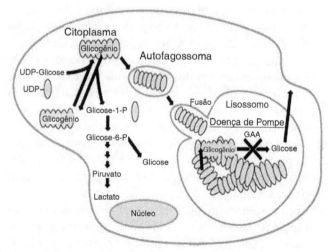

Figura 10.12 Ciclo de degradação do glicogênio intracelular. (Traduzida de Raben et al., 2002[72].)

relativo dessa estrutura[79]. Outra anormalidade no músculo doente é a produção acelerada de depósitos de lipofuscina, um marcador de danos oxidativos celulares e um sinal de disfunção mitocondrial[80]. O acúmulo maciço de autofagossomas* e o aumento de lipofuscina parecem ter efeito maior sobre a arquitetura muscular do que o alargamento e a ruptura dos lisossomos em outras regiões[80-82]. Com a progressão da doença há aumento de espaços preenchidos com fluido, resíduos de miofibrilas e material sarcoplasmático com vacúolos grandes evidentes na biópsia muscular. Desse modo, a função muscular pode ser prejudicada pela perda de massa contrátil em decorrência da aglomeração de material não contrátil (glicogênio), o que impede a transmissão de força, interrompendo ou deslocando as miofibrilas em razão da diminuição da capacidade oxidativa resultante da diminuição de ATP disponível para contração e por inervação comprometida[79,82].

Apresentação clínica

As manifestações clínicas mais comuns se iniciam nos primeiros meses de vida, mas podem estar presentes e serem observadas inclusive durante o período gestacional e/ou ao nascimento em alguns casos. Incluem hipotonia e fraqueza muscular, atraso do desenvolvimento motor, macroglossia e graus variáveis de hepatomegalia[70,76,77]. Dificuldades de deglutição também são comuns, causando malnutrição, pneumonias aspirativas recorrentes e infecções do trato respiratório[83,84 86].

Há comprometimento do músculo cardíaco na DPI clássica com a presença da cardiomiopatia hipertrófica (aumento de espessura das paredes dos ventrículos e do septo interventricular com diminuição marcante do tamanho das cavidades ventriculares)[71,87]. Com a evolução da doença pode haver miocardiopatia dilatada por destruição das fibras musculares cardíacas, comprometendo significativamente a fração de ejeção[87]. Podem ser encontradas alterações ao eletrocardiograma, uma vez que o acúmulo de glicogênio também compromete as células de condução cardíaca e os padrões de despolarização e repolarização com mudanças nas características eletrocardiográficas[87]. Em virtude dessas alterações, os pacientes podem desenvolver taquiarritmias ventriculares e morte súbita, principalmente em situações de infecção, febre, desidratação e anestesia geral[87].

No tecido nervoso, a infiltração do glicogênio é proeminente nas células de Schwann e nos oligodendrócitos, em axônios mielinizados e não mielinizados, nos neurônios motores do corno anterior da medula, nos núcleos motores do tronco cerebral e gânglios espinhais, e também nas células de Purkinje do cerebelo e nos neurônios corticais[88]. Já foi relatado, em lactente, espessamento multifocal

da dura-máter por depósito de glicogênio à semelhança do observado em outra doença de depósito (mucopolissacaridose)[89], assim como atrasos na mielinização[90,91].

Outras complicações vêm sendo reconhecidas com a evolução da DPI após tratamento por meio de terapia de reposição enzimática (TRE), como perda auditiva por comprometimento coclear (neurossensorial) e/ou do aparato condutivo (condução), ptose palpebral, fala anasalada, refluxo gastroesofágico e osteopenia[92-95].

Tratamento clínico

A história natural da DPI, na ausência de tratamento, é fatalmente o óbito, em geral entre os primeiros 8 meses e os 2 anos de idade, secundário ao comprometimento cardíaco/respiratório[85,96,97]. Entretanto, após a aprovação do tratamento por TRE com a enzima recombinante humana GAA (rhGAA) pelas agências regulatórias americana (FDA, 2006), europeia (European Medicines Agency, 2008) e brasileira (ANVISA, 2007), vêm sendo observadas mudanças no prognóstico da DPI com aumento da expectativa de vida. A introdução da TRE com a rhGAA mostrou ser capaz de estabilizar ou até mesmo reverter as lesões causadas pelo acúmulo intracelular de glicogênio no músculo cardíaco[98,99].

Desde a implementação da TRE, em 2006, o acompanhamento sistemático dos casos de DP tratados se tornou imprescindível e vem sendo o foco dos estudos recentes[92,100-103].

No Brasil, o primeiro caso de DPI tratado por TRE foi publicado em 2008 e mostrou boa resposta clínica e melhora importante do quadro cardiológico, remissão da insuficiência respiratória e alguma recuperação parcial dos movimentos dos membros nos 10 meses iniciais do tratamento, embora sem descrição funcional pormenorizada[104].

Um recente levantamento de crianças brasileiras com DPI tratadas por TRE apresenta registro de 18 casos identificados entre 2009 e 2016[103]. O número de pacientes diagnosticados com DPI é inferior ao esperado, considerando-se o levantamento de nascidos vivos no Brasil no ano de 2015, com uma taxa de 3.017.668 bebês[105]. Assim, a incidência local estimada para a DPI apenas em 2015 seria de 21 casos, enquanto na pesquisa foram identificadas apenas duas crianças com DPI tratadas por TRE e nascidas nesse período[103]. Esse panorama retrata o subdiagnóstico comum entre as DR por desconhecimento da doença entre os profissionais de saúde associado à demora na confirmação diagnóstica e no início do tratamento e à alta morbimortalidade presente na DPI.

Embora mais de uma década tenha se passado, os resultados terapêuticos de longo prazo com a TRE continuam imprecisos, pois o tratamento parece não deter a progressão da doença muscular[81,106]. Os déficits motores residuais já documentados em crianças com DPI em TRE envolvem fraqueza muscular residual, especialmente dos músculos do pescoço, glúteos e dorsiflexores dos pés, hipotonia global e ptose palpebral, inclusive com perda das funções de mobilidade alcançadas nos primeiros anos de vida[72,92,103,107,108].

---

*A autofagia é um processo de degradação lisossômica de proteínas de longa duração e organelas danificadas. As vesículas de dupla membrana conhecidas como autofagossomas sequestram as organelas citoplasmáticas danificadas e se fundem com os lisossomos, onde é concluída a degradação do conteúdo autofagossomal[82].

A assistência interdisciplinar aos pacientes com DPI é fundamental e inclui diversos profissionais de saúde, como recomendado para outras CR[109]. Uma abordagem multidisciplinar coordenada é necessária para resolução dos problemas relacionados com a disfunção de órgãos, para prevenção e tratamento de processos infecciosos, para proporcionar ingestão nutricional e calórica adequada e na tentativa de manter a função muscular esquelética[110].

Aspectos da funcionalidade na DPI

Como mencionado, as repercussões funcionais nas crianças com DPI englobam alterações na estrutura e função muscular com limitações nas atividades e restrições de participação[72,92,103,107,108].

O padrão de fraqueza muscular reconhecido entre as crianças com DPI afeta primariamente os músculos flexores do pescoço, o tronco (músculos paraespinhais e abdominais), as extremidades, especialmente os membros inferiores (músculos tibial anterior, gastrocnêmio, sóleo e quadríceps) e a musculatura orofacial[80]. Além disso, o padrão peculiar de comprometimento muscular na DPI tratada pela TRE sugere que o fenótipo da doença infantil difere do padrão de início tardio e não apenas pela diminuição dos sintomas esperada com o tratamento[111]. A Tabela 10.1 apresenta o comparativo entre os comprometimentos musculares típicos da doença.

Tabela 10.1 Apresentação clínica da fraqueza muscular seletiva entre as formas de início precoce e tardio da doença de Pompe

Características	Forma infantil (em TRE)	Forma tardia (com ou sem TRE)
Fraqueza dos músculos faciais	Comum Comprometimento bulbar	Quando presente, é menos intensa
Ptose palpebral	Comum e geralmente bilateral	Quando presente, é menos pronunciada e geralmente unilateral
Fraqueza dos músculos flexores do pescoço	Comum e mais grave Fraqueza dos músculos flexores > músculos extensores do pescoço	Quando presente, é menos grave
Fraqueza dos músculos dorsiflexores do pé	Comum e grave	Não é característica Contraturas por desuso
Fraqueza dos músculos extensores do quadril	Comum e pode ser grave, com menor fraqueza nos extensores da coluna vertebral e fraqueza grave dos músculos extensores de joelho	Comum, mas menos intensa; com maior fraqueza relativa nos músculos extensores da coluna vertebral e maior força residual dos extensores do joelho

Fonte: modificada de Case et al., 2012[110].
TRE: terapia de reposição enzimática.

A escoliose é uma complicação que vem sendo recentemente documentada na DPI. Apesar de sua prevalência não estar clara na literatura, os estudos relatam valores de comprometimento significativos nesse grupo populacional, variando entre 33% e 50%[103,111,112], com maior prevalência de escoliose quando a DP se manifesta na infância do que entre os pacientes adultos[112]. Nesses casos, fatores como o crescimento ponderoestatural e o inadequado posicionamento quando sentado podem ser considerados agravantes para a progressão da escoliose[113]. Em pacientes com miopatia congênita já foi comprovado que a manutenção do ortostatismo e da marcha com órteses pode reduzir a prevalência e a gravidade da deformidade[113], mas ainda não há estudos sobre esse efeito em pacientes com DPI.

A deformidade da coluna é também limitante para os pacientes em relação à função respiratória. Estudo de Roberts et al.[112] mostrou função respiratória global pior entre os pacientes com DPI e escoliose, comparados aos pacientes com DPI sem escoliose. Na DP parece não haver correlação entre a capacidade de locomoção e a gravidade do comprometimento respiratório, sendo esses comprometimentos independentes um do outro no curso da doença[114-116].

Outros aspectos específicos da funcionalidade relacionados com as limitações da mobilidade e autocuidado e as restrições na participação vêm sendo estudados e servem de base para o planejamento das ações fisioterapêuticas[100,103]. As limitações de habilidade das crianças com DPI em TRE de fato afetam a independência, sobretudo nas atividades de mobilidade, principal aspecto comprometido pela doença[103].

Avaliação fisioterapêutica

Além dos pressupostos mencionados para avaliação fisioterapêutica, deve ser destacado que, em relação às doenças neuromusculares (DNM), não é recente a ideia de que a avaliação das estruturas osteomusculares mediante a quantificação da força muscular e da amplitude dos movimentos não possibilita por si uma adequada compreensão das alterações funcionais[117]. Diversas atividades motoras podem ser realizadas a partir de posturas e movimentos compensatórios, mesmo com perda de força muscular e mobilidade. Diante da presença de alterações posturais e compensatórias, as avaliações por meio de testes e escalas de avaliação de atividades fornecem dados mais refinados[117].

Estudos realizados em pacientes com outras DNM justificam e reforçam a ausência de correlação entre a força muscular e o desempenho das atividades de mobilidade e autocuidado. Observa-se que cada atividade avaliada nas escalas funcionais não está associada à ação de um músculo específico, mas sim a uma série de movimentos que exigem a ativação de vários grupos musculares, especialmente em atividades complexas[118,119].

O consenso brasileiro para acompanhamento da DP recomenda avaliação inicial e monitoramento das crianças menores de 5 anos em intervalos semestrais, assim como o

Capítulo 10 Abordagem das Condições Raras: Síndrome de Dandy-Walker, Síndrome de Prader-Willi e Doença de Pompe Infantil

uso de escalas e protocolos de avaliação do desenvolvimento infantil[77]. Dentre as escalas recomendadas[84] se destacam nas pesquisas de DPI [120]: AIMS, Inventário de Avaliação Pediátrica de Incapacidade (*Pediatric Evaluation of Disability Inventory* – PEDI) e sua adaptação Pompe-PEDI – este último ainda não traduzido e validado para uso em crianças brasileiras. Outro instrumento amplamente utilizado em pesquisas do desenvolvimento motor, a Medida da Função Motora Grossa (*Gross Motor Functional Measure* – GMFM), já traduzido e validado para a população brasileira[121,122], também aparece como método de avaliação em alguns estudos sobre a DPI[72,92].

Tratamento fisioterapêutico da DPI

Um importante aspecto a ser observado pelos fisioterapeutas é que, no que se refere à DPI, estamos até o momento diante de uma CR de comprometimento neuromuscular com manifestação precoce e agressiva. Assim como em outras condições semelhantes, a abordagem fisioterapêutica deve dar ênfase à orientação familiar e à estimulação de atividades que possibilitem a aquisição ou manutenção de habilidades motoras, além da intensa prevenção de contraturas e deformidades (nível de evidência 5)[21].

Cabe lembrar que a fadiga muscular deve ser evitada; portanto, é de responsabilidade do terapeuta a viabilidade das atividades propostas (nível de evidência 5)[20]. Os exercícios devem proporcionar aumento da resistência muscular, favorecendo a qualidade da contração e do recrutamento das fibras ainda capazes de fornecer uma resposta contrátil (nível de evidência 5)[123].

As recomendações para o tratamento fisioterapêutico da DPI, desse modo, abrangem vários aspectos diferentes do cuidado prestado ao paciente, muitos dos quais são comuns a outras doenças neuromusculares e incluem:

- Manutenção da movimentação ativa para prevenção de atrofia muscular, manutenção da força residual e movimento ativo, estado funcional e flexibilidade (níveis de evidência 4 e 5)[111,124].
- Realização de exercícios submáximos e aeróbicos, evitando exercícios de alta carga e excêntricos para impedir fadiga muscular e dano tecidual (níveis de evidência 4 e 5)[124,125].
- Pacientes com complicações respiratórias e bulbares podem não ser beneficiados pelo programa de exercícios em razão do grau de fadiga (nível de evidência 5)[125].
- Nos casos em que não pode ser alcançada a marcha, um dos principais objetivos do tratamento fisioterapêutico é maximizar a aquisição de habilidades motoras na postura sentada com intuito de potencializar a capacidade funcional (nível de evidência 5)[21].

O Quadro 10.1 apresenta outras recomendações para o tratamento fisioterapêutico na DPI.

Quadro 10.1 Princípios gerais do tratamento fisioterapêutico na doença de Pompe infantil (nível de evidência 5)

Permitir a prática e o fortalecimento suave dentro dos limites da estabilidade, seguindo as precauções e diretrizes de outras doenças musculares degenerativas
Usar exercício aeróbio submáximo
Utilizar assistência ativa sempre que necessário
Evitar excesso de trabalho, fraqueza e fadiga excessiva
Evitar exercício excêntrico e com resistência excessiva
Estabelecer intervalos para descanso entre as atividades
Utilizar a monitorização cardiopulmonar adequada durante o exercício
Evitar a atrofia por desuso
Usar técnicas de conservação de energia

Fonte: modificado de Case e Kishnani, 2006.

CASO CLÍNICO 3

Doença de Pompe infantil

Paciente feminina, 3 anos e 9 meses, filha de pais não consanguíneos com DPI em tratamento por TRE desde os 2 meses de vida, com dose padrão de 20mg/kg, conforme preconizado pelo consenso brasileiro[77]. O diagnóstico clínico foi confirmado pela medida da atividade da GAA com resultado não detectado no exame em papel de filtro e presença de duas mutações em heterozigose, típicas da doença, com *status* CRIM (*Cross-Reactive Immunologic Material*) positivo.

História familiar de outro irmão com DPI (falecido aos 4 meses de vida). Ao diagnóstico, apresentava cardiomegalia hipertrófica e hipotonia muscular. Alimentava-se por gastrostomia desde 1 ano e 8 meses.

O desenvolvimento motor global no primeiro ano de vida seguiu dentro da normalidade após o início da TRE, apesar da hipotonia muscular. Aos 8 meses de idade corrigida, após quadro de pneumonia aspirativa em que foi necessária a internação hospitalar por 4 dias, apresentou atraso pontual do desenvolvimento. A criança alcançou marcha independente aos 17 meses sem uso de dispositivos auxiliares e por tempo integral (veja detalhes do desenvolvimento até os 18 meses de vida[107]).

Avaliação fisioterapêutica

Os ganhos motores da paciente se mantiveram sem perdas até os 3 anos de idade. Aos 3 anos e 9 meses foram observados vários sinais de comprometimento neuromotor, como déficit de força muscular, principalmente em membros inferiores, com limitação para levantar da postura sentada no chão e com necessidade de apoio dos membros superiores nas pernas, no joelho e no quadril para assumir a

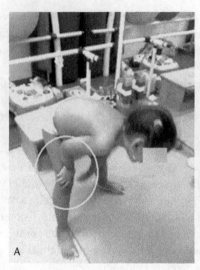 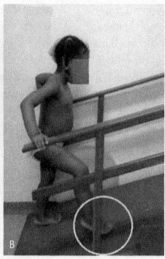 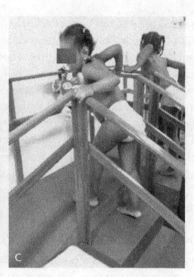

Figura 10.13A a C Avaliação fisioterapêutica de criança com doença de Pompe infantil em terapia de reposição enzimática, aos 3 anos e 9 meses, em atividades funcionais. Observam-se apoio de membros superiores para levantar do chão (sinal de Gowers), contato inicial em antepé durante a marcha e dificuldade para subir escadas com necessidade do uso de corrimão e inclinação anterior do tronco.

posição ereta (sinal de Gowers); perda da dorsiflexão ativa dos pés, sinal característico da DPI, com a fase de contato inicial da marcha com o antepé em plantiflexão; déficit de força muscular de quadríceps com necessidade de inclinação anterior do tronco ao subir escadas (Figura 10.13).

Atividades e participação

Para avaliação das atividades e da participação no contexto de vida diária foram utilizados os testes GMFM nas dimensões D (em pé) e E (andar, correr e pular) e PEDI na versão traduzida, adaptada e validada para o uso em crianças brasileiras[126], nas subescalas habilidades funcionais e assistência ao cuidador, assim como entrevista com a responsável para registro da participação da criança nos espaços comunitários (parque e creche).

O escore apresentado na GMFM foi de 69,23% na dimensão D e igual a 44,5%, na dimensão E, com dificuldades principalmente relacionadas com os itens de apoio unipodal sem uso de membros superiores.

Em relação ao PEDI, foi identificado desempenho significativamente inferior ao de outras crianças de mesma faixa etária para as áreas avaliadas referentes às habilidades funcionais (autocuidado, mobilidade e função social). O comprometimento foi maior na área de mobilidade, seguida pelo autocuidado e a função social. Em relação à assistência do cuidador, foi identificada maior dependência nas atividades de mobilidade em relação ao esperado para crianças de mesma idade, sendo grande a assistência fornecida. Para as demais áreas – autocuidado e função social – a independência nas tarefas medida inversamente pela assistência do cuidador foi compatível com o limite inferior da normalidade.

Apesar de algumas tarefas de mobilidade serem creditadas de maneira positiva em ambos os testes, puderam ser observadas compensações posturais para a execução das tarefas, já descritas anteriormente, como, por exemplo, ao subir e descer escadas, demonstrando a perda do alinhamento postural previamente adquirido.

A família relatou que a criança brincava apenas no ambiente domiciliar ou no corredor do edifício, com supervisão, e não frequentava creche, tendo pouco acesso a outras crianças de mesma idade.

A Figura 10.14 mostra a relação entre os componentes de funcionalidade e fatores contextuais apresentados pela criança.

Objetivos do tratamento

Objetivos a curto prazo

- Manter a ADM do tornozelo e evitar encurtamentos musculares e deformidade articular.
- Aumentar a força muscular dos membros inferiores e as reações de ajuste postural nas tarefas em ortostatismo.
- Aumentar a independência nas atividades em ambiente domiciliar.

Objetivo a médio prazo

- Aumentar a força da musculatura axial (abdominais e paravertebrais) para manter alinhamento postural e evitar desenvolvimento/progressão de escoliose.

Objetivos a longo prazo

- Manter a marcha independente o máximo possível.
- Realizar adaptação da criança aos dispositivos auxiliares de apoio ou à cadeira de rodas para facilitar deslocamentos em casa e na comunidade.

Plano de tratamento

A assistência fisioterapêutica foi realizada uma vez por semana com sessões de 45 minutos de duração, conforme a disponibilidade da família.

Capítulo 10 Abordagem das Condições Raras: Síndrome de Dandy-Walker, Síndrome de Prader-Willi e Doença de Pompe Infantil **269**

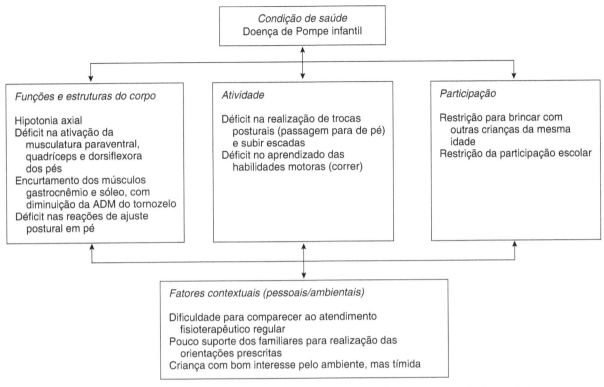

Figura 10.14 Relação entre os componentes de funcionalidade e fatores contextuais (caso clínico 3).

Orientações à família

- No contexto domiciliar, a família foi orientada a estimular a criança a realizar por conta própria algumas atividades de mobilidade e a participar das tarefas de autocuidado para que ela pudesse manter um mínimo de ativação da musculatura comprometida sem que houvesse fadiga ou prejuízo funcional por desuso.
- Foram orientados exercícios de alongamento passivo da musculatura posterior da perna uma vez ao dia.

Intervenção fisioterapêutica

As técnicas utilizadas se basearam na abordagem neuroevolutiva para manutenção da mobilidade e da força muscular e estimulação das reações de ajuste postural necessárias às atividades funcionais.

Nas sessões de tratamento foram utilizados diversos recursos, escolhidos conforme a atividade e o objetivo a ser alcançado. A Figura 10.15 mostra atividades realizadas durante a abordagem fisioterapêutica.

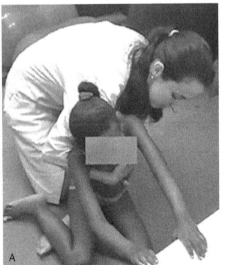
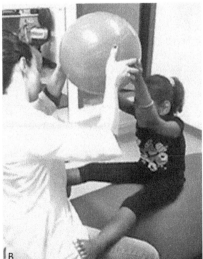
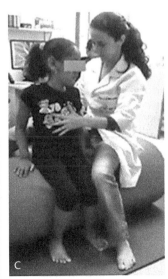

Figura 10.15A a C Atividades de mobilização de tronco, manutenção da força da musculatura axial e atividades de trocas posturais (passagem para ajoelhada e de pé) em criança com doença de Pompe infantil em terapia de reposição enzimática.

Apesar de indicado o uso de órteses tipo AFO rígida bilateral para melhor alinhamento dos membros inferiores nas atividades dinâmicas e para prevenção de contraturas e deformidades dos tornozelos e dos pés, a criança nunca utilizou esse dispositivo de tecnologia assistiva em virtude das dificuldades da família.

CONSIDERAÇÕES FINAIS

Este capítulo abordou aspectos relacionados com a assistência fisioterapêutica em condições raras a partir das evidências disponíveis até o momento. Os casos apresentados buscaram retratar a ampla variedade clínica dessas condições e o uso de alguns instrumentos de avaliação e abordagens de tratamento comumente utilizadas.

A complexidade de algumas condições determina a necessidade de tratamento multidisciplinar e acompanhamento por centros de referência. Entretanto, a assistência fisioterapêutica nesses casos não se limita a esses espaços; ela pode e deve ser conduzida o mais próximo possível da residência desses pacientes, inclusive nos regimes de internação domiciliar (*home care*), quando necessário, de maneira adequada e segura para uma melhor adesão ao plano terapêutico.

A assistência fisioterapêutica pediátrica em condições raras precisa ser desmistificada, assim como em outras condições crônicas de saúde. Alguns aspectos do comprometimento motor comuns entre as CR facilitam o planejamento terapêutico e apontam para a importância do uso de tecnologia assistiva (órteses, faixas de apoio, bandagens funcionais) quando há uma correta prescrição.

Para quaisquer condições raras, as necessidades e prioridades da criança e de suas famílias precisam ser consideradas para tomada de decisão conjunta e para o planejamento terapêutico adequado a cada fase do desenvolvimento e da evolução clínica.

Referências

1. Brasil. Ministério da Saúde. Portaria nº 199 de 30/01/2014. Diretrizes para Atenção Integral às Pessoas com Doenças Raras no Sistema Único de Saúde – SUS. Brasília: Ministério da Saúde, 2014.
2. Stefani SD. Jornal Brasileiro de Economia da Saúde. Edição Especial - Doencas Raras. São Paulo: DoctorPress, 2014; Supl.(1).
3. Taruscio D, Vittozzi L. The Italian approach to rare diseases and the action of the Italian National Centre for Rare Diseases. Italian Journal of Public Health, 2012; 6(4): 267-272.
4. Aguiar MJB, Leão LL. A criança com malformações. In: Leão E, Corrêa EJ, Mota JAC, Viana MB, organizadores. Pediatria Ambulatorial. Belo Horizonte: Coopmed Editora Médica, 2013.
5. Luz GS, Silva MRS, DeMontigny F. Doenças raras: itinerário diagnóstico e terapêutico das famílias de pessoas afetadas. Acta Paul Enferm. 2015;28(5):395–400.
6. Schieppati A, Henter J-I, Daina E, Aperia A. Why rare diseases are an important medical and social issue. The Lancet. 2008;371(9629): 2039-2041.
7. Moore KL, Persuad TVN. Embriologia básica. 8 ed. Rio de Janeiro: Guanabara Koogan; 2013.
8. Kole A, Faurisson F. The Voice of 12000 Patients – Experiences and Expectations of Rare Disease Patients on Diagnosis and Care in Europe. EURORDIS, 2009.
9. Brasil. Ministério da Saúde. Portaria nº 2305, de 19/12/2001. Aprova o Protocolo de Indicação de Tratamento Clínico da Osteogenesis Imperfecta com pamidronato dissódico no âmbito do Sistema Único de Saúde – SUS. Diário Oficial da União, 2001.
10. Brasil. Ministério da Saúde. Portaria nº 1306, de 22/11/2013. Protocolo Clínico e Diretrizes Terapêuticas da Osteogênese Imperfeita. Diário Oficial da União, 2013.
11. Brasil. Ministério da Saúde. Portaria nº 708, de 25 de outubro de 2011. Aprova o Protocolo Clínico e Diretrizes Terapêuticas – Doença de Gaucher. Diário Oficial da União 2011; out 26.
12. Lima MAFD, Horovitz DDG. Contradições das políticas públicas voltadas para doenças raras: o exemplo do Programa de Tratamento da Osteogênese Imperfeita no SUS. Ciência & Saúde Coletiva, 2014;19(2):475-480.
13. Binkiewicz-Glińska A, Ruckermann-Dziurdzińska K. Pediatric rehabilitation in children with rare diseases-preliminary report. Dev Period Med. 2015; 19(4):516-518.
14. Cavalcanti NC. Assistência fisioterapêutica à osteogenesis imperfecta no sistema único de saúde do município do Rio de Janeiro [dissertação]. Rio de Janeiro: Instituto Fernandes Figueira; 2013.
15. Valdez R, Ouyang L, Bolen J. Public health and rare diseases: oxymoron no more. Preventing chronic disease, 2016; 13 (E05): 1-4.
16. Sackett DL, Strauss SE, Richardson WS, Rosenberg W, Haynes RB. Medicina baseada em evidências – Prática e ensino. 2 ed. Rio de Janeiro: Artmed; 2003. 270 p.
17. Paz MP de L, Groft SC, organizadores. Rare diseases epidemiology. Advances in Experimental Medicine and Biology, 2010; vol. 686.
18. Palisano RJ. A collaborative model of service delivery for children with movement disorders: a framework for evidence-based decision making. Physical Therapy, 2006; 86 (9): 1295-1305.
19. OMS (Organização Mundial de Saúde). CIF: Classificação Internacional de Funcionalidade, Incapacidade e Saúde. São Paulo: EDUSP; 2003.
20. Ribeiro CTM, Thomazinho PA, Carvalho SR, Calheiros M. Abordagem neuroevolutiva no tratamento de doenças neuromusculares. In: Orsini M., organizador. Reabilitação nas doenças neuromusculares - Abordagem interdisciplinar. Rio de Janeiro: Guanabara Koogan; 2012. p. 233-238.
21. Costa UT, Fernandes, Calheiros M. Doenças neuromusculares na infância e na adolescência. In: Orsini M., organizador. Reabilitação nas doenças neuromusculares - Abordagem interdisciplinar. Rio de Janeiro: Guanabara Koogan; 2012. p. 216-226.
22. Prasad AN, Prasad C. Genetic evaluation of the floppy infant. Seminars in Fetal and Neonatal Medicine, 2011;16(2):99-108.
23. Weber A, Martin K. Efficacy of orthoses for children with hypotonia: a systematic review. Pediatric Physical Therapy. 2014;26(1):38-47.
24. Harris SR. Congenital hypotonia: clinical and developmental assessment. Developmental Medicine & Child Neurology, 2008; 50(12):889-892.
25. Gabbard C, Rodrigues LP. Testes contemporâneos de avaliação do comportamento motor infantil. In: Moura-Ribeiro MVL, Gonçalves, VMG., organizador. Neurologia do desenvolvimento da criança. Rio de Janeiro: Revinter; 2006. p. 243-257.
26. Chagas PSC, Mancini MC. Instrumentos de Classificação e de Avaliação para uso em crianças com paralisia cerebral. In: Paralisia cerebral. Rio de Janeiro: Medbook; 2008. p. 459-499.
27. Heineman KR, Hadders-Algra M. Evaluation of neuromotor function in infancy – a systematic review of available methods. Journal of Developmental & Behavioral Pediatrics. 2008;29(4):315-323.
28. Edwards SL, Sarwark JF. Infant and child motor development. Clinical Orthopaedics and Related Research. 2005;434:33-39.
29. Shumway-Cook A, Woollacott M. Controle motor - Teoria e aplicações Práticas. São Paulo: Manole; 2003.

Capítulo 10 Abordagem das Condições Raras: Síndrome de Dandy-Walker, Síndrome de Prader-Willi e Doença de Pompe Infantil

30. Sadum AA. Papiledema e hipertensão intracraniana. In: Yanoff M, Duker JS. Oftalmologia. 3 ed. Rio de Janeiro: Elsevier, 2011; p. 960-963.

31. Klein O, Pierre-Kahn A, Boddaert N, Parisot D, Brunelle F. Dandy--Walker malformation: prenatal diagnosis and prognosis. Child's Nervous System. 2003;19(7–8):484-489.

32. Spennato P, Mirone G, Nastro A, Buonocore MC, Ruggiero C, Trischitta V, et al. Hydrocephalus in Dandy–Walker malformation. Child's Nervous System. 2011;27(10):16651681.

33. Stambolliu E, Ioakeim-Ioannidou M, Kontokostas K, Dakoutrou M, Kousoulis AA. The most common comorbidities in Dandy-Walker syndrome patients: a systematic review of case reports. Journal of Child Neurology. 2017;32(10):886-902.

34. Diament A. Neurologia infantil. 3 ed. São Paulo: Atheneu; 1996.

35. Boddaert N, Klein O, Ferguson N, Sonigo P, Parisot D, Hertz--Pannier L, et al. Intellectual prognosis of the Dandy-Walker malformation in children: the importance of vermian lobulation. Neuroradiology. 2003;45(5):320-324.

36. Malta J, Endriss D, Rached S, Moura T. Desempenho funcional de crianças com deficiência visual, atendidas no Departamento de Estimulação Visual da Fundação Altino Ventura. Arq Bras Oftalmol. 2006;69(4):571-574.

37. Hu C-F, Fan H-C, Chang C-F, Wang C-C, Chen S-J. Successful treatment of Dandy–Walker syndrome by endoscopic third ventriculostomy in a 6-month-old girl with progressive hydrocephalus: a case report and literature review. Pediatrics & Neonatology. 2011;52(1):42-45.

38. Bokhari I, Rehman L, Hassan S, Hashim MS. Dandy-Walker malformation: a clinical and surgical outcome analysis. J Coll Physicians Surg Pak. 2015;25(6):431-433.

39. Bolduc M-E, Limperopoulos C. Neurodevelopmental outcomes in children with cerebellar malformations: a systematic review. Developmental Medicine & Child Neurology. 2009;51(4):256-267.

40. Bolduc M-E, Du Plessis AJ, Sullivan N, Khwaja OS, Zhang X, Barnes K, et al. Spectrum of neurodevelopmental disabilities in children with cerebellar malformations: Developmental Disabilities in Children with Cerebellar Malformations. Developmental Medicine & Child Neurology. 2011;53(5):409-416.

41. Bolduc M-E, du Plessis AJ, Sullivan N, Guizard N, Zhang X, Robertson RL, et al. Regional cerebellar volumes predict functional outcome in children with cerebellar malformations. The Cerebellum. 2012;11(2):531-542.

42. Magalhães L, Lambertucci M. Integração sensorial na criança com paralisia cerebral. In: Paralisia cerebral. 2 ed. Rio de Janeiro: Medbook; 2008. p. 427-440.

43. Watling R, Hauer S. Effectiveness of Ayres Sensory Integration® and Sensory-Based Interventions for people with autism spectrum disorder: a systematic review. American Journal of Occupational Therapy, 2015;69(5):6905180030p1–12.

44. Schaaf RC, Dumont RL, Arbesman M, May-Benson TA. Efficacy of Occupational Therapy Using Ayres Sensory Integration®: A Systematic Review. American Journal of Occupational Therapy, 2017; 72(1):7201190010p1–10.

45. Angulo MA, Butler MG, Cataletto ME. Prader-Willi syndrome: a review of clinical, genetic and endocrine findings. J Endocrinol Invest, 2015;38:1249–1263.

46. Irizarry KA, Miller M, Freemark M, Haqq AM. Prader Willi Syndrome. Advances in Pediatrics, 2016;63(1):47–77.

47. Bar C, Diene G, Molinas C, Bieth E, Casper C, Tauber M. Early diagnosis and care is achieved but should be improved in infants with Prader-Willi syndrome. Orphanet Journal of Rare Diseases, 2017; 12(118): 1-6.

48. Pascanu I, Căpraru O-M, Marginean O, Banescu C. Therapeutic Approach In Prader-Willi Syndrome. Jurnalul Pediatrului, 2013; 16(63):32-28.

49. Sanjeeva GN, Maganthi M, Kodishala H, Marol RKR, Kulshreshtha PS, Lorenzetto E, et al. Clinical and Molecular Characterization of Prader-Willi Syndrome. The Indian Journal of Pediatrics, 2017. Disponível em: http://link.springer.com/10.1007/s12098-017-2386-1

50. Festen DAM, Wevers M, Lindgren AC, Böhm B, Otten BJ, Wit JM, et al. Mental and motor development before and during growth hormone treatment in infants and toddlers with Prader–Willi syndrome. Clinical Endocrinology, 2008;68(6):919–25.

51. Reus L, Zwarts M, van Vlimmeren LA, Willemsen MA, Otten BJ, Nijhuis-van der Sanden MWG. Motor problems in Prader–Willi syndrome: A systematic review on body composition and neuromuscular functioning. Neuroscience & Biobehavioral Reviews, 2011;35(3):956–69.

52. Reus L, Pelzer BJ, Otten BJ, Siemensma EPC, van Alfen-van der Velden JAAEM, Festen DAM, et al. Growth hormone combined with child-specific motor training improves motor development in infants with Prader-Willi syndrome: A randomized controlled trial. Research in Developmental Disabilities, 2013;34(10):3092–103.

53. Reus L, van Vlimmeren LA, Staal JB, Janssen AJWM, Otten BJ, Pelzer BJ, et al. Objective evaluation of muscle strength in infants with hypotonia and muscle weakness. Research in Developmental Disabilities, 2013;34(4):1160–9.

54. Ehara H, Ohno K, Takeshita K. Growth and developmental patterns in Prader-Willi syndrome. Journal of Intellectual Disability Research,1993;37 (5):479–85.

55. Sone S. Muscle histochemistry in the Prader-Willi syndrome. Brain and Development., 1994;16(3):183–188.

56. Capodaglio P, Vismara L, Menegoni F, Baccalaro G, Galli M, Grugni G. Strength characterization of knee flexor and extensor muscles in Prader-Willi and obese patients. BMC Musculoskelet Disord, 2009;10 (47): 1-8.

57. Cimolin V, Galli M, Grugni G, Vismara L, Precilios H, Albertini G, et al. Postural strategies in Prader–Willi and Down syndrome patients. Research in Developmental Disabilities, 2011;32(2):669–73.

58. Capodaglio P, Menegoni F, Vismara L, Cimolin V, Grugni G, Galli M. Characterisation of balance capacity in Prader–Willi patients. Research in Developmental Disabilities, 2011;32(1):81–6.

59. Greggi T, Martikos K, Lolli F, Bakaloudis G, Di Silvestre M, Cioni A, et al. Treatment of scoliosis in patients affected with Prader-Willi syndrome using various techniques. Scoliosis, 2010;5(1).

60. G Butler M, M Manzardo A, L Forster J. Prader-Willi syndrome: clinical genetics and diagnostic aspects with treatment approaches. Current pediatric reviews, 2016;12(2):136–166.

61. Civardi C, Vicentini R, Grugni G, Cantello R. Corticospinal physiology in patients with Prader–Willi syndrome: a transcranial magnetic stimulation study. Arch. Neurol, 2004; 61: 1585–1589.

62. Lukoshe A, White T, Schmidt MN, van der Lugt A, Hokken-Koelega AC. Divergent structural brain abnormalities between different genetic subtypes of children with Prader–Willi syndrome. Journal of neurodevelopmental disorders, 2013;5(31):1-11.

63. Lukoshe A, Hokken-Koelega AC, van der Lugt A, White T. Reduced Cortical Complexity in Children with Prader-Willi Syndrome and Its Association with Cognitive Impairment and Developmental Delay. PLoS ONE, 2014;9(9):e107320.

64. Bennett JA, Germani T, Haqq AM, Zwaigenbaum L. Autism spectrum disorder in Prader-Willi syndrome: A systematic review. American Journal of Medical Genetics Part A, 2015;167(12): 2936–44.

65. Lukoshe A, van den Bosch GE, van der Lugt A, Kushner SA, Hokken-Koelega AC, White T. Aberrant White Matter Microstructure in Children and Adolescents With the Subtype of Prader-Willi Syndrome at High Risk for Psychosis. Schizophr Bull. 2017;43 (5).

66. The Committee on Genetics. Health Supervision for Children With Prader-Willi Syndrome. Pediatrics, 2011;127(1):195–204.

67. Allen K. Managing Prader–Willi syndrome in families: An embodied exploration. Social Science & Medicine, 2011;72(4):460–8.

68. Mesquita MLG, Suriano R, Carreiro LRR, Teixeira MCTV. Treino parental para manejo comportamental de crianças com Síndrome de Prader-Willi: impacto sobre a saúde mental e práticas educativas do cuidador. Revista CEFAC, 2016;18(5):1077–87.

69. Bottura AP, Accacio LMP, Mazzitelli C. Efeitos de um programa de cinesioterapia e fisioterapia aquática no desenvolvimento neuropsicomotor em um caso de síndrome de Prader-Willi. Fisioterapia e Pesquisa, 2006;13(3):67–75.

70. Hirschhorn R, Reuser AJJ. Glycogen storage disease type II: acid alpha-glucosidase (acid maltase) deficiency. In: Beaudet A, Scriver C,Sly W The Metabolic and Molecular Bases of Inherited Disease. New York: McGraw-Hill; 2001. p. 3389–410.

71. Capelle CI van. Children with Pompe Disease: Clinical characteristics and effects of enzyme replacement therapy [tese]. Rotterdam: Erasmus University Rotterdam; 2014.

72. Raben N, Wong A, Ralston E, Myerowitz R. Autophagy and mitochondria in Pompe disease: Nothing is so new as what has long been forgotten. American Journal of Medical Genetics Part C: Seminars in Medical Genetics, 2012;160C(1):13–21.

73. Raval KK, Tao R, White BE et al. Pompe Disease Results in a Golgi-based Glycosylation Deficit Human Induced Pluripotent Stem Cell-derived Cardiomyocytes. J Biol Chem, 2015;290:3121–36.

74. Slonim AE, Bulone L, Ritz S, Goldberg T, Chen A, Martiniuk F. Identification of two subtypes of infantile acid maltase deficiency. The Journal of Pediatrics, 2000;137(2):283–5.

75. Scott CR, Elliott S, Buroker N, Thomas LI, Keutzer J, Glass M, et al. Identification of Infants at Risk for Developing Fabry, Pompe, or Mucopolysaccharidosis-I from Newborn Blood Spots by Tandem Mass Spectrometry. The Journal of Pediatrics, 2013;163(2): 498–503.

76. Llerena JC, Horovitz DM, Nagahashi Marie SK, Porta G, Giugliani R, Muñoz Rojas MV, et al. The Brazilian Consensus on the Management of Pompe Disease. The Journal of Pediatrics, 2009; 155(4):S47–56.

77. Llerena Junior JC, Nascimento OJ, Oliveira ASB, Dourado Junior MET, Marrone CD, Siqueira HH, et al. Guidelines for the diagnosis, treatment and clinical monitoring of patients with juvenile and adult Pompe disease. Arquivos de Neuro-Psiquiatria, 2016;74(2):166–76.

78. Raben N, Plotz P, Byrne BJ. Acid α-glucosidase deficiency (glycogenosis type II, Pompe disease). Current molecular medicine, 2002;2(2):145–166.

79. Case LE, Kishnani PS. Physical therapy management of Pompe disease. Genetics in Medicine, 2006;8(5):318–27.

80. Prater SN, Patel TT, Buckley AF, Mandel H, Vlodavski E, Banugaria SG, et al. Skeletal muscle pathology of infantile Pompe disease during long-term enzyme replacement therapy. Orphanet journal of rare diseases, 2013;8 (90): 1-12.

81. Shea L, Raben N. Autophagy in skeletal muscle: implications for Pompe disease. International journal of clinical pharmacology and therapeutics. 2009;47(Suppl 1):S42-S47.

82. Lim J-A, Li L, Raben N. Pompe disease: from pathophysiology to therapy and back again. Frontiers in Aging Neuroscience, 2014; 6:177.

83. Kishnani PS, Steiner RD, Bali D, Berger K, Byrne BJ, Case LE, et al. Pompe disease diagnosis and management guideline. Genetics in Medicine, 2006;8(5):267–88.

84. Kishnani PS, Hwu W-L, Mandel H, Nicolino M, Yong F, Corzo D. A retrospective, multinational, multicenter study on the natural history of infantile-onset Pompe disease. The Journal of Pediatrics, 2006;148(5):671–676.

85. Howell RR, Byrne B, Darras BT, Kishnani P, Nicolino M, van der Ploeg A. Diagnostic challenges for Pompe disease: An under-recognized cause of floppy baby syndrome. Genetics in Medicine, 2006; 8(5):289–96.

86. Roberts P, Burch M. Cardiomyopathy in childhood. Paediatrics and Child Health, 2009;19(1):15–24.

87. Cook AL, Kishnani PS, Carboni MP, Kanter RJ, Chen YT, Ansong AK, et al. Ambulatory electrocardiogram analysis in infants treated with recombinant human acid α-glucosidase enzyme replacement therapy for Pompe disease. Genetics in Medicine, 2006;8(5): 313–317.

88. Lee C-C, Chen C-Y, Chou T-Y, Chen F-H, Lee C-C, Zimmerman RA. Cerebral MR manifestations of Pompe disease in an infant. American journal of neuroradiology, 1996;17:321–322.

89. Chien Y-H, Lee N-C, Peng S-F, Hwu W-L. Brain Development in Infantile-Onset Pompe Disease Treated by Enzyme Replacement Therapy. Pediatric Research, 2006;60(3):349–52.

90. Messinger YH, Mendelsohn NJ, Rhead W, Dimmock D, Hershkovitz E, Champion M, et al. Successful immune tolerance induction to enzyme replacement therapy in CRIM-negative infantile Pompe disease. Genetics in Medicine, 2012;14(1):135–42.

91. Prater SN, Banugaria SG, DeArmey SM, Botha EG, Stege EM, Case LE, et al. The emerging phenotype of long-term survivors with infantile Pompe disease. Genetics in Medicine, 2012; 14(9):800–10.

92. van den Berg LEM, Zandbergen AA, van Capelle CI, de Vries JM, Hop WC, van den Hout JM, et al. Low bone mass in Pompe disease. Bone, 2010;47(3):643–9.

93. van Capelle CI, Goedegebure A, Homans NC, Hoeve HLJ, Reuser AJ, van der Ploeg AT. Hearing loss in Pompe disease revisited: results from a study of 24 children. Journal of Inherited Metabolic Disease, 2010;33(5):597–602.

94. Kamphoven JH., de Ruiter MM, Winkel LP., Van den Hout HM., Bijman J, De Zeeuw CI, et al. Hearing loss in infantile Pompe's disease and determination of underlying pathology in the knockout mouse. Neurobiology of Disease, 2004;16(1):14–20.

95. van den Hout HMP, Hop W, van Diggelen OP, Smeitink JAM, Smit GPA, Poll-The B-TT, et al. The Natural Course of Infantile Pompe's Disease: 20 Original Cases Compared With 133 Cases From the Literature. Pediatrics, 2003;112(2):332–40.

96. Thurberg BL, Lynch Maloney C, Vaccaro C, Afonso K, Tsai AC-H, Bossen E, et al. Characterization of pre and post-treatment pathology after enzyme replacement therapy for pompe disease. Laboratory Investigation, 2006;86(12):1208–20.

97. Kishnani PS, Howell RR. Pompe disease in infants and children. The Journal of Pediatrics, 2004;144(5):S35–43.

98. Koeberl DD, Kishnani PS, Chen YT. Glycogen storage disease types I and II: Treatment updates. Journal of Inherited Metabolic Disease, 2007;30(2):159–64.

99. Nicolino M, Byrne B, Wraith JE, Leslie N, Mandel H, Freyer DR, et al. Clinical outcomes after long-term treatment with alglucosidase alfa in infants and children with advanced Pompe disease. Genetics in Medicine, 2009;11(3):210–9.

100. Hahn A, Praetorius S, Karabul N, Dießel J, Schmidt D, Motz R, et al. Outcome of Patients with Classical Infantile Pompe Disease Receiving Enzyme Replacement Therapy in Germany. JIMD Reports, 2014; 20:65–75.

101. Broomfield A, Fletcher J, Davison J, Finnegan N, Fenton M, Chikermane A, et al. Response of 33 UK patients with infantile-onset Pompe disease to enzyme replacement therapy. Journal of Inherited Metabolic Disease, 2016;39(2):261–71.

102. Amartino H. Terapia de reemplazo enzimático en la forma infantil de la enfermedad de Pompe: experiencia de un caso con 7 años de seguimiento en Argentina. Archivos Argentinos de Pediatria, 2012;110(4):323–7.

103. Thomazinho PA. Desempenho neuromotor e funcional da doença de Pompe infantil em Terapia de Reposição Enzimática [tese]. [Rio de Janeiro]: Instituto Fernandes Figueira; 2017.

104. Pereira SJ, Berditchevisky CR. Report of the first Brazilian infantile Pompe disease patient to be treated with recombinant human acid alpha-glucosidase. Jornal de Pediatria, 2008;84(3):272–5

105. MS/SVS/DASIS. Sistema de Informações sobre Nascidos Vivos (SINASC) por ocorrência segundo região: Ano 2015. Disponível em http://tabnet.datasus.gov.br/cgi/tabcgi.exe?sinasc/cnv/nvuf.def

106. Thomazinho PA, Scalco FB, de Oliveira MLC, Horovitz DDG, Llerena Jr JC. Motor Development as a Potential Marker to Monitor Infantile Pompe Disease on Enzyme Replacement Therapy. Open Journal of Clinical Diagnostics, 2017;7:8-19.

107. van Gelder CM, van Capelle CI, Ebbink BJ, Moor-van Nugteren I, van den Hout JMP, Hakkesteegt MM, et al. Facial-muscle weakness,

Capítulo 10 Abordagem das Condições Raras: Síndrome de Dandy-Walker, Síndrome de Prader-Willi e Doença de Pompe Infantil

speech disorders and dysphagia are common in patients with classic infantile Pompe disease treated with enzyme therapy. Journal of Inherited Metabolic Disease, 2012;35(3):505–11.

108. Kishnani PS, Beckemeyer AA, Mendelsohn NJ. The new era of Pompe disease: advances in the detection, understanding of the phenotypic spectrum, pathophysiology, and management. In: American Journal of Medical Genetics Part C: Seminars in Medical Genetics, 2012. p. 1–7. Disponível em: http://onlinelibrary.wiley.com/doi/10.1002/ajmg.c.31324/pdf

109. Bembi B, Ciana G, Martini C, Benettoni A, Gombacci A, Deganuto M, et al. Efficacy of multidisciplinary approach in the treatment of two cases of nonclassical infantile glycogenosis type II. Journal of inherited metabolic disease, 2003;26(7):675–681.

110. Case LE, Beckemeyer AA, Kishnani PS. Infantile Pompe disease on ERT – update on clinical presentation, musculoskeletal management, and exercise considerations. American Journal of Medical Genetics Part C: Seminars in Medical Genetics, 2012; p. 69–79.

111. van Capelle CI, van der Meijden JC, van den Hout JMP, Jaeken J, Baethmann M, Voit T, et al. Childhood Pompe disease: clinical spectrum and genotype in 31 patients. Orphanet Journal of Rare Diseases, 2016; 11(65): 1-11.

112. Roberts M, Kishnani PS, van der Ploeg AT, Müller-Felber W, Merlini L, Prasad S, et al. The prevalence and impact of scoliosis in Pompe disease: Lessons learned from the Pompe Registry. Molecular Genetics and Metabolism, 2011;104(4):574–82.

113. Kinali M, Main M, Eliahoo J, Messina S, Knight RK, Lehovsky J, et al. Predictive factors for the development of scoliosis in Duchenne muscular dystrophy. European Journal of Paediatric Neurology, 2007;11(3):160–6.

114. Pellegrini N. Respiratory insufficiency and limb muscle weakness in adults with Pompe's disease. European Respiratory Journal, 2005;26(6):1024–31.

115. Mellies U, Lofaso F. Pompe disease: A neuromuscular disease with respiratory muscle involvement. Respiratory Medicine, 2009; 103(4):477–84.

116. Sixel B de S, Silva LD da, Cavalcanti NC, Penque GMC de A, Lisboa S, Horovitz DDG, et al. Respiratory manifestations in late-onset Pompe disease: a case series conducted in Brazil. Jornal Brasileiro de Pneumologia, 2017;43(1):54–9.

117. Walton J. Disorders of Voluntary Muscle. 5 ed. London & New York: Churchill Livingstone; 1988.

118. Iwabe C, Miranda-Pfeilsticker BH, Nucci A. Motor function measure scale: portuguese version and reliability analysis. Brazilian Journal of Physical Therapy, 2008;12(5):417–424.

119. Parreira SLS. Quantificação da força muscular e habilidades motoras de pacientes com Distrofia Muscular de Duchenne, em tratamento com corticoterapia [dissertação]. São Paulo: Pós Graduação em Ciências, Faculdade de Medicina, Departamento de Neurologia, Universidade de São Paulo; 2005.

120. Savegnago AK, da Silva RM, Jonhston C, Martins AM, de Melo APL, de Carvalho WB. Revisão sistemática das escalas utilizadas para avaliação funcional na doença de Pompe. Rev paul pediatr, 2012;30(2):272–277.

121. Russell DJ, Rosenbaum PL, Avery LM, Lane M. Medida da função motora grossa: (GMFM - 66 & GMFM - 88): manual do usuário. 2 ed. São Paulo: Memnon; 2011.

122. Almeida KM, Albuquerque KA, Ferreira ML, Aguiar SKB, Mancini MC. Reliability of the Brazilian Portuguese version of the Gross Motor Function Measure in children with cerebral palsy. Brazilian Journal of Physical Therapy, 2016;20(1):73–80.

123. Zanoteli E, Narumia LC. Doenças neuromusculares: Aspectos clínicos e abordagem fisioterapêutica. In: Moura EW, Silva PAC, organizador. Fisioterapia: aspectos clínicos e práticos da reabilitação. São Paulo: Artes Médicas; 2005. p. 221–46.

124. Roberts M. The Role of Physiotherapy and Exercise in the Management of Patients with Pompe Disease. Clin Ther, 2008; 30 (Supl.A): S22-S23.

125. Vissing J. Exercise Therapy in Muscle Disease: Perspectives for Pompe Disease. Clin Ther, 2010; 32 (Supl.B): S69.

126. Mancini MC. Inventário de Avaliação Pediátrica de Incapacidade (PEDI). Belo Horizonte: UFMG; 2005.

Fisioterapia Musculoesquelética

Seção III

Torcicolo Muscular Congênito

Hércules Ribeiro Leite
Sheila Schneiberg
Anne Karolyne Cruz Santiago
Carolina Gomes Matarazzo

11

INTRODUÇÃO

O torcicolo muscular congênito (TMC) é uma deformidade musculoesquelética do pescoço observada na infância e caracterizada pelo encurtamento do músculo esternocleidomastóideo (ECM)[1,2]. Literalmente significa "pescoço torcido" (*twisted neck ou wry necky*) justamente pelo fato de o acometimento determinar tipicamente uma apresentação clínica com inclinação cervical em direção ao lado do músculo envolvido e rotação para o lado oposto, sendo nomeado pelo lado do músculo envolvido (p. ex., um ECM acometido do lado direito será denominado torcicolo à direita e terá como apresentação a inclinação lateral do pescoço à direita e rotação da cabeça e do pescoço para o lado oposto)[3].

EPIDEMIOLOGIA

O TMC é a terceira desordem musculoesquelética congênita mais comum, depois da displasia de quadril e do pé torto congênito[1]. A incidência do TMC varia de 0,4% a 2,0%[4], embora se acredite que possa ser ainda maior. Stellwagen et al. (2008) relataram que 16% dos neonatos apresentam TMC[5]. Além disso, o TMC tende a apresentar incidência um pouco maior no sexo masculino[6].

ANATOMIA DO ECM

O músculo ECM contém quatro porções e poderia ser denominado, considerando-se na íntegra todas as suas inserções, esternocleidoccipitomastóideo[7]. A porção mais profunda se estende do terço medial da clavícula ao processo mastoide e é coberta pelas outras três porções mais superficiais. Essas três porções são a cleidoccipital, que se insere no terço medial da clavícula e na linha nucal superior do osso occipital, a esternoccipital e a esternomastóidea, ambas se inserindo por meio de um tendão comum bem visível superficialmente na borda superior do manúbrio esternal. A cabeça da porção esternoccipital se insere na borda lateral do occipital e a porção esternomastóidea na borda superior e anterior do processo mastoide.

A contração unilateral desse músculo, em consequência da disposição de suas fibras, forma um movimento complexo de rotação da cabeça para o lado oposto ao da contração, inclinação lateral no lado da contração e extensão da cabeça[7].

ETIOLOGIA

Embora existam teorias para explicar a etiologia do TMC, esta ainda é inconclusiva[8], porém parece ser multifatorial. As teorias atuais incluem: restrição intrauterina resultante de mau posicionamento, trauma ao nascimento ou um fator isquêmico que leve a uma síndrome compartimental. O trauma durante o parto pode resultar em uma cicatriz muscular associada à formação de um hematoma com consequente contratura fibrótica, bem como a postura restrita intrauterina pode limitar a mobilidade da cabeça e ocasionar contratura e fibrose tecidual[9] (Figura 11.1).

FATORES DE RISCO

Os principais fatores de risco para o TMC incluem altura, peso, mães primíparas, trauma no parto, assimetria facial e plagiocefalia[10].

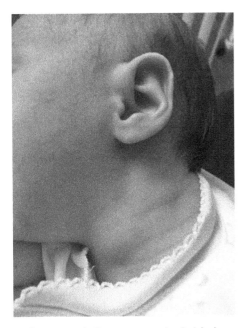

Figura 11.1 Lactente de 2 meses e meio de idade com massa (resultante do espessamento do terço médio do ventre muscular do esternocleidomastóideo esquerdo).

QUADRO CLÍNICO

O TMC pode estar associado a outras condições de saúde, como displasia do quadril[11], deformidades cranianas e faciais[5] e paralisia braquial perinatal (veja o Capítulo 9)[12]. As crianças com TMC tipicamente apresentam a cabeça inclinada para o lado do músculo ECM afetado e a cabeça rodada para o lado não afetado[1,4]; menos frequentemente, apresentam a cabeça inclinada e rodada para o mesmo lado da lesão[13].

O encurtamento excessivo do músculo ECM pode estar associado ou não a uma massa também chamada de nódulo. De 1 a 4 semanas após o nascimento pode aparecer um nódulo no ECM, o qual consiste em tecido fibrótico e normalmente desaparece em poucos meses[14]. A formação desse nódulo pode ser resultado de trauma durante o parto ou de microtraumas repetidos em razão da postura inadequada e prolongada intraútero[15].

CLASSIFICAÇÃO

O TMC pode ser classificado em três subgrupos com base na apresentação clínica: crianças com nódulo no ECM, torcicolo muscular e torcicolo postural. As crianças com o nódulo no ECM apresentam uma massa fibrótica palpável e limitações na amplitude de movimento (ADM) do pescoço ativa e passiva. Essa massa é encontrada em aproximadamente 80% das crianças com torcicolo. O torcicolo muscular é definido pela presença de limitações de ADM ativa e passiva em virtude do encurtamento do ECM, mas sem a presença de nódulo. Por sua vez, o torcicolo postural tem a aparência dos demais, porém sem a presença de nódulo e das limitações de ADM[1].

Quadro 11.1 Gravidade do torcicolo muscular congênito

Nível 1 – moderada e detecção precoce: as crianças apresentam entre 0 e 6 meses de idade e apenas preferência postural ou encurtamento < 15 graus de rotação cervical
Nível 2 – moderada e detecção precoce: as crianças apresentam entre 0 e 6 meses de idade com encurtamento muscular de 15 a 30 graus de rotação cervical
Nível 3 – grave e detecção precoce: as crianças apresentam entre 0 e 6 meses de idade com encurtamento muscular > 30 graus de rotação cervical ou massa no ECM
Nível 4 – moderada e detecção tardia: as crianças apresentam entre 7 e 9 meses de idade e apenas preferências posturais ou encurtamento muscular < 15 graus de rotação cervical
Nível 5 – moderada e detecção tardia: as crianças apresentam entre 10 e 12 meses de idade e apenas preferências posturais ou encurtamento < 15 graus de rotação cervical
Nível 6 – grave e detecção tardia: as crianças apresentam entre 7 e 12 meses de idade com encurtamento muscular > 15 graus de rotação cervical
Nível 7 – extrema e detecção tardia: as crianças apresentam entre 7 e 12 meses de idade com massa no ECM ou após 12 meses de idade com encurtamento > 30 graus de rotação cervical

A presença de nódulo fibroso maior do que o terço distal do músculo está associada a maior gravidade[1], a qual também pode ser classificada de acordo com sete níveis, conforme preconizado pelas diretrizes para tratamento do TMC[13]. A classificação por meio desses níveis é importante para auxiliar o prognóstico, a educação aos pais e a melhor comunicação entre os profissionais envolvidos (Quadro 11.1).

DIAGNÓSTICO E DIAGNÓSTICO DIFERENCIAL

O diagnóstico do TMC deve ser realizado pelo médico clinicamente, mas exames complementares podem ser solicitados para confirmar se a etiologia tem origem muscular ou em outras patologias[16]. Os médicos devem redobrar a atenção em relação ao diagnóstico diferencial da TMC, uma vez que as causas da assimetria observada na cabeça e no corpo de um bebê em seus primeiros 6 meses de vida podem ter etiologias diversas. A determinação do diagnóstico preciso vai depender da experiência clínica e da eliminação de outras possíveis causas da assimetria que não sejam a muscular por meio de exames clínicos e complementares. Ainda não existe um teste clínico diagnóstico para TMC sensível e preciso que possa ser utilizado[17].

O primeiro passo para o diagnóstico médico diferencial consiste em conhecer as principais desordens que possam levar à assimetria da cabeça da criança e que possam ser confundidas com o TMC. A assimetria postural da cabeça na infância é uma condição clínica com ampla variação de sinais e sintomas (forma, postura e movimento), etiologia, localização e gravidade. Apesar dessa ampla diversidade, as assimetrias podem ser agrupadas em idiopáticas ou sintomáticas[18], sendo classificadas como idiopáticas quando as causas etiológicas são incertas e a assimetria pode ser atribuída a fatores ambientais. Já as assimetrias classificadas como sintomáticas têm como causa um mecanismo de disfunção, anomalia/desordem estrutural e doenças. O TMC é classificada no grupo das assimetrias sintomáticas[17].

As principais assimetrias sintomáticas que podem ser confundidas com o TMC são (na ordem da maior para a menor incidência): (1) displasia do desenvolvimento do quadril; (2) fratura perinatal da clavícula; (3) paralisia braquial perinatal; (4) síndromes neurológicas centrais; (5) craniossinostoses[17]. Assim, o diagnóstico médico diferencial do TMC é essencial para estabelecer um protocolo de tratamento adequado e específico para TMC, minimizando as incapacidades biopsicossociais que a criança possa apresentar se não tratada adequadamente.

PROGNÓSTICO

Quanto ao tipo de TMC, o que apresenta o pior prognóstico é aquele com limitações de ADM e massa fibrótica. Essas apresentações, em combinação com a idade de início do diagnóstico, são altamente preditivas para determinação do tempo de tratamento das limitações de ADM. Em geral, as crianças identificadas com TMC postural apresentam períodos de tratamento mais breves, e aquelas identificadas tardiamente, após 3 a 6 meses de idade, e que apresentam TMC com massa tipicamente irão necessitar de períodos maiores de tratamento conservador e poderão ser submetidas a intervenções cirúrgicas[19].

O prognóstico pode ser embasado nos níveis de classificação (1 a 7) descritos anteriormente. As crianças nos níveis mais inferiores apresentam melhor prognóstico, enquanto aquelas classificadas nos níveis superiores apresentam prognóstico pior[13].

ASPECTOS RELACIONADOS COM A FUNCIONALIDADE E A INCAPACIDADE

Apesar de o TMC ser uma condição de saúde ortopédica que apresenta bom prognóstico, todos os domínios da funcionalidade humana definidos pela Classificação Internacional de Funcionalidade, Incapacidade e Saúde (CIF)[20] devem ser verificados. Em relação às atividades, observa-se atraso no desenvolvimento motor. Além disso, uma revisão sistemática apontou que, quanto mais tarde for diagnosticado o TCM, pior o prognóstico, o que pode afetar a autoestima e a confiança da criança ou adolescente, repercutindo negativamente na participação social[21].

Na Figura 11.2 pode ser observado um resumo das principais deficiências da estrutura e função do corpo, limitações de atividades, restrições da participação e fatores contextuais[13].

INTERVENÇÃO FISIOTERAPÊUTICA

Avaliação fisioterapêutica

A avaliação da criança para detecção precoce do TMC ou de outras condições que podem causar assimetrias começa ainda na maternidade. Portanto, é fortemente recomendado que os médicos, enfermeiros, fisioterapeutas ou algum membro da família observem e avaliem a presença de assimetrias faciais e/ou de pescoço ou assimetrias cranianas nos primeiros 2 dias após o nascimento mediante rotação e flexão lateral passiva da cervical e/ou observação visual. A identificação precoce e o encaminhamento para o ortopedista são importantes para dar início o quanto antes ao tratamento, caso seja necessário, bem como reduzir a necessidade de intervenções invasivas e o tempo de tratamento, minimizando assim os custos[13]. A avaliação

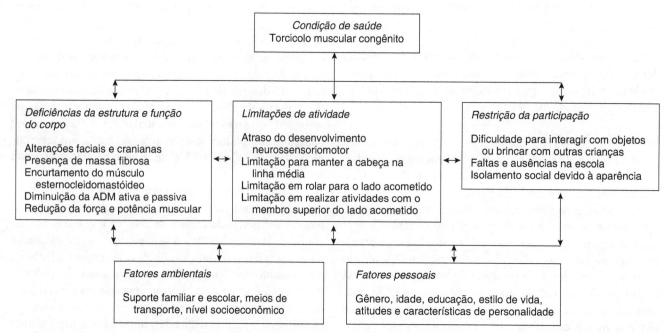

Figura 11.2 Resumo das principais deficiências, limitações de atividade, restrição da participação e fatores contextuais.

apresentada a seguir é fundamentada nas recomendações incluídas nas diretrizes para tratamento fisioterapêutico do TMC[13].

Coleta da história clínica com os pais ou cuidadores

Inicialmente, o fisioterapeuta deve proceder a uma anamnese minuciosa, coletando dados e informações, como os seguintes:

- Data de nascimento, data da avaliação, sexo, tempo do parto, queixa principal dos pais e saúde geral.
- Idade do bebê na primeira visita, bem como a idade em que se iniciaram os sintomas.
- História materna: qual a posição relatada pelos médicos nos exames (ultrassom) realizados nas últimas 6 semanas de gestação; apresentação cefálica ou pélvica (haja vista que existe uma correlação entre os torcicolos e os pseudotumores em caso de apresentação pélvica)[4].
- Uso de assistência durante o parto (fórceps ou sucção a vácuo).
- Postura da cabeça e preferências posicionais, bem como alterações e/ou assimetrias notadas na face, na mandíbula e na cabeça.
- História familiar de TMC ou outra condição congênita.
- Aquisição dos marcos motores na idade esperada.
- Fatores contextuais, como temperamento da criança, engajamento dos pais e uso de tecnologia assistiva, como órteses, entre outros.

O fisioterapeuta deve realizar uma avaliação geral e ficar atento a algumas "bandeiras vermelhas" que possam indicar a causa de outras assimetrias. Na presença dessas "bandeiras", o fisioterapeuta deverá encaminhar o lactente para uma avaliação médica (Quadro 11.2), uma vez que elas podem estar relacionadas com outras deformidades, síndromes ou patologias. Essa triagem deve incluir quatro domínios-chave, a saber[13]: musculoesquelético, neurológico, cardiovascular e gastrointestinal.

Atividade e participação social

O desenvolvimento motor deve ser avaliado por meio de instrumentos confiáveis, validados e padronizados, como o *Test of Infant Motor Performance* (TIMP) até os 4 meses de idade e a *Alberta Infant Motor Scale* (AIMS) do nascimento até os 18 meses de idade. Desses, apenas a AIMS é validada para a população brasileira[22]. A idade deve ser corrigida caso o bebê tenha nascido antes de 37 semanas de gestação.

Estrutura e função do corpo
Postura

Devem ser documentadas a postura, a preferência e a tolerância da criança em todas as posições[23] (Figura 11.3).

Na postura em supino, é importante determinar o lado do TMC e verificar assimetrias na face, na mandíbula e no crânio, bem como assimetrias de quadril e posicionamento de pés, além de analisar restrições na ADM ativa e o uso assimétrico dos membros e do tronco.

Em prono, devem ser registradas assimetrias do crânio e escoliose, uso assimétrico das extremidades e tolerância nessa posição.

Com a criança sentada e em posturas verticais com e sem suporte, devem ser registradas posturas preferenciais assimétricas e compensações nos ombros, no tronco e nos quadris (Figura 11.4). Nas posições prono e sentada, quando avaliada posteriormente, uma importante diferenciação nas pregas cutâneas pode ser um indicativo de valor para a definição da preferência posicional assumida pelo bebê.

Os registros fotográficos são métodos confiáveis para mensuração dos desvios da cabeça em relação à linha média. Para isso, deve ser traçada uma linha na altura dos ombros e dos olhos e determinado o ângulo de inclinação da cabeça. A fim de aumentar a confiabilidade, os autores sugerem: (1) usar as pregas epicantais para desenhar a linha dos olhos; (2) pregar marcadores nos acrômios e utilizá-los como referência;

Quadro 11.2 Bandeiras vermelhas

Bandeiras vermelhas
Suspeita de displasia do quadril
Anormalidades no crânio e na face, incluindo plagiocefalia e braquicefalia
Apresentações atípicas, como inclinações e rotações para o mesmo lado
Tônus anormal
Início tardio do torcicolo muscular congênito (> 6 meses), pois pode estar associado às alterações neurológicas
Alterações visuais
História de início agudo

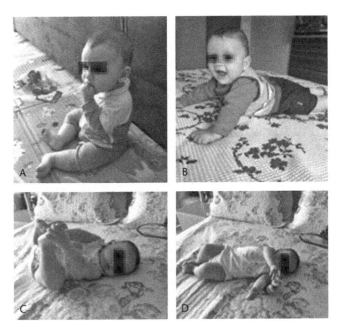

Figura 11.3A a D A criança deverá ser avaliada em várias posturas, como supino, prono, sentada e decúbito lateral (arquivo pessoal).

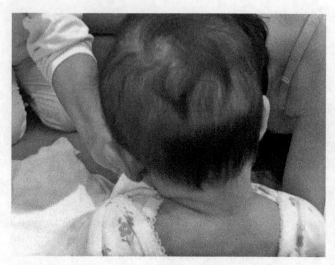

Figura 11.4 Lactente de 2 meses e meio com torcicolo muscular congênito à esquerda, demonstrando postura de fixação com flexão lateral esquerda e consequente aumento das dobras cutâneas à esquerda.

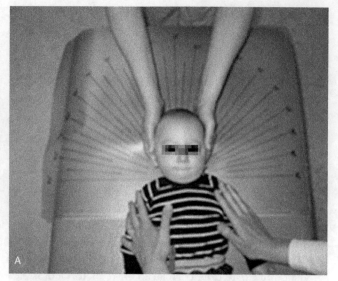

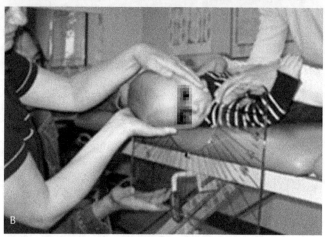

Figura 11.6A e B Avaliação da amplitude de movimento passiva de flexão lateral e rotação da cervical. (Figura retirada do artigo de Ohman et al., 2008, e publicada com permissão do autor.)

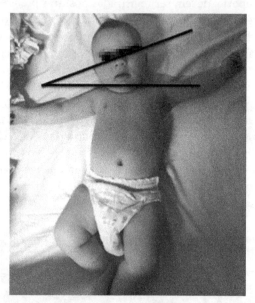

Figura 11.5 Ângulo de inclinação da cabeça. Traça-se uma linha na altura dos olhos e dos ombros e determina-se o ângulo (arquivo pessoal).

(3) usar régua clara para desenhar a linha; (4) alinhar a pelve e os quadris antes de introduzir estímulo visual na linha média; e (5) realizar três ou quatro fotografias em cada reavaliação a fim de registrar mudanças ao longo do tempo[24] (Figura 11.5).

Amplitude de movimento passiva

Convém documentar ADM de rotação e flexão lateral da cervical em caso de suspeita ou confirmação do TMC. O registro deve ser feito por meio de um goniômetro grande, como sugerido por Ohman et al. (2008)[25] (Figura 11.6).

A mensuração da ADM da cervical deve ser realizada com a devida estabilização da criança por duas ou três pessoas. Para isso o fisioterapeuta deve checar visualmente se a cabeça está em neutro, avaliando se o nariz e o queixo estão apontando para a frente (neutro para rotação), bem como se o nariz, a boca e o queixo estão verticalmente alinhados (neutro para rotação lateral). Além disso, os lobos das orelhas devem estar horizontalmente alinhados com a base do nariz (neutro para flexão e extensão).

A Tabela 11.1 apresenta os valores da média para fins de comparação da ADM passiva com valores de referência encontrados na literatura.

Nota:
Na avaliação da ADM passiva da cervical deve-se ter cuidado e modificar a aplicação em algumas condições, a saber: crianças com osteogênese imperfeita (veja o Capítulo 14), hemivértebra congênita ou síndrome de Down (veja o Capítulo 5) que não tiverem uma avaliação fechada a respeito da instabilidade cervical. Nesses casos, recomenda-se avaliar a ADM passiva mediante movimentação gentil e suave e finalizar o movimento ao primeiro sinal de resistência[13].

Tabela 11.1 Média das medidas de rotação e flexão lateral nas idades de 2, 4, 6 e 10 meses

Medida	2 meses (graus)	4 meses (graus)	6 meses (graus)	10 meses (graus)
Rotação lateral	105,2	111,8	112,8	111,7
Flexão lateral	68,1	69,5	69,2	70

Fonte: adaptada de Ohman et al. (2008).

Amplitude de movimento ativa

A avaliação da ADM ativa é desafiadora em crianças em virtude de seu comportamento e da variabilidade de movimentos. Os fisioterapeutas devem proceder à avaliação por meio das seguintes técnicas: observação dos movimentos ativos em toda ADM e em todos os planos enquanto o bebê segue um brinquedo e os sons com a cabeça.

As crianças com menos de 3 meses de vida são testadas em supino, enquanto as maiores podem ser avaliadas sentadas no colo do terapeuta, o qual deve estar sentado em uma cadeira giratória de frente para um espelho. Pode ser solicitado ao familiar que mantenha contato visual com a criança enquanto o fisioterapeuta gira a cadeira. Este deve observar a rotação da cabeça, tomando como ponto de referência o nariz em direção aos ombros.

Funções musculares

Para as crianças com mais de 2 meses, a escala de função muscular possibilita a avaliação da ADM ativa dos flexores laterais, bem como das funções da força muscular. Ao segurar a criança verticalmente em frente a um espelho, posicionando-a horizontalmente, o fisioterapeuta classifica a direção da cabeça em uma escala de 6 pontos. Tipicamente, raras vezes as crianças exibem diferenças entre os lados, porém as com TMC apresentam uma diferença de 2 a 3 pontos (Figura 11.7)[25].

A Tabela 11.2 apresenta os valores de referência.

Nota:
A avaliação da ADM ativa das extremidades e tronco também deve ser realizada.

Crianças com menos de 3 meses devem ser avaliadas quanto à presença de displasia do desenvolvimento do quadril, tendo em vista o risco de 2,5%[26] a 17%[11] das crianças com TMC também apresentarem displasia. A avaliação é obtida mediante as manobras de Ortolani e Barlow (Figura 11.8)[27]. Nas crianças com mais de 3 meses, a avaliação deve ser realizada a partir da limitações para abdução de quadril e assimetria de pregas glúteas e por meio do teste de Galeazzi[28].

Assimetrias cranianas, mandibulares e faciais

Convém observar alterações no formato do crânio, inspecionar o posicionamento da mandíbula e analisar a simetria facial, uma vez que as assimetrias estão comumente associadas ao TMC. Devem ser investigadas alterações cranianas, como plagiocefalia e braquicefalia (veja o Capítulo 12)[13]. A plagiocefalia está presente em 67%[29] a 90%[4] das crianças que apresentam TMC.

Sensação de dor

Devem ser observados sinais de desconforto ou reações dolorosas. O TMC não está associado à dor, mas geralmente, ao alongamento, o lactente pode apresentar reação; assim, deve ser observada sua reação durante o alongamento.

Um certo grau de irritabilidade ("manha") é aceitável, porém, se a criança apresentar choro intenso ou se empurrar ou "lutar" com o terapeuta, a manobra deve ser interrompida, nunca forçando o alongamento no bebê.

4. Cabeça muito acima da linha horizontal

3. Cabeça acima da linha horizontal

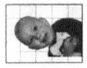
2. Cabeça levemente acima da linha horizontal

1. Cabeça na linha horizontal

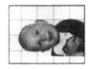
0. Cabeça abaixo da linha horizontal

Figura 11.7 Escala de Função Muscular. Função muscular através do posicionamento horizontal da criança usando a reação de endireitamento lateral. A posição da cabeça é estimada em relação à linha horizontal: 0 = abaixo, 2 = levemente acima, 3 = muito acima, e 4 = extremamente acima. (Adaptada de Ohman et al., 2008, e publicada com permissão do autor.)

Tabela 11.2 Valores de referência para a função/resistência muscular para crianças típicas de acordo com a escala ordinal de função muscular (0 a 4)

Força/Resistência	Média	Variação
2 meses	1,0	0 a 2
4 meses	2,6	1 a 4
6 meses	3,0	2 a 4
10 meses	3,4	3 a 4

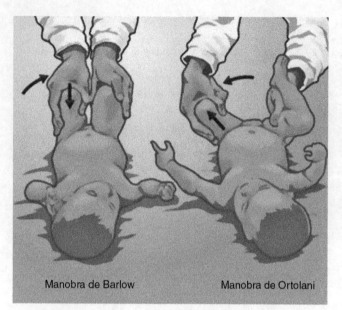

Figura 11.8 Esse exame identifica o deslocamento congênito do quadril em lactentes. A manobra de Barlow deve ser realizada com a criança sem roupa, fora do berço, a partir da posição de adução e flexão de 90 graus dos quadris. Os joelhos servem para preensão e ficam flexionados. Em seguida, são realizados vários movimentos de abdução (abertura) e adução (fechamento) dos dois quadris. O examinador segura as pernas dos lactentes de modo que seus polegares se posicionem na parte medial das coxas e seus dedos na parte lateral das coxas do lactente. As coxas são abduzidas delicadamente, e o examinador aplica uma força leve nos trocanteres maiores com os dedos de cada mão. O examinador sentirá resistência a cerca de 30 graus de abdução e, se houver deslocamento, sentirá um estalido na redução do deslocamento. A manobra de Ortolani é realizada em crianças para detectar displasia do quadril. O examinador executa a adução do quadril. A manobra é realizada ao se aduzir (trazendo em direção à linha média) enquanto é aplicada uma pequena pressão sobre o joelho, direcionando a força posteriormente. Se o quadril é deslocável – ou seja, se pode ser deslizado para fora do acetábulo com essa manobra – o teste é considerado positivo. A manobra de Ortolani é usada para confirmar o achado positivo da manobra de Barlow.

As crianças com mais de 2 anos podem ser capazes de fornecer um autorrelato da dor. A escala de dor *Children's and Infant's Postoperative Pain Scale* (ChiPPS), validada e traduzida para o português, pode ser aplicada desde a fase de recém-nascido até os 5 anos de idade[30]. As diretrizes para o tratamento do TMC recomendam o uso da ChiPPS[13] (Tabela 11.3).

INTERVENÇÃO FISIOTERAPÊUTICA*

Está bem estabelecido que, quanto antes for iniciado o tratamento fisioterapêutico, melhores serão os resultados e menor o período de tratamento. A duração do tratamento

---

*Veja no Anexo, no final deste livro, a definição dos níveis de evidência, sendo 1 o nível mais alto e 5 o mais baixo.

Tabela 11.3 Versão em língua portuguesa da *Children's and Infant's Postoperative Pain Scale* (ChiPPS)

Item	Estrutura	Pontos
Choro	Nenhum	0
	Gemido	1
	Grito	2
Expressão facial	Relaxada/sorrindo	0
	Boca retorcida	1
	Careta (olhos e boca)	2
Postura do tronco	Neutra	0
	Variável	1
	Arqueada para trás	2
Postura das pernas	Neutra, solta	0
	Chutando	1
	Pernas tensionadas	2
Inquietação motora	Nenhuma	0
	Moderada	1
	Inquieta	2

Fonte: adaptada de Alves et al. (2008).
0 = sem dor; 10 = dor máxima.

depende da classificação da gravidade do TMC: as formas mais moderadas necessitarão de 2 a 3 meses, ao passo que as mais graves exigirão 5 a 6 meses (nível de evidência 2)[6]. Crianças que recebem tratamento cirúrgico necessitarão de 4 (nível de evidência 2)[4] a 6 (nível de evidência 4)[32] meses adicionais.

De acordo com as diretrizes para tratamento do TMC[13,31], a intervenção fisioterapêutica deverá englobar cinco objetivos:

- Aumentar a ADM cervical.
- Conseguir ADM ativa completa da cervical e do tronco.
- Conseguir realizar os marcos motores na idade esperada com orientação na linha média e simetria.
- Adequar o ambiente.
- Capacitar a família quanto ao manejo da criança.

O alongamento é uma intervenção eficaz (nível de evidência 2)[33], sendo a mais frequentemente relatada na literatura (nível de evidência 2)[19]. O alongamento não deve ser doloroso, devendo ser interrompido se a criança demonstrar sinais de dor ou desconforto (nível de evidência 3)[34].

Recomenda-se alongamento de baixa intensidade, sustentado e livre de dor, para evitar microtraumas ao tecido muscular. O tempo necessário para sustentar o alongamento ainda não está bem estabelecido, mas os protocolos recomendam de 1 (nível de evidência 2)[1] a 30 segundos (nível de evidência 2)[35], bem como de 5 (nível de evidência 2)[36] a 10 repetições (nível de evidência 2)[19].

O alongamento pode ser realizado de duas maneiras: (1) com duas pessoas, a primeira estabilizando a criança em supino, enquanto a segunda realiza os movimentos de rotação ou flexão lateral (nível de evidência 2)[19] (Figura 11.9); ou (2) uma única pessoa posiciona a criança em supino, com uma das mãos estabilizando o peito e os ombros e a outra realizando o movimento (nível de evidência 2)[1]. A posição

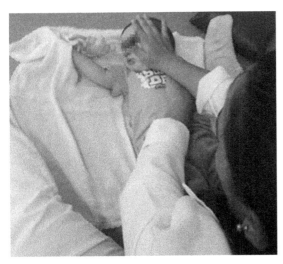

Figura 11.9 Alongamento realizado com uma pessoa apenas. O alongamento está sendo realizado para alongar os rotadores da cervical. Criança com torcicolo muscular congênito à direita. Importante considerar que a ação manual do terapeuta não se faz sobre a mandíbula, mas sobre a região temporal do lactente.

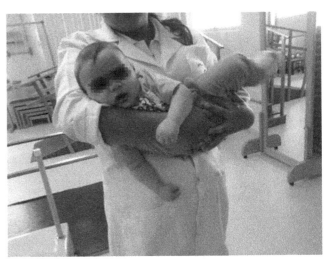

Figura 11.10 A criança é carregada com o lado afetado para baixo a fim de promover o alongamento da musculatura envolvida. Criança com torcicolo muscular congênito à direita.

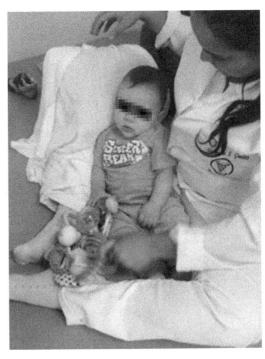

Figura 11.11 A criança é posicionada a fim de proporcionar alongamento da musculatura envolvida nesta postura. Criança com torcicolo muscular congênito à direita.

das mãos é importante enquanto a criança está sendo estabilizada para evitar movimentos compensatórios. Ambas as técnicas apresentam resultados positivos.

A escolha da técnica e da postura de alongamento depende da idade, do tamanho e da preferência da criança, sendo o procedimento realizado com mais facilidade, com apenas uma das mãos, nas crianças menores.

A ADM da cervical também pode ser alcançada mediante o posicionamento e o manuseio (nível de evidência 2)[33], incluindo carregar a criança em decúbito lateral com o lado afetado para baixo (Figura 11.10), dormir ou deitar sobre o lado afetado para obter um alongamento suave (Figura 11.11), ou enquanto está deitada em prono com o pescoço virado para o lado afetado (nível de evidência 2)[1,37].

As evidências demonstram que, quando os alongamentos são realizados pelos fisioterapeutas, as crianças apresentam resultados satisfatórios pelo menos 2 meses antes, quando comparadas ao grupo que recebeu alongamentos apenas dos pais (nível de evidência 2)[35].

Conseguir ADM ativa completa da cervical e do tronco

O fortalecimento dos músculos cervicais e do tronco pode ser alcançado mediante posicionamento, manuseio, ao carregar a criança, alimentação e por meio de exercícios isolados. Além disso, podem ser incorporados exercícios para estimular reações de endireitamento durante as transferências (rolar, decúbito lateral ou sentar).

O posicionamento da criança em prono estimula o alongamento dos flexores do pescoço e fortalece os músculos da cintura escapular, do tronco e da cervical. Convém utilizar estímulos visuais e auditivos para incentivar os movimentos necessários (nível de evidência 2)[1,19,35,37] (Figuras 11.12 e 11.13). Estudos já demonstraram que o torcicolo pode promover atrasos no desenvolvimento do lactente. Além disso, a não permanência em prono quando acordada e sob supervisão também pode aumentar o risco; por isso, especialmente nessas crianças, o posicionamento deve ser estimulado, orientando os pais para que o realizem diariamente de modo a reduzir o risco desse tipo de atraso principalmente nos bebês com TMC[38].

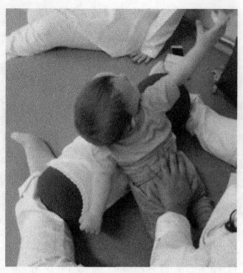

Figura 11.12 Exercícios ativos para estimular o fortalecimento dos músculos da cervical, ombros, cintura escapular e tronco, o desenvolvimento motor e o alongamento muscular. Criança com torcicolo muscular congênito à direita.

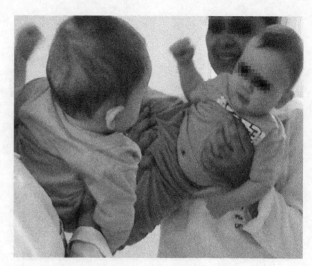

Figura 11.13 A fisioterapeuta, em frente ao espelho, posiciona a criança horizontalmente a fim de estimular reações de endireitamento, possibilitando fortalecimento e alongamento muscular. Criança com torcicolo muscular congênito à direita.

Todos os marcos motores dentro da idade esperada devem ser realizados com orientação na linha média e simetria. Exercícios para estimular o desenvolvimento motor devem ser incorporados ao atendimento fisioterapêutico e aos programas domiciliares de modo a promover movimentos simétricos e com orientação na linha média em todas as posições e fases do desenvolvimento (nível de evidência 2)[39,40] (Figura 11.14). Devem ser incentivadas atividades em que a criança precise movimentar a cabeça e alcançar em todas as direções nas posições supina, prono, sentada, gatas e de pé, bem como em mudanças de posição, como, por exemplo, passar da postura supina para a sentada.

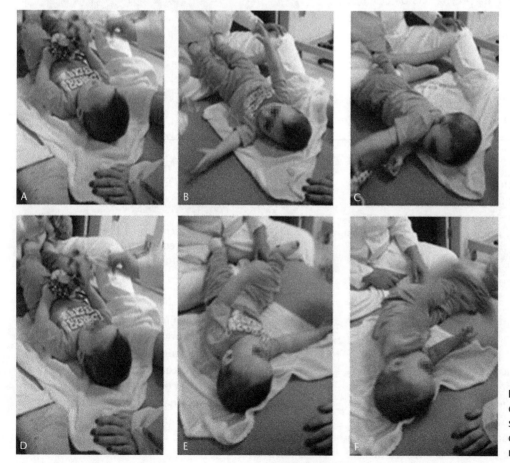

Figura 11.14A a F Estimulação do desenvolvimento neurossensoriomotor. Criança com torcicolo muscular congênito à direita.

Adequar o ambiente

Devem ser incorporados ao programa de exercício domiciliar: alternância de posição no berço com estímulos mais enfáticos contra a postura de preferência (nível de evidência 2)[39], adaptações no assento do carro para promover simetria, minimizar o tempo nos assentos de carros e em outros dispositivos, como cadeirinhas e "balancinhos" (nível de evidência 3)[41], e dispor de brinquedos para estimular a rotação para o lado afetado (nível de evidência 3)[42].

A família deve receber instruções para capacitação quanto ao manejo da criança. Os pais devem ser orientados quanto à importância de colocar o bebê em prono diariamente quando acordado e sob supervisão. O fisioterapeuta deve ensinar ainda os alongamentos a serem realizados também diariamente, assim como o manuseio e as posturas para estimular a simetria.

Para isso, diversas estratégias posicionais (como carregar, o lado da troca, como posicionar nas mais diversas atividades do dia e como estimular a amamentação e brincar com o bebê) devem ser incorporadas ao dia a dia da criança.

Minimizar o tempo em dispositivos como bebê-conforto, cadeirinhas, "balancinhos" e carrinhos também ajuda a evitar a plagiocefalia (veja o Capítulo 12) enquanto a postura de preferência se fizer presente. Essas estratégias devem ser incluídas no programa domiciliar (nível de evidência 2)[1,35].

Capacitar a família quanto ao manejo da criança

Orientações importantes para o dia a dia:

- Alternar o lado para amamentar ou alimentar com mamadeira.
- Nos sonos supervisionados é possível auxiliar a manutenção da postura da cabeça contra as preferências apresentadas.
- Estimular o bebê a realizar atividades na linha média do corpo.
- Estimular o reposicionamento quando o bebê não consegue se manter sozinho na linha média.
- Incentivar a postura em prono diariamente.
- Evitar deixar a criança por longos períodos em cadeiras de carro, carrinho de bebê e cadeiras de balanço.
- Estimular as posturas alinhadas ao carregar e segurar a criança.

Outras intervenções

Os fisioterapeutas devem adicionar intervenções suplementares caso as intervenções de primeira escolha não tenham promovido a melhora adequada no alinhamento postural ou o aumento da ADM, quando o acesso aos serviços de atendimento é limitado ou quando a criança não tolera os alongamentos. Além disso, o fisioterapeuta deve receber treinamento adequado para executar essas intervenções. De acordo com as diretrizes, essas recomendações apresentam evidências limitadas em razão do número reduzido de estudos ou da baixa qualidade metodológica[13], a saber:

Evidências de nível 2

- **Microcorrentes:** utilização de microcorrente alternada de baixa intensidade aplicada superficialmente e imperceptível. O estudo de Kim et al. (2009) demonstrou que 30 minutos de aplicação direta de microcorrente no ECM e alongamentos três vezes por semana, por 2 semanas, melhoraram o ângulo de inclinação e a ADM da cervical na comparação com o grupo de controle, que realizou terapia com ultrassom e alongamento (nível de evidência 2)[43]. Outro estudo avaliou o efeito da microcorrente e do ultrassom em comparação com um grupo que recebeu apenas tratamento com ultrassom. Os resultados demonstraram melhora em todos os parâmetros e menos tempo de tratamento no grupo que recebeu microcorrente (nível de evidência 2)[44].
- **Terapia manual:** o único ensaio clínico randomizado que avaliou o efeito adicional da terapia manual à fisioterapia convencional não encontrou diferenças a favor dessa técnica (nível de evidência 2)[45].

Evidências de níveis 2 e 3

- **Alongamento miocinético:** aplicação de pressão sustentada utilizando dois dedos no ECM tenso. O protocolo consistiu em 60 repetições, por 30 minutos, cinco vezes por semana, com a duração de 1,7 mês. Os resultados demonstraram melhora da ADM cervical, da assimetria da cabeça e da espessura do ECM. Além disso, os resultados foram mantidos durante o acompanhamento por 1 ano (nível de evidência 3)[37].
- **Kinesio Taping® (KT):** a bandagem foi aplicada com três técnicas diferentes: (1) relaxamento/inibição do músculo afetado; (2) facilitação do lado não afetado; e (3) combinação das duas técnicas. A escala de função muscular apresentou imediatamente escores maiores no grupo que recebeu a bandagem para facilitar o lado não afetado (nível de evidência 3)[46]. Esses mesmos autores realizaram um estudo randomizado e controlado e também avaliaram os efeitos da KT, observando aumento do escore na escala de função muscular no grupo que recebeu KT para relaxar o músculo ECM (nível de evidência 2)[47]. Entretanto, a KT não tem efeitos a longo prazo, como demonstrado pelo ensaio clínico randomizado de Giray et al. (2016), que avaliaram o efeito da KT associada ou não aos exercícios de alongamento muscular (nível de evidência 2)[48].
- **Controle postural:** essa técnica é baseada em técnicas de controle postural por meio de estímulos visuais, reflexos tônicos e reações de endireitamento cervical. Apesar de apresentar resultados positivos, não há registro de melhores resultados quando comparado aos alongamentos. Estudos adicionais ainda são necessários para comprovar se a associação das duas técnicas potencializaria o tratamento (nível de evidência 2)[49].

Evidências de nível 4

- ***TAMO:*** baseia-se na teoria dos sistemas dinâmicos e na resolução de problemas e na exploração de movimentos por meio do toque leve e da descarga de peso. Há apenas um estudo de caso demonstrando benefícios, e os resultados são limitados (nível de evidência 4)[50].

Evidências de nível 5

- **Órtese tubular (TOT):** projetada para prevenir a inclinação lateral da cabeça, a TOT é usada como terapia adicional ao tratamento conservador em crianças de 4 a 4,5 meses de idade que demonstram adequado controle de cabeça na postura sentada, além de exibirem mais de 5 ou 6 graus de inclinação lateral. Apesar disso, não há estudos que tenham isolado seus resultados em comparação a outras intervenções (nível de evidência 5)[51] (Figura 11.15).
- **Colares de espuma macia:** seu uso tem sido descrito após cirurgias em conjunto com a fisioterapia e a toxina botulínica, porém sem motivos específicos (nível de evidência 5)[52].

Terapias sem evidências

Outras terapias têm sido relatadas na literatura, porém sem evidências, como terapia manual, massagem e terapia craniossacral, entre outras (nível de evidência 5)[13].

FALHA NO TRATAMENTO CONSERVADOR E ENCAMINHAMENTO AO MÉDICO

Quando o diagnóstico não é estabelecido da maneira apropriada ou a criança não é atendida precocemente, as deformidades e os encurtamentos do ECM podem se tornar permanentes e resolvidos apenas por meio de abordagem cirúrgica[53]. As deformidades podem comprometer a simetria da face ou do crânio, a articulação temporomandibular (ATM) e a coluna vertebral, causando problemas de autoestima e confiança, como pode ser observado no caso da paciente de 13 anos de idade diagnosticada tardiamente com TMC e apresentando encurtamento associado à fibrose do ECM e ADM limitada de rotação cervical e flexão lateral, a qual foi submetida à cirurgia de alongamento do ECM (Figuras 11.16A). Após a cirurgia, a paciente utilizou

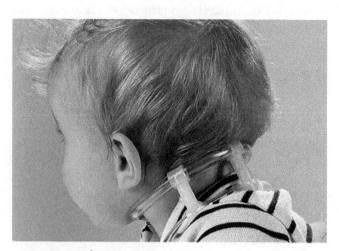

Figura 11.15 Órtese tubular. (Disponível em: www.symmetric-designs.com.)

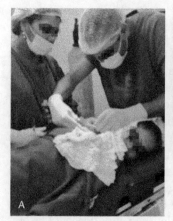 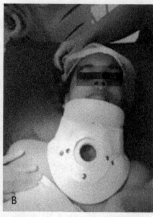

Figura 11.16A Cirurgia de alongamento do ECM. **B** Colete cervical pós-cirúrgico.

colete cervical (Figura 11.16*B*) e iniciou o atendimento fisioterapêutico 15 a 20 dias após sua retirada.

A evidência para tratamento fisioterapêutico de TMC em casos tardios e não tratados é pouco documentada. Na maioria dos casos, a fisioterapia consiste em alongamentos localizados e globais, técnicas de consciência corporal e reeducação postural. Na Figura 11.17*A* e *B* observa-se a paciente antes da cirurgia e em *C* e *D* o desfecho da cirurgia, bem como após o início do tratamento fisioterapêutico.

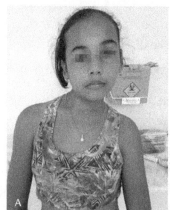 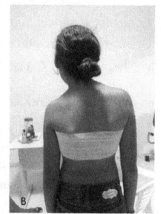

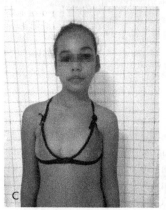 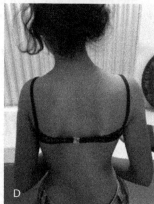

Figura 11.17A Vista anterior antes da cirurgia. **B** Vista posterior depois da cirurgia. **C** Vista anterior após 2 semanas de tratamento fisioterapêutico. **D** Vista posterior após 2 semanas de tratamento fisioterapêutico.

RESUMO DAS DIRETRIZES DA ACADEMIA AMERICANA DE FISIOTERAPIA PEDIÁTRICA DE 2018 COMPLEMENTARES ÀS DIRETRIZES DE 2013

O presente capítulo se baseou nas diretrizes da Academia Americana de Fisioterapia Pediátrica de 2013[13]. Entretanto, durante o processo final de revisão foram publicadas as novas diretrizes pela Academia Americana (2018)[31]. Portanto, segue um resumo das diretrizes de 2018 que foram atualizadas e são complementares às diretrizes de 2013[13].

- Os pais e profissionais de saúde devem ser educados/ informados nos primeiros 2 dias de vida sobre:
  - a importância do tempo em prono supervisionado, estando a criança acordada, três ou mais vezes ao dia (nível de evidência 5);
  - estimular o bebê a realizar movimentos ativos (nível de evidência 5);
  - evitar posturas preferenciais (nível de evidência 5);
  - a importância do fisioterapeuta quanto ao manejo das posturas preferenciais e na otimização do desenvolvimento motor (nível de evidência 5);
  - como avaliar e documentar, dentro dos primeiros 2 dias de vida, assimetrias faciais/cranianas e no pescoço por meio de observação visual e rotação cervical passiva (nível de evidência 1);
  - a importância de encaminhar ao fisioterapeuta ou médico caso sejam identificadas preferências posturais, assimetrias craniofaciais, redução da ADM cervical e massa no ECM (nível de evidência 2).
- Os fisioterapeutas devem ainda estar atentos às bandeiras vermelhas (veja o Quadro 11.2) e encaminhar ao médico para diagnóstico diferencial (níveis de evidência 2 a 4). O encaminhamento também deve ocorrer se (nível de evidência 2):
  - a criança > 12 meses apresentar assimetria facial e/ou existir uma diferença de 10 a 15 graus no movimento de rotação cervical ou flexão lateral ativa ou passiva;
  - a criança ≥ 7 meses apresentar massa no ECM;
  - o lado do torcicolo mudar ou o tamanho e a localização da massa no ECM aumentarem.

- As diretrizes de 2018[31] também recomendam que o fisioterapeuta discuta com a equipe médica sobre outros tratamentos naqueles casos em que a criança não está evoluindo como esperado, como (nível de evidência 2): se as assimetrias de cabeça, pescoço e tronco não começarem a se resolver após 4 a 6 semanas de tratamento ou após 6 meses apresentando um platô na resolução.
- O tratamento fisioterapêutico deverá ser suspenso naqueles casos em que (níveis de evidência 2 e 3):
  - a ADM passiva para o lado não afetado foi ≤ 5 graus;
  - padrões de movimentos ativos forem realizados com simetria;
  - o desenvolvimento motor estiver dentro do esperado;
  - a inclinação da cabeça não for visível;
  - pais e cuidadores já compreenderem o que devem observar na criança à medida que ela cresce.

As crianças devem ser reavaliadas de 3 a 12 semanas após o tratamento ou quando iniciarem a marcha. Os fisioterapeutas devem reavaliar as simetrias de cabeça, tronco, quadril e extremidades, bem como o desenvolvimento motor.

As diretrizes de 2018[31] acrescentaram um nível à classificação da gravidade (veja o Quadro 11.1). O nível 8 se refere àquelas crianças maiores de 12 meses de idade que apresentam TMC postural, rigidez muscular ou massa no ECM. Nesse nível, as crianças são fortes candidatas às intervenções cirúrgicas ou à aplicação de toxina botulínica.

Finalmente, quanto às intervenções complementares, as terapias utilizando *Kinesio Taping*®, liberação de tecidos moles e microcorrente passaram para o nível de evidência 1. Dentre essas terapias, as diretrizes de 2018[31] não recomendam o uso de *Kinesio Taping*® como terapia complementar. As demais terapias citadas anteriormente, referentes às diretrizes de 2013[13], não apresentaram alterações relevantes nos níveis de evidência, mas sugere-se que sejam mais bem investigadas.

As diretrizes de 2018[31] podem ser acessadas gratuitamente por meio do *link*: https://journals.lww.com/pedpt/Fulltext/2018/10000/Physical_Therapy_Management_of_Congenital_Muscular.2.aspx.

CASO CLÍNICO

Coleta da história clínica com os pais e/ou cuidadores

P.I.S.X., 4 meses de idade, nasceu com 39 semanas, RNPT de parto cesáreo com 37 semanas, 51cm e APGAR 10 (1º e 5º minutos) em um hospital municipal. A mãe relata que a gestação foi tranquila e sem nenhuma intercorrência.

Com 1 mês de idade, os pais notaram que a criança inclinava a cabeça mais para um lado e procuraram um pediatra. A criança foi diagnosticada com TMC e iniciou tratamento fisioterapêutico 40 dias após o nascimento.

Os pais relatam não haver histórico familiar de TMC.

Queixa principal

"Quero melhorar o torcicolo do meu filho."

Atividade e participação

Quando posicionada em supino, a criança mantinha a cabeça inclinada para o lado direito a maior parte do tempo. Ainda nessa postura, acompanhava objetos a 180 graus sem restrição, elevando os membros superiores para alcançar, com preferência pelo membro superior esquerdo, alcançando brinquedos e os levando à boca. Transferia-se preferencialmente pelo lado esquerdo. Na postura em prono, mantinha a cabeça a 90 graus e descarregava peso nos antebraços. Ao ser puxada para sentar, a criança era capaz de auxiliar ativamente. Ao ser colocada na postura sentada, a cabeça permanecia inclinada para a direita, aliada a uma inclinação anterior de tronco esperada para a idade em que foi realizada a avaliação.

Ao ser sentada com boa estabilidade postural (com apoio), a criança realizava alcance, preensão palmar e manipulação, apresentando preferência pelo lado esquerdo.

A criança foi avaliada pela escala AIMS, que demonstrou desenvolvimento típico, apesar da realização das atividades com preferência. Não foi observada restrição da participação social.

Os pais demonstraram interesse e disposição para seguir as orientações do fisioterapeuta.

Estrutura e funções do corpo

Inicialmente foi realizada inspeção geral para descartar outras comorbidades, não sendo observadas alterações como assimetrias cranianas, displasia de quadril e alteração de tônus e tórax ("bandeiras vermelhas").

À palpação, não foram notados nódulos fibróticos no ECM.

Nas posturas em supino, prono, sentada e de pé com suporte do fisioterapeuta, observou-se que a cabeça permanecia preferencialmente inclinada para a direita a maior parte do tempo (Figura 11.18). Por meio do registro fotográfico foi verificada inclinação lateral de 16 graus (direita).

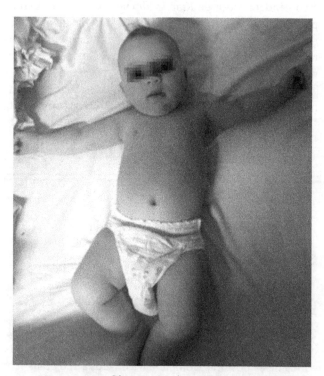

Figura 11.18 Observação da criança em supino.

Na avaliação da ADM dos flexores laterais e rotadores cervicais foi observada limitação para os flexores laterais (direito = 68 graus; esquerdo = 61 graus) e rotadores cervicais (direito =107 graus; esquerdo = 110 graus). Adicionalmente, na escala de função muscular foram observados grau 2 para o lado direito e grau 1 para o esquerdo.

A avaliação da dor por meio da escala CHIPPS apresentou escore 0.

Quanto à gravidade, o TMC foi classificado como nível 1 (moderado e detecção precoce).

Limitações de atividade e restrições sociais

Preferência por um dos lados (esquerdo) ao realizar transferências e alcances.

A partir da avaliação e com base nas evidências disponíveis, o paciente foi admitido para reabilitação fisioterapêutica e foram propostos os seguintes objetivos:

- Aumentar a ADM de flexores laterais e rotadores cervicais.
- Adquirir alinhamento da cabeça na linha média durante as atividades e posturas.
- Aumentar a força do ECM e minimizar os desequilíbrios musculares.
- Ganhar simetria durante alcance, preensão e manipulações e trocas posturais.
- Prevenir assimetrias cranianas.
- Orientar os pais quanto às modificações no ambiente e ao programa domiciliar.

Deficiências

A partir da avaliação, podem ser listadas as seguintes deficiências:

- Diminuição da ADM dos flexores laterais e rotadores cervicais.
- Inclinação da cabeça para a direita (16 graus).
- Desequilíbrio muscular entre flexores laterais direito e esquerdo.
- Ao realizar as transferências, a criança adotava postura da cabeça inclinada para o lado direito a maior parte do tempo.

Condutas e plano de tratamento

- Alongamento muscular de flexores laterais e rotadores cervicais do lado direito (cinco séries de 10 segundos). Os alongamentos foram realizados com as técnicas para uma e duas pessoas.
- Posicionamento postural a fim de favorecer o alongamento mantido.
- O fortalecimento muscular era realizado mediante estimulação das reações de endireitamento cervical em diferentes posturas.
- A criança era incentivada a realizar transferências e alcances em todas as direções de modo a minimizar preferências e vícios posturais.

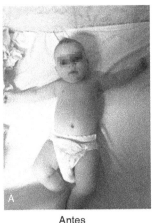 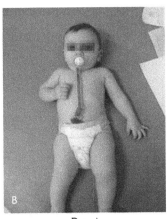 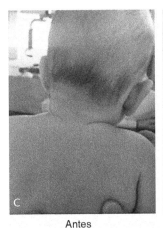 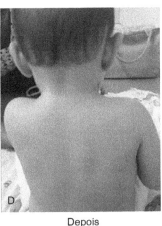

Antes — Depois — Antes — Depois

Figura 11.19A a D Tratamento de torcicolo muscular congênito localizado à direita.

- Por meio de diferentes estímulos visuais a criança era estimulada a rodar ativamente a cabeça para a direita e fletir lateralmente para a esquerda.
- Os pais foram orientados a executar os mesmos alongamentos e atividades realizados durante a sessão várias vezes ao dia, como, por exemplo, durante as trocas de fralda, assim como ao carregar o bebê, de modo a favorecer o alinhamento. Foram orientados, também, a realizar modificações no ambiente, estimulando a movimentação ativa da cabeça da criança (rodar para o lado direito), como ao apresentar objetos, alimentação, postura para dormir e disposição de objetos na casa e no quarto. Além disso, sabe-se que a criança com torcicolo, ao assumir a postura em prono, tende a manter a inclinação e a rotação, uma vez que posturas antigravitacionais exacerbam a fraqueza muscular. Assim, os pais foram orientados, também, a estimular a criança na postura em prono com estímulos da linha média para a direita, objetivando minimizar a postura em rotação da cabeça para a esquerda (no caso de um ECM à direita).

Resultados

P.I.S.X. foi submetido a tratamento fisioterapêutico pelo período de 14 semanas com a frequência média de duas sessões semanais. Foram observados ganhos funcionais significativos durante esse período com melhora da ADM, da força e do equilíbrio muscular, redução da preferência por um dos lados, diminuição da inclinação da cabeça e manutenção da simetria ao realizar transferências e trocas posturais. As mudanças de alinhamento podem ser vistas na Figura 11.19.

AGRADECIMENTOS

Agradecimento especial ao paciente e aos familiares mostrados no caso clínico, à fisioterapeuta Gabriela Guedes pelas fotografias e à Clínica Escola de Fisioterapia da UFVJM.

Referências

1. Cheng J, Wong M, Tang S, Chen T, Shum S, Wong E. Clinical determinants of the outcome of manual stretching in the treatment of congenital muscular torticollis in infants. J Bone Joint Surg Am. 2001;83(5):679-687.
2. Surprenant D, Milne S, Moreau K, Robert ND. Adapting to higher demands: using innovative methods to treat infants presenting with torticollis and plagiocephaly. Pediatric Physical Therapy. 2014;26(3):339-345.
3. Oledzka M, Suhr M. Postsurgical physical therapy management of congenital muscular torticollis. Pediatric Physical Therapy. 2017;29(2):159-165.
4. Cheng J, Tang S, Chen T, Wong M, Wong E. The clinical presentation and outcome of treatment of congenital muscular torticollis in infants—a study of 1,086 cases. Journal of pediatric surgery. 2000;35(7):1091-1096.
5. Stellwagen L, Hubbard E, Chambers C, Jones KL. Torticollis, facial asymmetry and plagiocephaly in normal newborns. Archives of disease in childhood. 2008;93(10):827-831.
6. Cheng JC, Tang S, Chen TM. Sternocleidomastoid pseudotumor and congenital muscular torticollis in infants: a prospective study of 510 cases. The Journal of pediatrics. 1999;134(6):712-716.
7. Kapandji A. Fisiologia articular, volume 2: esquemas comentados da mecânica humana. Editorial Médica Panamericana, Rio de Janeiro. 2000:12-174.
8. Oleszek JL, Chang N, Apkon SD, Wilson PE. Botulinum toxin type a in the treatment of children with congenital muscular torticollis. American journal of physical medicine & rehabilitation. 2005;84(10):813-816.
9. Clarren SK. Plagiocephaly and torticollis: etiology, natural history, and helmet treatment. The Journal of pediatrics. 1981;98(1):92-95.
10. Chen M-M, Chang H-C, Hsieh C-F, Yen M-F, Chen TH-H. Predictive model for congenital muscular torticollis: analysis of 1021 infants with sonography. Archives of physical medicine and rehabilitation. 2005;86(11):2199-2203.
11. Tien Y-C, Su J-Y, Lin G-T, Lin S-Y. Ultrasonographic study of the coexistence of muscular torticollis and dysplasia of the hip. Journal of Pediatric Orthopaedics. 2001;21(3):343-347.
12. Ballock RT, Song KM. The prevalence of nonmuscular causes of torticollis in children. Journal of Pediatric Orthopaedics. 1996;16(4):500-504.
13. Kaplan SL, Coulter C, Fetters L. Physical therapy management of congenital muscular torticollis: an evidence-based clinical practice guideline: from the Section on Pediatrics of the American Physical Therapy Association. Pediatric Physical Therapy. 2013;25(4):348-394.

14. Tang SF, Hsu K-H, Wong AM, Hsu C-C, Chang C-H. Longitudinal followup study of ultrasonography in congenital muscular torticollis. Clinical orthopaedics and related research. 2002;403:179-185.

15. Davids J, Wenger D, Mubarak S. Congenital muscular torticollis: sequela of intrauterine or perinatal compartment syndrome. Journal of pediatric orthopedics. 1992;13(2):141-147.

16. Bastos S, Almeida J, Veiros I, Bártolo M, Ribeira T, Nunes R. Torcicolo muscular congénito. Revista da Sociedade Portuguesa de Medicina Física e de Reabilitação. 2014;25(1):20-24.

17. Nuysink J, Van Haastert IC, Takken T, Helders PJ. Symptomatic asymmetry in the first six months of life: differential diagnosis. European journal of pediatrics. 2008;167(6):613.

18. van Vlimmeren LA, Helders PJ, van Adrichem LN, Engelbert RH. Diagnostic strategies for the evaluation of asymmetry in infancy—a review. European journal of pediatrics. 2004;163(4-5):185-191.

19. Celayir AC. Congenital muscular torticollis: early and intensive treatment is critical. A prospective study. Pediatrics international. 2000;42(5):504-507.

20. Organization WH. International Classification of Functioning, Disability and Health: ICF. World Health Organization; 2001.

21. Tessmer A, Mooney P, Pelland L. A developmental perspective on congenital muscular torticollis: a critical appraisal of the evidence. Pediatric Physical Therapy. 2010;22(4):378-383.

22. Valentini NC, Saccani R. Brazilian Validation of the Alberta Infant Motor Scale. Physical therapy. 2012;92(3):440.

23. Boere-Boonekamp MM, van der Linden-Kuiper LT. Positional preference: prevalence in infants and follow-up after two years. Pediatrics. 2001;107(2):339-343.

24. Rahlin M, Sarmiento B. Reliability of still photography measuring habitual head deviation from midline in infants with congenital muscular torticollis. Pediatric Physical Therapy. 2010;22(4):399-406.

25. Öhman AM, Beckung ER. Reference values for range of motion and muscle function of the neck in infants. Pediatric Physical Therapy. 2008;20(1):53-58.

26. Schertz M, Zuk L, Zin S, Nadam L, Schwartz D, Bienkowski RS. Motor and cognitive development at one-year follow-up in infants with torticollis. Early human development. 2008;84(1):9-14.

27. Dezateux C, Rosendahl K. Developmental dysplasia of the hip. The Lancet. 2007;369(9572):1541-1552.

28. Pediatrics AAo. Committee on Quality Improvement, Subcommittee on Developmental Dysplasia of the Hip (2000) Clinical practice guideline: early detection of developmental dysplasia of the hip. Pediatrics.105(4):896-905.

29. Golden KA, Beals SP, Littlefield TR, Pomatto JK. Sternocleidomastoid imbalance versus congenital muscular torticollis: their relationship to positional plagiocephaly. The Cleft palate-craniofacial journal. 1999;36(3):256-261.

30. Alves MM, Carvalho PR, Wagner MB, Castoldi A, Becker MM, Silva CC. Cross-validation of the Children's and Infants' Postoperative Pain Scale in Brazilian Children. Pain Practice. 2008; 8(3): 171-176.

31. Kaplan SL, Coulter C, Fetters L. Physical therapy management of congenital muscular torticollis: an evidence-based clinical practice guideline: from the Section on Pediatrics of the American Physical Therapy Association. Pediatric Physical Therapy. 2018; 30(4):240-290.

32. Stassen L, Kerawala C. New surgical technique for the correction of congenital muscular torticollis (wry neck). British Journal of Oral and Maxillofacial Surgery. 2000;38(2):142-147.

33. Öhman A, Mårdbrink E-L, Stensby J, Beckung E. Evaluation of treatment strategies for muscle function in infants with congenital muscular torticollis. Physiotherapy Theory and Practice. 2011;27(7):463-470.

34. Van Vlimmeren LA, Helders PJ, Van Adrichem LN, Engelbert RH. Torticollis and plagiocephaly in infancy: therapeutic strategies. Pediatric Rehabilitation. 2006;9(1):40-46.

35. Öhman A, Nilsson S, Beckung E. Stretching treatment for infants with congenital muscular torticollis: physiotherapist or parents? A randomized pilot study. PM&R. 2010;2(12):1073-1079.

36. Emery C. The determinants of treatment duration for congenital muscular torticollis. Physical Therapy. 1994;74(10):921-929.

37. Chon S-C, Yoon S-I, You JH. Use of the novel myokinetic stretching technique to ameliorate fibrotic mass in congenital muscular torticollis: An experimenter-blinded study with 1-year follow-up. Journal of back and musculoskeletal rehabilitation. 2010;23(2):63-68.

38. Öhman A, Nilsson S, Lagerkvist AL, Beckung E. Are infants with torticollis at risk of a delay in early motor milestones compared with a control group of healthy infants? Developmental Medicine & Child Neurology. 2009;51(7):545-550.

39. van Vlimmeren LA, van der Graaf Y, Boere-Boonekamp MM, L'Hoir MP, Helders PJ, Engelbert RH. Effect of pediatric physical therapy on deformational plagiocephaly in children with positional preference: a randomized controlled trial. Archives of pediatrics & adolescent medicine. 2008;162(8):712-718.

40. Binder H, Eng G, Gaiser J, Koch B. Congenital muscular torticollis: results of conservative management with long-term follow-up in 85 cases. Archives of physical medicine and rehabilitation. 1987;68(4):222-225.

41. Laughlin J, Luerssen TG, Dias MS, Practice Co, Medicine A. Prevention and management of positional skull deformities in infants. Am Acad Pediatrics; 2011.

42. Taylor JL, Norton ES. Developmental Muscular Torticollis: Outcomes in Young Children Treated by Physical Therapy. Pediatric Physical Therapy. 1997;9(4):173-178.

43. Kim MY, Kwon DR, Lee HI. Therapeutic effect of microcurrent therapy in infants with congenital muscular torticollis. PM&R. 2009;1(8):736-739.

44. Kwon DR, Park GY. Efficacy of microcurrent therapy in infants with congenital muscular torticollis involving the entire sternocleidomastoid muscle: a randomized placebo-controlled trial. Clinical Rehabilitation. 2014;28(10):983-991.

45. Haugen EB, Benth J, Nakstad B. Manual therapy in infantile torticollis: a randomized, controlled pilot study. Acta Paediatrica. 2011;100(5):687-690.

46. Öhman AM. The immediate effect of kinesiology taping on muscular imbalance for infants with congenital muscular torticollis. PM&R. 2012;4(7):504-508.

47. Öhman A. The immediate effect of kinesiology taping on muscular imbalance in the lateral flexors of the neck in infants: a randomized masked study. PM&R. 2015;7(5):494-498.

48. Giray E, Karadag-Saygi E, Mansiz-Kaplan B, Tokgoz D, Bayindir O, Kayhan O. A randomized, single-blinded pilot study evaluating the effects of kinesiology taping and the tape application techniques in addition to therapeutic exercises in the treatment of congenital muscular torticollis. Clinical Rehabilitation. 2016:0269215516673885.

49. Lee I. The effect of postural control intervention for congenital muscular torticollis: a randomized controlled trial. Clinical Rehabilitation. 2015;29(8):795-802.

50. Rahlin M. TAMO therapy as a major component of physical therapy intervention for an infant with congenital muscular torticollis: a case report. Pediatric Physical Therapy. 2005;17(3):209-218.

51. Emery C. Conservative management of congenital muscular torticollis: a literature review. Physical & Occupational Therapy In Pediatrics. 1997;17(2):13-20.

52. Lee JK, Moon HJ, Park MS, Yoo WJ, Choi IH, Cho T-J. Change of craniofacial deformity after sternocleidomastoid muscle release in pediatric patients with congenital muscular torticollis. The Journal of Bone & Joint Surgery. 2012;94(13):e93.

53. Schneider I, Maçaneiro CH, Pagliosa FR. Torcicolo muscular congênito: resultado do tratamento cirúrgico. Rev. bras. ortop. 1995;30(1/2):11-16.

54. Petronic I, Brdar R, Cirovic D, et al. Congenital muscular torticollis in children: distribution, treatment duration and out come. European journal of physical and rehabilitation medicine. 2010; 46(2): 153-157.

55. Hollier L, Kim J, Grayson BH, McCarthy JG. Congenital muscular torticollis and the associated craniofacial changes. Plastic and reconstructive surgery. 2000;105(3):827-835.

Assimetrias Cranianas Posicionais

Carolina Gomes Matarazzo

12

INTRODUÇÃO

A assimetria craniana pode ser caracterizada como uma condição morfológica anormal do crânio. Essa alteração, quando posicional (resultante de um apoio "viciado" do crânio ainda maleável do recém-nascido), pode determinar um formato oblíquo da cabeça (do grego *plagio* = oblíquo e *cefala* = cabeça), ou ainda uma desproporção das medidas encontradas.

ASPECTOS HISTÓRICOS

Por milhares de anos, inúmeras culturas ao redor do mundo praticaram a deformação intencional do crânio de maneiras variadas. Os registros de crânios deformados podem ser encontrados desde os tempos mais antigos no Peru e no Egito. Ligadas a essa prática estavam crenças de que determinada configuração craniana seria capaz de aumentar as habilidades físicas ou mentais, separando socialmente os indivíduos ou até mesmo os valorizando[1,2] (Figura 12.1).

O crânio do recém-nascido, de fato, apresenta-se com uma estrutura maleável e pode ser deformado intencional, patológica ou fisiologicamente por processos relacionados com o parto[3]. Nos tempos antigos, a prática deformacional era bastante difundida nos primeiros meses de vida, colocando-se bandagens entre pranchas de madeira em torno da cabeça do bebê. Praticado tanto na Ásia como na Europa, esse tipo de deformação permaneceu vigente por longos períodos[1,2].

Nos tempos modernos, a primeira publicação científica sobre assimetrias cranianas ocorreu em 1979, quando Sterling Clarren publicou um estudo na revista *Journal of Pediatrics*, descrevendo "o tratamento ortótico para plagiocefalia e torcicolo muscular congênito". Inseria-se então no contexto clínico pediátrico o objetivo de atingir a simetria de crânio, mesmo que ainda sem parâmetros numéricos para esse objetivo, utilizando-se de elásticos fixados do berço ao capacete com o objetivo de alongar o músculo esternocleidomastóideo envolvido enquanto o lactente dormia[3] (veja o Capítulo 11).

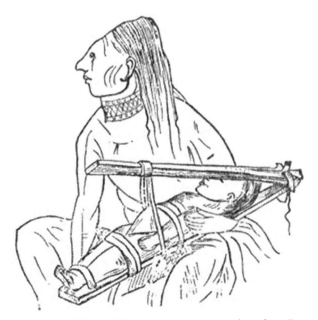

Figura 12.1 Criança Chinook sendo carregada pela mãe em uma placa de berço usada para deformação craniana. Note a cabeça igualmente deformada da mãe. (De Mason OT, 1889[4].)

Presente na natureza, na arte, na matemática, na arquitetura e também no corpo humano, a simetria corresponde ao equilíbrio dos elementos em relação a tamanho, forma e relação entre os lados quando existe um eixo ou centro. A simetria de crânio se manifesta nos ossos frontais, parietais, temporais, esfenoidais e no osso occipital, posicionando toda a estrutura em um ponto ótimo para receber os estímulos olfativos, visuais e auditivos de maneira adequada. A simetria de face, por sua vez, também se insere nessa composição e se manifesta por um par de olhos e orelhas, mas com um nariz e uma boca precisamente no centro. Esse conjunto de centros e pares possibilitou a determinação e a busca do formato simétrico mesmo quando ainda não existiam parâmetros de proporções numéricas[5].

A partir de 1992, a Academia Americana de Pediatria passou a recomendar que os neonatos fossem colocados na posição supina para dormir como estratégia para evitar a morte súbita do recém-nascido. Esse programa de reposicionamento reduziu em 40% os casos de morte-súbita nos EUA, mas provocou um aumento concomitante da incidência de assimetrias cranianas, e a partir de 1997 a própria academia reconheceu a plagiocefalia como uma complicação dessa campanha[6]. Nos EUA, tem sido estimada a incidência em torno de 1 a cada 300 nascimentos vivos, variando entre 16% e 48% em bebês tipicamente saudáveis com menos de 1 ano de idade, dependendo dos critérios diagnósticos. No Brasil ainda não há dados disponíveis sobre a prevalências das assimetrias cranianas[7].

No país, mesmo sem estatísticas sobre as assimetrias cranianas em crianças, a questão passou a ser mais relevante a partir de 2011, quando foi criada a primeira clínica para tratamento ortótico, possibilitando o tratamento dos bebês e promovendo impacto nas condutas até então adotadas[8].

ETIOLOGIA

A cabeça do bebê, justamente por sua maleabilidade, o que possibilita a passagem pelo canal vaginal, pode se tornar achatada em razão do apoio viciado, que pode ser determinado desde o ambiente intrauterino ou ocorrer após o nascimento.

As influências pós-natais podem ser decorrentes de uma preferência posicional, possivelmente resultante de uma exigência física (por causa do torcicolo muscular congênito) ou externa (em virtude do uso excessivo de cadeirinhas, "balancinhos" ou mesmo pelo fato de o bebê ser mantido em equipamentos de uma Unidade de Tratamento Intensivo Neonatal [UTIN])[9] (Quadro 12.1).

A assimetria é decorrente dessa extrema maleabilidade, e suas causas primárias se devem a fatores intrauterinos, extrauterinos e neonatais (parto e período neonatal), além de fatores ambientais, a saber[10-14]:

- Diminuição do espaço intrauterino em casos de fetos macrossômicos, gestações múltiplas ou oligoidrâmnio.
- Pelve materna pequena.

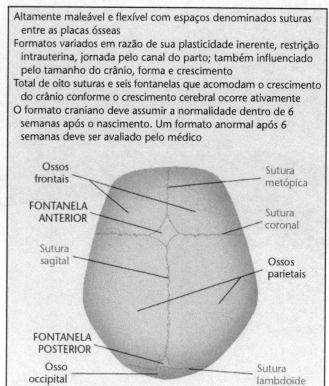

Quadro 12.1 Características do crânio do recém-nascido

Altamente maleável e flexível com espaços denominados suturas entre as placas ósseas
Formatos variados em razão de sua plasticidade inerente, restrição intrauterina, jornada pelo canal do parto; também influenciado pelo tamanho do crânio, forma e crescimento
Total de oito suturas e seis fontanelas que acomodam o crescimento do crânio conforme o crescimento cerebral ocorre ativamente
O formato craniano deve assumir a normalidade dentro de 6 semanas após o nascimento. Um formato anormal após 6 semanas deve ser avaliado pelo médico

- Mães primíparas.
- Pressão da cabeça em um canal de parto estreito.
- Parto com uso de fórceps e prolongado.
- Macrocefalia e hidrocefalia.
- Torcicolo muscular congênito.
- Bebês hipotônicos com fraqueza da musculatura cervical.
- Posição mantida após o nascimento por preferências posturais (o bebê sempre mantém a cabeça na mesma posição) ou atraso do desenvolvimento motor.
- Dormir e brincar na posição supina em detrimento do pouco tempo despendido na postura prona.
- Uso excessivo de dispositivos como berço, carrinho, bebê-conforto, cadeirinhas etc.
- Tempo excessivo em uma só posição por qualquer motivo médico, especialmente em razão dos cuidados prestados nas UTIN.
- Prematuridade.

A literatura tem relatado que a posição de dormir pode afetar o formato do crânio da criança (Figura 12.2). Bebês que dormem e passam grande parte de seus dias na posição supina podem desenvolver um crânio mais largo e mais curto do que aqueles que alternam posições quando supervisionados.

Quanto mais tempo o bebê persistir com determinada posição da cabeça, mais significativa será a assimetria, uma vez que a ação deformacional se dá como uma força em resposta ao peso da cabeça e à ação da gravidade, motivo pelo qual a assimetria é mais comum nos meninos que costumam apresentar maior perímetro cefálico[15].

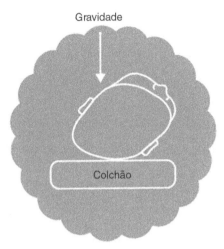

Figura 12.2 Ação da gravidade em posição mantida da cabeça, deformando o crânio maleável do bebê.

A incidência das assimetrias diminui com o passar dos anos e com o crescimento e o desenvolvimento normal da criança, mas é importante saber que nem todos os crânios se corrigem sozinhos; portanto, a assimetria em si não é anormal, mas sua magnitude determinará ou não a necessidade de tratamento mediante o reposicionamento ou com o uso de órteses cranianas[17].

DIAGNÓSTICO E DIAGNÓSTICO DIFERENCIAL

O primeiro passo para a determinação da presença da assimetria consiste na avaliação clínica, quando, em muitos casos, já será possível diferenciar se a assimetria é posicional ou resultante do fechamento prematuro da sutura craniana (cranioestenose), que não é objetivo deste capítulo e cujo tratamento é cirúrgico[18]. Convém considerar, então, que a cranioestenose é decorrente de um evento interno.

A diferenciação diagnóstica assume grande importância, uma vez que o diagnóstico precoce terá implicações no tratamento e no prognóstico adequado do bebê. O diagnóstico precoce da cranioestenose é fundamental para a otimização de seu manejo, já que a correção cirúrgica no tempo adequado poderá proporcionar melhor resposta estética e funcional. Na assimetria posicional, do mesmo modo, a detecção precoce tornará possível tanto uma intervenção fisioterapêutica precoce, com melhores resultados, como uma melhor resposta ao tratamento, quando a órtese craniana for necessária[7,9,19].

O diagnóstico diferencial, em alguns casos, pode ser estabelecido clinicamente, já que a cranioestenose (lambdoide) determina um formato trapezoide em contrapartida ao paralelogramo comum na plagiocefalia posicional, que apresenta o mesmo achatamento posterior, mas com a região anterior abaulada. Além disso, a orelha ipsilateral na sinostose lambdoide é normalmente deslocada posteriormente para a sutura fundida em comparação com o deslocamento anterior que ocorre em lactentes com plagiocefalia deformacional (Figura 12.3 e Quadro 12.2)[20].

Quando o formato não possibilita o diagnóstico diferencial, a tomografia computadorizada com reconstrução em 3D é o melhor método para determinação da condição das suturas, possibilitando o estabelecimento preciso do diagnóstico. A distinção da forma de assimetria é importante, pois ambas têm causas, evoluções, tratamentos e resultados clínicos diferentes.

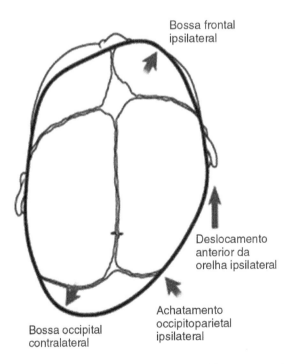
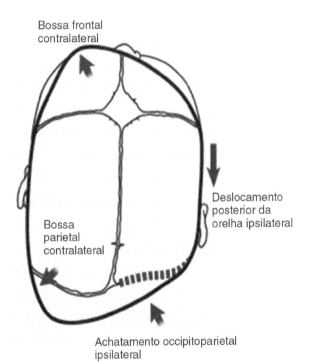

Figura 12.3 Diferenças clínicas entre plagiocefalia posicional e cranioestenose (lambdoide).

Quadro 12.2 Diagnóstico diferencial de cranioestenose e plagiocefalia posicional

	Cranioestenose	Plagiocefalia posicional
Forma da cabeça	Assimétrica	Assimétrica
Fusão das suturas cranianas	Presente em uma ou mais suturas	Suturas cranianas normais
Diagnóstico	Rx e/ou tomografia 3D	Geralmente clínico
Tratamento	Cirúrgico	Reposicionamento e/ou órtese
Causas	Desconhecidas (causas internas)	Posição supina durante o sono, meio intrauterino restrito, torcicolo congênito, prematuridade, outros (causas externas)

ASSIMETRIAS POSICIONAIS OU DEFORMACIONAIS

Após a determinação da assimetria posicional, é importante entender que ela pode se apresentar como plagiocefalia, braquicefalia ou escafocefalia posicionais (Figura 12.4), a saber:

1. **Plagiocefalia posicional:** trata-se de assimetria do crânio decorrente de um fator extrínseco e cuja característica é um achatamento occipital unilateral. Pode estar acompanhada de abaulamento occipital contralateral, anteriorização da orelha ipsilateral, abaulamento frontal ipsilateral e achatamento frontal contralateral, determinando o formato de paralelogramo, quando analisada pelo topo. De acordo com o grau de assimetria, pode ocorrer ainda o comprometimento da face com um olho menor do que o outro, assim como das bochechas (Figura 12.5).

O grau de comprometimento das estruturas craniofaciais determinará o grau da assimetria apresentada clinicamente. A graduação da assimetria facial, no entanto, é mais difícil de ser estimada pelos profissionais que realizam a avaliação em relação ao acometimento craniano em si[21]. De qualquer maneira, o grau de comprometimento e a idade do lactente determinarão a intervenção apropriada[22].

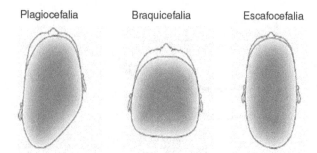

Figura 12.4 Tipos de assimetrias cranianas.

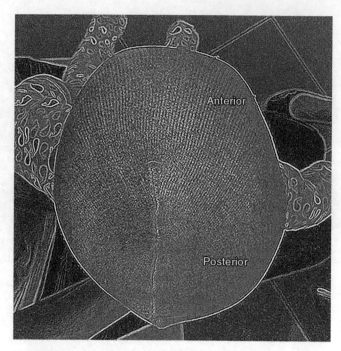

Figura 12.5 Apresentação da plagiocefalia posicional.

2. **Braquicefalia posicional:** a braquicefalia é uma assimetria de proporção, ou seja, o crânio é mais largo do que o esperado, sendo toda a região occipital achatada sem apresentar a curvatura esperada. Em sua apresentação mais severa pode haver elevação do vértice, alargamento dos ossos parietais e, em alguns casos, é possível inclusive chegar a ter uma bossa frontal como consequência. Esse alargamento, em alguns casos, pode agir como uma barreira para o rolar[22,23] (Figura 12.6).

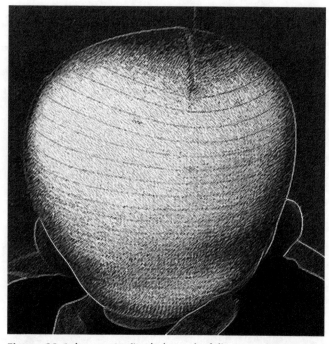

Figura 12.6 Apresentação da braquicefalia com alargamento dos ossos parietais.

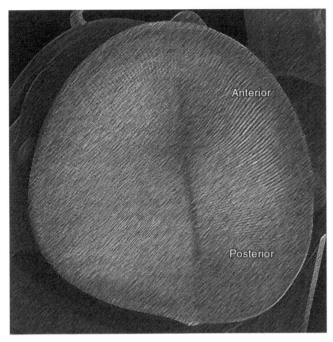

Figura 12.7 Braquicefalia assimétrica evidenciando achatamento de toda a região posterior (mais importante à esquerda).

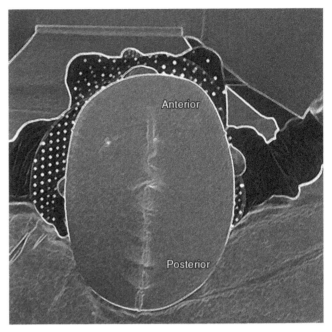

Figura 12.8 Escafocefalia posicional evidenciando cabeça mais longa.

A braquicefalia pode ter apresentação simétrica, quando toda a região posterior é achatada igualmente, ou assimétrica, quando um dos lados apresenta maior grau de achatamento, situação clínica que associa a braquicefalia à plagiocefalia descrita previamente, ou seja, a desproporção e a assimetria se fazem presentes, muitas vezes, com a associação, também, da assimetria frontal e o deslocamento das orelhas (Figura 12.7).

3. **Escafocefalia posicional:** bebês com escafocefalia posicional apresentam cabeça alongada e desproporcionalmente estreita. Essa é a forma posicional menos encontrada na prática clínica e está comumente associada a prematuros que ficam lateralizados nas UTIN em razão das demandas dos equipamentos utilizados. O estreitamento dificulta o apoio na linha média da cabeça e a cabeça do bebê tende a cair para os lados, o que tem impacto no desenvolvimento da musculatura extensora contra a gravidade e no controle da linha média da cabeça do lactente (Figura 12.8).
4. **Assimetrias atípicas:** na maioria dos casos, assimetrias atípicas são agrupadas em uma das formas previamente apresentadas. No entanto, é possível encontrar deformidades variadas, como a apresentada na Figura 12.9.

ASPECTOS RELACIONADOS COM A FUNCIONALIDADE E A INCAPACIDADE

De acordo com as recomendações da Organização Mundial da Saúde, as avaliações devem envolver os domínios preconizados pela Classificação Internacional de Funcionalidade, Incapacidade e Saúde (CIF).

De modo geral, as assimetrias cranianas estão associadas a maiores repercussões no domínio estrutura e função do corpo em decorrência das deformidades cranianas e faciais.

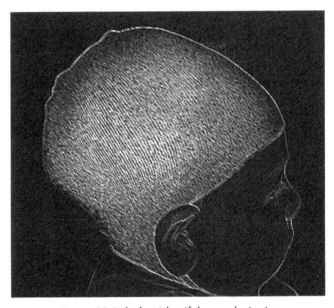

Figura 12.9 Assimetria atípica em lactente.

Em relação às limitações da atividade, uma revisão sistemática mostrou que crianças com assimetrias cranianas, como plagiocefalia, apresentam risco maior de atraso no desenvolvimento aos 6 meses de idade, permanecendo até os 3 anos. Os atrasos mais comumente relatados envolvem o sentar e o arrastar, seguidos pelo atraso na linguagem[24]. Outras consequências serão abordadas mais adiante.

Quanto às restrições à participação social, nenhum estudo evidenciou o impacto das assimetrias cranianas nesse domínio. Entretanto, as repercussões estéticas podem impactar negativamente no convívio social. Há também as questões mais práticas referentes às limitações que podem ser impostas a uma pessoa com cabeça assimétrica, como dificuldade em usar óculos ou capacetes de proteção para a execução de atividades de trabalho ou lazer.

A sociedade considera a simetria e o formato típico da cabeça características pessoais atraentes. Assim, é muito importante considerar que as questões estéticas não são menos válidas para a sociedade e que a estética se insere como fator de grande significado para a grande maioria das pessoas[18].

Caso as assimetrias cranianas estejam associadas a outras condições de saúde, como torcicolo muscular congênito, outras deficiências e limitações da atividade estarão presentes (veja o Capítulo 11).

No que se refere aos fatores contextuais, crianças que permanecem por longos períodos de tempo em supino, bem como em dispositivos (cadeirinhas de carro, bebê conforto etc.), têm risco maior de desenvolver assimetrias cranianas. Portanto, os pais e cuidadores assumem um papel importante no manejo das condições ambientais para prevenção e tratamento das assimetrias cranianas[24].

ATUAÇÃO DA EQUIPE MULTIPROFISSIONAL E INTERDISCIPLINAR

Após o diagnóstico médico diferencial e a identificação da assimetria posicional, o próximo passo consiste em definir quando a assimetria deve ser apenas monitorada ou encaminhada para tratamento (reposicionamento, fisioterapia ou órtese craniana), haja vista que a identificação tardia de uma assimetria pode limitar as opções de tratamento[25,26]. Portanto, para o manejo das assimetrias cranianas posicionais é necessária uma equipe multiprofissional e interdisciplinar que envolva médicos, fisioterapeutas, ortesistas e enfermeiros.

INTERVENÇÃO FISIOTERAPÊUTICA

Avaliação

Coleta da história clínica com os pais ou cuidadores

Ao receber um bebê para a triagem da assimetria, inicialmente deve ser coletada a história e saber quando foi diagnosticada e por quem, e como tem sido a progressão do quadro até o momento da anamnese (se a assimetria tem melhorado ou piorado com o decorrer do tempo), bem como as estratégias e dispositivos utilizados desde que a assimetria foi notada.

Cabe identificar, ainda, os fatores de risco, como o histórico da gestação, se foi múltipla, se o bebê teve apresentação cefálica, o tipo de parto, o peso ao nascimento e a idade gestacional. Nos casos de prematuridade é importante saber, também, o tempo que o recém-nascido passou na UTIN, se foi necessária a utilização de ventilação mecânica e como se davam os estímulos nessa unidade. Esses questionamentos possibilitam a identificação do que levou à assimetria.

Deficiências da estrutura e função do corpo

Serão necessárias a palpação das estruturas cranianas e, na sequência, a inspeção, que deve ser realizada inicialmente por uma visão do topo da cabeça (birds eyes view). Os principais passos envolvidos na triagem do formato da cabeça são: visualizar o alinhamento das estruturas (crânio, orelhas, bochechas, queixo, nariz, olhos e sobrancelhas), o nível (volume) e a proporção da cabeça, do rosto e do pescoço, bem como a largura, o comprimento e a simetria do crânio. Além disso, mediante a determinação do formato, é importante identificar o tipo de assimetria, como braquicefalia, escafocefalia e plagiocefalia, e o terapeuta deve classificar e documentar as medidas encontradas.

Para isso, o exame clínico é primordial. Uma visão do topo da cabeça da criança, posterior, lateral e anterior, poderá determinar as características descritas previamente, possibilitando a classificação da assimetria. Após a classificação, diferentes métodos possibilitarão a definição do grau, como análise antropométrica, análise visual, análise fotográfica e escaneamentos.

As medidas antropométricas de rotina (circunferência, largura, comprimento e diâmetros transcranianos) possibilitam que o profissional identifique, classifique e monitorize a presença e a gravidade da assimetria. Essas medidas podem ser realizadas com paquímetros ou craniômetros, embora já estejam disponíveis no mercado diversos tipos de escâner que possibilitam a classificação por meio de softwares específicos (Quadro 12.3).

Essas medidas são básicas para qualquer monitoramento, classificação ou avaliação e podem ser aferidas durante a avaliação fisioterapêutica.

Os valores de referência para classificação são muito discutidos, uma vez que os métodos de medição não são únicos. Paquímetros, escâneres, análises fotográficas e plagiocefalômetros são instrumentos usados nos estudos[27] (Figura 12.10).

Para determinação do índice cefálico é usada a relação entre a largura e o comprimento craniano (IC = largura ÷ comprimento × 100), sendo, portanto, um índice de proporção*.

---

* Costumavam ser usados valores de referência estabelecidos por estudos prévios à campanha back to sleep (barriga para cima para dormir). Em seguida, surgiu a tendência de encontrar índices maiores na população americana (onde os estudos são desenvolvidos). Graham et al.[23] apresentaram, então, um estudo indicando que deveriam ser tratados os bebês com índices > 90%, o que também foi determinado pelo grupo de pesquisadores de Atlanta, sempre considerando a idade do bebê. Outros valores de referência têm sido apontados para o encaminhamento para tratamento ortótico, como 93%[28], 92%[29] e 94%[30].

Na prática clínica, as crianças com índices > 90% costumam ser trazidas pelos pais em razão da queixa de cabeça mais curta. Por isso, é importante considerar o histórico e determinar o tratamento com reposicionamento e tempo em prono nos primeiros meses, mas mudando a estratégia para o uso da órtese quando essas medidas não forem suficientes. Essa questão será abordada mais adiante. A maioria dos estudos considera ainda o tratamento para escafocefalia quando são encontrados índices < 76%[31].

Quadro 12.3 Medidas básicas que possibilitam a análise antropométrica de uma assimetria

Parâmetro	Medida	Exemplo (visão do topo)
Largura craniana	Medida do maior diâmetro transverso em um plano horizontal	
Comprimento craniano	A distância da testa ao ponto posterior mais distante no mesmo plano da circunferência	
Índice cefálico	A relação entre a largura e o comprimento craniano	
Diferença entre as diagonais (ou CVA)	A diferença das medidas entre os diâmetros transcranianos	

Fonte: reproduzido de Looman & Flannery.

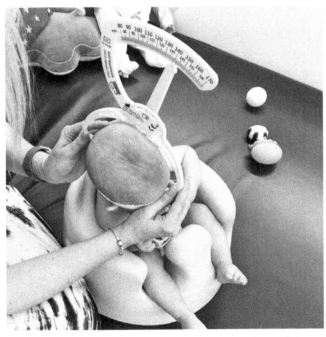

Figura 12.10 Imagem da fisioterapeuta realizando medida antropométrica com craniômetro Mimos® enquanto o lactente brinca.

Do mesmo modo, a determinação da distância entre as diagonais e sua diferença possibilita a análise do grau da assimetria. Em geral, essa diagonal é relatada na literatura científica[8], e parece haver um consenso de que a medida de 12mm determina as plagiocefalias graves, assim como índices > 6mm estabelecem a necessidade de tratamento[32].

Mais recentemente, os escâneres tornaram possível a obtenção de outras medidas, como volume dos quadrantes, índice de simetria anterior, índice de simetria posterior, índice de simetria geral e deslocamento das orelhas[33].

Existem ainda as classificações clínicas, como a desenvolvida por Argenta[34], a qual é encontrada com muita frequência em estudos científicos e propõe uma classificação morfológica que analisa a gravidade da assimetria, o posicionamento das orelhas e a aparência da face. Para essa classificação deve ser realizada a análise clínica visual, considerando apenas o formato de acordo com cada grau descrito, como pode ser observado na Figura 12.11. Cabe destacar que a assimetria posicional também pode ser descrita como deformacional.

Essa classificação foi desenvolvida com o objetivo de ser uma medida que não demande muito tempo (uma vez que a obtenção das medidas de um bebê pode ser realmente desafiadora), tenha maior reprodutibilidade e compreensão dos pais, não necessite de equipamentos de alto custo e possa ser usada na prática clínica, sendo uma ferramenta mais acessível que possibilite o acompanhamento do paciente ao longo do tratamento. A análise deve ser realizada em quatro posições: anterior, vértice, posterior e na visão lateral[34,35] (Quadro 12.4).

Além disso, essa ferramenta pode ser usada para determinação da gravidade, monitoramento ou mesmo definição da possível necessidade de encaminhamento para utilização da órtese craniana. A escala de Argenta tem sido a mais referenciada desde 2004[35].

Estudos têm tentado categorizar o grau de assimetria diferentes maneiras. Em 2006, um grupo de pesquisadores de Atlanta publicou os resultados de uma análise prospectiva de 224 pacientes com assimetrias cranianas. Os pesquisadores desenvolveram uma escala de severidade que vem sendo amplamente usada no manejo das assimetrias e que recentemente foi validada em uma amostra ampla e heterogênea, utilizando o índice de assimetria da calota craniana (*cranial vault asymetry index* – CVAI). O índice é calculado mediante o uso do comprimento das diagonais (oblíquas esquerda e direita) como a diferença percentual de seus comprimentos correspondentes[35,36] (Tabela 12.1).

A escala de severidade de Atlanta também pode ser de grande valia por considerar a assimetria não apenas numericamente, mas também as características qualitativas. Por exemplo, um bebê com plagiocefalia posicional do tipo 2 provavelmente apresentará assimetria em um quadrante, em contraste com aquele classificado como do tipo 4, que apresentará envolvimento em mais de um quadrante, como mostra a Tabela 12.1.

Atividades

Convém avaliar o desenvolvimento motor mediante a observação dos bebês em diferentes posturas (supino, prono, sentado etc.). Recomenda-se o uso de testes padronizados, como a *Alberta Infant Motor Scale* (AIMS), que possibilita a avaliação do desenvolvimento motor desde o nascimento até os 18 meses de idade.

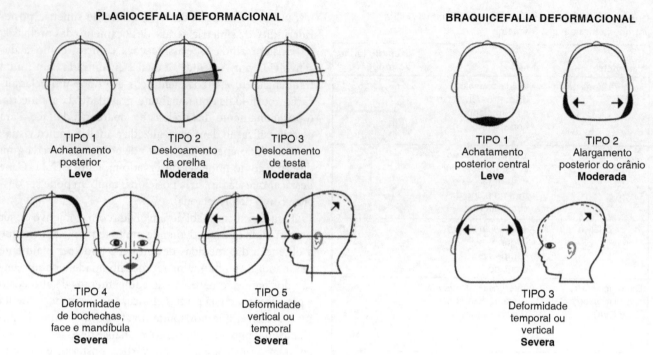

Figura 12.11 Classificação clínica de Argenta.

Quadro 12.4 Classificação clínica de Argenta

PLAGIOCEFALIA					
Achados clínicos	Tipo 1	Tipo 2	Tipo 3	Tipo 4	Tipo 5
Assimetria posterior	presente	presente	presente	presente	presente
Mau posicionamento das orelhas	ausente	presente	presente	presente	presente
Assimetria frontal	ausente	ausente	presente	presente	presente
Assimetria facial	ausente	ausente	ausente	presente	presente
Bossa temporal ou crescimento craniano posterior vertical	ausente	ausente	ausente	ausente	presente
BRAQUICEFALIA					
Achados clínicos	Tipo 1	Tipo 2	Tipo 3		
Achatamento posterior central	presente	presente	presente		
Alargamento posterior do crânio	ausente	presente	presente		
Cabeça verticalizada, crescimento da cabeça ou bossa temporal	ausente	ausente	presente		

Fatores contextuais

Uma vez que o envolvimento dos pais é crucial para o sucesso do tratamento, cabe observar sua motivação e o possível engajamento no plano de tratamento, perguntando sobre o ambiente da criança e quanto tempo ela permanece nas posturas em prono e supino (ao dormir e acordada), bem como abordando a percepção e o enfrentamento dos pais diante da assimetria craniana e em relação aos tratamentos propostos. Todo o tratamento de assimetria deve incluir um plano de educação aos pais.

INTERVENÇÃO FISIOTERAPÊUTICA*

Após a interpretação dos achados da avaliação, somados ao histórico e à idade da criança, é possível determinar o tratamento a ser realizado.

Os objetivos principais do tratamento são:

- Diminuir as deformidades posicionais.
- Adquirir os marcos motores em idade apropriada.
- Fornecer orientações aos pais.

*Veja no Anexo, no final deste livro, a definição dos níveis de evidência, sendo 1 o nível mais alto e 5 o mais baixo.

Capítulo 12 Assimetrias Cranianas Posicionais

299

Tabela 12.1 Índice de assimetria da calota craniana (CVAI) – Escala de Severidade do Children's Healthcare ou Atlanta

CVAI (índice de assimetria da calota craniana)

Diagonal A   Diagonal B

$$CVAI = \frac{|A-B| \times 100}{A\ ou\ B}$$
(o que for maior)

Grau	Apresentação clínica	Recomendação	
1	Simetria nos limites da normalidade	Não há necessidade de tratamento	< 3,5
2	Assimetria mínima em um dos quadrantes posteriores Sem alterações secundárias	Programa de reposicionamento	3,5 a 6,25
3	Dois quadrantes envolvidos Achatamento posterior moderado a severo Deslocamento mínimo da orelha mínimo e/ou envolvimento do quadrante anterior	Tratamento conservador: Reposicionamento Órtese craniana (com base na idade e na história)	6,25 a 8,75
4	Dois ou três quadrantes envolvidos Achatamento severo do quadrante posterior Deslocamento moderado da orelha Envolvimento anterior, incluindo assimetria notável da órbita	Tratamento conservador: Órtese craniana	8,75 a 11
5	Três ou quatro quadrantes envolvidos Achatamento severo do quadrante posterior Deslocamento severo da orelha Envolvimento anterior, incluindo assimetria notável entre as órbitas e bochechas	Tratamento conservador: Órtese craniana	> 11

Para auxiliar a decisão quanto ao tratamento a ser instituído, Flannery et al. (nível de evidência 1)[37] resumiram seus achados em uma árvore de decisão clínica que possibilita o direcionamento do curso apropriado com base na idade do lactente, na severidade e na resposta aos tratamentos estabelecidos no decorrer do tempo (Figura 12.12).

O primeiro passo para o tratamento da assimetria posicional consiste em determinar se há comprometimento da musculatura cervical (veja o Capítulo 11). A primeira medida a ser adotada é o reposicionamento, porém, sem a mobilidade necessária, ou seja, a amplitude de movimento (ADM) livre da cervical, o lactente não consegue se manter na postura de reposicionamento. Assim, a avaliação deve englobar a análise do comprometimento da musculatura do pescoço, e o tratamento fisioterapêutico deve ser instituído ao sinal de preferências posicionais, encurtamentos ou desequilíbrios de força (nível de evidência 2)[38].

Para prevenção da deformidade, os pais devem ser aconselhados durante o período neonatal, haja vista que nessa fase a capacidade deformacional do crânio atinge potencial máximo. Os pais devem ser instruídos a deixar o bebê de barriga para cima para dormir, porém, quando acordado e sob supervisão, o lactente deve passar algum tempo na posição em prono. Devem ainda ser conscientizados de que dispositivos como cadeirinhas, carrinhos, berços, bebê-conforto

ou assentos que mantenham a cabeça apoiada por longos períodos não devem ser usados de maneira excessiva, uma vez que a pressão aplicada por esses dispositivos na parte posterior do crânio pode perpetuar a deformação (níveis de evidência 2 e 3)[39,40].

As estratégias preventivas são extremamente importantes. Instruções detalhadas sobre o ambiente, o posicionamento e o manuseio do bebê com o objetivo de criar um ambiente não restritivo que promova o movimento físico espontâneo e o desenvolvimento motor simétrico têm se mostrado essenciais para redução da prevalência da plagiocefalia posicional aos 3 meses de vida (nível de evidência 2)[41]. Entre as recomendações estão:

- Alternar a posição da cabeça no berço (direcionamento), possibilitando também estímulos alternados.
- Alternar a posição do bebê durante a amamentação.
- Alternar a posição do bebê durante a troca de fraldas.
- Colocar o lactente diariamente na posição prona, quando supervisionado, mudando os estímulos para que a tolerância na posição aumente progressivamente.
- Permitir que a criança fique em espaços onde possa se mover livremente, espalhando seus brinquedos (não apenas os fornecendo passivamente).
- Alternar o modo de carregar o bebê, mudando o braço de apoio, a posição em que ele é colocado e, se houver

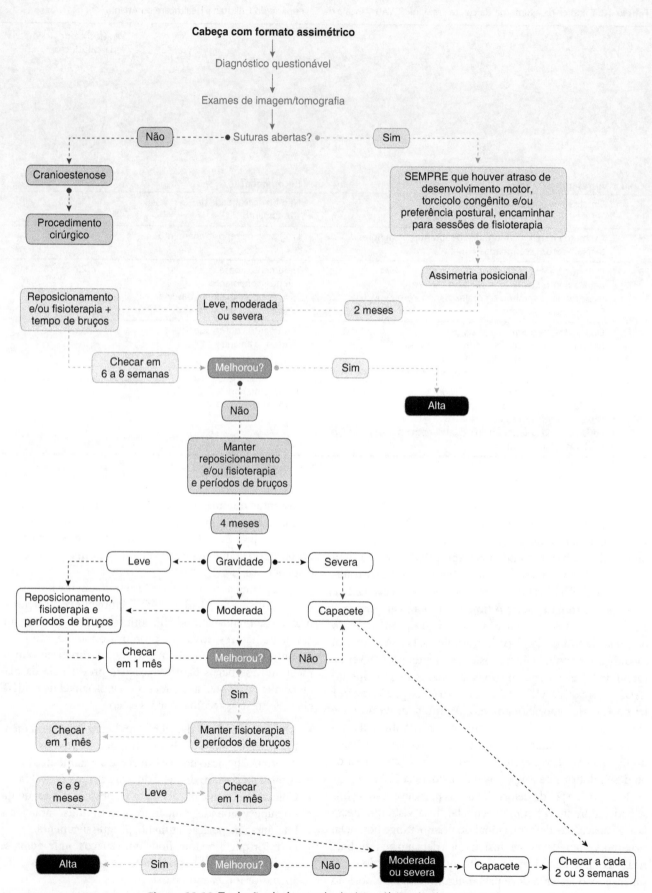

Figura 12.12 Tradução da árvore de decisão clínica de Flannery et al.

Capítulo 12 Assimetrias Cranianas Posicionais

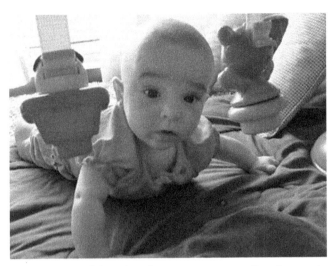

Figura 12.13 Bebê praticando tempo em prono, tirando o apoio sobre o crânio.

uma preferência postural, estimular o posicionamento contrário e promover alongamentos imediatamente.

O aconselhamento preventivo e a adesão dos pais são imprescindíveis para prevenção e diminuição da severidade quando já instalada a assimetria.

A posição prona desempenhará um papel fundamental não só na prevenção, mas também no momento em que os pais notarem a existência da preferência posicional. A manutenção constante na posição supina, principalmente em virtude da falta de mobilidade, e extrema maleabilidade do crânio são importantes para o desenvolvimento de achatamento do crânio.

Passar mais tempo em prono (Figura 12.13) tem papel primordial na aquisição de marcos motores sem apoio sobre o crânio, sendo o primeiro passo no tratamento com reposicionamento[42]. O tempo em prono pode ser iniciado por curtos períodos e aumentado progressivamente a cada dia. Recomendam-se inicialmente no mínimo 15 minutos, aumentando a frequência com o passar dos dias e a idade (nível de evidência 2)[43].

Na presença de torcicolo congênito, muscular ou postural (veja o Capítulo 11), a fisioterapia cumprirá um papel primordial, pois o reposicionamento só será efetivo na ausência do torcicolo; caso contrário, a criança sem a mobilidade apropriada da musculatura do pescoço não conseguirá manter a posição determinada. Golden et al.[44] encontraram em sua análise que 76% dos bebês com plagiocefalia apresentam desequilíbrios na musculatura do pescoço. Portanto, o tratamento fisioterapêutico, que consiste em passar algum tempo em prono e no reposicionamento, é uma ação imediata e eficaz quando a assimetria se faz presente (nível de evidência 1)[45].

O reconhecimento precoce é crucial em razão do rápido crescimento do crânio do bebê. Conforme o lactente desenvolve uma preferência posicional, o esternocleidomastóideo ipsilateral encurta, o que pode resultar em torcicolo ou, por outro lado, o bebê com torcicolo muscular congênito que mantém a inclinação ipsilateral e a rotação contralateral adquire uma postura de preferência e acaba ocorrendo o achatamento occipital.

Como auxiliares do reposicionamento são usados diversos dispositivos, como travesseiros e toucas, quando o bebê ainda não tem mobilidade e permanece na posição em que é colocado. Cabe destacar, no entanto, que a Sociedade Americana de Pediatria não recomenda nenhum objeto solto no berço quando a criança dorme, o que dificulta a adoção desses recursos, os quais, porém, podem fazer parte de um programa quando o uso for bem orientado e supervisionado (nível de evidência 2)[46].

A fisioterapia objetiva educar os pais sobre as deformidades posicionais e ensiná-los a realizar exercícios que corrijam o encurtamento, adotando estratégias de como carregar, encorajar o tempo de bruços, como alterar a alimentação e assumir posições de modo a minimizar as preferências (nível de evidência 2)[47].

Quando a estratégia de reposicionamento associada à fisioterapia (nos casos em que há comprometimento da musculatura cervical) não surtir o efeito desejado, é necessário mudar a estratégia de tratamento, estando indicada uma órtese craniana (capacete) para que ocorra a correção (nível de evidência 1)[37] (Figura 12.14). O tempo necessário para verificar se o tratamento com o reposicionamento não foi efetivo pode ser determinado de acordo com a árvore de decisão clínica (veja a Figura 12.12).

As órteses cranianas (capacetes) oferecem um espaço para o crescimento da área achatada e apoio das áreas proeminentes, devendo ser customizadas e confeccionadas

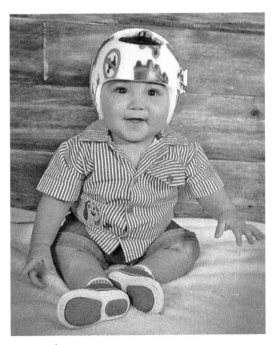

Figura 12.14 Órtese craniana (capacete) usada em casos de assimetrias moderadas a severas ou quando o reposicionamento não atinge simetria suficiente.

para cada criança. Além disso, devem permitir ajustes. O tratamento só terá sucesso se o manuseio da órtese for adequado, uma vez que o crescimento craniano é dinâmico (níveis de evidência 2 e 5)[47,48] (Figura 12.15).

A órtese craniana deve ser usada 23 horas por dia. Em caso de uso irregular, podem não ser alcançados os resultados esperados e podem surgir áreas de pressão, uma vez que os pontos de apoio devem permanecer os mesmos durante todo o tratamento. Portanto, é essencial a adesão dos pais ao tratamento. Após iniciado o uso da órtese craniana, os bebês necessitarão de ajustes de acordo com o crescimento das áreas achatadas, o que possibilitará a manutenção do espaço e da via de crescimento. Em virtude da taxa de crescimento craniano, os ajustes devem ocorrer a cada 15 dias nos bebês mais novos, a cada 21 dias a partir do sétimo mês de vida e a cada 30 dias em crianças com mais de 1 ano de idade (níveis de evidência 2 e 5)[47,48].

Normalmente, a órtese craniana é utilizada em casos de assimetria severa, quando não foi satisfatória a resposta ao tratamento prévio ou em crianças que iniciaram o tratamento mais tardiamente e não foi possível adotar medidas de reposicionamento, uma vez que elas apresentam índice menor de crescimento do perímetro cefálico (nível de evidência 3)[49].

A Figura 12.16 mostra a evolução do ganho de simetria em um bebê que realizou tratamento fisioterapêutico e reposicionamento por apresentar torcicolo muscular congênito. Em razão do grau de severidade, aos 7 meses de idade foi indicado o uso da órtese craniana (capacete) por apresentar um valor CVAI de 11,4. A órtese foi utilizada por um período de 7 meses, quando foi obtida a simetria desejada e o CVAI reduzido para níveis aceitáveis.

Estudos prévios demonstraram que a determinação da gravidade de uma assimetria logo que detectada pode ter

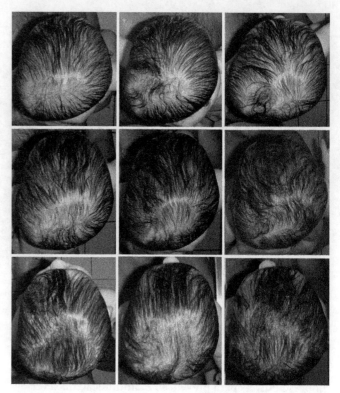

Figura 12.16 Evolução do tratamento com órtese craniana.

grande importância para que não se perca tempo com uma indicação imprecisa de tratamento, uma vez que para cada idade e grau de severidade o tratamento certo deve ser instituído segundo a árvore de decisão clínica apresentada na Figura 12.12 (níveis de evidência 1 e 3)[37,49]. Embora o uso da órtese craniana seja muito criticado, especialmente no que diz respeito aos custos, seus benefícios para as crianças com plagiocefalia severa são amplamente aceitos. Não há dúvida de que a assimetria leve e alguns casos moderados são tratados de maneira adequada com reposicionamento e/ou fisioterapia. No entanto, casos graves não devem ter a terapia ortótica postergada, uma vez que os melhores resultados são obtidos quando o tratamento é realizado até os 6 meses de idade (níveis de evidência 1 a 3)[49-51].

Como o uso da órtese craniana pode ter algumas consequências, como lesões de pele (por pressão, por álcool, alergia ou por reação ao suor excessivo), minimizar o tempo de uso pode ser uma demanda dos pais. Todas as consequências do uso da órtese relatadas pelos pais são administráveis (as lesões de pele são facilmente tratadas; os problemas de encaixe devem ser precisamente ajustados; a limpeza com álcool deve ser controlada e pode ser alternada em caso de reação; a sudorese será manejada com roupas mais leves, período de adaptação e ambientes mais frescos, e diferentes tipos de material podem ser usados nos casos raros de alergia); no entanto, para alguns pais pode ser de grande importância minimizar o tempo de uso da órtese, principalmente por causa do suor (nível de evidência 2)[52].

Finalmente, é importante lembrar que muitos pais questionam o que poderá ocorrer caso a assimetria não seja cor-

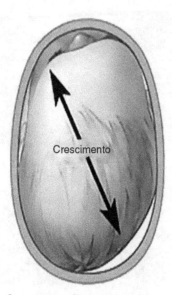

Figura 12.15 O capacete elimina a tendência de achatamento do crânio e possibilita que ele cresça rapidamente nas áreas permitidas. (Reproduzida de Biggs, 2003.)

Capítulo 12 Assimetrias Cranianas Posicionais

rigida. Apesar de a literatura não ser categórica em sua resposta, algumas deficiências e limitações já foram relatadas. Para a maioria das famílias reconhecer que a deformidade implicará um problema estético na criança é motivo suficiente para que sejam aceitas as medidas de correção.

Convém destacar que as questões estéticas não são menos importantes para a sociedade e que a estética se insere como fator de grande importância para a maioria das pessoas. Um de seus componentes diz respeito à simetria associada à aparência. Muitas famílias consideram relevante a aparência de seus bebês e, por isso, o tratamento das assimetrias cranianas tem se estabelecido mundialmente não apenas por questões estéticas, mas também pelas incertezas do potencial de tais assimetrias resultarem em repercussões funcionais (nível de evidência 2)[18,53]. Estudos associam a deformidade com ouvidos (otites de repetição – nível de evidência 2)[54], olhos (distúrbios visuais – nível de evidência 2)[55] e mandíbula (assimetria mandibular e oclusão anormal – nível de evidência 2)[56,57].

Além disso, os resultados dos estudos sugerem que a plagiocefalia posicional está associada ao aumento do risco de atraso no desenvolvimento motor; no entanto, não deve ser presumida uma associação causal. Embora possa haver efeitos adversos resultantes do desenvolvimento do cérebro em um crânio assimétrico, também é plausível que a plagiocefalia seja apenas um fator juntamente com outras condições que impedem o desenvolvimento (p. ex., condição neuromuscular primária, restrições ambientais etc.). Ademais, os estudos apresentam nível de evidência baixo, não sendo encontrado nenhum estudo controlado especificamente projetado para investigação dos resultados do desenvolvimento

neurológico nessas crianças (nível de evidência 2)[58,59]. Os clínicos devem, portanto, monitorar de perto os bebês com plagiocefalia, e o encaminhamento rápido a serviços de intervenção precoce, como a fisioterapia, é extremamente importante (nível de evidência 2)[59].

CONSIDERAÇÕES FINAIS

Embora não se trate de um problema que ameace a vida, a plagiocefalia deformacional é uma fonte de deformidade para crianças e pode prejudicar seu bem-estar. Além disso, a identificação de uma deformidade pode ser angustiante para os pais, que precisam de orientação profissional, a qual deve ser iniciada preventivamente e acompanhar todas as possíveis fases de tratamento. O tratamento deve ser iniciado precocemente e fornecido de maneira gradual, de acordo com a gravidade da assimetria (nível de evidência 2)[59,60].

A seguir estão listadas importantes recomendações:

1. É maior a necessidade de educação dos pais no sentido de minimizar o desenvolvimento e a progressão da assimetria deformacional/posicional como ação preventiva.
2. As deformidades leves e moderadas nos primeiros meses de vida devem ser inicialmente tratadas por meio de reposicionamento e/ou tratamento fisioterapêutico.
3. As deformidades graves ou resistentes ao tratamento inicial provavelmente serão corrigidas de maneira mais rápida e efetiva com o uso de órtese craniana, o que não deve excluir o tratamento fisioterapêutico em caso de uma preferência posicional (comprometimento da musculatura do pescoço), que ajudará a minimizar as alterações faciais e mandibulares (veja o Capítulo 11).

CASO CLÍNICO

Coleta da história clínica com os pais e/ou cuidadores

M.R.T., gemelar, 2 meses de idade, nasceu de 34 semanas em um hospital particular da cidade de São Paulo. Permaneceu 20 dias na UTI neonatal. Ao chegarem em casa, os pais começaram a perceber a assimetria, a qual foi confirmada na consulta de rotina pediátrica. O bebê foi encaminhado para avaliação com neurocirurgião pediátrico e descartada a assimetria sinostótica, sendo, então, encaminhado para intervenção precoce com fisioterapia.

Queixa principal

"Assimetria craniana e preferência em manter a cabeça inclinada para a esquerda e rodada para a direita."

Avaliação

A criança foi avaliada nas vistas frontal, lateral, posterior e anterior. Apresentava encurtamento do esternocleido-

mastóideo (ECM) esquerdo sem apresentação de massa à palpação, mantendo postura de preferência com a cabeça inclinada para o lado esquerdo (afetado) e rodada para o lado direito, apresentando aumento das dobras cutâneas à esquerda independentemente da postura assumida.

Apresentou déficit de ADM da flexão lateral passiva para o lado direito (10 graus), porém sem déficit de rotação passiva para o lado esquerdo. Não permitiu a avaliação da ADM ativa de rotação, pois não seguia os objetos ao estímulo.

Quando avaliada, sua função muscular apresentava déficit na inclinação lateral ativa à direita, exibindo a cabeça muito abaixo da linha horizontal (0) (veja a Figura 11.7, no Capítulo 11).

Sem alterações nas articulações de quadril e/ou pés.

Apresentava discreta assimetria facial orelha direita anteriorizada, sem a presença de assimetria mandibular.

Apresentava assimetria craniana (plagiocefalia moderada) com achatamento posterior direito.

Foram captadas as seguintes medidas com craniômetro Mimos® e fita métrica:

- Circunferência: 370mm.
- Índice cefálico (média laterolateral/anteroposterior): 0,87.
- Diagonal 1: 133mm.
- Diagonal 2: 126mm.
- Diferença entre as diagonais: 7,6mm.
- CVAI (percentual dessa diferença em relação ao tamanho da cabeça da lactente): 5,2.

Em todas as posições, a criança mantinha a cabeça inclinada para a esquerda e rodada para a direita.

Ao ser colocada sentada no colo, a cabeça permanecia inclinada para a direita, aliada à inclinação anterior de tronco esperada para a idade em que foi realizada a avaliação.

A criança foi avaliada pela escala AIMS e apresentou desenvolvimento típico (entre o percentis 50 e 75), apesar de evitar olhar para o lado esquerdo.

Os pais se mostraram interessados e dispostos a seguir as orientações do fisioterapeuta.

A partir da avaliação foi possível listar as seguintes deficiências e limitações:

- Assimetria craniana.
- Diminuição da ADM de flexão lateral cervical à direita. Postura de inclinação da cabeça para a esquerda e rotação para a direita.
- Desequilíbrio muscular entre flexores laterais direito e esquerdo.
- Preferência por um dos lados (direito).

A partir da avaliação e com base nas evidências disponíveis, o paciente foi admitido para tratamento fisioterapêutico com a proposição dos seguintes objetivos

- Corrigir a assimetria craniana.
- Aumentar a ADM de flexão lateral cervical direita.
- Conseguir manter a cabeça na linha média em todas as posições (supino e prono inicialmente).
- Conseguir inclinar a cabeça para a direita contra a gravidade.
- Conseguir rodar a cabeça para o lado esquerdo na mesma amplitude alcançada para o lado direito.
- Capacitar a família quanto aos cuidados relacionados com o reposicionamento e o aumento do tempo na posição em prono.

Plano de tratamento

- Alongamento do ECM direito.
- Posicionamento postural a fim de favorecer o alongamento mantido.
- Estimulação das reações de endireitamento cervical em diferentes posturas.
- Incentivo para manter a cabeça na linha média e realizar alcance com os dois membros superiores.

- Utilização da touca Tortle® para favorecer o reposicionamento quando acordada em supino ou dormindo sob supervisão.
- Orientação a respeito de posturas para alternar durante o dia, como apoio sobre o lado esquerdo, aumento progressivo do tempo em prono e carregar lateralmente à esquerda.
- Instruções para o ambiente domiciliar, como posicionar o berço de modo a incentivar a rotação da cabeça para a esquerda e a colocação do móbile no lado esquerdo do berço.
- Os pais foram orientados a realizar alongamentos de maneira suave, atentando para os sinais de desconforto da criança, duas a três vezes por dia.
- Além disso, os pais também foram orientados a estimular o alinhamento de cabeça na linha média mediante o uso de brinquedos.

Resultados

O tratamento foi realizado entre 17 de agosto e 3 de outubro de 2017, e todos os objetivos propostos foram alcançados. A criança não apresentava mais déficit de ADM cervical, exibia equilíbrio na função muscular e conseguia manter o alinhamento postural em prono e supino. A simetria craniana foi adquirida, como mostrado na Figura 12.17.

As medidas de plagiocefalia estão descritas na Tabela 12.2. Ao final, portanto, todos os valores se encontravam dentro de índices de normalidade, não sendo mais necessária a continuidade do tratamento.

Tabela 12.2 Resultados das medidas de plagiocefalia realizadas com craniômetro após 1 mês e meio de reposicionamento, fisioterapia e uso da touca Tortle®

	17 de agosto	3 de outubro
Diferença entre diagonais	7,6mm	1,75mm
CVAI	5,2	1,3

CVAI: índice de assimetria da calota craniana.

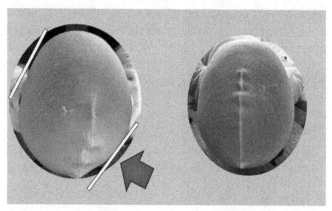

Figura 12.17 Resultado 1 mês e meio após tratamento fisioterapêutico, reposicionamento e uso de touca Tortle®.

Capítulo 12 Assimetrias Cranianas Posicionais

Referências

1. Mervaviglia L. Historical Notes. In: Villani D, Meraviglia MV, editors. Positional Plagiocephaly. Itália: Springer, 2014. p1-6.
2. Bronfin DR. Misshapen Heads in Babies: Position or Pathology. Ochsner Journal. 2001;3(4):191-199.
3. Clarren SK, Smith DW, Hanson JW. Helmet treatment for plagiocephaly and congenital muscular torticollis. The J Pediatr. 1979; 94(1):43-46.
4. Tubbs RS, Salter G, Oakes WJ. Artificial Deformation of the Human Skull: A Review. Clinical Anatomy. 2006;19:372-377.
5. Lima D, Fish D. Acquiring craniofacial symmetry and proportion through repositioning therapy, and cranial remolding orthoses. Orthomerica Produtcs. Disponível em: www.orthoproecuador.com/clinicalreport2.pdf.
6. Xia GF, Kennedy KA, Teichgraeber JF, Wu KQ, Baumgartner JB, Gateno J. Nonsurgical Treatment of Deformational Plagiocephaly: A Systematic Review. Arch Pediatr Adolesc Med. 2008;162: 719-727.
7. Matarazzo CG,Pinto FCG,Peccin MS, Schreen G. Orthotic treatment of cranial asymmetries: comparison between early and late interventions. Journal of Prosthetics and Orthotics. 2016;28(1): 15-22.
8. Schreen G. Matarazzo CG.Tratamento da plagiocefalia e braquicefalia posicionais com órtese craniana: estudo de caso. Einstein. 2013;11(1):114-118.
9. Van Vlimmeren LA, van der Graaf Y, Boere-Boonelamp MM, L'Hoir MP, Helders PJM, Engelbert RHH. Effect of pediatric physical therapy on deformational plagiocephaly in children with positional preference: a randomized controlled trial. Arch Pediatri Adolesc Med. 2008;162(8):712-718.
10. American Physical Therapy Association, Section on Pediatrics. Deformational Plagiocephaly&Cranial Remolding in Infants. Disponível em: https://pediatricapta.org/includes/fact-sheets/pdfs/Plagiocephaly.pdf.
11. Pogliani L, Mameli C, Fabiano V, Zuccotti GV. Positional Plagiocephaly: what the pediatrician needs to Know. A review. Childs Nerv Syst 2011;26.
12. Littlefield TR, Kelly KM, Pomatto JK, Beals SP. Multiple-Birth Infants at Higher Risk for Development of Deformational Plagiocephaly: II. Is One Twin at Greater Risk? Pediatrics 2002;1:19-25.
13. Persing J, James H, Swanson J, Kattwinkel J. Prevention and Management of Positional Skull Deformities in Infants. Pediatrics 2003;112 (1):199-202.
14. Littlefield TR, Kelly KM, Reiff JL, Pomatto JK. Car Seats, Infant Carriers and Swings: Their Role in Deformational Plagiocephaly. Journal of Prosthetics and Orthotics 2003;15(2):102-106.
15. Claren SK. Plagiocephaly and Torticollis: Etiology, Natural History and Helmet Treatment. The Journal of Pediatrics 1981;98(1) 92-95.
16. Matarazzo CGM. Árvore de decisão clínica. Disponível em: www.fisioterapiabebe.com.br.
17. Kluba S, Lypke j, Kraut W, Krimmel M, Hass-Lude K, Reinert S. Preclinical pathways to treatment in infants with positional cranial deformity. In J Oral Maxillofc Surg. 2014;43:1171-1175.
18. Pinto FCG, Matarazzo CG. Assimetria craniana: cranioestenose ou plagiocefalia posicional? Blucher Medical Proceedings. 2014;4(1).
19. Kluba S, Kraut W, Reinert S, Krimmel M. What is the Optimal Time to Start Helmet Therapy in Positional Plagiocephaly? Plast. Reconstr. Surg. 2011;128:492.
20. Kabbani H, Haghuveer T. Craniosynostosis. Jun 15, 2004 issue. Disponível em: http://www.aafp.org/afp/2004/0615/p2863.html.
21. Öhman A. The inter-rater and intra-rater reliability of a modified "severity scale for assessment of plagiocephaly" among physical therapists. Physiotherapy Theory and Practice. 2012;28(5): 402-406.
22. Lima D. Orthotic Management of Pediatric Cranial Deformities Using Star Cranial Remolding Orhteses. Orthomerica. 2007.

23. Graham JM, Kreutzman J, Earl D, Halberg A, Samayoa C, Guo X. Deformational brachycephaly in supine sleeping infants. The Journal of Pediatrics. 2005;146:253-257.
24. Martiniuk A, Vujovich-Dunn C, Park M, Yu W, Lucas B. Plagiocephaly and Developmental Delay: A Systematic Review. Journal of Developmental & Behavioral Pediatrics. 2017;38(1):67-78.
25. Looman WS, Flannery ABK. Evidence-Based Care of the Child with Deformational Palgiocephaly. Part I - Assessment and Diagnosis. Journal of Pediatric Health Care. 2012;26(4):242-250.
26. White N, Warner RM, Noons P, McAlister EM, Solanski G, Nishikawa H et al. Changing referral patterns to a designed craniofacial centre over a four-year period. Journal of Plastic, Reconstructive & Aesthetic Surgery. 2010;63(6):921-925.
27. Siegenthaler MH. Methods to Diagnose, Classify, and Monitor Infantile Deformational Plagiocephaly and Brachycephaly: A Narrative Review. J Chiropr Med. 2015 Sep;14(3):191-204.
28. Hutchison BL, Hutchison LA, Thompson JM, Mitchell EA. Plagiocephaly and brachycephaly in the first two years of life: a prospective cohort study. Pediatrics. 2004;114(4):970-980.
29. Wilbrand J-F, Wilbran M, Malik CY. Howaldt H-P, Streckbein P, Kerkmann H. Complications in helmet therapy. Journal of Cranio-Maxillo-Facial Surgery. 2011;1-6.
30. Meyer-Marcotty P, Böhm H, Linz C, Kochel J, Blecher C, Keil N, Stelizig-Eisenhauer A, Schweitzer T. Spectrum of positional deformities - is there a real difference between plagiocephaly and brachycephaly? J Craniomaxilofac Surg. 2014 Sep;42(6):1010-1016.
31. Cappskids.org. Disponível em:https://www.cappskids.org/cephalic-index-what-do-the-numbers-mean/.
32. Lin RS et al. Clinical management of deformational Plagiocephaly: Consensus Clinical Standards of Care. Cleft Palate – Craniofacial Journal. pp 00(00) 2015.
33. Plank LH, Giavedoni B, Lombardo JR, Geil MD, Reisner A. Comparison of infant head shape changes in deformational plagiocephaly following treatment with cranial remolding orthosis using a noninvasive laser shape digitizer. J Craniofac Surg. 2006;17(6):1084-1091.
34. Argenta, L. Clinical classification of positional plagiocephaly. Journal of Craniofacial Surgery.2004;15(3):368-372.
35. Branch LG, Kesty K Krebs E, Wright L, Leger S, David LR. Argenta Clinical Classification of Deformational Plagiocephaly. The Journal of Craniofacial Surgery 2015;26(3):606-610.
36. Holowka MA, Reisner A, Giavedoni B, Lombardo JR, Coulter C. Plagiocephaly Severity Scale to Aid in Clinical Treatment Recommendations. The Journal of Craniofacial Surgery. 2017;28(3): 717-722.
37. Flannery ABK, Looman WS, Kemper K. Evidence-Based Care of Child with Deformational Plagiocephaly. Part II: Management. Journal of Pediatric Health Care. 2012;26(5):320-331.
38. Stellwagen L, Hubbard E, Chambers C, Jones KL. Torticollis, facial asymmetry and plagiocephaly in normal newborns. Archives of Disease in Childhood. 2008;93(10):827-31.
39. Pogliani L, Mameli C, Fabiano V, Zuccotti GV. Positional Plagiocephaly: what the pediatrician needs to know. A review. Child's Nervous System. 2011;27:1867.
40. Littlefield TR, Kelly K, Reiff J, Pomatto JK.Car Seats, Infant Carriers, and Swings: Their Role in Deformational Plagiocephaly. Journal of Prosthetics and Orthotics. 2003;15(3):102-106.
41. Aarnivala H, Vuollo V, Harila V, Heikkinen T, Pirttiniemi P, Valkama AM. Preventing deformational plagiocephaly through parent guidance: a randomized, controlled trial. Eur J Pediatr. 2015 Sep.;174(9):1197-1208.
42. Coulter C, Lima D. Tummy Time Tools-Activities to help you position, carry, hold and play with your baby. Disponível em: www.choa.org/medical-services/orthopaedics/orthotics-and-prosthetics/tummy-time-tools.
43. Dudek L, Zelanzny. The effects of prone positioning on the quality and acquisition of developmental milestones in fourth-month-old infants. Pediatric Physical Therapy. 2007;19:48-55.

44. Golden KA, Beals SP, Littlefield TR, Pomato JK. Sternocleidomastoide Imbalance versus Congenital Muscular Torticollis. Their Relationship to Positional Plagiocephaly. Cleft Palate Craniof J. 1999;36(3):256-261.
45. Baird L, Klimo P, Flannery AM, Bauer DF, Beier A, Durham S, et al. Guidelines for the Management of Patients with Positional Plagiocephaly The Role of Physical Therapy. Congress of Neurological Surgeons and the AANS/CNS Joint Section on Pediatric Neurosurgery. Neurosurgery. 2016. Disponível em: https://www.cns.org/guidelines/guidelines-management-patients-positional-plagiocephaly.
46. Öhman A, A specially Designed Pillow ca decrease developmental plagiocephaly in yong infants. Health. 2014;6:1092-1098.
47. Biggs WS. Diagnosis and management of positional deformity. Am Fam Physician. 2003;67(9):1953-1956.
48. Matarazzo CG. Relevant Criterias for the Analysis of Studies with Cranial Orthoses. Prothetics and Orthotics open Journal. 2017;11.
49. Matarazzo CG, Pinto FCG, Peccin MS, Schreen G. Orthotic treatment of cranial asymmetries: comparison between early and late interventions. Journal of Prosthetics and Orthotics. 2016;28(1): 15-22.
50. Kluba S, Kraut W, Reinert S, Krimmel M. What Is the Optimal Time to Start Helmet Therapy in Positional Plagiocephaly? Plastic and Reconstructive Surgery. 2011;128 (2):492-498.
51. Tamber MS, Nikas D, Beier A, Baird LC, Bauer DF, Durham S et al. The Role of Cranial Molding Orthosis (Helmet) Therapy. Guidelines for the Management of Patients with Positional Plagiocephaly. The Role of Cranial Molding Orthosis. Congress of Neurological Surgeons and the AANS/CNS Joint Section on Pediatric Neurosurgery. Neurosurgery. 2016. Disponível em: https://

www.cns.org/guidelines/guidelines-management-patients-positional-plagiocephaly.
52. Wilbrand JF, Wilbrand M, Malik CY, Howaldt HP, Streckbein P, Schaaf H, Kerkmann H. Complications in helmet therapy. J Craniomaxillofac Surg. 2012;40(4):341-6.
53. Cela-Conde C, Gárcia-Pietro J, Ramasco JJ, Mirasso CR, Bajo R, Munar E,Flexas A, delPozo F, Maestú F. Dynamics of brain networks in aesthetic appreciation. Psychological and Cognitive Sciences Evolution. 2013;110(Suppl 2):10454-10461.
54. Purzycki A, Thompson E, Argenta L, David L. Incidence of otitis media in children with deformational plagiocephaly. J Craniofac Surg. 2009 Sep;20(5):1407-11.
55. Siatkowski RM , Fortney AC, Nazir SA, Cannon SL, Panchal J, Francel P, Feuer W, Ahmad W. Visual Field Defects in Deformational Posterior Plagiocephaly. Journal of AAPOS. 2005;9(3):274-278.
56. Kluba S, Roßkopf F, Kraut W, Peters JP, Calgeer B, Reinert S, Krimmel M. Malocclusion in the primary dentition in children with and without deformational plagiocephaly. Clin Oral Investig. 2016; 20(9):2395-2401.
57. Kane AA, Lo LJ, Vannier MW, Marsh JL. Mandibular dysmorphology in unicoronal synostosis and plagiocephaly without synostosis. Cleft Palate Craniofac J. 1996;33(5):418-423.
58. Collet B, Breiger D, King D, Cunningham M, Speltz M. Neurodevelopmental Implications of "Deformational" Plagiocephaly. J Dev Behav Pediatr. 2005;26(5):379-389.
59. Binkiewicz-Glińska A, Mianowska A, Sokołów M, Reńska A, Ruckeman-Dziurdzińska K, Bakuła S, Kozłowska E. Early diagnosis and treatment of children with skull deformations. The challenge of modern medicine. Dev Period Med. 2016;20(4):289-295.
60. Linz C, Kunz F, Böhm H, Schweitzer T. Positional Skull Deformities. Dtsch Arztebl Int. 2017;7(114):31-32.

Pé Torto Congênito

13

Ayrles Silva Gonçalves Barbosa Mendonça
Hércules Ribeiro Leite
Maria Gabriela Abreu

INTRODUÇÃO

O pé torto congênito (PTC), do inglês *clubfoot* ou *talipes equinovarus*, é também denominado pé torto idiopático ou pé torto equinovaro e consiste em uma das principais alterações ortopédicas infantis, envolvendo diferentes etiologias e anormalidades relacionadas com os pés. Em termos gerais, o PTC é definido como um conjunto de alterações do pé que compreende partes moles e ósseas com deformidade em equino da tibiotársica, varo do retropé, cavo do mediopé e adução do antepé, o que implica a formação de um pé equinovaro e um arco longitudinal medial elevado (cavo)[1].

O PTC pode ser classificado como pé torto estrutural, também definido como verdadeiro, e pé torto postural. O PTC estrutural (Figura 13.1) é clinicamente caracterizado por uma rigidez em equino com a aparência de um pé mais encurtado, podendo apresentar prega transversal plantar (medial ou lateralmente), além de encurtamento do hálux. O PTC postural (Figura 13.2) se caracteriza como uma forma mais branda dessa condição, conhecida por ser possivelmente corrigida por meio de alongamento suave em virtude da ausência de contraturas significativas e pregas profundas da pele[2].

O PTC pode ser dividido, ainda, em idiopático ou sindrômico, dependendo das comorbidades associadas. O pé idiopático apresenta acometimento isolado (sem as demais alterações associadas), enquanto o pé sindrômico exibe conexão com outras síndromes ou condições neuromusculares[3].

ETIOLOGIA

A etiologia exata do PTC permanece desconhecida; no entanto, acredita-se que a gênese esteja relacionada com uma combinação de fatores genéticos e ambientais[4] com conhecida heterogeneidade regional[5]. Nesse sentido, a posição intrauterina fetal[6], com elevadas compressões mecânicas e pressão hidráulica aumentada, é a causa mais sugestiva, juntamente com malformações congênitas. Estudos referem maior incidência de PTC em indivíduos com histórico familiar, propondo que fatores genéticos seriam a causa primária, sobretudo quando não estão associadas outras patologias[7-9].

A existência de encurtamentos, fibroses e contraturas nos músculos, ligamentos e arco no PTC indica a predileção por indução genética, a qual resulta em retração anormal dessas estruturas, relacionada com as deformidades congênitas primárias e também com as recidivas[10].

Outras causas relacionadas com o risco específico associado ao PTC envolvem tabagismo materno durante a gestação[11], fatores sazonais[5], idade materna baixa ou elevada, diabetes gestacional e exposição a agentes tóxicos durante a gravidez, principalmente fármacos usados no primeiro trimestre[12].

PREVALÊNCIA

A prevalência do PTC é variável, a depender da região e do grupo cultural, mas normalmente apresenta uma relação entre 1 e 2 para cada 1.000 nascidos vivos[3] com predominância duas vezes maior no sexo masculino[9,13] e distribuição

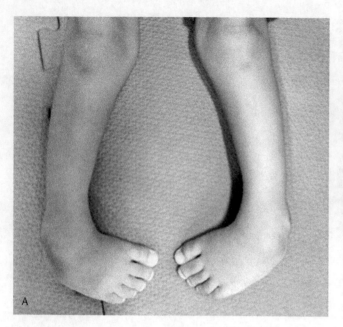
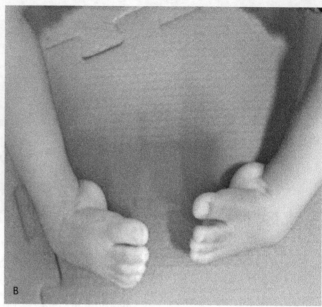

Figura 13.1A e B Pé torto congênito estrutural (arquivo pessoal).

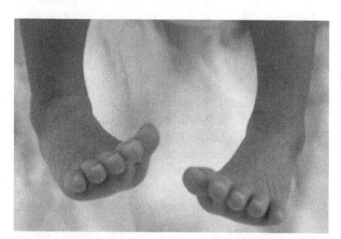

Figura 13.2 Pé torto congênito postural. (Reproduzida com a permissão do autor. BNS RC, Kaewpornsawan K, Wongsiridej P, BNS SS, BNS SM. The effectiveness of parent manipulation on newborns with postural clubfoot: A randomized controlled trial. J Med Assoc Thai. 2014;97[9]:S68-S72.)

ALTERAÇÕES ANATOMOPATOLÓGICAS

O PTC, independentemente de sua classificação, apresenta alterações na forma e posição dos ossos do pé, incluindo tálus, navicular, calcâneo e cuboide. Tendões, bainhas, ligamentos e fáscias podem sofrer alterações adaptativas e se tornam fibróticos ou contraturados, e as articulações podem apresentar subluxações ou luxações[14]. Assim, as alterações anatomopatológicas descritas a seguir são consideradas graves naqueles indivíduos com PTC estrutural e leves naqueles com PTC postural[2].

As deformidades do PTC consistem em três dimensões: equino, varo e supinação[15]. Além disso, os ligamentos posteriores do tornozelo, como os das regiões medial e plantar, estão encurtados e espessados. Os músculos tríceps sural, tibial posterior e flexores dos dedos também podem apresentar encurtamentos (Figura 13.3)[15].

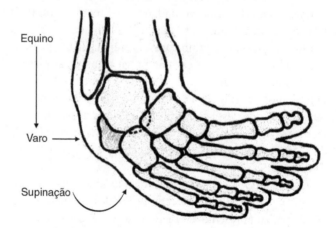

Figura 13.3 Vista anterior do pé torto congênito, sendo possível visualizar o equinismo, o varismo e a supinação do pé. (Disponível em: www.juniperpublishers.com.)

relativamente simétrica de casos unilaterais e bilaterais (50%/50%)[13]. Com relação à gemiparidade, a possibilidade de PTC em um dos irmãos é de 1 a cada 35 casos. Em gêmeos idênticos, essa relação diminui drasticamente, passando de 1 para 3, indicando, assim, influências poligênicas na etiologia do PTC[14].

Estima-se que mais de 150.000 crianças apresentem PTC a cada ano, sendo descrito entre as 70 deformidades congênitas mais comuns e a primeira com relação direta com o sistema musculoesquelético. Atualmente, 80% das crianças com PTC residem em países em desenvolvimento com reduzido arsenal terapêutico e sanitário e limitadas políticas públicas preventivas para os fatores de risco relacionados com a gênese do PTC[9].

Santin e Hungria Filho (1977)[16] descreveram, já na década de 1970, um esquema de alterações relacionadas com o PTC, o qual foi republicado em 2004 em virtude de suas importantes contribuições e apontamento válidos até os dias atuais. Essa publicação nos embasou e inspirou a descrever sinteticamente as alterações do PTC da seguinte maneira:

1. **Alterações esqueléticas:**
   a. **Adução-supinação do antepé:** com adução relacionada com o desvio medial do antepé, ocorrendo nas articulações mediotársica e tarsometatarsiana. A supinação se revela pela apresentação da face plantar do pé para o lado medial, estando relacionada com a elevação da cabeça dos metatarsianos.
   b. **Varo do calcâneo:** deformidade relacionada com o desvio do calcâneo para a face lateral do pé, no nível da articulação subtalar, em que o calcâneo volta sua face plantar para o lado medial. Esse movimento está estreitamente relacionado com a adução do antepé (na articulação talonavicular), constituindo a articulação calcâneo-talonavicular. A superfície articular entre o calcâneo e o cuboide, que normalmente tem direção anterior e lateral, passa a assumir uma direção medial e plantar. O navicular irá se articular com a face medial da cabeça do tálus (podendo apresentar estreito contato com o maléolo medial) e tende a apresentar tamanho menor, embora com contornos normais.
   c. **Equinismo:** deformidade caracterizada pela flexão plantar do pé, ocorre principalmente no nível da articulação tibiotársica, mas também envolve a articulação subtalar com equinismo do tálus em relação ao calcâneo.
   d. **Cavismo:** o cavismo está associado diretamente à flexão plantar do antepé em relação ao retropé, o que envolve as articulações mediotársicas (talonavicular e calcâneo-cuboide) e promove a elevação do arco longitudinal medial do pé.
   e. **Alterações na tíbia:** classicamente, a tíbia não apresenta alterações, sobretudo em caso de PTC postural. Contudo, é possível observar, em casos mais graves, acentuada torção medial, normalmente relacionada com as alterações biomecânicas impostas pelas deformidades no pé, caracterizando modificações rotacionais adaptativas, as quais podem simular um genovalgo, porém sem prejuízos estéticos ou funcionais.
2. **Alterações das partes moles:** diversas anormalidades anatômicas podem ser associadas ao PTC em graus variados, como agenesia ou hipoplasia da artéria tibial anterior ou posterior, encurtamento do músculo sóleo e acessórios[15], encurtamento do tendão de Aquiles, cápsula das articulações tibiotársica e subtalar, ligamento calcâneo-fibular e talofibular posterior, além de retrações mediais, as quais envolvem encurtamentos dos músculos tibial posterior, flexor longo do hálux e flexor longo dos dedos e dos ligamentos deltoide e calcâneo-navicular. Retrações na região plantar dos pés também são comuns e envolvem a fáscia plantar, o flexor curto dos dedos e os abdutores do hálux e do quinto dedo. Em virtude do posicionamento de desvio medial e supinação no PTC, é possível observar, ao contrário da face medial, distensão dos elementos laterais. Entretanto, é importante salientar que essas alterações variam de acordo com a gravidade do PTC, ainda não estando elucidado se as alterações de partes moles são primárias ou se são secundárias (adaptativas) às alterações esqueléticas[10].

GRAVIDADE DO PÉ TORTO CONGÊNITO

A classificação da gravidade do PTC estrutural é importante para determinação da gravidade, monitoramento do progresso do tratamento, indicação de quando é necessário realizar a tenotomia de Aquiles, predição da finalização da correção com o gesso e verificação do momento para prescrição de órteses de abdução (Dennis-Brown), bem como para fins de pesquisa científica. Além disso, é importante que o fisioterapeuta compreenda a gravidade do PTC, haja vista que casos mais graves têm maiores chances de recidivas e intervenções cirúrgicas, o que pode acarretar deficiências maiores na estrutura e função do corpo e limitações de atividade e restrições na participação.

Existem na literatura classificações que abordam apenas os aspectos clínicos e outras que também levam em consideração as características radiológicas do PTC. Entretanto, nenhuma escala de classificação de gravidade prevaleceu até o momento, sendo mais conhecidas e utilizadas as de Dimeglio[17] e de Pirani[18].

A escala de Pirani, mais simples e mais recente[19], avalia três itens no retropé e três no mediopé, sendo cada variável pontuada com 0 (sem anormalidades), 0,5 (anormalidade moderada) e 1 ponto (anormalidade grave) (Quadro 13.1). Quanto maior a pontuação, maior a gravidade. Para a avaliação, a criança deve estar relaxada enquanto o pé é examinado.

RADIOLOGIA

As análises radiológicas não são utilizadas nos estágios iniciais de programas de tratamento por engessamento para PTC em razão da dificuldade em estimar a posição precisa dos ossos do tarso, tendo em vista a imaturidade óssea e a presença de epífises de crescimento. Entretanto, as imagens radiológicas continuam sendo muito úteis em casos de recidiva, a qual normalmente acontece entre o primeiro e o segundo ano de vida, quando a ossificação está um pouco mais madura[20].

Atualmente, a avaliação radiográfica é inserida como importante ferramenta para o tratamento não operatório do PTC, incluindo o método de Ponseti. A imagem radiográfica não deve ser utilizada como fator determinante no diagnóstico do PTC, mas como recurso para avaliação do grau das deformidades e acompanhamento dos métodos de tratamento utilizados[21].

Quadro 13.1 Escala de Pirani

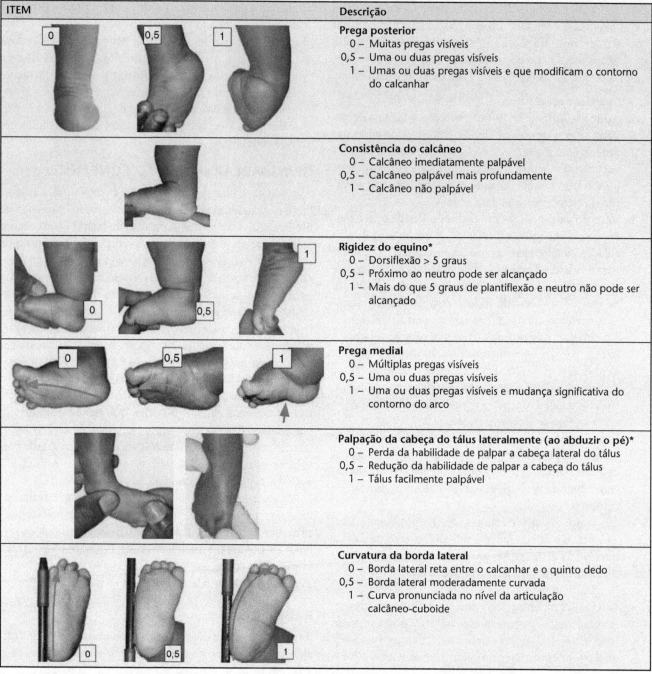

ITEM	Descrição
	Prega posterior 0 – Muitas pregas visíveis 0,5 – Uma ou duas pregas visíveis 1 – Umas ou duas pregas visíveis e que modificam o contorno do calcanhar
	Consistência do calcâneo 0 – Calcâneo imediatamente palpável 0,5 – Calcâneo palpável mais profundamente 1 – Calcâneo não palpável
	Rigidez do equino* 0 – Dorsiflexão > 5 graus 0,5 – Próximo ao neutro pode ser alcançado 1 – Mais do que 5 graus de plantiflexão e neutro não pode ser alcançado
	Prega medial 0 – Múltiplas pregas visíveis 0,5 – Uma ou duas pregas visíveis 1 – Uma ou duas pregas visíveis e mudança significativa do contorno do arco
	Palpação da cabeça do tálus lateralmente (ao abduzir o pé)* 0 – Perda da habilidade de palpar a cabeça lateral do tálus 0,5 – Redução da habilidade de palpar a cabeça do tálus 1 – Tálus facilmente palpável
	Curvatura da borda lateral 0 – Borda lateral reta entre o calcanhar e o quinto dedo 0,5 – Borda lateral moderadamente curvada 1 – Curva pronunciada no nível da articulação calcâneo-cuboide

Fonte: Ponseti Clubfoot Management: Teaching Manual for Health-Care Providers. In Uganda, 2008[63].
0: sem anormalidade; 0,5: anormalidade moderada; 1: anormalidade grave; total: 0-6.
*Além do escore, documenta-se também o ângulo.

Cabe reiterar que em lactentes, sobretudo nos recém-nascidos, a imagem radiográfica torna possível observar apenas núcleos de ossificação, normalmente relacionados com os ossos calcâneo, talo, cuboide, metatarsianos e falanges, sendo o navicular visível apenas em torno dos 3 anos de idade. Desse modo, a interpretação e a fixação de valores para determinação das deformações no PTC costumam ser variáveis. Além disso, o método de mensuração radiográfica deve ser o mais padronizado possível a fim de permitir reprodutividade e comparação inter e intrapacientes[22].

De acordo com Santin et al. (1977)[16], as principais posições para as avaliações radiográficas são:

1. **Anteroposterior:** com a imagem obtida da face dorsal do pé, em que deverão ser traçados os eixos do calcâneo e do tálus, os quais se cruzam e formam o ângulo talo-calcâneo, também conhecido por ângulo de Kite na incidência anteroposterior[23] ou ângulo de abertura subtalar[16], cujos valores normais variam entre 20 e 40 graus e no PTC se apresenta diminuído, variando de acordo

com a gravidade, isto é, quanto maior a gravidade das deformações, mais agudo é o ângulo de abertura subtalar. Em situações típicas, o prolongamento da linha do eixo do calcâneo passa entre o quarto e o quinto metatarsianos, enquanto o do tálus passa entre o primeiro e o segundo metatarsianos. Já no PTC os prolongamentos podem ficar sobrepostos (Figura 13.4).

2. **Perfil:** o exame deve ser realizado com o paciente em decúbito lateral de modo a se obter um ângulo entre o eixo que une a face plantar das tuberosidades anterior e posterior do calcâneo e o eixo que divide ao meio o corpo e a cabeça do tálus, formando o ângulo de Kite na incidência perfil[23], o qual, em pés normais, se apresenta em torno de 35 graus; em situações de PTC, o ângulo é sempre menor, sendo ainda mais baixo quando o exame é realizado mediante posição de flexão plantar forçada (Figura 13.5)[16].

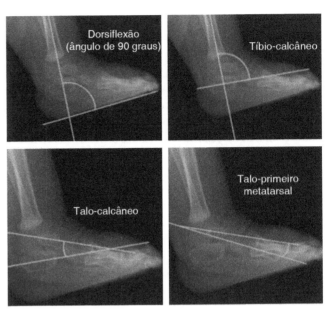

Figura 13.6 Ângulo de dorsiflexão, talo-calcâneo, tíbio-calcâneo e talo-metatarsal. (Publicada com autorização do autor. Fonte: O'Halloron et al., 2015.)

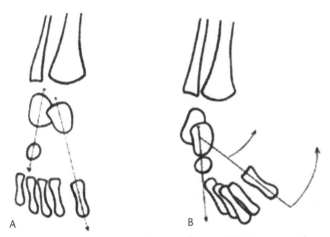

Figura 13.4 Vista anterior de um pé normal (**A**) comparado a um pé torto congênito (**B**). (Adaptada de: Santin et al. Pé torto congênito. Revista Brasileira de Ortopedia, 1977.)

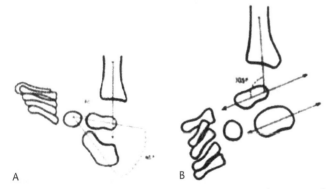

Figura 13.5 Perfil de um pé normal (**A**) comparado a um pé torto congênito (**B**). No pé "normal", o eixo que une a face plantar das tuberosidades anterior e posterior do calcâneo e o eixo que divide ao meio o corpo e a cabeça do talo formam um ângulo aproximado de 35 graus, sendo sempre maior em dorsiflexão. No PTC, o respectivo ângulo é menor do que 35 graus, sendo ainda menor na flexão plantar forçada. (Adaptada de: Santin et al. Pé torto congênito. Revista Brasileira de Ortopedia, 1977.)

A literatura também aponta outros ângulos radiográficos. Em um estudo, Kang e Park (2015) concluíram que o uso do ângulo radiográfico tíbio-calcâneo é um fator preditivo[24] para decisão cirúrgica de tenotomia no tendão de Aquiles, sendo considerado também um indicador prognóstico objetivo para a recidiva do PTC, mesmo após processo cirúrgico. Já O'Halloran et al. (2015) relataram que o ângulo de dorsiflexão pré-tenotomia é capaz de fornecer informações prognósticas sobre a recorrência da deformidade. Além disso, consideraram outros ângulos radiográficos, como talo-calcâneo, tíbio-calcâneo e talo-metatarsal (relacionado com o primeiro metatarso), fatores importantes na avaliação do adequado posicionamento no método de Ponseti[21]. Esse estudo demonstrou, ainda, que o aumento dos graus de dorsiflexão na radiografia em incidência perfil e em posição dorsal forçada do pé foi capaz de predizer risco menor de recidiva do PTC, afirmando que um ângulo de dorsiflexão > 16,6 graus antes da tenotomia não seria indicativo de intervenção cirúrgica. Por fim, esse estudo demonstrou, também, que um ângulo > 15 graus de dorsiflexão pré-tenotomia parece predizer o sucesso do tratamento via método de Ponseti. Os demais ângulos (talo-calcâneo, tíbio calcâneo e talo-metatarsal) estão associados às medidas utilizadas na avaliação da dorsiflexão do pé, mas não demonstraram forte evidência na predição de recidiva (Figura 13.6).

DIAGNÓSTICO DIFERENCIAL

Com o incremento da tecnologia moderna nos mais diversos dispositivos de exame de imagem, tornou-se possível o diagnóstico do PTC ainda na fase intrauterina mediante o exame de ultrassom a partir da 12ª semana de gestação[3]. Nesse caso, o diagnóstico precoce possibilita, também, uma intervenção precoce, o que aumenta as chances de sucesso de tratamentos não invasivos, como o método de Ponseti.

Não é possível a confirmação do diagnóstico antes da 12ª semana de gestação, tendo em vista que durante o desenvolvimento normal dos membros inferiores (MMII), entre a sexta e a oitava semana de vida intrauterina, os pés se apresentam de forma similar ao PTC, isto é, equinos, cavos, varos, aduzidos e supinados[23]. Somente com o desenvolvimento fetal a posição dos pés se torna mais madura e alinhada, o que possibilita a observação de alterações e deformidades do PTC, as quais são de origem multifatorial, podendo estar associadas a mielodisplasia, artrogripose ou deformidades congênitas múltiplas, incluindo também osteogênese imperfeita. Contudo, apesar das diversas associações, a forma idiopática ainda é a mais comum e regulada por alterações embriogênicas, o que facilita o diagnóstico diferencial[25].

Convém diferenciar, entretanto, os tipos de PTC do metatarso aduzido (MTA). O MTA, também conhecido como *aducto varus metatarso*, caracteriza-se como um desvio de rotação ortopédica que apresenta similaridade com o PTC, mas suas alterações se restringem a uma adução e rotação medial do antepé em relação ao retropé não acompanhada pelo equinismo e varismo do retropé nem pelo cavo plantar acentuado[26].

Por outro lado, as diferenças entre PTC idiopático (estrutural ou postural) e sindrômico (relacionado com outras patologias, síndromes ou malformações) estão associadas à gravidade das deformações e etiologias relacionadas. O PTC estrutural ou rígido se caracteriza por uma deformidade fixa mais grave em que o calcanhar é hipodesenvolvido e a correção por manipulação apresenta taxa menor de sucesso[4].

O PTC postural se caracteriza por uma deformidade mais branda, em que a posição neutra normalmente pode ser alcançada via mobilização e alongamento. Nessa deformidade não estão presentes as pregas cutâneas acentuadas nem alterações no tamanho ou na conformação do calcanhar[6].

Entre os principais tipos de pés sindrômicos, os quais também podem ser classificados como rígidos ou flexíveis, se encontram o pé torto paralítico (relacionado com agravos no sistema neuromuscular, como mielomeningocele, tumores intraespinhais, diastematomielia, poliomielite e paralisia cerebral), o pé torto relacionado com artrogripose múltipla congênita e o pé torto sindrômico (relacionado com síndromes, as quais exigem a avaliação de um geneticista, apesar de o tratamento inicial do pé torto ser o mesmo)[27]. Nesses casos, o diagnóstico diferencial reside na associação de outros agravos, que variam entre as áreas genéticas, neurológicas ou de ordem ortopédica.

PROGNÓSTICO

Em geral, o prognóstico do PTC varia de acordo com sua classificação (se estrutural ou postural), gravidade, tipos de intervenção, período de início das intervenções e adesão do paciente ou responsáveis ao tratamento. Normalmente,

o PTC estrutural tem pior prognóstico do que o postural em razão da ocorrência de deformidades e contraturas mais perceptíveis, o que interfere na gravidade e, consequentemente, na necessidade de intervenções mais invasivas para seu tratamento. Assim, os pacientes com maior gravidade do PTC que realizam intervenções tardias ou que não aderem ao tratamento, não obedecendo às orientações da equipe de saúde ou não utilizando os dispositivos ortóticos, também apresentarão pior prognóstico.

A maioria dos casos de PTC com menor gravidade e tratados por meio do método de Ponseti não necessita de tratamento adicional quando todas as etapas do tratamento são obedecidas. No entanto, há relatos de que aproximadamente 45% dos pacientes com PTC com maior gravidade necessitam repetir o método, a tenotomia ou mesmo a reconstrução cirúrgica para correção das deformidades residuais ou recorrentes[20]. Assim, é evidente que o sucesso do tratamento, e consequentemente o melhor prognóstico, não depende apenas de fatores intrínsecos às alterações, como gravidade, classificação e presença de comorbidades, mas também de fatores externos aos agravos, como intervenção precoce, habilidade da equipe de saúde e adesão ao tratamento tanto por parte da equipe de reabilitação como dos responsáveis pela criança.

ASPECTOS RELACIONADOS COM A FUNCIONALIDADE E A INCAPACIDADE

A avaliação e o tratamento da criança com PTC serão norteados pela Classificação Internacional de Funcionalidade, Incapacidade e Saúde (CIF)[28], que se divide em funcionalidade e incapacidade (estrutura e função do corpo, atividade e participação) e fatores contextuais (pessoais e ambientais). Esse modelo será importante para guiar o raciocínio clínico.

A literatura científica oferece uma vasta e clara descrição das deficiências na estrutura e função do corpo e, embora o principal objetivo após correção do PTC seja conseguir um pé funcional sem limitações em atividades da vida diária e em esportes, poucos estudos investigaram as limitações na atividade e participação social em indivíduos com PTC. Essa falta de evidência limita a definição de objetivos e um plano de tratamento embasado em evidências científicas.

Pé torto congênito postural

O PTC postural apresenta poucas deficiências na estrutura e função do corpo e não há evidências de que haja alterações significativas na atividade e participação, haja vista seu caráter benigno. As deficiências citadas envolvem as alterações posturais, com o pé apresentando adução do antepé, flexão plantar e varismo de retropé sem e com descarga de peso. Além disso, as estruturas mediais se encontram encurtadas e as laterais alongadas, havendo, por fim, falta de sinergismo muscular adequado entre os músculos do complexo lateral e medial, o que resulta na falta de alinhamento do pé em repouso.

Capítulo 13 Pé Torto Congênito · **313**

Quadro 13.2 Sumário das principais deficiências na estrutura e função do corpo, limitações da atividade e participação observadas no pé torto congênito estrutural

Estrutura	Função	Atividade	Participação
Adução-supinação do antepé Varo do calcâneo Equinismo Cavismo Alterações esqueléticas Retrações posteriores Retrações mediais Retração subtalar Retrações plantares Elementos laterais distendidos Diminuição da massa muscular da panturrilha Menor tamanho do pé Encurtamento da perna e/ou fêmur Postura dos membros em rotação interna	Redução da amplitude de movimento ativa e passiva de: dorsiflexão, eversão e abdução do pé Fraqueza dos músculos distais: dorsiflexores, flexores plantares, eversores e inversores Déficit de equilíbrio Alteração do padrão de marcha: *in-toeing*	Atraso na aquisição de marcos motores na infância Menor velocidade de marcha Redução da capacidade funcional	Restrição para a prática de esportes e atividades de lazer

Pé torto congênito estrutural

O PTC estrutural apresenta várias deficiências na estrutura e função do corpo bem descritas na literatura. As principais estão relacionadas com alterações estruturais de ossos, articulações, ligamentos e músculos, já destacadas anteriormente. Além disso, observam-se alterações das funções de mobilidade dos ossos e das articulações, da força muscular, do padrão de marcha e do equilíbrio. Em relação ao padrão de marcha, observa-se um padrão *in toeing*, que pode estar associado em parte à adução do antepé e/ou à rotação interna da tíbia[29].

Essas alterações podem ocasionar compensações, como aumento da flexão e rotação externa do quadril, que ocorre na tentativa de suprir a insuficiente potência do tríceps sural[30], tendo em vista a redução do movimento do tornozelo[30,31]. Esse padrão de marcha é observado principalmente após a aquisição da marcha, entre os 2 e os 3 anos de idade[32], mas se reduz com o tempo. No entanto, essas alterações podem persistir até a vida adulta, o que pode aumentar o risco de disfunções no quadril e no joelho[31].

Em relação às limitações da atividade, destaca-se o atraso do desenvolvimento motor, uma das principais preocupações dos pais de crianças com PTC estrutural idiopático. Estudos demonstram atraso do desenvolvimento motor no nono e 12º meses de idade, quando avaliados por meio da *Alberta Infant Motor Scale* (AIMS). Observa-se dificuldade ao puxar para a postura de pé e para andar, habilidades que envolvem diretamente os pés acometidos. O período de aquisição da marcha independente ocorre mais tardiamente em comparação com seus pares[33].

Um estudo revelou que crianças que iniciaram tratamento antes dos 3 meses de idade começaram a deambular aos 14,5 meses (variando de 10 a 20 meses), ressaltando que a idade de início da aquisição da marcha depende da gravidade do PTC[34]. Além disso, observa-se redução da capacidade de marcha com redução do comprimento do passo e da velocidade da marcha[13]. Apesar de alguns autores identi-

ficarem que o tipo de tratamento não influencia a aquisição das habilidades motoras avaliadas[13], o uso do gesso seriado por mais de 90 dias adotado no método de Ponseti mostrou estar associado ao atraso do desenvolvimento[35].

Na idade escolar, também têm sido observadas limitações nas aquisições das habilidades motoras grossas. No estudo de Loof et al. (2017)[36], crianças com média de idade de 5 anos apresentaram limitações para realizar atividades como andar na ponta dos pés e nos calcanhares e pular em um pé só. No estudo de Andriesse et al. (2009), crianças com PTC com média de idade de 7,5 anos apresentaram dificuldade em habilidades com bolas quando avaliadas pelo teste *Movement Assessment Battery for Children* (MABC)[37].

Crianças com PTC estrutural apresentam ainda diminuição da capacidade funcional com redução da distância percorrida no Teste de Caminhada de 6 Minutos, sendo relatada redução da capacidade funcional de até 21% de acordo com os valores preditos para a idade. No estudo de Lohle-Akkersdijk et al., a presença de alterações estruturais do pé foi considerada um importante preditor para redução da capacidade funcional[13].

A redução das habilidades motoras e da capacidade funcional pode estar associada à restrição da participação social, havendo relatos de recusa e/ou menos êxito na participação em atividades esportivas e de lazer[38].

O Quadro 13.2 mostra um resumo das principais deficiências na estrutura e função e das limitações da atividade e participação observadas em indivíduos com PTC estrutural.

ATUAÇÃO DA EQUIPE MULTIDISCIPLINAR E INTERDISCIPLINAR

O manejo do PTC estrutural exige uma abordagem multidisciplinar e interdisciplinar que inclui o pediatra, o ortopedista pediátrico, o ortesista e o fisioterapeuta, entre outros profissionais.

INTERVENÇÃO FISIOTERAPÊUTICA
Avaliação

A avaliação fisioterapêutica é fator determinante para o sucesso do tratamento. O fisioterapeuta, por meio de medidas qualitativas e quantitativas, determinará o diagnóstico fisioterapêutico e, a partir daí, os objetivos e metas a serem cumpridos a curto e longo prazo. Além disso, deve compreender os aspectos relacionados com o desenvolvimento infantil de modo a incluir ou não em sua avaliação itens esperados para cada faixa etária.

A utilização da CIF é de fundamental importância na estruturação de um programa de avaliação fisioterapêutica, haja vista que aborda elementos que possibilitam identificar deficiências na estrutura e função do corpo e seu impacto nas atividades e participação social, bem como verificar a influência de fatores ambientais e pessoais. Todo esse conjunto de determinantes é crucial para a elaboração de um plano de tratamento que englobe a criança, a família, a escola e a comunidade, entre outros aspectos.

Outro fator importante no momento da avaliação é a inclusão das crianças em atividades lúdicas e próprias para cada idade. Em geral, as crianças com PTC podem demonstrar medo, receio e insegurança em razão do histórico de intervenções, como gessos seriados, órteses e até mesmo cirurgias. Assim, é necessário que a criança se sinta acolhida e que brinque à vontade, inicialmente com roupa e depois sem vestimenta, para que o fisioterapeuta possa avaliar as atividades realizadas em diferentes posturas e transferências: supino, prono, decúbito lateral, ajoelhada, de pé, agachada e marcha. Os principais itens a serem abordados na avaliação fisioterapêutica são comentados a seguir:

Coleta da história clínica com os pais ou cuidadores

- Histórico familiar, gestacional, parto, data de nascimento e outras comorbidades, bem como fatores contextuais (ambientais e pessoais).
- Nas reavaliações, o fisioterapeuta deve analisar a participação dos pais nas atividades e orientações propostas, como manejo correto das órteses de abdução, tempo de utilização adequado das órteses e realização de exercícios domiciliares para prevenção de recidivas.

Atividade e participação

- Desenvolvimento neurossensoriomotor.
- Atividades motoras grossas, como correr, saltar, subir e descer escadas e rampas, agachar e levantar.
- Equilíbrio funcional.
- Atividades da vida diária.
- Capacidade funcional.
- Participação dos pais.

A quantificação dos desfechos durante a avaliação é extremamente importante para o acompanhamento da evolução do paciente, para a comparação das avaliações, para a eficácia do plano de tratamento e para a alta do paciente.

Assim, podem ser utilizados vários testes padronizados e traduzidos para o português.

Para avaliação do desenvolvimento motor podem ser utilizados testes padronizados, como a *Alberta Infant Motor Scale* (AIMS)[39] e a *Bayley Scales of Infant and Toddler Development*[40], em crianças mais jovens, ou a *Movement Assessment Battery for Children* (MABC)[41], para crianças com mais de 4 anos de idade. Cabe salientar que tanto a AIMS como a MABC têm sido utilizadas para avaliação de crianças com PTC. Para avaliação das atividades de vida diária pode ser utilizado o *Pediatric Evaluation of Disability Inventory* (PEDI)[42].

A capacidade funcional pode ser avaliada por meio de testes de campo, como o *Shuttle Walking Test*[43] e o Teste de Caminhada de 6 Minutos[44], considerados testes máximo e submáximo, respectivamente. O Teste de Caminhada de 6 Minutos também tem sido aplicado em crianças com PTC. Esses testes fornecem equações de predições que podem ser utilizadas como parâmetro para avaliação da tolerância ao exercício físico, bem como do desempenho funcional desses indivíduos (veja o Capítulo 23). Já o equilíbrio funcional pode ser avaliado por meio da Escala de Equilíbrio Pediátrica (EEP)[45].

Estrutura e função do corpo

- Inspeção: pregas cutâneas, hipotrofia, pele e cicatriz.
- Perimetria.
- Medida de comprimento dos membros: fita métrica e blocos. Muito utilizada na clínica como métodos de triagem, apresenta baixa acurácia e confiabilidade quando comparada aos exames de imagem (Figura 13.7)[46].

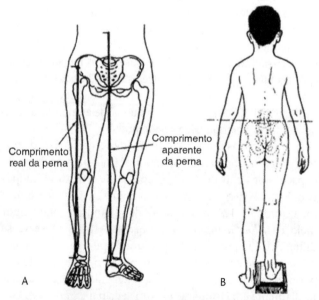

Figura 13.7 Medida indireta do comprimento dos membros. **A** Utilização de fita métrica para medida real do membro (distância da espinha ilíaca anterossuperior até o maléolo lateral). **B** Utilização de blocos e avaliação do nivelamento da pelve. A utilização dos blocos apresenta maiores confiabilidade e acurácia que a medição com fita métrica. (Reproduzida de: Methods for assessing leg length discrepancy. Clinical Orthopaedics and Related Research. 2008; 466[12]:2910-2922.)

Para maior acurácia, o fisioterapeuta deve solicitar uma econometria, a qual elucidará a discrepância.

- Força muscular:
  - Em crianças menores, avaliar por meio da movimentação ativa e da capacidade de deslocar o membro com ou sem gravidade (escores de 0 a 5 da Escala Muscular Manual).
  - Em crianças maiores, avaliar a força dos músculos dos membros inferiores (MMII) proximais e distais por meio do Teste de Força Muscular Manual (0 a 5), do dinamômetro ou do teste de uma repetição máxima (1RM).
- Amplitude de movimento (ADM) – tornozelo, joelho e quadril: verificar se o pé é postural ou estrutural. O pé postural não apresenta limitações de ADM, ao contrário do pé estrutural.
- Flexibilidade: verificar a presença de encurtamento de flexores de quadril e extensores de joelho, flexores de joelho e flexores plantares (veja o Capítulo 21).
- Equilíbrio estático e dinâmico.
- Dor:
  - Escala Visual Analógica: 0 a 10.
  - Escala de Oucher: Escala de Faces (veja o Capítulo 21).
- Morfologia do pé: fotografias ou plantigrafias.
- Padrão de marcha: analisar as fases da marcha.
- Tolerância ao exercício físico: avaliado por meio dos mesmos testes que analisam a capacidade funcional, porém com o registro de outros parâmetros, como frequência cardíaca e fadiga (Borg) (veja o Capítulo 23).
- Qualidade de vida: a qualidade de vida pode ser avaliada por meio dos intrumentos *Child Health Questionnaire (CHQ-PF50)*[47] e *Pediatric Quality of Life Inventory (Peds-QL)*[48] (veja o Capítulo 23).

Protocolo de avaliação do PTC

Em razão da falta de um instrumento útil para o acompanhamento da criança com PTC durante o crescimento e que seguisse as recomendações da CIF, foi desenvolvido um instrumento específico para avaliação do PTC: o Protocolo de Avaliação do PTC (*Clubfoot Assessment Protocol* – CAP). Esse instrumento abrange tanto as funções e estruturas do corpo como as atividades e a participação. Embora seja um teste validado e responsivo, demonstrando mais sensibilidade do que a escala de Diméglio, ainda não foi traduzido para o português[49], mas pode auxiliar o acompanhamento da evolução das alterações das estruturas e funções corporais na prática clínica.

O CAP é um teste observacional que possibilita o acompanhamento da evolução do PTC, bem como traçar objetivos e condutas para crianças de 0 a 11 anos de idade. O tempo de administração varia em torno de 10 a 15 minutos, dependendo da cooperação da criança. O teste contém 22 itens divididos em quatro subgrupos: mobilidade (oito itens), função muscular (três itens), morfologia (quatro itens) e qualidade do movimento I e II (sete itens). Questões sobre dor, rigidez, problemas nos pés, condição física, nível de atividade física, esportes e participação social e satisfação dos pais/pacientes não entram na pontuação dos escores, mas em anotações extras.

Cada item é descrito de acordo com o que é considerada típico, sendo pontuado de 0 (grave redução/sem capacidade) a 4 (normal). Para cada subgrupo é feita a soma dos escores e no somatório final a nota pode ser convertida em uma escala que varia de 0 (desvio extremo) a 100 (variação dentro do normal; transformação do escore do subgrupo = escore atual/escore máximo × 100). Para os dados perdidos pode ser feita uma média para determinado subgrupo. Espera-se que aos 3 anos as crianças sejam capazes de completar o item qualidade de movimento I e aos 4 anos completem o item II (Tabela 13.1).

TRATAMENTO CONSERVADOR – MÉDICO E FISIOTERAPÊUTICO*
Pé torto congênito postural

Até pouco tempo atrás não havia evidências científicas quanto ao tratamento mais efetivo do PTC postural, o qual variava entre observação, alongamentos, bandagens e gesso, sendo o pé corrigido sem intervenção cirúrgica. Entretanto, um ensaio clínico randomizado avaliou 92 recém-nascidos de 1 a 6 dias de vida (169 PTC) divididos em dois grupos: sem tratamento e tratamento. O grupo tratamento recebeu intervenções realizadas pelos pais que consistiam em manipulações pelo menos 20 vezes ao dia (abdução do pé) e estimulação ativa na região dorsolateral do pé pelo menos 100 vezes ao dia (Figura 13.8). No entanto, não foram encontradas diferenças estatisticamente significativas entre os grupos. Todos os PTC desaparecem até os 12 meses de idade, exceto em dois casos, que necessitaram de gessos e botas ortopédicas. Apesar de ser esse o único estudo, não há evidências de que o tratamento adotado seja necessário para correção do PTC (nível de evidência 2)[50]. O mais importante nessa condição é a orientação dos pais quanto ao caráter benigno e à atenção caso o PTC não melhore espontaneamente.

Pé torto congênito estrutural
Perspectiva histórica e suas implicações para o tratamento conservador

Antes de 1990, a cirurgia era o tratamento escolhido pela maioria dos ortopedistas espalhados pelo mundo. Enquanto extensas técnicas cirúrgicas de liberação eram utilizadas a fim de promover maior correção do PTC, importantes limitações também surgiam ao longo do tempo. Nesse período, os pacientes que eram submetidos a cirurgias na infância e apresentavam desfechos clínicos considerados satisfatórios pelos cirurgiões, pelo próprio paciente e pela família, ao

---

*Veja no Anexo, no final deste livro, a definição dos níveis de evidência, sendo 1 o nível mais alto e 5 o mais baixo.

Tabela 13.1 Protocolo de avaliação do pé torto congênito

Nome: Data da avaliação:	Lado		Data de nascimento: Número da avaliação:		
	Esquerdo	Direito			
Escala	0	1	2	3	4
Mobilidade passiva					
1. Dorsiflexão	< –10°	–10°– < 0°	0° – < +10°	+10° – +20°	> +20°
2. Flexão plantar	0° – < 10°	10° – < 20°	20° – < 30°	30° – 40°	> 40°
3. Varo/valgo	> 20° var	20° – < 10° var	10° – < 0° var	0° – neutro	> 0° vlg
4. Inver/ever	> 20° inv	20° – < 10° inv	10° – < 0° inv	0° – 10° evr	> 10° evr
5. Adu/abd	> 20° adu	20° – < 10° adu	10° – < 0° adu	0° – neutro	> 0° abd
6. Rigidez	+ rígido	Rígido		Flexível-rígido	Flexível
7. Extensão flx. dedos	+ reduzido		Reduzido		Normal
8. Extensão flx. hálux	+ reduzido		Reduzido		Normal
Função muscular (força)					
9. M. fibular	Ausente/pobre		Reduzido		Normal
10. M. ext. dedos	Ausente/pobre		Reduzido		Normal
11. M. sol./gastr.	Ausente/pobre		Reduzido		Normal
Morfologia					
12. Rotação tibial	+ rodado interno		Rodado interno		Normal
13. Posição calcâneo	> 10° varo		> 0° varo < 10°		Neutro/vlg
14. Posição antepé	> 20° adu		> 10° adu < 20°		Adu < 10°
15. Arco plantar	+ cavo		Cavo		Normal
Qualidade do movimento I					
16. Andar	+ desvia	Desvia		Desvia levemente	Normal
17. Andar nos dedos	Incapaz	Desvia		Desvia levemente	Normal
18. Andar calcanhar	Incapaz	Desvia		Desvia levemente	Normal
19. Agachar	Incapaz	Desvia		Desvia levemente	Normal
20. Correr	+ desvia	Desvia		Desvia levemente	Normal
Qualidade do movimento II					
21. Ficar num pé só	Incapaz	Desvia		Desvia levemente	Normal
22. Pular num pé só	Incapaz	Desvia		Desvia levemente	Normal

Notas extras: questões sobre dor, rigidez, problemas nos pés, condição física, nível de atividade, esportes e participação social e satisfação dos pais e das crianças.
+: aumentado/pronunciado; var: varo; vlg: valgo; inv: inversão; evr: eversão; adu: adução; abd: abdução.
Fonte: adaptada de Hanneke Andriesse, 2005.

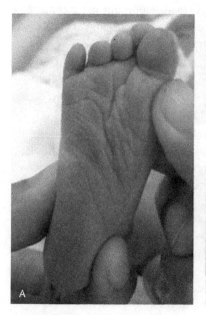
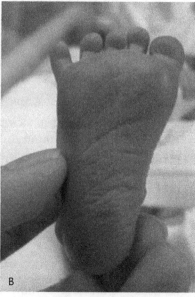

Figura 13.8 Estimulação pelos pais/cuidadores em um pé torto congênito postural à direita. **A** Com o neonato na posição supina, o primeiro e segundo dedos da mão direita do cuidador seguram no antepé e reduzem a deformidade através da abdução do pé, enquanto o primeiro dedo da mão esquerda estabiliza o cuboide. Os outros dedos da mão esquerda seguram o retropé no nível do calcâneo. Exercício realizado pelo menos 20 vezes ao dia. **B** Estimulação do pé do recém-nascido. Neonato na posição supina. O processo de estimulação consiste em posicionar os dedos sobre a região dorsolateral e estimular a abdução do pé pelo menos 100 vezes ao dia. (Publicada com autorização dos autores. BNS RC, Kaewpornsawan K, Wongsiridej P, BNS SS, BNS SM. The effectiveness of parent manipulation on newborns with postural clubfoot: A randomized controlled trial. J Med Assoc Thai. 2014;97[9]:S68-S72.)

atingirem 10 anos de idade, apresentavam rigidez, fraqueza, rotação interna residual dos MMII e alterações cinemáticas no nível do joelho[51].

A partir do ano de 1990, alguns cirurgiões ortopédicos começaram a dar ênfase às técnicas conservadoras, como o método funcional francês. Originado em 1970, esse método foi aperfeiçoado ao longo de décadas e levado para os EUA pelo médico Diméglio e pelo fisioterapeuta Frederic Bonnet. Realizado por fisioterapeuta habilitado, consiste em mobilizações suaves diárias e alongamentos dos tecidos contraturados, estimulação e fortalecimento de músculos fracos e uso de bandagens e órteses para manter a correção. A maior parte da correção é alcançada nos primeiros 3 meses e a correção total é esperada dentro de 5 meses. Os pais eram treinados para executar a técnica associada à terapia domiciliar até o início da deambulação. Adicionalmente, uma órtese abaixo do joelho deveria ser utilizada (órtese de abdução) até os 2 ou 3 anos para prevenir recidivas e deformidades.

No início da década de 1990 foi associada ao método a mobilização passiva contínua (MPC) com o objetivo de mobilizar o pé durante a noite (10 a 18h/dia). Apesar de o método francês apresentar resultados positivos, a introdução do aparelho de MPC representa um aumento do custo, o que inviabilizava sua utilização[52]. Essa técnica não recebeu adesão no Brasil e é utilizada por grupos menores ao redor do mundo.

Em contrapartida, a técnica idealizada por Ponseti é o método conservador mais utilizado ao redor do mundo e é cada vez mais adotado no Brasil[53]. Ponseti desenvolveu um guia para tratamento do PTC por volta de 1940, e esse método efetivo permanece essencialmente inalterado.

O método de Ponseti envolve alongamentos e manipulações semanais dos ossos desalinhados, seguidos de aplicação de gesso. O fundamento da técnica de manipulação consiste na correção das deformidades por meio das mudanças plásticas dos elementos contraturados e encurtados, as quais apresentam elevada capacidade elástica na criança mais nova[54]. Com frequência, uma tenotomia percutânea é realizada para completar a correção da deformidade do equino previamente ao último gesso. Caso a tenotomia não seja realizada nos pés cujo retropé não alcança 15 graus de dorsiflexão, a utilização forçada do gesso poderá causar deformidades, como o pé em "mata-borrão" (face plantar convexa).

A correção da deformidade costuma ser obtida dentro de 6 a 8 semanas, sendo mantida por meio de órtese de abdução por 3 meses e depois parcialmente à noite por cerca de 2 a 3 anos para garantir o sucesso da correção e prevenir recidivas[54]. Adicionalmente, é importante orientar os pais quanto à utilização e aos cuidados, bem como iniciar o tratamento fisioterapêutico para prevenir as recidivas. As recidivas após o tratamento podem ser frequentes e fazem parte da história natural da doença, sendo causadas pelos mesmos fatores que podem ter desencadeado o início da disfunção. As recidivas podem ser rapidamente tratadas com duas a três trocas de gesso. Entretanto, os pés com forte tendência à supinação deverão ser submetidos à transferência do tendão do músculo tibial anterior para o terceiro cuneiforme. A ocorrência de varo e do aduto residual também pode ser tratada com correções cirúrgicas localizadas, como as osteotomias no mediopé ou no calcâneo[55].

No Canadá e na Inglaterra, a técnica de Ponseti também é realizada por fisioterapeutas treinados[56]. Além disso, estudos mostram que o método, quando aplicado por fisioterapeutas ou ortopedistas, apresenta a mesma eficácia (nível de evidência 3)[57]. No Brasil, entretanto, tanto a confecção do gesso como a tenotomia são considerados procedimentos médicos[56]. Apesar da limitação ética quanto à atuação da fisioterapia para execução do método de Ponseti no Brasil, o tratamento fisioterapêutico associado é extremamente importante no que tange à prevenção de deficiências da estrutura e função do corpo e limitações da atividade e participação (nível de evidência 5).

Embora as evidências ainda sejam limitadas, a técnica de Ponseti apresenta resultados significativamente melhores a curto prazo no alinhamento dos pés, comparado a outros métodos, como o de Kite ou o método francês (a qualidade da evidência é de baixa a muito baixa – nível de evidência 1)[58]. Assim, será abordado o tratamento fisioterapêutico associado a essa técnica, como preconizado por especialistas na área[59], otimizando o tratamento conservador (Ponseti), bem como atuando nos períodos pré e pós-cirúrgicos, quando necessário.

Tratamento médico via método de Ponseti

A seguir é apresentado o resumo do procedimento normal adotado em bebês/crianças com PTC. Se a criança for mais velha ou apresentar outras condições de saúde além do pé torto, o plano de tratamento será diferente. Para mais detalhes sobre a técnica de Ponseti basta baixar o manual em português através do *link* disponibilizado no final deste capítulo.

Procedimento normal iniciado em bebês

Manipulação e gessamento

O gessamento é iniciado entre o sétimo e o décimo dia de nascimento. Ao longo das semanas de tratamento o pé é gentilmente corrigido mediante manipulação dos ossos na posição correta. Após cada manipulação, o pé e a perna são engessados por 5 a 7 dias para manter a posição e alongar ligamentos, articulações e tendões enrijecidos. Esse procedimento será repetido quatro a seis vezes. Um PTC grave necessitará de mais gessos (Figura 13.9)[55,59].

Manipulação, tenotomia de Aquiles e gesso para correção

Em muitos casos, o tendão de Aquiles será cortado a fim de garantir uma correção completa. Essa tenotomia é realizada com anestesia local e leva apenas alguns minutos. Após a tenotomia, o pé atinge a dorsiflexão necessária e novamente é realizado o gessamento por mais 3 semanas[55,59].

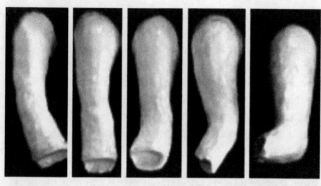

Figura 13.9 Sequência das trocas de gesso através da técnica de Ponseti. (Disponível em: https://storage.googleapis.com/global-help-publications/books/help_cfponsetiportuguese.pdf.)

Órtese de abdução para manter a correção

Quando o último gesso é removido, é necessário o uso de uma órtese de abdução 23 horas ao dia, por 3 meses, a qual deve ser retirada apenas para o banho. Após os 3 meses, será reduzido o tempo de uso. Ao final, a criança deverá utilizar a órtese apenas à noite (12 a 14 horas/dia) até os 4 ou 5 anos de idade. A utilização da órtese é fundamental para o sucesso do tratamento. Mesmo quando o alinhamento do pé aparenta estar normal, o pé provavelmente irá recidivar caso a criança não utilize a órtese. Após os 7 anos, as recidivas são raras (Figura 13.10)[55,59].

Nota
Nos pés complexos e resistentes, bem como em crianças mais velhas, é utilizada a técnica de Ponseti modificada.

As recidivas após a técnica de Ponseti devem ser tratadas com novos gessos, embora alguns casos sejam cirúrgicos, como será descrito mais adiante na seção sobre o tratamento cirúrgico.

Tratamento fisioterapêutico

Os especialistas recomendam o tratamento fisioterapêutico após o início do uso das órteses de abdução em crianças que ainda não deambulam (início precoce do tratamento via Ponseti) e fortemente aconselham a intervenção fisioterapêutica em crianças que já deambulam e iniciaram o uso das órteses de abdução (início tardio do tratamento via Ponseti) (nível de evidência 5)[59].

Objetivos (nível de evidência 5)

- Possibilitar pés funcionais e plantígrados.
- Adquirir os marcos do desenvolvimento motor na idade esperada.
- Prevenir deformidades, encurtamentos e recidivas.
- Aumentar a força muscular dos MMII.
- Adquirir habilidades motoras fundamentais.
- Aprimorar a tolerância ao exercício físico e a capacidade funcional.
- Estimular o padrão de marcha maduro de acordo com a idade.
- Aumentar a amplitude de movimento.
- Aprimorar o equilíbrio.
- Diminuir ou prevenir a dor.
- Encaminhar para a prática de esportes.

Após o diagnóstico fisioterapêutico, o fisioterapeuta deverá estruturar um plano de tratamento que minimize as deficiências na estrutura e limitações de atividade e as restrições à participação social. Várias atividades poderão ser implementadas a fim de alcançar os objetivos propostos, considerando a idade de cada criança (nível de evidência 5).

Não há evidências quanto à eficácia do tratamento fisioterapêutico em crianças com PTC. Entretanto, considerando as deficiências, limitações e restrições apresentadas pelas crianças, o plano de tratamento discutido a seguir é elaborado com base em consenso de especialistas e em outros estudos que comprovam a eficácia dos programas de reabilitação em outras condições envolvendo disfunções nos MMII (nível de evidência 5).

Após a retirada do gesso, é importante manter a ADM do pé mediante mobilização das articulações tarsometatarsianas (adução e abdução do pé), subtalar (eversão e eversão) e tibiotársica (dorsiflexão e flexão plantar) (nível de evidência 5).

Os estudos revelam que as crianças com PTC estrutural apresentam escores menores nos instrumentos de avaliação do desenvolvimento motor, principalmente quanto à aquisição da marcha. Desse modo, caso seja encontrado atraso no desenvolvimento motor, essas crianças deverão ser acompanhadas e tratadas (veja o *Caso clínico*) e os pais deverão ser tranquilizados quanto à aquisição dos marcos motores em lactentes com PTC (nível de evidência 5).

Nas idades pré-escolar e escolar, deve ser incentivado o envolvimento dessas crianças em atividades que promovam melhora do equilíbrio. O fisioterapeuta poderá realizar visitas escolares de modo a instruir os profissionais envolvidos, bem como orientar os pais sobre a importância dessas atividades (nível de evidência 5) (Figuras 13.11 a 13.14).

As crianças em idade escolar devem ser engajadas em atividades que aumentem a tolerância ao exercício físico e a capacidade funcional. O aumento pode ser alcançado por meio de atividades físicas diárias, como natação, bicicleta, dança, futebol etc. De acordo com as recomendações do

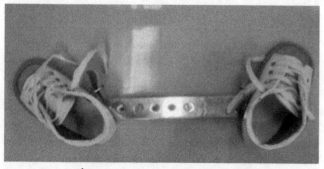

Figura 13.10 Órtese de abdução (também conhecida como Dennis-Brown). Arquivo pessoal.

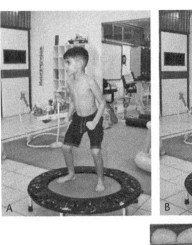 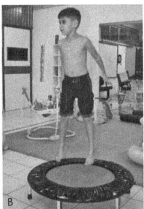 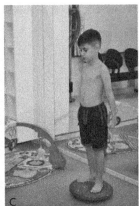 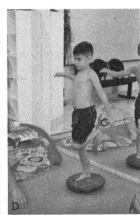
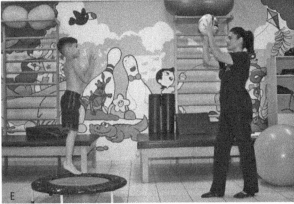

Figura 13.11A a **E** Treino de equilíbrio – propriocepção.

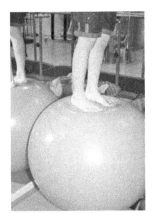

Figura 13.12 Treino de equilíbrio sobre a bola suíça.

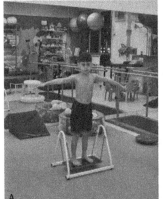 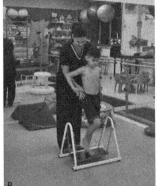
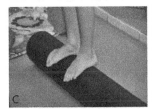
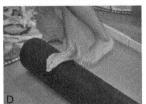
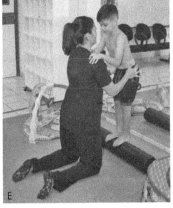

Colégio Americano de Medicina do Esporte (http://www.acsm.org/), as crianças devem acumular no mínimo 60 minutos de atividade física diária, incluindo transporte, educação física, esporte e exercícios livres e planejados. Devem ser combinadas atividades moderadas e vigorosas. As de intensidade moderada aumentam a respiração, a sudorese e a frequência cardíaca. Já as vigorosas aumentam substancialmente as variáveis citadas. Adicionalmente, sugere-se que essas crianças também estejam engajadas em atividades de fortalecimento muscular. Os programas supervisionados para o aumento de força muscular devem obedecer às seguintes recomendações: 60% a 80% 1RM, oito a 12 repetições, uma a três séries, 2 dias/semana (nível de evidência 1) (Figura 13.15)[60].

Figura 13.13 Treino de equilíbrio sobre o balancim (**A** e **B**) e o rolo rígido (**C** a **E**).

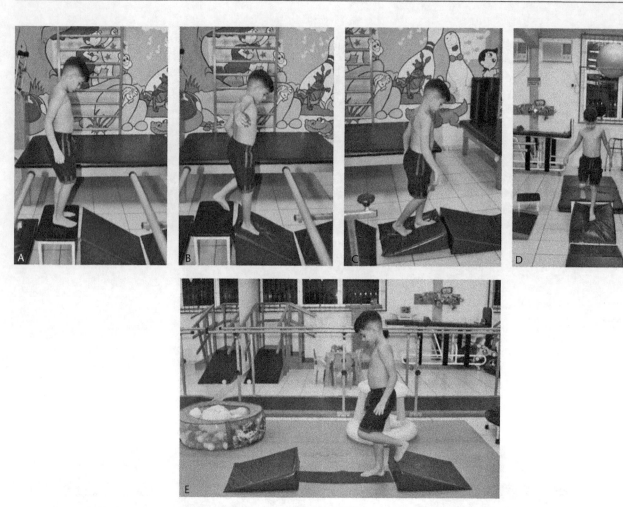

Figura 13.14A a **E** Treino de equilíbrio em terrenos irregulares.

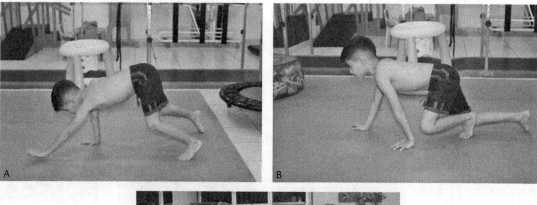

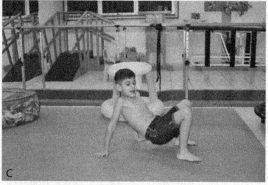

Figura 13.15A a **C** Atividades que estimulam as habilidades motoras fundamentais e a força muscular.

A criança e os pais deverão ser orientados quanto aos alongamentos para prevenção de contraturas e deformidades, os quais devem ser realizados diariamente. Os especialistas recomendam que a criança (fases pré-escolar e escolar) permaneça na postura agachada pelo menos 2 minutos por dia, sendo o agachamento realizado pelos pais ou pela própria criança. Além disso, os pais devem ser orientados quanto à realização de alongamento do tríceps sural por 2 minutos antes da colocação das órteses de abdução (nível de evidência 5)[59], bem como de inversores e eversores (Figuras 13.16 e 13.17). Os alongamentos podem ser mantidos mediante o uso de bandagens elásticas, como a Kinesio Taping®, embora sua eficácia ainda não seja comprovada.

Caso seja observada a fraqueza dos músculos dos MMII, pode ser iniciado o fortalecimento muscular de flexores plantares, rotadores externos e extensores do quadril para aumentar a capacidade da marcha (nível de evidência 5), haja vista que os estudos apontam que os distúrbios da marcha são causados, principalmente, por esses fatores. Inicia-se com cargas leves e a progressão acontece de acordo com a evolução do paciente, priorizando atividades excêntricas e concêntricas (Figura 13.18).

As crianças que apresentam diferença de comprimento dos membros poderão utilizar palmilhas corretivas (diferença de 1 a 2cm)[61]. A correção da discrepância é importante para minimizar as alterações biomecânicas que podem resultar em escoliose, dor em MMII e nas costas, desnível pélvico e alteração do padrão de marcha[62].

O manejo da dor deve ser feito após a identificação do fator causal. A partir daí poderão ser utilizados vários recursos para minimizá-la, como calor, alongamentos e até mesmo fisioterapia aquática (nível de evidência 5).

Além das orientações aos pais citadas anteriormente, deve ser reforçada a importância da utilização das órteses de abdução, bem como os cuidados com ela (nível de evidência 5)[59].

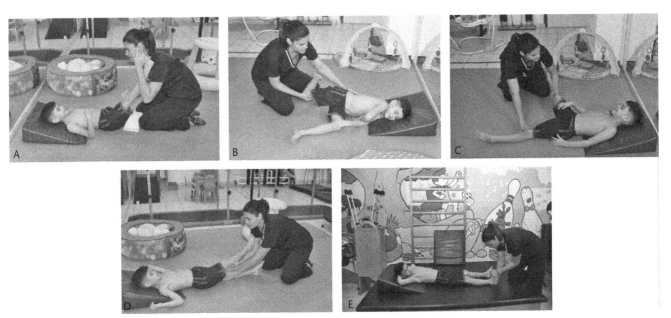

Figura 13.16 Alongamento de isquiossurais (**A**), flexores (**B**), adutores (**C**), abdutores de quadril (**D**) e tríceps sural (**E**).

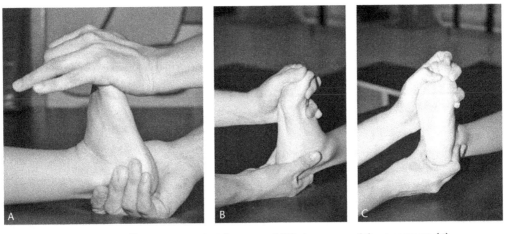

Figura 13.17 Alongamento de tríceps sural (**A**), inversores (**B**) e eversores (**C**).

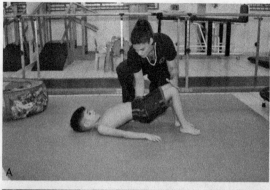
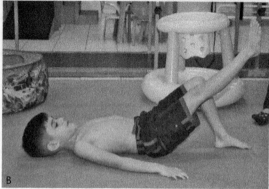
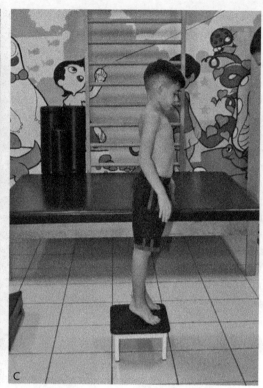

Figura 13.18A a **C** Exercícios de fortalecimento muscular de membros inferiores: ponte, ponte diferenciada e suporte em plantiflexão.

O paciente receberá alta da fisioterapia tão logo sejam minimizadas as principais deficiências, limitações de atividade e restrições. É importante que essa criança seja reavaliada a cada semestre para acompanhamento da evolução e identificação precoce de perdas. Esse acompanhamento deve ser realizado pelo menos até a interrupção do uso das órteses de abdução, bem como mais tarde, e durante o período de crescimento (nível de evidência 5). As crianças precisam ser incentivadas à prática esportiva, uma vez que não precisam se restringir a qualquer modalidade (nível de evidência 5).

Tratamento cirúrgico

O tratamento cirúrgico será necessário nos casos de pés recidivados após o uso da técnica de Ponseti ou em pés negligenciados que não foram submetidos ao tratamento conservador na idade apropriada[55].

Nos casos dos pés recidivados após o uso do método de Ponseti, algumas crianças precisarão de uma cirurgia de transferência do tendão tibial anterior para correção da deformidade dinâmica em supinação, tipicamente entre os 2 e os 4 anos. A transferência do tendão tibial anterior deve ser considerada somente quando a deformidade é dinâmica e não há deformidade estruturada[55].

Outras intervenções cirúrgicas também são descritas na literatura, como a de Codivilla (1 a 4 anos) e Evans (4 a 7 anos). Acima dos 7 ou 8 anos de idade, é preferível aguardar o crescimento completo do pé e, aos 12 ou 13 anos, realizar a dupla artrodese modelante de Hoke, que propicia resultados satisfatórios com um pé anatômico e funcionalmente aceitável. Todas essas intervenções podem apresentar complicações pós-cirúrgicas[16].

A atuação da fisioterapia no pós-operatório é extremamente importante (nível de evidência 5).

Fisioterapia pós-operatória

A fisioterapia terá os mesmos objetivos citados anteriormente, porém, por se tratar de um procedimento pós-cirúrgico, a fase da reabilitação terá três fases. Os exercícios propostos deverão ser adaptados à faixa etária do paciente (criança ou adolescente).

Fase I

- Controle do edema: repouso, gelo, compressão e elevação.
- Utilização de dispositivos auxiliares de marcha.
- Exercícios ativos de tornozelo (Figura 13.19).
- Alongamento dos músculos dos MMII (Figuras 13.16 e 13.17).
- Fortalecimento da musculatura intrínseca e intrínseca dos pés, bem como dos demais grupos musculares dos MMII (Figuras 13.20).

Fase II

Progredir com os exercícios da fase I:

- Exercícios ativos de flexão e extensão de tornozelo e circundação, ficar na ponta dos pés e subir degraus lateralmente (Figura 13.21).
- Apoio unipodal no membro acometido, inicialmente com os olhos abertos e depois fechados.

Capítulo 13 Pé Torto Congênito

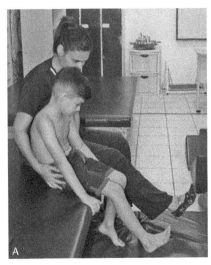
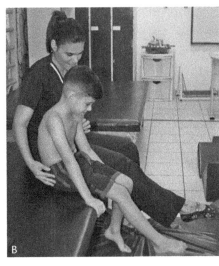

Figura 13.19A e **B** Exercícios ativos de tornozelo: dorsiflexão e plantiflexão.

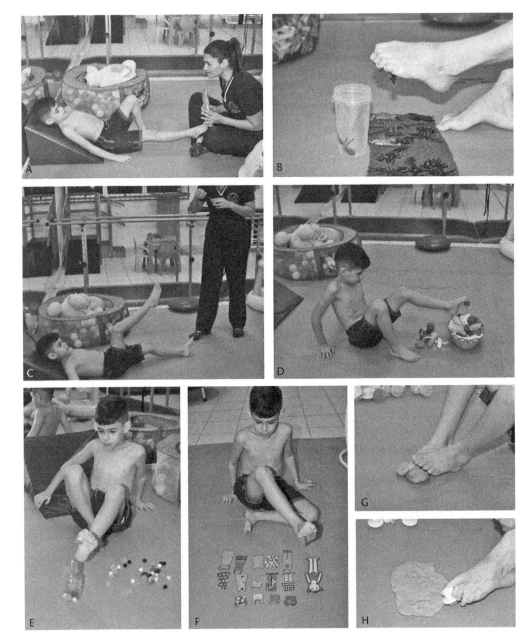

Figura 13.20A a **N** Fortalecimento da musculatura intrínseca e extrínseca dos pés, bem como dos demais grupos musculares dos membros inferiores (*continua*).

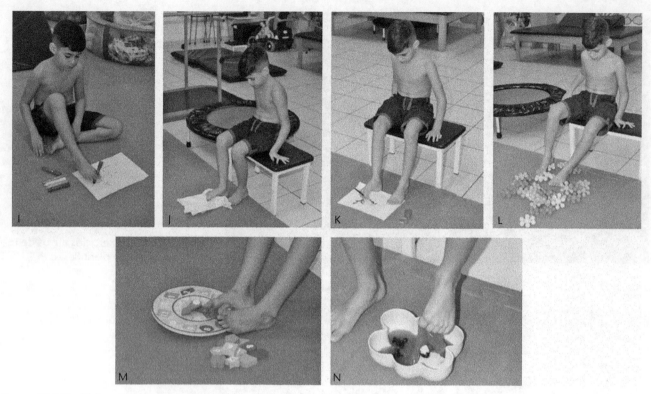

Figura 13.20I a N (*continuação*) Fortalecimento da musculatura intrínseca e extrínseca dos pés, bem como dos demais grupos musculares dos membros inferiores.

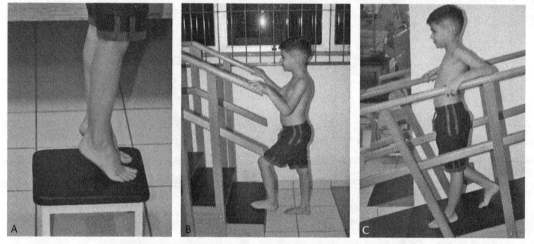

Figura 13.21A a C Exercícios ativos: ficar na ponta dos pés, subir degraus e descer rampas.

- Fortalecimento muscular utilizando resistência elástica (tubos ou faixas elásticas-inversão, eversão, flexão plantar e dorsiflexão).
- Exercícios para aumentar a capacidade funcional utilizando bicicleta ergométrica.
- Fisioterapia aquática.

Fase III

Progredir com os exercícios das fases I e II:

- Alongamento dos MMII (Figuras 13.16 a 13.22).
- Treino proprioceptivo na prancha de equilíbrio (Figuras 13.11 a 13.14).
- Aumentar a resistência muscular – fortalecimento dos músculos dos MMII (Figuras 13.11 a 13.15, 13.18 a 13.21 e 13.23 e 13.24).
- Pular com os dois pés e progredir para um pé apenas.
- Circuitos com deslocamentos variados (Figura 13.23).
- Progressão nas atividades para aumentar a capacidade funcional: bicicleta, esteira e natação.
- Iniciar atividades esportivas (Figura 13.24) (veja o Capítulo 22).

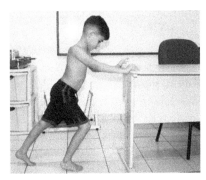
Figura 13.22 Alongamento de tríceps sural.

Considerações sobre o PTC sindrômico

O tratamento do PTC por meio da técnica de Ponseti também tem sido adotado nos casos sindrômicos, como artrogripose (veja o Capítulo 15) e mielomeningocele (veja o Capítulo 6). Em geral, quando comparado ao tratamento do PTC idiopático, o do PTC sindrômico exige um número maior de trocas de gessos e apresenta frequência maior de recidivas. No entanto, a correção é satisfatória na maioria dos casos. Após a retirada dos gessos, as crianças também devem fazer uso da órtese de abdução[10].

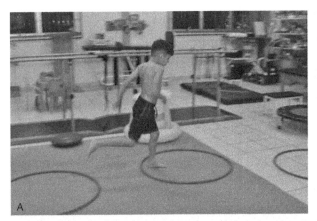
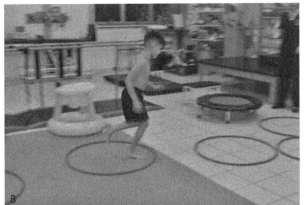
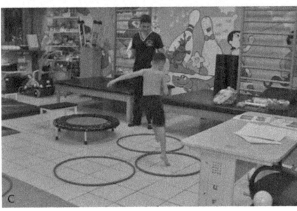

Figura 13.23A a **C** Circuitos com deslocamentos variados.

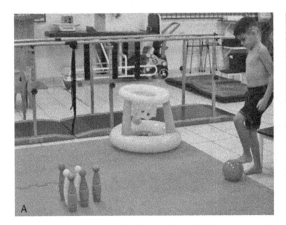
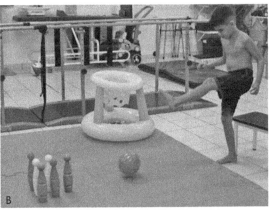

Figura 13.24A e **B** Estímulo às atividades esportivas e lúdicas com incentivo à aprendizagem motora.

CASO CLÍNICO

Coleta da história clínica com os pais ou cuidadores

B.N.R., 5 meses e 28 dias, sexo masculino, diagnóstico de PTC estrutural ao nascimento. Após o nascimento, a mãe e o pai receberam apenas orientações iniciais do ortopedista responsável pelo caso para realizar alongamento nos pés do paciente, sendo relatada melhora do posicionamento apenas no membro inferior direito do paciente. Com 1 mês de idade foi iniciado o tratamento médico com gesso no membro inferior esquerdo, utilizando o método de Ponseti. Permaneceu com o uso do gesso por 6 semanas, o qual era ajustado semanalmente pelo ortopedista responsável. Após a retirada do gesso, foi indicado o uso de órtese de abdução (Figura 13.25) no período noturno.

O paciente iniciou o tratamento fisioterapêutico com 5 meses e 28 dias de idade. Na avaliação foi possível observar diferença no alinhamento entre o pé esquerdo e o direito, notada quando os MMII do paciente eram apoiados no solo ou quando permanecia em repouso na posição supina. Além disso, foi observada limitação da movimentação ativa de dorsiflexão, eversão e abdução do antepé bilateralmente.

Avaliação

Na avaliação do paciente foram realizadas inspeção e palpação das estruturas musculoesqueléticas do tornozelo e do pé, e o paciente apresentou rigidez no tendão calcâneo do membro inferior esquerdo (MIE). Na avaliação goniométrica, o paciente apresentou restrição de ADM de dorsiflexão do tornozelo esquerdo, sendo obtidos 10 graus, e na

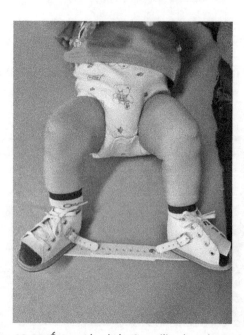

Figura 13.25 Órtese de abdução utilizada pelo paciente.

ADM de eversão do tornozelo esquerdo foi obtido também o valor de 10 graus. Na avaliação da flexibilidade dos MMII, o paciente apresentou encurtamento de isquiossurais. Foi aplicado o Protocolo de Avaliação do PTC (Tabela 13.1), e o paciente obteve os escores de 37,50% no membro inferior direito (MID) e de 34,82% no MIE, valendo lembrar que, quanto maior o escore, menor a gravidade do PTC. Foi aplicada a escala de Pirani para determinar a gravidade do PTC, e o paciente apresentou escore 1, que representa grau leve. Para verificar a presença de atraso do desenvolvimento motor foi utilizado a AIMS, e o paciente alcançou os percentis 10 a 25. Os achados da avaliação estão resumidos na Figura 13.26.

Objetivos a curto prazo

1. Adquirir os marcos do desenvolvimento motor na idade esperada.
2. Conseguir alcançar joelhos e pé em supino.
3. Conseguir realizar padrão de extensão ativa, suporte sobre os cotovelos estendidos e deslocamento de peso lateralmente na posição prona.
4. Adquirir equilíbrio na posição sentada e alcançar objetos nessa posição.

Objetivos a médio e longo prazo

1. Aumentar a ADM de dorsiflexão.
2. Aumentar a ADM de eversão.
3. Adquirir flexibilidade dos músculos isquiossurais encurtados.

Plano de tratamento

O atendimento foi realizado na clínica-escola de Fisioterapia da Universidade Federal dos Vales do Jequitinhonha e Mucuri. Os atendimentos ocorriam duas vezes por semana e tinham a duração de 50 minutos. Ao longo do tratamento foram efetuadas algumas adaptações de exercícios de acordo com a necessidade e a adesão do paciente.

O paciente se mostrou calmo e sorridente durante os atendimentos, e a presença dos familiares auxiliou o estabelecimento de um bom vínculo com o paciente logo nos primeiros atendimentos. Inicialmente, optou-se por incentivar o alcance e a percepção dos MMII por meio de meias com temas e que produziam som ao movimento com intuito de chamar a atenção do paciente, além de brinquedos como argolas, que podiam ser encaixadas nos pés (Figura 13.27).

Durante a terapia, a criança também foi estimulada a adquirir os marcos do desenvolvimento motor esperados para a idade. O controle de tronco na posição sentada foi estimulado por meio de rolo ou bola suíça. A terapeuta o estimulava a realizar rotação, inclinação lateral, flexão e

Capítulo 13 Pé Torto Congênito

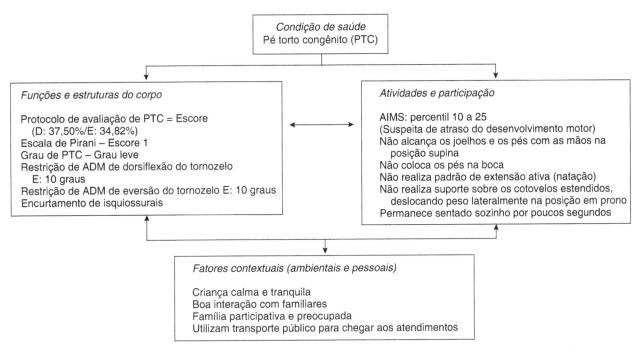

Figura 13.26 Sumário do caso clínico de acordo com os domínios da Classificação Internacional de Funcionalidade, Incapacidade e Saúde (CIF).

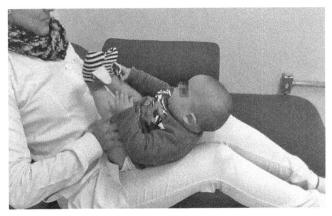

Figura 13.27 Estímulo mediante o uso de meias com desenhos e que produziam som ao movimento, promovendo alcance dos MMII pelo paciente.

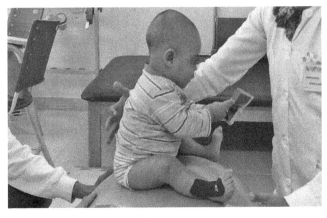

Figura 13.28 Estimulação do controle de tronco e coluna cervical na posição sentada, utilizando bola suíça.

extensão de tronco e cervical com brinquedos. No tatame, o paciente era incentivado a permanecer sentado sem apoio, manipulando o brinquedo com as duas mãos e mantendo o equilíbrio o máximo de tempo possível. O controle de tronco e cervical também foi estimulado em prono, utilizando rolo ou bola suíça (Figuras 13.28 a 13.30).

A descarga de peso foi realizada na posição de pé com o paciente descalço, tentando sempre priorizar a posição de cócoras com o objetivo de alcançar a ADM de dorsiflexão. Foi utilizado o aparelho *Jolly Jumper*, um brinquedo com uma cadeira confeccionada em pano, presa por alças de elástico, e com hastes de metais para fixação. O aparelho permite o controle da descarga de peso, possibilitando que o terapeuta posicione os pés para realizar a descarga de peso (Figura 13.31).

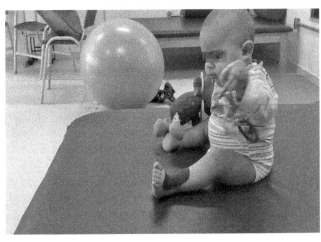

Figura 13.29 Manipulação de objetos na posição sentada.

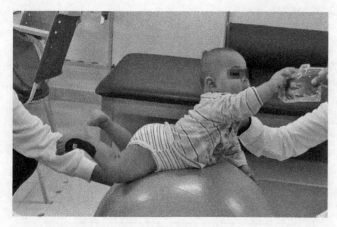

Figura 13.30 Estimulação do controle de tronco e coluna cervical na posição em prono, utilizando bola suíça.

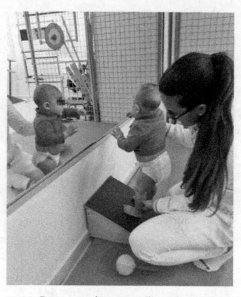

Figura 13.32 Descarga de peso utilizando plano inclinado.

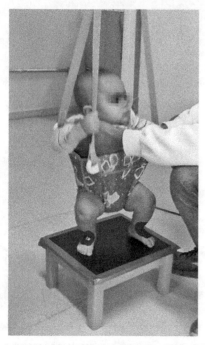

Figura 13.31 Descarga de peso utilizando o aparelho *Jolly Jumper*.

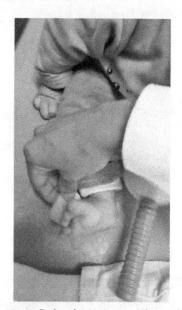

Figura 13.33 Estimulação sensorial com bucha.

Ainda com o objetivo de melhorar a ADM de dorsiflexão foi utilizado um plano inclinado com a criança permanecendo de pé em apoio de ambos os pés ou em apoio unipodal (Figura 13.32).

Como plano de tratamento foram realizados ainda alongamentos passivos do tríceps sural, inversores do tornozelo e isquiossurais, bem como estimulação sensorial. Para a estimulação sensorial foram utilizadas buchas, brinquedos com diversas texturas e álcool em gel no intuito de incentivar a movimentação ativa de dorsiflexão e eversão dos pés (Figura 13.33).

Durante as sessões foi utilizada a Kinesio Taping® com o objetivo de fornecer estímulo sensorial e mecânico por meio da faixa elástica. A faixa foi posicionada com o intuito de favorecer o movimento de dorsiflexão e eversão dos pés (Figura 13.34).

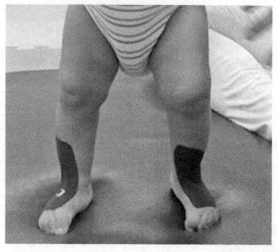

Figura 13.34 Aplicação e utilização de Kinesio Taping®.

Capítulo 13 Pé Torto Congênito

A família foi orientada a utilizar a órtese de abdução com meias de cano alto para evitar ferimentos no local de contato e a acompanhar o crescimento dos pés para que fosse solicitada com antecedência nova órtese de abdução em razão da demora do processo de fabricação nos serviços públicos. Além disso, foi orientada sobre como retirar o Kinesio Taping® e dar continuidade em casa aos exercícios propostos nos dias que não ocorreriam os atendimentos.

Resultados

A reavaliação ocorreu após 4 meses de atendimento, quando o paciente estava com 9 meses e 8 dias de idade.

Na avaliação goniométrica, o paciente apresentou aumento na ADM de dorsiflexão do tornozelo esquerdo, passando de 10 para 12 graus na avaliação, e na ADM de eversão do tornozelo esquerdo, passando de 10 para 22 graus. No Protocolo de Avaliação do PTC, o paciente apresentou aumento no escore no MIE com mudança dos valores de 34,82% para 37,50%. Observou-se que a variação de 2,68% nesse escore ocorreu principalmente em virtude do aumento na ADM de eversão e dorsiflexão do tornozelo esquerdo. Não foi observada mudança na escala de Pirani, o que indica que não houve agravamento no grau de deformidade.

O desenvolvimento motor também obteve melhora no escore com mudança para o percentil 25 a 50, conseguindo desempenhar todos os objetivos propostos em curto prazo. Atualmente, o paciente manipula brinquedos com facilidade na posição sentada, realiza a passagem para prono com auxílio dos membros superiores, adquiriu a posição de gato, já engatinha e consegue se puxar para a postura de pé segurando em uma mesa baixa e permanecendo com apoio.

Agradecimentos

À Prof. Esp. Kemel José Fonseca Barbosa pelas fotografias.

Referências

1. Andriesse H, Hägglund G, Jarnlo G-B. The clubfoot assessment protocol (CAP); description and reliability of a structured multi-level instrument for follow-up. BMC Musculoskeletal Disorders. 2005;6(1):40.
2. Kaewpornsawan K, Wongsiridej P. The effectiveness of parent manipulation on newborns with postural clubfoot: a randomized controlled trial. J Med Assoc Thai. 2014;97(9):S68-S72.
3. Gray K, Pacey V, Gibbons P, Little D, Frost C, Burns J. Interventions for congenital talipes equinovarus (clubfoot). Cochrane Database Syst Rev. 2012;4.
4. Dodwell E, Risoe P, Wright J. Factors associated with increased risk of clubfoot: a Norwegian national cohort analysis. Journal of Pediatric Orthopaedics. 2015;35(8):e104-e109.
5. Zhao D-H, Rao W-W, Zhao L, et al. Are incidence and severity of clubfoot related to the season of birth? World Journal of Pediatrics. 2016;12(3):360-363.
6. Lebel E, Weinberg E, Berenstein-Weyel TM, Bromiker R. Early application of the Ponseti casting technique for clubfoot correction in sick infants at the neonatal intensive care unit. Journal of Pediatric Orthopaedics B. 2017;26(2):108-111.
7. Werler MM, Yazdy MM, Mitchell AA, et al. Descriptive epidemiology of idiopathic clubfoot. American Journal of Medical Genetics Part A. 2013;161(7):1569-1578.
8. Parker SE, Mai CT, Strickland MJ, et al. Multistate study of the epidemiology of clubfoot. Birth Defects Research Part A: Clinical and Molecular Teratology. 2009;85(11):897-904.
9. McConnell L, Cosma D, Vasilescu D, Morcuende J. Descriptive epidemiology of clubfoot in Romania: a clinic-based study. Eur Rev Med Pharmacol Sci. 2016;20(2):220-224.
10. Maranho DAC, Volpon JB, Caramuru DACMA. Pé torto congênito idiopático.
11. Kancherla V, Romitti PA, Caspers KM, Puzhankara S, Morcuende JA. Epidemiology of congenital idiopathic talipes equinovarus in Iowa, 1997–2005. American Journal of Medical Genetics Part A. 2010;152(7):1695-1700.
12. Czeizel AE, Puhó E, T Sørensen H, Olsen J. Possible association between different congenital abnormalities and use of different sulfonamides during pregnancy. Congenital Anomalies. 2004;44(2):79-86.
13. Lohle-Akkersdijk JJ, Rameckers EA, Andriesse H, de Reus I, van Erve RH. Walking capacity of children with clubfeet in primary school: something to worry about? Journal of Pediatric Orthopaedics B. 2015;24(1):18-23.
14. Nordin S, Aidura M, Razak S, Faisham W. Controversies in congenital clubfoot: Literature review. The Malaysian Journal of Medical Sciences: MJMS. 2002;9(1):34.
15. Bergerault F, Fournier J, Bonnard C. Idiopathic congenital clubfoot: Initial treatment. Orthopaedics & Traumatology: Surgery & Research. 2013;99(1):S150-S159.
16. Santin RAL, Hungria Filho JS. Pé torto congênito. Rev Bras Ortop. 1977;12(1):1-15.
17. Dimeglio A, Bensahel H, Souchet P, Mazeau P, Bonnet F. Classification of clubfoot. Journal of Pediatric Orthopaedics B. 1995;4(2):129-136.
18. Pirani S, Hodges D, Sekeramayi F. A reliable & valid method of assessing the amount of deformity in the congenital clubfoot deformity. Paper presented at: Orthopaedic Proceedings. 2008.
19. Jaqueto PA, Martins GS, Mennucci FS, Bittar CK, Zabeu JLA. Resultados funcionais e clínicos alcançados em pacientes com pé torto congênito tratados pela técnica de Ponseti. Revista Brasileira de Ortopedia. 2016;51(6):657-661.
20. Richards BS, Faulks S, Razi O, Moualeu A, Jo C-H. Nonoperatively Corrected Clubfoot at Age 2 Years: Radiographs Are Not Helpful in Predicting Future Relapse. JBJS. 2017;99(2):155-160.
21. O'Halloran CP, Halanski MA, Nemeth BA, Zimmermann CC, Noonan KJ. Can radiographs predict outcome in patients with idiopathic clubfeet treated with the Ponseti method? Journal of Pediatric Orthopaedics. 2015;35(7):734-738.
22. Radler C, Egermann M, Riedl K, Ganger R, Grill F. Interobserver reliability of radiographic measurements of contralateral feet of pediatric patients with unilateral clubfoot. JBJS. 2010;92(14):2427-2435.
23. Chueire AJFG, Carvalho Filho G, Kobayashi OY, Carrenho L. Tratamento do pé torto congênito pelo método de Ponseti. Revista Brasileira de Ortopedia. 2016;51(3).313-318.
24. Kang S, Park S-S. Lateral tibiocalcaneal angle as a determinant for percutaneous Achilles tenotomy for idiopathic clubfeet. JBJS. 2015;97(15):1246-1254.
25. Dobbs MB, Gurnett CA. Update on clubfoot: etiology and treatment. Clinical Orthopaedics and Related Research. 2009;467(5):1146.
26. Carroll NC. Clubfoot in the twentieth century: where we were and where we may be going in the twenty-first century. Journal of Pediatric Orthopaedics B. 2012;21(1):1-6.
27. Werler MM, Yazdy MM, Kasser JR, et al. Medication use in pregnancy in relation to the risk of isolated clubfoot in offspring. American Journal of Epidemiology. 2014;180(1):86-93.
28. Organization WH. International Classification of Functioning, Disability and Health: ICF. World Health Organization; 2001.

29. Karol LA, Concha MC, Johnston CE. Gait analysis and muscle strength in children with surgically treated clubfeet. Journal of Pediatric Orthopaedics. 1997;17(6):790-795.

30. Karol LA, Jeans K, ElHawary R. Gait analysis after initial nonoperative treatment for clubfeet: intermediate term followup at age 5. Clinical Orthopaedics and Related Research. 2009;467(5):1206-1213.

31. Alkjær T, Pedersen EN, Simonsen EB. Evaluation of the walking pattern in clubfoot patients who received early intensive treatment. Journal of Pediatric Orthopaedics. 2000;20(5):642-647.

32. Karol LA, O'brien SE, Wilson H, Johnston CE, Richards BS. Gait analysis in children with severe clubfeet: early results of physiotherapy versus surgical release. Journal of Pediatric Orthopaedics. 2005;25(2):236-240.

33. Garcia NL, McMulkin ML, Tompkins BJ, Caskey PM, Mader SL, Baird GO. Gross motor development in babies with treated idiopathic clubfoot. Pediatric Physical Therapy. 2011;23(4):347-352.

34. Zionts LE, Packer DF, Cooper S, Ebramzadeh E, Sangiorgio S. Walking age of infants with idiopathic clubfoot treated using the Ponseti method. J Bone Joint Surg Am. 2014;96(19):e164.

35. Sala DA, Chu A, Lehman WB, van Bosse HJ. Achievement of gross motor milestones in children with idiopathic clubfoot treated with the Ponseti method. Journal of Pediatric Orthopaedics. 2013;33(1):55-58.

36. Lööf E, Andriesse H, André M, Böhm S, Iversen MD, Broström EW. Gross Motor Skills in Children With Idiopathic Clubfoot and the Association Between Gross Motor Skills, Foot Involvement, Gait, and Foot Motion. Journal of Pediatric Orthopaedics. 2017.

37. Andriesse H, Westbom L, Hägglund G. Motor ability in children treated for idiopathic clubfoot. A controlled pilot study. BMC Pediatrics. 2009;9(1):78.

38. Skinner RA, Piek JP. Psychosocial implications of poor motor coordination in children and adolescents. Human Movement Science. 2001;20(1):73-94.

39. Valentini NC, Saccani R. Escala Motora Infantil de Alberta: validação para uma população gaúcha. Revista Paulista de Pediatria 2011;29(2):231-238.

40. Madaschi V, Mecca TP, Macedo EC, Paula CS. Bayley-III Scales of Infant and Toddler Development: Transcultural Adaptation and Psychometric Properties. Paidéia (Ribeirão Preto). 2016;26(64): 189-197.

41. Ramalho MHdS, Valentini NC, Muraro CF, Gadens R, Nobre GC. Validação para língua portuguesa: Lista de Checagem da Movement Assessment Battery for Children. Motriz rev. educ. fís. (Impr.). 2013;19(2):423-431.

42. Mancini MC, Haley SM. Inventário de avaliação pediátrica de incapacidade (PEDI): manual da versão brasileira adaptada. UFMG; 2005.

43. de Cordoba Lanza F, do Prado Zagatto E, Silva JC, et al. Reference equation for the incremental shuttle walk test in children and adolescents. The Journal of Pediatrics. 2015;167(5):1057-1061.

44. Li AM, Yin J, Au JT, et al. Standard reference for the six-minute-walk test in healthy children aged 7 to 16 years. American Journal of Respiratory and Critical Care Medicine. 2007;176(2):174-180.

45. PBS PBS. Adaptação cultural e análise da confiabilidade da versão brasileira da Escala de Equilíbrio Pediátrica (EEP). 2012.

46. Sabharwal S, Kumar A. Methods for assessing leg length discrepancy. Clinical Orthopaedics and Related Research. 2008;466(12): 2910-2922.

47. Machado C, Ruperto N, Silva C, et al. The Brazilian version of the childhood health assessment questionnaire (CHAQ) and the child health questionnaire (CHQ). Clinical and Experimental Rheumatology. 2001;19(4; SUPP/23):S25-S29.

48. Klatchoian DA, Len CA, Terreri MTR, et al. Quality of life of children and adolescents from São Paulo: reliability and validity of the Brazilian version of the Pediatric Quality of Life InventoryTM version 4.0 Generic Core Scales. Jornal de Pediatria. 2008;84(4): 308-315.

49. Andriesse H, Roos EM, Hägglund G, Jarnlo G-B. Validity and responsiveness of the Clubfoot Assessment Protocol (CAP). A methodological study. BMC Musculoskelet Disord. 2006;7(1):28.

50. Kaewpornsawan K, Wongsiridej P. The effectiveness of parent manipulation on newborns with postural clubfoot: a randomized controlled trial. J Med Assoc Thai. 2014;97(9):S68-S72.

51. Faulks S, Richards BS. Clubfoot treatment: Ponseti and French functional methods are equally effective. Clinical Orthopaedics and Related Research. 2009;467(5):1278.

52. Noonan KJ, Richards SB. Nonsurgical management of idiopathic clubfoot. Journal of the American Academy of Orthopaedic Surgeons. 2003;11(6):392-402.

53. Nogueira MP, Pereira JCR, Duarte PS, et al. Ponseti Brasil: A national program to eradicate neglected clubfoot-preliminary results. The Iowa Orthopaedic Journal. 2011;31:43.

54. Morcuende JA, Dolan LA, Dietz FR, Ponseti IV. Radical reduction in the rate of extensive corrective surgery for clubfoot using the Ponseti method. Pediatrics. 2004;113(2):376-380.

55. Staheli L. Clubfoot: Ponseti Management. Ed 3. Seattle, WA: Global Help Organization. 2010.

56. Nogueira MP. Difusão do Método Ponseti para tratamento do pé torto no Brasil: o caminho para a adoção de uma tecnologia, Universidade de São Paulo. Faculdade de Saúde Pública. Departamento de Epidemiologia; 2011.

57. Janicki JA, Narayanan UG, Harvey BJ, Roy A, Weir S, Wright JG. Comparison of surgeon and physiotherapist-directed Ponseti treatment of idiopathic clubfoot. J Bone Joint Surg Am. 2009;91(5):1101-1108.

58. Gray K, Pacey V, Gibbons P, Little D, Frost C, Burns J. Interventions for congenital talipes equinovarus (clubfoot). The Cochrane Library. 2012.

59. Lohan I. Il Trattamento Del Piede Torto Congenito Con Il Metodo Ponseti.

60. <http.www.acsm.or> ACoSMDe.

61. Santili C, Goiano EdO, Lino Júnior W, et al. Claudicação na criança. Rev. Bras. Ortop. 2009;44(4):290-298.

62. Shailam R, Jaramillo D, Kan JH. Growth arrest and leg-length discrepancy. Pediatric Radiology. 2013;43(1):155-165.

63. Pirani S, Naddumba E, Staheli L. Ponseti Clubfoot Management: Teaching Manual For Health-Care Providers In Uganda. Global-HELP. 2008.

Sites úteis:

Manual Ponseti em português
https://global-help.org/publications/books/help_cfponsetiportuguese.pdf

Osteogênese Imperfeita

Carla Trevisan Martins Ribeiro
Nicolette Celani Cavalcanti
Tatiana Vasconcelos dos Santos

14

INTRODUÇÃO

A osteogênese imperfeita (OI) é definida como um conjunto de alterações heterogêneas que se caracterizam por suscetibilidade a fraturas ósseas de severidade variável causadas por defeitos no colágeno tipo 1[1]. Trata-se da desordem hereditária de fragilidade óssea mais prevalente, com aproximadamente 6 a 7 casos a cada 100.000 pessoas[1,2]. No Brasil, estima-se uma prevalência aproximada de 10.000 a 20.000 portadores, apesar da subnotificação das formas mais leves[3].

Inicialmente, a OI era classificada em quatro tipos (I, II, III e IV), mas outras desordens com defeitos em proteínas relacionadas com o colágeno levaram ao aparecimento de novas classificações e padrões de herança. O padrão de herança prevalente é o autossômico dominante, nas formas mais comuns, e em menor incidência, nos demais tipos, de herança recessiva[4].

A OI afeta primordialmente o sistema locomotor e impõe importantes limitações funcionais às crianças e aos adolescentes com essa condição de saúde, causando restrição na mobilidade, atividade e participação social[5]. O padrão cognitivo das crianças é preservado, mas suas limitações podem interferir negativamente sobre a funcionalidade e a qualidade de vida[6].

Desse modo, a compreensão das características clínicas e manifestações de cada tipo de OI, bem como do efeito do tratamento medicamentoso, é extremamente relevante para se pensar na repercussão funcional dessa condição de saúde e em como intervir de maneira eficaz nessa população.

ETIOLOGIA

A OI é decorrente da mutação genética que influencia a síntese do colágeno tipo 1, mais prevalentemente nos genes COL1A1 e COL1A2 nos cromossomos 7 e 17[7].

O colágeno tipo 1 é a principal proteína da estrutura do osso, cercada por uma matriz mineralizada formada principalmente por cálcio e fósforo. Esses minerais proporcionam resistência ao osso, enquanto as fibras de colágeno conferem elasticidade, sendo de extrema importância na mineralização óssea[6].

A molécula do colágeno tipo 1 é composta por três cadeias polipeptídicas que formam uma estrutura em tripla hélice, sendo duas cadeias de pró-alfa 1 (α1) e uma de pró-alfa 2 (α2)[8,9]. Para a manutenção da estrutura molecular com o entrelaçamento correto dessas cadeias é necessária a presença de um resíduo de glicina (Gly) a cada tríade de aminoácidos (Gly-X-Y, com X e Y podendo ser qualquer tipo de aminoácido). Qualquer mudança ou substituição desse resíduo pode resultar em anormalidades estruturais ou de produção do colágeno tipo 1[4,9].

O resultado fenotípico dessas mutações pode variar de leve a grave, dependendo do tipo e da localização onde ocorreu a substituição do aminoácido. Apesar de a correlação genótipo-fenótipo não ser completamente entendida, geralmente a OI do tipo I está associada à diminuição da quantidade de colágeno tipo 1, ao passo que os demais (II, III e IV) estão relacionados com alterações na qualidade do colágeno sintetizado[9].

Logo, uma alteração qualitativa ou quantitativa no colágeno tipo 1 leva a uma inadequada quantidade de matriz óssea, diminuindo a resistência e ocasionando a fragilidade da estrutura[10]. Esse é o processo fisiopatológico mais frequente na OI.

No entanto, nos últimos anos foram identificados defeitos dos genes que codificam várias fases do processo de biossíntese do colágeno tipo 1 e que levariam a diferentes formas clínicas de OI, associando cada alteração a um tipo diferente de OI. Mais recentemente surgiram indícios de que modificações no desenvolvimento dos osteoblastos, acarretando insuficiência de colágeno tipo 1, também estariam relacionadas com a OI[11].

Além disso, a redução da densidade mineral óssea pode resultar de três mecanismos: reabsorção maior do que a formação óssea (aumento no *turnover* ósseo), imobilizações prolongadas e numerosas e/ou inadequada atividade musculoesquelética[7].

Recentemente, pesquisas apontam que as formas autossômicas dominantes de OI seriam causadas por defeitos primários no tipo 1 do colágeno e que as formas autossômicas recessivas seriam causadas pela deficiência de proteínas que se integram com o pró-colágeno tipo 1[4,11].

CARACTERÍSTICAS CLÍNICAS

Há grande heterogeneidade clínica na OI. A seguir serão relatadas algumas características clínicas que podem estar presentes nos diferentes tipos de OI:

- **Fragilidade óssea:** a acentuada osteopenia ou osteoporose se deve à rarefação de trabéculas ósseas e ao adelgaçamento da cortical dos ossos, promovendo um aspecto tubular dos ossos com diáfises estreitas. Essa alteração, associada à fraqueza muscular, às imobilizações e à instabilidade articular, prejudica a formação óssea e aumenta a possibilidade de fraturas e deformidades. Trata-se de uma característica desenvolvida pela maioria das crianças com OI[7,12].
- **Escleras azuladas:** são causadas pelo adelgaçamento das camadas que compõem a esclera, deixando-a transparente e possibilitando a visualização do plexo coroide[13]. Em alguns tipos, a criança pode nascer com escleras azuladas e esse sinal se normalizar até a adolescência ou a vida adulta[12].
- **Dentinogênese imperfeita:** os dentes têm uma aparência amarelada e transparente, e geralmente ocorrem desgastes prematuros e quebras[12].
- **Perda auditiva precoce:** a causa da perda auditiva pode ser condutiva (formação anormal dos ossos da orelha associada à reabsorção avascular fibrótica na matriz óssea ou por fraturas nesses ossos)[14,15] ou neurossensorial[12].
- **Frouxidão ligamentar:** como o tecido ligamentar também é formado de colágeno tipo 1, alterações no colágeno podem estar associadas à frouxidão ligamentar e à hipermobilidade dos segmentos (Figura 14.1)[16].
- **Deformidades esqueléticas secundárias:** são causadas por malformação primária do tecido ósseo associada a fra-

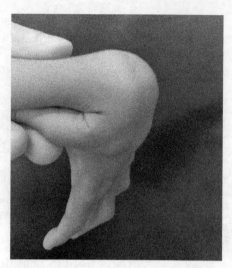

Figura 14.1 Frouxidão ligamentar e hipermobilidade na articulação do punho.

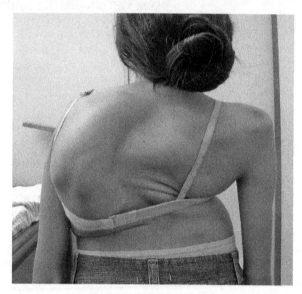

Figura 14.2 Cifoescoliose toracolombar.

turas, principalmente dos ossos longos. A escoliose é uma deformidade bastante característica e importante, pois pode ocasionar problemas respiratórios (Figura 14.2)[12].
- **Baixa estatura:** é decorrente da baixa velocidade de crescimento e/ou das fraturas e deformidades dos ossos longos[15].

Além dessas manifestações, os indivíduos com OI exibem características craniofaciais, como face triangular, e podem apresentar alterações cardiovasculares[11,12,17].

CLASSIFICAÇÃO

A OI foi classificada originalmente em quatro tipos (I a IV) de acordo com os achados clínicos e radiológicos. Essa classificação foi proposta por Sillence em 1979[18] e ainda é utilizada na prática clínica. A OI do tipo I (OI-I) é a mais leve, a do tipo II (OI-II) é a forma letal com óbito perinatal, a do tipo III (OI-III) é a forma grave e a do tipo IV (OI-IV), a forma moderada[1,2].

Capítulo 14 Osteogênese Imperfeita

Mais tarde, outras formas de OI foram definidas com base em achados fenotípicos ou genotípicos, sendo proposto que para cada tipo de gene causador da OI deveria ser associado um número de classificação. No entanto, após encontro internacional (*Nomenclature Group for Constitutional Disorders of Skeleton* – INCDS) realizado em 2009, foram definidas cinco formas clínicas de apresentação da OI, fundamentadas na rotina médica de diagnóstico clínico (história clínica, exame clínico e radiografias)[1,2,11].

A OI-I é a forma mais frequente, afetando cerca de 45% a 50% da população com OI. O colágeno é normal, porém é produzido de maneira insuficiente[19]. Nesses indivíduos, a fragilidade óssea é branda, mas eles apresentam osteopenia. Além disso, geralmente apresentam poucas fraturas que não causam deformidades ósseas. A presença de escoliose é incomum e geralmente idiopática. Não há relato de dor crônica importante. A principal característica é a presença de escleras azuladas com perda auditiva precoce, em torno de 20 a 40 anos de idade[12].

A OI-II ocorre em 10% da população com OI e pode ser detectada por meio do ultrassom entre a 15ª a 20ª semana de gestação, quando se verificam múltiplas fraturas e estruturas ósseas com deformidades e baixa mineralização óssea[19]. Trata-se de um tipo extremamente grave e letal, ocasionando o óbito de 80% dos recém-nascidos na primeira semana de vida. Em geral, a causa do óbito é insuficiência pulmonar em razão do pequeno tamanho do tórax, fraturas em costelas e falta de estabilidade da caixa torácica. Pesquisas apontam que os recém-nascidos sentem dor constante. As escleras podem estar normais ou bem azuladas[6,12].

A OI-III é a forma não letal mais grave e com pior prognóstico, ocorrendo em 20% dos casos. Recém-nascidos e crianças já apresentam ao nascimento a fragilidade óssea responsável pelas fraturas recorrentes e por importantes deformidades esqueléticas. A maioria das crianças apresenta escleras azuladas que podem se tornar menos azuis com o crescimento, dentinogênese imperfeita, escoliose, compressões vertebrais e baixa estatura com relato de deficiência auditiva. Além disso, também exibem como características face triangular, membros curtos e angulares e costelas empilhadas e finas em razão da platispondilia. As deformidades mais frequentes são tórax em barril, escoliose severa e coxa vara. Em geral, esses indivíduos serão usuários de cadeira de rodas[12]. A gravidade das características clínicas está diretamente relacionada com o óbito. A OI-III apresenta menor expectativa de vida com óbito na terceira década em virtude, principalmente, de complicações por deformidades da caixa torácica[12].

A OI-IV, o grupo mais heterogêneo, apresenta grande variabilidade fenotípica e representa cerca de 20% dos casos de OI[19]. Os indivíduos afetados podem ter fraturas recorrentes, osteoporose, grau variável de deformidades dos ossos longos, baixa estatura e perda auditiva, mas a maioria consegue deambular. Não têm escleras azuladas, mas apresentam dentinogênese imperfeita e impressão basilar com síndrome da compressão da fossa posterior de prevalência elevada[12].

Quadro 14.1 Apresentação das principais características clínicas dos tipos de OI

Tipo de OI	Gravidade	Características clínicas
OI-I	Leve	Escleras azuladas; perda auditiva precoce; podem apresentar dentinogênese imperfeita; fragilidade óssea leve
OI-II	Letal	Escleras azuladas; múltiplas fraturas ainda na gestação; natimorto ou óbito neonatal
OI-III	Grave	Escleras azuladas; dentinogênese imperfeita; grave osteoporose; deformidades ósseas progressivas
OI-IV	Moderada	Dentinogênese imperfeita; baixa estatura e deformidades de ossos longos; impressão basilar
OI-V	Moderada	Calcificação da membrana interóssea; calos ósseos hiperplásicos; deslocamento da cabeça do rádio

Fonte: adaptado de Van Dijk e Sillence, 2014; Forlino e Marini, 2016.

A OI-IV também é considerada uma forma de moderada para grave e está presente em 5% dos indivíduos com OI. Sua característica principal é a calcificação das membranas interósseas do antebraço, ocasionando restrição da pronossupinação e eventual deslocamento da cabeça do rádio. Os indivíduos apresentam risco maior de desenvolver calos ósseos hiperplásicos após fraturas ou cirurgias[9,11,12].

A OI-V apresenta fragilidade óssea de moderada a severa e foi originalmente definida como um tipo de OI com calcificação progressiva das membranas interósseas nos antebraços, limitando o movimento de pronossupinação e causando, por vezes, o deslocamento da cabeça do rádio. Nas pernas, também pode ocorrer a calcificação da membrana interóssea. O tipo V foi identificado também por uma maior propensão para o desenvolvimento de calos hiperplásicos. As escleras são brancas e não há dentinogênese.

O Quadro 14.1 resume a apresentação clínica dos tipos de OI.

DIAGNÓSTICO CLÍNICO

O diagnóstico médico inicial da OI é fundamentado nos achados clínicos, radiológicos e laboratoriais. Quanto aos achados clínicos, é importante avaliar histórico familiar, fraturas decorrentes de pequenos traumas que não se justificam, presença de deformidades em ossos longos e déficit de crescimento[11]. Além disso, durante o exame físico é importante avaliar a presença das características clínicas da OI, como escleras azuladas e dentinogênese imperfeita[7].

O exame radiográfico pode revelar osteopenia/osteoporose e alterações esqueléticas (fraturas e deformidades, presença de ossos wormianos, tempo de fratura)[6,11]. A densitometria mineral óssea é considerada o exame padrão-ouro para verificar a diminuição da massa óssea e, por conseguir quantificá-la objetivamente, pode ser utilizada como indicador de gravidade e predizer a funcionalidade a longo prazo[20].

A densitometria óssea e a tomografia computadorizada podem ser solicitadas para auxiliar o diagnóstico diferencial de outras patologias ou da síndrome da criança maltratada[6,7].

Exames laboratoriais podem ser solicitados, bem como testes bioquímicos e moleculares. Os exames laboratoriais analisam os marcadores do metabolismo ósseo (principalmente CTx, NTx e fosfatase alcalina), que geralmente estão elevados[21]. Já os testes bioquímicos e moleculares possibilitam o estudo do colágeno produzido quantitativa e qualitativamente e são importantes para aconselhamento genético, prognóstico e hereditariedade e para verificar a variabilidade de resposta ao tratamento medicamentoso[11]. Exames genômicos do DNA e estudos do colágeno tipo 1 podem ser úteis para verificar mutações e alterações do colágeno[7].

TRATAMENTO MEDICAMENTOSO E CIRÚRGICO

Uma equipe multiprofissional é essencial na assistência à OI. A base do tratamento é composta por três pilares: tratamento medicamentoso, ortopédico e de reabilitação, incluindo a fisioterapia motora[9,15].

A OI não tem cura, mas o tratamento medicamentoso atual tem alterado a história natural da doença. O tratamento com bifosfonatos tem se mostrado eficaz em aumentar a densidade óssea e diminuir as fraturas[22-25]. Contudo, ainda não há consenso sobre a correlação positiva entre o aumento da densidade mineral óssea alcançada com o uso da medicação e o efetivo ganho funcional. No estudo de Huang et al.[20], os valores aumentados de massa óssea na coluna lombar e no punho foram correlacionados a uma melhor função nas tarefas envolvendo membros superiores, mobilidade e esportes em crianças com OI. No entanto, estudos de revisões sistemáticas sobre o assunto[10,26,27] apontam que o aumento significativo da densidade óssea[22-24] não é acompanhado de diferenças significativas no ganho de força[22,23], na melhora da mobilidade[22,24] e na redução da assistência do cuidador[22]. Já em relação à qualidade de vida, esse tratamento se mostrou efetivo na melhora do autocuidado e no bem-estar[24].

Em crianças com OI moderada e grave utiliza-se comumente o pamidronato intravenoso (medicamento do grupo dos bifosfonatos) em ciclos de 3 dias e com intervalos de 2 a 4 meses. O uso desse medicamento também está relacionado com a diminuição da dor e com efeitos positivos sobre as vértebras, aumentando a densidade óssea e a altura vertebral e reduzindo a compressão vertebral. O medicamento parece não ter influência sobre a escoliose devido à frouxidão dos ligamentos espinhais[9,11].

No Brasil, a partir da Portaria 2.305/01 do Ministério da Saúde, foi definido o Protocolo de Indicação de Tratamento Clínico para OI, e o tratamento medicamentoso com pamidronato dissódico passou a ser ofertado pelo Sistema Único de Saúde (SUS)[28]. Em novembro de 2013 foi revisto o Protocolo Clínico e Diretrizes Terapêuticas (PCDT) sem, entretanto, estabelecer critérios para o tratamento fisioterapêutico[29].

O tratamento ortopédico se concentra na realização de osteotomias dos ossos longos associada à colocação de hastes intramedulares para correção das deformidades. Artroplastias de quadris e joelhos são frequentes em pacientes adultos, uma vez que a marcha e a idade contribuem para o desenvolvimento de osteoartrite em indivíduos com OI[11].

O tratamento fisioterapêutico é muito importante para promoção da funcionalidade e independência do indivíduo com OI, uma vez que a associação entre fragilidade óssea, fraqueza muscular, frouxidão ligamentar e as contínuas fraturas pode levar à perda da aquisição de habilidades motoras, como a marcha[11].

Entretanto, para o desenvolvimento de um bom trabalho de fisioterapia é necessário conhecer o acometimento funcional e traçar objetivos fisioterapêuticos a partir do problema principal detectado após avaliação minuciosa das consequências funcionais decorrentes das alterações musculoesqueléticas.

ASPECTOS RELACIONADOS COM A FUNCIONALIDADE E A INCAPACIDADE

A heterogeneidade clínica observada na OI pode ser explicada, parcialmente, pela variedade de acometimento da cadeia do pró-colágeno tipo I e pelo tipo e localização da mutação no *locus*[30].

A magnitude do déficit funcional em OI é proporcional à gravidade da doença, a qual é, por sua vez, determinada pelos achados radiográficos e pelas características clínicas e genéticas do paciente. Aspectos como amplitude de movimento (ADM), força muscular e potencial deambulatório têm se mostrado correlacionados à classificação de Sillence[31,32].

A criança com OI apresenta repercussões na funcionalidade, compreendida como um termo abrangente que abarca estruturas e funções do corpo, atividades e participação[33].

A seguir serão apresentados os principais aspectos da doença utilizando como base o modelo da Classificação Internacional de Funcionalidade, Incapacidade e Saúde (CIF)[33], que descreve componentes para funcionalidade/incapacidade a partir da interação com fatores contextuais (Figura 14.3).

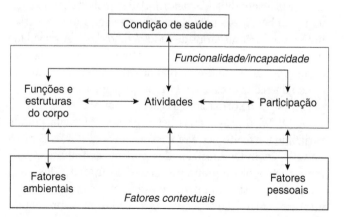

Figura 14.3 Interações entre os componentes da CIF. (Adaptada de OMS, 2003).

Capítulo 14 Osteogênese Imperfeita

Deficiências das estruturas e funções do corpo

Na CIF, *funções do corpo* contemplam as funções fisiológicas, incluindo as psicológicas. As *estruturas do corpo* são as partes estruturais ou anatômicas do corpo, como órgãos e membros, classificados de acordo com os sistemas corporais. Esses componentes estão interligados, uma vez que funções complexas são dependentes de outras funções e precisam de uma integridade estrutural. Uma lesão em qualquer função ou estrutura que participe de uma função complexa determinará também a falha dessa última[33].

A CIF utiliza o termo *deficiência* para designar as incapacidades relacionadas com o componente *funções e estruturas do corpo*, conceituando-o como *perda ou anormalidade de uma estrutura do corpo ou função fisiológica*[*33].

Na OI, alterações na síntese do colágeno tipo I estão relacionadas com as deficiências das funções neuromusculo-esqueléticas e estruturas relacionadas com o movimento, das funções sensoriais e do aparelho cardiovascular. O Quadro 14.2 mostra as principais alterações nas estruturas e funções do corpo.

Limitações da atividade e restrições da participação

Na CIF[33], *atividade* é definida como a execução de uma tarefa ou ação, representando a perspectiva individual da funcionalidade. A *participação* consiste no envolvimento em uma situação de vida, representando a perspectiva social da funcionalidade.

As principais limitações de atividade e restrições de participação em crianças e adolescentes com OI estão relacionadas com os domínios de mobilidade, conforme apontado por Santos[5]. A importância dada a esse domínio em OI também

Quadro 14.2 Principais alterações no componente estruturas e funções do corpo a partir dos domínios da CIF

Domínios	Principais deficiências
	Osteopenia
	Frouxidão ligamentar
	Fraqueza muscular
	Instabilidade articular
	Deformidades ósseas
	Baixa estatura
	Dentinogênese imperfeita
	Protrusão do osso temporal
	Proeminência do osso frontal
	Macrocrania
	Presença de ossos wormianos
Funções sensoriais	Hipoacusia
	Escleras azuladas
Funções e estruturas do aparelho cardiovascular	Alterações cardiovasculares (disfunção valvular e dilatação da raiz da aorta)

---

*Uma revisão crítica da tradução da CIF para o português se encontra em Diniz[34].

evidencia a complexidade na abordagem das limitações com ele relacionadas. Várias dimensões interagem com a limitação de mobilidade, incluindo, por exemplo, dor, déficit de força muscular e deformidades, e também fatores contextuais, como as barreiras arquitetônicas e a falta de transporte adaptado.

As deficiências nas estruturas e funções do corpo são as incapacidades primárias em OI e podem influenciar o nível de atividade e participação de crianças com a doença, conforme apontam os estudos descritos a seguir.

Brizola et al.[35] verificaram que as deformidades ósseas estão significativamente relacionadas com déficit de força muscular, ocasionando menor mobilidade articular e atraso na aquisição da marcha.

Em Moreira[36], parâmetros como hipotonia, hipermobilidade articular, tipo de OI e presença de deformidades estiveram associados à postura ortostática e à aquisição da marcha. A idade para aquisição da marcha e o nível de deambulação se associaram em outro estudo à amplitude de movimento articular e ao grau de força muscular[35].

Na busca dos fatores prognósticos de marcha, verificou-se que o tipo de OI[31,37] e a força muscular[37] são preditores do nível de deambulação. Crianças com OI tipos III e IV têm chance reduzida de desenvolver marcha independente comparada a crianças com o tipo I[31]. Outro fator impactante na deambulação é o peso corporal. Crianças com regressão no nível de mobilidade apresentaram maior peso corporal em relação àquelas que progrediram ou se mantiveram estáveis[37].

Em estudo sobre o perfil de incapacidade de crianças com diagnóstico de OI foi encontrada a relação entre a gravidade da doença e a habilidade funcional, especialmente na mobilidade, concluindo também que, quanto maior a idade, mais se pronunciam as diferenças entre os tipos de OI e o déficit funcional[32].

Em um estudo prospectivo que avaliou mudanças no nível de incapacidade de crianças com OI após seguimento de 4 anos, observou-se que a força muscular se manteve estável para todos os grupos e que a amplitude de movimento articular reduziu significativamente em crianças com tipo I de OI. Em relação às habilidades funcionais, mensuradas por meio do Inventário de Avaliação Pediátrica de Incapacidade (PEDI), houve melhora significativa no autocuidado, na mobilidade e na função social para todos os grupos; porém, nos tipos III e IV os escores ficaram abaixo dos valores normativos para a idade[37]. A análise desse estudo traz uma importante constatação: apesar da redução na amplitude de movimento e da não evolução da força muscular, a independência funcional melhorou em todos os grupos, mostrando a existência de outros fatores, provavelmente contextuais, interagindo e determinando o nível de funcionalidade da amostra.

Em relação ao desenvolvimento motor, atrasos na aquisição da função motora grossa são relatados na literatura. Marcos motores, como rolar, arrastar, sentar, engatinhar e andar, ocorreram após a idade esperada quando foram avaliadas crianças de 0 a 5 anos com os tipos I, III e IV de OI[38].

Como é possível observar, questões de mobilidade e cuidado pessoal parecem ser os pontos mais abordados nos estudos. Contudo, outras tarefas e atividades devem ser consideradas. Os estudos de Santos[5] e Martins[39] apontaram aspectos mais abrangentes e também importantes em relação à participação de crianças e adolescentes com OI na vida escolar, em atividades de lazer e nas interações sociais.

O Quadro 14.3 resume os principais achados da literatura com relação ao componente de atividade e participação de crianças e adolescentes com OI.

Fatores contextuais

A participação de crianças em atividades diárias depende de fatores pessoais e do ambiente em que ela está inserida, bem como dos demais componentes da CIF. Características intrínsecas ao comportamento de crianças com OI influenciam a maneira como elas interagem com o meio social. Aspectos do temperamento, como pró-atividade, persistência e aproximação/retraimento, estão relacionados com o desempenho motor de crianças com OI[40]. Uma criança persistente e com comportamento de aproximação em relação ao próximo pode mais facilmente interagir e desenvolver seu potencial motor.

Fatores contextuais, como ambiente físico, transportes, fatores sociais e atitudes em relação à pessoa com deficiência, além do desconhecimento por parte de profissionais de saúde sobre a doença, foram apontados como barreiras em estudos com crianças e adolescentes com OI[5,29,41,42].

Um estudo de revisão sobre a perspectiva de crianças e adolescentes com OI a respeito da funcionalidade[5] apontou justamente a importância dos fatores contextuais na geração de incapacidades, mostrando que a experiência de doença para esses sujeitos não esteve diretamente relacionada com a deficiência, mas com o ambiente físico e social em que eles vivem. Foram citadas barreiras nos serviços relacionados diretamente com as situações vivenciadas no dia a dia, como falta de acesso aos serviços de saúde, bem como atitudes nos ambientes familiar e escolar. O acesso à tecnologia assistiva e a rede de apoio familiar e de amigos foram considerados facilitadores.

Em uma avaliação sobre a qualidade de vida de adolescentes com OI por meio do instrumento WHOQOL-100, o domínio ambiente obteve o pior escore[39]. Esse resultado mostra como um ambiente gerador de barreiras influencia a percepção dos jovens com OI sobre a qualidade de vida.

A Figura 14.4 apresenta as relações entre componentes da funcionalidade/incapacidade e os fatores contextuais em OI a partir do modelo conceitual da CIF.

Quadro 14.3 Principais alterações no componente atividade e participação a partir dos domínios da CIF

Domínios	Principais limitações/restrições
Mobilidade	Transferências de postura
	Marcha
	Utilização de transportes
Cuidado pessoal	Atividades da vida diária
Vida doméstica	Realização de tarefas domésticas
Interações e relacionamentos interpessoais	Relações com amigos e familiares
Áreas principais da vida	Educação e trabalho
Vida comunitária	Recreação e lazer, religião

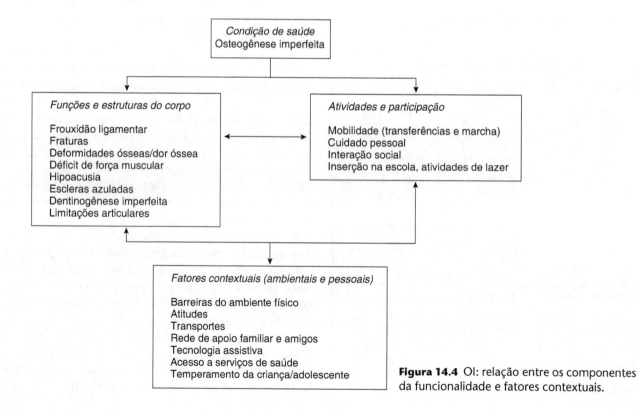

Figura 14.4 OI: relação entre os componentes da funcionalidade e fatores contextuais.

INTERVENÇÃO FISIOTERAPÊUTICA

Avaliação

Nos últimos anos, o foco das intervenções em reabilitação pediátrica se deslocou das deficiências para a funcionalidade dentro de um contexto com o objetivo de melhorar a participação da criança que recebe a intervenção[43]. Nesse novo cenário, a reabilitação com foco na família ganhou espaço, sendo considerados importantes na escolha de uma intervenção as necessidades dos familiares e do paciente e os aspectos do contexto.

A estrutura da CIF pode ser utilizada na abordagem da perspectiva dos familiares e da criança, explorando as relações entre as deficiências, as limitações de atividade e as restrições de participação, além de possibilitar o conhecimento dos fatores ambientais e pessoais que provavelmente influenciam o alcance de desfechos de intervenções[44].

Uma avaliação que contemple os componentes da funcionalidade, atentando para as necessidades da criança e de seus familiares, tornará possível a elaboração de um plano de tratamento consistente com a definição de prática baseada em evidências. Alia-se assim o uso do melhor conhecimento disponível em pesquisas para a tomada de decisão clínica no *contexto de cada paciente*, integrando a prática clínica do profissional e a melhor evidência científica.

Coleta dos dados clínicos com pais ou cuidadores

Seguindo o modelo proposto por Palisano[44], em uma entrevista inicial devem ser estabelecidas as necessidades e as prioridades da criança com OI e de seus familiares, bem como as expectativas com o tratamento. Também devem ser coletados dados sobre a história gestacional, perinatal e neonatal em busca de relatos sobre fraturas intraútero, no parto e após o nascimento, além de outras complicações. Convém considerar a idade da primeira fratura, pois esse dado está associado a deformidades ósseas e limitação de amplitude de movimento, repercutindo na aquisição da marcha[35].

Durante a entrevista, também é importante coletar informações sobre fatores contextuais que podem influenciar o desempenho motor da criança, como uso de medicamentos, acesso a tecnologias assistivas, redes de apoio, acesso a tratamentos e aspectos psicológicos da criança e da família.

A realização de testes padronizados proporciona uma perspectiva mais ampla da funcionalidade da criança ou adolescente com OI. Em conjunto com a coleta de dados de informações trazidas pelos pais, pela criança ou adolescente e pela observação do indivíduo, possibilita o estabelecimento de respostas a perguntas como: o desempenho do indivíduo é similar em diferentes ambientes? Quais adaptações são necessárias na atividade, no ambiente e no indivíduo para facilitar sua funcionalidade? Há a necessidade de intervenção de outras especialidades? Existem problemas associados que podem interferir no desempenho motor?[45]

Em busca dessa visão mais abrangente, a estrutura da CIF auxilia a escolha do instrumento a ser utilizado ao listar categorias importantes para cada componente da funcionalidade, além dos fatores ambientais. Por apresentar um amplo número de categorias, a CIF se torna pouco amigável para o dia a dia da prática clínica, sendo necessárias adaptações e seleções de categorias da classificação para uso em condições de saúde específicas.

Com esse objetivo, Santos[5] selecionou as principais categorias da CIF para avaliação de crianças e adolescentes com OI*. A seleção das categorias ocorreu a partir da perspectiva de especialistas[42], pesquisadores[46] e pacientes com OI[5] e pode servir como guia para avaliação dessa população.

Com base nas categorias relacionadas por Santos[5], são descritos a seguir alguns domínios a serem avaliados. O uso dos qualificadores descritos na CIF pode auxiliar a identificação da magnitude do nível de saúde ou gravidade do problema.

Funções e estruturas do corpo

A avaliação desse componente se inicia no exame físico, em que são observadas as escleras, a audição, a dentição, a estatura, a presença de dor óssea (intensidade, local e frequência) e deformidades na coluna vertebral e/ou nos ossos longos.

Brizola et al.[35] mostraram a importância da avaliação das deformidades ósseas em crianças com OI por estarem associadas a déficit de força muscular, menor ADM articular e aquisição tardia da marcha. As deformidades ósseas podem ser avaliadas mediante inspeção, palpação óssea e exames radiológicos. Deformidades nos membros inferiores (MMII) são muito comuns e geralmente estão associadas a desvios anterior e lateral do fêmur e a desvio anterior da tíbia. Cifose e escoliose são encontradas em aproximadamente 20% dos pacientes e, em geral, são diagnosticadas na primeira década de vida, sofrendo progressão durante a puberdade[18].

A amplitude articular deve ser avaliada por meio de goniometria. Engelbert et al.[37] recomendam para os membros superiores (MMSS) a avaliação da articulação do ombro (flexão), do cotovelo (flexão e extensão), do punho (flexão dorsal e palmar) e metacarpofalangiana do indicador (flexão e extensão). Para os MMII devem ser avaliadas as articulações dos quadris e dos joelhos (flexão e extensão) e dos tornozelos (dorsiflexão e plantiflexão).

Para avaliação de hipermobilidade articular, diferentes instrumentos têm sido descritos na literatura sobre OI[35,37]. O escore proposto por Bulbena et al.[47] pontua a presença de hipermobilidade em nove articulações (polegar, dedo mínimo, cotovelo, ombro, quadril, joelho, patela, tornozelo e metatarsofalangiana). Os critérios descritos por Beighton[48] também têm sido utilizados em crianças e adolescentes com OI e avaliam a flexão do polegar, a hiperextensão de dedos, cotovelos e joelhos e a flexão da coluna (Tabela 14.1).

---

*Foram selecionadas 113 categorias de segundo nível da CIF: 38 categorias para funções e estruturas do corpo, 43 categorias para atividade e participação e 32 para fatores ambientais.

Tabela 14.1 Escore de hipermobilidade de Beighton

Exame	Bilateral	Pont. máx.
Dorsiflexão passiva da AMF a 90 graus	Sim	2
Hiperextensão passiva do cotovelo	Sim	2
Aposição passiva do polegar	Sim	2
Hiperextensão passiva dos joelhos	Sim	2
Flexão de tronco com joelhos estendidos	Não	1

AMF: articulação metacarpofalangiana.
Total: 0 a 4 pontos: não hipermóvel; 5 a 6 pontos: mobilidade aumentada; 7 a 9 pontos: hipermobilidade.
Fonte: adaptada de Smits-Engelsman, 2010.

Tabela 14.2 Escore de deambulação de Bleck

Pontuação	Padrão de marcha
1	Não adquiriu marcha (com mais de 2 anos)
2	Marcha terapêutica com uso de muletas ou órteses
3	Marcha terapêutica sem uso de muletas ou órteses
4	Marcha na residência com uso de muletas ou órteses
5	Marcha na residência sem uso de muletas ou órteses
6	Marcha na vizinhança com uso de muletas ou órteses
7	Marcha na vizinhança sem uso de muletas ou órteses
8	Marcha na comunidade com uso de muletas ou órteses
9	Marcha na comunidade sem uso de muletas ou órteses

A força muscular pode ser avaliada por meio do *Medical Research Council*, usando uma escala de 6 pontos (0 a 5)[49]. A graduação zero representa nenhuma atividade muscular, e o grau 5, força máxima contra resistência. Para os MMSS deve ser mensurada a força de abdutores de ombro e flexores e extensores de cotovelo e punho. Nos MMII devem ser avaliados flexores e extensores de joelhos e quadris, dorsiflexores e plantiflexores de tornozelos. Em caso de crianças com menos de 5 anos de idade, a força muscular deve ser avaliada mediante a movimentação ativa durante a avaliação.

Atividade e participação

Para avaliação e acompanhamento desse componente podem ser utilizadas escalas e testes que forneçam informações sobre a transição de posturas, padrão de marcha utilizado, necessidade de tecnologia assistiva e mudanças nesses parâmetros no decorrer do tempo, sendo importante a utilização de instrumentos padronizados e validados para a população com OI.

Na literatura já foi descrita a validação para OI da Medida de Função Motora Grossa (*Gross Motor Function Measure* – GMFM)[50], indicada para avaliação e acompanhamento da função motora grossa de crianças a partir de 5 meses, e do *Brief Assessment of Motor Function*[51], que avalia a função motora grossa em dez itens, independentemente da idade. A GMFM foi traduzido para o português e é o sistema mais utilizado no Brasil para avaliação da função motora grossa[52].

Além desses instrumentos, o Inventário de Avaliação Pediátrica de Incapacidade (PEDI)[53] tem sido utilizado em estudos que abordam a atividade e a participação de crianças com OI[32,37]. Para a classificação do nível de deambulação dessa população tem sido escolhido o índice de Bleck[54] (Tabela 14.2).

Em revisão de ensaios clínicos em crianças com OI[46], o PEDI foi o instrumento de avaliação mais utilizado. Trata-se de um questionário estruturado que documenta o perfil funcional de crianças entre 6 meses e 7 anos e 6 meses de idade em três domínios: *autocuidado*, *mobilidade* e *função social*. Informações sobre cada uma dessas áreas de função são disponibilizadas nas três partes do questionário:

- Parte I – *habilidades funcionais*.
- Parte II – *ajuda fornecida pelo cuidador*.
- Parte III – *modificações no ambiente*[53].

Em uma análise do instrumento a partir do conteúdo da CIF realizada por Santos[5,46], foi verificado que o PEDI avalia primordialmente os componentes atividade e participação, sendo os domínios mobilidade e cuidado pessoal os mais contemplados.

Para crianças em idade escolar e adolescentes é interessante avaliar a capacidade funcional de marcha em distâncias prolongadas. Nesse caso, o Teste de Caminhada de 6 Minutos[55] pode ser usado para mensurar a capacidade de tolerância a exercícios necessária para deambulação na comunidade e execução de atividades de vida diária.

O processo de avaliação é amplo e deve objetivar: (1) obtenção de informações sobre a história do paciente; (2) seleção e utilização de instrumentos apropriados para a avaliação; (3) administração de instrumentos padronizados; (4) síntese dos resultados obtidos na aplicação das escalas e coleta de dados por meio de questionários e avaliação clínica; (5) interpretação dos achados; (6) planejamento de intervenções; e (7) avaliação dos resultados[45].

O modelo da CIF pode auxiliar a organização de cada uma dessas etapas com o objetivo de integração de todos os componentes da funcionalidade com os fatores contextuais.

TRATAMENTO FISIOTERAPÊUTICO*

Como ressaltado anteriormente, diversos estudos demonstraram a eficácia dos bifosfonatos no sentido de diminuir a taxa anual de fraturas, reduzir a dor e aumentar a densidade óssea. Esse avanço terapêutico possibilitou a elaboração e a implementação de programas melhores de fisioterapia e intervenção precoce na OI.

Santos, entretanto, em revisão de literatura, apontou que os ensaios clínicos em OI têm focado sua investigação sobre os efeitos da intervenção medicamentosa nos componentes de estruturas e funções do corpo, menos frequentemente relacionando o medicamento ou outra intervenção à melhora da atividade e participação[46].

Do mesmo modo, a literatura acerca do tratamento fisioterapêutico em OI com base em evidências é ainda mais

---

*Veja no Anexo, no final deste livro, a definição dos níveis de evidência, sendo 1 o nível mais alto e 5 o mais baixo.

Capítulo 14 Osteogênese Imperfeita

escassa, havendo poucos estudos, em sua maioria relatos de caso ou séries de casos sobre o efeito do tratamento na mobilidade da criança com OI, o que contribui para o desconhecimento sobre como ofertar um atendimento seguro e de qualidade a essa população.

Neste capítulo será abordada primordialmente a intervenção fisioterapêutica nas formas intermediárias e grave da OI (IV/V e III), em que o atraso na aquisição de posturas compromete de maneira significativa o desenvolvimento motor normal e a funcionalidade dos pacientes. A forma leve da doença (I) tem diagnóstico mais tardio e pouco se diferencia do desenvolvimento do bebê típico, sendo a intervenção fisioterapêutica necessária nos períodos pós-fratura e pós-cirúrgico.

Elaboração dos objetivos de tratamento

Após fundamentada a avaliação na CIF, identifica-se o perfil funcional do indivíduo não apenas no que diz respeito às estruturas anatômicas e às funções fisiológicas, como frequentemente estudado[46]. As atividades que realiza, por quais se interessa, se há envolvimento e participação na família e na comunidade e os fatores que facilitam ou dificultam suas possibilidades e realizações também são contemplados para a elaboração de um plano de tratamento abrangente e eficaz para cada paciente.

Entretanto, não obstante o amplo espectro de abrangência da CIF, a avaliação qualitativa do movimento ainda se faz necessária para que seja traçado o plano ótimo de tratamento. Assim, é desejável que a avaliação seja complementada com a descrição do *como* e *por que* cada atividade é realizada, buscando orientar o plano fisioterapêutico e demonstrar os caminhos terapêuticos a seguir.

Em virtude da extrema variabilidade clínica no fenótipo da OI, a avaliação e o planejamento devem ocorrer caso a caso; entretanto, os objetivos gerais podem ser didaticamente estabelecidos segundo a classificação definida por Sillence (nível de evidência 5)[18], como mostra o Quadro 14.4.

Quadro 14.4 Objetivos gerais da intervenção fisioterapêutica conforme o tipo de OI

Tipo de OI	Objetivos gerais da intervenção fisioterapêutica
Tipo I	A fisioterapia deve acompanhar o desenvolvimento, intervir em caso de atraso ou desvios da normalidade e promover a marcha em padrão normal em distâncias maiores
Tipo II	A fisioterapia se restringe a gerar conforto ao paciente e melhorar seu posicionamento, minimizando a dor durante o breve período de sobrevida do bebê
Tipos III, IV e V	A intervenção fisioterapêutica e o uso de medicamento devem ser iniciados o mais precocemente possível. Os conhecimentos sobre a plasticidade humana expressam a importância de a equipe de saúde intervir em idade precoce em situações de risco para o desenvolvimento

A mobilidade da criança e do adolescente com OI é um objetivo importante a ser alcançado, pois influencia diretamente as tarefas de atividade e participação. Sobre essa questão, Sillence et al. sinalizam que o objetivo da reabilitação no tipo III deverá ser alcançar a marcha como atividade terapêutica. No tipo IV, a marcha deverá ser alcançada dentro de casa e em curtas distâncias, podendo alternar entre marcha com auxílio de muletas ou cadeira de rodas (nível de evidência 5)[12].

Em síntese, os objetivos gerais do tratamento fisioterapêutico na OI devem ter como alvo a independência do indivíduo nas atividades funcionais e de vida diária, quando possível adquirindo a marcha ou adaptando-o à cadeira de rodas, visando à sua participação efetiva na sociedade.

Objetivos específicos da intervenção fisioterapêutica

Lactentes

Nos casos de bebês, a orientação e os cuidados serão direcionados principalmente para sua proteção. Na intervenção fisioterapêutica é possível enumerar os seguintes objetivos:

1. **Alcançar os marcos motores do desenvolvimento:** acredita-se que o aprendizado tardio desses marcos pode estar relacionado com a baixa densidade mineral óssea, justificando aquisições muito tardias nas formas mais graves da doença[56].

2. **Promover a ativação muscular de forma gradual:** é importante o início precoce do trabalho de fortalecimento muscular suave com suporte de peso assim que possível. Em estudo prospectivo de 4 anos, a força muscular foi o melhor fator preditivo para a deambulação[37].

3. **Promover o aumento da mineralização óssea:** por ser o osso um tecido adaptativo, a deposição óssea é parcialmente regulada pela quantidade de deformação que lhe é imposta. Assim, uma descarga gradual de peso e a manutenção da movimentação dos segmentos corporais do bebê podem influenciar o aumento da mineralização óssea[57].

4. **Promover o alinhamento biomecânico:** as trações anormais ocasionadas por desequilíbrios musculares e pelas deformidades ósseas típicas da OI devem ser redirecionadas para a obtenção do alinhamento das estruturas articulares[58].

5. **Detectar/tratar precocemente deformidades de coluna:** um estudo realizado com 427 pacientes com OI verificou que 89% do tipo III, 61% do tipo IV e 36% do tipo I apresentaram escoliose[56]. Outro estudo constatou associação significativa entre hipotonia e deformidades vertebrais, reforçando a necessidade de ativação da musculatura antigravitacional precocemente[36]. Existe a hipótese de que, além das deformidades de vértebras e alterações na quantidade e qualidade óssea, a frouxidão ligamentar e a fraqueza muscular também sejam fatores importantes no desenvolvimento das deformidades vertebrais.

6. **Evitar o comprometimento cardiorrespiratório:** um estudo com 46 crianças com os tipos III e IV de OI

encontrou declínio dos parâmetros de função pulmonar em mais da metade das crianças, especialmente a partir de 30 graus de escoliose[59].

7. **Estimular a preensão de objetos:** os objetos devem ser colocados no campo visual do bebê nas diversas posturas para que ele realize a aproximação, o alcance e posteriormente a exploração, elaborando aspectos sensoriomotores necessários a seu desenvolvimento.

Crianças em idade pré-escolar/escolar

1. **Evitar a instalação de encurtamentos musculares:** é necessário evitar o posicionamento inadequado dos segmentos corporais nas diversas posturas e agir contra encurtamentos que possam favorecer deformidades e acarretar compensações.
2. **Fortalecer e aprimorar o fortalecimento muscular existente:** a fraqueza muscular, acentuada por imobilizações prolongadas pós-fraturas recorrentes e associada à frouxidão ligamentar, leva à perda temporária das habilidades motoras e da funcionalidade adquiridas.
3. **Manter a integridade dos arcos de movimento:** segundo Engelbert et al.[37], pacientes com o tipo I de OI perdem significativamente ADM nos MMII ao longo do tempo. Os tipos III e IV têm perdas mais graves de movimento articular, principalmente em MMII, normalmente consequentes à imobilização terapêutica ou por deformidades ósseas adjacentes à articulação.
4. **Promover a estabilização das articulações, em especial dos MMII:** a frouxidão ligamentar acarreta articulações hipermóveis, instáveis e propensas a entorses e luxações, dor e deformidade articular.
5. **Favorecer o equilíbrio postural:** mesmo indivíduos com a forma leve de OI demonstram menor controle postural do que seus pares em deslocamentos mais longos e mais rápidos, o que não está necessariamente relacionado com a diminuição da força muscular. Um déficit proprioceptivo pode explicar o menor controle postural nesses indivíduos[60].
6. **Melhorar a capacidade aeróbica:** crianças com as formas leve e intermediária de OI têm redução da capacidade aeróbica em função da hipoatividade[61].
7. **Evitar/minimizar deformidades de coluna:** a baixa densidade mineral óssea está relacionada com deformidades vertebrais que, associadas à hipotonia muscular, sustentam a necessidade de intensificar o fortalecimento da musculatura do tronco.
8. **Favorecer a marcha ou o deslocamento independente:** com ou sem o auxílio de órteses (muletas, cadeira de rodas, andador).
9. **Recuperar a funcionalidade após fratura ou no pós-operatório.**
10. **Manter e desenvolver habilidades de autocuidado e independência:** crianças com OI podem atrasar ou perder a aquisição de tarefas de autocuidado, como se vestir, lavar e se alimentar a cada nova fratura[62].

Adolescentes

1. **Manter/aprimorar o ganho de força muscular global e o equilíbrio:** há limitação das atividades motoras grossas de alto nível em decorrência de pés planos frequentes na OI, o que acarreta uma redução na geração de energia para a flexão plantar durante a marcha[63].
2. **Orientar atividade física esportiva adequada a cada caso:** para crianças e adolescentes com OI tipo I ou IV são contraindicados esportes de contato e esportes ou atividades físicas que exijam movimentos de rotação súbita e treinamentos aeróbicos intervalados de alta intensidade[64].
3. **Observar e alertar sobre o aumento de peso corporal:** estudos relatam perda/redução da capacidade deambulatória em pacientes com sobrepeso na OI[65].
4. **Detectar e tratar precocemente assimetrias, alterações posturais, desalinhamentos e fraqueza muscular:** as discrepâncias do comprimento das pernas, associadas a fraturas recorrentes e/ou deformidades dos MMII, são comuns e podem prejudicar a função, aumentar a dor nas costas e influenciar a progressão da escoliose[66].
5. **Incentivar a inserção e a participação em atividades de grupo para além da escolar.**

PLANO DE TRATAMENTO FISIOTERAPÊUTICO

O plano de tratamento deve ser individualizado e direcionado às necessidades de cada criança. A seguir são elencados os planos de tratamento de acordo com cada faixa de desenvolvimento.

Lactentes

A estimulação do desenvolvimento neuropsicomotor é importante desde os primeiros meses de vida, incluindo a aquisição do controle de cabeça e da cintura escapular e as posições em prono, sentada e em ortostatismo, se possível. Na OI é maior a demora na aquisição do controle da cabeça, principalmente em pacientes com macrocrania, em especial se associada à hipotonia muscular e à frouxidão ligamentar.

Atividades na postura em prono que promovam o fortalecimento da cintura escapular, como realizar o alcance de objeto com rolo macio sob as axilas e apoio de antebraços e posteriormente das mãos, cumprirão o propósito de desenvolver o controle de cabeça, fortalecer a cintura escapular e simultaneamente alongar os flexores de quadril e fortalecer os extensores de tronco e quadril.

Convém efetuar trocas posturais, evitando o constante posicionamento em supino ou assimetrias e observando o alinhamento biomecânico nas diversas posturas, de modo a evitar deformidades no crânio, complicações cardiorrespiratórias e posturas viciosas (nível de evidência 5)[62], como abdução e rotação externa de MMII, comum na OI, o que pode ser minimizado, por exemplo, com faixa de contenção nos MMII, calças adaptadas ou rolinhos laterais.

Nas formas graves, o atraso importante na aquisição de posturas mais elevadas perpetua a sedestação, mantendo a criança na postura sentada mais tempo do que o esperado.

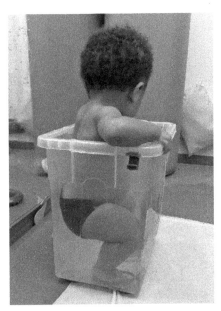

Figura 14.5 Exercícios de ortostatismo no balde com água.

Cabe manter a atenção nas consequências que possam resultar disso, como encurtamentos musculares e agravamento das deformidades.

Posteriormente, com o objetivo de promover o ortostatismo de maneira lúdica e segura e ativar a musculatura extensora de MMII, podem ser utilizados baldes de base ampla com água até a altura dos mamilos para que a criança possa se segurar nas bordas. Exercícios na água em sessões de hidroterapia devem ser iniciados mesmo antes de a criança começar a andar (nível de evidência 4)[67] (Figura 14.5).

A *estimulação tátil-cinestésica*, além de fornecer estímulos ao sistema nervoso central, auxilia o fortalecimento do vínculo dos pais com o bebê. Moreira (nível de evidência 5)[68] afirma que a abordagem fisioterapêutica envolve não apenas os componentes neurofuncionais, mas abrange as múltiplas dimensões dos pacientes e seus familiares. A estimulação tátil pode ser realizada com brinquedos de texturas variadas em posições diferentes dos segmentos corporais.

Exercícios de fortalecimento muscular localizados são indicados inclusive para crianças muito pequenas. Assim que a criança começar a mover seus membros contra a gravidade, é recomendado o uso de brinquedos progressivamente mais pesados, sendo os aumentos de peso limitados a aproximadamente 30 gramas (nível de evidência 4)[67]. Brincar de alcançar os pés em supino com pulseira sonora nos tornozelos fortalece a musculatura abdominal para alcançar o rolar. O trabalho de força muscular deve ser focado na musculatura mais enfraquecida, ou seja, nos extensores de quadril e tronco e na musculatura antigravitacional.

Crianças em idade pré-escolar/escolar

Algumas recomendações foram identificadas na literatura, como a prática de exercícios aeróbicos para manutenção da capacidade respiratória (nível de evidência 4)[67]. É recomendável a realização de *exercícios respiratórios lúdicos*, como fazer bolas de sabão, encher bolas e soprar cataventos, línguas de sogra ou apitos, e está indicada a prática de natação duas vezes por semana, com duração variável de acordo com a tolerância da criança, mesmo com a forma grave de OI (nível de evidência 5)[30].

Um estudo clínico com amostra de pacientes com OI tipos I/IV descreveu o protocolo de treinamento: sessões com duração de 45 minutos, sendo 10 minutos de aquecimento, 10 minutos de atividades aeróbicas, 15 minutos de brincadeiras livres e treino de força e 10 minutos de desaquecimento. O estudo foi realizado em 12 semanas com atividades aeróbicas de intensidade entre 60% e 80% da capacidade máxima de trabalho, associadas a exercícios de fortalecimento. Foram obtidas melhoras significativas no consumo de oxigênio pico (VO_{2pico}), na carga máxima de trabalho aeróbico e na força de contração, em comparação com o grupo de controle. Todavia, a partir de 2 meses após a interrupção dos exercícios houve reduções significativas dos ganhos, o que demonstrou a necessidade da continuidade do exercício (nível de evidência 1b)[69].

O uso de plataforma vibratória tem sido descrito na literatura como uma importante opção para melhora da mobilidade e dos parâmetros funcionais em OI, porém as evidências são fracas e atualmente não embasam sua utilização (nível de evidência 2a)[70].

O fortalecimento dos membros superiores, visando às transferências posturais, deslocamentos e autocuidado, deve ser alvo importante, em especial na forma mais grave de OI-III (nível de evidência 4)[71].

As intervenções no sentido de minimizar a hipermobilidade incluem o fortalecimento muscular, bem como a propriocepção, a estabilidade articular e a melhora do equilíbrio. São recomendáveis orientações sobre as atividades e a indicação de dispositivos auxiliares, como palmilhas ou órteses tipo AFO, associadas a exercícios de MMII em cadeia fechada. Entende-se que o músculo mantido em posição alongada durante longos períodos perde sua capacidade de gerar tensão em comprimentos menores; desse modo, o treino de força deverá ser realizado em posições articulares em que o músculo-alvo esteja em comprimentos menores (nível de evidência 5)[45]. Exercícios passivos para o aumento da amplitude articular podem ser prejudiciais.

Na elaboração de um programa de exercícios para crianças com OI devem ser consideradas a tensão mecânica e a força muscular agindo sobre o osso, particularmente em crianças com deformidade óssea e perda associada de ADM. É necessário dar atenção a qualquer sinal de fadiga muscular. Não é viável a descarga de peso em deformidades com angulações maiores do que 40 graus (nível de evidência 2a)[72].

A hidroterapia pode ser eficaz na promoção da força e na facilitação e manutenção do arco de movimento, especialmente após intervenção ortopédica. Entretanto, deve ser realizada em conjunto com um programa fundamentado no solo, visto que a tomada de peso é essencial para a promoção da força óssea (nível de evidência 4)[73].

O exercício isométrico poderá ser indicado na presença de dor ao movimento articular e no pós-operatório; entretanto, por ser pouco funcional, é mais utilizado o exercício isotônico concêntrico e por último, de maneira muito cuidadosa, o excêntrico (nível de evidência 5). Cabe lembrar que o posicionamento correto dos segmentos para realização dos exercícios e a manutenção do alinhamento biomecânico são cuidados essenciais durante a intervenção.

Adolescentes

As opções de tratamento incluem orientações a respeito de calçados ou órteses para pés planos, fortalecimento dos gastrocnêmios para adequar a marcha e a prática semanal de esportes sem contato. Atividades aeróbicas, como caminhadas, devem ser encorajadas nas formas leve e intermediária. Além disso, são recomendáveis atividades que enfatizem o equilíbrio em terrenos diversos e instáveis. Superfícies variadas podem aumentar a propriocepção, a força do tronco e a estabilidade postural necessária para melhorar a confiança na mobilidade durante os deslocamentos (nível de evidência 5).

A natação é a atividade esportiva mais segura e indicada em casos de OI; entretanto, após análise da densitometria mineral óssea, e observados os parâmetros normais de densidade, podem ser introduzidas outras atividades sem impacto com cargas leves (nível de evidência 4)[63].

Em virtude das fraturas recorrentes nos membros inferiores, é comum a discrepância no comprimento dos membros, sendo necessária a correção com órteses ou através de palmilhas compensatórias como medida preventiva, evitando assim o agravamento de assimetrias e escolioses (nível de evidência 5) (Figura 14.6).

Ainda no tocante à tecnologia assistiva, é oportuna a indicação pelo fisioterapeuta de cadeira de rodas ergonômica, quando necessário. A proporção variável dos segmentos corporais nos casos de OI torna difícil a adaptação às cadeiras padronizadas que permitam ao paciente subir e descer e se locomover de modo independente (nível de evidência 5).

A escoliose na OI não responde ao manejo com órteses, pois as costelas frágeis não resistem à força da correção (nível de evidência 4)[74]. A fisioterapia deve buscar a flexibilização da curvatura por meio de mobilizações, posicionamento adequado e fortalecimento da musculatura do tronco. Contudo, não foram encontrados estudos que comprovem a diminuição da curvatura com a fisioterapia em casos de OI.

Na forma grave de OI, a hidroterapia favorece a respiração profunda e controlada, promovendo benefícios ao aparelho respiratório desses indivíduos sujeitos a problemas respiratórios em decorrência das deformidades torácicas (nível de evidência 4)[67].

CONSIDERAÇÕES FINAIS

A intervenção fisioterapêutica tem impacto considerável na funcionalidade de indivíduos com OI, em especial daqueles com as formas mais graves da doença. Em adultos e adolescentes, mesmo não obtendo resultados ideais como

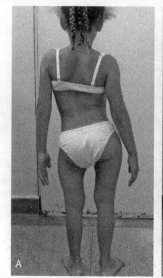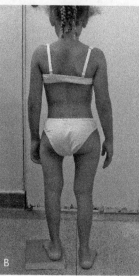

Figura 14.6A e B Dismetria de membros inferiores e compensação com calço.

na terapia ambulatorial, um programa de exercícios domiciliares individualizado e bem elaborado é capaz de alcançar bons resultados quando acompanhado de perto pelo profissional fisioterapeuta.

Em bebês e crianças com as formas intermediárias e graves da doença, é imperiosa a necessidade de intervenção fisioterapêutica individualizada. Aos poucos, o profissional deve empoderar a família quanto aos cuidados e ao modo de proteger e simultaneamente estimular seu frágil bebê. Contudo, uma das principais barreiras ao acesso ao tratamento desses bebês e crianças se encontra na formação profissional dos fisioterapeutas. Estudo realizado no Município do Rio de Janeiro identificou as dificuldades dos profissionais em relação ao conhecimento e ao manejo da doença e observou uma demanda reprimida de crianças com OI por acesso limitado ao tratamento fisioterapêutico[29].

Nesse sentido, é importante promover a capacitação do fisioterapeuta para a assistência de crianças e adolescentes com OI. A educação permanente do profissional por meio de cursos de atualização, capacitação e especialização é essencial na prática profissional. Já existem especializações voltadas para esse público, como no Centro de Referência para Tratamento da Osteogênese Imperfeita Fernandes Figueira (CROI-IFF/Fiocruz), que vem recebendo profissionais nos Programas de Residência Multiprofissional e de Capacitação em Fisioterapia. Nesse núcleo, os profissionais participam de atividades teórico-práticas em OI no sentido de obter o conhecimento necessário para identificar os objetivos de sua intervenção, traçar um programa de tratamento coerente com os objetivos e possibilidades a serem alcançadas e adequar seu manuseio aos bebês e às crianças com fragilidade óssea.

Favorecer a autoconfiança e ampliar as possibilidades de participação de crianças e adolescentes com OI devem ser os objetivos da fisioterapia, visando garantir a esses pacientes uma melhor qualidade de vida.

Capítulo 14 Osteogênese Imperfeita

CASOS CLÍNICOS

Caso clínico 1 – Osteogênese imperfeita (tipo III)

P.F.S., 1 ano e 4 meses, sexo feminino, parto cesáreo, segunda gestação. Sem histórico familiar de OI. O diagnóstico foi realizado aos 6 dias de vida. Permaneceu internada 42 dias por múltiplas fraturas intraútero e três fraturas perinatais (nos úmeros e no fêmur direito). Foi encaminhada do hospital de origem para avaliação inicial no ambulatório de genética de centro de referência. Realizada consulta multidisciplinar com geneticista, fisioterapeuta e ortodontista aos 45 dias de vida.

Após uma série de exames clínicos e laboratoriais, foram verificados parâmetros muito elevados dos marcadores de metabolismo ósseo (CTx, NTx, fosfatase alcalina) e imagem radiográfica de osteoporose com importante rarefação do trabeculado ósseo, ossos wormianos e múltiplas fraturas.

A classificação clínica de OI foi estabelecida como tipo III (grave). Iniciou o tratamento medicamentoso com infusão de pamidronato dissódico bimestralmente. A mãe recebeu as orientações gerais direcionadas à família (indicadas no plano de tratamento – item 1), porém não conseguia executá-las, tampouco levar a criança à fisioterapia em razão da extrema fragilidade óssea e do risco de fratura durante o transporte para o local de tratamento.

Aos 10 meses, a criança iniciou intervenção fisioterapêutica próximo à residência, duas vezes por semana. Após 6 meses, com a idade de 1 ano e 4 meses, retornou ao centro de referência para tratamento fisioterapêutico.

Foi realizada a seguinte avaliação inicial:

- Exame físico: exploração, inspeção e palpação, buscando alterações no alinhamento dos ossos (deformidades) ou desvios articulares.
- Goniometria para verificação da integridade/limitação dos arcos de movimento (ADM).
- Avaliação da hipermobilidade (Beighton).
- Avaliação da Medida de Função Motora Grossa (GMFM).

Os achados da avaliação estão descritos na Figura 14.7.

Objetivos a curto prazo

- Alcançar objetos distantes do corpo em supino, aumentando progressivamente a ADM de flexão de ombros.
- Conseguir a rotação cervical em amplitude completa, iniciando a transferência lateral de peso para o alcance cruzando a linha média.

Objetivos a médio prazo

- Alcançar objetos na postura prona, realizando transferência lateral de peso.
- Rolar para alcançar um brinquedo.
- Manter-se na postura sentada e brincar com as mãos livres.
- Impedir/minimizar o agravamento da escoliose.

Objetivos a longo prazo

- Conseguir se deslocar na postura sentada.
- Realizar trocas posturais a partir de supino e prono até a posição de pé com apoio.
- Realizar suporte de peso em membros inferiores com ou sem auxílio de órteses.
- Alcançar a marcha, caso seja possível, ou realizar sua adaptação para independência em cadeira de rodas.

Plano de tratamento

Orientações gerais à família

- Uso de roupas de malha mais largas com velcro para facilitar a troca. Nunca puxar a roupa sem estabilizar o segmento.
- Colocar proteção no berço para que os MMSS e MMII não se prendam à grade.
- Ao ser transportada, colocar um travesseiro sobre o bebê-conforto e retirá-la pelo travesseiro, evitando o atrito de pontas ósseas e deixando os MMII apoiados.
- Não deixar a criança no bebê-conforto durante o dia; colocá-la em um colchonete grande e macio no chão com brinquedos à volta.
- Forma de segurar: sempre com uma das mãos sustentando a cabeça e a coluna cervical e com a outra o tronco e a pelve, com o cuidado de não deixar os membros soltos. As mãos de quem segura devem permanecer abertas para não apertar e para alcançar a maior parte do corpo.
- Alternar a posição no colo e no berço, ora com a cabeça próximo à cabeceira da cama, ora próximo aos pés da cama, deixando-a mais tempo a receber os estímulos pelo lado esquerdo.

Intervenção fisioterapêutica

Após diversas tentativas malsucedidas de estabelecer um vínculo com P. na presença da mãe, optamos por retirá-la temporariamente da sala, e aos poucos P. foi ganhando confiança, parando de chorar, permitindo a intervenção, interagindo com o terapeuta e participando de maneira mais efetiva do tratamento.

Inicialmente foi colocado um colchonete de espuma macia de 3cm sobre o tatame para diminuir o atrito. Após estimulação tátil-cinestésica com brinquedos de diferentes texturas, iniciamos a solicitação do alcance em ADM cada vez mais amplas para flexão e abdução de ombros/ flexão de quadris. Pequenas transferências laterais de peso em supino, até alcançar o decúbito lateral, promoveram a ativação da musculatura abdominal (Figura 14.8).

A posição prona, tão necessária, foi iniciada na bola suíça com o objetivo de causar menor atrito e diminuir o peso do segmento cefálico. De início P. era posicionada em ângulo de 60 graus na bola, pois o controle de cabeça

```
                    Condição de saúde
                Osteogênese imperfeita tipo III
```

Funções e estruturas do corpo

Frouxidão ligamentar:
Escore de Beighton = 6 (mobilidade aumentada)
Fragilidade óssea:
Osteoporose; múltiplas fraturas intraútero; 3 fraturas perinatais
Deformidades:
Fêmures, tíbias, fíbulas, úmeros, rádios, ulnas, *pectus carinatum*, escoliose toracolombar E e macrocrania
Membros inferiores em rotação externa e abdução
Dor óssea:
Presença de choro imotivado
Força muscular:
Fraqueza muscular generalizada com hipoatividade
Limitações articulares:
Goniometria: flexão de ombro D/E = 110°; abdução de ombro D/E = 90°; rotação interna quadril D/E = 0°; extensão de quadril D/E = 0°; rotação cervical D = 30°

Atividade e participação

Mobilidade:
GMFM 3,92%. Pontuou apenas em supino.
Não realiza troca postural para decúbito lateral. A postura prona não é utilizada nem aceita. Sentada, não controla o segmento cefálico. O tronco, mesmo apoiado, é parcialmente controlado. De pé, não realiza qualquer apoio ou suporte de peso em membros inferiores
Cuidado pessoal:
Dependência completa, sem participação nas AVD
Interação social:
Somente com a mãe, com o pai e a irmã, sorrindo
Lazer:
Ainda não vai ao parque

Fatores contextuais (ambientais e pessoais)

Idade:
Um ano e 4 meses
Barreiras do ambiente físico:
Berço em supino com travesseiro para acolchoar, impedindo qualquer deslocamento
Transporte:
Somente em automóvel, em berço bem acolchoado
Rede de apoio familiar e de amigos:
Tem irmã de 3 anos; sai de casa apenas quando necessário
Acesso a serviços de saúde:
Fisioterapeuta com receio de tratar o bebê, realizava estimulação tátil-cinestésica. Nove ciclos de pamidronato dissódico
Temperamento da criança/adolescente:
Extremamente lábil; insegura; choro constante; gritos ao ser tocada

Figura 14.7 Relação entre os componentes da funcionalidade após avaliação de lactente de 1 ano e 4 meses com OI tipo III.

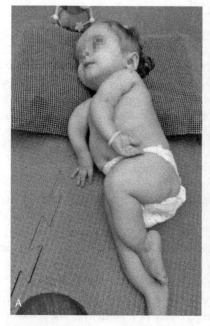 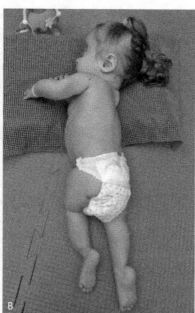 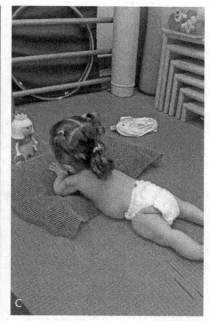

Figura 14.8A a **C** Transferência de supino para decúbito lateral e prono.

era precário. Aos poucos, esse ângulo foi diminuindo até alcançar a postura prona na horizontal. Posteriormente, passamos para o solo com rolo macio sob as axilas, promovendo também o alongamento dos flexores de quadris e maior solicitação da cintura escapular (Figura 14.9).

Estimulamos a postura sentada em banco adequado a seu tamanho, pois o chão favorece a manutenção dos MMII em rotação externa (que já é acentuada), sempre com o cuidado de proteger o encosto e as laterais em situação de perda de equilíbrio (Figura 14.10).

A função bimanual foi estimulada por meio de atividades de encaixe nos planos frontal, sagital e transversal na postura sentada. Em casa, essas atividades foram orientadas na cadeira de borracha, que promove uma contenção adequada e segura, com boa aceitação da mãe, que não se sentia apta a estimular o desenvolvimento motor de P.

Foram realizadas atividades lúdicas, como soprar bolinhas de isopor com o objetivo de melhorar a ventilação, em diversas posturas, assim como na bola suíça, flexibilizando a curvatura escoliótica.

A extensão ativa dos quadris com a "ponte" fortalecendo glúteos visa também à preservação da manutenção de ADM de quadris, impedindo as contraturas em flexão comumente observadas em crianças com OI que permanecem sentadas por longos períodos.

Para descarga de peso nos MMII, além do banco, iniciamos a postura ajoelhada (somente no plano frontal) e a de pé na bola suíça com e posteriormente sem extensores e com descarga parcial de peso (Figura 14.11).

Resultados

Atualmente, P. tem 2 anos e 9 meses. Está bem adaptada e não chora mais na terapia, exceto quando pessoas estranhas tentam segurá-la. Gosta de "conversar", repetindo a fala do interlocutor, e de brincar de tirar e colocar brinquedos da caixa e encaixar objetos.

Rola para decúbito lateral e aceita ser colocada em prono, suportando peso em *puppy* (apoiada nos antebraços) e mantendo brevemente a cabeça elevada. Inicia o rolar de prono para supino, ainda sem controle e com muito medo, e se desloca se arrastando em supino por mais de 5 metros, elevando bem o quadril. O rolar completo de supino para prono continua sendo um desafio em razão do peso do segmento cefálico excessivo para a sustentação da cabeça.

Mantém a postura sentada sem apoio, controle de tronco em evolução, iniciando as rotações no plano transversal para o alcance lateral. Ainda não chega nem sai da postura sozinha.

No GMFM, sua pontuação passou para 17,5%, sendo 51% na dimensão A (supino) e 36,7% na dimensão B (sentar), não pontuando nas demais dimensões.

No período de 1 ano, P. sofreu quatro fraturas em casa (três em membros superiores e uma no fêmur), o que colaborou para a regressão temporária do quadro motor.

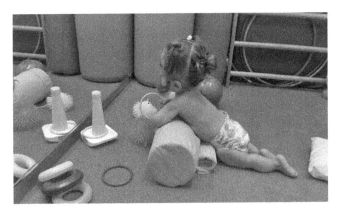

Figura 14.9 Treino em prono no rolo.

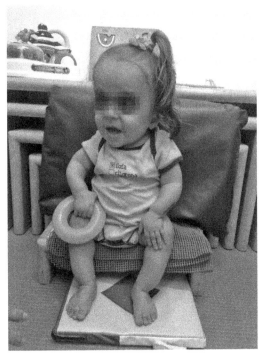

Figura 14.10 Postura sentada com inibição de rotação externa de coxofemoral.

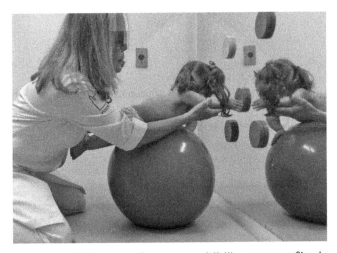

Figura 14.11 Descarga de peso nos MMII com o auxílio da bola suíça.

O objetivo a curto/médio prazo é realizar maiores transferências de peso em prono até o rolar completo e fortalecer os MMSS para a transferência para a postura sentada.

Caso clínico 2 – Osteogênese imperfeita (tipo IV)

A.F.S., 12 anos, sexo masculino, tipo IV de OI, diagnosticado aos 2 anos e 6 meses após a quarta fratura. A densitometria óssea de coluna atual apresentou Z-score de –2,2 DP e CTx e NTx pouco elevados (duas vezes a taxa de referência). A última fratura, ocorrida há 6 meses no punho esquerdo, necessitou de redução cirúrgica. Houve formação de queloide na cicatriz cirúrgica com importante aderência desde a região palmar até o terço médio do antebraço, restringindo o movimento de extensão.

Avaliações realizadas

- Avaliação postural.
- Escore de Beighton.
- Avaliação goniométrica.
- Escore de Bleck.
- Avaliação da marcha.
- Teste Manual de Força Muscular.

Os achados da avaliação estão resumidos na Figura 14.12.

Objetivos a curto prazo

- Ganho de ADM na articulação do punho esquerdo que possibilite a realização de atividades bimanuais.
- Corrigir a discrepância de MMII e suas repercussões musculoesqueléticas, impedindo a instalação de curvatura compensatória na coluna.
- Diminuir o quadro álgico nos pés.

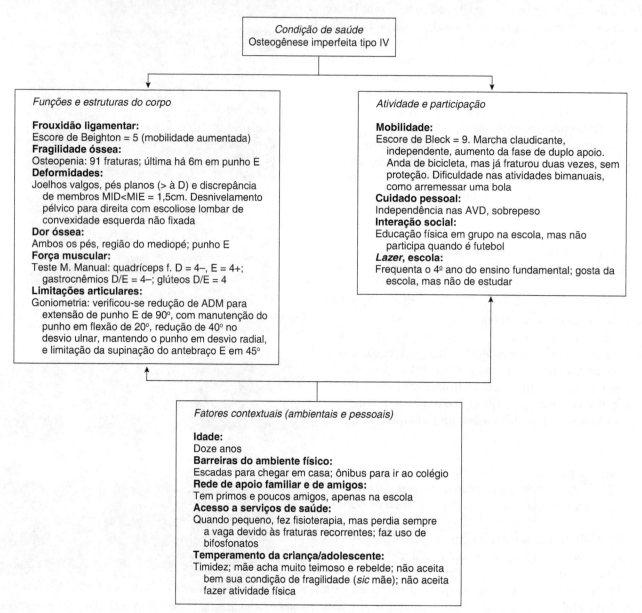

Figura 14.12 Relação entre os componentes da funcionalidade após avaliação de adolescente de 12 anos com OI tipo IV.

Objetivos a médio e longo prazo

- Promover o fortalecimento global da musculatura com ênfase nos membros inferiores.
- Ganhar ADM no punho esquerdo e supinação do cotovelo esquerdo.
- Fortalecer extensores do carpo, supinadores e extensor ulnar do carpo à esquerda para atividades unilaterais.
- Favorecer a estabilidade articular e o equilíbrio para melhora do ortostatismo e da marcha.
- Melhorar o padrão de marcha, diminuindo o gasto energético e aumentando a velocidade da marcha.
- Ampliar e manter a capacidade aeróbica.

Plano de tratamento

Orientações gerais

- Manutenção de alimentação mais saudável a fim de evitar o sobrepeso e suas consequências negativas na condição de fragilidade óssea e ligamentar.
- Orientar atividade física aeróbica sem impacto, como natação.
- Orientar quanto à necessidade de minimizar os riscos de fratura utilizando protetores de braços e pernas, além de capacete ao andar de bicicleta.
- A. foi encaminhado para uma dermatologista, que receitou medicamento de uso tópico para a cicatriz com massagem para liberação da aderência.

Intervenção fisioterapêutica e resultados

Foi solicitada pela mãe a realização de exercícios em casa, sob sua supervisão, em função da dificuldade financeira e da distância do local de tratamento. Agendamos reavaliações mensais conforme suas possibilidades. Orientamos o seguinte protocolo a ser realizado diariamente:

1. Vinte minutos de imersão do membro superior esquerdo (MSE) na água quente.
2. Massagem circular intensa por 5 minutos com a pomada indicada pela dermatologista, visando à liberação da aderência.
3. Alongamento passivo realizado pela mãe (cinco repetições de 30 segundos) dos flexores de punho, do flexor radial do carpo, realizando passivamente o desvio ulnar, e dos pronadores de antebraço, realizando passivamente a supinação.
4. Ativação suave da musculatura alongada, realizando a extensão, o desvio ulnar de punho e a supinação do antebraço (15 repetições de 3 segundos).
5. Foi indicado o uso de palmilhas com elevação dos arcos longitudinais mediais para evitar a sobrecarga nos arcos e compensação de 1,5cm no pé direito em calçados confortáveis.
6. Solicitamos a aplicação de compressas de gelo nos pés duas vezes ao dia e, a seguir, exercício de puxar a toalha com os dedos dos pés.
7. Alcance do peso ideal.

Na primeira reavaliação, após 1 mês, A. reduziu seu peso em 2kg com a diminuição de carboidratos na dieta alimentar (*sic*). As palmilhas promoveram o alinhamento da pelve e da articulação tibiotársica, o que, associado à redução do peso e à aplicação de gelo local, fez cessar a sintomatologia dolorosa nos pés. No MSE, ganhou 5 graus no desvio ulnar, 8 graus na extensão de punho e 7 graus na supinação.

Orientamos o seguinte protocolo a ser realizado diariamente:

1. Fortalecimento suave dos flexores plantares em cadeia fechada (no solo) com elevação dos calcanhares bilateralmente na postura ortostática.
2. Exercícios de propriocepção foram incluídos: aumentar progressivamente o tempo de permanência em apoio unipodal com olhos abertos, chegando a 1 minuto.
3. Alcançar objetos próximos em apoio unipodal, flexionando o joelho de apoio.
4. Fortalecimento dos MMII em cicloergômetro diariamente por 10 minutos.
5. Manutenção do protocolo para MSE.

Na segunda reavaliação, A. havia diminuído seu peso corporal em 5kg. O MSE ganhou 10 graus no desvio ulnar, 15 graus na extensão de punho e 12 graus na supinação. Os MMII estavam adquirindo força muscular. Não relatou dificuldade ou cansaço na bicicleta estacionária.

Novo protocolo de tratamento foi prescrito para o terceiro mês:

1. Elevação unilateral do calcanhar na postura ortostática com apoio.
2. Equilíbrio unipodal com olhos fechados.
3. Alcance de objetos em locais mais baixos em apoio unipodal.
4. Cicloergômetro 15 minutos diariamente.
5. Manutenção do protocolo para o MSE.

Na terceira e última reavaliação, A. estava com 7kg a menos do que na avaliação inicial. Conseguiu alcançar a posição neutra de punho no plano sagital, o que facilitou a preensão bimanual de objetos. Ganhou 30 graus na extensão de punho, o que ainda não é funcional. Com esses ganhos de ADM, já consegue realizar atividades que antes não conseguia, como dar laço no tênis e abrir torneira. Ainda tem dificuldade para girar a maçaneta da porta. O equilíbrio unipodal de 1 minuto está adequado à sua idade. Consegue realizar 10 saltos com ambos os pés, mas a corrida é realizada em distâncias pequenas, com pouca propulsão dos pés na passada. Serão orientadas caminhadas em terrenos diversos, como areia e grama, em velocidade gradualmente progressiva.

Referências

1. Van Dijk FS, Pals G, Van Rijn RR, Nikkels PGJ, Cobben JM. Classification of osteogenesis imperfect revisited. Eur J Med Genet. 2010;53:1-5.

2. Trejo P, Rauch F. Osteogenesis imperfecta in children and adolescents - new developments in diagnosis and treatment. Osteoporos Int. 2016;27:3427-3437.

3. Llerena Jr JC. Genética médica, Sistema Único de Saúde (SUS) e integralidade na atenção ao cuidado à saúde. Rev Ciênc e Saúde Coletiva. 2002;7(1):1377-1385.

4. Marini JC, Blissett AR. New Genes in Bone Development: What's new in osteogenesis imperfecta. J Clin Endocrinol Metab. 2013; 98(8):3095–103.

5. Santos, TV. Classificacão Internacional de Funcionalidade, Incapacidade e Saúde - versão crianças e jovens: categorias relevantes para a Osteogênese Imperfeita. [Dissertação]. Rio de Janeiro: Instituto Nacional de Saude da Mulher, da Crianca e do Adolescente Fernandes Figueira/FIOCRUZ; 2015.

6. Hackley L, Merritt L. Osteogenesis imperfecta in neonate. Advances in Neonatal Care. 2008;8(1):21-30.

7. Rauch F, Glorieux FH. Osteogenesis imperfecta. Lancet. 2004; 363(24): 1377-1385.

8. Stephen J, Shukla A, Dalal A, Girisha KM, Shah H, Gupta N. Mutation spectrum of COL1A1 and COL1A2 genes in Indian patients with osteogenesis imperfecta. Am J Med Genet A. 2014;164A: 1482-1489.

9. Cheung MS, Glorieux FH. Osteogenesis imperfecta: update on presentation and management. Rev Endocr Metab Disord. 2008; 9:153-160.

10. Castilho H, Samson-Fang L. Effects of bisphosphonates in children with osteogenese imperfecta: an AACPDM systematic review. Dev Med Child Neurol. 2009;51(1):17-29.

11. Forlino A, Marini JC. Osteogeneses imperfecta. Lancet. 2016; 387(16):1657-1669.

12. Van Dijk FS, Sillence DO. Osteogenesis imperfecta: clinical diagnosis, nomenclature and severity assessment. Am J Med Genet Part A. 2014;164A:1470-1481.

13. Brunei G, Vlad CGI, Gavriliu TS, Dan D. Osteogênese imperfecta: diagnosis and treatment. Journal of the American Academy of Orthopaedic Surgeons. Acad Orthop Surg. 2008;16(6):356-366.

14. Starr SR, Roberts TT, Fischer PR. Osteogenesis imperfecta: primary care. Pediatr Rev Am Acad Pediatr. 2010;31(8):e54-64.

15. Basel D, Steiner RD. Osteogenesis imperfecta: recent findings shed new light on this once well-understood condition. Genet Med Off J Am Coll Med Genet. 2009;11(6):375-385.

16. Forlino A. New perspectives on osteogenesis imperfecta. Nat Rev Endocrinol. 2011;7(9):540-557.

17. Semler O, Cheung MS, Glorieux FH, Rauch F. Wormian bones in osteogenesis imperfecta: correlation to clinical findings and genotype. Am J Med Genet A. 2010;152A(7):1681-1687.

18. Sillence DO, Senn A, Danks DM. Genetic heterogeneity in osteogenesis imperfecta. J Med Genet. 1979;16:101-116.

19. Womack J. Osteogenesis imperfecta types I-XI: implications for the neonatal nurse. Adv Neonatal Care. 2014;14:309-315.

20. Huang RP, Ambrose CG, Sullivan E, Haynes RJ. Functional significance of bone density measurements in children with osteogenesis imperfecta. J Bone Jt Surg. 2006;88(6):1324-1330.

21. Santili C, Akkari M, Waisberg G, Bastos Junior JOC, Ferreira WM. Avaliação clínica, radiológica e laboratorial de pacientes com osteogênese imperfeita. Rev Assoc Med Bras. 2005;51(4):214-220.

22. Sakkers R, Kok D, Engelbert R, et al. Skeletal effects and functional outcome with olpadronate in children with osteogenesis imperfecta: a 2-year randomised placebo-controlled study. Lancet. 2004;363(9419):1427-1431.

23. Letocha AD, Cintas HL, Troendle JF, et al. Controlled trial of pamidronate in children with types III and IV osteogenesis imperfecta confirms vertebral gains but not short-term functional improvement. J Bone Min Res J Am Soc Bone Min Res. 2005;20(6): 977-986.

24. Seikaly MG, Kopanati S, Salhab N, et al. Impact of alendronate on quality of life in children with osteogenesis imperfecta. J Pediatr Orthop. 2005;25(6):786-791.

25. Gatti D, Antoniazzi F, Prizzi R, et al. Intravenous neridronate in children with osteogenesis imperfecta: a randomized controlled study. J Bone Min Res J Am Soc Bone Min Res. 2005;20(5):758-763.

26. Philipi CA, Remington T, Steiner RD. Bisphosphonate therapy for osteogenesis imperfecta. Cochrane Database Syst Rev. 2008; 4:1-63.

27. Dwan K, Phillipi CA, Steiner RD, Basel D. Bisphosphonate therapy for osteogenesis imperfecta. Cochrane Database Syst Rev. 2014;7.

28. Brasil. Ministério da Saúde. Portaria 2305 de 19 de dezembro de 2001. Criação de Centros de Referência em Osteogênese Imperfeita e estabelecimento de protocolo de tratamento clínico com pamidronato dissódico. Brasília (DF): Ministério da Saúde, 2001.

29. Cavalcanti NC, Horovitz DDG. Assistência fisioterapêutica à osteogenesis imperfecta no Sistema Único de Saúde do município do Rio de Janeiro [Dissertação]. Rio de Janeiro: Instituto Nacional de Saude da Mulher, da Crianca e do Adolescente Fernandes Figueira/FIOCRUZ, 2013.

30. Monti E, Mottes M, Fraschini P, et al. Current and emerging treatments for the management of osteogenesis imperfecta. Ther Clin Risk Manag. 2010;6:267-81.

31. Engelbert RHH, Uiterwaal CSPM, Gulmans VAM, Pruijs H, Helders PJM. Osteogenesis imperfecta in childhood: Prognosis for walking. J Pediatr. 2000;137(3):397-402.

32. Engelbert RH, Custers JWH, van der Net J, van der Graaf Y, Beemer FA, Helders PJM. Functional outcomes in osteogenesis imperfecta. Pediatr Phys Ther. 1997;9:18-22.

33. Centro Colaborador da Organização Mundial da Saúde para a Família de Classificações Internacionais, organizador. CIF: Classificação Internacional de Funcionalidade, Incapacidade e Saúde. São Paulo: Editora da Universidade de São Paulo, 2003.

34. Diniz D, Medeiros M. Reflexões sobre a versão em português da Classificação Internacional de Funcionalidade, Incapacidade e Saúde. Cad. Saúde Pública. 2007;23(10):2507-2510.

35. Brizola E, Staub ALP, Felix TM. Muscle strength, joint range of motion, and gait in children and adolescents with osteogenesis imperfecta: Pediatr Phys Ther. 2014;26(2):245-252.

36. Moreira CLM, Lima MA de FD, Cardoso MHC de A, et al. Independent walk in osteogenesis imperfect. Acta Ortopédica Bras. 2011;19(5):312-315.

37. Engelbert RH, Uiterwaal CS, Gerver W-J, van der Net J-J, Pruijs HE, Helders PJ. Osteogenesis imperfecta in childhood: impairment and disability. A prospective study with 4-year follow-up. Arch Phys Med Rehabil. 2004;85(5):772-778.

38. Lopes PB. Estudo sobre o desenvolvimento motor grosso de crianças do Centro de Referência em Osteogênese Imperfeita do Instituto Fernandes Figueira/Fiocruz/RJ [Dissertação]. Rio de Janeiro: Instituto Nacional de Saúde da Mulher, da Criança e do Adolescente Fernandes Figueira/FIOCRUZ, 2009.

39. Martins AJ. Qualidade de vida de adolescentes com osteogênese imperfeita em tratamento no Instituto Fernandes Figueira IFF/Fiocruz. [Tese]. Rio de Janeiro: Instituto Nacional de Saúde da Mulher, da Criança e do Adolescente Fernandes Figueira/FIOCRUZ, 2011.

40. Suskauer SJ. Temperament and physical performance in children with osteogenesis imperfecta. Pediatrics. 2003;111(2):153-161.

41. Dahan-Oliel N, Shikako-Thomas K, Mazer B, Majnemer A. Adolescents with disabilities participate in the shopping mall: facilitators and barriers framed according to the ICF. Disabil Rehabil. 2016;38(21):2102-2113.

42. Santos TV dos, Llerena Júnior JC, Ribeiro CTM. The ICF-CY for children and adolescents with osteogenesis imperfecta: the perspective of specialists. Acta Fisiátrica.2015;22(4):192-198.

43. Björck-Åkesson E, Wilder J, Granlund M, et al. The International Classification of Functioning, Disability and Health and the version for children and youth as a tool in child habilitation/early childhood intervention – feasibility and usefulness as a common language and frame of reference for practice. Disabil Rehabil. 2010;32(s1):S125-138.

44. Palisano RJ. A collaborative model of service delivery for children with movement disorders: a framework for evidence-based decision making. Phys Ther. 2006;86(9):1295-1305.
45. Cury VCR, Brandao MB. Reabilitação em paralisia cerebral. Rio de Janeiro, RJ: Medbook, 2011.
46. Santos TV dos, Llerena Júnior JC, Ribeiro CTM, Gomes Júnior SC dos S. Identifying the concepts in outcome measures of clinical trials on osteogenesis imperfecta using the International Classification of Functioning, Disability and Health - version for children and youth. Acta Fisiátrica. 2014;21(3):135-140.
47. Bulbena A, Duro JC, Porta M, Faus S, Vallescar R, Martín-Santos R. Clinical assessment of hypermobility of joints: assembling criteria. J Rheumatol. 1992;19(1):115-122.
48. Smits-Engelsman, B, Klerks M, Kirby A. Beighton score: a valid measure for generalized hypermobility in children. J Pediatr. 2011;158(1):119-123.
49. War memorandum. Medical Research Council. Aids to the investigation of peripheral nerve injuries. London: Medical Research Council, 1943.
50. Ruck Gibis J, Plotkin H, Hanley J, Wood Dauphinee S. Reliability of the gross motor function measure for children with osteogenesis imperfecta. Pediatr Phys Ther. 2001;13(1).
51. Cintas HL, Siegel KL, Furst GP, Gerber LH. Brief assessment of motor function: reliability and concurrent validity of the Gross Motor Scale. Am J Phys Med Rehabil. 2003;82:33-41.
52. Russell DJ, Rosenbaum PL, Avery LM, Lane M. Medida da função motora grossa (GMFM 66 e GMFM 88): manual do usuário. São Paulo: Memnon, 2015.
53. Mancini MC. Inventário de Avaliação Pediátrica de Incapacidade (PEDI): manual da versão brasileira. Belo Horizonte: Editora UFMG, 2005.
54. Bleck EE. Nonoperative treatment of osteogenesis imperfecta: orthotic and mobility management. Clin Orthop. 1981;159:111-122.
55. Geiger R, Strasak A, Treml B, et al. Six-minute walk test in children and adolescents. J Pediatr. 2007;150(4):395399.
56. Sato A, Ouellet J, Muneta T, Glorieux FH, Rauch F. Scoliosis in osteogenesis imperfecta caused by COL1A1/COL1A2 mutations-genotype-phenotype correlations and effect of bisphosphonate treatment. Bone. 2016;86:53-57.
57. Carvalho DCL, Rosim GC, Gama LOR, et al. Tratamentos não farmacológicos na estimulação da osteogênese. Rev Saúde Pública. 2002;36(5):647-654.
58. Hernandez CJ, Keaveny TM. A biomechanical perspective on bone quality. Bone. 2006;39(6):1173-1181.
59. Thiele F, Cohrs CM, Flor A, et al. Cardiopulmonary dysfunction in the osteogenesis imperfecta mouse model Aga2 and human patients are caused by bone-independent mechanisms. Hum Mol Genet. 2012;21(16):3535-3545.
60. Pouliot Laforte A, Lemay A, Rauch F, Veilleux LN. Static postural Concrol in youth with osteogenesis imperfecta type I. Arch Phys Med Rehabil in press. 2017;19.
61. van Brussel M. Physical fitness and training in chronic childhood conditions. [Tese]. Utrecht University, Netherlands, 2008.
62. Marr , Seasman A, Bishop N. Managing the patient with osteogenesis imperfecta: a multidisciplinary approach. J Multidiscip Heal. 2017;10:145-155.
63. Graf A, Hassani S, Krzak J, et al. Gait characteristics and functional assessment in children with type I osteogenesis imperfecta. J OrthopRes. 2009;27(9):1182-1190.
64. van Brussel M, van der Net J, Hulzebos E, Helders PJ, Takken T. The Utrecht approach to exercise in chronic childhood conditions: the decade in review. Pediatr Phys Ther. 2011;23(1):2-14.
65. Germain Lee EL, Brennen FS, Stern D, et al. Cross-sectional and longitudinal growth patterns in osteogenesis imperfecta: implications for clinical care. Pediatr Res. 2016;79:489-495.
66. Saldanha K, Saleh M, Bell M, Fernandes J. Limb lengthening and correction of deformity in the lower limbs of children with osteogenesis imperfecta. J Bone Jt Surg Br. 2004;86(2):259-265.
67. Binder H, Conway A, Gerber LH. Rehabilitation approaches to children with osteogenesis imperfecta: a ten-year experience. Arch Phys Med Rehabil. 1993;74(4):386-390.
68. Moreira CLM. A fisioterapia integrada a uma política pública em saúde: o estudo da funcionalidade de pacientes do Centro de Referência em Osteogênese Imperfeita do Rio de Janeiro/RJ, Brasil. [Tese]. Rio de Janeiro: Instituto Nacional de Saude da Mulher, da Crianca e do Adolescente Fernandes Figueira/FIOCRUZ, 2012.
69. van Brussel M, Takken T, Uiterwaal CS, et al. Physical training in children with osteogenesis imperfecta. J Pediatr. 2008;152(1):111-116.
70. Leite et al. Current evidence does not support Whole Body Vibration in clinical practice in children and adolescent with disabilities: A systematic review of randomised controlled trial. Braz J Phys Ther. 2018.
71. Monpetit,K. Multidisciplinary treatment of severe osteogenesis imperfecta: functional outcomes at skeletal maturity. Arch Phys Med Rehabil. 2015;96:1834-1839.
72. Sinikumpu JJ, Ojaniemi M, Lehenkari P, Serlo W. Severe osteogenesis imperfecta type-III and its challenging treatment in newborn and preschool children. A systematic review. Injury. 2015; 46(8):1440-1446.
73. Binder H, Hawks L, Graybill G, Gerber NL, Weintrob JC. Osteogenesis imperfecta: rehabilitation approach with infants and young children. Arch Phys Med Rehabil. 1984;65(9):537-541.
74. Behrooz A, Akbarnia MD, Muharrem YMD, George H, Thompson MD. The growing spine. Berlim: Springer, 2010.

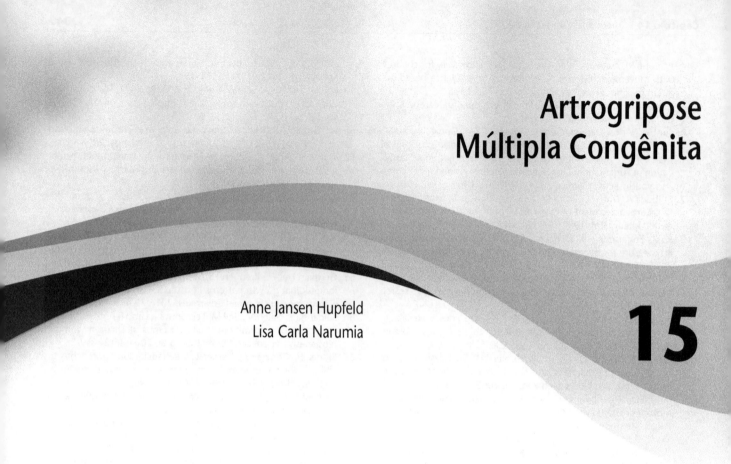

Artrogripose Múltipla Congênita

Anne Jansen Hupfeld
Lisa Carla Narumia

15

INTRODUÇÃO

A artrogripose múltipla congênita (AMC) consiste em um conjunto de mais de 150 doenças que têm como característica comum as múltiplas contraturas articulares e a limitação do arco de movimento, não progressivas e presentes ao nascimento[1-6]. Para que o diagnóstico de AMC seja estabelecido é necessário o comprometimento de duas ou mais articulações em diferentes áreas do corpo, causando desde dificuldade funcional mínima até a dependência completa para as atividades da vida diária (AVD). O termo *artrogripose* tem origem grega: *arthro* (articulação) e *gryp* (encurvado)[3,5,7,8].

INCIDÊNCIA

A AMC é uma condição rara que ocorre em cerca de 1:3.000 a 1:10.000 nascidos vivos. A forma mais comum de contratura articular congênita específica é o pé torto congênito, que ocorre em 1 a cada 500 nascidos vivos[1,3,5,7,9].

ETIOLOGIA

A etiologia da AMC é desconhecida, mas é reconhecido seu caráter multifatorial e que está relacionada com a falta de movimentação intrauterina do feto. A formação dos membros e das articulações ocorre nas primeiras 8 semanas da embriogênese e é normal na AMC (níveis de evidência 1b e 2b)[3,7-10]. Para que as articulações se desenvolvam adequadamente é necessária a movimentação intrauterina. A ausência dessa movimentação fetal está associada ao desenvolvimento de tecido conjuntivo abundante ao redor das articulações. Os tendões e os músculos não são suficientemente alongados, tornando rígidas as articulações[3]. Após longos períodos de falta de mobilidade, as superfícies articulares se tornam achatadas e incongruentes, ocasionando maior rigidez[9].

A limitação da movimentação fetal pode ter várias causas, incluindo doenças maternas, como miastenia grave, diabetes e esclerose múltipla, circulação placentária e/ou fetal diminuída, anormalidades do tecido conjuntivo (por exemplo, osteocondrodisplasias), anormalidades estruturais ou funcionais dos músculos ou do sistema nervoso, limitação do espaço intrauterino em razão da diminuição do líquido amniótico, tamanho ou formato anormal do útero ou gestações múltiplas[2,3,7,11]. Durante a gestação, quanto mais precocemente ocorrer a restrição dos movimentos, mais graves serão as contraturas ao nascimento[7,12,13].

DIAGNÓSTICO

O diagnóstico é clínico, sendo estabelecido por meio de ultrassonografia durante a gestação ou após o nascimento na presença de contraturas articulares congênitas em duas ou mais articulações em diferentes áreas do corpo[3,5].

CLASSIFICAÇÃO

De acordo com o grau de envolvimento, Hall (1998) classificou a artrogripose em três tipos:

- **Tipo I:** contraturas articulares congênitas com envolvimento dos membros.
- **Tipo II:** contraturas articulares congênitas com envolvimento dos membros e de outras partes do corpo.

- **Tipo III:** contraturas articulares congênitas com envolvimento dos membros e do sistema nervoso central (SNC) (nível de evidência 2b)[3,5,7,8].

Tipo I – Contraturas articulares congênitas com envolvimento dos membros

As desordens mais comuns desse grupo são a amioplasia (cerca de um terço dos casos) e a artrogripose distal[14].

A amioplasia, também conhecida como artrogripose clássica e caracterizada pelo envolvimento simétrico dos membros, é mais grave nas articulações mais distais[13]. Há diminuição da mobilidade ativa e passiva das articulações, que podem ser fixas em flexão ou extensão. Os membros apresentam aspecto fusiforme e ausência de contorno muscular e de pregas articulares. Os músculos podem ser substituídos por tecido fibroso e gorduroso[6,15]. É comum a presença de hemangiomas na linha média da face e *dimples* (depressões cutâneas nas articulações)[5].

A inteligência e a sensibilidade são normais. Os reflexos profundos podem estar alterados nos membros acometidos[5,15]. Em relação ao acometimento, 84% das crianças têm os quatro membros afetados, 11% apresentam somente os membros inferiores (MMII), e 5%, os membros superiores (MMSS) com contraturas articulares. A ocorrência é esporádica[11,15,16].

Na amioplasia, as deformidades mais comuns são ombros aduzidos e rodados internamente, cotovelos em extensão, antebraços em pronação, punhos em flexão, polegares aduzidos e dedos semifletidos. Os quadris podem estar fletidos, abduzidos e rodados externamente ou em extensão, e os joelhos em extensão ou flexão; luxações de quadris e joelhos são comuns. A deformidade mais comum dos pés é o equinovaro aduto, mas podem ocorrer pés taloverticais. Podem estar presentes deformidades de coluna[3,5,8,13,14,16,17]. Algumas crianças podem apresentar dificuldades de alimentação em virtude da rigidez da articulação temporomandibular (Figura 15.1)[3,9].

Na artrogripose distal, os pacientes apresentam deformidades típicas, principalmente nas mãos e nos pés. As grandes articulações, quando acometidas, podem apresentar contraturas leves em flexão. As mãos assumem uma postura característica de extensão dos punhos, desvio ulnar e flexão dos dedos com polegares aduzidos. Os pés podem ser equinovaros, calcaneovalgos, taloverticais ou metatarsos adutos. Essa doença é de herança autossômica dominante[3,5,8,11,13].

Foram descritos 10 tipos diferentes de AMC distal[9], e os pacientes geralmente têm excelente função após correção das deformidades (Figura 15.2)[11].

Tipo II – Contraturas articulares congênitas com envolvimento dos membros e de outras partes do corpo

Esse grupo compreende uma grande variedade de condições e síndromes específicas que apresentam anomalias

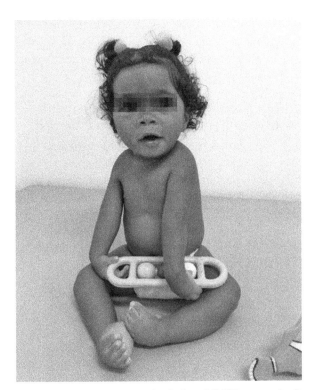

Figura 15.1 Criança com amioplasia – MMSS com adução e rotação interna de ombros, cotovelos em extensão, punhos em flexão, polegares aduzidos, dedos semifletidos, MMII com flexão, abdução e rotação externa dos quadris, flexão dos joelhos, pés equinocavovaros adutos.

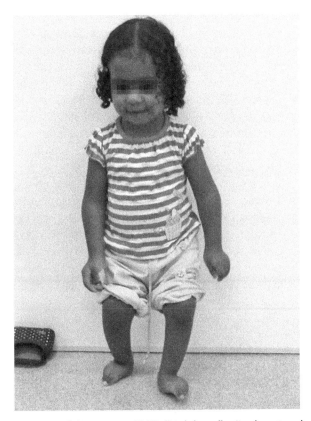

Figura 15.2 Criança com AMC distal, leve flexão de cotovelos e joelhos, punhos em extensão, dedos com desvio ulnar, polegares aduzidos e pés taloverticais.

em outras áreas do corpo, como a associação de VATER, sequência de Moebius, síndrome de Escobar, síndrome de Freeman-Sheldon, displasia diastrófica e outras osteocondrodisplasias[3,5,8,18].

Tipo III – Contraturas articulares congênitas com envolvimento dos membros e do SNC

Esse grupo também abrange uma grande variedade de condições de saúde e síndromes com envolvimento do SNC, como a mielomeningocele e a síndrome alcoólica fetal, algumas delas com anomalias cromossômicas, como as trissomias[3,5,8,18].

ATUAÇÃO DA EQUIPE MULTIDISCIPLINAR E INTERDISCIPLINAR

O nascimento de uma criança com AMC tem grande impacto para os pais e pode causar raiva, depressão, conflitos familiares e sentimento de culpa, superproteção ou rejeição. Essas reações podem ocorrer isoladamente ou de modo combinado[13]. Além das limitações motoras, que podem dificultar e atrasar a aquisição das etapas motoras e a participação dessas crianças em brincadeiras e atividades do dia a dia com colegas da mesma faixa etária, é grande a necessidade de intervenções terapêuticas e cirúrgicas, exigindo grande dedicação dos pais[19].

É indispensável o tratamento por uma equipe multidisciplinar, preferencialmente em centro de reabilitação, onde serão abordados aspectos físicos, emocionais e sociais. Cada membro da equipe tem funções e objetivos diferentes que, em conjunto, promovem o tratamento adequado do paciente e acolhem sua família[13].

O principal objetivo da reabilitação é facilitar e promover o máximo de independência funcional nas atividades motoras e de vida diária. As crianças com AMC têm potencial de se tornarem adultas com bom grau de independência. A reabilitação possibilita a aquisição de seu potencial máximo e melhora sua qualidade de vida[3,19].

A fisioterapia e a terapia ocupacional desempenham papéis muito importantes no processo de reabilitação de crianças com AMC. Apesar do grau da deficiência, o tamanho, o formato, a força e a amplitude de movimento (ADM) do membro acometido oferecem informações sensoriais e motoras que guiarão o desenvolvimento neuropsicomotor (DNPM) dessa criança. Como padrões motores e cognitivos se desenvolvem apesar da deficiência dos membros, aprender a se mover com a deficiência é "normal" para a criança[19,20].

O fisioterapeuta que trabalha com essas crianças e suas famílias deve conhecer muito bem todas as etapas do desenvolvimento motor e os pré-requisitos necessários para alcançar cada uma delas, bem como o desenvolvimento cognitivo, e ser capaz de antecipar capacidades e dificuldades funcionais de crianças com vários graus de deficiência. Além disso, é importante o conhecimento das cirurgias necessárias para a correção das deformidades. De acordo com o grau das contraturas articulares e dos grupos musculares envolvidos, cada paciente necessitará de um tratamento personalizado, consistindo em terapias, cirurgias e órteses[3,19,20].

Pais bem-informados e envolvidos no tratamento demonstram melhor aceitação e compreensão das necessidades terapêuticas e das propostas cirúrgicas. Em muitos centros de reabilitação é o fisioterapeuta quem acompanha a criança com mais frequência e atua como ligação/ponte entre o ortopedista, o fisiatra, o técnico em órteses e outros profissionais da equipe e a família[19].

A frequência das sessões de fisioterapia depende de vários fatores, como quadro motor, grau de deficiência, disponibilidade da família para o tratamento, a idade e a evolução da criança. O atendimento pode ser individual, em grupo com duas ou mais crianças, em solo, piscina terapêutica, treino de marcha com órteses e/ou auxiliadores de marcha, como também com o auxílio de outros profissionais, sempre de acordo com as necessidades de cada criança.

O diagnóstico e o início do tratamento da AMC devem ser os mais precoces possíveis. Recomenda-se encaminhar o bebê com AMC a um centro de referência de tratamento dessa patologia logo após o nascimento. Os recém-nascidos apresentam o grau máximo das deformidades, o que causa muita ansiedade nos pais[9,17,21]. O tratamento conservador inicia nos primeiros dias de vida, de preferência com a avaliação da criança por equipe multidisciplinar (ortopedista, geneticista, fisiatra, pediatra, fisioterapeuta, terapeuta ocupacional, fonoaudiólogo e psicólogo), que encaminha o paciente às terapias necessárias.

Após a avaliação são traçados objetivos e estratégias de tratamento terapêutico e cirúrgico, sempre respeitando as limitações de cada paciente. Nessa etapa tem início a relação entre a família, a criança e o fisioterapeuta. Os principais objetivos do fisioterapeuta são ajudar a criança na aquisição das diferentes etapas motoras e estimular trocas posturais e alguma forma de deslocamento, apesar de suas dificuldades[19,22].

O desenvolvimento motor, a ADM, a força muscular e a função dos membros acometidos são avaliados para prever como essa deficiência interferirá no desenvolvimento da criança.

Estimulam-se o contato e a troca de experiências entre as famílias que têm filhos com limitações similares. Fotografias e vídeos de outras crianças realizando atividades motoras e usando órteses são muito úteis para orientar e esclarecer as dúvidas mais frequentes dos pais.

A equipe e o fisioterapeuta devem ter muita sensibilidade ao abordar essas famílias, que nem sempre se encontram disponíveis para receber muitas informações e orientações no início do tratamento.

Exercícios diários de alongamento e ganho de amplitude articular de todas as articulações acometidas são essenciais desde os primeiros dias de vida. Esses exercícios são orientados pelo fisioterapeuta e podem ser realizados pelos pais durante atividades diárias, como troca de fraldas e roupas, alimentação, banho e brincadeiras.

O desenvolvimento motor é acompanhado desde o controle cervical até a postura em pé e marcha, passando por alguma forma de deslocamento (rolar, arrastar em supino, prono, sentado ou engatinhar).

Após a aquisição da marcha independente em diferentes planos, rampas e escadas e o treino de quedas e de levantar do chão, a criança pode receber alta da fisioterapia semanal. Entretanto, será necessário um acompanhamento regular a cada 3 ou 4 meses.

As aspirações das crianças mudam a cada faixa etária. Elas querem ter a independência dos colegas da escola e participar de atividades esportivas. Cabe ao fisioterapeuta buscar soluções e criar situações terapêuticas que simulem o dia a dia das crianças, dando-lhes a oportunidade de independência.

A terapia ocupacional (TO) é fundamental desde o início do tratamento conservador. Os objetivos da TO em AMC são ganho de ADM e estímulo da movimentação ativa, principalmente em MMSS, melhorar a coordenação olho-mão e a função manual, estímulo do DNPM e socialização, prescrição, confecção e treino de órteses de MMSS e adaptações (tecnologia assistiva). De acordo com a idade, são trabalhadas habilidades motoras finas e o desempenho e a independência em AVD[23]. Em muitos casos, após a alta da fisioterapia, os pacientes continuam frequentando as sessões de TO para treinar as atividades de vida diária.

Crianças com AMC têm necessidades especiais, mas, apesar disso, podem ter uma vida rica e funcional. A abordagem de uma equipe multidisciplinar é essencial para alcançar esse objetivo com a criança e sua família. As atividades funcionais e apropriadas para cada idade e os objetivos de cada família guiarão o tratamento terapêutico, que deve ser divertido e fazer sentido para a criança[19].

ASPECTOS RELACIONADOS COM A FUNCIONALIDADE E A INCAPACIDADE

A Classificação Internacional de Funcionalidade, Incapacidade e Saúde (CIF) integra a "família" das classificações desenvolvidas pela Organização Mundial da Saúde (OMS) para aplicação em vários aspectos da saúde, fornecendo um sistema para a codificação de uma ampla gama de informações sobre saúde por meio de uma linguagem padronizada e comum. As informações obtidas são destinadas à coleta sistemática de dados na população e à produção de relatórios e estatísticas de saúde pública a respeito de condições de saúde voltadas para a funcionalidade do indivíduo e podem vir a ser usadas para políticas públicas na área da saúde, bem como para a previdência social, o trabalho e a justiça, entre outros.

Considerando o modelo descrito pela CIF, é possível destacar os principais itens relacionados com o processo de avaliação e reabilitação da AMC e que podem ser utilizados como uma maneira de direcionar melhor os objetivos propostos.

Estrutura e função do corpo

Funções do corpo

- Funções intelectuais.
- Funções psicomotoras.
- Funções dos músculos.
- Mobilidade das articulações.
- Força muscular.
- Estabilidade das articulações.
- Funções relacionadas com o padrão de marcha.

Estruturas do corpo

- Estrutura da região da cabeça e pescoço.
- Estrutura da região do ombro.
- Estrutura dos MMSS.
- Estrutura da região pélvica.
- Estrutura dos MMII.
- Estrutura do tronco.

Atividade e participação

Mobilidade

- Mudar a posição básica do corpo.
- Manter a posição do corpo.
- Transferir a própria posição.
- Levantar e carregar objetos.
- Mover objetos com as extremidades inferiores.
- Uso fino da mão.
- Uso da mão e do braço.
- Uso fino dos pés.
- Andar.
- Deslocar-se por diferentes locais.
- Deslocar-se utilizando algum tipo de equipamento.

Cuidados pessoais

- Lavar-se.
- Cuidar das partes do corpo.
- Cuidados relacionados com o processo de excreção.
- Vestir-se.
- Comer.
- Beber.

Fatores contextuais

Fatores ambientais

- Produtos e tecnologia para uso na vida diária.
- Produtos e tecnologia para mobilidade e transporte pessoal.
- Produtos e tecnologia para educação.
- Produtos e tecnologia para o trabalho.
- Produtos e tecnologia para atividades culturais, recreativas e esportivas.

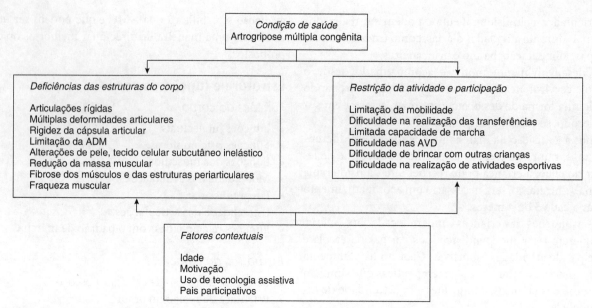

Figura 15.3 Sumário das deficiências, limitações de atividades e restrições da participação de acordo com a CIF.

Na Figura 15.3 é possível observar um sumário das principais deficiências da estrutura e função do corpo, limitações de atividades e restrições da participação da AMC com base no modelo da CIF.

INTERVENÇÃO FISIOTERAPÊUTICA*
Avaliação fisioterapêutica

Na avaliação fisioterapêutica, após a coleta de dados pessoais e da história clínica, o bebê é observado e estimulado a se movimentar em supino, prono, decúbito lateral e sentado com apoio. Avaliam-se a movimentação espontânea dos membros e o alinhamento de cabeça e coluna. Observam-se a função e força da musculatura ativa, a favor e contra a gravidade, e a posição das articulações, e são mensurados o grau das deformidades articulares e a ADM passiva e ativa das articulações acometidas. Os testes ortopédicos mais usados durante a avaliação são o de Thomas, para avaliação do grau de deformidade em flexão dos quadris, e o de Galeazzi, para detecção da luxação de quadril.

Em crianças maiores e adolescentes são avaliadas as etapas motoras e transferências, o grau de força muscular de cada músculo ativo, as deformidades e a ADM articular (goniometria). Analisam-se ainda o padrão de marcha, as órteses e aditamentos usados e a independência ou não nas AVD.

Tratamento fisioterapêutico[1]

Com base na avaliação são traçados os objetivos para cada caso individualmente[19]. O tratamento fisioterapêutico tem os seguintes objetivos gerais:

1. Adquirir posicionamento adequado.
2. Aumentar a ADM articular.
3. Manter o ganho de ADM com órteses.
4. Adquirir movimentação ativa.
5. Adquirir etapas importantes para o desenvolvimento neuropsicomotor.
6. Capacitar a família.

Posicionamento adequado

O fisioterapeuta inicia o tratamento orientando a família em relação ao manuseio diário em casa, buscando soluções para as dificuldades relatadas pelos pais durante a troca de roupas e fraldas, banho e posicionamento. Ele orienta o posicionamento simétrico da cabeça, do tronco, dos MMSS e dos MMII no berço e no carrinho de bebê, no colo e durante a amamentação. Rolos, cunhas, travesseiros com costura no meio ou a calça de posicionamento podem favorecer a simetria através do alinhamento da cabeça e do tronco, a flexão da cabeça e a junção dos MMSS.

As roupas devem ser mais largas ou ter várias aberturas (botões, zíper, velcro) para facilitar a colocação e a retirada, uma vez que a maioria das crianças apresenta limitações importantes da ADM articular (por exemplo, adução e rotação interna de ombros com flexão limitada e extensão de cotovelos).

Quando a criança apresenta os MMII em postura de abandono (flexão, abdução e rotação externa de quadris e flexão de joelhos), recomenda-se o uso de enfaixamento em 8 para evitar a piora das deformidades (Figura 15.4).

Podem ser usados rolos e cunhas para posicionamento em prono e decúbito lateral. De acordo com a evolução motora e a aquisição da postura sentada, orienta-se quanto ao mobiliário adequado para alimentação e estimulação de atividade motora fina dos MMSS, favorecendo o brincar, em cantinho de madeira com mesinha, cadeirão alto com mesa, cadeira baixa, carrinho de bebê ou cadeira de rodas com todas as adaptações necessárias. Para as crianças com MMSS com deformidade em extensão de cotovelos, mesas

---
*Veja no Anexo, no final deste livro, a definição dos níveis de evidência, sendo 1 o nível mais alto e 5 o mais baixo.

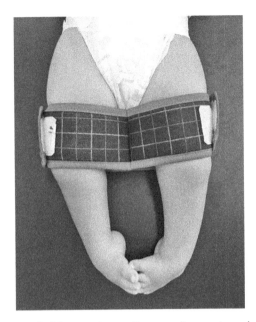

Figura 15.4 Enfaixamento em 8 para evitar postura de abandono de MMII.

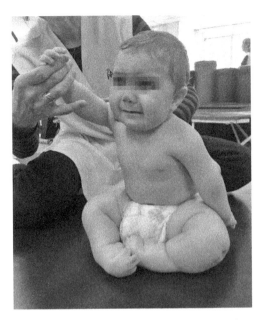

Figura 15.5 Alongamento passivo de extensores do ombro.

e superfícies de apoio mais baixas proporcionarão maior função. O trabalho de adaptação do mobiliário deve ser realizado em conjunto com o terapeuta ocupacional[3,19].

Ganho de amplitude articular

Nos bebês, as deformidades articulares ainda não são tão rígidas. Diante disso, recomenda-se iniciar precocemente um programa diário de alongamentos passivos suaves em todas as articulações acometidas, visando ao ganho de mobilidade e a músculos mais alongados. Durante o alongamento, a criança não deve ficar tensa ou chorar; quando feito corretamente, o exercício pode ser incômodo, mas não doloroso. Esses manuseios podem ser associados a movimentos funcionais prazerosos, como a estimulação tátil do rosto e levar as mãos à boca, que são esperados em um bebê típico e difíceis para pacientes com AMC em razão da limitação da amplitude articular. Os pais são orientados a realizar os alongamentos várias vezes ao dia, incorporando-os à rotina. A participação ativa dos pais é crucial para o sucesso do tratamento (nível de evidência 1b) (Figuras 15.5 a 15.8)[3,21].

O ganho de ADM articular obtido com os alongamentos deve ser mantido com órteses leves, de uso noturno nas mãos e constante nos pés. Essas órteses deverão ser reajustadas com o ganho de amplitude (nível de evidência 1b)[3,19,24].

Movimentação ativa e desenvolvimento motor

Em todas as posturas, estimula-se a movimentação ativa a favor e contra a gravidade por meio de estímulos visuais (que incluem o rosto da mãe), sonoros e de brinquedos. A partir do interesse, da busca e do alcance do estímulo, serão iniciadas as etapas mais dinâmicas do desenvolvimento motor, como rotação da cabeça, rolar, rotação de tronco e outras formas de deslocamento.

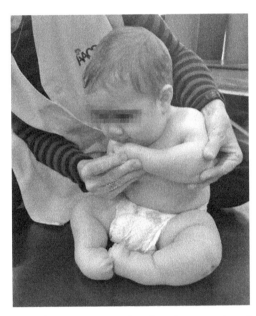

Figura 15.6 Alongamento passivo de extensores do cotovelo e flexores do punho, aproveitando para aproximar a mão da boca.

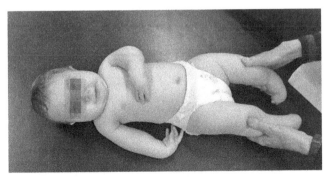

Figura 15.7 Alongamento passivo de rotadores externos do quadril e flexores dos joelhos.

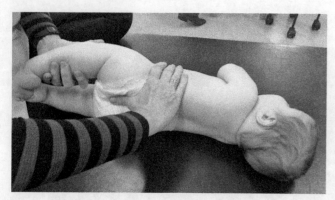

Figura 15.8 Alongamento passivo de flexores de quadril e joelhos em decúbito lateral.

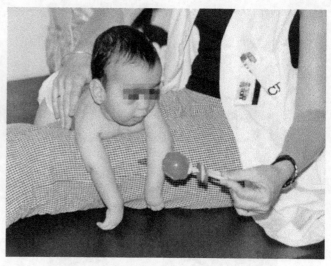

Figura 15.10 Facilitando a postura em prono no colo da terapeuta.

O desenvolvimento motor de uma criança com AMC pode não obedecer à sequência normal de aquisições motoras. De acordo com o grau de acometimento articular e muscular, a criança vai apresentar atraso maior ou menor na aquisição do controle cervical e de tronco. Algumas crianças não rolam, mas se arrastam em supino, com movimentos de cabeça, do tronco ou dos MMII. Quando conseguem rolar, geralmente começam o movimento pela extensão da cabeça, que é muito forte e presente na grande maioria dos pacientes com AMC.

Apesar da importância de favorecer a postura em prono para estimular a musculatura extensora de cabeça e tronco, essa posição pode não ser funcional para crianças com AMC, que têm deformidades em adução e rotação interna de ombros e limitação importante da flexão dos ombros e extensão dos cotovelos. Com os MMSS posicionados para trás, ao longo do corpo, só conseguem, através da extensão da cabeça, olhar para o brinquedo, mas não manuseá-lo (Figura 15.9).

A postura em prono pode ser facilitada com uma cunha ou no colo da mãe ou do terapeuta. Para estimular a junção de mãos e o manuseio de brinquedos, as posturas mais indicadas são as de decúbito lateral (DL) e sentada com apoio (Figura 15.10).

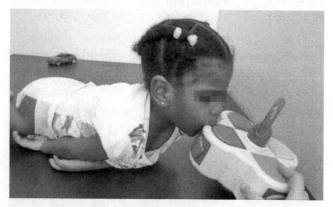

Figura 15.9 Criança com AMC – quatro membros acometidos, não tem ADM de ombros, explorando brinquedos com a boca.

A etapa seguinte consiste na aquisição do controle de tronco através do fortalecimento da musculatura do tronco (anterior, posterior e oblíqua), inicialmente de maneira estática com apoio. Gradativamente, com a evolução da criança, são estimulados os movimentos de rotação do tronco. Em geral, os pacientes com AMC adquirem um controle de tronco muito bom, pois, em razão das deformidades e limitações dos MMSS, eles não têm reações de proteção eficazes com esses membros, sendo necessário realizar movimentos compensatórios de tronco para se proteger das quedas. A elevação dos MMSS para alcance de brinquedos costuma iniciar pelo movimento de extensão do tronco.

A passagem da postura deitada para a sentada representa uma grande dificuldade para as crianças com AMC. A maneira como é realizada essa passagem vai depender das deformidades, da ADM e da força muscular de cada um. Quando há amplitude de flexão passiva de cotovelo e força de extensores de cotovelo suficiente, é possível a flexão com rotação do tronco e apoio de um membro superior. Com ambos os cotovelos rígidos em extensão ou MMSS muito fracos, a criança necessita de abdominais muito fortes e da estabilização dos MMII por terceiros. Algumas crianças conseguem impulsionar com os MMII, fletindo-os com força, e na volta (com extensão do quadril e contração abdominal) trazem o tronco para a frente. Alguns pacientes com AMC passam para a postura sentada a partir da postura em prono com abdução máxima de quadris, apoio dos MMSS e extensão do tronco. Durante as sessões de fisioterapia são treinadas várias estratégias, mas cada criança escolhe e acaba ensinando à equipe seu jeito ideal (Figura 15.11).

O início do deslocamento sentado ocorre quando a criança gira em torno de seu próprio eixo, isto é, pivoteia em busca de um brinquedo posicionado ao lado ou atrás de seu corpo. Cada criança executará essa tarefa de maneira diferente, dependendo de suas deformidades e da musculatura ativa, com movimentos apenas dos MMII, como

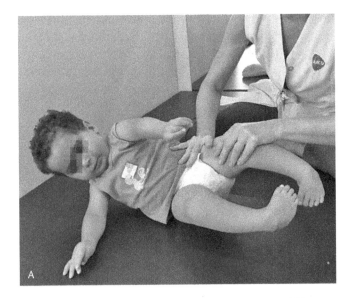
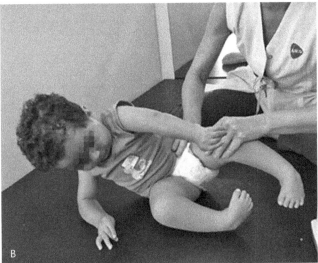
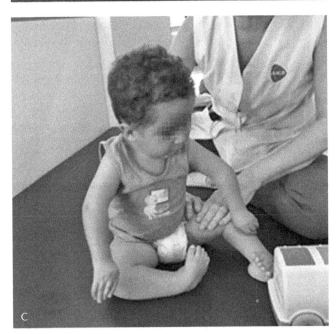

Figura 15.11A a C Estímulo da passagem de supino para sentado com apoio de membro superior e rotação de tronco.

flexão, adução e abdução dos quadris, flexão e extensão dos joelhos, jogo lateral (transferência de peso) do tronco, com ou sem apoio de MMSS, ou somente com impulso do tronco. Assim inicia o arrastar sentado, importante forma de deslocamento, que, dependendo do quadro motor da criança, poderá ser a única maneira de se deslocar.

Convém estimular as várias formas de deslocamento (arrastar em supino, rolar, arrastar sentado ou engatinhar) como movimento independente e de exploração e alcance de brinquedos, além de facilitar a integração com a família e com outras crianças.

Quando as deformidades dos MMSS e MMII permitem, devem ser estimulados a postura e o deslocamento de gato, promovendo a transferência de peso para os membros e preparando as articulações para receber carga. Desde que a criança tenha suficiente ADM de joelho passiva, pode ser colocada na postura de joelhos para estimular o controle de quadril, visando à postura ortostática (Figuras 15.12 a 15.14).

O exame físico deve ser repetido de maneira sistemática em reavaliações periódicas, de preferência a cada 3 meses, e comparado ao anterior para verificação do ganho de ADM das articulações e da evolução motora. Com base nesses resultados são estabelecidos os novos objetivos para o próximo período.

Durante o primeiro ano de vida, a frequência das terapias deve ser maior. Com a evolução motora e cognitiva e a aquisição de alguma forma de deslocamento, é possível diminuir o número de terapias, pois já foram adquiridos maior ganho de ADM articular e certa independência em trocas posturais[3,19].

A fisioterapia aquática é um excelente recurso durante todo o tratamento, pois proporciona um meio lúdico, prazeroso e motivador. Essa modalidade usa as propriedades hidrodinâmicas da água para facilitar ou resistir a determinados movimentos, além de estabilizar ou desestabilizar o paciente em imersão. O tratamento é direcionado para que ocorra a transferência positiva, isto é, que as habilidades funcionais adquiridas no meio líquido possam aprimorar o desempenho de atividades no ambiente natural[22]. Um bom exemplo consiste na facilitação da flexão de ombros, movimento difícil para a grande maioria dos pacientes com AMC, por meio do movimento a favor do empuxo. Com o ganho gradativo de força muscular pode ser introduzido o movimento contra a força do empuxo[25].

Orientação familiar

Os pais são orientados em relação ao posicionamento, a atividades como banho, troca de roupas e alimentação, ao estímulo da movimentação ativa com brinquedos (de preferência pequenos e leves no início, podendo ser gradativamente mais pesados com o ganho de força) e atividades adequadas para cada idade, aos alongamentos necessários e às etapas do desenvolvimento motor a serem adquiridas e

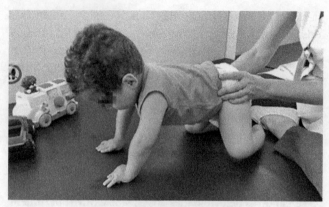

Figura 15.12 Postura de gato.

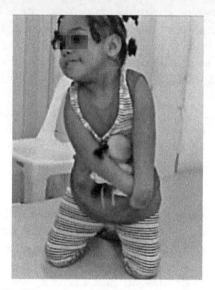

Figura 15.13 Criança com amioplasia – quatro membros acometidos – andando de joelhos, mostrando boa força de extensores e flexores do quadril e bom prognóstico de marcha após correção das deformidades.

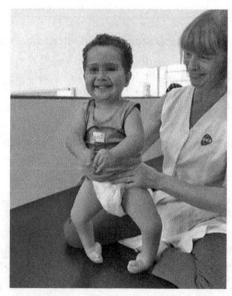

Figura 15.14 Postura em pé com leve apoio, mostrando boa força em musculatura antigravitacional, indicando bom prognóstico de marcha.

como auxiliar seus filhos nessas aquisições. Em cada etapa do desenvolvimento motor e cognitivo, o fisioterapeuta e o terapeuta ocupacional têm objetivos específicos que devem ser explicados às famílias. Pais e familiares bem orientados, cientes das necessidades e dos potenciais de seus filhos e dos objetivos terapêuticos, estarão mais empenhados no tratamento[3,19].

PROGNÓSTICO DE MARCHA

O prognóstico de marcha funcional depende de vários fatores, como:

- atividade e força muscular de musculatura antigravitacional;
- bom equilíbrio de tronco;
- boa função de membros superiores;
- motivação da paciente e dedicação dos cuidadores.

Quanto maiores forem o envolvimento e a gravidade das deformidades e menor a força muscular, pior será o prognóstico de marcha[3,5,18].

Crianças que apresentam somente os MMSS acometidos têm ótimo prognóstico e geralmente adquirem a marcha independente com algum atraso em razão da dificuldade nas reações de proteção e porque usam os pés para brincar e/ou se alimentar, dependendo do grau de acometimento dos MMSS.

Quando apenas os MMII estão afetados, a criança tem bom prognóstico de marcha, desde que sejam corrigidas as deformidades de quadris, joelhos e pés. Para uma marcha funcional as articulações dos MMII devem estar alinhadas (os quadris e os joelhos podem ter, no máximo, 30 graus de flexão, e os pés devem estar plantígrados), e os flexores e extensores do quadril e os extensores dos joelhos devem apresentar no mínimo grau 3 de força muscular; caso contrário, a criança necessitará de órteses (suropodálicas, inguinopodálicas ou longas com cinto pélvico, dependendo da força da musculatura ativa presente) para ficar em pé e andar. Essas crianças adquirem marcha independente com andadores e/ou muletas (nível de evidência 2b)[2,26].

Quando os quatro membros estão afetados, o prognóstico de marcha depende das deformidades dos MMII, do grau de força muscular dos músculos citados e da função de preensão e força dos MMSS para eventual uso de andador ou muletas. Nesse grupo se encontram desde os não deambuladores, os deambuladores não funcionais (que só andam na fisioterapia), os deambuladores domiciliares até os deambuladores comunitários (nível de evidência 2b)[19,26].

Em alguns casos, o uso da cadeira de rodas pode promover uma locomoção mais eficiente do que uma marcha não funcional. Segundo Hoffer (1983), de acordo com o padrão de deambulação, os pacientes podem ser divididos em cinco grupos distintos, como mostra o Quadro 15.1.

Crianças com os quatro membros e a coluna acometidos têm prognóstico de marcha reservado, geralmente

Quadro 15.1 Classificação de Hoffer

Tipo de deambulador	Descrição
Independente	Marcha sem nenhum tipo de equipamento
Comunitário	Marcha comunitária e não precisa de cadeira de rodas
Domiciliar	Marcha com equipamento domiciliar; usa cadeira de rodas em ambientes externos
Não funcional	Usa cadeira de rodas e é capaz de se transferir
Não deambulador	Sempre usa cadeira de rodas e não é capaz de se transferir

Fonte: Yang SS et al., 2010[14].

necessitam de fisioterapia respiratória para prevenir complicações respiratórias e se tornam sentadores em cadeiras de roda, que, dependendo da função dos MMSS, devem ser motorizadas (nível de evidência 2b)[19,26]. Hoffer reportou marcha funcional em 78% dos adolescentes e adultos jovens com AMC grave (nível de evidência 2b)[26]. Segundo Sells, reabilitação adequada e tratamento cirúrgico resultam em aquisição da marcha aos 5 anos de idade em 85% dos casos de amioplasia (nível de evidência 1a) (Figura 15.15)[27].

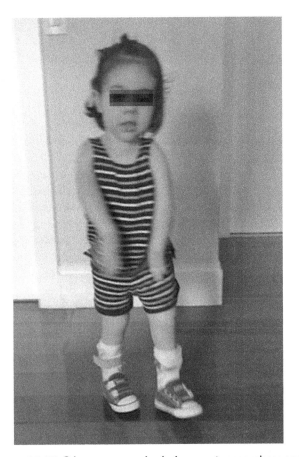

Figura 15.15 Criança com amioplasia – quatro membros acometidos – deambuladora com órteses suropodálicas.

Órteses em AMC

Órteses são aparatos que auxiliam a função do membro acometido, promovendo posicionamento articular adequado e estabilidade. São indicadas para pacientes com as articulações alinhadas ou com grau de deformidade mínimo após a correção cirúrgica e fraqueza muscular. As órteses devem ser leves, bem adaptadas e resistentes, sendo feitas sob medida com molde de gesso.

- **Órteses suropodálicas:** indicadas para todos os pacientes com AMC após a cirurgia dos pés com o objetivo de posicionar as articulações dos pés e dos tornozelos e prevenir recidiva das deformidades. Na maioria dos pacientes, são de uso diurno e noturno contínuo (Figura 15.16).
- **Talas de lona para os joelhos:** órteses de posicionamento cruromaleolares que favorecem o alinhamento em extensão dos joelhos, prevenindo a deformidade em flexão dessas articulações. Podem ser de uso noturno ou durante as terapias no período pós-operatório para auxiliar o ortostatismo e a marcha (Figura 15.17).

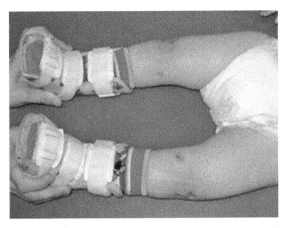

Figura 15.16 Órteses suropodálicas fixas, em polipropileno, usadas com calçado.

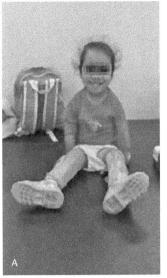 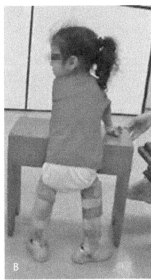

Figura 15.17A e B Talas de lona para extensão dos joelhos.

- **Órteses inguinopodálicas em polipropileno:** órteses inguinopodálicas com apoio isquiático que posicionam os joelhos em extensão e os pés plantígrados são usadas em pacientes com AMC com extensores de quadril fortes e extensores de joelho fracos ou ausentes. Essas órteses são indicadas após a correção cirúrgica de joelhos e pés com uso noturno para prevenção de recidiva de deformidades e diurno para ortostatismo e marcha (Figura 15.18).
- **Órtese longa com cinto pélvico:** mantém quadris e joelhos alinhados em extensão e pés plantígrados. Feita com barras laterais de alumínio acopladas a órteses suropodálicas com joelheiras presas com velcro e um cinto pélvico, está indicada para ortostatismo e marcha de pacientes sem atividade muscular de extensores e abdutores do quadril e extensores dos joelhos. Essa órtese contém travas em anel nos quadris e nos joelhos para possibilitar a

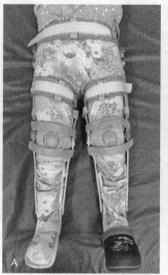
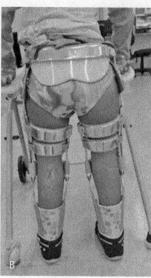

Figura 15.19A e B Órteses longas com cinto pélvico, com joelheiras anteriores, acopladas a órteses suropodálicas, usadas com calçado.

postura sentada. Esses pacientes precisam de andador ou muletas para andar com a órtese longa com cinto pélvico (Figura 15.19)[28].

TRATAMENTO ORTOPÉDICO CIRÚRGICO

Apesar do ganho de amplitude articular por meio dos alongamentos passivos diários nos primeiros meses de vida, as correções cirúrgicas são necessárias, alinhando as articulações para que a criança consiga ficar em pé e andar. O alinhamento articular pode ser obtido por meio de cirurgias ósseas e de tecidos moles dos membros acometidos ou pela colocação de fixador externo. O objetivo do tratamento ortopédico é a correção das deformidades para melhorar a função e para prevenir a dor na idade adulta e a perda progressiva da função (nível de evidência 2b)[5,12].

As intervenções cirúrgicas devem ser indicadas com cautela, levando em consideração o objetivo principal e a real possibilidade de correção da deformidade. Antes de iniciar o tratamento ortopédico, a criança deve ser avaliada pela equipe, considerando-se as limitações do paciente, o prognóstico de marcha e os objetivos funcionais do tratamento[5]. O objetivo é realizar o menor número de procedimentos e, quando possível, com a correção de várias deformidades ao mesmo tempo e períodos curtos de imobilização[9].

É de extrema importância a orientação pré-operatória dos pais e das crianças em relação à cirurgia, explicando seus objetivos (ganho de novas etapas motoras), a nova posição das articulações após a cirurgia, possíveis perdas motoras (principalmente em relação ao modo de se deslocar sentado) e a necessidade absoluta do uso de órteses, em tempo contínuo, para manter as articulações na posição corrigida[5].

A perfeita associação entre o tratamento cirúrgico e a reabilitação pós-operatória maximiza o resultado funcional obtido pelo paciente.

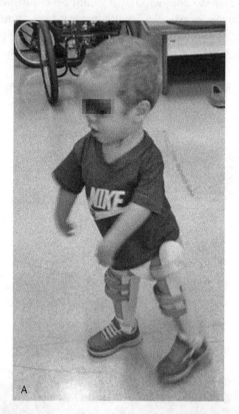
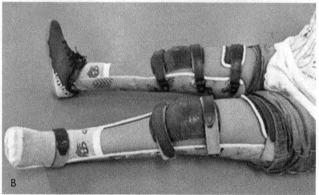

Figura 15.18A e B Órteses inguinopodálicas em polipropileno, com joelheiras anteriores, usadas com calçado.

Membros superiores

Os objetivos do tratamento em MMSS são: facilitar as AVD, auxiliar o uso do computador e de dispositivos de comunicação, tocar cadeiras de rodas ou dirigir cadeiras motorizadas, transferências e uso de aditamentos para marcha.

A amioplasia é a forma de artrogripose em que há maior acometimento dos MMSS. As deformidades mais comuns são ombros aduzidos e rodados internamente, cotovelos em extensão, punhos e dedos fletidos e polegares aduzidos. Alongamentos passivos dessas deformidades iniciados precocemente aumentam a ADM e podem evitar ou facilitar a correção cirúrgica. A maioria dos pacientes não necessita de tratamento cirúrgico, pois demonstra grande capacidade de adaptação, apesar de suas deformidades (Figuras 15.20 e 15.21)[9].

O prognóstico de marcha deve estar estabelecido antes do início de qualquer procedimento para verificar se a criança vai precisar de auxiliadores de marcha com ambos os cotovelos em extensão. A indicação cirúrgica deve ser criteriosa e precedida por avaliação funcional da terapia ocupacional, pois, apesar das deformidades, muitas crianças têm função satisfatória[5,9].

É aconselhável ter um membro superior em flexão capaz de realizar atividades mão-boca, como alimentação e higiene oral, e outro em extensão, para possibilitar transferências e higiene íntima[9].

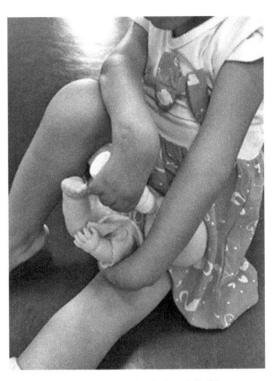

Figura 15.21 Criança com amioplasia – MMSS com acometimento maior – usando flexão de quadril e apoio do antebraço na coxa para fletir passivamente o cotovelo, mostrando capacidade de adaptação, apesar das deformidades de MMSS.

Não há indicação de cirurgia nos ombros em crianças pequenas. Em alguns casos, a osteotomia derrotatória externa do úmero pode ser indicada para facilitar a função dos MMSS.

Nos cotovelos, as cirurgias mais indicadas são a capsulotomia e as transferências tendinosas (por exemplo, tríceps para bíceps) para ganho de ADM e flexão ativa do cotovelo, respectivamente. O ganho de ADM de flexão do cotovelo possibilita que o paciente consiga aproximar a mão da boca.

A carpectomia dos punhos, realizada antes da ossificação do carpo, pode corrigir a deformidade em flexão em razão do relaxamento das partes moles, além de promover ganho de ADM.

Nos dedos, o objetivo principal é a melhora da função de preensão e pinça. O tratamento da deformidade em flexão dos dedos é difícil; em geral, quando o paciente apresenta melhora da mobilidade dos punhos com terapias, também aumenta a movimentação dos dedos. A adução dos polegares pode ser corrigida com a plástica reconstrutiva da primeira comissura (nível de evidência 2b)[3,5,8,11,12,18].

Coluna

A incidência de deformidades vertebrais varia entre 20% e 30%, as quais podem ser decorrentes de malformações das estruturas da coluna ou do desequilíbrio muscular. Deformidades do quadril podem contribuir para deformidades na coluna, a hiperlordose lombar aumenta com a deformidade em flexão dos quadris, e a luxação do quadril pode

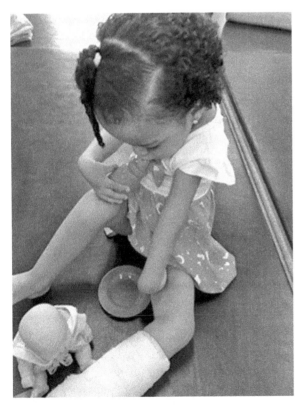

Figura 15.20 Criança com amioplasia – MMSS com acometimento maior – aproximando a boca da mão e usando flexão de quadril e apoio da mão em joelho para fletir passivamente o cotovelo.

causar obliquidade pélvica. A deformidade mais frequente da coluna é a curva toracolombar longa em C. Essas curvas progridem com a idade e se tornam rígidas precocemente, necessitando de correção cirúrgica. Em geral, o uso de coletes não tem resultado satisfatório (níveis de evidência 1b e 2b)[3,5,8,10,11,12].

Quadril

Aproximadamente 80% das crianças com amioplasia apresentam acometimento do quadril, variando de contraturas de tecidos moles a luxações uni ou bilaterais. A principal deformidade é a flexão que, quando > 30 graus, pode interferir no ortostatismo, na marcha e no uso de órteses. Nesse caso, o objetivo do tratamento cirúrgico é a extensão dos quadris para possibilitar o ortostatismo e evitar a acentuação da lordose lombar. Nos casos mais leves podem ser realizadas a liberação dos flexores do quadril e a capsulotomia anterior da articulação do quadril. No período pós-operatório, os pacientes precisam permanecer com os quadris em extensão por cerca de 3 semanas para promover cicatrização adequada e evitar a recidiva. Nos casos mais graves pode ser realizada a osteotomia extensora de fêmur.

Outras contraturas comuns consistem em abdução e rotação externa dos quadris, que devem ser tratadas de acordo com o caso. Com frequência, os abdutores de quadril funcionam como extensores de quadril, promovendo boa estabilidade do quadril para o ortostatismo.

Pode ocorrer deformidade dos quadris em extensão, que é bastante limitante, pois não possibilita a postura sentada. Nesses casos estão indicadas a liberação posterior dos extensores do quadril e, quando necessário, a ressecção da cabeça do fêmur.

A luxação dos quadris é relativamente frequente. Quando unilateral, realiza-se a redução aberta pela via anterolateral com osteotomias da pelve e do fêmur de acordo com o caso. Em geral, os pacientes são imobilizados com gesso pélvico-podálico durante 6 semanas.

O tratamento da luxação bilateral do quadril é controverso na literatura. Alguns autores relatam que pode causar diminuição da amplitude articular e necrose avascular da cabeça femoral, mas há relatos recentes de aumento de mobilidade funcional após a correção cirúrgica bilateral (nível de evidência 2b)[3,5,8,11,12].

Joelho

As deformidades dos joelhos estão presentes em 70% dos pacientes com amioplasia, sendo a flexão a mais comum (50% dos casos). O objetivo do tratamento é a extensão dos joelhos para possibilitar a postura em pé e a marcha. Deformidades leves (até 20 graus) podem ser tratadas de modo conservador. Contraturas de até 30 graus podem responder a gessos seriados, liberação de tecidos moles e alongamento de tendões. Quando > 30 graus, é necessária a osteotomia extensora supracondiliana do fêmur com encurtamento

femoral, dependendo do caso. Quando < 30 graus de flexão, a osteotomia pode ser percutânea. O paciente é imobilizado com gesso cruropodálico por 6 semanas e, após a retirada do gesso, deverá utilizar talas de lona para evitar a recidiva da deformidade. Em deformidades muito graves (> 50 graus) é realizada a liberação dos tecidos moles com a colocação de fixador externo tipo Ilizarov para correção gradual (níveis de evidência 2b e 3b)[14,31,32].

As deformidades em extensão respondem bem à manipulação e ao uso de gessos seriados. Nos casos mais graves está indicada correção cirúrgica com capsulotomia anterior e quadricepsplastia para ganho de ADM de flexão de joelho (nível de evidência 2b)[14,33]. No período pós-operatório, o joelho fica imobilizado em cerca de 30 graus de flexão por 6 semanas (nível de evidência 2b)[3,5,8,11,12].

Pés

A deformidade dos pés em equinocavovaro e aduto está presente em 78% a 90% dos casos de AMC. Outras deformidades incluem pés taloverticais, metatarsos adutos e calcaneovalgos. O objetivo do tratamento ortopédico é a obtenção de pés plantígrados e compatíveis com o uso de órteses.

O tratamento conservador nem sempre oferece resultados satisfatórios, mas pode minimizar a deformidade, facilitando o procedimento cirúrgico. Recomenda-se a técnica de gessos seriados de Ponseti (veja o Capítulo 13) com a colocação de órteses inicialmente, seguida de correção cirúrgica. Para a correção dos pés equinocavovaros está indicada a liberação posteromediolateral ampla com tenotomias em vez de alongamentos tendinosos para evitar a recidiva da deformidade, muito comum nessa patologia. Quando necessário, devem ser associados outros procedimentos, como encurtamento da coluna lateral e talectomia, com o objetivo de obter a correção completa da deformidade durante o ato cirúrgico.

O período de imobilização pós-operatória é de 12 semanas. Após a retirada do gesso, o paciente deverá usar órteses suropodálicas por período integral durante tempo indeterminado.

Nos pés taloverticais é realizada a liberação posteromediolateral com ressecção do navicular, quando necessário, para encurtamento da coluna medial.

Artrodeses e osteotomias de tarso devem ser reservadas para a correção de deformidades em pacientes com mais de 12 anos de idade nos quais o pé já atingiu o tamanho definitivo.

A correção por meio do fixador externo tipo Ilizarov é um método eficaz para deformidades muito graves com alto risco de complicações vasculares e pés graves recidivados ou inveterados de adolescentes e adultos (nível de evidência 1b)[34]. A vantagem desse método reside na correção progressiva das deformidades, minimizando as chances de complicações vasculares e lesões de pele, comuns nas correções agudas. Esse método possibilita a correção de deformidades graves de flexão de joelhos e pés ao mesmo tempo; o fixador pode ser colocado em ambos os MMII concomitantemente, diminuindo o tempo de tratamento. Após a retirada do fixador, é imprescindível o uso de órteses inguinopodálicas em tempo integral para evitar a recidiva das deformidades (nível de evidência 2b)[3,5,8,11,12,18,31].

TRATAMENTO FISIOTERAPÊUTICO PÓS-OPERATÓRIO

Após as correções cirúrgicas, o tratamento fisioterapêutico tem os seguintes objetivos:

- Manter as correções cirúrgicas.
- Prevenir a recidiva das deformidades.
- Aumentar a força muscular.
- Aquisição de novas etapas motoras.

No período pós-operatório imediato, o fisioterapeuta fornece orientações quanto ao posicionamento adequado para evitar edemas e às mudanças de decúbito possíveis, manuseia partes do corpo não operadas e previne complicações respiratórias. Durante o período da imobilização (gesso), são trabalhadas as articulações livres e promovido o fortalecimento muscular dos membros não imobilizados.

Após a retirada do gesso, são imprescindíveis os alongamentos diários e o uso de órteses (órteses suropodálicas e goteiras de lona para extensão dos joelhos) durante 23 horas por dia (serão retiradas apenas durante o banho e para realização dos exercícios) para manter as articulações alinhadas, já que o índice de recidiva das deformidades é muito alto. Para que os joelhos sejam mantidos em extensão, são necessárias adaptações na cadeira de rodas como prolongamento do assento para apoio dos MMII (Figura 15.22).

Após a correção da deformidade em flexão dos quadris, recomenda-se o decúbito ventral várias vezes ao dia, evitando a postura sentada. Realiza-se o fortalecimento de toda a musculatura ativa presente. Inicialmente sem a ação da gravidade e progressivamente com ganho de força muscular, são introduzidos exercícios contra a gravidade e com resistência graduada pelo terapeuta até o uso de pesos[19].

Nessa fase, a fisioterapia aquática é um recurso muito importante que facilita a ativação muscular, inicialmente com movimentos a favor do empuxo, no período pós-operatório recente. Com o ganho gradual de força muscular, empuxo, turbulência da água, pesos e flutuadores podem ser usados como resistência ao movimento. A descarga de peso precoce, quando liberada pelo ortopedista, pode ser iniciada na piscina terapêutica[22,25].

Assim que liberadas pelo ortopedista para o ortostatismo, as crianças são colocadas em pé com as órteses necessárias e é iniciada a troca de passos com a transferência de peso na lateral ou para a frente no início com o apoio de barras paralelas ou do terapeuta no quadril da criança. Com a evolução é introduzido o treino com auxiliadores de marcha[19].

A passagem da postura sentada no chão para a de pé representa outro grande desafio tanto para as crianças e suas famílias como para os fisioterapeutas. Na maioria dos casos, a própria criança mostrará como realizar essa troca postural (Figura 15.23).

Todas as transferências (passar de supino ou prono para sentado, do chão para em pé com apoio em móveis, da cadeira de rodas para a cama e de sentado na cadeira para a postura ortostática) devem ser estimuladas e treinadas.

Podem ser necessárias adaptações de auxiliadores de marcha, como andadores e muletas, em virtude da dificuldade de preensão das crianças com AMC (Figuras 15.24 e 15.25).

O treino de marcha inicia em terrenos planos, passando pelas rampas, terrenos irregulares e escadas, quando possível. As crianças que usam órteses longas com cinto pélvico sempre precisarão de auxiliadores de marcha, mesmo apresentando MMSS e coluna sem deformidades, e terão muita dificuldade em terrenos irregulares e escadas (Figura 15.26).

A marcha em AMC pode apresentar aumento dos movimentos de tronco (oscilação) para compensar contraturas e fraqueza muscular das articulações de quadris, joelhos e tornozelos (nível de evidência 1b)[35,36].

O aumento da hiperlordose lombar causado pela contratura dos quadris em flexão é frequente. Observa-se extensão de tronco para compensar a fraqueza muscular, a falta de movimentação ativa (principalmente flexão dos ombros) dos MMSS e a dificuldade de realizar reações de proteção (Figura 15.27).

Outra atividade importante a ser treinada diz respeito às quedas. Para evitar traumatismos de face e cabeça e fraturas de MMSS, muito comuns nessa população, as crianças são colocadas para andar em colchonetes macios ou em cama elástica e orientadas a cair de lado ou sentadas.

Dependendo do prognóstico, com a aquisição da marcha, independência motora em transferências e/ou uso da cadeira de rodas, a criança pode receber alta das terapias semanais e passar a ser acompanhada periodicamente. Nessa fase são importantes as visitas e orientações às escolas.

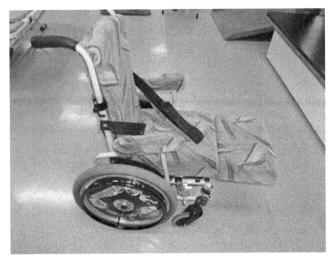

Figura 15.22 Cadeira de rodas com prolongamento do assento para acomodar MMII em extensão.

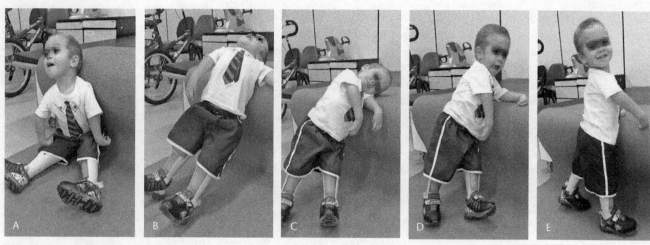

Figura 15.23A a E Criança com amioplasia – quatro membros acometidos – passando de sentada no chão para em pé com órteses inguinopodálicas e apoio posterior em tablado.

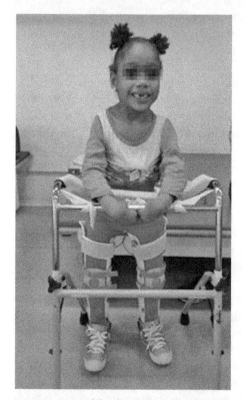

Figura 15.24 Criança com amioplasia (a mesma da Figura 15.13) – quatro membros acometidos – após correção de deformidades de joelhos e pés com fixador externo, ortostatismo com órteses inguinopodálicas e apoio em andador com adaptação.

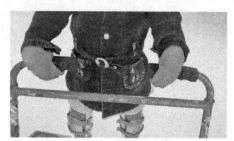

Figura 15.25 Adaptação de andador.

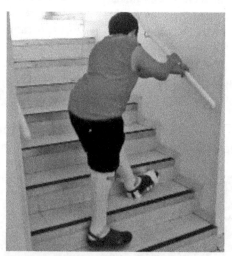

Figura 15.26 Paciente com AMC com órteses inguinopodálicas D/E e compensação no solado E subindo escadas de lado com apoio no corrimão.

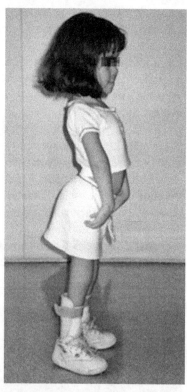

Figura 15.27 Criança com amioplasia – quatro membros acometidos – deambuladora comunitária com órteses suropodálicas, mostrando postura típica com aumento da hiperlordose lombar.

O acompanhamento periódico monitora a condição física e psicológica individual de cada criança e adolescente. Todos os membros da equipe multidisciplinar reúnem seus esforços para alcançar um objetivo comum: tornar os pacientes com AMC mais independentes, proporcionando-lhes qualidade de vida[5,19].

A qualidade de vida é determinada, principalmente, pela função dos membros superiores e a capacidade de realizar as AVD. Sells et al. demonstraram que 75% dos pacientes são capazes de se alimentar com independência, mas somente 10% conseguem se vestir e 25% tomam banho sozinhos (nível de evidência 1a)[27].

CASOS CLÍNICOS

Caso clínico 1

B., sexo masculino, 1 ano de idade, segundo filho de casal não consanguíneo, diagnóstico intrauterino por meio de ultrassom. Nasceu de parto cesáreo com 39 semanas de gestação, peso ao nascimento de 2.920g, APGAR 8/9 (no primeiro e quinto minutos), alta hospitalar com a mãe.

Exame físico inicial: face arredondada, hemangioma em linha média da face, *dimples* em articulações, ombros aduzidos e rodados internamente, cotovelos em extensão, ADM passiva de 0 a 40 graus à direita, 0 a 90 graus à esquerda, punhos fletidos, polegares aduzidos e dedos semifletidos; coluna sem deformidades; quadris em flexão, abdução e rotação externa, flexão de joelhos de 30 graus e pés equinocavovaros (ECV) com presença de artelhos hipodesenvolvidos. A radiografia evidenciou luxação bilateral de quadris. Teste de Galeazzi negativo D/E; teste de Thomas +40 graus D/E (Figura 15.28).

Realiza fisioterapia motora duas vezes por semana desde os 6 meses de idade com o objetivo de ganho de ADM de cotovelos, punhos, quadris e joelhos, estímulo da movimentação ativa de MMSS e MMII e estímulo das etapas do DNPM possíveis: rolar, postura sentada, passagem para sentado com auxílio e tentativa de deslocamento sentado.

Na avaliação inicial, aos 6 meses de idade, apresentou controle cervical completo e ausência de movimentação ativa de MMSS, exceto flexão muito discreta dos polegares e dos dedos das mãos. Ao ser colocado na postura sentada com apoio, jogava-se para trás. Rolava de decúbito lateral D/E para supino. Em decúbito ventral fazia extensão da cabeça. Nos MMII, observam-se extensores de quadril fortes e flexores de quadril e de joelhos fracos, sem atividade muscular em outros grupos musculares. B. apresenta prognóstico de marcha reservado (Figura 15.29).

Após avaliação inicial, permanecer sentado foi o principal objetivo a ser trabalhado. A evolução foi registrada a cada 3 meses. Em junho de 2017, o paciente estava rolando por cima do hemicorpo D a partir da extensão do quadril (apresentava o músculo glúteo mais forte à E), não conseguia tirar o MSE e retornava para supino. O controle na postura sentada estava melhor, mas ainda se jogava para trás, e houve ganho de ADM de quadris e joelhos. Manteve-se o objetivo de permanecer sentado.

Atualmente, rola para prono e vice-versa. Tracionado para sentar pelo tronco, auxilia trazendo a cabeça e fletindo o tronco. Permanece sentado sem apoio. Manuseia brinquedos pequenos com movimentos fracos dos polegares e dos dedos quando deitado em supino, decúbito lateral e sentado (Figura 15.30).

Utiliza duas órteses diferentes: uma para posicionamento dos punhos e dos dedos e a outra para abdução dos polegares. Foi orientado a usar enfaixamento em 8, evitando a postura em abandono dos MMII.

Foi submetido à liberação posteromediolateral (LPML) dos pés em agosto de 2017. Voltou à fisioterapia com os pés imobilizados. Permanece sentado por mais tempo, mas ainda cai quando desloca o peso para as laterais ou faz rotação de tronco. Estão sendo incentivados o controle melhor de tronco e a tentativa de deslocamento (arrastar) em supino e sentado em rampa com movimentos de tronco (Figura 15.32).

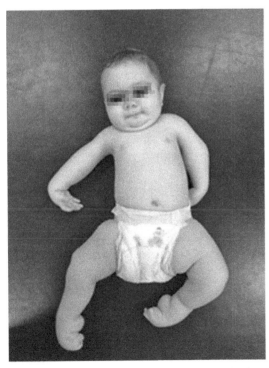

Figura 15.28 Em supino – amioplasia – quatro membros acometidos.

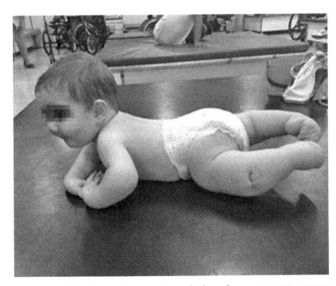

Figura 15.29 Em prono, mostrando boa força em extensores do quadril.

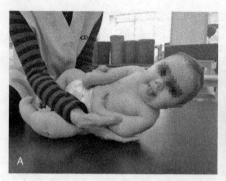 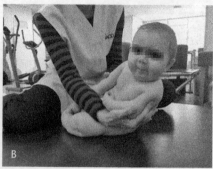 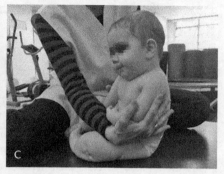

Figura 15.30A a C Passagem de supino para sentado com auxílio.

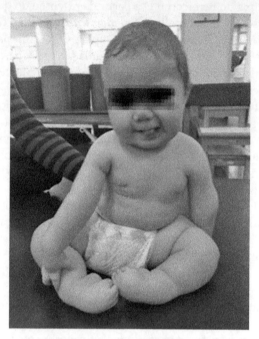

Figura 15.31 Sentado com apoio.

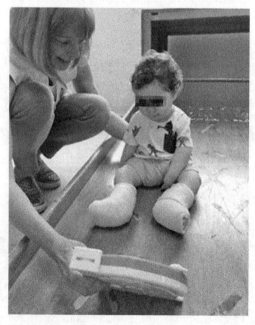

Figura 15.32 Estímulo para arrastar sentado na rampa.

Caso clínico 2

E., sexo feminino, 3 anos e 1 mês, segunda filha de casal não consanguíneo, parto cesáreo, com 40 semanas de gestação. Peso ao nascimento de 3.255g, APGAR 9/10 (no primeiro e quinto minutos), diagnosticado no parto.

Iniciou fisioterapia uma vez por semana aos 3 meses de idade. Na avaliação inicial apresentou ombros aduzidos e em rotação interna (flexão passiva até 90 graus), extensão de cotovelos (ADM passiva de 0 a 80 graus à direita e de 0 a 45 graus à esquerda), punhos em flexão, redutíveis a neutro, polegares aduzidos e dedos semifletidos, coluna alinhada, flexão de quadris, teste de Thomas + 30 graus D/E, joelhos com discreta flexão (ADM de 5 a 90 graus D/E) e pés equinovaros (EV) parcialmente redutíveis. Apresentava controle cervical incompleto, rolava de supino para decúbito lateral D/E; quando tracionada para sentar pelos ombros, a cabeça acompanhava o movimento. Apresentou boa movimentação ativa de flexores, adutores, abdutores e extensores do quadril e extensores dos joelhos. Bom prognóstico de marcha.

Foi submetida a gessos seriados e colocação de órteses suropodálicas antes da cirurgia.

Evolução motora: em março de 2015 rolava para ambos os lados. Apresentou ganho de ADM de ombros, cotovelos e punhos e aumento de movimentação ativa dos MMSS e MMII. Objetivo: permanecer sentada com apoio no quadril.

Em junho de 2015 iniciou a postura sentada sem apoio; soltava um membro superior, ainda instável. Objetivo: permanecer sentada e liberar um dos MMSS. Em setembro de 2015 sentava sem apoio e liberava ambos os MMSS para brincar. Iniciou o estímulo do arrastar sentado. Objetivo: deslocar-se sentada.

Em dezembro de 2015 pivoteava e se arrastava sentada. Com apoio de terceiros em seus MMII, passava para a posição sentada e de sentada em banquinho para a de pé. Trocava passos de lado e de frente com apoio. Objetivo: permanecer em pé.

Em março de 2016 permanecia na postura em pé com apoio, apresentava marcha com apoio e trocava passos de lado com apoio. Diante disso, manteve-se como objetivo a permanência na postura em pé sem apoio.

Foi submetida a correção cirúrgica dos pés equinovaros (cirurgia somente de tecidos moles) em maio de 2016.

Manteve o uso das órteses suropodálicas após o período de imobilização.

A radiografia dos quadris mostrava quadris centrados, congruentes, com ADM de joelhos de 0 a 110 graus à direita e 0 a 90 graus à esquerda.

Em junho de 2016 andava de lado com apoio em móveis com melhor desempenho. Apresentava marcha com apoio. Iniciou-se estímulo da passagem do chão para a posição em pé. Objetivo: ficar em pé sem apoio por mais de 30 segundos.

Em outubro de 2016 realizava treino de marcha com pouco apoio. Ficava em pé sem apoio por 30 segundos. Com apoio em banco, passava do chão para a posição em pé. Mantido o mesmo objetivo.

Em janeiro de 2017 apresentava marcha independente, porém ainda instável. Só andava em ambientes controlados. Agachava-se com apoio dos MMSS. Levantava-se do chão com apoio dos MMSS em banco. Objetivo: andar de um cômodo para outro.

Em abril de 2017 andava sem apoio em corredores e rampas. Aumentou a velocidade e o tamanho dos passos. A mãe referia quedas frequentes. Iniciou o movimento de levantar-se do chão sem banco. Objetivo: deslocar-se dentro de edifícios que não a própria casa e em terrenos irregulares e levantar-se do chão de forma independente.

Em julho de 2017 apresentava marcha independente com órteses suropodálicas em terrenos planos, irregulares e rampas. Conseguia subir e descer pequenos degraus sem apoio. Levantava-se do chão sem apoio. Recebeu alta da fisioterapia e continua fazendo terapia ocupacional visando à independência na alimentação (Figuras 15.33 a 15.35).

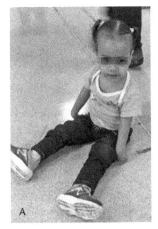
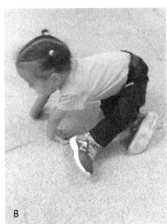
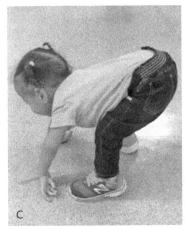
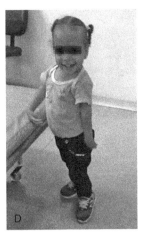

Figura 15.35A a D Passando de sentada no chão para em pé.

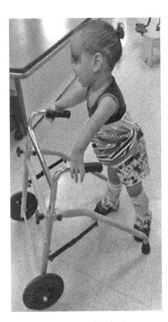
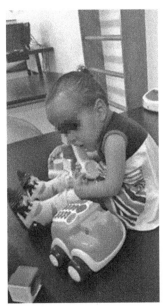

Figura 15.33 Amioplasia – quatro membros acometidos – iniciando marcha com andador.

Figura 15.34 Aproxima o brinquedo do rosto com flexão do tronco e apoio das mãos em seus MMII.

Caso clínico 3

V., sexo masculino, 11 anos, terceiro filho de casal não consanguíneo, gestação sem intercorrências, parto cesáreo a termo, peso ao nascimento de 3.115g, APGAR 7/9 (no primeiro e quinto minutos). Permaneceu internado por 8 dias para diagnóstico e tratamento da icterícia.

Fez exame inicial com 5 meses e apresentou hemangioma em nariz, ombros em rotação interna e adução com flexão ativa até 90 graus D/E, cotovelos em extensão com flexão passiva até 35 graus e punhos e dedos em flexão, mais evidente à D. Sem deformidades em tronco, quadris em flexão, abdução e rotação externa, teste de Thomas + 40 graus D/E, teste de Galeazzi negativo D/E, joelhos em flexão de 50 graus D/E, pés equinocavovaros (ECV) D/E. Aos 6 meses iniciou fisioterapia. Na avaliação apresentou bom controle cervical, rolava para decúbito lateral D/E e sentava com apoio em tronco. Apresentava flexores de quadril fracos e extensores de quadril e flexores de joelho fortes.

Até os 2 anos de idade fez fisioterapia uma vez por semana, sendo estimulados controle de tronco, apoio de MMSS, passagem de deitado para sentado e o arrastar sentado. Em razão das deformidades importantes de flexão de joelhos, V. apresentava dificuldade para se manter sentado no chão, aprendendo a sentar sobre os MMII fletidos (ajoelhado) e a se deslocar de joelhos com bom equilíbrio de quadril e sem o apoio dos MMSS. Adquiriu independência nas trocas posturais baixas. Bom prognóstico de marcha após correção das deformidades (Figura 15.36).

Em virtude da deformidade grave dos joelhos em flexão, foi indicada correção cirúrgica com fixador externo tipo Ilizarov, procedimento realizado aos 7 anos, quando o paciente apresentou maturidade para se submeter a essa intervenção. Permaneceu quase 1 ano com o fixador em ambos os MMII. Durante esse período, foi acompanhado pela fisioterapia periodicamente com o objetivo de orientar posicionamento, alongamento de flexores do quadril e fortalecimento de extensores do quadril (Figura 15.37).

Após a retirada do fixador, permaneceu com os MMII imobilizados até a confecção das órteses inguinopodálicas para evitar recidiva das deformidades. Voltou à fisioterapia semanal com o objetivo de ortostatismo e aquisição da marcha. Realizou alongamentos passivos de flexores de quadris, joelhos e flexores plantares e fortalecimento de todos os grupos musculares de quadris. Inicialmente, ficou em pé com as órteses com apoio e trocou passos com apoio em andador. Com a melhora do equilíbrio e da força muscular, adquiriu marcha independente sem apoio. Realizou treino em terrenos planos, rampas, escadas de lado com apoio em corrimão, terrenos irregulares e levantar do chão. Teve alta da fisioterapia após 1 ano. Atualmente é deambulador comunitário com órteses inguinopodálicas e *slings* (elásticos presos por um cinto usados por cima das órteses) para controlar a rotação interna (evoluiu com torção tibial interna) (Figura 15.38).

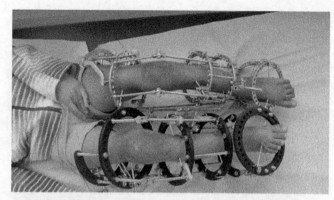

Figura 15.37 Com fixador externo em ambos os MMII.

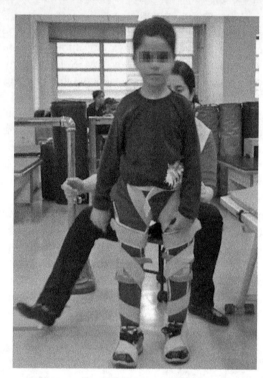

Figura 15.38 Andando com órteses inguinopodálicas e *slings* sem apoio.

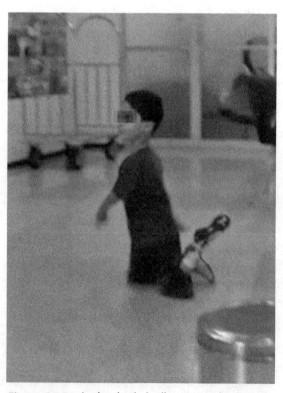

Figura 15.36 Andando de joelhos antes da cirurgia.

Referências

1. Dillon ER, Bjornson KF, Jaffe KM, Hall JG, Song K. Ambulatory activity in youth with arthrogryposis – a cohort study. J Pediatr Orthop. 2009;29:214-217.
2. Kroksmark AK, Kimber E, Jerre R, Beckung E, Tulinius M. Muscle involvement and motor function in amyoplasia. Am J Med Genet A. 2006;140(16):1757-1767.
3. Staheli LT, Hall JG, Jaffe KM, Paholke DO. Arthrogryposis: a text atlas. New York: Cambridge University Press, 1998.
4. Cunha LAM, Prestes DC, Manhães S, Giostri G. Reabilitação em artrogripose múltipla congênita. In: Herbert S, Barros Filho TEP, Xavier R, Pardini JR A eds. Ortopedia e traumatologia: princípios e prática. 5. ed. Porto Alegre: Artmed, 2017,910-922.
5. Fernandes AC, Virgulino CC. Artrogripose múltipla congênita. In: Moura EW, Lima E, Borges D, Silva PAC. Fisioterapia: aspectos clínicos e práticos da reabilitação. 2. ed. São Paulo, Artes Médicas, 2010,124-131.
6. Fassier A, Wicart P, Dubousset J, Seringe R. Arthrogryposis multiplex congenita. Long-term follow-up from birth until skeletal maturity. J Child Orthop. 2009;3:383-390.

Capítulo 15 Artrogripose Múltipla Congênita

7. Hall JG. Arthrogryposis (multiple congenital contractures): diagnostic approach to etiology, classification, genetics, and general principles. European Journal of Medical Genetics. 2014. Disponível em: http://dx.doi.org/10.1016/j.ejmg.2014.03.008.

8. Cunha LAM, Grimm DH. Artrogripose múltipla congênita. In: Herbert S, Barros Filho TEP, Xavier R, Pardini JR A eds. Ortopedia e traumatologia: princípios e prática. 5. ed. Porto Alegre: Artmed, 2017:898-909.

9. Ferguson J, Wainwright A. Arthrogryposis. Orthopaedics and trauma. 2013;27:3:171-180.

10. Carlson WO, Speck GJ, Vicari V, Wenger DR. Arthrogryposis multiplex congenita. Clin Orthop. 1985;194:115-123.

11. Bevan WP, Hall JG, Bamshad M, Staheli LT, Jaffe KM, Song K. Arthrogryposis multiplex congenita (amyoplasia) an orthopaedic perspective. J Pediatr Orthop. 2007;27(5):594-600.

12. Kowalczyk B, Felus J. Arthrogryposis: an update on clinical aspects, etiology and treatment strategies. Arch Med Sci. 2016;1:10-24.

13. Thompson GH, Bilenker RM. Comprehensive management of arthrogryposis multiplex congenita. Clin Orthop Relat Res. 1985; 194:6-14.

14. Yang SS, Dahan-Oliel N, Montpetit K, Hamdy RC. Ambulation gains after knee surgery in children with arthrogryposis. J Pediatr Orthop. 2010;30:863-869.

15. Hall JG, Aldinger KA, Tanaka KI. Amyoplasia revisited. Am J Med Genet Part A. 2014;164A:700-730.

16. 16.Bamshad M, VanHeest AE, Pleasure D. Arthrogryposis: a review and update. J Bone Joint Surg Am. 2009;91(Suppl 4):40-46.

17. Sarwark JF, MacEwan GD, Scott Jr. CI. Amyoplasia (a current form of arthrogryposis). J Bone Joint Surg Am. 1990;72:465-469.

18. Aoki SS, Violante Jr. FH, Fernandes AC, Neves DL, Bittencourt SO, Yoshida R, Moreira MV. Malformações congênitas. In: Silva JB, Branco FR. Fisioterapia aquática funcional. São Paulo: Artes Médicas, 2011:149-178.

19. Hupfeld AJ, Martins MSB. Fisioterapia em más-formações congênitas. In: Moura EW, Lima E, Borges D, Silva PAC. Fisioterapia: aspectos clínicos e práticos da reabilitação. 2. ed. São Paulo, Artes Médicas, 2010:133-154.

20. Couter O'Berry C. Physical therapy management in children with lower extremity limb deficiencies. In: Herring JA, Birch JG eds. The child with a limb deficiency. 1ª ed. Rosemont, American Academy of Orthopaedic Surgeon, 1998:319-330.

21. Hahn G. Arthrogryposis: pediatric review and habilitative aspects. Clin Orthop. 1985;194:104-114.

22. Relvas PCA, Nicolini RA, Sousa PPC. Fisioterapia aquática funcional em pacientes com malformações congênitas. In: Silva JB, Branco FR. Fisioterapia aquática funcional. São Paulo: Artes Médicas, 2011: 179-217.

23. Andrade FL. Malformações congênitas. In: Teixeira E, Sauron FN, Santos LSB, Oliveira MC. Terapia ocupacional na reabilitação física. São Paulo: Roca, 2003:457-483.

24. Palmer PM, MacEwan GD, Bowen JR, Mathews PA. Passive motion therapy for infants with arthrogryposis. Clin Orthop. 1985; 194:54-59.

25. Spalvieri DF. Fisioterapia aquática em más-formações congênitas. In: Moura EW, Silva PAC. Fisioterapia: aspectos clínicos e práticos da reabilitação. São Paulo: Artes Médicas, 2005:211-217.

26. Hoffer MM, Swank S, Eastman F, Clark D, Teitge R. Ambulation in severe arthrogryposis. J Ped Orthop. 1983;3:293-296.

27. Sells JM, Jaffe KM, Hall JG. Amyoplasia, the most common type of arthrogryposis: the potential for good outcome. Pediatrics 1996; 97:225231.

28. Justo AB, Chang AL. Fisioterapia na mielomeningocele. In: Moura EW, Lima E, Borges D, Silva PAC. Fisioterapia: aspectos clínicos e práticos da reabilitação. 2. ed. São Paulo: Artes Médicas, 2010, 89-103.

29. Farias N, Buchalla CM. A Classificação Internacional de Funcionalidade, Incapacidade e Saúde: conceitos, usos e perspectivas. 2005;8(2):187-93.

30. CIF-CJ: Classificação Internacional de Funcionalidade, Incapacidade e Saúde: versão para Crianças e Jovens/Centro Colaborador da OMS para a Família de Classificações Internacionais em Português. São Paulo: Editora da Universidade de São Paulo, 2011. 312 p.; 28 cm.

31. Taricco LD, Aoki SS. Rehabilitation of an adult patient with arthrogryposis multiplex congenita treated with an external fixator. Am J Phys Med Rehabil. 2009;88:431-434.

32. Eamsobhana P, Kaewpornsawan K, Vanitcharoenkul E. Walking ability in patients with arthrogryposis multiplex congenita. Indian Journal of Orthopaedics. 2014;48:421-425.

33. Fucs PMMB, Svartman C, Assumpção RMC, Lima Verde SR. Quadricepsplasty in arthrogryposis (amyoplasia): long-term follow-up. J Pediatr Orthop B. 2005;14:219-224.

34. Choi IH, Yang MS, Chung CY, Cho TJ, Sohn YJ. The treatment of recurrent arthrogrypotic club foot in children by the Ilizarov method. J Bone Joint Surg [Br]. 2001;83-B:731-737.

35. Böhm H, Dussa CU, Multerer C, Döderlein L. Pathological trunk motion during walking in children with amyoplasia: is it caused by muscular weakness or joint contractures? Research in Developmental Disabilities. 2013;34:4286-4292.

36. Eriksson M, Gutierrez-Farewik EM, Broström E, Bartonek A. Gait in children with arthrogryposis multiplex congenita. J Child Orthop. 2010;4:21-31.

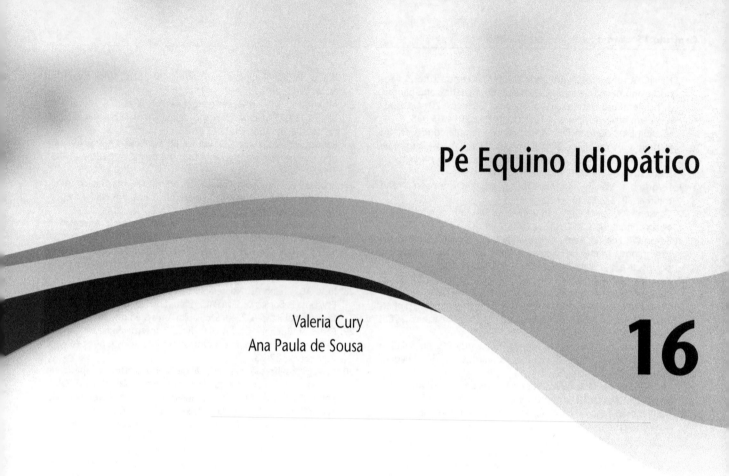

Pé Equino Idiopático

Valeria Cury
Ana Paula de Sousa

16

INTRODUÇÃO

Pé equino é definido como limitação da dorsiflexão (DF) do tornozelo além da posição neutra e pode ser decorrente de encurtamento muscular, denominado equino fixo, ou deformidade dinâmica, causada pelo reflexo de estiramento exagerado nos músculos da panturrilha, ou pela combinação desses dois fatores. Em ambos os casos, o resultado é uma marcha característica na ponta dos pés, denominada marcha equina ou marcha em pontas, que é desajeitada e pouco eficiente[1,2].

Pé equino idiopático (PEI) é uma expressão usada para descrever a condição em que crianças deambulam preferencialmente na ponta dos pés ou com os antepés com ausência de choque de calcanhar no início da fase de apoio, em um padrão bilateral, sem qualquer motivo ou patologia conhecida. Os indivíduos geralmente adquirem a marcha em idade normal e são capazes de se manter de pé com os pés plantígrados, mas, quando solicitados a andar ou correr, realizam marcha em pontas[3]. Assim, o PEI é geralmente descrito como um hábito ou posição preferencial da criança que resulta na marcha equina idiopática, definida neste capítulo como marcha em pontas, persistente após 2 anos de idade e presente em crianças com desenvolvimento neuropsicomotor adequado, capazes de assumir voluntariamente a postura e a marcha plantígrada[4].

A presença de equinismo pode ser considerada um estágio normal no desenvolvimento da marcha típica, podendo ocorrer no desempenho de habilidades pré-marcha e perseverar após sua aquisição. No desenvolvimento típico, o choque do calcanhar na fase de contato inicial ocorre em torno de 18 meses após a aquisição da marcha independente, fazendo com que a marcha na ponta dos pés possa ser caracterizada como uma apresentação não patológica em crianças típicas, com menos de 2 anos de idade[3,5]. Entretanto, a persistência da marcha na ponta dos pés, observada 6 meses após o início da aquisição da marcha independente, deve ser mais bem investigada[6].

Crianças com PEI geralmente não apresentam atraso na idade esperada para aquisição da marcha e são levadas para avaliação médica quando os pais percebem a persistência do equinismo e se preocupam com questões estéticas, mas também quando são observados déficits no equilíbrio, histórico de quedas frequentes, dor e fadiga[4]. O PEI também pode resultar em estigma social se a criança for percebida como "diferente" pelos colegas[3,4].

ETIOLOGIA

Não são conhecidas as razões que justifiquem a presença do padrão de marcha em pontas nem as causas de sua persistência, a despeito de uma condição médica e dos motivos pelos quais a criança consegue deambular apoiando os calcanhares quando solicitada[7]. Entretanto, várias teorias têm sido propostas para explicar a causa da marcha em pontas idiopática. Uma delas sugere que a marcha em pontas é uma variação normal do padrão de marcha, um hábito; outra teoria defende que as crianças andam na ponta dos pés secundariamente a um encurtamento congênito do tendão de Aquiles decorrente de posicionamento intrauterino; uma

Capítulo 16 Pé Equino Idiopático

terceira teoria ressalta a predisposição genética, já que muitas vezes é encontrado um histórico familiar positivo. Além disso, há a hipótese de que o PEI não é um problema isolado, mas parte de uma desordem mais complexa associada a alterações na aprendizagem, atrasos de linguagem e do desenvolvimento motor grosso e fino e alterações sensoriais[8].

EPIDEMIOLOGIA

Apesar das informações limitadas quanto à sua história natural, existem relatos de melhora espontânea de indivíduos com PEI por volta dos 3 aos 7 anos de idade, valendo lembrar que uma criança mantém a marcha em pontas por 12 a 24 meses após seu aparecimento[4,6,9].

Um estudo da Suécia relatou a prevalência total de PEI de 4,9%, mas somente 2,1% desses indivíduos permanecem com a marcha em pontas a partir dos 5 anos e meio de idade[10]. Nas crianças com alterações cognitivas ou neuropsiquiátricas, a prevalência é mais elevada (41%)[11]. Relatos de histórico familiar positivo associado à marcha equina, herança autossômica dominante, prevalência maior em meninos e incidência relatada entre 10% e 88% são também encontrados na literatura[3,4,10,12,13].

CLASSIFICAÇÃO DO PÉ EQUINO IDIOPÁTICO

Diferentes graus de acometimento também podem ocorrer nos indivíduos que apresentam PEI, e sua gravidade pode ser categorizada em tipo 1 (leve), tipo 2 (moderada) e tipo 3 (grave) com base em dados cinemáticos e cinéticos obtidos durante a análise tridimensional da marcha[14].

Na fase de apoio da marcha, os movimentos do tornozelo e do pé durante as subfases de resposta à carga, médio apoio e apoio terminal são descritos em termos de três rolamentos distintos. O rolamento do calcanhar, ou primeiro rolamento, se inicia com o contato inicial com o solo, quando o pé deve se abaixar em razão da contração excêntrica do músculo tibial anterior. Durante o segundo rolamento, ou rolamento do tornozelo, ocorre o rolamento da tíbia sobre o tálus, uma vez que o centro de massa avança sobre a base de apoio a partir da ação excêntrica dos músculos da panturrilha. No terceiro rolamento ocorre o movimento de aceleração, no qual os plantiflexores agem concentricamente, produzindo trabalho positivo[15].

A partir desse conceito e das informações adquiridas na análise da marcha, foram estabelecidos três critérios primordiais para classificação da gravidade do PEI: presença do primeiro rolamento do tornozelo, início prematuro do terceiro rolamento do tornozelo (ocorrendo antes de 30% do ciclo da marcha) e aumento do momento em flexão plantar na fase de apoio terminal da marcha. Assim, o PEI de tipo 1 apresenta parâmetros cinemáticos e cinéticos da marcha normais, sendo a marcha em pontas caracterizada como um hábito. No tipo 2 podem ser observadas a ausência do primeiro rolamento e a retirada precoce do calcanhar no terceiro rolamento da marcha, mas não há alteração dos dados cinemáticos. No tipo 3, a propulsão da marcha também é prejudicada em razão da alteração do momento em flexão plantar do tornozelo[5].

Essa classificação se mostra útil como referência para a programação de intervenções ortopédicas, porém é embasada em dados obtidos em análise tridimensional da marcha, o que prejudica sua utilização clínica[3,5].

Uma vez que a marcha em pontas pode ser causada por uma série de condições passíveis de diagnóstico e o PEI apresenta etiologia desconhecida, seu diagnóstico é estabelecido primariamente por exclusão e associa informações obtidas por ortopedistas e neurologistas. Por isso, devem ser realizadas investigações específicas quanto a outros possíveis causadores da marcha em pontas por meio de exames e avaliação médica minuciosa.

DIAGNÓSTICO E DIAGNÓSTICO DIFERENCIAL

Com o objetivo de estabelecer o diagnóstico do PEI, o médico deve obter informações detalhadas sobre o histórico gestacional, o parto e o desenvolvimento da criança, com atenção aos marcos de desenvolvimento motor, aos aspectos perceptocognitivos, à comunicação e interação da criança, assim como ao momento inicial da presença do equinismo, período em que são verificadas a marcha em pontas e a proporção do tempo diário em que a criança mantém os calcanhares elevados[4]. Devem ser obtidas as histórias pregressa e familiar, especificamente indagando sobre andar na ponta dos pés ou as condições neuromusculares em outros membros da família[4]. Investigações sobre as principais preocupações dos pais e a presença de dificuldades motoras, como desequilíbrios, dificuldade em acompanhar seus pares, dor, questões estéticas e relacionadas com a socialização, ajudam a estabelecer o impacto da marcha em pontas em aspectos referentes à funcionalidade, à incapacidade e à saúde do indivíduo.

A solicitação de estudos laboratoriais e de imagens auxilia o diagnóstico diferencial entre o PEI e outras patologias causadoras de equinismo na marcha, como as citadas no Quadro 16.1.

Quadro 16.1 Diagnóstico diferencial do PEI e outras condições associadas à marcha em pontas

Causas neurológicas/ neuromusculares	Outras causas
Paralisia cerebral	Displasia do quadril
Distonia (geralmente assimétrica)	Pé torto congênito
Lesão/trauma cerebral	Discrepância no comprimento
Neuropatia/miopatia	dos membros inferiores
Doença de Charcot-Marie-Tooth	Artrogripose
Anormalidades da medula	Espondilite anquilosante
espinhal (congênita/traumática/	Contraturas musculares ou
adquirida)	tendinosas
Distrofia muscular	Lesões plantares
Neuropatia/miopatia	
Desordens do desenvolvimento/ comportamentais (autismo/ incapacidades cognitivas)	
Esquizofrenia	

No sentido de identificar indivíduos com PEI e excluir aqueles que apresentam marcha em pontas decorrente de outras condições médicas, foi desenvolvido um questionário denominado *Toe Walking Tool*, que se apresenta como ferramenta rápida, validada e confiável. Esse instrumento contém uma série de perguntas excludentes, realizadas sucessivamente, e é efetivo na identificação de crianças com fatores de risco importantes e que deverão ser avaliadas por especialistas. O Quadro 16.2 apresenta a versão traduzida do questionário[14].

Exames de imagem do pé e do tornozelo raramente são indicados como instrumentos para o diagnóstico, mas podem ser solicitados em caso de deformidades em equino, assim como o exame da marcha, solicitado para corroborar o diagnóstico diferencial do PEI[3,4].

Além da verificação dos aspectos perceptocognitivos e interacionais da criança, o exame clínico do paciente consta da observação de sua postura de pé, marcha e mobilidade. A avaliação específica do tônus, dos reflexos tendinosos profundos, dos reflexos plantares (Babinski) e do compri-

Quadro 16.2 Perguntas e ordem de progressão do instrumento *Toe Walking Tool*

Questão	Tema	Resposta que pode indicar uma causa médica
Nome	Demográfico	Não aplicável (N/A)
Data de nascimento	Demográfico	N/A
Gênero	Demográfico	N/A
A criança anda na ponta dos pés?	Demográfico	N/A
A criança tem alguma condição para a qual você buscou assistência médica e/ou foi diagnosticada com uma condição que cause marcha na ponta dos pés?	Demográfico	N/A
A criança tem diagnóstico de transtorno do espectro autista?	Neurogênico	Sim
A criança tem diagnóstico de paralisia cerebral?	Neuromuscular	Sim
A criança tem diagnóstico de distrofia muscular?	Neuromuscular	Sim
A família da criança tem história de distrofia muscular?	Neuromuscular	Sim
A criança tem diagnóstico de atraso global no desenvolvimento?	Neurogênico	Sim
Quando a criança nasceu, seu peso ao nascimento foi superior a 2.500g?	Neuromuscular	Não
Quando a criança nasceu, sua idade gestacional foi superior a 37 semanas?	Neuromuscular	Não
A criança precisou de cuidados intensivos neonatais ou especiais após o nascimento?	Neuromuscular	Sim
A criança andou de modo independente antes dos 20 meses de idade?	Neuromuscular/neurogênico	Não
A criança tem algum familiar que anda na ponta dos pés sem nenhuma outra condição médica?	Demográfico	N/A
A criança anda na ponta de apenas um pé?	Traumático	Sim
A criança anda na ponta dos pés em resposta à dor?	Traumático	Sim
A criança andava com os pés apoiados e apenas recentemente começou a andar na ponta dos pés?	Traumático/neuromuscular	Sim
Quando você pede para a criança andar nos calcanhares, ela é capaz?	Traumático/neuromuscular	Não
Ao avaliar o tornozelo ou os isquiotibiais, há clônus ou resistência espástica?	Neuromuscular	Não
Quando a criança é solicitada a levantar-se do chão para a postura de pé, há sinal de Gowers positivo?	Neuromuscular	Sim
O reflexo do joelho é normal?	Neuromuscular	Não
O reflexo de Babinski é normal?	Neuromuscular	Não
a. Os flexores de quadril estão encurtados para a idade da criança (teste de Thomas)? b. Os isquiotibiais estão encurtados para a idade da criança (ângulo poplíteo)? c. O gastrocnêmio e o sóleo estão encurtados para a idade da criança (teste de Lunge)?	Neuromuscular	Resposta sim para duas questões
A criança tem mais de dois marcos motores atrasados?	Neurogênico	Sim
A criança apresenta limitação no contato visual, hábitos rígidos ou hábitos relacionados com comportamentos, isto é, enfileirar, bater ou rodar brinquedos?	Neurogênico	Sim

Capítulo 16 Pé Equino Idiopático

mento e força musculares também é realizada e será descrita detalhadamente em outra seção deste capítulo.

Na ausência de outras condições médicas que justifiquem a presença de marcha em pontas e diante da capacidade da criança de, quando solicitada, realizar a marcha com a progressão do rolamento dos calcanhares para os dedos, é estabelecido o diagnóstico de PEI[7].

ASPECTOS RELACIONADOS COM A FUNCIONALIDADE E A INCAPACIDADE

A Classificação Internacional de Funcionalidade, Incapacidade e Saúde (CIF) tem múltiplas finalidades e foi elaborada para servir a várias disciplinas e setores diferentes, abrangendo todos os componentes possíveis da saúde e alguns relacionados, como educação e trabalho, entre outros[16].

A CIF tem duas partes, cada uma com dois componentes: a parte 1 – funcionalidade e incapacidade – é subdividida em estrutura e funções do corpo e atividade e participação; a parte 2 – fatores contextuais, é subdividida em fatores ambientais e fatores pessoais[16].

Com base nesse modelo, tanto as deficiências, limitações e restrições associadas ao PEI como os recursos e instrumentos de avaliação e estratégias terapêuticas serão descritos neste capítulo.

Deficiências na estrutura e função do corpo

Funções da mobilidade da articulação: funções relacionadas com a amplitude e a facilidade de movimento de uma articulação

As crianças com marcha equina idiopática apresentam exame físico normal, com exceção da limitação na amplitude de movimento (ADM) passiva de dorsiflexão do tornozelo[9]. Em indivíduos típicos é esperado que a ADM passiva de dorsiflexão do tornozelo seja de, no mínimo, 10 graus, quando medida com o joelho estendido e a articulação subtalar em posição neutra[3].

Os indivíduos mais novos apresentam menor restrição na ADM passiva de dorsiflexão quando comparados às crianças mais velhas com PEI. Limitações na ADM passiva de dorsiflexão do tornozelo podem estar associadas ao aumento na frequência de lesões no tornozelo em crianças[3]. Com frequência, é verificado inicialmente comprimento muscular normal dos plantiflexores com limitação na ADM de dorsiflexão ao longo do tempo como provável consequência do uso excessivo da musculatura da panturrilha e do posicionamento frequente em flexão plantar com excursão muscular limitada. Assim, a persistência da marcha em pontas pode promover o encurtamento dos músculos da panturrilha e do tendão de Aquiles em indivíduos com PEI[4].

Em caso de restrição na ADM de dorsiflexão do tornozelo, os indivíduos com PEI podem apresentar dificuldade em abaixar seus calcanhares e problemas no alinhamento dos pés e das pernas. As alterações mais frequentes incluem a pronação dos pés e o aumento do ângulo de progressão da marcha[3].

Estrutura relacionada com o movimento: músculos da perna

No nível celular, os indivíduos com PEI apresentam maior concentração de fibras musculares do tipo I quando comparados com indivíduos com marcha típica. Um músculo gastrocnêmio normal é composto em grande parte por fibras musculares do tipo II, denominadas fibras de contração rápida, responsáveis por movimentos explosivos. Histologicamente, crianças com PEI demonstraram predominância de fibras musculares do tipo I, que são tônicas, responsáveis por contrações prolongadas e mais resistentes à fadiga. Hipóteses sobre o aumento de fibras do tipo I em indivíduos com PEI estão relacionadas com as alterações adaptativas decorrentes da manutenção prolongada do padrão de uso e recrutamento muscular[3,13].

Funções da força muscular: funções relacionadas com a força gerada pela contração de um músculo ou de grupos musculares

Neurologicamente, a força muscular, o tônus, os reflexos profundos e a sensibilidade estão normais em indivíduos com PEI[9]. Além disso, os músculos da porção anterior da tíbia, principalmente o tibial anterior, tornam-se fracos em virtude de sua insuficiência em se contrair na amplitude ideal[3].

Funções da resistência muscular: funções relacionadas com a sustentação da contração muscular pelo período necessário

Dados de eletromiografia (EMG) do gastrocnêmio e do tibial anterior durante a marcha de crianças com PEI mostraram que ambos estão fora de fase com co-contração anormal desses músculos. Foi observado o disparo precoce e predominante do gastrocnêmio durante as fases de apoio e balanço, assim como um disparo de baixa amplitude do tibial anterior durante algum período no apoio e balanço[3]. Os autores descobriram que o músculo gastrocnêmio estava ativo durante o balanço terminal até a fase de apoio, demonstrando a ativação prematura do músculo durante a fase de balanço logo antes de o pé fazer o contato inicial com o solo[12]. Kalen et al. também observaram ativação muscular prematura no final da fase de balanço[17]. Westberry relatou mudanças em todos os três rolamentos nos pacientes com PEI[18,19]. Esses dados sugerem que pacientes com o PEI provavelmente apresentam ativação prematura e excursão diminuída do complexo gastro-sóleo[12,20].

Funções relacionadas com o padrão de marcha: funções relacionadas com os tipos de movimentos associados a andar, correr ou outros movimentos de todo o corpo

A marcha é uma habilidade motora que envolve um padrão complexo de contrações musculares em diversos segmentos do corpo. Em termos biomecânicos, a marcha pode ser vista como o deslocamento do centro de gravidade do corpo através do espaço com o menor consumo de energia possível. O ciclo da marcha é dividido em duas fases distintas: a fase de apoio, em que o pé está em contato com o solo, e a fase de balanço, em que o pé não está em contato com o solo. A fase de apoio compreende o contato inicial (contato do calcanhar com o solo), a resposta à carga (o pé está totalmente em contato com o solo e o peso corporal se distribui por toda a superfície plantar), apoio médio (o peso corporal será transferido para a região anterior do pé e a tíbia é deslocada anteriormente), apoio terminal (o calcanhar se desprende do solo) e propulsão (o pé perde contato com o solo e o indivíduo é impulsionado para a frente). A fase de balanço é composta pela oscilação inicial (o pé se eleva do solo e acelera para a frente e para cima), oscilação média (ápice da aceleração) e oscilação terminal (o segmento desacelera o movimento e segue até que o calcanhar toque o solo e comece outro ciclo da marcha)[15].

O padrão cinemático normal do tornozelo durante a marcha, já bem descrito neste capítulo, consiste em três mecanismos de rolamento. No contato inicial, o calcanhar deve se apoiar e o pé deve se abaixar em razão da contração excêntrica do tibial anterior. No apoio médio ocorre uma dorsiflexão relativa, visto que a tíbia e o corpo se anteriorizam em decorrência da contração excêntrica dos músculos da panturrilha. No apoio terminal, os músculos da panturrilha se contraem de maneira concêntrica para ocorrer o movimento de aceleração. Na fase de balanço, o tornozelo sofre dorsiflexão, em virtude da contração concêntrica do músculo tibial anterior, para se pré-posicionar para um novo ciclo[15]. Para realizar todo o movimento do tornozelo, o complexo gastro-sóleo está ativo em 15% a 50% do tempo do ciclo de marcha[12].

As crianças com PEI podem apresentar algumas ou todas as seguintes alterações na marcha: tornozelo predominantemente em flexão plantar (FP) durante as fases de apoio e balanço, deficiência no mecanismo de primeiro rolamento (tornozelo em FP imediatamente após o choque do calcanhar) e no segundo rolamento (ausência de anteriorização da tíbia sobre o pé em razão da diminuição da ADM), diminuição do terceiro rolamento (impulsão), elevação do calcanhar (*heel off*) prematura, hiperextensão do joelho e aumento do *tilt* anterior da pelve. A descarga de peso no pé e a transferência lateral de peso estão ausentes na marcha equina idiopática[3,4,12].

Alguns autores se utilizaram da análise do padrão de marcha como critério diagnóstico na diferenciação entre as crianças com PEI e aquelas com paralisia cerebral (PC)[21,22]. Hicks et al. relataram aumento da flexão plantar do tornozelo durante as fases de apoio e balanço, bem como hiperextensão do joelho e um ângulo de progressão do pé positivo durante a fase de apoio nos pacientes com PEI. O grupo PC não apresentava o primeiro rolamento do tornozelo e aumentou a flexão do joelho no balanço terminal[21]. Kelly descobriu que pacientes com PEI apresentavam cinemática normal do quadril e do joelho, mas anormal do tornozelo; o primeiro rolamento estava ausente, e esses pacientes exibiam flexão plantar súbita do tornozelo durante o balanço médio. Em contraste, os pacientes com PC apresentavam um padrão no contato inicial com flexão excessiva do joelho e flexão plantar do tornozelo com progressiva dorsiflexão no tornozelo durante o balanço[22].

A marcha em pontas tem impactos de curto e longo prazo. Os impactos negativos nos parâmetros temporoespaciais da marcha incluem diminuição da velocidade secundária à diminuição do comprimento do passo e da cadência[18].

As complicações decorrentes da marcha equina por período prolongado se devem ao desenvolvimento de uma contratura da articulação tibiotársica em flexão plantar e podem incluir fasceíte plantar, dedos em martelo, metatarsalgias e sinovite das articulações metatarsofalangianas e tendinite do tibial anterior ou posterior[11].

Estruturas musculoesqueléticas adicionais relacionadas com o movimento

As alterações posturais mais prevalentes nos indivíduos com PEI incluem aumento da lordose lombar e projeção anterior do centro de massa, hiperextensão do joelho, rotação externa do membro inferior associada ou não à torção tibial externa. A pronação do pé, que pode incluir aumento na abdução do antepé, é a forma mais comum de compensação para uma deformidade em equino do tornozelo[4].

Crianças mais velhas com história de PEI apresentam rotação externa tibial excessiva, evidenciada por aumento do ângulo coxa-pé com consequente aumento no ângulo de progressão da marcha[21]. Como o comprimento muscular e a formação óssea são afetados por demandas funcionais, pode ocorrer rotação externa adaptativa no quadril e na tíbia ao tentar colocar o membro em posição plantígrada, apesar de uma limitação na ADM do tornozelo[23]. Ao longo do tempo, o aumento da pressão sobre as cabeças dos metatarsos pode ocasionar dor nos pés, calos, fraturas de estresse e dificuldade em usar sapatos[4].

Funções sensoriais

- **Funções vestibulares:** funções sensoriais do ouvido interno relacionadas com a posição, o equilíbrio e o movimento.
- **Função proprioceptiva:** funções sensoriais que permitem sentir a posição relativa das partes do corpo.
- **Função tátil:** funções sensoriais que permitem sentir superfícies e sua textura ou qualidade.

Alguns autores e relatos anedóticos sugerem associação positiva entre o PEI e desordens de processamento sensorial. A integração sensorial é definida pelo processo neurológico no qual as sensações corporais provenientes dos múltiplos sistemas sensoriais do indivíduo e as informações advindas do ambiente são integradas, tornando possível o uso efetivo do corpo e oferecendo base para o desenvolvimento das

Capítulo 16 Pé Equino Idiopático

habilidades motoras e cognitivas. A desordem do processamento sensorial é diagnosticada quando esse processo não ocorre da maneira apropriada e pode se manifestar clinicamente por resposta aumentada às sensações táteis, déficits na modulação de informações proprioceptivas, desordens vestibulares, além de alterações das funções executivas, habilidades sociais, aprendizagem, memória, atrasos de fala/linguagem e déficits no controle motor[7,24,25].

Foi sugerido, ainda, que as crianças com PEI também podem apresentar dificuldades no processamento sensorial e que a marcha na ponta dos pés pode ser atribuída a um distúrbio vestibular, à maior sensibilidade vibratória na sola dos pés e à hipersensibilidade aos estímulos táteis[26].

Funções mentais específicas

- **Funções mentais da linguagem:** funções mentais específicas de reconhecimento e utilização de sinais, símbolos e outros componentes de uma linguagem.

O estudo de Shulman et al.[9] associou o PEI a outras áreas do desenvolvimento, reportando que crianças com esse tipo de marcha também exibiram dificuldades de fala e linguagem. Os atrasos de fala/linguagem foram encontrados com maior frequência, mas também foram observados atrasos nas habilidades visuomotoras e motoras finas e grossas[9].

Accardo et al. relataram associação entre PEI e distúrbios de linguagem, a qual foi mais prevalente em indivíduos com maior gravidade de PEI[27]. Outro estudo demonstrou uma tendência de escores de linguagem média mais baixos para as crianças com PEI quando comparadas com crianças que não apresentavam alterações no padrão da marcha[28].

Limitações na atividade e restrições na participação

Aprendizagem, aplicação do conhecimento e comunicação

Correlação positiva entre déficits de aprendizagem e PEI foi observada no estudo de Sala et al., além de dificuldades na escrita[29]. Kalen et al. reportaram que seis das 15 crianças com PEI apresentaram dificuldades na aprendizagem, incluindo dificuldades na escrita e na leitura e deficiência visuoperceptual[17]. Atraso na fala ou no desenvolvimento psicomotor foi encontrado em 16% de 80 crianças no estudo de Stricker[30].

Mobilidade

No que diz respeito às atividades, alguns estudos relataram deficiências decorrentes da marcha equina idiopática em termos de limitações em atividades esportivas[31], dificuldade ou assistência mínima necessária com corrida[13] e limitações em atividades que exigem o uso de pernas e pés[32].

A flexão plantar excessiva do tornozelo compromete o padrão de marcha de uma criança e limita brincadeiras, como ficar em um pé só, pular e todas as atividades de coordenação simétricas bilaterais[33].

As crianças com PEI podem ser mais propensas às entorses do tornozelo e têm uma marcha menos eficiente, com menor comprimento do passo e aumento da cadência, levando ao aumento do gasto de energia, o que pode causar limitação no desempenho de atividades e brincadeiras[4].

Relações e interações interpessoais

A presença da marcha em padrão atípico, como uma "postura de balé" ou uma marcha "saltitante", presente em indivíduos com PEI, pode se tornar um problema estético, ocasionando dificuldades sociais para crianças e adolescentes. Dietz e Khunsree abordaram essa associação[34]. Engstrom afirmou que crianças em idade escolar e adolescentes com PEI podem reportar casos de *bullying* e dificuldades em se integrarem em atividades esportivas[35]. Dificuldades na marcha também podem causar tropeços e quedas, aumentando a dificuldade em acompanhar os parceiros[3].

Fatores contextuais

O uso de órteses em pacientes com PEI tem levantado questionamentos. Historicamente, o PEI era considerado uma alteração ortopédica com uma solução biomecânica: uma criança poderia ser impedida mecanicamente de realizar a marcha em pontas mediante o uso de uma órtese articulada com limitação da flexão plantar. Mais recentemente, com base na premissa de que as causas do PEI parecem estar relacionadas com percepções sensoriais, órteses menos restritivas têm sido utilizadas para alterar os *inputs* sensoriais que afetam o pé e o tornozelo[36].

Em recente artigo de Herrin e Geil, 18 crianças com PEI foram distribuídas em dois grupos: o de crianças que usaram órteses tornozelo-pé articuladas (*ankle foot orthosis* – AFO) e o daquelas que utilizaram palmilhas. Após 6 semanas, as crianças tiveram a marcha e a mobilidade avaliadas e os pais completaram uma pesquisa de satisfação. Ambos os grupos apresentaram melhora significativa na cinemática com o uso dos dispositivos sem diferença entre eles; no entanto, quando os dispositivos foram removidos, o grupo que utilizou AFO não manteve a melhora nos parâmetros da marcha, ao contrário do grupo que usou palmilha. Os pais preferiram a palmilha em virtude da facilidade de vestir e pela aparência[36].

As AFO podem produzir melhorias visíveis na marcha de crianças com PEI, como aumento da velocidade da marcha, contato inicial consistentemente realizado com o calcanhar e elevação do calcanhar mais tarde no ciclo da marcha. No entanto, com a possível exceção da velocidade, esses benefícios parecem ser temporários, apresentando algum nível de reversão para padrões de marcha pré-intervenção. Em contraste, o *input* sensorial associado às palmilhas não produz as mudanças imediatas observadas com as AFO. No entanto, os benefícios das palmilhas parecem ser mais bem conservados como efeitos de transição da intervenção[36].

INTERVENÇÃO FISIOTERAPÊUTICA
Avaliação

A identificação e o tratamento precoce das crianças com PEI são necessários para diminuição da perda de ADM passiva do tornozelo, para impedir o encurtamento adaptativo dos músculos da panturrilha, para o desenvolvimento de compensações persistentes na marcha e para as demais habilidades motoras, postura e equilíbrio. O início precoce do tratamento conservador também pode resultar na menor necessidade de condutas mais invasivas, como gesso seriado, aplicações de toxina botulínica e/ou procedimentos cirúrgicos na infância[3].

Coleta dos dados clínicos com os pais ou cuidadores

A avaliação fisioterapêutica deve abordar o histórico clínico e médico do paciente, desde a gestação, segundo o relato dos pais, e englobar a observação geral dos principais sistemas e sinais clínicos (dor, pele, fala/linguagem e processamento sensorial) e a avaliação física (exames neurológico e musculoesquelético, e avaliação da marcha e das habilidades motoras grossas)[3].

A estrutura e o conteúdo da CIF são capazes de auxiliar os fisioterapeutas a registrar os dados funcionais e a definir os alvos de intervenção e documentação de desfechos, possibilitando a adoção de um novo modelo para orientar a prática clínica[16].

A história do paciente deve incluir um relato da gestação, nascimento, desenvolvimento dos marcos motores e de comunicação/linguagem, habilidades motoras específicas à idade, marcha e histórico médico pregresso. Devem ser obtidos os históricos médico, cirúrgico e familiar, especificamente com indagações sobre andar na ponta dos pés ou condições neuromusculares em outros membros da família. Devem ser conhecidas as principais preocupações da família e se a criança está tendo dificuldades motoras (tropeçar ou dificuldade em acompanhar os pares) ou dor[4].

O questionamento sobre a marcha deve ser iniciado com perguntas sobre a idade em que a criança começou a andar e se a marcha em pontas foi observada quando a criança aprendeu a caminhar ou se apareceu depois. Devem ser avaliadas a proporção diária do tempo em que a criança mantém os calcanhares elevados, a habilidade para marcha com os calcanhares apoiados e as queixas associadas, como dor ou instabilidade[12].

Estrutura e função do corpo e atividade e participação social

Exame físico

Deve ser realizada a observação inicial da criança e de sua postura e comportamento. Se possível, deve ser observado como a criança chega andando à sala de exame. As crianças são mais propensas a mostrar sua marcha natural antes de estarem conscientes de que estão sendo observadas[4]. O exame físico deve se concentrar nos exames neurológico, musculoesquelético e do padrão da marcha[12].

Um exame neurológico básico é essencial, incluindo teste de força e sensibilidade, presença de reflexos plantares, clônus e tônus muscular dos membros inferiores (MMII), particularmente dos músculos isquiotibiais e da panturrilha. Alguns testes específicos podem ser realizados, como a manobra de Gowers, que indica fraqueza dos músculos proximais dos membros inferiores, quando o paciente usa suas mãos para "escalar" seu próprio corpo a partir de uma posição agachada. A identificação de aspectos suspeitos de outra condição que não o PEI deve ser discutida com a equipe médica[12].

O exame musculoesquelético deve abranger as medidas de ADM passiva e ativa do tornozelo (dorsiflexão e flexão plantar) com os joelhos estendidos e fletidos e a articulação subtalar mantida em posição neutra; medidas de comprimento muscular, como o teste de Thomas (flexores de quadril) e ângulo poplíteo (isquiotibiais); alinhamento dos membros inferiores, como o ângulo coxa-pé e o alinhamento do retropé e do antepé (mantendo-se a articulação subtalar em posição neutra); medidas do alinhamento da tíbia (torção tibial); avaliação postural; avaliação da força muscular de MMII, tronco e core (o core – em inglês, centro – está localizado nas regiões mais profundas do tronco e da pelve, formando o centro de força que mantém a estabilidade e a flexibilidade da coluna), sendo possível ou não utilizar o teste muscular manual[3].

A avaliação da ADM de dorsiflexão do tornozelo deve ser realizada de maneira padronizada, sem descarga de peso, com a criança posicionada em prono com os pés para fora da cama, utilizando um goniômetro posicionado sobre a articulação do tornozelo com o braço fixo direcionado paralelamente à fíbula e o braço móvel colocado na superfície lateral do pé ao longo do quinto metatarso. A dorsiflexão do tornozelo deve ser realizada com o pé em posição neutra da articulação subtalar (ou seja, nem invertido nem evertido), garantindo que a dorsiflexão medida seja do tornozelo e não decorrente do movimento exagerado no antepé[4,37]. A utilização do goniômetro aumenta a confiabilidade da medida e o estabelecimento dos critérios de intervenção e resultados com o tratamento (Figura 16.1)[4].

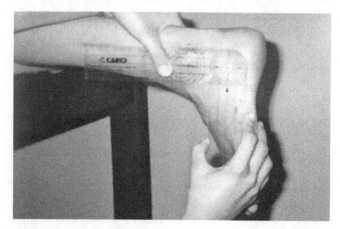

Figura 16.1 Posicionamento do goniômetro para medida da dorsiflexão do tornozelo.

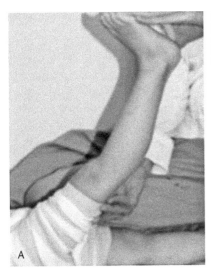
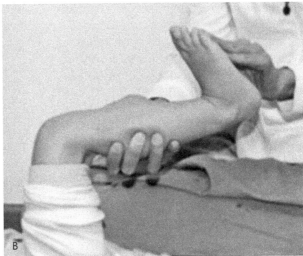

Figura 16.2 Teste de Silverskiöld. **A** Dorsiflexão do tornozelo com o joelho estendido. **B** Dorsiflexão do tornozelo com o joelho fletido, eliminando a contribuição do gastrocnêmio.

Como muitos pacientes com PEI são capazes de atingir uma quantidade normal de dorsiflexão (10 a 20 graus), a dorsiflexão limitada pode ou não estar presente no exame[12].

A literatura recomenda o teste de Silverskiold para diferenciar se a limitação na dorsiflexão se deve exclusivamente ao encurtamento do gastrocnêmio ou à combinação entre o gastrocnêmio e o sóleo (Figura 16.2)[12].

A avaliação do alinhamento femoral, da torção tibial e da ADM de rotação interna e externa do quadril e do alinhamento dos pés no apoio possibilita inferir sobre os mecanismos que causam a rotação externa durante a marcha[4].

Na postura de pé, avalia-se se os calcanhares entram em contato com o chão. Assimetrias no comprimento dos MMII podem ser identificadas nessa posição, quando é verificada obliquidade pélvica. A avaliação da integridade da pele (calosidades, vermelhidão ou inchaço) e da dor (localização, o que melhora, o que piora), quando houver, também se faz necessária[3].

O examinador deve observar e avaliar a marcha da criança. Essa avaliação é mais bem realizada com a criança descalça e utilizando *shorts* para permitir melhor visualização dos MMII[12]. A criança deve ser instruída a caminhar naturalmente e então solicitada a marcha com apoio do calcanhar[4]. Avalia-se e registra-se a marcha a partir de uma visão anteroposterior e laterolateral. Começando pelo pé, observa-se seu posicionamento durante a fase de apoio (fase da marcha em que o pé permanece em contato com o chão) e o contato inicial. Observa-se a amplitude de dorsiflexão e flexão plantar em cada fase. Durante a fase de balanço da marcha, avalia-se se os tornozelos permanecem em dorsiflexão, assim como os movimentos dos joelhos e dos quadris durante todo o ciclo da marcha. Além disso, é avaliado o padrão de desgaste dos calçados dos pacientes, relacionando-o com a postura do pé e, caso ocorra, quais os efeitos do uso das órteses no alinhamento do pé/MMII e na marcha[4].

A análise cinemática qualitativa, realizada por meio da observação da marcha, é uma alternativa viável e frequentemente empregada para avaliação da marcha em pacientes no ambiente clínico. A análise observacional da marcha é de baixo custo e não demanda local nem equipamentos especiais, características que estão relacionadas com sua grande aplicabilidade clínica. Quando a análise observacional da marcha é realizada com o auxílio de vídeos nos planos sagital e frontal com recursos que possibilitam a visualização quadro a quadro do movimento em câmera lenta, há aumento significativo na consistência dos dados. Além disso, a sistematização da observação com o uso de escalas padronizadas favorece a organização dos dados, pois a visualização é orientada em uma sequência anatômica de articulações em fases específicas do ciclo da marcha[38]. Ruzbarsky sugere que a avaliação da marcha comece pelo pé, observando qual a parte que realiza o contato com o solo e estimando a amplitude do tornozelo; convém observar se o pé fica totalmente apoiado quando a tíbia e o corpo avançam, deslocando o peso anteriormente; observa-se o calcanhar levantando e se a panturrilha faz a força de impulsão; durante a fase de balanço, verifica-se o movimento do joelho e do quadril[4]. Importante ainda avaliar a capacidade funcional durante a marcha (distância e velocidade), bem como se a criança apresenta alguma limitação da atividade e restrição à participação social.

TRATAMENTO FISIOTERAPÊUTICO*

Apesar dos relatos de melhora espontânea do PEI e das informações da literatura acerca de dados "não convincentes" quanto à necessidade de qualquer intervenção para esses indivíduos (nível de evidência 5)[34], as referências

---

*Veja no Anexo, no final deste livro, a definição dos níveis de evidência, sendo 1 o nível mais alto e 5 o mais baixo.

são controversas, havendo diversos artigos que ressaltam a importância da intervenção médica e fisioterapêutica programada a partir da avaliação minuciosa do indivíduo com PEI (níveis de evidência 2a e 5)[3,23,39]. Nesses estudos, são elegíveis os seguintes procedimentos: alongamento dos plantiflexores do tornozelo, fortalecimento do músculo tibial anterior e de outros grupos dos MMII e do tronco, aplicação de *taping*, oferta de *feedback* verbal, técnicas de terapia manual e mobilização articular, eletroestimulação neuromuscular, treino de marcha no solo e na esteira, uso de órteses noturnas e diurnas, aplicação de toxina botulínica, técnicas de gesso seriado, cirurgias ortopédicas e programa domiciliar de exercícios (nível de evidência 5)[3,6].

A escolha entre técnicas e procedimentos médicos e de reabilitação a serem implementados obedece a critérios específicos, descritos detalhadamente no guia de cuidados com base em evidências para o PEI elaborado pelo grupo do Cincinnati Children's Hospital Medical Center e utilizado como referência primária na literatura e também neste capítulo (nível de evidência 5)[3].

Sabe-se que o diagnóstico e o tratamento fisioterapêutico precoce do indivíduo com PEI têm como objetivo prevenir o encurtamento do músculo gastrocnêmio e alterações secundárias da marcha e da mobilidade, reduzindo a necessidade de tratamentos mais invasivos e devendo ser iniciados nas crianças que persistem com a marcha em pontas aos 2 anos de idade (nível de evidência 5)[3,11]. A intervenção fisioterapêutica deve ser indicada pelo médico e iniciada quando a criança apresenta restrição na ADM ativa ou passiva de dorsiflexão do tornozelo, limitações na força muscular dos músculos dorsiflexores, anormalidades ou compensações na marcha e/ou déficit de equilíbrio (nível de evidência 5)[3]. As evidências quanto às técnicas e aos procedimentos fisioterapêuticos para o PEI são escassas, não havendo respaldo na literatura quanto à eficácia dos procedimentos que serão descritos a seguir (nível de evidência 5)[4,34].

Apesar de sugerida por vários autores, a associação entre PEI e alterações posturais, atrasos de linguagem e aprendizagem, desordens no processamento sensorial ou transtornos do desenvolvimento da coordenação também não se encontra respaldada na literatura (níveis de evidência 2b e 5)[3,6,7,26,29]. Entretanto, o estudo de Williams sugere que os indivíduos com PEI apresentariam a marcha em pontas como possível estratégia compensatória para a diminuição da percepção da posição corporal e da postura, o que corrobora os achados clínicos de dificuldades na modulação das respostas sensoriais, como hipersensibilidade tátil e vestibular, além de alterações posturais e dificuldades na coordenação, associadas a essa condição (nível de evidência 2b)[26]. Desse modo, sugerimos que as estratégias fisioterapêuticas sejam implementadas em abordagem global, integrando os aspectos motores, sensoriais e perceptocognitivos identificados na avaliação da criança e por meio de procedimentos lúdicos e motivadores.

Entre as técnicas e procedimentos fisioterapêuticos recomendados estão:

- Alongamento passivo dos músculos gastrocnêmio e sóleo associado às técnicas de terapia manual e mobilização articular implementadas de acordo com a capacitação do terapeuta e a partir de avaliação específica. O alongamento ativo dos plantiflexores é recomendado em estratégias terapêuticas motivadoras e associadas ao trabalho sensorial (Figura 16.3).
- Trabalho de fortalecimento muscular, priorizando a ativação concêntrica, em amplitude terminal, dos dorsiflexores do tornozelo e ativação excêntrica dos plantiflexores do tornozelo (nível de evidência 5)[29]. As técnicas de fortalecimento muscular devem ser realizadas de maneira isolada e em associação ao treino de marcha, abordando os aspectos qualitativos da postura e mobilidade (Figura 16.4).
- De modo geral, os indivíduos com PEI apresentam postura com anteriorização do centro de massa, hiperextensão dos joelhos e dificuldades em realizar a descarga

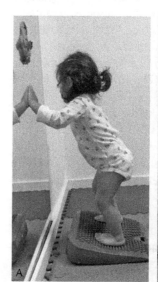
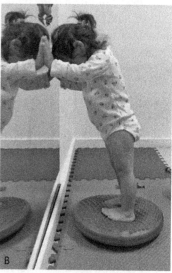

Figura 16.3A e **B** Estratégias terapêuticas para alongamento ativo dos plantiflexores associado ao trabalho sensorial.

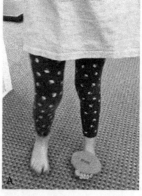
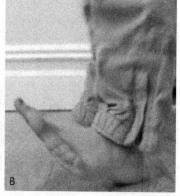

Figura 16.4A e **B** Estratégias terapêuticas para ativação e fortalecimento muscular de dorsiflexores.

de peso nos calcanhares. Por isso, são recomendados exercícios e atividades de agachamento em progressões sucessivas de dificuldade (Figura 16.5).
- Também são sugeridas atividades de coordenação, equilíbrio e exploração do espaço associadas a componentes específicos para melhora do padrão de marcha (Figuras 16.6 e 16.7).

A eletroestimulação neuromuscular associada à tarefa e as técnicas de *taping* são sugeridas na literatura e também pelos autores deste capítulo com o objetivo de magnificar a informação sensorial acerca da ativação muscular dos músculos dorsiflexores do tornozelo durante o desempenho da mobilidade e da marcha. Entretanto, não foram estudadas as evidências quanto à eficácia dessas técnicas para indivíduos com PEI (nível de evidência 5)[3].

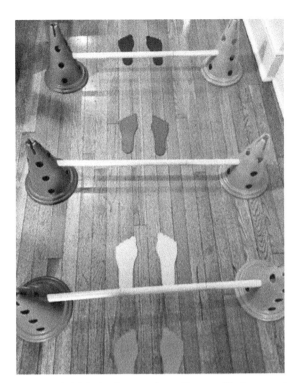

Figura 16.6 Atividade de coordenação, equilíbrio e exploração do espaço.

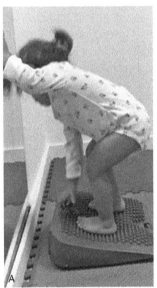
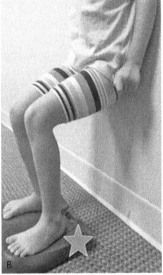
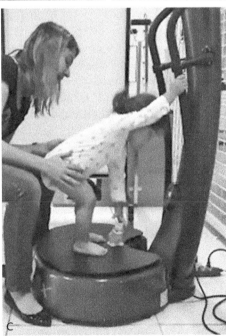

Figura 16.5A a **C** Exercícios e atividades de agachamento.

O protocolo de Cincinnati também recomenda a implementação de um programa domiciliar que consiste na seleção de alongamentos, exercícios de fortalecimento e oferta de *feedback* verbal no contexto do dia a dia dos indivíduos com PEI (nível de evidência 5)[3].

O *feedback* verbal consiste na promoção de pistas verbais para que o paciente direcione seu foco para a marcha, realizando o contato inicial com os calcanhares, sendo sugerido tanto no ambiente terapêutico como nos diferentes contextos de vida do indivíduo com PEI. Como resposta típica a esse procedimento, o paciente dá alguns passos modificando seu padrão e o reverte em seguida para a marcha em pontas. Apesar de funcionar como estratégia cognitiva para mudanças no padrão de marcha, o *feedback* verbal pode ser frustrante para o indivíduo com PEI e seus familiares, não havendo evidências de mudanças sustentáveis, a longo prazo, no padrão de marcha (nível de evidência 5)[3,4].

O uso de órteses tornozelo-pé rígidas ou articuladas por indivíduos com PEI pelo período médio de 4 a 6 meses está indicado com o objetivo de favorecer o primeiro rolamento do tornozelo durante a marcha e manter o comprimento muscular (nível de evidência 5)[11]. Apesar de promoverem o choque do calcanhar, as órteses limitam a ação muscular dos plantiflexores no terceiro rolamento e não constituem a primeira opção de tratamento para os indivíduos com PEI. O protocolo de Cincinnati recomenda o uso de órteses noturnas para indivíduos que apresentem ADM de dorsiflexão do tornozelo de 0 a 5 graus, medida com a articulação subtalar em neutro e o joelho estendido (nível de evidência 5)[4].

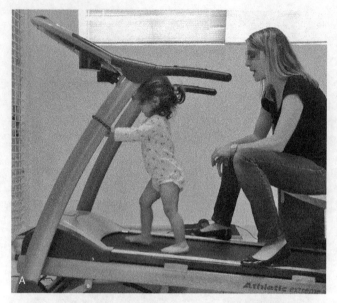
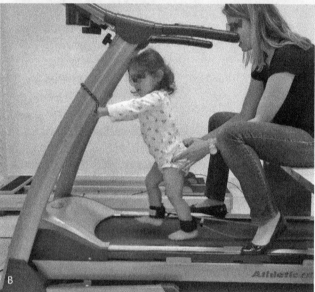
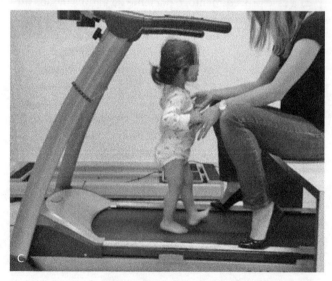

Figura 16.7A a C Treino de marcha na esteira com variações: inclinação, resistência a partir de tubo elástico e marcha de costas.

Relatos da literatura reportam técnicas de gesso seriado em crianças com PEI como tratamento eficaz no ganho da ADM de dorsiflexão do tornozelo e na melhora de variáveis eletromiográficas na marcha (níveis de evidência 4 e 5)[3,13,29]. Nessa técnica é confeccionada bota gessada abaixo do joelho, mantendo o tornozelo em amplitude máxima de dorsiflexão e o posicionamento da articulação subtalar em postura neutra. Além disso, é confeccionado apoio na região inferior da órtese de modo a promover o alinhamento plantígrado e estável do pé no solo. As botas gessadas são trocadas a cada semana ou quinzenalmente, havendo progressão na ADM de dorsiflexão do tornozelo a cada troca (nível de evidência 5)[37]. Teoricamente, os efeitos do gesso seriado são atribuídos à manutenção contínua do comprimento muscular dos músculos da panturrilha e ao treino intensivo da marcha nessa postura, modificando o "hábito" da marcha em pontas (nível de evidência 5)[4]. Complicações associadas a esse processo incluem irritação cutânea, úlceras de pressão, lesão tecidual permanente e fraqueza muscular, caso o processo seja mantido por tempo prolongado (nível de evidência 5)[11]. Nos indivíduos com PEI, essa intervenção tem a duração média de 4 a 6 semanas e pode ser associada à aplicação de toxina botulínica. A intervenção fisioterapêutica deve ser realizada concomitantemente ao gesso seriado com os objetivos de treinar a qualidade da marcha, tendo como referência o padrão típico, fortalecer o membro inferior como um todo e ajudar na consciência corporal e na postura. Após a retirada do gesso, a fisioterapia atua na recuperação da força muscular e da coordenação, sendo também recomendado o uso de órteses noturnas e/ou diurnas (nível de evidência 5)[3,11].

O gesso seriado é mais eficaz em crianças menores e geralmente não está indicado para indivíduos com mais de 7 anos de idade (níveis de evidência 4 e 5)[4,11,13]. Relatos de melhora no *timing* da ativação eletromiográfica do tibial anterior e do gastrocnêmio durante a marcha calcanhar-dedos e de melhora na ADM de dorsiflexão do tornozelo, força muscular do gastrocnêmio e padrão da marcha foram descritos 6 meses após a aplicação do gesso seriado em indivíduos com PEI (níveis de evidência 4 e 5)[3,13].

Uma vez que os principais desfechos com o tratamento fisioterapêutico para indivíduos com PEI incluem a obtenção da ADM de dorsiflexão passiva do tornozelo até 10 graus medida com o joelho estendido e posicionamento da articulação subtalar em neutro, a presença de choque do calcanhar em pelo menos 75% do tempo da marcha espontânea, sem a utilização de órteses, verificada pelos pais/cuidadores ou terapeuta e a presença de habilidades motoras grossas e equilíbrio apropriadas à idade, as ações terapêuticas devem ser programadas com base em referências da literatura e com o objetivo de otimizar os resultados com a reabilitação (nível de evidência 5)[3].

Para isso, o grupo do Cincinnati Children's Hospital Medical Center desenvolveu um algoritmo para a seleção das opções terapêuticas para indivíduos com PEI estrati-

Capítulo 16 Pé Equino Idiopático

ficados de acordo com o grau da ADM de dorsiflexão do tornozelo, medido com o joelho em extensão e a articulação subtalar posicionada em postura neutra. Foram estabelecidos quatro grupos (Figura 16.8):

1. ADM passiva de dorsiflexão do tornozelo ≤ 0 grau.
2. ADM passiva de dorsiflexão do tornozelo de 0 a 5 graus.
3. ADM passiva de dorsiflexão do tornozelo de 5 a 10 graus.
4. ADM passiva de dorsiflexão do tornozelo >10 graus.

A cada sessão de intervenção o paciente deve ser brevemente avaliado quanto à ADM de dorsiflexão do tornozelo, à qualidade da marcha, à porcentagem do tempo em que anda na ponta dos pés em casa e ao cumprimento das orientações domiciliares, em abordagem centrada na família/paciente, cujos objetivos e a programação da intervenção são reavaliados e programados conjuntamente (nível de evidência 5)[3].

Após a alta, podem ser planejadas reavaliações. Cabe ressaltar a importância da orientação dos pais e cuidadores acerca da possibilidade de recidiva da marcha em pontas após picos de crescimento em estatura ou na presença de fadiga, períodos de ansiedade e não cumprimento das orientações domiciliares (nível de evidência 5)[3].

TRATAMENTO MÉDICO

De modo geral, nos serviços de reabilitação brasileiros cabem ao médico ortopedista o diagnóstico do PEI e o encaminhamento para as diferentes especialidades médicas e de reabilitação, assim como a seleção de estratégias terapêuticas conservadoras ou mais invasivas.

O uso de órteses e o procedimento de gesso seriado, descritos neste capítulo, são prescritos pelo médico ortopedista e operacionalizados em abordagem interdisciplinar, envolvendo, com frequência, o fisioterapeuta e o técnico ortesista.

A atuação integrada de diferentes especialidades, podendo incluir médico pediatra, ortopedista, neurologista e fisiatra, profissionais de reabilitação, como o fisioterapeuta, terapeuta ocupacional, fonoaudiólogo e psicólogo, além do técnico ortesista, tem por objetivos estabelecer o diagnóstico, abordar os aspectos associados ao PEI e programar/realizar a intervenção, como detalhado previamente neste capítulo.

Além das opções de tratamento do PEI descritas, a aplicação de toxina botulínica nos músculos gastrocnêmio e sóleo é sugerida na literatura. Esse procedimento induz fraqueza muscular temporária, sendo habitualmente associado ao tratamento fisioterapêutico/uso de órteses e ocasionalmente ao gesso seriado. A toxina botulínica está indicada para corrigir o padrão de marcha em pontas e é contraindicada nos casos de contratura fixa (nível de evidência 5)[3,11]. Complicações associadas à aplicação de toxina botulínica são raras, podendo incluir dor local e fraqueza temporária (nível de evidência 5)[11].

A literatura apresenta número muito reduzido de estudos que utilizam a toxina botulínica de maneira isolada e seus efeitos no PEI (nível de evidência 5)[3,11]. Vale destacar o estudo de Rubarsky et al., que avaliaram a aplicação de toxina botulínica associada ao tratamento fisioterapêutico e verificaram melhora total do padrão de marcha em pontas em apenas um terço dos indivíduos (nível de evidência 5)[3]. Em outro estudo, que associou a aplicação de toxina botulínica ao uso de órteses noturnas, Jacks et al. avaliaram 10 indivíduos com PEI entre 2 e 17 anos de idade. Houve melhora da marcha em pontas em sete sujeitos, dois necessitaram de segunda aplicação de toxina botulínica, e apenas um paciente foi posteriormente submetido ao alongamento cirúrgico (nível de evidência 4)[32].

Evidências escassas quanto à eficácia da aplicação de toxina botulínica na melhoria do padrão de marcha de indivíduos com PEI fazem com que essa intervenção não seja selecionada de modo primário como opção de tratamento (níveis de evidência 1b e 5)[3,11,35]. Quando indicada, a aplicação de toxina botulínica deve ser associada ao tratamento fisioterapêutico e ao uso de órteses ou gesso seriado (nível de evidência 5)[3].

O tratamento cirúrgico é reservado para crianças mais velhas, a partir dos 6 anos de idade, que apresentam contratura dos músculos da panturrilha e nas quais a marcha em pontas não foi resolvida por meio de estratégias conservadoras (nível de evidência 5)[11,29].

Diversas técnicas cirúrgicas são descritas para correção do PEI e incluem o alongamento percutâneo do tendão de Aquiles, o alongamento aberto do tendão de Aquiles via alongamento em Z ou por deslizamento, o alongamento da aponeurose do gastro/sóleo (procedimento de Baker) e a técnica de Vulpius, que consiste na fasciotomia do gastrocnêmio e comumente do sóleo (nível de evidência 2a)[40]. Informações detalhadas sobre esses procedimentos e os critérios de seleção para a técnica cirúrgica são fundamentados na avaliação do médico ortopedista e fogem do escopo deste capítulo.

O tratamento cirúrgico é um método rápido, mas de custo elevado, e, por ser invasivo, está sujeito a riscos e complicações que não podem ser desprezados. Os riscos e complicações dependem do procedimento utilizado e incluem alongamento musculotendinoso excessivo ou insuficiente, infecções no pós-operatório, necrose do tendão calcâneo, trombose venosa e perda da sensibilidade (nível de evidência 5)[11].

É papel do fisioterapeuta se informar com o médico a respeito do procedimento cirúrgico realizado, do tipo de imobilização e das condutas no pós-operatório em abordagem integrada com a clínica ortopédica.

Não há estudos controlados e randomizados que permitam concluir qual seria o melhor método de tratamento da marcha em pontas idiopática; entretanto, se o paciente apresenta contratura fixa em equino, o tratamento cirúrgico parece apresentar maior eficácia (níveis de evidência 2a e 5)[3,4,11,29,39].

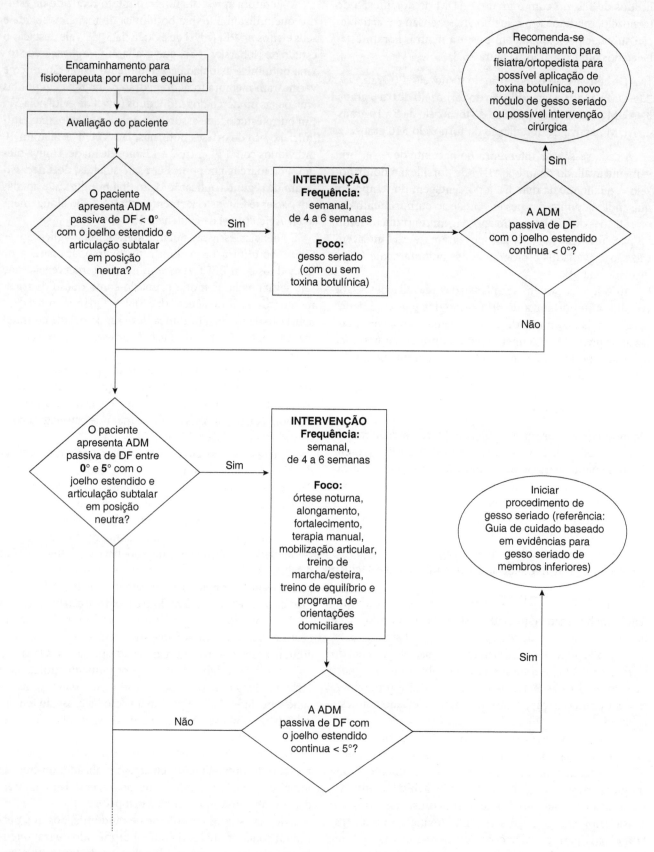

Figura 16.8 Algoritmo para intervenção e tratamento em pacientes com PEI de acordo com o Cincinnati Children's Hospital Medical Center (*continua*).

Capítulo 16 Pé Equino Idiopático

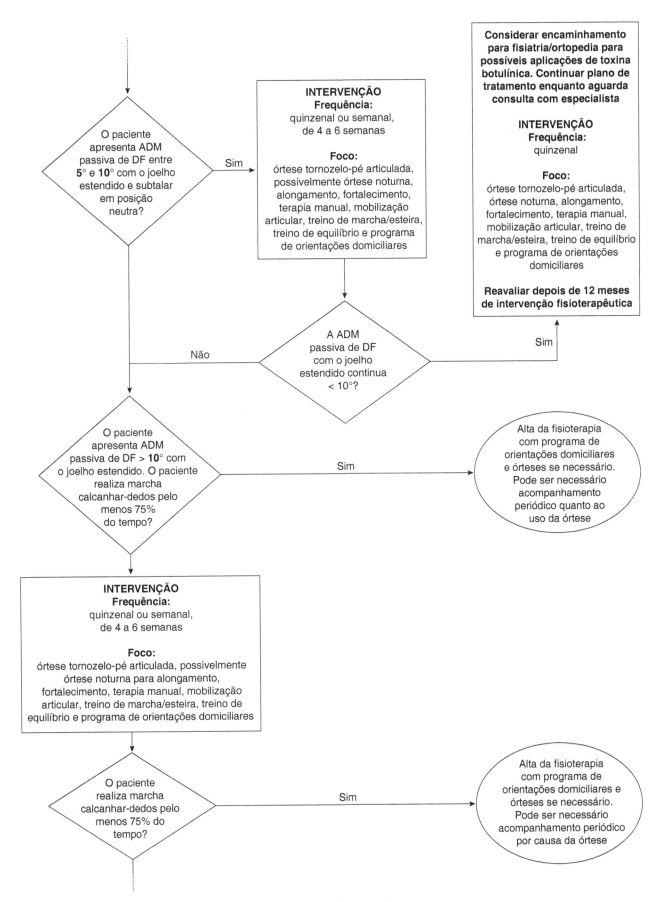

Figura 16.8 *Continuação.*

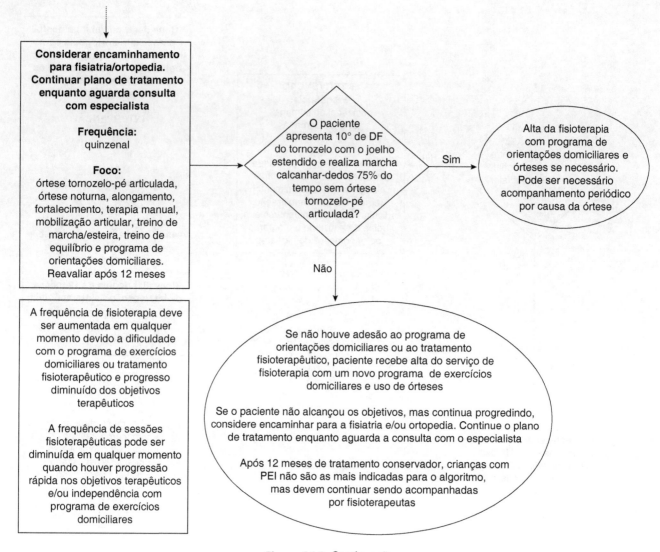

Figura 16.8 *Continuação.*

O PEI não é uma condição rara na clínica ortopédica pediátrica e, apesar de suscitar preocupações frequentes nos pais durante a infância, não causa necessariamente incapacidades no antepé ou no retropé ou tendinites no tendão de Aquiles na idade adulta. Esses aspectos e a melhora espontânea em alguns casos não significam que essa condição não deva ser tratada. A marcha anormal pode ser um problema cosmético com consequências sociais para crianças e adolescentes. O tratamento ortopédico pode acelerar a resolução da marcha em pontas e a melhorar a relação custo-benefício quanto ao tempo, às despesas para consultas e à aquisição de material necessário para os diferentes procedimentos elegíveis. O tratamento cirúrgico parece ser a melhor opção terapêutica disponível na presença de contraturas e quando a família deseja rápida resolução da marcha equina persistente (nível de evidência 5)[34].

CASOS CLÍNICOS

L.C.L.G., sexo masculino, 11 anos de idade, encaminhado para avaliação fisioterapêutica após consulta com ortopedista. O paciente nasceu a termo, sem intercorrências perinatais e histórico familiar de marcha equina ou condições neurológicas associadas. Iniciou marcha independente aos 14 meses, oscilando entre padrão típico e marcha em pontas. Segundo relato da mãe, o paciente anda mais de 50% do tempo na ponta dos pés e aumenta a frequência da marcha em pontas quando agitado ou ansioso. Queixa de dor ao final do dia. Quando realiza atividades esportivas, seu desempenho é similar ao de seus pares.

Foi programada intervenção cirúrgica de fasciotomia isolada do músculo gastrocnêmio, a ser realizada no próximo período de férias escolares.

Dados principais do exame físico

- Restrição de 20 graus bilateralmente na ADM passiva de dorsiflexão com joelho estendido, posicionando-se a articulação subtalar em postura neutra; sem outros encurtamentos musculares e alteração do tônus.
- Força muscular de membros inferiores preservada, exceto pela dificuldade em ativação dos dorsiflexores.

O paciente é capaz de permanecer na postura de pé plantígrada, mas apresenta alterações posturais, como pés rodados para fora (aumento do ângulo de progressão da marcha), hiperextensão dos joelhos, anteriorização do centro de massa e aumento da lordose lombar (Figura 16.9).

Durante a marcha, o contato inicial é realizado com o antepé, com ausência dos mecanismos de rolamento do tornozelo. Ocorre hiperextensão dos joelhos na fase de apoio terminal (Figura 16.10).

Objetivos do tratamento

Como o paciente apresenta intervenção ortopédica programada, o trabalho fisioterapêutico realizado em momento pré-operatório deve priorizar:

- Trabalho global de consciência corporal, enfatizando alinhamento biomecânico dos MMII e fortalecimento global, principalmente do *core* e dos MMII.
- Força muscular dos músculos dorsiflexores em ADM máxima de dorsiflexão.

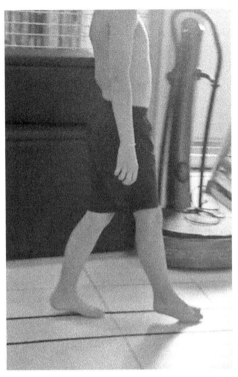

Figura 16.10 Durante a marcha, o contato inicial do membro inferior direito é realizado com o antepé e ocorre elevação prematura do calcanhar na fase de impulsão do lado esquerdo.

Intervenção

Por se tratar de um paciente pré-adolescente, elegemos o Pilates adaptado como técnica terapêutica, uma vez que essa técnica fornece grande variedade de exercícios e atividades motivadoras e desafiadoras e possibilita trabalhar os componentes específicos relacionados com o PEI. As sessões de fisioterapia foram agendadas duas vezes por semana, com duração de 45 minutos, e incluíam alongamento, terapia manual e exercícios terapêuticos ativos para auxiliar a dorsiflexão, o fortalecimento muscular global e a consciência corporal de modo a minimizar as alterações posturais. Foram realizadas atividades de coordenação, incluindo agachamentos, apoio unipodal e saltos em várias superfícies.

No contexto da sessão terapêutica, o paciente recebia *feedback* verbal para manter o alinhamento postural adequado, apoio plantígrado e descarga de peso nos calcanhares, além de pistas táteis e correção manual para a manutenção do alinhamento postural adequado.

Nas Figuras 16.11 a 16.13 são demonstrados alguns exercícios utilizando o método de Pilates adaptado trabalhados na sessão terapêutica:

- **Exercício de torre reversa no *wall unit* com assistência da mola para favorecer o ganho de ADM de dorsiflexão do tornozelo:** trabalho de MMII, mantendo a ativação do *core*, com alinhamento da pelve e do tronco. Priorizados movimentos simétricos ou dissociados dos MMII globalmente com ênfase na força muscular dos plantiflexores

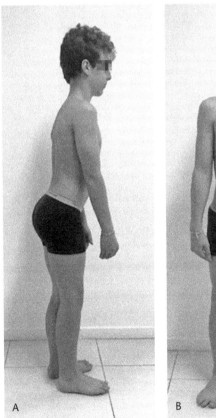
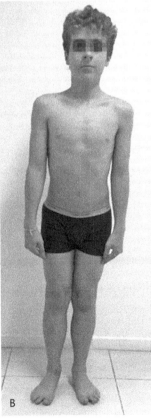

Figura 16.9A e **B** Avaliação postural – visões anterior e lateral.

e dorsiflexores do tornozelo em ADM terminal. Possível progressão na resistência e complexidade dos movimentos a partir do aumento da carga oferecida pelas molas e solicitação de movimentos coordenados com os membros uni ou bilateralmente – três séries com oito a 10 repetições (Figura 16.11).

- **Exercício de *footwork* no *reformer* com assistência de molas para favorecer o ganho de ADM de dorsiflexão do tornozelo:** trabalho de ativação do *core*, força, mobilidade e estabilidade dos MMII e da pelve em ADM terminal de dorsiflexão dos tornozelos. Possível progressão na resistência e complexidade dos movimentos a partir do aumento da carga oferecida pelas molas e solicitação de movimentos coordenados com os membros uni ou bilateralmente – três séries de 10 repetições.
- **Exercício de *arm push* na parede de molas:** apoio posterior na parede oferece referência para o alinhamento postural. Barra móvel favorecendo a simetria e a maior ativação do *core*. Associados movimentos de dorsiflexão dos tornozelos, favorecendo a descarga de peso nos calcanhares. Ressalta-se o alinhamento dos MMII, corrigindo a rotação tibial externa e a hiperextensão dos joelhos. Possível progressão na complexidade dos movimentos, solicitando a manutenção do alinhamento postural após retirado o apoio posterior e a partir da solicitação de movimentos coordenados com membros superiores e apoio unipodal, mantendo o alinhamento global e a descarga de peso nos calcanhares – duas séries de 15 repetições (Figura 16.13).

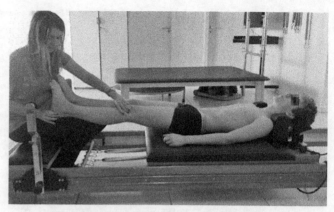

Figura 16.12 Exercício de *footwork* no *reformer*.

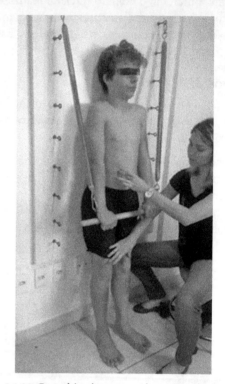

Figura 16.13 Exercício de *arm push* na parede de molas.

Programa domiciliar

A seleção de exercícios para o programa domiciliar foi embasada em atividades tempo-eficientes que abordem os múltiplos componentes incluídos no programa terapêutico e possam ser realizadas de modo independente pelo paciente. A família foi orientada a acompanhar a execução, oferecer *feedback* verbal quanto à marcha em pontas durante situações da rotina e reforçar positivamente as ações de autonomia e realização eficiente e independente de exercícios pelo paciente.

Atividades orientadas

- Treino de marcha apoiando nos calcanhares em corredor de 10 metros.
- Autoalongamento realizado em posição adaptada com retenção por 30 segundos, repetido três ou quatro vezes (Figura 16.14).

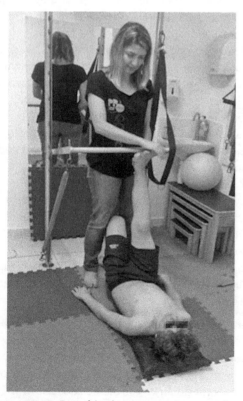

Figura 16.11 Exercício de torre reversa no *wall unit*.

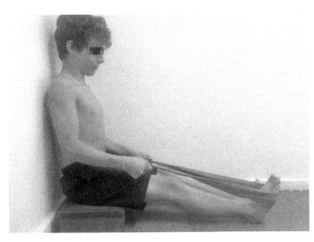 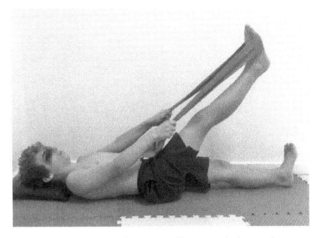

Figura 16.14A e B Alongamento de panturrilha em posição adaptada e alongamento de panturrilha associado ao alongamento de isquiotibiais.

- Trabalho de dorsiflexão ativa, em ADM terminal, associado à contração excêntrica dos plantiflexores em rolo sensorial – duas séries de oito a 10 repetições (Figura 16.15).

No pós-operatório foi realizada imobilização por meio de botas gessadas em dorsiflexão de 10 graus, por 3 semanas, seguida pelo uso de órteses articuladas.

Foi realizado programa fisioterapêutico intensivo no pós-operatório, constando de 3 horas diárias de fisioterapia, durante 5 dias na semana, totalizando 1 mês. Os objetivos do programa terapêutico do paciente foram mantidos; entretanto, o tratamento intensivo possibilitou a otimização e a aceleração dos resultados com a reabilitação.

A Figura 16.16 apresenta os resultados da associação do tratamento cirúrgico à reabilitação na postura e na marcha do paciente.

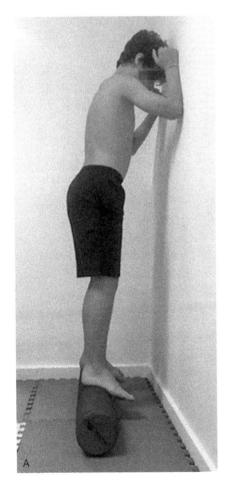 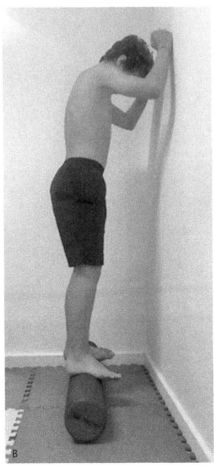

Figura 16.15A e B Dorsiflexão ativa associada à contração excêntrica dos plantiflexores em rolo sensorial.

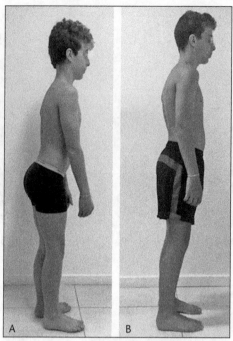
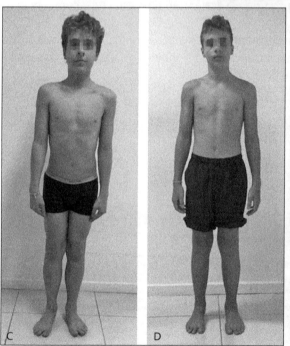
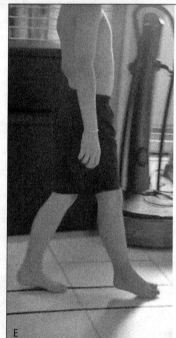
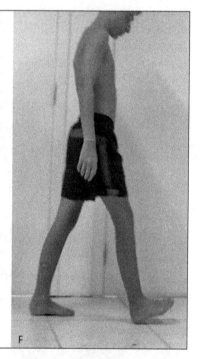

Figura 16.16A a **E** Resultado da associação entre tratamento cirúrgico e reabilitação na postura e na marcha do paciente.

Referências

1. Fulford GE. Surgical management of ankle and foot deformities in cerebral palsy. Clin Orthop Relat Res 1990;253:55-61.
2. Cottalorda J, Gautheron V, Metton G, Charmet E, Chavrier Y. Toe-walking in children younger than six years with cerebral palsy. J Bone Joint Surg Br 2000;82(4):541-544.
3. Le Cras S, Bouck J, Brausch S, Taylor-Haas A. Cincinnati Children's Hospital Medical Center: evidence-based clinical care guideline for management of idiopathic toe walking. 2011:1-17.
4. Ruzbarsky J, Scher D, Dodwell E. Toe walking: causes, epidemiology, assesment, and treatment. Curr Opin Pediatr 2016;28(1): 40-46.
5. Alvarez C, De Vera M, Beauchamp R, Ward V, Black A. Classification of idiopathic toe walking based on gait analysis: development and application of the ITW severity classification. Gait Posture 2007;26:428-435.
6. Sivaramakrishnan S, Seal A. Fifteen-minute consultation: a child with toe walking. Arch Dis Child Educ Pract Ed 2015;100(5): 238-241.
7. Williams CM, Tinley P, Curtin M. Idiopathic toe walking and sensory processing dysfunction. J Foot Ankle Res 2010;3:16-21.
8. Klooker TK, Schuerman FABA. Idiopathic toe-walking. Pediatric Clinics Amsterdam 2006;17:1-2.
9. Shulman LH, Sala DA, Chu MLY, McCaul PR, Sandler BJ. Developmental implications of idiopathic toe walking. J Pediatr 1997; 130(4): 541-546.
10. Engstrom P, Tedroff K. The prevalence and course of idiopathic toe-walking in 5-year-old children. Pediatrics 2012;130(2):279-284.

11. Domingues S, Melo C, Magalhães C, Figueiroa S, Carrilho I, Temudo T. Marcha em pontas idiopática em idade pediátrica. Nascer e Crescer 2016;25(1):27-34.

12. Oetgen ME, Peden S. Idiopathic toe walking. J Am Acad Orthop Surg 2012;20:292-300.

13. Fox A, Deakin S, Pettigrew G, Paton R. Serial casting in the treatment of idiopathic toe-walkers and review of the literature. Acta Orthop Belg 2006;72:722-730.

14. Williams CM, Tinley P, Curtin M. The toe walking tool: a novel method for assessing idiopathic toe walking children. Gait Posture 2010;32:508-511.

15. Perry J. Gait Analysis: normal and pathological function. New Jersey: Slack; 1992.

16. Organização Mundial da Saúde (OMS). CIF – Classificação Internacional de Funcionalidade, Incapacidade e Saúde. São Paulo, Edusp, 2008, 325p.

17. Kalen V, Adler N, Bleck EE. Electromyography of idiopathic toe walking. J Pediatr Orthop 1986;6(1):31-33.

18. Westberry DE, Davids JR, Davis RB, de Morais Filho MC. Idiopathic toe walking: a kinematic and kinetic profile. J Pediatr Orthop 2008;28(3): 352-358.

19. Rose J, Martin JG, Torburn L, Rinsky LA, Gamble JG. Electromyographic differentiation of diplegic cerebral palsy from idiopathic toe walking: involuntary coactivationof the quadríceps and gastrocnemius. J Pediatr Orthop 1999;19(5):677-682.

20. Policy JF, Torburn L, Rinsky LA, Rose J. Electromyographic test to differentiate mild diplegic cerebral palsy and idiopathic toe-walking. J Pediatr Orthop 2001;21(6):784-789.

21. Hicks R, Durinick N, Gage JR. Differentiation of idiopathic toe-walking and cerebral palsy. J Pediatr Orthop 1988;8(2): 160-163.

22. Kelly IP, Jenkinson A, Stephens M, O'Brien T. The kinematic patterns of toe-walkers. J Pediatr Orthop 1997;17(4):478-480.

23. van Kujik AA, Kosters R, Vugts M, Geurts AC. Treatment for idiopathic toe walking: a systematic review of the literature. J Rehabil Med 2014;46(10):945-957.

24. Ayres AJ, Robbins J: Sensory Integration and the child – Understand hidden sensory challenges. Los Angeles: Wersten Psychological Services, 2005.

25. Montgomery P, Gauger J. Sensory dysfunction in children that toe walk. Phys Ther 1978;58(10):1195-1204.

26. Williams CM, Tinley P, Curtin M, Wakefield S, Nielsen S. Is idiopathic toe walking really idiopathic? The motor skills and sensory processing abilities associated with idiopathic toe walking gait. J Child Neurol 2014;29(1):71-78.

27. Accardo P, Whitman B. Toe walking: a marker for language disorders in the developmentally disabled. Clin Pediatr 1989; 28(8): 347-350.

28. Accardo P, Morrow J, Heaney MS, Whitman B, Tomazic T. Toe walking and language developmental. Clin Pediatr (Phila) 1992; 31(3):158-160.

29. Sala DA, Shulman LH, Kennedy RF, Grant AD, Chu MLY. Idiopathic toe-walking: a review. Dev Med Child Neurol 1999;41(12):846-848.

30. Stricker SJ, Ângulo JC. Idiopathic toe walking: a comparison of treatment methods. J Pediatr Orthop 1998;18(3):289-293.

31. Stott NS, Walt SE, Lobb GA, Reynolds N, Nicol RO. Treatment for idiopathic toe-walking: results at skeletal maturity. J Pediatr Orthop 2004;24(1):63-69.

32. Jacks LK, Michels DM, Smith BP, Koman LA, Shilt J. Clinical usefulness of botulinum toxin in the lower extremity. Foot Ankle Clin 2004;9(2):339-348.

33. Lundequam P, Willis FB. Dynamic splinting home therapy for toe walking: a case report. Cases J 2009;2:188.

34. Dietz F, Khunsree S. Idiopathic toe walking: to trator not to treat, that is the question. Iowa Orthop J 2012;32:184-188.

35. Engstrom P, Bartonek A, Tedroff K, Orefelt C, Haglund-Akerlind Y, Gutierrez-Farewik E. Botulinum toxin A does not improve the results of cast treatment for idiopathic toe-walking. J Bone Joint Surg Am 2013;95(5):400-407.

36. Herrin K, Geil M. A comparison of orthoses in the treatment of idiopathic toe walking: a randomized controlled trial. Prosthet Orthot Int 2016;40(2):262-269.

37. Cusick BD. Progressive casting and splinting for lower extremity deformities in children with neuromotor dysfunction. Academic Press; 1998.

38. Araujo PA. Desenvolvimento, validade e confiabilidade da escala observacional de marcha para crianças com paralisia cerebral espática [dissertação]. Belo Horizonte: Universidade Federal de Minas Gerais; 2007.

39. van Bemmel AF, van de Graaf VA, van den Bekeron MP, Vergroesen DA. Outcome after conservative and operative treatment of children with idiopathic toe walking: a systematic review of literature. Musculoskelet Surg 2014;98(2):87-93.

40. Williams CM, Pacey V, de Bakker PB, Caserta AJ, Gray K, Engelbert RHH. Interventions for idiopathic toe walking (Protocol). Cochrane Database of Systematic Reviews 2016;10.

Escoliose Idiopática

Vinícius Cunha Oliveira
Mariana Aguiar de Matos
Jousielle Márcia dos Santos

17

INTRODUÇÃO

Definida como uma curvatura lateral da coluna vertebral com mais de 10 graus medida em radiografia posteroanterior, a escoliose consiste em uma deformidade tridimensional da coluna que inclui uma curvatura no plano frontal, angulação no plano sagital e rotação no plano transverso. Na população pediátrica é a deformidade da coluna vertebral mais prevalente, sendo a idiopática a mais comum, correspondendo a 80% dos casos de escoliose em crianças e adolescentes. Neste capítulo serão abordados o desenvolvimento normal da coluna vertebral, a escoliose idiopática (definição, etiologia, epidemiologia, classificação, diagnóstico, prognóstico e impacto na funcionalidade), sua avaliação e tratamentos, e apresentadas deficiências da estrutura e função do corpo, limitações de atividades e restrições da participação. Os principais pontos da avaliação e as diferentes estratégias de tratamento fisioterapêutico também serão abordados.

DESENVOLVIMENTO NORMAL DA COLUNA VERTEBRAL

A coluna vertebral desempenha três funções vitais: proteger a medula espinhal e os nervos espinhais, transmitir o peso do corpo e proporcionar um eixo flexível para os movimentos da cabeça e do tronco, sendo capaz de realizar extensão, flexão, flexão lateral e rotação[1]. No entanto, o grau em que a coluna é capaz de realizar esses movimentos varia por região (Figura 17.1).

A coluna vertebral humana é composta por 33 vértebras divididas em cinco regiões: sete segmentos cervicais,

12 torácicos, cinco lombares, cinco sacrais e quatro coccígeos. As vértebras sacrais e coccígeas estão fundidas no adulto e formam os ossos do sacro e do cóccix[2]. Os segmentos ósseos vertebrais são alternados por discos intervertebrais, sendo suportados por ligamentos e músculos espinhais. Esses elementos ósseos, cartilaginosos, ligamentares e musculares são essenciais para a integridade estrutural da coluna vertebral[1].

Até o final do desenvolvimento fetal, a coluna vertebral apresenta uma única curvatura primária, côncava anteriormente. As curvaturas secundárias na cervical e lombar são adquiridas no decorrer do desenvolvimento. A curvatura secundária cervical começa a aparecer quando a criança consegue erguer a cabeça para ampliar seu ambiente visual, tornando-se mais acentuada entre a sexta e a 12ª semana após o nascimento. A curvatura secundária lombar aparece quando a criança começa a se sentar, por volta dos 6 meses, tornando-se mais acentuada quando a criança adquire a posição em pé e inicia a marcha. A curvatura lombar não está totalmente desenvolvida até os 2 anos de idade, quando é estabelecido um padrão de marcha mais próximo ao do adulto[1,3].

O crescimento da coluna vertebral ocorre até a adolescência e não segue um padrão uniforme[4], ocorrendo períodos de crescimento rápido, o primeiro desde o nascimento até a idade de 3 anos e o segundo durante o "surto" de crescimento na adolescência. Esse "surto" de crescimento consiste no aumento rápido e intenso da taxa de crescimento em altura e peso, o qual ocorre em diferentes idades cronológicas e de estágios de Tanner (Quadro 17.1)

Capítulo 17 Escoliose Idiopática

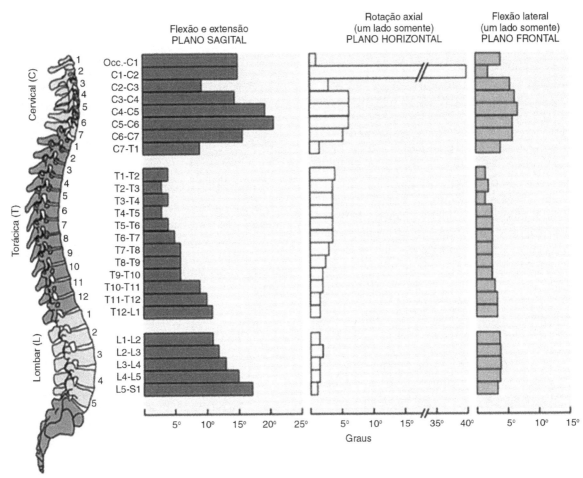

Figura 17.1 Sumário do arco de movimentos máximo geral (em graus) permitido através dos três planos das regiões cervical, torácica e lombar. (Neumann, 2011[2].)

Quadro 17.1 Características dos estágios de maturação sexual

	Genitais (sexo masculino)
G1	Pênis, testículos e escroto de tamanho e proporções infantis
G2	Aumento inicial do volume testicular (> 4mL). A pele escrotal muda de textura e se torna avermelhada. Aumento do pênis mínimo ou ausente
G3	Crescimento peniano, principalmente em comprimento. Maior crescimento dos testículos e do saco escrotal
G4	Continua o crescimento peniano, agora principalmente em diâmetro, e com maior desenvolvimento da glande. Maior crescimento dos testículos e do saco escrotal, cuja pele se torna mais pigmentada
G5	Desenvolvimento completo da genitália, que assume tamanho e forma adultos
	Mamas (sexo feminino)
M1	Mama infantil com elevação somente da papila
M2	Broto mamário: aumento inicial da glândula mamária com elevação da aréola e da papila, formando uma pequena saliência. Aumenta o diâmetro da aréola e sua textura se modifica
M3	Maior aumento da mama e da aréola, mas sem separação de seus contornos
M4	Maior crescimento da mama e da aréola, que agora forma uma segunda saliência acima do contorno da mama
M5	Mamas com aspecto adulto. O contorno areolar novamente incorporado ao contorno da mama
	Pelos pubianos (ambos os sexos)
P1	Ausência de pelos pubianos. Pode haver uma leve penugem, semelhante à observada na parede abdominal
P2	Aparecimento de pelos longos e finos, levemente pigmentados, lisos ou pouco encaracolados, principalmente na base do pênis (ou ao longo dos grandes lábios)
P3	Maior quantidade de pelos, agora mais grossos, escuros e encaracolados, espalhando-se esparsamente pela sínfise púbica
P4	Pelos do tipo adulto, cobrindo mais densamente a região púbica, mas ainda sem atingir a face interna das coxas
P5	Pilosidade pubiana igual à do adulto, em quantidade e distribuição, invadindo a face interna das coxas
P6	Extensão dos pelos para cima da região púbica

Fonte: Chipkevitch, 2001[5].

para meninas e meninos. O segundo "surto" se inicia, em média, entre os 9 e os 10 anos para as meninas e dos 11 aos 12 anos para os meninos, apesar de haver uma variação considerável entre indivíduos e populações. A taxa de crescimento máximo, bem como a duração desse "surto", é maior para os meninos em relação às meninas, o que explica a diferença média de 11 a 13cm de altura entre homens e mulheres na vida adulta[6]. Considerando os diferentes estágios do desenvolvimento puberal de Tanner (definidos como uma avaliação da maturação sexual), nas meninas a velocidade de crescimento máximo ocorre no estágio M2 em 40% dos indivíduos, M3 em 30%, M4 em 20% e M1 (antes do desenvolvimento mamário) em 10%. Em meninos, a velocidade máxima de crescimento ocorre no estágio G3 em 60% dos indivíduos, G4 em 28%, G2 em 8% e G5 em 4%[6].

No adulto, a coluna vertebral consiste em uma série de quatro curvaturas no plano sagital (Figura 17.2). Essas curvaturas contribuem para a postura sagital ideal quando o indivíduo está em pé. Na posição neutra, as curvaturas cervical e lombar são convexas anteriormente, exibindo um alinhamento chamado de lordose, que significa "arqueado para trás". O grau de lordose geralmente é menor na região cervical do que na lombar. As curvaturas torácica e sacrococcígea, em contrapartida, são côncavas anteriormente, exibindo cifose[2].

ESCOLIOSE IDIOPÁTICA

Alterações das curvaturas da coluna vertebral podem surgir em várias idades e direções[1]. No grupo etário pediátrico, a deformidade espinhal resulta de anomalias congênitas, distúrbios neuromusculares, neurofibromatose, distúrbios do tecido conjuntivo e displasia esquelética. A escoliose idiopática, a deformidade mais comum, é um diagnóstico estabelecido após a exclusão de síndromes generalizadas e causas congênitas ou inflamatórias[7].

Definição e etiologia

A escoliose é uma deformidade relacionada com o crescimento que compreende uma curvatura lateral no plano frontal (Figura 17.3). Nessa deformidade tridimensional da coluna, segmentos vertebrais flexionados lateralmente para um lado rodam transversalmente para o lado oposto, resultando na elevação posterior da caixa torácica no lado convexo da curva, lado da rotação, e uma depressão no lado côncavo[8]. A Sociedade de Pesquisa em Escoliose define a escoliose como uma deformidade no plano frontal com um ângulo de Cobb maior que 10 graus[9].

A causa da deformidade espinhal é desconhecida no caso da escoliose idiopática e seu diagnóstico se dá por exclusão. Um fator genético tem sido sugerido, uma vez que 1 em cada 4 pessoas com escoliose tem um parente com a condição, mas o padrão de herança é variável[10].

Até o momento, nenhum fator isolado foi identificado como responsável pelo desenvolvimento dessa alteração, que provavelmente é resultado da combinação de fatores genéticos, metabólicos, hormonais e biomecânicos[10,11]. Como revisado por Dayer et al.[12], esses fatores incluem distúrbios da maturação do sistema nervoso central e periférico (como o sistema vestibular, que afeta a propriocepção), dos tecidos conjuntivos (como fibras elásticas e colágenas encontradas nos ligamentos), músculos e ossos. Além disso, podem estar envolvidos distúrbios plaquetários e várias

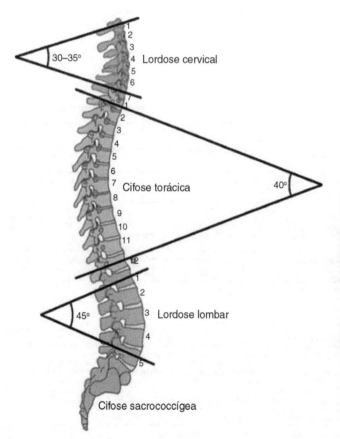

Figura 17.2 Curvaturas normais do plano sagital através das regiões da coluna vertebral. (Neumann, 2011[2].)

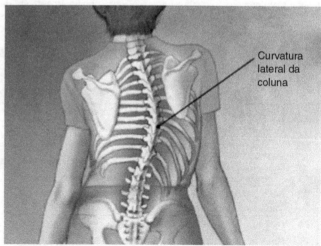

Figura 17.3 A escoliose é uma curvatura lateral ou desvio (direito ou esquerdo) da coluna vertebral associado à rotação vertebral no plano sagital. (Iannotti e Parker, 2014[13].)

anomalias de biologia molecular, como melatonina, calmodulina e níveis do hormônio de crescimento.

Classificação e epidemiologia da escoliose idiopática

Diferentes classificações para a escoliose idiopática foram propostas, mas nem todas são relevantes para tratamentos conservadores ou são usadas para fins de pesquisa atualmente. Entre as classificações mais utilizadas na prática clínica estão a cronológica, a angular e a topográfica[14] (Tabela 17.1).

A classificação cronológica se baseia na idade em que a deformidade foi diagnosticada na criança[15]. Essa classificação é importante porque quanto maior o período entre o diagnóstico da escoliose e a conclusão do crescimento da criança em desenvolvimento maior o risco de desenvolver uma deformidade mais grave e complicada[14]. A escoliose idiopática infantil tem início antes dos 3 anos de idade e representa menos de 1% de todos os casos. A escoliose idiopática juvenil é detectada pela primeira vez entre 3 e 10 anos de idade e ocorre em 12% a 21% dos casos. Encontrada entre a idade de 10 anos e a maturidade esquelética, a escoliose idiopática do tipo adolescente é a causa da maioria dos casos de escoliose idiopática[16].

A escoliose idiopática infantil ocorre mais frequentemente em meninos. Dessas alterações, 80% a 90% se resolvem espontaneamente, mas o restante dos casos pode progredir ao longo da infância, resultando em deformidade grave na fase adulta[17]. Nos casos juvenis, a curva mais comum é a torácica à direita, mais frequentemente reconhecida aos 6 anos de idade. Tem alta taxa de progressão e acarreta deformidade grave se não tratada[17]. A escoliose idiopática do adolescente refere-se às curvas que se manifestam no início ou em torno do período de puberdade e representa aproximadamente 80% dos casos de escoliose idiopática[18].

Outras pesquisas sugerem que o crescimento longitudinal na fase juvenil prossegue em um ritmo uniforme e não em um "surto". Desse modo, a escoliose também pode ser classificada em dois tipos: escoliose de início precoce ou de início tardio, com a linha divisória aos 5 anos. A escoliose adulta, por definição, afeta pacientes com 18 anos ou mais[19].

O ângulo da escoliose medido na radiografia frontal de pé, de acordo com o método de Cobb, é um dos fatores decisivos no gerenciamento da escoliose idiopática e está diretamente correlacionado a todas as decisões terapêuticas[14,20]. Diferentes classificações foram propostas com base nessas medidas angulares, existindo um acordo sobre alguns limiares[21-23]: ângulo da escoliose < 10 graus: o diagnóstico de escoliose não deve ser feito; > 30 graus: aumenta o risco de progressão na idade adulta, bem como o de problemas de saúde e a redução da qualidade de vida; > 50 graus: há um consenso de que é quase certo que a escoliose vai progredir na idade adulta e causar problemas de saúde e redução da qualidade de vida.

Por fim, a classificação topográfica é embasada no sítio anatômico da deformidade espinhal apenas no plano frontal. Uma classificação desenvolvida por Ponseti e Friedman[24] distingue quatro tipos principais de escoliose: torácica, lombar, toracolombar e em forma de S (duplas) (Figura 17.4). Essa classificação é a mais tradicional e usada tanto no tratamento conservador como na classificação pré-operatória da escoliose[25]. As curvas torácicas são as mais comuns (48%), seguidas das curvas toracolombar/lombar (40%). Curvas duplas (9%) e curvas torácicas duplas (3%) são menos comuns. Oitenta por cento de todas as crianças têm curva torácica ou toracolombar/lombar[26].

A escoliose idiopática está presente em 2% a 4% das crianças entre os 10 e os 16 anos de idade[27]. No Brasil, existem alguns dados quanto à prevalência da escoliose idiopática. Há, por exemplo, relatos de 4,3% de casos entre 476 escolares de 10 a 14 anos[28]. Recentemente, ao avaliar 2.562 adolescentes, Penha[29] encontrou uma prevalência de escoliose de 1,5%. A proporção de meninas e meninos com pequenas curvas de 10 graus é igual, mas aumenta para uma proporção de 10 meninas para cada menino com curvas > 30 graus. A escoliose em meninas tende a progredir com mais frequência e, portanto, as meninas precisam de tratamento mais comumente do que os meninos[27]. A prevalência de curvas > 30 graus é de aproximadamente 0,2%, ao passo que a de curvas > 40 graus é de cerca de 0,1%[30].

Cabe ressaltar que os estudos que fornecem dados em relação à prevalência da escoliose idiopática têm limitações substanciais que dificultam comparações, como definições variadas de escoliose, protocolos de estudo, grupos etários e métodos diagnósticos[31].

Tabela 17.1 Classificação da escoliose idiopática

Cronológica		Angular		Topográfica		
Idade ao diagnóstico (anos • meses)		Ângulo de Cobb			Ápice	
					De	Até
Infantil	0 a 2.11	Leve	5 a 15	Cervical	–	C6-7
Juvenil	3 a 9.11	Leve a moderada	16 a 24	Cervicotorácica	C7	T1
Adolescente	10 a 17.11	Moderada	25 a 34	Torácica	T1-2	T11-12
Adulto	18	Moderada a grave	35 a 44	Toracolombar	T12	L1
		Grave	45 a 59	Lombar	L1-2	–
		Muito grave	60 ou mais			

Fonte: adaptada de Negrini et al., 2012[14].

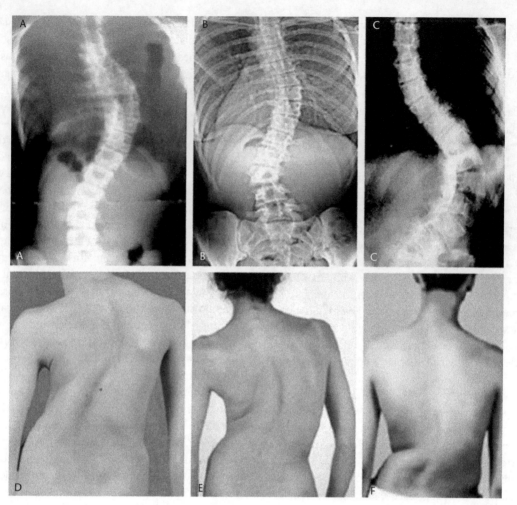

Figura 17.4 Classificação da escoliose com base na localização da curva da coluna vertebral. As radiografias (**A** a **C**) e as fotografias correspondentes (**D** a **F**) mostram três tipos diferentes de escoliose, classificados com base na localização e no ápice da curva principal da coluna vertebral: torácica direita (parte A), toracolombar (parte B) ou lombar (parte C). (Reproduzida de: Cheng JC et al. Adolescent Idiopatic Scoliosis. Nature Reviews Disease Primers. Copyright 2015. Com permissão da Elsevier[32].)

Diagnóstico diferencial: estrutural e não estrutural

A escoliose pode ser estrutural ou não estrutural. Uma curva não estrutural normalmente não terá elemento rotacional, sendo uma deformidade presente apenas no plano frontal. Uma escoliose não estrutural pode ter origem na inclinação pélvica secundária à desigualdade do comprimento do membro inferior, dor ou irritação e escoliose histérica (processo no qual as emoções se transformam em manifestações físicas)[33].

A deformidade na escoliose não estrutural é leve, não progressiva, e pode ser postural ou compensatória. O movimento espinhal é simétrico bilateralmente sem evidência de deformidade rotacional. A característica-chave da escoliose não estrutural é que a curva se endireitará espontaneamente quando a causa subjacente for corrigida ou removida. No caso da escoliose resultante da inclinação pélvica, a curva desaparecerá quando a pelve estiver nivelada, e isso pode ser conseguido sentando o paciente ou equalizando qualquer discrepância de comprimento de membros inferiores (MMII) com blocos. Isso pode ser feito antes do exame radiográfico. A escoliose induzida pela dor ou irritante é decorrente do prolapso do disco e de outras condições dolorosas que causam tipicamente espasmo muscular. A correção da escoliose ocorre quando a patologia subjacente é tratada. A escoliose histérica é muito rara e só deve ser diagnosticada quando todos os outros possíveis diagnósticos foram eliminados[33].

A escoliose estrutural pode ser classificada de acordo com a etiologia, como em casos congênitos (15%) ou neuromusculares (10%). Trauma, tumor e infecção também são possíveis causas, mas não são frequentemente encontrados. Na maioria dos casos, não existe uma causa subjacente detectável, sendo esse tipo de escoliose denominada idiopática, totalizando 70% a 80% de todos os casos de escoliose pediátrica[33]. Na escoliose estrutural, os tecidos moles se retraem na concavidade da curva e ocorrem alterações morfológicas vertebrais que incluem encunhamento lateral e rotação. O encunhamento consiste na perda da forma quadrangular típica dos corpos vertebrais em consequência da maior pressão sobre a concavidade da curva. Assim, as vértebras mais centrais à curva se tornam mais deformadas, enquanto as mais periféricas se tornam menos deformadas[34]. Quando ocorrem alterações de crescimento sobrepostas, alguns casos de escoliose não estrutural progridem para uma deformidade estrutural[35,36].

Prognóstico

Forças de compressão e distração agem sobre a coluna e podem levar ao encunhamento dos corpos vertebrais. As alterações que ocorrem no lado côncavo da curvatura incluem compressão e alterações degenerativas de discos intervertebrais e encurtamento de músculos e ligamentos[17]. Alterações na coluna torácica podem afetar diretamente a caixa torácica, dependendo de fatores como gravidade e localização da curva escoliótica. O deslocamento lateral da coluna causa um tórax assimétrico dividido, fazendo o pulmão no lado convexo receber um maior volume de ventilação alveolar do que o no lado côncavo[37]. As curvas graves na coluna torácica são associadas ao aumento da angulação das costelas posteriormente, o que pode promover sobrecarga no coração e comprometer a função cardíaca[18].

Um ponto fundamental em se tratando de prognóstico consiste em determinar se a curva idiopática irá progredir e criar potenciais complicações a longo prazo. Uma combinação dos seguintes fatores individuais é usada para predizer a progressão da curva: idade na apresentação (potencial de crescimento futuro), sexo (incluindo *status* da menarca) e magnitude da curva na apresentação[38].

A escoliose idiopática do tipo adolescente está associada ao "surto" de crescimento puberal, e sua progressão desacelera após a conclusão da maturação esquelética. Para avaliação do potencial de crescimento, a ferramenta mais comumente utilizada é a classificação de Risser. O sinal de Risser se refere à quantidade de calcificação da pelve humana como uma medida de maturidade. Em uma escala de 1 a 5, tem como base a medida da progressão da ossificação em uma radiografia pélvica (Figura 17.5). Os graus de Risser são os seguintes: grau 1: até 25% de ossificação; grau 2: de 26% a 50% de ossificação; grau 3: de 51% a 75% de ossificação; grau 4: de 76% até 100% de ossificação; grau 5: completa fusão óssea da apófise[39]. Quanto menor a maturidade óssea, maior o potencial de progressão da curva.

Em todos os casos, as meninas têm risco de progressão da curva 10 vezes maior que os meninos[41]. Nas meninas, a idade do início da menarca é indicativa do potencial de crescimento remanescente da criança[42,43]. A prevalência de cirurgia é maior em meninas que estão na pré-menarca no momento do diagnóstico, já que o *status* menarcal por si só dividirá um grupo de pacientes do sexo feminino entre aquelas que estão em risco significativo de cirurgia e aquelas que não estão[44].

A idade de velocidade máxima de crescimento é chamada de idade à velocidade de altura de pico (PHV) e é

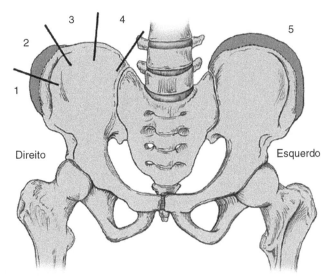

Figura 17.5 O sinal de Risser é usado para medir a ossificação da apófise ilíaca. O grau 1 é de 25% de ossificação, o grau 2 é de 50% de ossificação, o grau 3, 75% de ossificação, o grau 4, 100% de ossificação, e o grau 5 consiste na fusão da epífise ossificada com a asa ilíaca. (Greiner, 2002[40].)

considerada um dos melhores preditores de progressão da curva. Nas meninas ocorre antes do fim do Risser grau 1 e imediatamente antes da menarca (as meninas geralmente atingem a maturidade esquelética 1 ano e meio após a menarca)[41]. Em caso de curva > 30 graus antes da PHV é forte a probabilidade de necessidade de cirurgia[45]. Quanto maiores o potencial de crescimento e a curva, maior é a probabilidade de progressão da curva[41].

Várias outras classificações ou sistemas podem ser utilizados para avaliar a maturidade esquelética e, portanto, a progressão da curva. As avaliações de Tanner-Whitehouse determinam a maturidade esquelética com base na avaliação radiográfica das epífises do rádio distal, ulna distal e pequenos ossos da mão. Essas três avaliações foram simplificadas e utilizadas para criar um sistema de pontuação esquelética para estimativa do comportamento da escoliose[40]. O sistema simplificado *Sanders Skeletal Maturity Staging* se baseia no crescimento progressivo e na fusão posterior de epífises de pequenos ossos longos da mão. Identifica oito estágios de progressão: de "lento juvenil" até "maduro". Essa classificação compara o ângulo de Cobb e a idade esquelética digital para prever a probabilidade de progressão da curva[45,46].

A magnitude da curva é determinada pela mensuração do ângulo de Cobb, que é derivado de uma radiografia de pé padrão posteroanterior da coluna vertebral. O ângulo de Cobb é o ângulo formado por uma linha traçada perpendicularmente ao topo das vértebras superiores da curva escoliótica e uma linha perpendicular semelhante desenhada ao longo da parte inferior das vértebras inferiores (Figura 17.6). De acordo com estudos de história natural, a magnitude da curva de 25 graus na apresentação pode ser preditiva de risco maior de progressão da curva. A maior

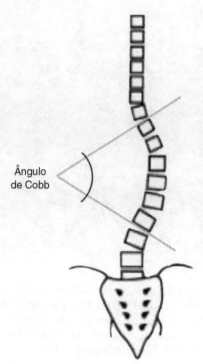

Figura 17.6 Método de Cobb para medir o grau de escoliose. Escolhe-se a vértebra mais inclinada acima e abaixo do ápice da curva. São traçadas duas linhas paralelas às placas terminais dos corpos vertebrais, no início e no fim da curva. Em seguida, são desenhadas duas linhas perpendiculares de modo que se cruzem. O ângulo resultante é medido e expresso em graus. (Choudhry et al., 2016[38].)

parte das curvas > 50 graus continua a progredir. Curvaturas < 10 graus têm pouco potencial para progressão e são vistas como uma variação do normal[41].

Embora os fatores de risco descritos sejam amplamente utilizados por especialistas da coluna vertebral, ainda não foi definida a importância relativa de cada fator e como eles podem interagir. Não existem evidências sucintas de que esses fatores prevejam com precisão a progressão da curva. Assim, ainda não há consenso ou diretrizes definitivamente estabelecidas para predição da progressão da curva e, portanto, de quando instituir o tratamento para cada criança[41].

RADIOGRAFIA

Como o diagnóstico precoce da escoliose idiopática é extremamente importante, sempre que necessário, profissionais da equipe, como fisioterapeutas e médicos, devem solicitar exames de imagem para confirmações e definições de estratégias de tratamento.

A imagem de radiografia inclui a posição posteroanterior (PA) para medir o grau da curva usando o método Cobb e uma radiografia lateral padronizada para apreciação de qualquer anormalidade no plano sagital[47]. A visão lateral também é usada para avaliação de qualquer cifose na coluna torácica e da magnitude do desvio das costelas, uma vez que estas ficam significativamente atrás da coluna vertebral[47]. Essas radiografias devem incluir a pelve para avaliação da ossificação da crista ilíaca por meio do sinal de Risser[38], que é uma indicação da maturidade esquelética e um indicador de potencial de crescimento futuro.

ASPECTOS RELACIONADOS COM A FUNCIONALIDADE E A INCAPACIDADE

A Classificação Internacional de Funcionalidade, Incapacidade e Saúde (CIF)[49] e sua versão para crianças e jovens[47] fornecem uma descrição abrangente dos componentes da saúde[50] e podem nortear a avaliação e o tratamento de pacientes com escoliose de maneira mais individualizada.

A escoliose, se não tratada, resulta em alteração da mecânica espinhal e alterações degenerativas que causam dor, perda da mobilidade da coluna vertebral e possível perda de função ou incapacidade. Contudo, as mudanças estruturais e o impacto da escoliose sobre a atividade e a participação variam de acordo com o grau de escoliose.

Entre os adolescentes com ângulos de Cobb ≥ 40 graus, 50% a 90% reportam comprometimento das seguintes funções corporais: disfunções de temperamento e personalidade, alteração do nível de energia e disfunções emocionais; dor nas costas, intolerância ao exercício e disfunção respiratória; instabilidade das funções articulares, disfunções de potência muscular, disfunções de resistência muscular e disfunções do padrão de marcha[51]. Entre os adolescentes com curvaturas medianas (20 graus ≤ Cobb < 40 graus), 50% a 90% são identificados com comprometimento das funções corporais, emocional, da imagem corporal, dor nas costas, intolerância ao exercício, alteração do peso corporal, mobilidade articular, resistência muscular e padrão de marcha. Entre os adolescentes com escoliose leve (Cobb < 20 graus), 50% a 90% apresentam apenas lateralização do peso corporal[51].

Ainda acerca da estrutura e função do corpo, a disfunção cardíaca e respiratória também pode acompanhar esses sintomas, dependendo do tempo de início da deformidade[52]. Na comparação de crianças com escoliose torácica e crianças com escoliose lombar foi observado que as funções pulmonares e cardíacas estiveram correlacionadas ao grau de escoliose em pacientes com escoliose torácica. Além disso, a função diastólica do miocárdio pode ser prejudicada em pacientes com escoliose mais grave[53].

A escoliose idiopática pode afetar a função pulmonar de várias maneiras. Além de diminuir o volume e a complacência do parênquima pulmonar, o componente da deformidade rotacional vertebral no plano transverso conduz à deformidade assimétrica do tórax[54,55]. A caixa torácica deformada aumenta a rigidez da parede torácica, reduz a força dos músculos respiratórios e aumenta a disfunção mecânica do diafragma[56,57]. Portanto, a insuficiência respiratória observada nos pacientes é de natureza restritiva[58]. Essas mudanças são mais pronunciadas na escoliose precoce, antes dos 5 anos de idade.

Capítulo 17 Escoliose Idiopática

Sintomas pulmonares que não levam à morte prematura, como falta de ar, podem estar associados à escoliose idiopática. Essas curvas são geralmente maiores, com ângulo de Cobb > 60 graus ou com rotação aumentada, e normalmente são curvas torácicas únicas. Grandes curvas duplas também podem estar associadas à falta de ar[59]. O consumo máximo de oxigênio e a capacidade de trabalho são menores em meninas entre 10 e 18 anos com escoliose moderada (25 a 40 graus), mas não com escoliose leve[60].

O comprometimento neurológico associado à escoliose idiopática não tratada parece ser raro. A radiculopatia lombar pode ocorrer e parece estar confinada ao lado côncavo das curvas, particularmente em casos de curva lombossacral compensatória[61]. A escoliose idiopática raramente causa dor em crianças e adolescentes e, muitas vezes, recebe atenção apenas em razão da presença da maior curvatura torácica e da protuberância lombar ou por causa da assimetria de ombros, peito ou pelve[62].

Entre as diversas deficiências da escoliose, a questão estética é a principal[63]. Mordecai e Dabke[64] observaram incidência elevada de alterações posturais, culminando em menor qualidade de vida das crianças. Particularmente nos adolescentes, essa assimetria pode ocasionar problemas psicossociais, como falta de autoconfiança, tendência à depressão, pensamentos suicidas e consumo elevado de álcool[65,66]. Posteriormente, as consequências psicológicas resultantes do formato desagradável e deformado das costas podem comprometer a participação social da criança ou adolescente ao resultar em uma vida social restrita, menor taxa de casamento, maior taxa de divórcio, menos filhos por casamento e aumento das consultas psiquiátricas, incluindo distúrbios alimentares e suicídio[65].

A CIF define atividades como a execução de uma tarefa ou ação e participação como envolvimento de um indivíduo em uma situação de vida diária[48,49]. De modo geral, independentemente do grau da curvatura, cerca de 60% dos adolescentes com escoliose têm algum prejuízo em participar de um jogo e em atividades de recreação e lazer. No entanto, os adultos com escoliose idiopática não tratados, desenvolvida na puberdade, acompanhados por um período de 50 anos demonstraram ser produtivos e funcionais em um nível elevado[67]. Há casos de escoliose idiopática que apresentam quadros menos graves, representando um percentual de pessoas que não são suscetíveis a problemas de longo prazo, exceto uma taxa elevada de dor na coluna lombar quando envelhecem. No Quadro 17.2 é apresentado um resumo com as principais deficiências na estrutura e função do corpo e limitações de atividade e participação em crianças e adolescentes com escoliose idiopática.

Intervenção fisioterapêutica

Avaliação

Coleta dos dados clínicos com os pais e/ou cuidadores

A maioria dos pacientes apresentará uma deformidade como queixa principal, a qual pode ser uma percepção de assimetria sobre os ombros, cintura ou caixa torácica observada pelo paciente, um membro da família ou pelo médico de cuidados primários[38]. É importante saber quando a deformidade foi notada pela primeira vez e o que a criança percebeu. Como sempre haverá uma lacuna entre o reconhecimento inicial e a apresentação clínica, é importante uma avaliação a respeito do que a família e o paciente pensam que aconteceu com a deformidade desde que eles a notaram[47].

A história do paciente deve incluir idade, história de nascimento, marcos de desenvolvimento, história familiar, avaliação da maturidade sexual (estágios de Tanner – Quadro 17.1) e a presença ou ausência de dor. Deve ser feita uma referência especial ao estado de menarca, o qual tem uma influência significativa na progressão da curva[38]. Convém investigar histórico familiar de escoliose em ambos os lados da família, uma vez que é evidente uma ligação genética significativa ao desenvolvimento da escoliose idiopática adolescente. Isso pode fornecer um indicador do comportamento provável da curva na criança[68]. Cabe investigar, também, a história social em termos de escola, esportes, passatempos, educação e aspirações de trabalho[47].

Em relação aos fatores ambientais, é relevante investigar se a criança ou o adolescente utiliza algum facilitador ou se existe alguma barreira: se utilizou ou faz uso de alguma órtese; se apresenta dificuldades para acesso diário, seja em razão do ambiente físico (subir escadas, acesso aos materiais de uso pessoal, entre outros) ou social (é capaz de participar de atividades em grupo, jogar bola, caminhadas, demais atividades recreativas). De acordo com a CIF, além

---

Quadro 17.2 Classificação Internacional de Funcionalidade, Incapacidade e Saúde para crianças e adolescentes com escoliose idiopática

Estruturas e funções do corpo	Atividade e participação	Fatores contextuais
Alterações estéticas Perda da mobilidade da coluna Menor estabilidade articular Menores potência e força musculares Dor Disfunção respiratória Baixa tolerância ao exercício Alterações no padrão de marcha	Limitada participação em jogos e atividades de recreação e lazer Reduzida capacidade funcional	Alterações nas funções de temperamento e personalidade Problemas psicossociais, como falta de autoconfiança, tendência à depressão, pensamentos suicidas e consumo elevado de álcool Vida social restrita, menor taxa de casamento, maior taxa de divórcio, menos filhos por casamento e aumento das consultas psiquiátricas

de investigar se um fator ambiental específico pode ser um facilitador ou um obstáculo (barreira), também deve ser investigado em que medida ou extensão ocorre.

Estrutura e função do corpo
Impressão geral do paciente

O paciente deve ser observado enquanto entra na sala de exame em busca de sinais de doença neural, como ataxia ou presença de marcha antálgica, e deve ser avaliado o equilíbrio corporal[69].

As causas secundárias específicas da escoliose devem ser descartadas. Portanto, é necessário um exame neurológico e musculoesquelético completo. A presença de pequenas deformidades e manchas na pele, principalmente na região da linha média, espinha bífida, meningomielocele e neurofibromatose colocará a curva em uma categoria não idiopática. Deformidades do pé podem indicar a presença de anormalidade do eixo neural subjacente[38].

O paciente é avaliado na posição ereta, de frente, de costas e de lado, para identificação de qualquer assimetria na parede torácica, na pelve, no tronco e/ou nos ombros[38] (Figura 17.7). Convém observar se há simetria de cabeça, ombros, pelve, joelhos e pés, verificar se os contornos costais são normais e iguais nos dois lados e se a cabeça está anteriorizada e os ombros protrusos[70].

Devem ser investigados sinais secundários de escoliose que produzem distorção do tronco, incluindo proeminência de costelas ou flanco, elevação do ombro, achatamento do flanco, rotação ou elevação das escápulas e proeminência ou elevação da crista ilíaca[69]. A proeminência de costelas ou flancos é um sinal da rotação vertebral no plano transversal ou axial que acompanha a curvatura no plano coronal e ocorre

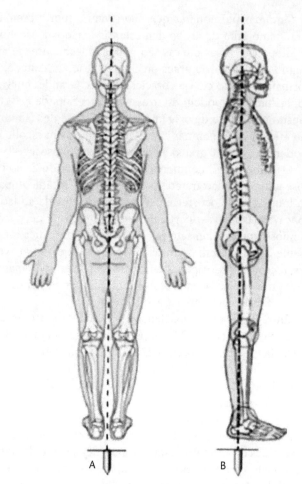

Figura 17.8 A linha de prumo é usada para avaliar o perfil posterior (**A**) e lateral (**B**) da coluna vertebral. (Muscolino e Muscolino, 2010[72].)

na convexidade da curva. A assimetria do flanco pode ser o único sinal em uma criança com sobrepeso, na qual a assimetria do tórax dificilmente é observada[69].

A linha de prumo é usada para avaliação dos perfis sagital e frontal da coluna vertebral, normalmente colocada entre C7 e a linha interglútea (Figura 17.8). Em uma coluna normal, a linha passa entre a junção dos dois glúteos. Na escoliose, a parte da coluna com a deformidade irá se acentuar para a direita ou para a esquerda em relação a essa linha.

Movimentos ativos e passivos

Os movimentos ativos da coluna devem ser avaliados (Figura 17.9), observando se ocorrem na coluna ou no quadril. O movimento de rotação deve ser avaliado com o paciente não apenas em pé, mas também sentado, quando o efeito do movimento do quadril é eliminado ou diminuído[70]. Pela goniometria, a amplitude de movimento (ADM) normal de flexão anterior é de 20 a 45 graus, a de extensão é de 25 a 45 graus, a de flexão lateral, 20 a 40 graus, e a de rotação, 35 a 50 graus[70].

A flexão anterior pode também ser avaliada mediante a medição da distância da vértebra C7 até a espinha ilía-

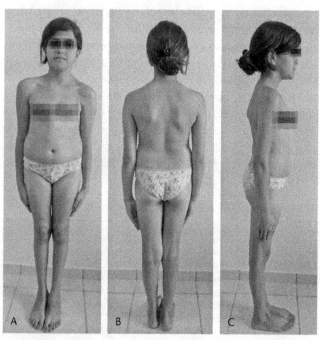

Figura 17.7 Avaliação na posição ereta com o paciente em vista anterior (**A**), posterior (**B**) e perfil (**C**). (Arquivo pessoal.)

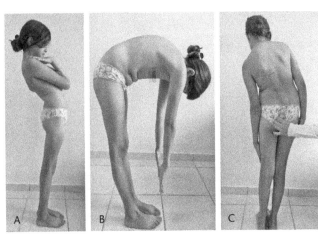

Figura 17.9 Movimentação ativa. **A** Extensão. **B** Flexão anterior **C** Flexão lateral. (Arquivo pessoal.)

ca posterossuperior (EIPS). O processo espinhoso de C7 e a EIPS são demarcados e a distância é medida com uma fita métrica em postura vertical. O processo espinhoso da vértebra cervical C7 é determinado como o processo imobilizado abaixo do processo espinhoso da vértebra C6. Durante o exame, o paciente realiza a flexão do tronco, e a distância entre C7 e a EIPS é novamente medida[71] (Figura 17.10). Uma diferença de 10cm no comprimento é considerada normal[70].

Como em alguns casos de escoliose idiopática há o comprometimento da função respiratória, a expansão costovertebral e o movimento das costelas devem ser investigados. Enquanto o paciente inspira e expira, o examinador avalia as costelas, ao comparar se o movimento é igual em ambos os lados, e observa qualquer restrição (Figura 17.11). Para avaliação da expansão costovertebral, uma fita métrica é colocada ao redor do tórax do paciente no nível do quarto espaço intercostal. O paciente é solicitado a expirar o quan-

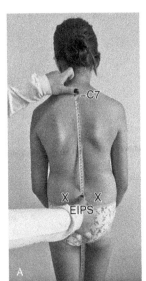
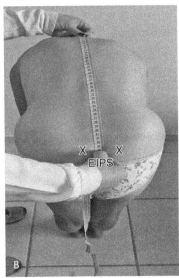

Figura 17.10A e **B** Medição da distância da vértebra C7 até a espinha ilíaca posterossuperior (EIPS). (Arquivo pessoal.)

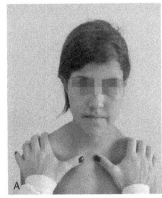
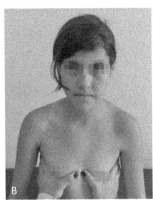
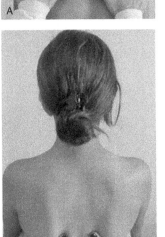
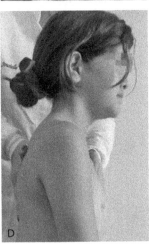

Figura 17.11 Três níveis de avaliação manual da expansão pulmonar: parte superior (acima da quarta costela anterior – **A**), média (entre as costelas 4 e 6 anteriores – **B**), inferior (abaixo da escápula e acima da 12ª vértebra torácica posterior – **C**) e flexibilidade do esterno (**D**). (Arquivo pessoal.)

to possível, e o examinador realiza a medida. Mais tarde, o paciente deve inspirar tanto quanto possível e prender a respiração enquanto é feita a segunda medida (Figura 17.12). A diferença normal entre a inspiração e a expiração é de 3,0 a 7,5cm[71].

Controle muscular

Como os adolescentes com escoliose idiopática apresentam menor controle muscular dos estabilizadores da coluna[72], esse é um importante fator a ser avaliado. Um método que pode ser utilizado consiste em uma unidade de *biofeedback* de pressão modificada (Figura 17.13). Para essa medida são avaliados os movimentos segmentares da coluna vertebral, principalmente mediante a ativação dos músculos locais estabilizadores da coluna vertebral nas regiões cervical, torácica e lombar em decúbito dorsal ou lateral em um colchão firme indeformável com o manguito de pressão embaixo do corpo do paciente[73] (Figura 17.14).

Dor

Uma vez que a escoliose idiopática raramente causa dor em crianças e adolescentes[62], dor intensa deve estimular a

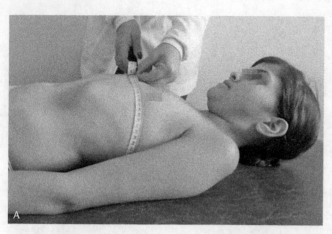
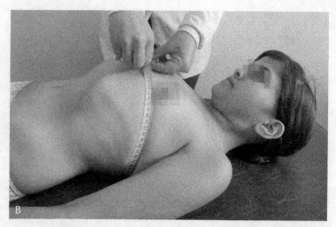

Figura 17.12 Aplicação de fita de pano para medir a expansão torácica superior (A) e inferior (B) e a posição da mão. (Arquivo pessoal.)

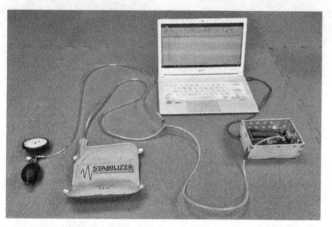

Figura 17.13 Unidade de *biofeedback* de pressão modificada. (Luo et al., 2017[72].)

avaliação de outras etiologias possíveis. Aproximadamente 25% dos pacientes adolescentes com escoliose idiopática apresentam dor nas costas[73]. Para uma avaliação mais precisa da dor existem escalas validadas para o Brasil que podem ser usadas em crianças e adolescentes[71]. A Escala de Faces Revisada (FPS-R) consiste na imagem de seis faces apresentadas em escala crescente de intensidade da dor (Figura 17.15). Já a escala *Face, Legs, Activity, Cry, Consolability* (FLACC) avalia os padrões de face, pernas, atividade, choro e consolabilidade (Quadro 17.3).

Testes especiais

As curvas escolióticas são caracterizadas pela direção da convexidade; portanto, uma curva torácica à direita é uma curva da coluna torácica convexa para o lado direito.

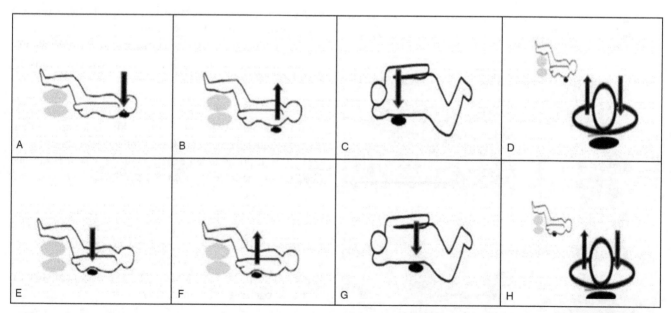

Figura 17.14 Ilustrações de configuração de teste. **A** Flexão cervical. **B** Extensão torácica. **C** Rotação lateral torácica para a direita. **D** Rotação torácica para a direita. **E** Flexão lombar. **F** Extensão lombar. **G** Deslocamento lateral lombar para a direita. **H** Rotação lombar para a direita (o oval preto designa o manguito de pressão; o oval cinzento denota travesseiro; a seta preta indica a direção do movimento). (Luo et al., 2017[72].)

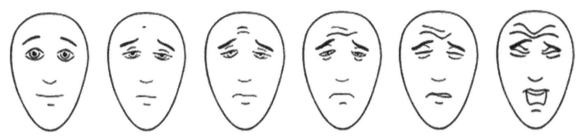

Figura 17.15 Escala de Faces Revisada (FPS-R). (Silva e Thuler, 2008[74]).

Quadro 17.3 Escala FLACC

Categorias	Pontuação		
	0	1	2
Face	Nenhuma expressão especial ou sorriso	Caretas ou sobrancelhas franzidas de vez em quando, introversão, desinteresse	Tremor frequente do queixo, mandíbulas cerradas
Pernas	Normais ou relaxadas	Inquietas, agitadas, tensas	Chutando ou esticadas
Atividade	Quieta, na posição normal, movendo-se facilmente	Contorcendo-se, movendo-se para a frente e para trás, tensa	Curvada, rígida ou com movimentos bruscos
Choro	Sem choro (acordada ou dormindo)	Gemidos ou choramingos; queixa ocasional	Choro continuado, grito ou soluço; queixa com frequência
Consolabilidade	Satisfeita, relaxada	Tranquilizada por toques, abraços ou conversas ocasionais; pode ser distraída	Difícil de consolar ou confortar

Fonte: Silva e Thuler, 2008[74].

Isso pode ser associado à proeminência da caixa torácica posterior nesse lado, o que também deve ser observado. Para isso, a deformidade rotacional da costela deve ser avaliada por meio do teste de Adams (Figura 17.16). Um teste positivo revelaria uma corcunda no lado convexo da curva[38]. Durante o teste, a medida do ângulo de inclinação do tronco pode ser realizada por meio de um goniômetro de superfície (escoliômetro) (Figura 17.17). O escoliômetro é posicionado perpendicularmente ao eixo axial da coluna sobre os processos espinhosos das vértebras nivelados com a marcação referente ao centro do escoliômetro. O valor de referência para caracterização de curvatura escoliótica de pelo menos 10 graus de Cobb é de, no mínimo, 5 graus para qualquer um dos lados[73].

Um teste de flexão anterior do tronco pode excluir a desigualdade do comprimento das pernas como uma causa postural de escoliose. No entanto, também é possível avaliar a presença de discrepância de comprimento das pernas

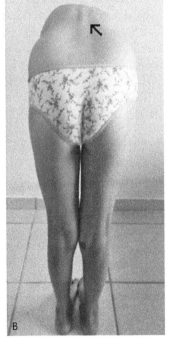

Figura 17.16A e **B** Teste de Adams. (Arquivo pessoal.)

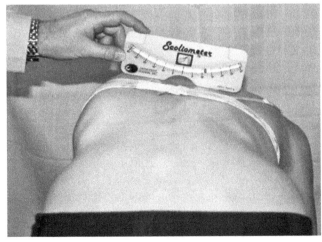

Figura 17.17 Medição da rotação vertebral na posição de flexão anterior do tronco. (Disponível em: scienceopen.com.)

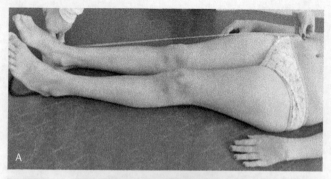
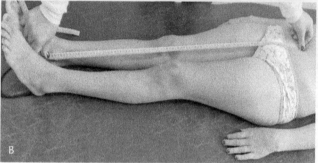

Figura 17.18 Mensuração do comprimento real (**A**) e aparente (**B**) do membro inferior. (Arquivo pessoal.)

por meio da medida real e aparente dos membros (Figura 17.18). Por meio de fitas métricas, realiza-se a mensuração externa de uma a outra região anatômica com o paciente deitado com os membros estendidos:

- **Medida aparente:** da cicatriz umbilical ao maléolo medial ou superfície plantar.
- **Medida real:** das espinhas ilíacas anteriores e inferiores até o maléolo medial ou a superfície plantar[76].

Reflexos

A presença de reflexos abdominais assimétricos deve levar o clínico a considerar uma imagem de ressonância magnética (MRI) para excluir uma siringomielia. Outras bandeiras vermelhas incluem dor intensa (dor noturna), rigidez, desvio para um lado durante o teste de curvatura direta, progressão rápida e repentina de uma curva previamente estável, progressão extensa em um paciente após a maturação esquelética e achados neurológicos anormais[38]. Distúrbios neurológicos devem ser considerados em pacientes com déficits ou achados neurológicos, como manchas peludas da linha média e manchas café com leite[76-78].

Na escoliose idiopática é indispensável excluir lesão neurológica, como na paralisia cerebral, por malformação (escoliose congênita), poliomielite, distrofias musculares, síndromes específicas (Marfan, Rett, Ehlers-Danlos etc.) e tumores. Em caso dessa suspeita, é importante reencaminhar o paciente a um médico especialista.

Para identificação de causas secundárias, convém avaliar as funções sensorial e motora nos membros inferiores. Avaliam-se os reflexos, incluindo o patelar, do tendão de Aquiles e o reflexo abdominal. O último é uma tela da divisão torácica da medula espinhal. A avaliação é realizada mediante estímulo da pele do abdome em quatro quadrantes em direção ao umbigo. A resposta normal consiste na contração simétrica dos músculos abdominais, trazendo o umbigo em direção ao lado estimulado. A anormalidade é caracterizada pela contração consistente de um lado e ausência consistente no outro. Além disso, são procurados sinais de lesão do neurônio motor superior, como ataxia e clônus[69].

Palpação

A palpação dos processos espinhosos é uma medida direta da escoliose. A palpação dos processos espinhosos das vértebras proeminentes fornece uma indicação de magnitude e rotação da curva. A ausência de processos espinhosos corresponde à espinha bífida oculta[69]. Durante a palpação, deve ser investigada a presença de dor, espasmo muscular, alteração de temperatura, inchaço ou outros sinais que possam indicar doença[70].

Atividade e participação

As crianças com escoliose idiopática podem relatar dificuldade na execução de tarefas de vida diárias; assim, deve ser investigado se existem limitações de atividade ou restrições de participação.

A investigação deve ser realizada de acordo com o comportamento motor esperado para cada faixa etária. Na primeira infância devem ser avaliados os movimentos rudimentares, como a locomoção. A partir dos 2 anos de idade é essencial avaliar os movimentos fundamentais (correr e saltar), visto que pacientes com escoliose idiopática podem estar em uma fase altamente produtiva para realização de diversas atividades recreativas em ambientes escolares e sociais. Investiga-se, também, se existe alguma limitação em atividades como subir e descer escadas, sentar e levantar de cadeiras e em atividades esportivas. Após a certificação da realização ou não desses movimentos é possível saber se o adolescente é capaz de executar suas atividades de vida diária, o que tem ou não impacto em sua participação social.

Avaliação da capacidade funcional

O *Shuttle Walk Test* (SWT) é um teste de campo máximo que possibilita a avaliação da tolerância ao exercício físico e da capacidade funcional[80]. O teste é realizado em um corredor de 10 metros delimitado por dois cones nos pontos finais. Os participantes devem caminhar em torno desse curso com a velocidade ditada por um sinal sonoro. O teste é composto por 12 ou 15 níveis, sendo a velocidade de caminhada inicial de 0,5m/s com aumento de 0,17m/s a cada minuto. A distância total caminhada é considerada para a análise. Já foram definidas equações de predição para esse teste, inclusive com crianças e adolescentes, o que o torna aplicável na clínica. Lanza et al. (2015)[81] elaboraram a se-

Capítulo 17 Escoliose Idiopática

guinte equação para predizer a distância caminhada nessa população:

$$845.559 + (sexo \times 193.265) + (idade \times 47.850)$$
$$(índice de massa corporal \times 26.179)$$

sendo 0 para feminino e 1 para masculino (veja o Capítulo 23).

Qualidade de vida

Alguns questionários podem ser utilizados como instrumentos complementares à avaliação fisioterapêutica, principalmente nos adolescentes. O questionário *Scoliosis Research Society – 22 Patient Questionnaire* (SRS-22r) (Quadro 17.4) é um instrumento bem aceito e usado para medir a qualidade de vida relacionada com a saúde em pacientes com escoliose idiopática e validado para a população brasileira[82]. Esse questionário contém 22 perguntas divididas em cinco domínios: função/atividade, dor, autoimagem/aparência, saúde mental e satisfação com o gerenciamento. Cada domínio recebe de 1 (pior possibilidade) a 5 pontos (melhor possibilidade) até uma pontuação total que varia entre 5 e 25 pontos, exceto no domínio da satisfação, que varia de 2 a 10 pontos. A soma total dos domínios resulta em, no máximo, 110 pontos. Os resultados são expressos em termos de média (soma total dos domínios dividida pelo número de questões respondidas) para cada domínio[83].

Em 2003 foram adicionadas ao SRS-22 oito questões com enfoque no resultado do tratamento cirúrgico, o que deu origem ao questionário SRS-30 (Quadro 17.4). O questionário SRS-30 é uma versão utilizada para avaliação da qualidade de vida de pacientes submetidos à correção cirúrgica[84]. A soma total dos domínios resulta em, no máximo, 150 pontos.

TRATAMENTO*

A escolha de tratamento para a escoliose idiopática é fundamentada em vários fatores, incluindo a magnitude da curva, o tipo e a localização da curva, o nível de maturidade, o crescimento restante, a aparência cosmética e os fatores psicossociais relacionados com o paciente[85]. Após a avaliação com base na CIF e a determinação dos objetivos específicos para cada alteração em seus componentes, a tomada de decisão deve ser embasada na melhor evidência disponível no momento, nas preferências dos pacientes e no julgamento clínico da equipe[86]. A equipe inclui também, e acima de tudo, o jovem e sua família, cuja confiança e cooperação devem ser conquistadas. Esse é um requisito indispensável para o sucesso da intervenção.

Algumas opções de tratamento incluem observação, exercícios físicos, órtese e cirurgia. Independentemente da escolha, para que os resultados sejam satisfatórios o tratamento deve contar com a cooperação ativa de toda a equipe tera-

pêutica: médico, fisioterapeuta, técnico ortesista, psicólogo e demais profissionais. O fisioterapeuta, quando possível, deve procurar o médico responsável pelo diagnóstico fornecido ao paciente para esclarecer dúvidas referentes ao caso, estabelecendo uma interação construtiva, visto que, juntos, poderão elaborar estratégias e decidir melhor tratamento.

Tratamento conservador – Médico

Os objetivos básicos do tratamento conservador da escoliose idiopática são: impedir a progressão da curva na puberdade ou reduzi-la; prevenir ou tratar a disfunção respiratória; prevenir ou tratar síndromes de dor espinal; melhorar a estética por meio da correção postural[14,87].

O ângulo de Cobb e a maturação esquelética (Risser) podem ajudar a determinar a progressão da curva e, assim, orientar as decisões sobre o encaminhamento e o tratamento médico[88].

Normalmente, a terapia com exercícios sem o uso de órtese e o acompanhamento são recomendados para pacientes que ainda não alcançaram a maturação esquelética com curvas com ângulo de Cobb < 25 graus. O tratamento com órteses é recomendado para os pacientes que ainda não alcançaram a maturação esquelética com curvas progressivas[89] entre 25 e 50 graus. A correção cirúrgica da escoliose é indicada para os casos de curvas > 45 graus em pacientes que ainda não alcançaram a maturação esquelética e > 50 graus em pacientes que já alcançaram a maturação esquelética[90].

Os pacientes com escoliose de início precoce têm risco crescente de desenvolver síndrome de insuficiência pulmonar, o que pode levar ao aumento da morbidade e da mortalidade. Esse risco aumentado acontece porque a árvore brônquica e alveolar não está totalmente desenvolvida até os 8 anos de idade e a cavidade torácica corresponde a 50% do volume do adulto até os 10 anos[91,92]. Além disso, a coluna tem crescimento mais rápido durante os primeiros 5 anos de vida (2,2cm/ano), antes de diminuir durante os 5 anos seguintes (0,9cm/ano) e novamente durante os picos na puberdade (1,8cm/ano)[93]. Esses fatores são importantes para tratamento da escoliose de início precoce. O objetivo do tratamento da escoliose de início precoce não é apenas parar a progressão da deformidade da coluna vertebral, mas também permitir o crescimento contínuo e o desenvolvimento da coluna vertebral, da cavidade torácica e dos pulmões[85].

Engessamento seriado

O engessamento seriado é um dos métodos não cirúrgicos utilizados para adiar a cirurgia de fusão em pacientes com escoliose de início precoce[95,96] (Figura 17.19). Sua atratividade está no fato de ser um tratamento não cirúrgico – portanto, evita possíveis complicações pós-cirúrgicas; no entanto, os pacientes ainda necessitam de anestesia geral para sua aplicação e de mudanças de gesso a cada 3 a 4 meses[85] (Figura 17.20).

---

*Veja no Anexo, no final deste livro, a definição dos níveis de evidência, sendo 1 o nível mais alto e 5 o mais baixo.

Quadro 17.4 *The Scoliosis Research Society – 22 Patient Questionnaire* – SRS-22r (Seção 1) e SRS-30 (Seções 1 e 2)

Instruções: estamos avaliando cuidadosamente as condições de sua coluna e é **importante que você responda cada uma dessas perguntas sozinho.** Por favor, **faça um círculo ao redor da melhor resposta para cada pergunta.**

SEÇÃO 1

1. Nos últimos 6 meses, qual palavra descreve a intensidade de sua dor?
   Nenhuma
   Fraca
   Moderada
   Moderada a forte
   Forte

2. No mês passado, qual palavra descreve a intensidade de sua dor?
   Nenhuma
   Fraca
   Moderada
   Moderada a forte
   Forte

3. Nos últimos 6 meses você tem sido uma pessoa muito ansiosa?
   Em nenhum momento
   Em poucos momentos
   Em alguns momentos
   Na maior parte do tempo
   Todo o tempo

4. Se você tivesse que passar o resto de sua vida com a forma de sua coluna exatamente como é agora, como você se sentiria?
   Muito feliz
   Um pouco feliz
   Nem feliz nem triste
   Um pouco triste
   Muito triste

5. Qual é seu nível atual de atividade?
   De cama
   Sem praticar nenhuma atividade quase todo o tempo
   Trabalho leve e esportes leves
   Trabalho moderado e esportes moderados
   Todas as atividades completas sem restrições

6. Como é sua aparência usando roupas?
   Muito boa
   Boa
   Regular
   Ruim
   Muito ruim

7. Nos últimos 6 meses você tem se sentido tão para baixo que nada poderia animá-lo(a)?
   Sempre
   Muitas vezes
   Algumas vezes
   Raramente
   Nunca

8. Você sente dor na coluna quando está repousando?
   Sempre
   Muitas vezes
   Algumas vezes
   Raramente
   Nunca

9. Sua condição na coluna afeta suas atividades no trabalho/escola?
   Não afeta
   Afeta pouco
   Afeta mais ou menos
   Afeta muito
   Afeta totalmente

10. O que você acha da aparência de sua coluna hoje?
    Muito boa
    Boa
    Regular
    Ruim
    Muito ruim

11. Como é o uso de remédios para sua dor na coluna?
    Não uso
    Toda semana ou menos usando remédio (por exemplo, aspirina, diclofenaco, dipirona)
    Todos os dias usando remédios (por exemplo, aspirina, diclofenaco, dipirona)
    Toda semana ou menos usando remédios controlados/tarja preta (por exemplo, amitriptilina)
    Outros:_____ / _____
    _____Medicamento/Frequência

12. Sua coluna limita sua capacidade de fazer trabalhos domésticos?
    Nunca
    Raramente
    Algumas vezes
    Muitas vezes
    Sempre

13. Você tem se sentido calmo e tranquilo nos últimos 6 meses?
    Todo o tempo
    Na maior parte do tempo
    Em alguns momentos
    Em poucos momentos
    Em nenhum momento

14. Você acha que sua coluna interfere em sua vida pessoal?
    De maneira alguma
    Muito pouco
    Pouco
    Mais ou menos
    Muito

15. O problema de sua coluna está causando dificuldades financeiras para você e sua família?
    Muito
    Mais ou menos
    Pouco
    Muito pouco
    De maneira alguma

16. Nos últimos 6 meses você tem se sentido para baixo e triste?
    Nunca
    Raramente
    Algumas vezes
    Muitas vezes
    Sempre

(continua)

Capítulo 17 Escoliose Idiopática

Quadro 17.4 *The Scoliosis Research Society – 22 Patient Questionnaire* – SRS-22r (Seção 1) e SRS-30 (Seções 1 e 2) *(continuação)*

17. Nos últimos 3 meses você faltou ao trabalho/escola por causa das dores na coluna? Quantas vezes? 0 1 2 3 4 ou mais	**SEÇÃO 2** 24. O que acha de sua nova aparência agora, comparada com a de antes do tratamento? Muito melhor Melhor Igual Pior Muito pior
18. A condição de sua coluna limita que você saia com seus amigos/família? Nunca Raramente Algumas vezes Muitas vezes Sempre	25. O tratamento modificou suas funções e atividades diárias? Melhorou Não mudou Piorou
19. Mesmo com a aparência atual de sua coluna, você se sente atraente? Sim, muito Sim, um pouco Nem atraente, nem não atraente Não, não muito Não, nem um pouco	26. O tratamento mudou sua capacidade para aproveitar os esportes e *hobbies*? Melhorou Não mudou Piorou
20. Você tem sido uma pessoa feliz nos últimos 6 meses? Em nenhum momento Em poucos momentos Em alguns momentos Na maior parte do tempo Todo o tempo	27. O tratamento _____ as dores em suas costas? Melhorou Não mudou Piorou
21. Você está satisfeito(a) com os resultados do tratamento de sua coluna? Muito satisfeito(a) Satisfeito(a) Nem satisfeito(a), nem insatisfeito(a) Insatisfeito(a) Muito insatisfeito(a)	28. O tratamento mudou sua confiança nas suas relações pessoais com outras pessoas? Melhorou Não mudou Piorou
22. Você faria o mesmo tratamento outra vez se tivesse o mesmo problema? Sim, com certeza Talvez sim Não tenho certeza Talvez não Com certeza, não	29. O tratamento mudou o jeito de as outras pessoas olharem para você? Muito melhor Melhor Igual Pior Muito pior
	30. A imagem que você faz de si próprio(a) mudou depois de seu tratamento? Melhorou Não mudou Piorou

Fonte: Camarini et al., 2013[82].

Órteses

O uso de órtese é outro método não cirúrgico utilizado para evitar a progressão da curva. As órteses constituem uma alternativa ao engessamento seriado em pacientes que não podem tolerar o engessamento e também podem ser usadas em um estágio posterior, após melhora satisfatória na curva com o engessamento. Sua vantagem sobre o engessamento reside no fato de ser removível; no entanto, isso pode contribuir para a falta de adesão em pacientes tratados com as órteses[85].

O tratamento com órtese é recomendado para pacientes com curvas entre 25 e 45 graus que são Risser 2 ou menos (veja a Figura 17.5). O objetivo da órtese é prevenir a progressão da curva e mantê-la abaixo do alcance cirúrgico na maturidade esquelética. Essas órteses são adequadas apenas para curvas com ápice em T7 ou inferior. A indicação específica para o tipo de órtese depende do tipo de curva. Para que o tratamento seja bem-sucedido, os pacientes devem estar dispostos a cumprir a quantidade prescrita de tempo de uso da órtese[85].

Como revisado por Kalichman et al.[90], as forças mecânicas e os estímulos externos e proprioceptivos decorrentes do uso de órteses alteram a carga não natural, os movimentos assimétricos e o controle neuromuscular, o que facilita o crescimento correto da coluna vertebral, a reorganização neuromotora e a mudança de comportamentos motores.

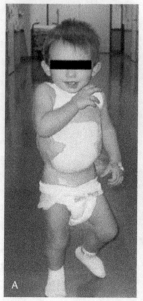
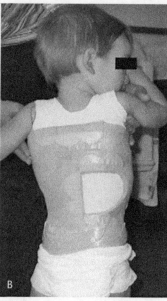

Figura 17.19A A janela anterior permite espaço torácico e abdominal ao capturar as costelas anteriores para prevenir sua deformidade. **B** A janela posterior na concavidade permite que a curva se deposite no defeito e melhore a rotação. (Reproduzida de: D'Astous JL, Sanders JO. Casting and Traction Treatment Methods for Scoliosis. Orthopedic Clinics of North America, 38,4. Copyright 2007. Com permissão da Elsevier[96].)

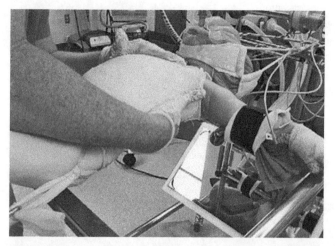

Figura 17.20 A correção de rotação ocorre girando a costela ou a protuberância lombar anteriormente e, ao mesmo tempo, é fornecida uma contrarrotação através da pelve e do tronco superior ou dos ombros. (Reproduzida de: D'Astous JL, Sanders JO. Casting and Traction Treatment Methods for Scolions. Orthopedic Clinics of North America, 38,4. Copyright 2007. Com permissão da Elsevier[96].)

Em geral, as órteses precisam ser usadas por um período considerável todos os dias (em torno de 23 horas), com tratamento prolongado ao longo de vários anos, até o final do crescimento ósseo[97-99].

O colete de Milwaukee é uma órtese cervicotoracolombar que aplica forças corretivas na coluna vertebral em dois planos: tração longitudinal através do cesto pélvico em conjunto com o anel do pescoço e forças corretivas aplicadas

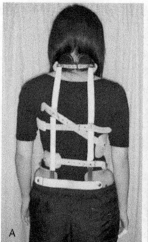
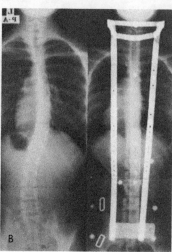

Figura 17.21A Colete de Milwaukee. **B** Radiografia PA com e sem o colete. (Reproduzida de: Maruyama T et al. Milwaukee Brace. In: Physiotherapy: Theory and Practice, 27,1. Copyright 2011. Com permissão da Elsevier[100].)

lateralmente ao ápice da deformidade por meio de almofadas laterais[101] (Figura 17.21). Embora a taxa de sucesso na suspensão da progressão da escoliose seja alta, a frequência de uso do colete de Milwaukee diminuiu principalmente em virtude do desenvolvimento de órteses com outras conformações e materiais mais leves, que têm a capacidade semelhante de evitar a progressão da curva para certos tipos de curvas. Atualmente, a órtese de Milwaukee é primariamente prescrita para pacientes com ápices torácicas acima de T7, para controle de deformidades sagitais torácicas superiores e para outras deformidades da coluna não passíveis de tratamento com desenhos de perfil inferior[102].

A órtese de Wilmington é um dispositivo removível construído de plástico durável, semirrígido, mas moldável, que possibilita a correção passiva de deformidades com ápices abaixo de T7[103].

A órtese de Boston é um dispositivo pré-fabricado de diferentes tamanhos que foram modificados de maneira personalizada para conseguir a correção da deformidade do paciente individualmente (Figura 17.22). Em oposição à órtese de Wilmington, utiliza forças corretivas passivas e ativas, mais parecidas com as obtidas com o colete de Milwaukee. As almofadas apicais fornecem forças corretivas passivas na convexidade, enquanto as áreas abertas da superestrutura na concavidade adjacentes às almofadas promovem a redução ativa da curva nessas aberturas[104].

Alguns sistemas de órteses noturnas foram desenvolvidos por meio de modificações nos desenhos para aumentar as forças corretivas aplicadas e, assim, diminuir teoricamente o tempo necessário de uso da órtese durante o dia[104]. Entre essas órteses estão a de Charleston e a Providence (Figura 17.23).

Segundo uma revisão sistemática conduzida por Negrini et al. (nível de evidência 1a)[105], todos os estudos incluídos foram consistentes ao mostrar que as órteses impediram a progressão da curva: órtese rígida em curvas de 20 a 40 graus

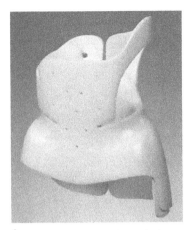

Figura 17.22 Órtese de Boston. (Disponível em: https://www.bostonoandp.com/products/scoliosis-and-spine/boston-brace.)

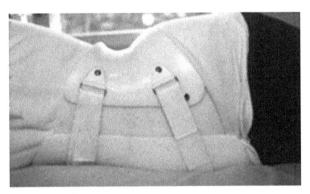

Figura 17.23 Órtese de Providence. (Reproduzida de: Yrjönen et al. Effectiveness of the Providence night time bracing in adolescent idiopathic scoliosis: a comparative study of 36 female patients. Eur Spine J. 2006; 15:1139–1143[106].)

(evidência de qualidade moderada), órteses elásticas em curvas de 15 a 30 graus (evidência de baixa qualidade) e órteses muito rígidas em curvas de alto grau, acima de 45 graus (evidência de baixa qualidade). A órtese rígida apresentou resultados mais favoráveis do que a elástica (evidência de baixa qualidade), e um sistema de controle de pressão por almofada não aumentou os resultados (evidência de baixa qualidade).

A combinação de órtese com exercício, de acordo com o SOSORT, aumenta a eficácia do tratamento e apresenta melhores resultados em comparação com um único tratamento (aparelhos ou exercícios) (nível de evidência 1a)[105]. O uso de órteses e os exercícios são recomendados quando os ângulos das curvas primárias estão entre 25 e 40 graus, especialmente quando o sinal de Risser está entre 0 e 2 graus. Durante o tratamento, exercícios físicos específicos são recomendados para evitar efeitos secundários da órtese, como rigidez da coluna e perda de força muscular, além de melhorar a eficácia da correção (nível de evidência 1a)[90].

Tratamento conservador – Fisioterapia

Normalmente, a terapia com exercícios sem o uso de órtese e o acompanhamento são recomendados para pacientes imaturos com curvas com ângulo de Cobb < 25 graus. Em uma revisão sistemática, Fusco et al.[107] (nível de evidência 2a) reportaram que exercícios físicos podem melhorar os ângulos de Cobb de adolescentes com escoliose idiopática e a força muscular, a mobilidade e o equilíbrio. Entre os exercícios específicos para escoliose estão aqueles propostos pelos métodos de Dobosiewicz, de deslocamento lateral, de Schroth e o método SEAS (*Scientific Exercises Approach to Scoliosis* – exercícios científicos na abordagem da escoliose)[90,108,109].

A técnica de Dobosiewicz (DoboMed), desenvolvida em 1979, compreende a autocorreção ativa tridimensional: pelve e cintura escapular posicionadas simetricamente; mobilização da curva primária para a postura normal, realizada em cadeias cinemáticas fechadas, e estabilização ativa da posição corrigida[110]. O objetivo básico desse método é prevenir a progressão e/ou diminuir a curvatura da escoliose. O segundo objetivo é melhorar a função respiratória. Curvas leves, moderadas e graves podem ser tratadas com DoboMed, porém a eficácia da terapia depende da flexibilidade da curva e da conformidade do paciente. A cooperação ativa é o requisito básico para o uso do DoboMed; portanto, o método não é recomendado para crianças ainda incapazes de compreender e executar os exercícios ativamente[111].

Os exercícios são projetados em cadeias cinemáticas fechadas para melhorar sua eficácia. Isso é obtido mediante a fixação da pelve e da cintura escapular com os membros superiores e inferiores. No início da sessão, após o aquecimento, são realizados exercícios em posições baixas (Figura 17.24). Essas posições liberam os músculos das costas da influência da gravidade. Provavelmente por isso, a maior correção da escoliose é observada nessas posições baixas[111]. A terapia de exercícios com respiração assimétrica por esse método promove melhora da ventilação pulmonar voluntária máxima comparada a exercícios simétricos (nível de evidência 2b)[112,113]. Além disso, o tratamento pelo método DoboMed é capaz de estabilizar as curvas escolióticas em crianças (nível de evidência 2b)[114].

Desenvolvido por Katharina Schroth em 1921[115], o método de Schroth consiste em uma abordagem fisioterapêutica que usa a isometria e outros exercícios para fortalecer ou alongar os músculos assimétricos. O programa de tratamento consiste na correção da postura escoliótica e no controle do padrão respiratório com a ajuda de estímulos proprioceptivos e exteroceptivos[115,116]. Os pacientes aprendem uma rotina de correção individual usando mecanismo de *feedback* sensoriomotor e padrões de respiração corretiva chamados de "respiração rotacional". Nesse padrão respiratório, o ar inspirado é direcionado para as áreas côncavas do tórax e as costelas são mobilizadas nessas regiões por contração seletiva da área convexa do tronco[117]. O método também inclui mobilização e flexibilidade na coluna vertebral e entre costelas para aumentar a mobilidade articular antes dos exercícios. A ativação muscular é feita mediante ativação específica dos músculos que podem melhorar a correção, como o iliopsoas, o quadrado lombar e os eretores da espinha[111] (Figura 17.25).

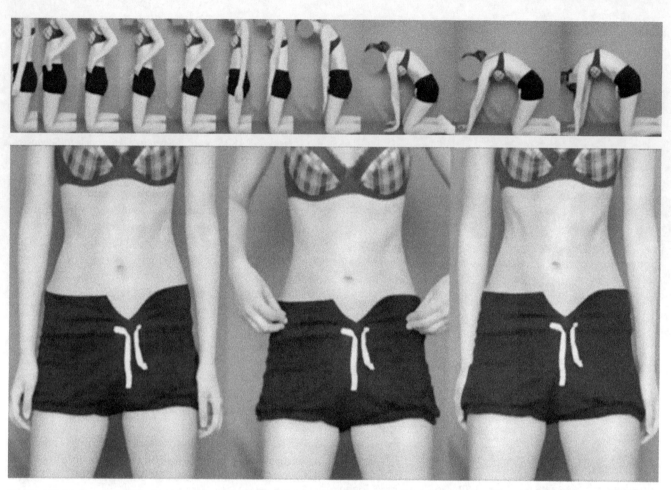

Figura 17.24 Correção 3D da pelve nas vistas frontal e lateral. (Reproduzida de: Berdishevsky H et al. Physiotherapy scoliosis-specific exercises – a comprehensive review of seven major schools. Scoliosis Spinal Disord 2016;11:20. Creative Commons Attribution 4.0 International License – http://creativecommons.org/licenses/by/4.0/[112].)

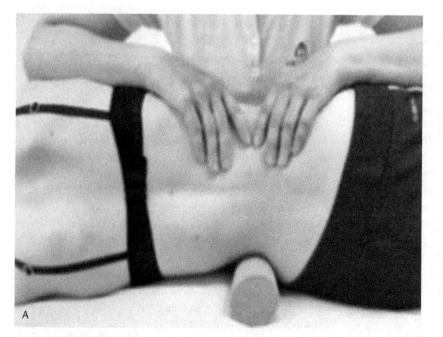
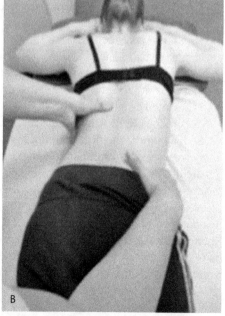

Figura 17.25 Método de Schroth. Mobilização da lombar (**A**) e exercícios de flexibilidade (**B**). (Reproduzida de: Berdishevsky H et al. Physiotherapy scoliosis-specific exercises – a comprehensive review of seven major schools. Scoliosis Spinal Disord 2016; 11:20. Creative Commons Attribution 4.0 International License – http://creativecommons.org/licenses/by/4.0/[112].)

Quatro dos exercícios mais utilizados no método de Schroth são o exercício "50 × Pezziball", o exercício prono, o exercício de veleiro e o exercício do músculo-cilindro (decúbito lateral). Todos esses exercícios podem ser usados para todos os tipos de curvas. O exercício "50 × Pezziball" trabalha o autoalongamento e a ativação dos músculos no tronco que forçam as convexidades para a frente e para dentro e as concavidades para fora e para trás (Figura 17.26).

O exercício em prono corrige a curva torácica por meio da tração do ombro e da contratração (*counter-traction*) do ombro e a curva lombar via ativação do músculo iliopsoas (Figura 17.27). O exercício do veleiro é um exercício de alongamento muito eficaz que ajuda a alongar a concavidade torácica (Figura 17.28). Durante o exercício músculo-cilindro, o paciente fica posicionado em decúbito lateral sobre o lado convexo da curva, ativando o músculo quadrado lombar contra a gravidade (Figura 17.29). Outros exercícios relacionados com o método de Schroth envolvem a correção postural durante as atividades da vida diária. Esses exercícios se concentram na correção da postura enquanto o indivíduo descansa, está sentado ou está parado[111].

De acordo com os resultados do estudo de Kuru et al. (nível de evidência 1b)[118], o programa de exercícios de Schroth aplicado na clínica sob supervisão do fisioterapeuta se mostrou superior ao grupo de exercícios domiciliar e de controle. Além disso, foi observado que a escoliose progrediu no grupo de controle, que não recebeu tratamento. Já foi demonstrado, também, que a respiração rotacional de Schroth promove aumento significativo na mobilidade das costelas e, portanto, na capacidade vital e na excursão respiratória sagital (nível de evidência 2b)[119].

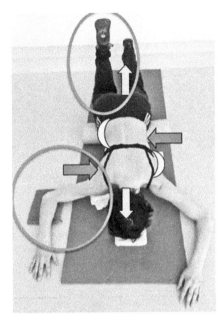

Figura 17.27 Exercício em prono de Schroth com ativação do músculo iliopsoas (flexão do quadril direito). (Reproduzida de: Berdishevsky H et al. Physiotherapy scoliosis-specific exercises – a comprehensive review of seven major schools. Scoliosis Spinal Disord 2016;11:20. Creative Commons Attribution 4.0 International License – http://creativecommons.org/licenses/by/4.0/[111].)

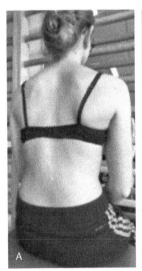 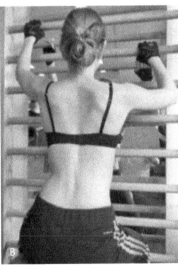

Figura 17.26 Exercício de Schroth "50 × Pezziball": o paciente se senta em uma bola suíça em frente a um espelho (**A**) e executa autocorreção ativa usando a barra de parede (**B**). (Reproduzida de: Berdishevsky H et al. Physiotherapy scoliosis-specific exercises – a comprehensive review of seven major schools. Scoliosis Spinal Disord 2016;11:20. Creative Commons Attribution 4.0 International License – http://creativecommons.org/licenses/by/4.0/[111].)

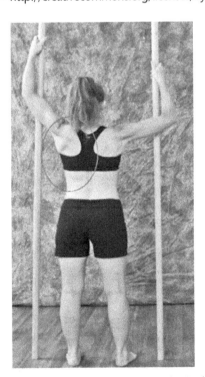

Figura 17.28 Exercício de "veleiro" de Schroth. O círculo representa a concavidade (lado fraco de acordo com Schroth). Durante a estabilização ativa, a paciente está expandindo conscientemente a caixa torácica esquerda com respiração direcional direita, abrindo o pulmão esquerdo colapsado, mantendo a correção postural em 3D. (Reproduzida de: Berdishevsky H et al. Physiotherapy scoliosis-specific exercises – a comprehensive review of seven major schools. Scoliosis Spinal Disord 2016;11:20. Creative Commons Attribution 4.0 International License – http://creativecommons.org/licenses/by/4.0/[111].)

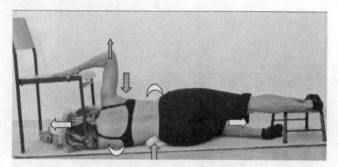

Figura 17.29 Exercício "músculo-cilindro" (também conhecido como exercício *side-lying*), que foca principalmente na correção da escoliose lombar. Durante esse exercício, o paciente se encontra no lado convexo da curva lombar. (Reproduzida de: Berdishevsky H et al. Physiotherapy scoliosis-specific exercises – a comprehensive review of seven major schools. Scoliosis Spinal Disord 2016;11:20. Creative Commons Attribution 4.0 International License – http://creativecommons.org/licenses/by/4.0/[111].)

O método SEAS consiste em um sistema de exercícios personalizados projetados para o tratamento de escoliose[120]. A estratégia terapêutica proposta por esse método se baseia na melhora das reações à força da gravidade e no aumento da função desses músculos que exercem uma importante ação estabilizadora[121,122]. A busca e a preservação de uma orientação sagital na coluna torácica são os objetivos terapêuticos principais do método SEAS. A aplicação prática do método inclui o controle postural, a estabilidade da coluna vertebral, a reabilitação postural, a autocorreção ativa, o aumento da resistência muscular na postura correta, o desenvolvimento de reações de equilíbrio, a integração neuromotora e o desenvolvimento de uma imagem corporal positiva[123].

Os exercícios de mobilização e flexibilidade da coluna vertebral e de outras partes do corpo também são importantes. Os exercícios são realizados em regime ambulatorial (duas a três vezes por semana durante 45 minutos) ou como um programa de exercícios domiciliares de 20 minutos por dia em conjunto com sessões de fisioterapia especializada[111]. Em caso de curvas leves e moderadas, durante o crescimento ativo, esse método é usado de maneira isolada para reduzir a necessidade de órtese. Em caso de curvas moderadas e graves, durante o crescimento ativo, é usado em combinação com órteses, a fim de diminuir a velocidade, parar e possivelmente reverter a progressão da curva[111] (Figuras 17.30 e 17.31).

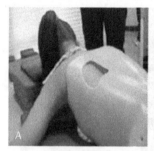 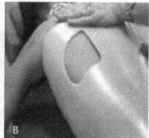 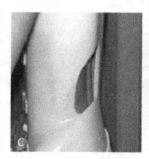 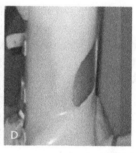

Figura 17.30 Método de exercícios científicos. O paciente em prono, em posição de relaxamento (**A**), em seguida levanta o tronco para longe da parte esternal da órtese para aumentar a cifose torácica (**B**). Do mesmo modo, o paciente está em uma posição relaxada (**C**) e move o abdome posteriormente, longe da parte abdominal da órtese, para aumentar a força na almofada de pressão lombar (**D**). (Reproduzida de: Berdishevsky H et al. Physiotherapy scoliosis-specific exercises – a comprehensive review of seven major schools. Scoliosis Spinal Disord 2016;11:20. Creative Commons Attribution 4.0 International License – http://creativecommons.org/licenses/by/4.0/[111].)

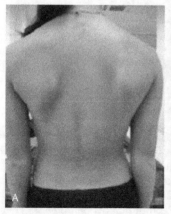 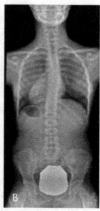 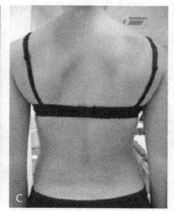 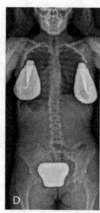

Figura 17.31 Fotografia e radiografia de paciente com escoliose antes (**A** e **B**) e 24 meses após o programa de exercícios científicos (**C** e **D**). (Reproduzida de: Berdishevsky H et al. Physiotherapy scoliosis-specific exercises – a comprehensive review of seven major schools. Scoliosis Spinal Disord 2016;11:20. Creative Commons Attribution 4.0 International License – http://creativecommons.org/licenses/by/4.0/[111].)

Capítulo 17 Escoliose Idiopática

O método de Pilates envolve o uso consciente de músculos do tronco para estabilizar a região lombar pélvica[124]. Esse método foi desenvolvido por Joseph Pilates, que enfatiza o desenvolvimento equilibrado do corpo através dos núcleos de força, flexibilidade e consciência, o que é alçando por meio de vários princípios: centralização, controle, precisão, fluidez de movimentos, concentração e respiração[125]. Alves de Araújo et al. (nível de evidência 2b)[126] utilizaram um protocolo de exercícios terapêuticos com base no método de Pilates, realizado duas vezes por semana durante 60 minutos por sessão, por 3 meses. O método de Pilates promoveu redução no grau de escoliose não estrutural, maior flexibilidade e diminuição da dor.

O exercício físico aeróbico se torna relevante para pacientes com escoliose por proporcionar benefícios à maior parte dos sistemas fisiológicos, aumentando a capacidade funcional e, consequentemente, melhorando a qualidade de vida. Alves e Avanzi (nível de evidência 1b)[127] utilizaram um protocolo de exercícios três vezes por semana, durante 4 meses. Alongamentos musculares eram realizados antes e após a sessão de exercício aeróbico que consistiu em 40 minutos de exercícios na esteira ou bicicleta em uma intensidade entre 60% e 80% da frequência cardíaca máxima. Os autores observaram que o programa proposto foi benéfico para adolescentes com escoliose idiopática, que mostraram aumentos significativos da força muscular respiratória.

Adicionalmente, exercícios realizados em meio aquático são uma opção adicional para o tratamento não invasivo da escoliose. Barczyk et al. (nível de evidência 2b)[128] avaliaram a influência de exercícios realizados em ambiente aquático sobre a forma das curvas anteroposteriores da coluna vertebral e sobre o estado funcional do sistema locomotor de crianças com escoliose. Foi utilizado um programa de exercícios em ambiente aquático que incluiu exercícios de natação e corretivos durante 6 meses. Os autores observaram que essa estratégia de reabilitação aquática proporcionou ganho de força muscular no eretor da espinha e melhora na mobilidade, tendo, assim, influência positiva no tratamento de escoliose em crianças.

Tratamento cirúrgico

O tratamento cirúrgico geralmente é indicado se a curva atinge 50 graus e produz uma deformidade significativa com ou sem dor associada. Os objetivos do tratamento cirúrgico são a correção da deformidade coronal, rotacional e da parede torácica, a restauração do equilíbrio sagital global e uma fusão sólida em todos os níveis instrumentados[129].

As técnicas de fusão evoluíram ao longo dos anos a partir da introdução de Harrington (1962)[130] da construção de ganchos e hastes, na década de 1960, para e fixação segmentar de Luque (1982), que utiliza fios, e a fixação segmentar de terceira geração atual com parafusos de pedículo. Os fatores considerados no planejamento pré-operatório incluem o tipo e a magnitude da curva, o equilíbrio espinhal, a flexibilidade da curva e o nível de maturidade esquelética[131].

Historicamente, o tratamento cirúrgico da escoliose progressiva de início precoce consistia na fusão espinhal; contudo, a fusão cirúrgica precoce ocasionava uma doença pulmonar restritiva em virtude da falta de crescimento da coluna vertebral e do sistema pulmonar, o que resultou em mortalidade precoce por síndrome da insuficiência pulmonar[132]. Desse modo, a cirurgia sem fusão é outra opção para controle do crescimento no tratamento da escoliose idiopática. A progressão da curva pode ser evitada por meio de epifisiodese instrumentada ou não instrumentada no lado convexo da curva[132].

A prótese vertical expansível de titânio para costela (VEPTR) foi desenvolvida para tratar a síndrome de insuficiência torácica causada pela combinação de alterações de costelas e vértebras[133]. A deformidade pode ser corrigida agudamente por meio da VEPTR após a toracostomia em cunha. Setenta e dois pacientes com média de idade de 3,2 anos foram tratados com esse dispositivo por 5,7 anos, sendo relatados aumento da capacidade vital e redução do grau da curva, em média, de 72 para 49 graus[133].

CONSIDERAÇÕES FINAIS

Neste capítulo foram abordadas a complexidade, as causas, o diagnóstico e os métodos de avaliação e de tratamento para crianças e adolescentes com escoliose idiopática. As informações apresentadas podem auxiliar o fisioterapeuta na tomada de decisão clínica, considerando as melhores evidências disponíveis.

CASO CLÍNICO

Coleta dos dados clínicos com os pais e/ou cuidadores

D.C.S., sexo feminino, 7 anos. De acordo com relatos da mãe, a gestação não teve intercorrências. O parto foi normal, e a paciente nasceu a termo, sem atrasos na aquisição dos marcos motores na primeira infância e sem histórico familiar de escoliose. Aos 3 anos de idade a mãe observou alteração postural e, ao procurar por atendimento médico, foi diagnosticada a escoliose idiopática. Desde então, D.C.S. realiza acompanhamento pediátrico e ortopédico e foi encaminhada para avaliação fisioterapêutica. A mãe apresentou como queixa principal a alteração postural da filha, enquanto as queixas principais da paciente eram de dor nos MMII e quedas frequentes durante atividades de lazer.

Dados antropométricos: peso: 28,80kg; altura: 1,38cm; índice de massa corporal (IMC):15,12kg/m².

Exame físico

Avaliação postural

Durante o exame postural, verificou-se elevação das costelas no lado direito associada a protrusão do esterno, discinesia escapular, protuberância do ângulo inferior do lado esquerdo e hiperextensão dos joelhos (Figuras 17.32 e 17.33).

Não há discrepância clínica no comprimento dos membros inferiores, e a sensibilidade está preservada. Normorreflexia dos reflexos: abdominal, aquileu e patelar.

A partir do teste de força muscular manual, identificou-se fraqueza muscular (grau 4) para os seguintes grupos musculares: extensores e flexores de ombro, flexores da coluna lombar, abdominais, serrátil anterior e trapézio anterior.

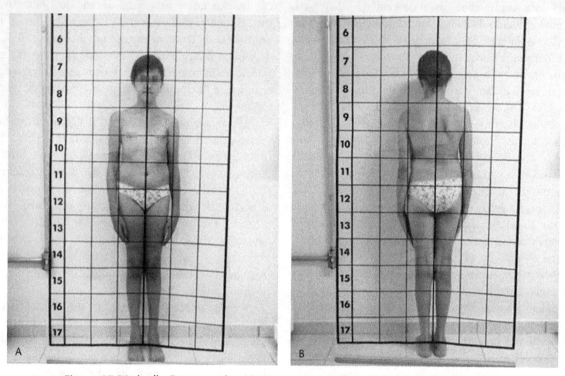

Figura 17.32 Avaliação postural. **A** Vista anterior. **B** Vista posterior. (Arquivo pessoal.)

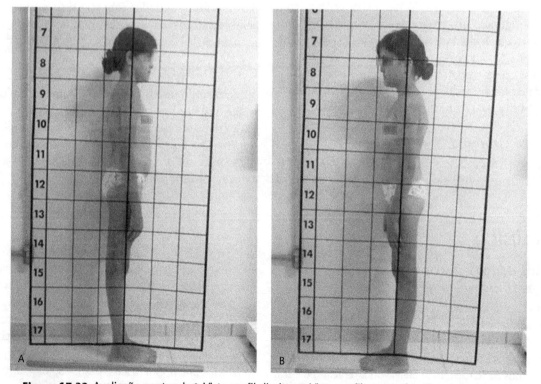

Figura 17.33 Avaliação postural. **A** Vista perfil direito. **B** Vista perfil esquerdo. (Arquivo pessoal.)

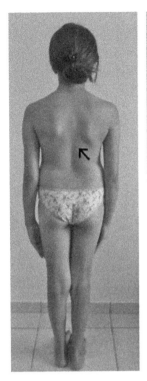
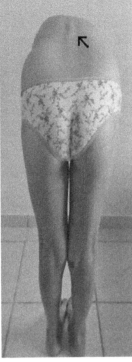

Figura 17.34 Teste de Adams. (Arquivo pessoal.)

Durante a flexão anterior do tronco (teste de Adams), identificou-se a presença de gibosidade à esquerda (Figura 17.34).

Durante esse movimento foi medida a distância entre C7 e a espinha ilíaca posterossuperior (EIPS), sendo obtida uma diferença de 7cm.

À avaliação da expansão costovertebral, obteve-se uma diferença de 2cm entre a inspiração e a expiração.

O exame radiográfico revelou leve convexidade à esquerda do eixo coronal no segmento inferior com ângulo de Cobb de 20 graus medido de T7 a T11, retificação da lordose cervical e anomalia de desenvolvimento do aspecto anterior da parede torácica relacionada com o esterno.

Deficiências na estrutura e função do corpo

Após avaliação da estrutura e função do corpo, foram observadas:

- Presença de escoliose torácica.
- Alterações posturais.
- Redução da força muscular dos músculos estabilizadores da escápula (serrátil anterior, trapézio e romboides). Todos apresentaram grau 4 no teste de força muscular manual.
- Redução da expansão torácica.
- Redução da amplitude de movimento da coluna toracolombar.

Atividade e participação social

A paciente é independente nas atividades de vida diária (AVD), sociável e comunicativa. Gosta de brincar com as amigas de casinha de boneca, desenhar, amarelinha e pique-esconde. Algumas dessas atividades são comprometidas em razão da facilidade de queda da paciente.

Deficiências

A partir da avaliação foram identificadas as seguintes deficiências:

- Fraqueza muscular.
- Assimetrias posturais.

Limitações de atividade e restrição social

Mediante a análise dos relatos e pontos importantes obtidos na avaliação, as principais limitações no dia a dia da paciente consistem em:

- Dificuldade em caminhar longas distâncias.
- Dificuldade em realizar algumas brincadeiras em seu ambiente de lazer.
- Restrições no meio escolar durante as aulas de educação física, quando envolvem atividades de correr e saltar.

Tratamento fisioterapêutico

Plano de tratamento

Objetivos

- Fortalecer músculos dos MMII (glúteo, extensores/flexores de quadril, extensores/flexores de joelho).
- Fortalecer músculos estabilizadores da escápula (serrátil anterior, trapézio e romboides).
- Impedir a progressão da curva escoliótica.
- Melhorar a consciência postural.
- Aumentar a amplitude de movimento da coluna.
- Aumentar a expansibilidade torácica.
- Melhorar a funcionalidade durante atividades como correr, saltar e caminhar.

Condutas

Hidroterapia

- Aquecimento (10 minutos).
- Alongamento (10 minutos).
- Fortalecimento (20 minutos).
- Relaxamento (10 minutos).

Aquecimento

- **Treino de adaptações no meio aquático com deslocamentos laterais, superiores e inferiores na superfície da água:** com a criança na posição horizontal, o terapeuta irá solicitar que realize movimentos superiores e inferiores e diagonais (Figura 17.35).
- **Caminhada em 8 na parte rasa da piscina:** de mãos dadas com a paciente, o terapeuta realiza movimentos em 8 na piscina (Figura 17.36).
- **Cavalinho em espaguete:** com o auxílio de um espaguete entre as pernas, a paciente realiza deslocamentos dos MMII (Figura 17.37).

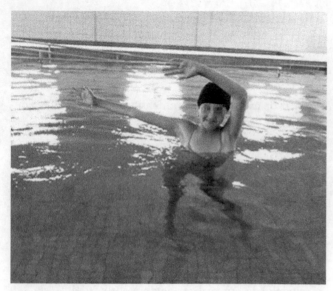

Figura 17.35 Deslocamentos dos MMSS e MMII – Aquecimento em hidroterapia. (Arquivo pessoal.)

Alongamento

- **Alongamento da região cervical:** com o auxílio do terapeuta, que irá realizar alongamento da musculatura cervical por 60 segundos (Figura 17.38).
- **Alongamento dos membros superiores (MMSS):** em pé, o terapeuta vai solicitar à paciente que estenda os braços à frente, entrelaçando os dedos e realizando a hiperextensão dos braços por 60 segundos (Figura 17.39).
- **Alongamento dos MMSS:** em pé, o terapeuta vai solicitar à paciente que estenda os braços à frente, entrelaçando os dedos e realizando a extensão dos braços por 60 segundos (Figura 17.40).
- **Alongamento dos MMSS:** em pé, o terapeuta vai solicitar à paciente que estenda os braços, realizando o alongamento unilateral com o auxílio do membro contralateral por 60 segundos (Figura 17.41).
- **Alongamento dos MMSS:** de mãos dadas com a paciente, o terapeuta eleva os braços para cima e para a lateral, alongando a musculatura da região inferior e média das costas e escapulares por 60 segundos (Figura 17.42).

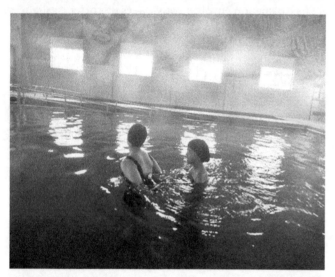

Figura 17.36 Caminhada em 8 – Aquecimento em hidroterapia. (Arquivo pessoal.)

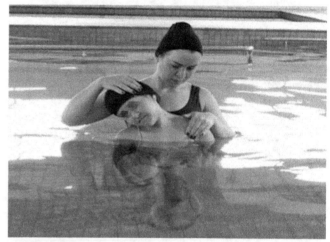

Figura 17.38 Alongamento da musculatura cervical. (Arquivo pessoal.)

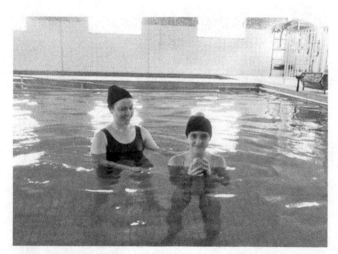

Figura 17.37 Cavalinho – Aquecimento em hidroterapia. (Arquivo pessoal.)

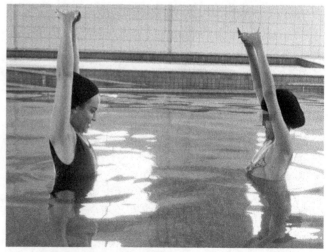

Figura 17.39 Alongamento da musculatura posterior do braço e do ombro. (Arquivo pessoal.)

Capítulo 17 Escoliose Idiopática

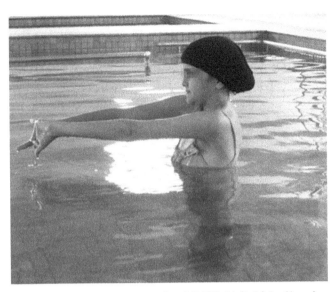

Figura 17.40 Alongamento dos MMSS (deltoide). (Arquivo pessoal.)

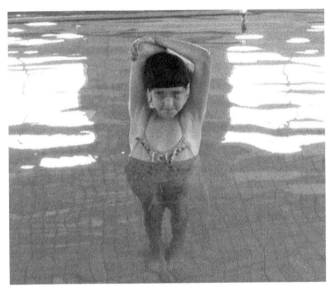

Figura 17.41 Alongamento dos MMSS (grande dorsal-deltoide-tríceps braquial). (Arquivo pessoal.)

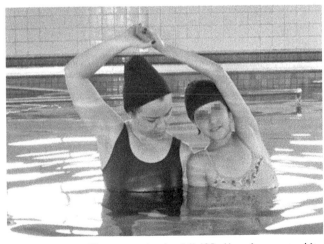

Figura 17.42 Alongamento dos MMSS. (Arquivo pessoal.)

Fortalecimento

Com a utilização de flutuadores, são realizados exercícios de fortalecimento muscular com a paciente de acordo com cada grupo muscular:

- **Exercício de adução/abdução de MMSS com halteres:** a paciente realiza movimentos de abdução e adução dos MMSS (três séries com oito repetições) (Figura 17.43).
- **Exercício de rotação de tronco com bastão:** o terapeuta estabiliza a paciente enquanto ela realiza movimentos de rotação lateral com o bastão (três séries com oito repetições) (Figura 17.44).
- **Exercício de adução/abdução de MMII com apoio da barra lateral da piscina:** segurando na barra fixa da piscina com o auxílio do terapeuta, a paciente realiza abdução e adução dos MMII (três séries com oito repetições) (Figura 17.45).

Para essas atividades, a dosagem inicial proposta foi de três séries com oito repetições, progredindo de acordo com a evolução da paciente. Entre cada série era realizado um descanso de 60 segundos.

Relaxamento

- **Relaxamento por 10 minutos:** a paciente, em flutuação, é sustentada pela terapeuta, que realiza deslocamentos leves e sustentados (Figura 17.46).

Treinamento em solo

Fortalecimento

- **Exercícios de abdução/adução com halter:** a paciente realiza movimentos de abdução e adução dos MMSS (três séries com oito repetições) (Figura 17.47).

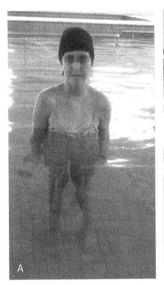 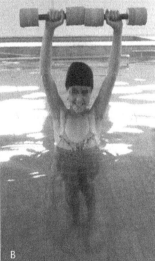

Figura 17.43A e **B** Fortalecimento do tríceps, latíssimo do dorso e deltoide. (Arquivo pessoal.)

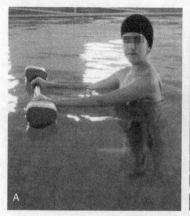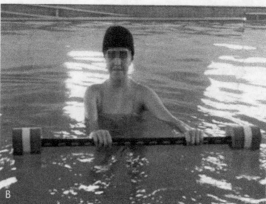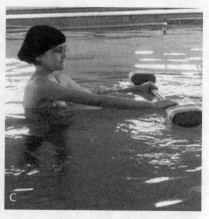

Figura 17.44A a **C** Fortalecimento do supraespinhoso-deltoide. (Arquivo pessoal.)

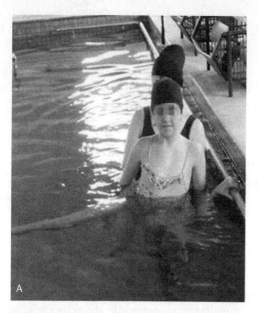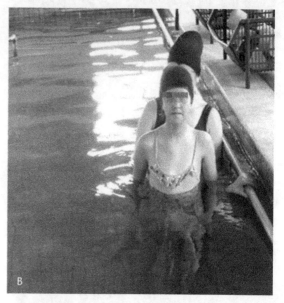

Figura 17.45A e **B** Fortalecimento da musculatura abdutora e adutora de quadril. (Arquivo pessoal.)

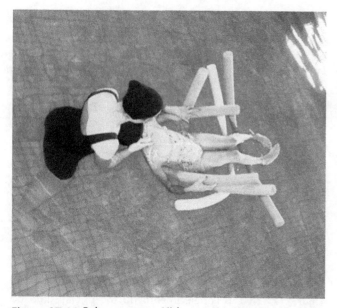

Figura 17.46 Relaxamento – Hidroterapia. (Arquivo pessoal.)

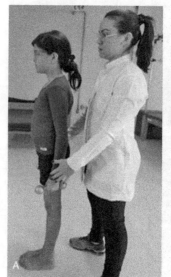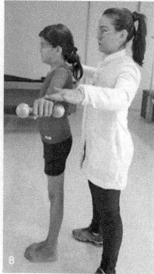

Figura 17.47A e **B** Fortalecimento da musculatura dos MMSS (tríceps, latíssimo do dorso e deltoide). (Arquivo pessoal.)

- **Abdutores/adutores:** com a criança segurando um *theraband*, o terapeuta enfatiza a realização de abdução (três séries com oito repetições) (Figura 17.48).
- **Exercícios de propriocepção escapular:** o terapeuta coloca a paciente de frente para o espelho, fornecendo *feedback* de estabilização das escápulas quanto à postura adequada (três séries de 60 segundos) (Figura 17.49).
- **Exercício de fortalecimento de abdominais:** deitada na bola, a paciente realiza flexão e extensão de tronco (três séries com 12 repetições) (Figura 17.50).
- **Treino de estabilização central – fortalecimento muscular global:** o terapeuta solicita à criança que mantenha a postura estática em quatro apoios durante 30 segundos, realizando três repetições (Figura 17.51).

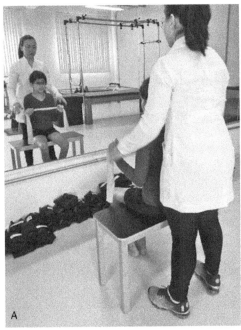
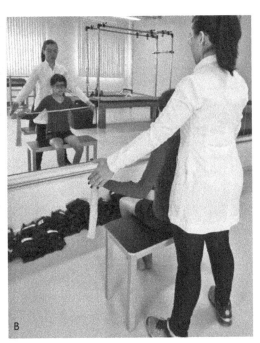

Figura 17.48A e B Fortalecimento da musculatura dos MMSS (tríceps, latíssimo do dorso e deltoide). (Arquivo pessoal.)

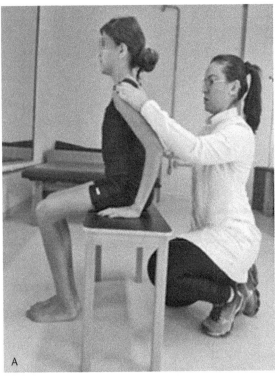
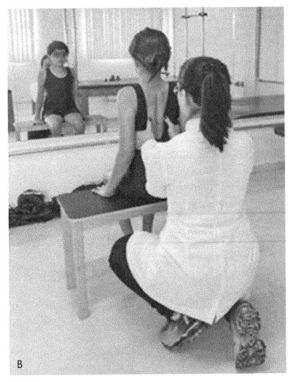

Figura 17.49A e B Treino de cinética postural. (Arquivo pessoal.)

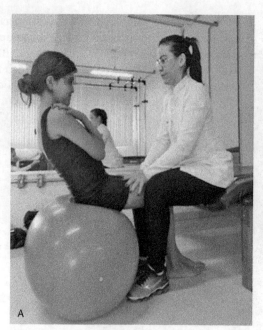
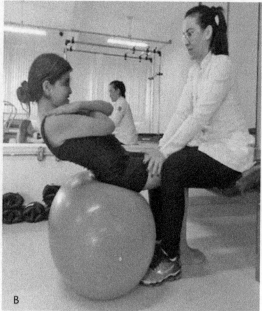

Figura 17.50A e **B** Fortalecimento abdominal. (Arquivo pessoal.)

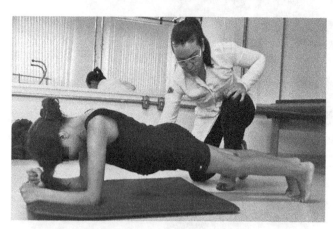

Figura 17.51 Fortalecimento em cadeia fechada (musculatura do transverso do abdome, do reto do abdome, do oblíquo externo e dos glúteos). (Arquivo pessoal.)

Tabela 17.2 Teste de força muscular manual

	Avaliação	Reavaliação
Abdutores de ombro	4	5
Adutores de ombro	4	5
Extensores de ombro	4	5
Flexores de ombro	4	5
Estabilizadores da escápula	4	5
Trapézio superior	4	5
Abdutores do quadril	4	5
Adutores do quadril	4	5

Resultados

O tratamento fisioterapêutico foi encerrado após 18 semanas com uma frequência de duas sessões semanais e duração de 50 minutos por sessão.

Após a reavaliação, foram observadas melhoras significativas da força muscular (ganho de força em todas as musculaturas previamente fracas). A paciente apresentou evolução do grau 4 para o 5 no teste de força muscular manual (Tabela 17.2), amplitude de movimentoe melhora da postura.

Foi relatada melhora na percepção da mãe quanto à saúde da filha em todos os aspectos, incluindo melhora postural, ganho de peso, redução no número de quedas e maior participação social da paciente em seu dia a dia.

A Figura 17.52 mostra a evolução postural da paciente antes e após o tratamento.

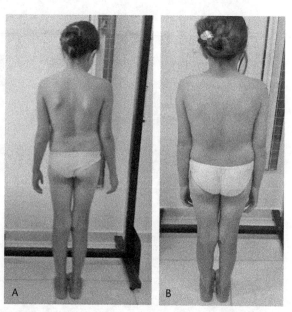

Figura 17.52 Vista posterior. Mudanças posturais após o programa de intervenção fisioterapêutico. **A** Antes. **B** Depois. (Arquivo pessoal.)

Referências

1. Kusumi K, Dunwoodie SL. The genetics and development of scoliosis. Springer Science and Business Media, LLC; 2010.
2. Neumann DA. Cinesiologia do aparelho musculoesquelético: fundamentos para reabilitação. 2ª ed. Milwaukee: Elsevier; 2011.
3. Palastanga N, Field D, Soames R. Anatomy and human movement: structure and function. 5ª ed. Oxford: Butterworth-Heinemann; 2006.
4. Tanner JM, Whitehouse RH. Clinical longitudinal standards for height, weight, height velocity, weight velocity, and stages of puberty. Archives of Disease in Childhood 1976;51:170.
5. Chipkevitch E. Avaliação clínica da maturação sexual na adolescência. Jornal de Pediatria 2001;77(Supl.2).
6. Soliman A, Sanctis V, Elalaily R, Bedair S. Advances in pubertal growth and factors influencing it: Can we increase pubertal growth? Indian Journal of Endocrinology and Metabolism 2014;18.
7. Wiggins GC, Shaffrey CI, Abel MF, Menezes AH. Pediatric spinal deformities. Neurosurg. Focus 2003;14.
8. Lonstein JE, Winter RB, Bradford DS, Ogilvie JW. Moe's textbook of scoliosis and other spinal deformities.3ª ed. Saunders; 1995.
9. World Health Organization. International Classification of Impairments, Disabilities, and Handicaps: a manual of classification relating to the consequences of disease. Geneva; 1980.
10. Miller M, Thompson S. Review of orthopaedics. 7ª ed. Elsevier; 2015.
11. Stirling AJ, Howel D, Millner PA, Sadiq S, Sharples D, Dickson RA. Late-onset idiopathic scoliosis in children six to fourteen years old. A cross-sectional prevalence study. J Bone Joint Surg Am 1996;78(9):1330-6.
12. Dayer R, Haumont T, Belaieff W, Lascombes P. Idiopathic scoliosis: etiological concepts and hypotheses. J Child Orthop 2013; 7(1):11-6.
13. Iannotti JP, Parker R. Sistema musculoesquelético – Volume 6 – Parte II. Coluna vertebral e membro inferior. 2ª ed. Elsevier; 2014.
14. Negrini S, Aulisa AG, Aulisa L et al. 2011 SOSORT guidelines: orthopaedic and rehabilitation treatment of idiopathic scoliosis during growth. Scoliosis 2012;7(1):3.
15. James JI. Idiopathic scoliosis; the prognosis, diagnosis, and operative indications related to curve patterns and the age of onset. J Bone Joint Surg Br 1954;36-B(1):36-49.
16. Dobbs MB, Weinstein SL. Infantile and juvenile scoliosis. Orthop Clin North Am 1999;30(3):331-341.
17. Campbell SK, Palisano RJ, Linden DWV. Physical therapy for children. 3ª ed. Elsevier Saunders; 2006.
18. Dickson RA, Lawton JO, Archer IA, Butt WP. The pathogenesis of idiopathic scoliosis. Biplanar spinal asymmetry. J Bone Joint Surg Br 1984;66(1):8-15.
19. Sanders JO, Browne RH, McConnell SJ, Margraf SA, Cooney TE, Finegold DN. Maturity assessment and curve progression in girls with idiopathic scoliosis. J Bone Joint Surg Am 2007;89:64-73.
20. Lonstein JE. Scoliosis: surgical versus nonsurgical treatment. Clin Orthop Relat Res 2006;443:248-259.
21. Bunnell WP. The natural history of idiopathic scoliosis. Clin Orthop Relat Res 1988;229:20-25.
22. Hawes MC. Health and function of patients with untreated idiopathic scoliosis. Jama 2003;289(20):2644.
23. Weinstein SL, Dolan LA, Cheng JC, Danielsson A, Morcuende JA. Adolescent idiopathic scoliosis. The Lancet 2008;371(9623): 1527-1537.
24. Ponseti IV, Friedman B. Prognosis in idiopathic scoliosis. J Bone Joint Surg Am 1950;32A(2):381-395.
25. Winter R. Classification and terminology. In: Lonstein JE, Winter RB, Bradford DS, Ogilvie JW. Moe's textbook of scoliosis and other spinal deformities. 3ª ed. Saunders; 1995:39-43.
26. Suh SW, Modi HN, Yang JH, Hong JY. Idiopathic scoliosis in Korean schoolchildren: a prospective screening study of over 1 million children. Eur Spine J 2011;20(7):1087-1094.

27. Roach JW. Adolescent idiopathic scoliosis. Orthop Clin North Am 1999;30(3):353-65.
28. Souza FI, Di Ferreira RB, Labres D, Elias R, Sousa APM, Pereira RE. Epidemiologia da escoliose idiopática do adolescente em alunos da rede pública de Goiânia-Go. Acta Ortop Bras 2013;21(4):223-225.
29. Penha PJ. Prevalência de escoliose idiopática do adolescente em cidades do estado de São Paulo[tese]. São Paulo: Faculdade de Medicina, USP; 2016.
30. Miller NH. Cause and natural history of adolescent idiopathic scoliosis. Orthop Clin North Am 1999;30(3):343-352.
31. Konieczny MR, Senyurt H, Krauspe R. Epidemiology of adolescent idiopathic scoliosis. J Child Orthop 2013;7:3-9.
32. Cheng JC, Castelein RM, Chu WC et al. Adolescent idiopathic scoliosis. Nat Rev Dis Primers 2015;24(1):15030.
33. Gummerson NW, Millner PA. (ii) Scoliosis in children and teenagers. Orthopaedics and Trauma, Elsevier 2011;25:6.
34. Hebert SK, Filho TEPB, Xavier R, Pardini Jr AG. Ortopedia e Traumatologia: princípios e prática. 5ª ed. Porto Alegre: Artmed; 2017.
35. McAlister WH, Shackelford GD. Classification of spinal curvatures. Radiol Clin North Am1975;13(1):93-112.
36. Goldstein LA, Waugh TR. Classification and terminology of scoliosis. Clin Orthop Relat Res 1973 Jun;(93):10-22.
37. Chun EM, Suh SW, Modi HN, Kang EY, Hong SJ, Song HR. The change in ratio of convex and concave lung volume in adolescent idiopathic scoliosis: a 3D CT scan based cross sectional study of effect of severity of curve on convex and concave lung volumes in 99 cases. Eur Spine J 2008;17:224-229.
38. Choudhry MN, Ahmad Z, Verma R. Adolescent idiopathic scoliosis. Open Orthopaedics Journal 2016;10:143-154.
39. Lonstein JE. Adolescent idiopathic scoliosis.The Lancet 1994;344: 1407-1412.
40. Greiner KA. Adolescent idiopathic scoliosis: radiologic decision-making. Am Fam Physician. 2002;65(9):1818.
41. Wong HK, Tan KJ. The natural history of adolescent idiopathic scoliosis. Indian J Orthop 2010;44:9.
42. Goldberg CJ, Dowling FE, Fogarty EE. Adolescent idiopathic scoliosis: is rising growth rate the triggering factor in progression? Eur Spine J 1993;29-36.
43. Utiger RD. Melatonin: The hormone of darkness. New Eng J Med 1992;1377-9.
44. Goldberg CJ, Moore DP, Fogarty EE, Dowling FE. Adolescent idiopathic scoliosis: the effect of brace treatment on the prevalence of surgery. Spine 2001;42-7.
45. Sanders JO, Khoury JG, Kishan S et al. Predicting scoliosis progression from skeletal maturity: a simplified classification during adolescence. J Bone Joint Surg Am 2008;90:540-553.
46. Sitoula P, Verma K, Holmes L Jr et al. Prediction of curve progression in idiopathic scoliosis: validation of the sanders skeletal maturity staging system. Spine 2015;40:1006-1013.
47. Gardner A. (i) Clinical assessment of scoliosis. Orthopaedics and Trauma, Elsevier 2011;397-402.
48. World Health Organization. International Classification of Functioning, Disability and Health. Geneva: WHO; 2001.
49. World Health Organization. International Classification of Functioning, Disability and Health – Children and Youth version. Geneva: WHO; 2007.
50. Stucki G, Cieza A, Ewert T, Kostanjsek N, Chatterji S, Ustün TB. Application of the International Classification of Functioning, Disability and Health (ICF) in clinical practice. Disabil Rehabil. 2002;24(5):281-282.
51. Du C, Yu J, Zhang J et al. Relevant areas of functioning in people with adolescent idiopathic scoliosis on the international classification of functioning, disability and health: the patients' perspective. J Rehabil Med 2016;48:806-814.
52. White AA, Panjabi MM. Clinical biomechanics of the spine. 2ª ed. Lippincott Williams and Wilkins; 1990.
53. Huh S, Eun LY, Kim NK, Jung JW, Choi JY, Kim HS. Cardiopulmonary function and scoliosis severity in idiopathic scoliosis children. Korean J Pediatr 2015 Jun;58(6):218-223.

54. Benameur S, Mignotte M, Destrempes F, De Guise JA. Three-dimensional biplanar reconstruction of scoliotic rib cage using the estimation of a mixture of probabilistic prior models. IEEE Trans Biomed Eng 2005 Oct;52(10):1713-1728.

55. Charles YP, Diméglio A, Marcoul M, Bourgin JF, Marcoul A, Bozonnat MC. Influence of idiopathic scoliosis on three-dimensional thoracic growth. Spine (Phila Pa 1976). 2008 May 15;33(11):1209-1218.

56. Kim YJ, Lenke LG, Bridwell KH, Cheh G, Whorton JRN, Sides BMA. Prospective pulmonary function comparison following posterior segmental spinal instrumentation and fusion of adolescent idiopathic scoliosis: is there a relationship between major thoracic curve correction and pulmonary function test improvement? Spine (Phila Pa 1976) 2007;32:2685-2693.

57. Johnston CE, Richards BS, Sucato DJ, Bridwell KH, Lenke LG, Erickson M; Spinal Deformity Study Group. Correlation of preoperative deformity magnitude and pulmonary function tests in adolescent idiopathic scoliosis. Spine (Phila Pa 1976) 2011; 36(14): 1096-1102.

58. Tsiligiannis T, Grivas T. Pulmonary function in children with idiopathic scoliosis. Scoliosis 2012;7:7.

59. Weinstein SL, Ponseti IV. Curve progression in idiopathic scoliosis. J Bone Joint Surg Am 1983;65:447-455.

60. Czaprowski D, Kotwicki T, Biernat R, Urniaz J, Ronikier A. Physical capacity of girls with mild and moderate idiopathic scoliosis: influence of the size, length and number of curvatures. Eur Spine J 2012;21:1099-1105.

61. Jackson RP, Simmons EH, Stripinis D. Incidence and severity of back pain in adult idiopathic scoliosis. Spine 1983;8:749-756.

62. Trobisch P, Suess O, Schwab F. Idiopathic Scoliosis.Dtsch Arztebl Int 2010 Dec;107(49):875-883.

63. Blanco JS, Perlman SL, Cha HS, Delpizzo K. Multimodal pain management after spinal surgery for adolescent idiopathic scoliosis. Orthopedics 2013 Feb;36(2 Suppl):33-5.

64. Mordecai SC, Dabke HV. Efficacy of exercise therapy for the treatment of adolescent idiopathic scoliosis: a review of the literature. European Spine Journal, Heidelberg 2012; 21(3):382-389.

65. Freidel K, Petermann F, Reichel D, Steiner A, Warschburger 338 P, Weiss HR. Quality of life in women with idiopathic scoliosis. Spine (Phila Pa 1976) 2002;27(4):E87. 340.

66. Payne WK, Ogilvie JW, Resnick MD, Kane RL, Transfeldt EE, Blum RW. Does scoliosis have a psychological impact and does gender make a difference? Spine (Phila Pa 1976) 1997;22(12):1380-1384.

67. Weinstein SL, Dolan LA, Spratt KF, Peterson KK, Spoonamore MJ, Ponseti IV. Health and function of patients with untreated idiopathic scoliosis: a 50-year natural history study. JAMA 2003 Feb 5;289(5):559-567.

68. Miller NH. Genetics of familial idiopathic scoliosis. Clin Orthop Relat Res 2007;462:6-10.

69. Diab M. Physical examination in adolescent idiopathic scoliosis. Neurosurg Clin N Am 2007;18(2):229-236.

70. Magee DJ. Avaliação musculoesquelética. 5ª ed. Manole; 2010.

71. Muscolino J, Muscolino J. Kinesiology – The skeletal system and muscle function. 2º ed, Elsevier; 2011.

72. Luo HJ, Lin SX, Wu SK, Tsai MW, Lee SJ. Comparison of segmental spinal movement control in adolescents with and without idiopathic scoliosis using modified pressure biofeedback unit. PLoS ONE 2017;12(7):e0181915.

73. Ramirez N, Johnston CE, Browne RH. The prevalence of back pain in children who have idiopathic scoliosis. J Bone Joint Surg Am. 1997 Mar;79(3):364-368.

74. Silva FC, Thuler LCS. Tradução e adaptação transcultural de duas escalas para avaliação da dor em crianças e adolescentes. J. Pediatria 2008;84(4).

75. Bunnell WP, MacEwen GD, Jayakumar S. The use of plastic jackets in the non-operative treatment of idiopathic scoliosis. Preliminary report. J Bone Joint Surg Am 1980 Jan;62(1):31-38.

76. Santili C, Waisberg G, Akkari M, Fávaro T, Prado JCL. Avaliação das discrepâncias de comprimento dos membros inferiores. Rev Bras Ortop 1998;33(1).

77. Reamy BV, Slakey JB. Adolescent idiopathic scoliosis: review and current concepts. Am Fam Physician 2001;64(1):111-116.

78. Neinstein LS, Chorley JN. Scoliosis and kKyphosis. In: Adolescent health care: a practical guide. 4th ed. Philadelphia. Lippincott Williams & Wilkins; 2002:345-355.

79. O'Connor F. Pediatric orthopedics for the family physician. Infant, Child & Adolescent Medicine. AAFP CME Program; 2007.

80. Singh SJ, Morgan MD, Scott S, Walters D, Hardman AE. Development of a shuttle walking test of disability in patients with chronic airways obstruction. Thorax 1992;47(12):1019-1024.

81. Lanza FC, Zagatto EP, Silva JC et al. Reference equation for the incremental shuttle walk test in children and adolescents. J Pediatr 2015 Nov;167(5):1057-1061.

82. Camarini PMF, Rosanova GCL, Gabriel BS, Gianini PES, Oliveira AS. The Brazilian version of the SRS-22r questionnaire for idiopathic scoliosis. Braz. J. Phys. Ther 2013;17(5).

83. Bago J, Climent JM, Ey A, Perez-Grueso FJS, Izquiedro E. The Spanish version of the SRS-22 patient questionnaire for idiopathic scoliosis: transcultural adaptation and reliability analysis. Spine (Phila Pa 1976) 2004;29(15):1676-1680.

84. Carriço G, Meves R, Avanzi O. Cross-cultural adaptation and validity of an adapted Brazilian Portuguese version of Scoliosis Research Society-30 questionnaire. Spine (Phila Pa 1976) 2012;37(1):E60-3.

85. El-Hawary R, Chukwunyerenwa C. Update on evaluation and treatment of scoliosis. Pediatr Clin North Am 2014;61(6):1223-1241.

86. Herbert R, Jamtvedt G, Hagen KB, Mead J. Practical evidence-based physiotherapy. 2th ed. Elsevier, 2011; 186 p.

87. Negrini S, Grivas TB, Kotwicki T, Maruyama T, Rigo M, Weiss HR. Why do we treat adolescent idiopathic scoliosis? What we want to obtain and to avoid for our patients. SOSORT 2005 Consensus paper. Scoliosis. 2006;10:1:4.

88. Horne JP, Flannery R, Usman S. Adolescent Idiopathic Scoliosis: Diagnosis and Management. American Family Physician 2014; 3.

89. Janicki JA, Alman B. Scoliosis: review of diagnosis and treatment. Paediatr Child Health 2007 Nov;12(9):771-776.

90. Kalichman L, Kendelker L, Bezale T. Bracing and exercise-based treatment for idiopathic scoliosis. Journal of Bodywork & Movement Therapies 2015.

91. Davies G, Reid L. Growth of the alveoli and pulmonary arteries in childhood. Thorax 1970;25(6):669-681.

92. Thurlbeck WM. Postnatal human lung growth. Thorax 1982;37(8): 564-571.

93. Canavese F, Dimeglio A. Normal and abnormal spine and thoracic cage development. World J Orthop 2013;4(4):167-174.

94. Fletcher ND, Bruce RW. Early onset scoliosis: current concepts and controversies. Curr Rev Musculoskelet Med 2012; 5:102-110.

95. Mehta MH. Growth as a corrective force in the early treatment of progressive infantile scoliosis. J Bone Joint Surg Br 2005;87(9): 1237-1247.

96. D'Astous JL, Sanders JO. Casting and traction treatment methods for scoliosis. Orthop Clin North Am 2007;38(4):477-484.

97. Katz DE, Durrani AA. Factors that influence outcome in bracing large curves in patients with adolescent idiopathic scoliosis. Spine 2001;26(21):2354-2361.

98. Landauer F, Wimmer C, Behensky H. Estimating the final outcome of brace treatment for idiopathic thoracic scoliosis at 6-month follow-up. Pediatr Rehabil 2003;6(3-4):201-207.

99. SRS 2006 Edgar M. Brace wear compliance. Scoliosis Resarch Society. Disponível em: http://www.srs.org/professionals/bracing_manuals/section3.pdf (Acessado em: 30 jun 2017).

100. Maruyama T, Takesita K, Kitagawa T, Nakao Y. Milwaukee brace. Physiotherapy Theory and Practice 2011;27(1):43-46.

101. Noonan KJ. Nonsurgical techniques in adolescent idiopathic scoliosis. In: Weinstein SL, ed. The pediatric spine: principles and practice. Philadelphia, PA: Lippincott Williams & Wilkins 2001:371-383.

102. Newton P. Idiopathic scoliosis. In: Morrissey RT, Weinstein SL, eds. Lovell & Winter's Pediatric Orthopaedics. Philadelphia, PA: Lippincott Williams & Wilkins; 2006:693-762.

103. Bunnell WP, MacEwen GD, Jayakumar S. The use of plastic jackets in the non-operative treatment of idiopathic scoliosis. Preliminary report. J Bone Joint Surg Am 1980 Jan;62(1):31-38.

104. Fayssoux RS, Cho RH, Herman MJ. A History of Bracing for Idiopathic Scoliosis in North America. Clin Orthop Relat Res 2010; 468(3):654-664.

105. Negrini S, Hresko TM, O'Brien JP, Price N; SOSORT Boards. Recommendations for research studies on treatment of idiopathic scoliosis: Consensus 2014 between SOSORT and SRS non-operative management committee. Scoliosis 2015;10:8.

106. Yrjönen T et al. Effective ness of the providence nighttime bracina in adolescent idiopathic scoliosis: 2006 Jul; 15(7):1139-1143.

107. Fusco C, Zaina F, Atanasio S, Romano M, Negrini A, Negrini S. Physical exercises in the treatment of adolescent idiopathic scoliosis: an updated systematic review. Physiother Theory Pract. 2011;27(1):80-114.

108. de Baat P, van Biezen FC, de Baat C. Scoliosis: review of types, aetiology, diagnostics, and treatment 2. Ned Tijdschr Tandheelkd 2012;119(11):531-535.

109. Weiss HR, Negrini S, Hawes MC et al. Physical exercises in the treatment of idiopathic scoliosis at risk of brace treatment – SOSORT consensus paper 2005. Scoliosis. 2006;1:6.

110. Dobosiewicz K, Durmala J, Kotwicki T. Dobosiewicz method physiotherapy for idiopathic scoliosis. Stud Health Technol Inform 2008;135:228-236.

111. Berdishevsky H, Lebel VA, Bettany-Saltikov et al. Physiotherapy scoliosis-specific exercises – a comprehensive review of seven major schools. Scoliosis Spinal Disord 2016;11:20.

112. Fabian KM. Evaluation of the effectiveness of asymmetric breathing exercises according to Dobosiewicz on chosen functional parameters of the respiratory system in girls with scoliosis. Fizjoterapia 2010;18(4):21-26.

113. Fabian KM, Rożek-Piechura K. Exercise tolerance and selected motor skills in young females with idiopathic scoliosis treated with different physiotherapeutic methods. Ortop Traumatol Rehabil. 2014;16(5):507-522.

114. Dobosiewicz K, Durmala J, Czernicki K, Piotrowski J. Radiological results of Dobosiewicz method of threedimensional treatment of progressive idiopathic scoliosis. Stud. Health Technol. Inf 2006;123: 267e272.

115. Lehnert-Schroth C. Introduction to the three-dimensional scoliosis treatment according to schroth. Physiotherapy 1992;78(11).

116. Weiss HR. "Best Practise" in conservative scoliosis care. Bad Sobernheim, Germany: Druck und Bindung; 2007.

117. Lehnert-Schroth C. The schroth scoliosis three-dimensional treatment: a physiotherapeutic method for deformities of the spine. 7th ed. Nordersted (Germany): Paperback; 2007.

118. Kuru T, Yeldan İ, Dereli EE, Özdinçler AR, Dikici F, Çolak İ. The efficacy of three-dimensional Schroth exercises in adolescent idiopathic scoliosis: a randomised controlled clinical trial. Clin Rehabil 2016; 30(2):181-190.

119. Weiss, HR. The effect of an exercise program on vital capacity and rib mobility in patients with idiopathic scoliosis. Spine (Phila Pa 1976) 1991;16(1):88e93.

120. Zarzycka M, Rozek K, Zarzycki M. Alternative methods of conservative treatment of idiopathic scoliosis. Ortop Traumatol Rehabil 2009;11(5):396-412.

121. Keller TS,Colloca CJ, Harrison DE,Moore RJ, Gunzburg R. Muscular contributions to dynamic dorsoventral lumbar spine stiffness. Eur Spine J 2007;16(2):245-254.

122. Torell G, Nachemson A, Haderspeck-Grib K, Schultz A. Standing and supine Cobb measures in girls with idiopathic scoliosis. Spine (Phila Pa 1976) 1985;10(5):425-427.

123. Romano M, Negrini A, Parzini S, Negrini S. Scientific Exercises Approach to Scoliosis (SEAS): efficacy, efficiency and innovation. Stud Health Technol Inform. 2008;135:191-207.

124. Rydeard R, Leger A, Smith D. Pilates-based therapeutic exercise: effect on subjects with nonspecific chronic low back pain and functional disability: a randomized controlled trial. J Orthop Sports Phys Ther 2006;36(7):472-484.

125. Anderson BD, Spector A. Introduction to Pilates-based rehabilitation. Orthop Phys Ther Clin N Am 2000;9(3):395-410.

126. Alves de Araújo ME, Bezerra da Silva E, Bragade Mello D, Cader SA, Shiguemi Inoue Salgado A, Dantas EH. The effectiveness of the Pilates method: reducing the degree of non-structural scoliosis, and improving flexibility and pain in female college students. J Bodyw Mov Ther 2012;16(2):191-198.

127. Alves VLS, Avanzi O. Respiratory muscle strength in idiopathic scoliosis after training program. Acta Ortop Bras. 2016 Nov-Dec;24(6):296-299.

128. Barczyk K, Zawadzka D, Hawrylak A, Bocheńska A, Skolimowska B, Małachowska-Sobieska M. The influence of corrective exercises in a water environment on the shape of the antero-posterior curves of the spine and on the functional status of the locomotor system in children with Io scoliosis.Ortop Traumatol Rehabil. 2009 May-Jun;11(3):209-221.

129. Sud A, Tsirikos AI. Current concepts and controversies on adolescent idiopathic scoliosis: Part I. Indian J Orthop 2013;47(2):117-128.

130. Harrington PR. Treatment of scoliosis. Correction and internal fixation by spine instrumentation. J Bone Joint Surg Am 1962;44-A:591-610.

131. Vitale MG, Matsumoto H, Bye MR et al. A retrospective cohort study of pulmonary function, radiographic measures, and quality of life in children with congenital scoliosis: an evaluation of patient outcomes after early spinal fusion. Spine (Phila Pa 1976) 2008;15;33(11):1242-1249.

132. Yaman O, Dalbayrak S. Idiopathic scoliosis. Turk Neurosurg 2014; 24(5):646-657.

133. Campbell RM Jr, Smith MD, Mayes TC et al. The effect of opening wedge thoracostomy on thoracic insufficiency syndrome associated with fused ribs and congenital scoliosis. J Bone Joint Surg Am 2004;86-A(8):1659-1674.

Pé Plano Flexível Idiopático

Rosalina Tossige Gomes
Renato Guilherme Trede Filho

18

INTRODUÇÃO

A definição mais comumente utilizada de um pé plano consiste na diminuição ou ausência do arco longitudinal medial (ALM)[1]. Essa é a condição mais frequentemente observada nas clínicas ortopédicas pediátricas. Entre os problemas musculoesqueléticos encontrados em crianças, o pé é a região mais acometida[1]. O pé plano flexível idiopático pode estar associado à dor, porém raramente causa incapacidade, mas continua sendo uma preocupação entre os pais em relação à saúde e à mobilidade de seus filhos[1]. Os pais se preocupam com a aparência dos pés das crianças e com o fato de futuramente seus filhos serem afetados por dor e deformidade[1-4]. O pé plano tem sido associado à dor nas costas ou nos membros inferiores (MMII)[5,6], dor nos pés[7,8], hálux valgo[9], calos e doença articular degenerativa[10] na vida adulta.

Muitos sinônimos são usados para descrever os pés planos, como calcâneo valgo, pé valgo, pé plano flexível idiopático, pé plano valgo, pé plano hipermóvel e pé pronado[1,11,14]. Neste capítulo será usada a expressão *pé plano flexível idiopático* (PPFI). A incidência do PPFI entre as crianças na faixa etária de 3 a 6 anos é de 44%, diminuindo com a idade: 10% dos casos permanecem até a adolescência e somente 3% se tornam dolorosos na vida adulta[12-14]. Além disso, a prevalência é maior nos meninos do que nas meninas.

DESENVOLVIMENTO DO ALM DURANTE O DESENVOLVIMENTO INFANTIL

O pé é composto por 26 ossos e dividido em três regiões anatômicas: o retropé, composto por tálus e calcâneo; o mediopé, composto por navicular, cuboide e três cuneiformes; e o antepé, formado pelos metatarsos e pelas falanges[15] (Figura 18.1).

Estruturas ósseas, musculares, ligamentares e fáscias formam três arcos nos pés: um transversal e dois longitudinais (medial e lateral). O arco transverso é composto pelos ossos do tarso e pela base dos metatarsos. O arco longitudinal lateral (ALL), formado pelo calcâneo, cuboide e quarto e quinto metatarsos, faz contato com o solo e apoia parte do peso corporal durante a locomoção. Formado pelos ossos calcâneo, tálus e navicular, pelos três cuneiformes e pelos três primeiros metatarsos, o arco longitudinal medial (ALM) não faz contato com o solo em seu ápice, a não ser que apresente disfunções, como em caso de pé plano. O ALM desempenha funções essenciais na biomecânica do pé, como a ação de suporte, transferências e absorção de cargas produzidas após o contato inicial durante a marcha[16-18] (Figura 18.2).

Todas as crianças nascem com os pés planos. O pé da criança inicialmente tem uma espessa camada de gordura abaixo do ALM que é absorvida lentamente com o crescimento. O ALM do pé não está presente ao nascimento e se desenvolve lentamente durante a infância[19].

A literatura descreve diferentes idades em que pode ocorrer a maturação do ALM. Magee (2002) acredita que a partir dos 2 anos a forma do pé da criança é semelhante à do adulto[20]. Volpon (1994) considera a fase de maior alteração do ALM entre os 2 e os 6 anos de idade[21]. Hennig e Rosenbaum (1995) concluem que essa formação do ALM ocorre aos 6 anos[22]. Donatelli (1990) afirma que apenas entre os 6

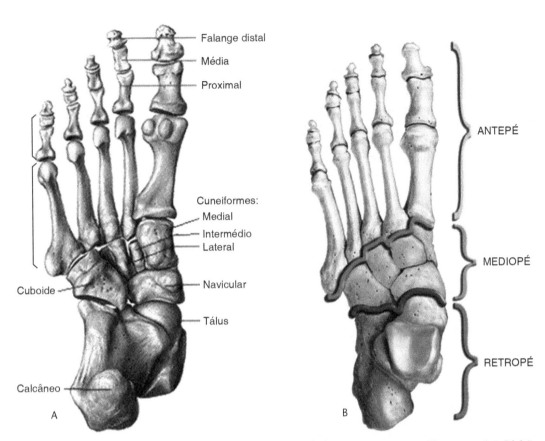

Figura 18.1 Anatomia do pé. **A** Ossos do pé. (Adaptada de figura disponível em: www.anatomy-library.com.) **B** Divisão do pé em antepé, mediopé e retropé. (Adaptada de figura disponível em: https://anatomia-papel-e-caneta.com/antepe-mediope-e-retrope/.)

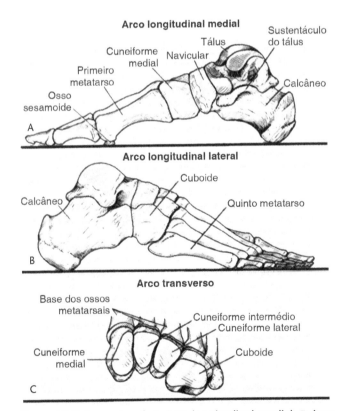

Figura 18.2 Arcos do pé. **A** Arco longitudinal medial. **B** Arco longitudinal lateral. **C** Arco transverso. (Adaptada de: Anatomia. 2. ed. 1984.)

e os 8 anos o ALM poderá ser considerado maduro[23]. Lin et al. (2001) são mais generalistas, afirmando que o ALM se desenvolve na primeira década de vida[24]. Onodera et al. (2008) concluíram que a maturação do ALM continua após os 6 anos de idade a uma velocidade mais lenta até os 10 anos[25]. Souza et al. (2007) observaram que o ALM se forma mais tardiamente em crianças obesas (dos 8 para os 9 anos) em relação às crianças não obesas (dos 5 para os 6 anos)[26].

Três métodos podem ser levados em consideração para estabelecer se o pé da criança já se encontra maduro: cessação do crescimento, fechamento das placas epifisárias e estabilização da postura do pé[25,27-30]. O comprimento do pé aumenta linearmente em meninas de 4 a 13 e em meninos de 4 a 14 anos de idade[27,28]. A fusão das placas epifisárias dos pés das crianças geralmente se completa aos 16 anos de idade[29]. Considera-se que a postura do pé de uma criança se torna estática em torno de 7 a 8 anos de idade, porém, até o momento, não existe consenso sobre o tema na literatura[30].

Apesar de se esperar o desenvolvimento do ALM naturalmente com a idade, algumas crianças, por algum motivo, permanecem sem desenvolvê-lo, o que caracteriza o pé plano. O pé plano pode resultar em problemas no alinhamento estático do tornozelo e do pé, bem como em anormalidades na funcionalidade dinâmica das extremidades inferiores[31]. Assim, articulações proximais, como as do joelho, do quadril e da coluna vertebral, podem ser afetadas em virtude da transferência de padrões incorretos de movimento provenientes da cinemática inadequada dos pés[32].

ETIOLOGIA

Por não existir consenso na literatura sobre a etiologia do PPFI, uma avaliação fisioterapêutica criteriosa é essencial. O PPFI pode se originar da não absorção da gordura dos pés, por uma rotação interna excessiva do quadril, genovalgo de joelho, fraqueza da musculatura intrínseca dos pés e fraqueza dos rotadores externos de quadril. Além disso, a frouxidão das cápsulas articulares e dos ligamentos permite que o ALM abaixe ou desapareça com a aplicação da carga corporal, quando na posição ortostática, por exemplo[33].

Campos et al. (2004) afirmam que uma angulação em valgo do joelho pode levar a uma angulação em valgo do retropé e, consequentemente, ao desabamento do arco plantar medial, causando o pé pronado ou o pé plano[34]. Falotico et al. (2010) avaliaram a associação entre pé plano e frouxidão ligamentar e observaram que a ocorrência do pé plano era significativamente maior no grupo de crianças que apresentavam frouxidão ligamentar. Essa associação também foi observada quando os autores analisaram o sexo masculino individualmente. Entretanto, isso não foi verificado para o sexo feminino[35].

A ocorrência do PPFI está relacionada com o uso de sapatos antes dos 6 anos de idade, principalmente quando eles são pouco flexíveis ou rígidos. Essa relação também é observada em crianças obesas[33]. Pfeiffer et al. (2006) analisaram a prevalência de pés planos em pré-escolares, e aqueles com sobrepeso apresentaram risco 27% maior de terem essa condição, enquanto as crianças obesas tiveram três vezes mais chances de apresentar pés planos em comparação com os eutróficos[36].

Algumas condições patológicas podem também influenciar a ocorrência do pé plano flexível, como a síndrome de Down. Os antecedentes pessoais e culturais que possam afetar a postura dos pés também podem estar entre as causas da ocorrência do pé plano flexível[37].

CLASSIFICAÇÃO

O pé plano pode ser classificado como flexível ou rígido. No tipo flexível há a perda da altura do ALM somente na posição com descarga de peso (cadeia cinética fechada). No tipo rígido, o ALM não está presente na posição com descarga de peso ou não (cadeia cinética fechada ou aberta)[38,39].

O pé plano pode ainda ser classificado (Viladot) quanto à gravidade através de uma imagem gerada por plantigrafia ou pelo uso do podoscópio (Figura 18.3). Ao se observar a parte medial do pé a partir da impressão plantar, observa-se que as concavidades estão reduzidas progressivamente do grau I ao grau III[40].

DIAGNÓSTICO DIFERENCIAL

O diagnóstico diferencial do PPFI, realizado pelo médico ortopedista pediátrico, deve ser feito, principalmente, com

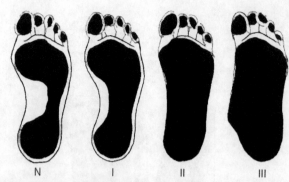

Figura 18.3 Classificação do pé plano de acordo com Viladot. (N = normal, I = grau 1, II = grau 2 e III = grau 3)[40].

o intuito de excluir outras causas ou condições de saúde que também apresentem diminuição ou ausência do ALM, dentre as quais:

- Pé plano rígido.
- Paralisia cerebral.
- Síndrome de Down.
- Patologias que apresentem deficiência do colágeno e consequente frouxidão ligamentar.

ASPECTOS RELACIONADOS COM A FUNCIONALIDADE E A INCAPACIDADE

A Classificação Internacional de Funcionalidade, Incapacidade e Saúde (CIF), preconizada pela Organização Mundial da Saúde, será adotada neste capítulo. Os aspectos relacionados com a funcionalidade e a incapacidade são divididos em duas partes: (1) estrutura e função do corpo e atividade e participação, e (2) fatores contextuais, que compreendem os fatores pessoais e ambientais.

Deficiências da estrutura e função do corpo

As deficiências de estrutura e função do corpo vão depender do estágio e da gravidade do PPFI. Em geral, estão presentes:

- Desabamento do ALM com descarga de peso.
- Dor.
- Inflamação e desgaste articular em longo prazo.
- Fraqueza dos músculos intrínsecos e extrínsecos do pé.
- Alteração da postura ascendente ao pé (joelho, quadril), mas comumente associada ao *out-toeing* (veja o Capítulo 19).
- Alterações na marcha, pés pronados.
- Diferença no comprimento dos membros.
- Fraqueza dos MMII.
- Encurtamento muscular, como tríceps sural.
- Frouxidão ligamentar.
- Aumento do índice de massa corporal (IMC).

Limitações da atividade e restrições da participação

As limitações de atividade e restrições da participação raramente estão associadas.[33] Entretanto, em alguns casos é observada dor ao caminhar ou ao correr longas distâncias ou por longos períodos. Caso o PPFI esteja associado a alterações torcionais (*in* ou *out-toeing*) e angulares (valgismo de joelhos), a criança também poderá apresentar falta de equilíbrio durante algumas atividades e quedas.

ATUAÇÃO DA EQUIPE INTERDISCIPLINAR E MULTIPROFISSIONAL

A multidisciplinaridade e interdisciplinaridade são cruciais no manejo do PPFI. Assim, o fisioterapeuta deverá estar atento, haja vista que, dependendo do desfecho da avaliação, deverá encaminhar ao ortopedista pediátrico aqueles casos sintomáticos e classificados como pés rígidos ou que necessitem realizar diagnóstico diferencial. Além disso, nos casos cirúrgicos, o fisioterapeuta deverá entrar em contato com o médico responsável para entender os procedimentos cirúrgicos realizados. Por fim, os pacientes com sobrepeso e obesos deverão ser encaminhados ao nutrólogo ou nutricionista.

INTERVENÇÃO FISIOTERAPÊUTICA

Avaliação

De acordo com uma revisão sistemática publicada recentemente[41], não existe um método de análise considerado padrão-ouro para avaliação da postura do pé em uma configuração clínica. Encontram-se disponíveis diversas ferramentas para avaliação do ALM, mas a literatura diverge quanto à ideal especificamente para essa análise[20,42,43].

Coleta da história clínica com os pais ou cuidadores

A primeira etapa da avaliação deve consistir em uma entrevista com os pais ou responsáveis, na qual serão coletadas a história pregressa e a atual, incluindo gestação, tipo de parto e possíveis complicações, história familiar, queixa principal e avaliação de exames complementares, caso existentes, e das órteses ou palmilhas, em caso de uso (convém perguntar se o paciente usa ou já usou).

Estrutura e função do corpo e atividade e participação

Como a obesidade é um fator de risco para a ocorrência do pé plano, é interessante a avaliação do peso e da altura da criança para cálculo do IMC.

Convém diferenciar o pé plano flexível do rígido, bem como avaliar se a condição é dolorosa ou não[33]. Caso o fisioterapeuta observe indícios de uma condição mais grave, a criança deve ser encaminhada para o ortopedista pediátrico a fim de determinar o diagnóstico médico.

Para determinação da flexibilidade, o examinador pode observar o pé por meio de uma série de manobras. Na posição ortostática, os pés exibem ALM desabado, eversão do pé e calcâneo valgo. O retorno do arco é acentuado com a dorsiflexão passiva do hálux (teste *Jack Toe Rising*). A formação do ALM nesse teste indica que o pé plano é fexível e a não formação do arco que o pé plano é rígido (Figura 18.4)[44].

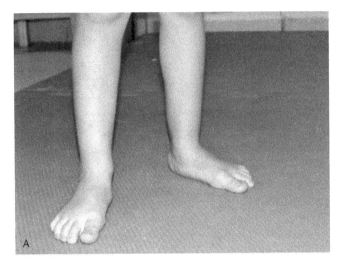

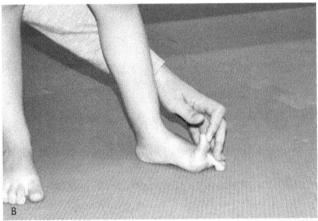

Figura 18.4A e **B** Teste *Jack Toe Rising*. O avaliador faz uma dorsiflexão passiva do hálux e observa aumento da concavidade dos arcos. Um resultado positivo consiste na formação do ALM, indicando tratar-se de um pé plano flexível. (Acervo pessoal.)

Com a criança sentada e as pernas penduradas, o ALM se apresenta normal. Um pé plano não flexível ou rígido permanecerá sem arco detectável. Quando a criança estiver na ponta dos pés, um pé plano flexível irá exibir um arco com o calcanhar apontando ligeiramente para a linha média, o que indica que o calcâneo se inverte da posição valga (Figura 18.5)[33].

O movimento subtalar e tarsal transversal é normal em pacientes com pé plano flexível[33]. Para determinação do movimento subtalar o examinador deve estabilizar o tornozelo com uma das mãos e segurar o calcâneo com a outra. O calcâneo é, então, passivamente invertido e evertido, e a amplitude de movimento (ADM) total normal se situa entre 20 e 60 graus, sendo a inversão duas vezes maior do que a eversão.

Para determinação do movimento tarsal transversal o calcâneo é segurado com uma das mãos e o antepé com a outra. O antepé pode normalmente ser aduzido a 30 graus e abduzido a 15 graus. O examinador deve considerar a coalizão tarsal se a amplitude de movimento for menor do que a descrita. Muitas vezes, os sapatos da criança também

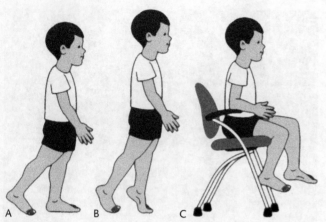

Figura 18.5 Criança com pé plano flexível. **A** Com descarga de peso – ausência do ALM. **B** Na ponta do pé – presença do ALM. **C** Sentada com as pernas penduradas – presença do ALM. (Disponível em: http://www.drbulentaldemir.com/duz--tabanlik-pes-planus/.)

devem ser examinados, observando as áreas do calçado que apresentam desgaste. Isso pode ajudar a determinar a biomecânica dos pés durante a caminhada e a corrida[33].

Para determinação da força, principalmente, dos músculos intrínsecos e extrínsecos do pé é possível optar pelo teste manual de força, o qual é documentado pela escala de Oxford (0 = sem contração; 1 = contração ligeira, sem movimento; 2 = amplitude de movimento total, sem gravidade; 3 = amplitude de movimento total, com gravidade; 4 = amplitude de movimento total, alguma resistência; 5 = amplitude total de movimento, resistência total)[45]. Já para avaliação da ADM a medição dos ângulos pode ser feita por goniometria tradicional dos movimentos do pé (flexão plantar, dorsiflexão, eversão e inversão)[46]. A depender da condição clínica apresentada pelo paciente, pode ser necessária a avaliação da força e da ADM dos músculos ascendentes aos pés.

Para avaliação da dor, a criança deve ser questionada e, em caso de dor, é possível quantificá-la com o uso da escala visual analógica de dor específica para crianças (Figura 18.6)[47,48].

Radiografias não são necessárias na avaliação de rotina do pé plano flexível, a menos que o fisioterapeuta necessite delas para fechar o diagnóstico fisioterapêutico.

O índice do arco plantar (I arco) é o índice obtido entre a razão calculada da área do mediopé e a área total do pé, excluindo os dedos. Para essa avaliação é necessário realizar a impressão plantar, o que pode ser feito com o indivíduo sentado. Aplica-se tinta hidrossolúvel na planta de um dos pés e o sujeito é orientado a ficar de pé e distribuir igualmente o peso corporal em ambos os pés com a planta pintada apoiada em uma folha de papel branco[49,50].

Uma opção mais confiável para a realização da impressão plantar é a fotopodoscopia. O indivíduo é posicionado sobre um podoscópio com os pés descalços, apoio bipodal e postura ortostática. A imagem da impressão plantar refletida no vidro do podoscópio é capturada por meio de câmera fotográfica digital posicionada sobre um tripé[51].

As impressões plantares devem ser digitalizadas para cálculo da área. Para esse cálculo são utilizados programas computacionais específicos, como o *software* Matlab, porém, geralmente, esses programas são matemáticos e precisam de um programador treinado para manipulá-los (MathWorks, Inc. versão 6.5)[49].

As imagens digitalizadas das impressões plantares devem ser fracionadas em áreas A (antepé), B (mediopé) e C (retropé) (Figura 18.7) correspondendo à delimitação de um terço do comprimento longitudinal para cada fração da área total. Em seguida é calculado o I arco conforme a equação[49,50]:

I arco = área do mediopé (B) / área total (AT).

De acordo com Cavanagh e Rodgers, o I arco é classificado como[50]:

- **ALM elevado:** I arco ≤ 0,21.
- **ALM normal:** 0,22 < I arco < 0,26.
- **ALM baixo:** I arco ≥ 0,26.

Um estudo que avaliou o I arco na população brasileira obteve como valores de referência do ALM normal de 0,21 < I arco < 0,25, não estatisticamente diferentes da população americana avaliada por Cavanagh e Rodgers[49].

Na prática clínica, a impressão plantar pode ser calculada por meio do índice do arco plantar de Staheli, definido pela relação entre as regiões central e posterior na imagem plantar. Para o cálculo do índice do arco para cada pé, a medida da largura do pé na área do arco (A) é dividida pela largura do calcanhar (B) (índice plantar = A/B – Figura 18.8)[14,37].

De acordo com a classificação de Staheli, o índice do arco plantar correspondente ao grau III de Viladot é 1,15, sendo de 0,9 a 1,15 para o tipo II e entre 0,7 e 0,9 para o tipo I (pés normais)[52].

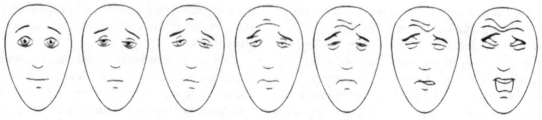

Figura 18.6 Escala de faces. A criança é orientada a mostrar a face que corresponda à dor no momento, sendo a localizada mais à esquerda a de menos dor e a mais à direita a de pior dor[47].

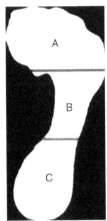

Figura 18.7 Áreas A (antepé), B (mediopé) e C (retropé) usadas no cálculo do IA[49].

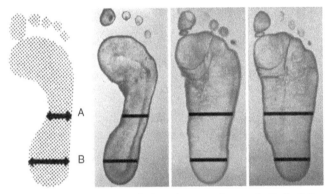

Figura 18.8 Avaliação do índice do arco plantar de Staheli (índice plantar = A/B)[52].

A impressão plantar pode ser usada ainda para avaliação do índice de contato II. Inicialmente são traçadas três linhas: uma tangencial à borda lateral do pé, outra à borda medial e uma terceira da região mais posterior do calcanhar até o terceiro artelho. Escolhe-se o ponto mais avançado do arco plantar (D) e, nesse ponto, é traçada uma reta perpendicular à linha mediana do pé. Desse modo, ficam definidos os pontos C e E (Figura 18.9). As distâncias CE e DE são medidas com régua e usadas para o cálculo do índice de contato II (IC II), modificado de Qamra et al.[53], dado pela fórmula:[54]

$$IC\ II = \frac{DE}{CE} \times 100$$

Os valores iguais a 100 indicam ausência do arco plantar (pé plano), enquanto 0 indica arco completo indo da face medial à face lateral do pé. Valores > 100 indicam convexidade medial na borda interna do pé. Volpon (1993) avaliou a evolução do ALM por meio de impressão plantar e cálculo do IC II e verificou que até os 2 anos de idade o índice se situa em torno de 80; portanto, a maioria dos pés são planos ou aplanados. Após essa idade, a curva decresce rapidamente até os 6 anos de idade, ou seja, o arco se desenvolve nessa faixa etária. Depois, há o pequeno desenvolvimento do arco plantar (Figura 18.10).[54]

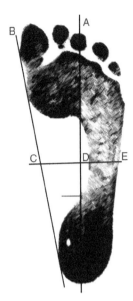

Figura 18.9 Linhas traçadas na impressão plantar para cálculo do índice de contato II[54].

A idade da formação do arco plantar deve ser considerada antes de iniciada a avaliação do pé plano flexível, pois essa alteração pode ser esperada para a idade e não necessitar de avaliação e tratamento, a não ser que apresente condição dolorosa, deficiências de estrutura e função do corpo e limitações de atividades. Por isso, o conhecimento do desenvolvimento normal do ALM é essencial para o examinador.

O perfil torcional e angular dos membros inferiores pode estar associado à ocorrência do pé plano flexível; por isso, é interessante realizar essa avaliação (veja o Capítulo 19).

Durante o agachamento unipodal, o fisioterapeuta poderá observar aumento do aplainamento do pé, o que pode ser decorrente de encurtamento do músculo tríceps sural, o qual pode ser avaliado por meio do *Lunge test* (veja o Capítulo 22).

Para avaliação da postura do pé pode ser utilizado o índice da postura do pé (*Foot Posture Index* – FPI-6), ferramenta capaz de quantificar o grau de posição neutra, pronada ou supinada do pé[56]. Esse teste é composto por seis critérios graduados entre 0 (neutro), +1 ou +2 (pronado) e −1 ou −2 (supinado). O resultado de cada um dos critérios proporciona um índice da postura global do pé. Um valor alto positivo indica que o pé é pronado (+6 a +9) ou altamente pronado (+10). Um resultado alto negativo significa que o pé é supinado (−1 a −4) ou altamente supinado (−5 a −12), ao passo que um valor neutro estará próximo de zero (0 a +5). Cada critério deve ser avaliado de maneira independente[56,57]. O fisioterapeuta deverá utilizar essa escala para acompanhar o paciente ao longo do tempo e documentar as progressões das intervenções, sendo importante ler o manual e compreender os critérios adotados para pontuar cada item (essa ferramenta se encontra disponível em: https://www.leeds.ac.uk/medicine/FASTER/z/pdf/FPI-manual-formatted-August-2005v2.pdf).

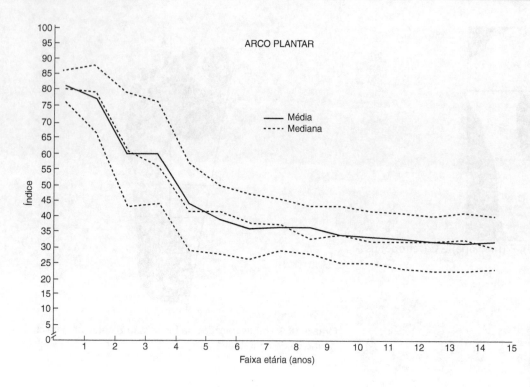

Figura 18.10 Curva de evolução do índice de contato em relação às faixas etárias[54].

Os critérios para avaliação são (Figura 18.11):

1. Palpação da cabeça do tálus (*A*).
2. Curvaturas supra e inframaleolares laterais (*B*).
3. Posição do calcâneo plano frontal (*C*).
4. Proeminência da articulação talonavicular (*D*).
5. Altura e congruência do arco longitudinal medial (*E*).
6. Abdução e adução do antepé em relação ao retropé (*F*).

Caso julgue necessário, o examinador deve realizar a avaliação postural de todo o membro inferior da criança (veja o Capítulo 19).

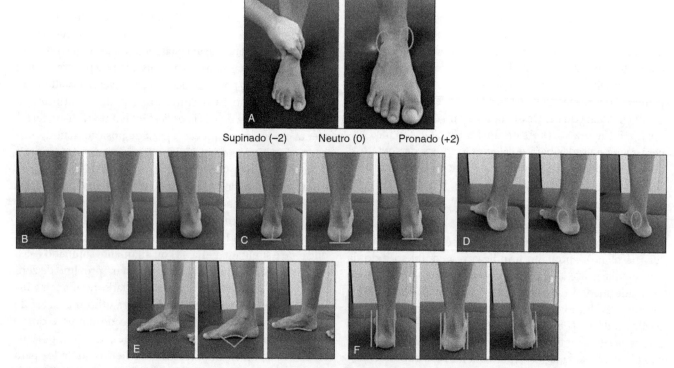

Figura 18.11 *Foot Posture Index* (FPI-6). **A** Palpação da cabeça do tálus. **B** Curvaturas supra e inframaleolares laterais. **C** Posição do calcâneo – plano frontal. **D** Proeminência da articulação talonavicular. **E** Altura e congruência do arco longitudinal medial. **F** Abdução e adução do antepé em relação ao retropé[57]. (Acervo pessoal.)

Tabela 18.1 Escala de Beighton para avaliação de HMA

Descrição	Teste bilateral	Escore (pontos máximos)
1. Dorsiflexão passiva da quinta articulação metacarpofalangiana ≥ 90 graus	Sim	2
2. Aposição passiva do primeiro dedo em direção ao lado flexor do antebraço, enquanto ombro a 90 graus, cotovelo estendido e antebraço pronado	Sim	2
3. Hiperextensão do antebraço ≥ 10 graus	Sim	2
4. Hiperextensão do joelho ≥ 10 graus	Sim	2
5. Flexão do tronco com joelhos esticados e palmas das mãos apoiadas no solo	Não	1
Total		9

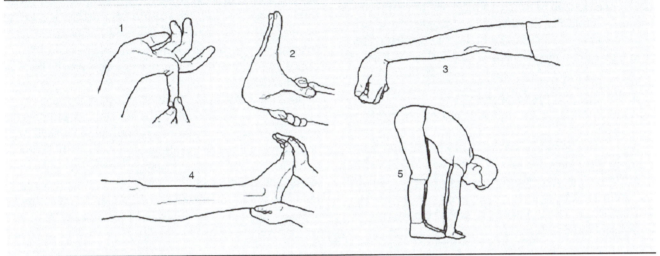

Fonte: Smits-Engelsman et al. (2011)[58].

Para avaliação da hipermobilidade articular (HMA) pode ser aplicada a escala de Beighton, validada para crianças e adolescentes de 6 a 12 anos de idade[58].

A escala de Beighton é composta por cinco manobras simples que exigem apenas o uso de um goniômetro e que podem ser realizadas rapidamente (Tabela 18.1).

O ponto de corte da escala de Beighton para identificação da HMA é ≥ 4/9[59].

A medida real e aparente do comprimento dos membros também deve ser realizada[20] (veja o Capítulo 17).

Outros testes para membros inferiores, como o teste do salto e o teste de função dos músculos do quadril, podem ser realizados (veja o Capítulo 22).

A avaliação fisioterapêutica completa é essencial para traçar os objetivos e propor um plano de tratamento, caso necessário. Quando o tratamento não é necessário, é importante explicar e tranquilizar os pais principalmente a respeito do desenvolvimento normal do ALM durante a infância.

A avaliação das limitações de atividade e participação social pode ser realizada por meio de testes padronizados, como o Inventário de Avaliação Pediátrica de Incapacidade (PEDI). Esse teste consiste em um questionário que avalia o desenvolvimento de habilidades e o nível de independência no desempenho de atividades funcionais e pode ser realizado com crianças de 6 meses a 7 anos e 6 meses de idade[55]. Para complementar essa avaliação, a criança pode ser questionada sobre as atividades escolares: se ela deixa de realizar alguma ou se cansa facilmente.

A marcha da criança também deve ser avaliada. Caso utilize palmilha para posicionamento do arco ou alguma órtese, a avaliação deve ser realizada com e sem ela. É importante comparar a marcha com a criança calçada e descalça. A visualização do paciente durante a marcha é necessária para avaliação da posição dos pés, se estão pronados, em posição neutra ou supinados, como é feito o contato inicial, e para as fases de apoio e balanço. Alterações torcionais e angulares podem influir na marcha da criança (veja o Capítulo 19).

Convém também observar a criança em deambulação livre e correndo o mais próximo do que ela costuma fazer. A execução de outros movimentos fundamentais, como saltar, pular, agachar, subir e descer escadas, também deve ser observada e, caso mostre alteração ou dificuldade na realização, o fisioterapeuta deve relatar.

Tratamento fisioterapêutico*

Após avaliação fisioterapêutica, o próximo passo consiste em traçar os objetivos e as metas do tratamento. Até o momento, não há dados prospectivos suficientes para demonstrar quais PPFI na população pediátrica exigem e se beneficiam dos tratamentos. Evans e Rome (2011) resumiram as me-

---

*Veja no Anexo, no final deste livro, a definição dos níveis de evidência, sendo 1 o nível mais alto e 5 o mais baixo..

lhores evidências disponíveis em um algoritmo para nortear o manejo do PPFI (nível de evidência 2a) (Figura 18.12)[60]. A partir desse algoritmo, quaisquer crianças que apresentem um PPFI doloroso, bem como aquelas que apresentam disfunção, deverão ser admitidas em um plano de tratamento fisioterapêutico. Entretanto, as crianças com menos de 8 a 10 anos, sem dor e disfunção, deverão receber apenas orientações gerais, como controle de peso, calçado apropriado etc.

Os objetivos e o plano de tratamento com base na CIF têm papel fundamental para um tratamento individualizado. De acordo com as deficiências de estrutura e função do corpo, as limitações de atividade e restrições da participação, e com base no quadro clínico, os objetivos para o tratamento do PPFI serão, de modo geral (nível de evidência 5):

- Elevar o ALM com descarga de peso.
- Melhorar a propriocepção dos pés.
- Aumentar a força dos músculos intrínsecos e extrínsecos do pé.
- Aumentar a força dos rotadores externos de quadril.
- Aumentar a força dos músculos tibiais anterior e posterior.
- Melhorar a postura ascendente ao pé (joelho e quadril), minimizando assimetrias e compensações posturais.
- Diminuir ou cessar a dor ao caminhar e/ou correr.
- Indicar calçados flexíveis.
- Prescrever órteses quando necessário.
- Aumentar a flexibilidade (p. ex., encurtamento do tríceps sural).
- Esclarecer os pais quanto às causas (p. ex., obesidade e lassidão ligamentar).
- Encaminhar para outros profissionais quando necessário.

Caso a criança necessite de tratamento, de acordo com a literatura, é mais provável que a fisioterapia, que se baseia na contínua estimulação proprioceptiva externa do pé, promova o desenvolvimento do arco plantar e corrija o pé plano flexível. O tratamento com órteses e calçados ortopédicos não é mais indicado para formação do ALM (nível de evidência 2a)[61], uma vez que apresenta o risco de causar rigidez em um pé flexível a longo prazo (nível de evidência 2b)[52].

O calçado adequado é importante para o pé em desenvolvimento, porém permitir que a criança deambule com os pés descalços estimula os proprioceptores e melhora a coordenação muscular e a força. A incidência reduzida de pé plano em populações que andam descalças sugere que a força muscular e a mobilidade podem ser fatores importantes no desenvolvimento normal dos arcos e que é maior a chance de uma criança que anda descalça desenvolver o ALM (níveis de evidência 2a e 2b)[62,63].

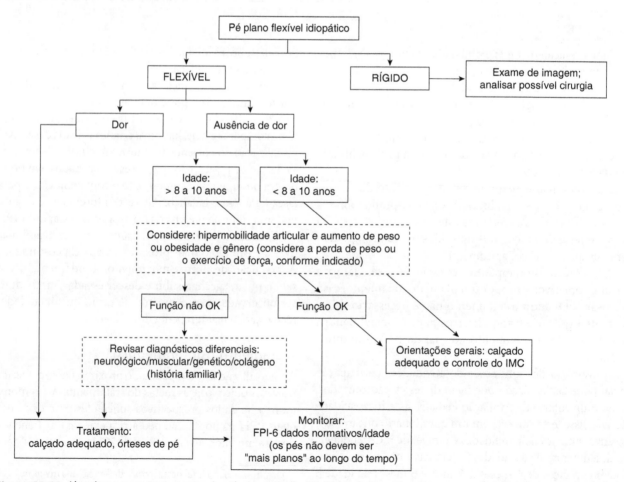

Figura 18.12 Algoritmo para tratamento do pé plano flexível[60]. (IMC: índice de massa corporal; FPI-6: *Foot Posture Index*.)

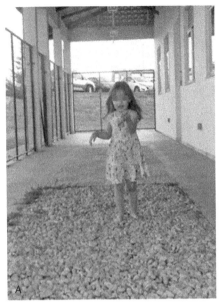 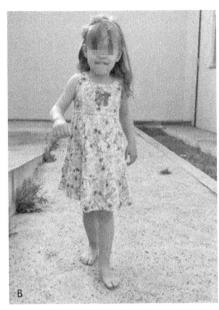 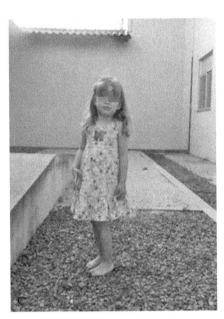

Figura 18.13 Criança sendo estimulada com os pés descalços em terrenos irregulares e com superfícies de diferentes texturas. **A** Pedras arredondadas. **B** Areia. **C** Pedras pontiagudas. (Acervo pessoal.)

Também há evidências de que o uso regular de palmilhas para formação do arco ou mesmo de calçados antes dos 6 anos de idade pode piorar o pé plano, interferindo no desenvolvimento normal dos músculos do pé[51]. Além disso, palmilhas para formação do arco e sapatos ortopédicos especiais são desconfortáveis para crianças (nível de evidência 2a)[61]. Assim, é sempre importante encorajar os pais a deixar seus filhos andarem descalços e orientar quanto à escolha do sapato, visando à funcionalidade e ao desenvolvimento do pé e não somente à aparência e ao custo (nível de evidência 2b)[62].

A deambulação em terrenos irregulares e de diferentes texturas estimula ainda mais os proprioceptores do pé e melhora o equilíbrio, propiciando, assim, a formação do ALM (nível de evidência 5) (Figura 18.13).

Atividades que estimulem a criança a caminhar ou a se manter na ponta dos pés são interessantes para estimular a formação do ALM e o fortalecimento dos músculos intrínsecos dos pés e tibial posterior. São exemplos dessas atividades: solicitar que a criança pegue e/ou coloque objetos em superfícies mais altas (Figura 18.14); desenhar em quadro mais alto, tendo de ficar na ponta dos pés para alcançar; brincar de bailarina na ponta dos pés; escalar brinquedos (Figura 18.15); realizar atividades fundamentais, como subir escadas e rampas (Figura 18.16) etc. Qualquer atividade que estimule essa posição está indicada por fortalecer o músculo tibial posterior e a musculatura intrínseca dos pés, auxiliando, assim, a formação do ALM (nível de evidência 5).

Apesar de a literatura mostrar que palmilhas e calçados especiais não são indicados para a formação do arco, em casos crônicos, em que o ALM não foi formado, esses recursos podem estar indicados para posicionamento adequado e prevenção de acometimentos futuros. Por isso, as palmilhas podem ser indicadas para crianças que relatam dor ou com acometimento de estruturas ascendentes. A órtese não auxiliará a formação do ALM, mas evitará a sobrecarga articular, ajudará a reduzir a dor e aumentará a função, caso esteja prejudicada (nível de evidência 5).

Ahn et al. (2017) avaliaram dois tipos de órtese em crianças com pés planos flexíveis: uma órtese rígida para os pés (RFO) e outra órtese de pé com controle do tálus (TCFO), a qual combina a RFO com uma ampla porção vertical que sobe acima do navicular para cobrir e proteger a articulação talonavicular (Figuras 18.17 e 18.18). Nesse estudo, a TCFO foi mais eficaz do que a RFO no tratamento de crianças com pés planos flexíveis (nível de evidência 2b)[64].

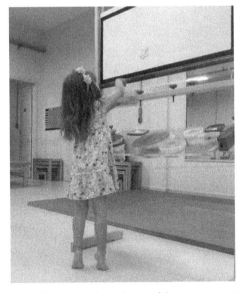

Figura 18.14 Atividade de colocar objetos em quadro alto, estimulando a postura nas pontas dos pés. (Acervo pessoal.)

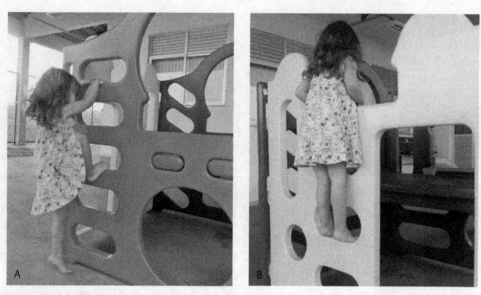

Figura 18.15A e B Atividade de escalada de brinquedo, estimulando a postura nas pontas dos pés. (Acervo pessoal.)

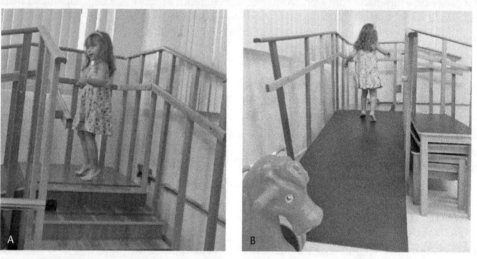

Figura 18.16 Atividades fundamentais de subir escadas (**A**) e rampa (**B**) nas pontas dos pés. (Acervo pessoal.)

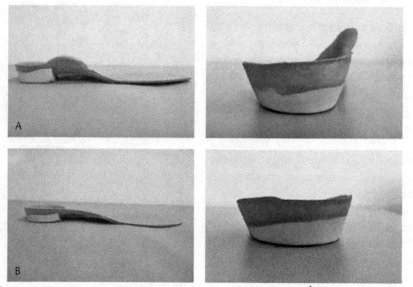

Figura 18.17 Tipos de órteses utilizadas no estudo para tratamento do pé plano. **A** Órtese de pé com controle de tálus (TCFO). **B** Órtese rígida para pé (RFO)[64].

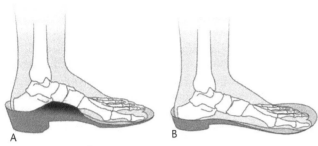

Figura 18.18A Órtese de pé com controle de tálus (TCFO). **B** Órtese rígida para pé (RFO)[64].

Riccio et al. (2009) compararam um grupo de crianças que seguiram um programa de reabilitação *versus* um grupo de crianças que haviam sido tratadas com palmilhas e calçados ortopédicos. Os resultados mostraram que, comparando a porcentagem de sucesso (mudando de grau III ou II para tipo I ou N) nos dois grupos (crianças tratadas com reabilitação e crianças tratadas com órtese), a abordagem de reabilitação parece ser mais efetiva. A órtese que foi utilizada consistiu em uma palmilha planar dupla inclinada tanto nas direções mediolaterais como anteroposteriores (nível de evidência 2b) (Figura 18.19)[65].

O programa de reabilitação consistiu em exercícios de flexibilidade, fortalecimento muscular, propriocepção e equilíbrio postural. Foram eles (nível de evidência 2b)[65]:

- **Flexibilidade:**
  - Exercício para tornozelo e todas as articulações do pé.
  - Movimento global para aproximar as colunas anterior e posterior do pé.
  - Alongamento do tríceps sural e do músculo fibular curto lateral para induzir varo e adução do pé.
- **Fortalecimento muscular:**
  - Músculos tibiais anterior e posterior e flexor longo do hálux para neutralizar o valgo.
  - Músculos intrínsecos, interósseos plantares e abdutor do hálux a fim de prevenir o aplainamento do arco anterior.
  - Ativação/movimento global dos músculos envolvidos na manutenção do arco medial e do varo com e sem carga.
  - Rolamento de peso unipodal.
  - Andar na ponta dos pés.
- **Propriocepção e equilíbrio postural:**
  - Andar na ponta dos pés e sobre os calcanhares.
  - Rolamento de peso unipodal (fazer o pé cavo após a pronação dinâmica do antepé).
  - Descer um plano inclinado.

Cabe lembrar que os programas de fortalecimento e alongamento muscular devem seguir adequadamente os princípios de periodização, progressão etc.

As crianças que apresentam diferença de comprimento dos membros poderão utilizar palmilhas corretivas (diferença de 1 a 2cm), caso a correção não seja superior a 2cm. A correção da discrepância é importante para minimizar as alterações biomecânicas, as quais podem resultar em outras alterações ascendentes (nível de evidência 3a)[66].

Se a criança tiver 10 anos ou mais, o PPFI pode ser considerado crônico e provavelmente irá necessitar de tratamento por mais tempo, principalmente para evitar problemas futuros nos pés, nos membros inferiores e na coluna vertebral. Nesse caso, o tratamento vai depender da natureza da dor, podendo ser iniciado com exercícios de fortalecimento e, se a dor persistir, palmilhas ou calçados especiais podem ser indicados. O tratamento cirúrgico para a dor persistente raramente é necessário (nível de evidência 2a)[33].

Vale lembrar que o plano de tratamento para crianças deve ser lúdico e criativo, cabendo ao fisioterapeuta elaborar exercícios do interesse delas, sempre respeitando a etapa do desenvolvimento em que se encontram, com brinquedos e brincadeiras adequados para a idade e os objetivos traçados inicialmente (nível de evidência 5). Crianças com mais de 5 anos já conseguem compreender e aceitar um plano de tratamento menos lúdico e mais estruturado em relação a repetições, sobrecarga e sequência de exercícios (nível de evidência 5).

Caso a criança apresente alterações torcionais e/ou angulares associadas ao pé plano, o tratamento deve abranger todas as alterações (veja o Capítulo 19). Reavaliações são necessárias para o acompanhamento da evolução do tratamento, e progressões devem ser realizadas para adequa-

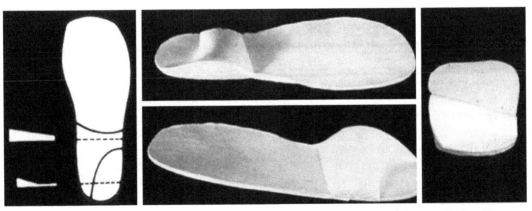

Figura 18.19 Tipo de órtese utilizada no estudo para tratamento ortopédico do pé plano[52].

ção do plano inicial até os objetivos serem alcançados e a criança receber a alta (nível de evidência 5).

A participação da família é essencial para o sucesso do tratamento. Por isso, instruções claras e objetivas devem ser fornecidas aos pais ou cuidadores para que o tratamento se estenda até o cotidiano da criança (nível de evidência 5). Os pais precisam ser tranquilizados a respeito da natureza benigna da maioria dos casos de pés planos flexíveis. Além disso, precisam ser alertados sobre o período de formação do arco plantar, bem como a respeito das alterações torcionais e angulares naturais do processo de desenvolvimento musculoesquelético da infância.

Compreender a causa do pé plano é importante para entender e traçar estratégias preventivas quando for o caso. As crianças com elevado IMC precisam ser encaminhadas a outros profissionais. Além disso, crianças com histórico familiar de hipermobilidade articular devem ser tranquilizadas de que a frouxidão ligamentar tende a diminuir até o final da primeira infância, o que pode atenuar o pé plano flexível. Entretanto, a maioria dessas crianças tende a apresentar um pé plano ao longo da vida, sendo importante recomendar estratégias preventivas, como o uso de palmilhas, de modo a evitar deficiências e limitações futuras decorrentes das alterações biomecânicas do membro inferior.

Tratamento médico

Apesar de o pé plano flexível ser um problema comum em crianças, adolescentes e adultos jovens, sabe-se que em muitos casos ele se resolve espontaneamente. O manejo do ortopedista pediátrico envolve a educação dos pais e dos pacientes, bem como o manejo da dor e da inflamação naqueles pacientes sintomáticos[4,66].

Os pacientes que não respondem adequadamente ao tratamento conservador e apresentam sintomatologia, como dor ou deformidades precoces dos pés, podem ser candidatos ao tratamento cirúrgico. Entretanto, ainda não há consenso sobre a indicação, a eficácia ou o tipo adequado de procedimento cirúrgico. São muitas as opções de tratamento cirúrgico para adolescentes e jovens adultos. Vários autores recomendam o uso da *arthroereisis*, enquanto outros preferem o uso de osteotomias e procedimentos de liberação de tecidos moles[67,68]. A associação dos dois últimos procedimentos é utilizada com segurança em pacientes adolescentes e adultos, bem como promove resultados satisfatórios mediante o aumento do arco plantar e a satisfação dos pais (nível de evidência 4)[69].

Considerações sobre o tratamento fisioterapêutico pós-operatório

O fisioterapeuta deverá contatar o médico responsável a fim de compreender os procedimentos adotados, bem como receber orientações quanto ao início da descarga de peso após a liberação médica que, dependendo do procedimento, pode ser de até 6 semanas (nível de evidência 4)[70]. Após a avaliação fisioterapêutica, deverão ser elaborados objetivos e condutas visando maximizar a função. As orientações quanto ao manejo fisioterapêutico pós-cirurgia ortopédica dos pés podem ser consultadas no Capítulo 13.

CONSIDERAÇÕES FINAIS

Embora seja motivo de preocupação dos pais, na maioria dos casos o PPFI é uma condição de caráter benigno. Assim, os pais precisam ser tranquilizados sobre a evolução natural, haja vista que as crianças têm uma janela de formação do arco até os 8 ou 10 anos de idade. Além disso, é importante considerar outros aspectos, como queixas de dor e outras disfunções identificadas no diagnóstico fisioterapêutico, para que essas crianças sejam admitidas em um plano de tratamento fisioterapêutico.

CASO CLÍNICO

Avaliação

Coleta de dados clínicos com os pais ou cuidadores

M.M.D., sexo feminino, 4 anos de idade, chegou ao atendimento fisioterapêutico acompanhada pela mãe com o diagnóstico clínico de pé plano. A mãe relata que durante boa parte da gestação a criança assumiu a posição sentada e que seu parto foi cesariano sem complicações. Desde o nascimento a criança apresenta desenvolvimento típico, iniciando a deambulação aos 16 meses de idade, e desde então a mãe notou que a criança caía muito. Com o passar dos anos as quedas se tornaram mais frequentes, o que incentivou os pais a procurarem o pediatra, que encaminhou a criança ao ortopedista. O ortopedista a diagnosticou com PPFI e indicou o uso de palmilhas com cunha medial. Após iniciado o uso das palmilhas, a mãe relata que as quedas se tornaram menos frequentes. A mãe declara ainda que a criança faz uso de chinelo ou sapato a maior parte do tempo, permanecendo poucas vezes com os pés no chão. Em relação à história familiar, a avó materna da criança parece também ter o pé plano.

A criança apresenta boas condições e acessibilidade a todos os recursos disponíveis para seu desenvolvimento. Os pais buscam oferecer-lhe estímulos adequados e têm boa renda familiar.

A criança não faz uso de nenhum medicamento, nunca realizou cirurgias e não tem nenhum exame complementar. A queixa principal da mãe é a falta de equilíbrio da criança, o que a faz cair muito.

Na primeira sessão, a criança se apresentou tímida, mas ao longo do atendimento manteve bom entrosamento com a terapeuta. Não necessita de tecnologia assistiva para a realização de tarefas cotidianas ou escolares.

Capítulo 18 Pé Plano Flexível Idiopático

Em relação à participação social da criança, os pais sempre a levam para passear, e ela realiza a exploração dos ambientes independentemente. Segundo a mãe, a criança passou a interagir socialmente com mais facilidade e perdeu um pouco a timidez. Também relata mais confiança nas brincadeiras com grande velocidades, não se restringindo como fazia antes. M.M.D. faz aula de balé e natação.

Estrutura e função, atividade e participação

A criança realiza de modo independente todas as transferências e posturas, preferindo a posição de pé. Durante a marcha, sem órteses, apresenta valgo dinâmico de joelhos, rotação interna de fêmur, rotação externa de tíbia, pronação dos pés e desabamento do ALM. Realiza pouca dissociação de cinturas e balanceio dos membros superiores. Mostra preferência pelos movimentos fundamentais – correr e pular – e os realiza com segurança. Sobe e desce escadas com contato inicial do antepé e posteriormente com o apoio de todo o pé. Corre com boa impulsão, mas opta por correr com os pés em plantiflexão. Mostra dificuldades para pular com os MMII juntos e apresenta desequilíbrio ao pular na posição unipodal. Em apoio unipodal estático, permanece 5 e 8 segundos com os MMII direito e esquerdo, respectivamente. Não consegue andar descalça em superfícies instáveis e de texturas diferentes. Apresenta boas habilidade e coordenação manual bilateralmente.

Não apresenta dor. A ADM de dorsiflexão é de 10 graus para o pé esquerdo e de 12 graus para o direito, e a de plantiflexão, 45 graus para o esquerdo e 60 graus para o direito, medidas por goniometria. A força muscular, mensurada pelo teste de força manual, está diminuída (grau 4) para dorsiflexores e inversores, sendo normal para os plantiflexores, extensores e flexores de joelho, extensores e flexores de quadril (grau 5). Não há discrepância no comprimento dos MMII.

No exame postural foram observados, na vista anterior, rotação externa da tíbia, base de suporte alargada e valgo de joelhos. Em perfil, notam-se hiperextensão de joelhos, anteversão pélvica e ALM aplainado bilateralmente.

Ao avaliar o pé, concluiu-se que o pé plano é flexível bilateralmente. O ALM apresenta grau I bilateral de acordo com Cavanagh e Rodgers, e o teste *Jack Toe Rising* foi positivo bilateralmente. No teste FPI-6, apresentou pés pronados. A criança se mostrou disposta e colaborativa durante a avaliação.

Sumário do caso

Apesar de apresentar um PPFI não doloroso, a criança exibe alterações angulares (valgismo) (veja o Capítulo 19). Após avaliação cinético-funcional, constatou-se associação ao relato de quedas e desequilíbrio em virtude do contato dos joelhos além da linha média durante a marcha e a corrida. Além disso, o posicionamento dos joelhos acentua ainda mais o PPFI.

Nesse contexto, a criança foi admitida com o objetivo de minimizar as quedas e o desequilíbrio causados primariamente pelas alterações angulares e acentuados pelo aumento do PPFI.

As limitações de atividades e restrição da participação social foram:

- Dificuldade de interação com pessoas desconhecidas.
- Pouca interação com os pares.
- Déficit de equilíbrio dinâmico.

As deficiências de estrutura e função do corpo traçadas foram:

- Hipermobilidade articular – Beighton 5/9.
- Pronação dos pés.
- Valgismo fisiológico de joelhos.
- Déficit de equilíbrio estático.
- Força muscular reduzida para dorsiflexores e inversores.
- Desabamento do ALM com descarga de peso bilateral.

Os objetivos propostos foram:

- Aumentar o equilíbrio estático e dinâmico.
- Favorecer a formação do ALM.
- Aumentar a força muscular de dorsiflexores e inversores.
- Melhorar o alinhamento postural do pé.
- Conseguir andar descalça em superfícies instáveis e de texturas diferentes.
- Orientar os pais.

PLANO DE TRATAMENTO

- Exercícios para ganho de equilíbrio em superfícies irregulares e instáveis (como colchonete, "balancinho", prancha de equilíbrio etc.) com os olhos abertos e apoio bípede, progredindo para olhos fechados e apoio unipodal estático e dinâmico.
- Exercício de colocar objetos em superfícies altas, estimulando a criança a ficar nas pontas dos pés.
- Exercício de desenhar em quadro alto, estimulando a criança a ficar nas pontas dos pés.
- Atividades fundamentais, como subir e descer escadas, correr e pular em cama elástica, todas realizadas nas pontas dos pés.
- Exercício de escalada de brinquedos ou espaldar.
- Atividade de caminhar sobre terrenos irregulares e com superfícies de diferentes texturas, como pedras e areia.
- Exercício de pegar bolinhas de gude com os pés.
- Exercício de pegar uma toalha no chão com os pés.
- Exercício de segurar argolas com os pés e não deixar cair na posição de dorsiflexão dos pés.
- Orientações aos pais para deixar a criança andar e brincar com os pés descalços e escolher sapatos flexíveis e que não apertem o pé.

Referências

1. Evans AM, Rome K. A review of the evidence for non-surgical interventions for flexible pediatric flat feet. Eur J Phys Rehabil Med 2011;47:1-2.

2. Cappello T, Song KM. Determining treatment of flatfeet in children. Curr Opin Pediatr 1998; 10(1):77.

3. Jordan K, Kadam U, Hayward R, Porcheret M, Young C, Croft P. Annual consultation prevalence of regional musculoskeletal problems in primary care: an observational study. BMC Musculoskelet Disord 2010;11(1):144.

4. Rome K, Ashford RL, Evans A. Non-surgical interventions for paediatric pes planus. Cochrane Database Syst Rev 2010;7.

5. Buldt AK, Murley GS, Butterworth P, Levinger P, Menz HB, Landorf KB. The relationship between foot posture and lower limb kinematics during walking: a systematic review. Gait Posture 2014;38: 363-372.

6. Kosashvili Y, Fridman T, Backstein D, Safir O, Ziv Y. The correlation between pes planus and anterior knee or intermittent low back pain. Foot Ankle Int 2008;29(9):910-913.

7. Garrow A, Simlman A, Macfarlane G. The Cheshire foot pain and disability survey: a population survey assessing prevalence and associations. Pain 2004;110:378-384.

8. Mølgaard C, Lundbye-Christensen S, Simonsen O. High prevalence of foot problems in the Danish population: a survey of causes and associations. Foot 2010;20:7-11.

9. Nguyen US, Hillstrom HJ, Dufour AB et al. Factors associated with hallux valgus in a population-based study of older women and men: the MOBILIZE Boston study. Osteoarthr Cartil 2010;18:41-46.

10. Shibuya N, Jupiter D, Ciliberti L, Vanburen V, La Fontaine J. Characteristics of adult flatfoot in the United States. J Foot Ankle Surg 2010;49:236-368.

11. Aharonson Z, Arcan M, Steinback TV. Foot-ground pressure pattern of flexible flatfoot in children with and without correction of calcaneovalgus. Clin Orhop Relat Res 1992;177-182.

12. Mosca VS. Flexible flatfoot in children and adolescents. J Child Orthop 2010;4:107-121.

13. Gould N, Moreland M, Alvarez R, Trevino S, Fenwick J. Development of the child's arch. Foot Ankle 1989;9:241-245.

14. Staheli LT, Chew DE, Corbett M. The longitudinal arch: a survey of eight hundred and eighty-two feet in normal children and adults. J Bone Joint Surg Am 1987;69:426-428.

15. Mital M. Children's feet: common worries of parents. Prof Care Mother Child 2000;10(2):33-34.

16. Mcpoil T, Brocato R. Pé e tornozelo: avaliação biomecânica e tratamento. In: Gould JA, editores. Fisioterapia na ortopedia e na medicina do esporte. São Paulo: Manole; 1993.

17. Hamill J, Knutzen K. Bases biomecânicas do movimento humano. São Paulo: Manole; 1999.

18. Kapandji A. Fisiologia articular: membro inferior. 5ª ed. Rio de Janeiro: Panamericana; 2000.

19. Christman RA. Normal development and developmental variants of children foot. In: Christman RA. Foot and ankle radiology. St. Louis: Churchill Livingstone 2003:57-96.

20. Magee DJ. Avaliação musculoesquelética. São Paulo: Ed. Manole; 2002.

21. Volpon JB. Footprint analysis during the growth period. Journal of Pediatric Orthopaedics 1994;14(1):83-85.

22. Hennig EM, Rosenbaum D. Pressure distribution pattern under the feet of children in comparison with adults. Foot & Ankle 1995;11(5):306-311.

23. Donatelli R, Wolf S L. The biomechanics of the foot and ankle. Philadelphia: FA Davis Company; 1990:7-8.

24. Lin CJ, Lai KA, Kuan TS, Chou YL. Correlating factors and clinical significance of flexible flatfoot in preschool children. Journal of Pediatric Orthopaedics 2001;21:378-382.

25. Onodera A, Sacco I, Morioka E, Souza P, De SM, Amadio A. What is the best method for child longitudinal plantar arch assessment and when does arch maturation occur? Foot 2008;18(3):142-149.

26. Souza PS, João SMA, Sacco ICN. Caracterização do arco plantar longitudinal plantar de crianças obesas por meio de índices da impressão plantar. Rev Bras Crescimento Desenvolv Hum 2007; 17(1):76-83.

27. Leung AKL, Cheng JCY, Mak AFT. A cross-sectional study on the development of foot arch function of 2715 Chinese children. Prosthetics Orthot Int 2005;29(3):241-253.

28. Liu K, Shinoda K, Akioshi T, Watanabe H. Longitudinal analysis of adolescent growth of foot length and stature of children living in Ogi area of Japan: a 12 years data. Z Morphol Anthropol 1998; 82:87-101.

29. Tax H. Podopediatrics. 2nd ed. USA: Waverly Press Inc.; 1980.

30. Thomson P. Introduction to podopediatrics. 2nd ed. Philadelphia: Churchill Livingstone; 2001.

31. Lee JH, Sung IY, Yoo JY. Clinical or radiologic measurements and 3-D gait analysis in children with pes planus. Pediatr Int 2009; 51:201-205.

32. Chen YC, Lou SZ, Huang CY, Su FC. Effects of foot orthoses on gait patterns of flat feet patients. Clin Biomech (Bristol, Avon) 2010;25:265-270.

33. Mortazavi SMJ, Espandar R, Baghdadi T. Flatfoot in children: how to approach? Iran J Ped June 2007;17(2):163-170.

34. Campos FS, Silva AS, Anhesim GA. Alterações posturais e abordagem fisioterapêutica em crianças e adolescentes obesos. In: Fisberg M. Atualização em obesidade na infância e adolescência. São Paulo: Atheneu; 2004:131-141.

35. Falotico GG, Uyeda MTL, Romão RAL, Freitas ASP, Blumetti FC, Dobashi ET, Pinto JA. Frouxidão ligamentar e pé plano em crianças normais. Rev Bras Ortop. 2010;45(Suppl):25-30.

36. Pfeiffer M, Kotz R, Ledl T, Hauser G, Sluga M. Prevalence of flat foot in pre-school children. Pediatrics 2006;118(2):634-639.

37. Hernandez AJ, Kimura LM, Laraya HF, Favaro ECC. Índice do arco plantar de Staheli e a prevalência de pés planos: estudo em 100 crianças entre 5 e 9 anos de idade. Acta Ortopédica Brasileira 2007;15(2):68-71.

38. Harris EJ, Vanore JV, Thomas JL et al. Diagnosis and treatment of pediatric flatfoot. J Foot Angle Surg 2004;43:341.

39. Napolitano C, Walsh S, Mahoney L et al. Risk factors that adversely modify the natural history of the pediatric pronated foot. Clin Podiatr Med Surg 2000;17:397.

40. Viladot A. Nuovo método de exploración estática del pie, el fotopodograma. Clin Y Lab 1954;57:114-117.

41. Uden H, Scharfbillig R, Causby R. The typically developing paediatric foot: how flat should it be? A systematic review. Journal of Foot and Ankle Research 2017;10:37.

42. Cavanagh PR, Rodgers MM. The arch index: a useful measure from foot prints. Journal Biomechanics 1987; 20(3):547-551.

43. Didia BC, Omu ET, Obuoforibo AA. The use of footprint contact index II for classification of flat feet in a Nigerian population. Foot Ankle 1987; 7(5):285-289.

44. Kanatli U, Aktas E, Yetkin H. Do corrective shoes improve the development of the medial longitudinal arch in children with flexible flat feet? Journal of Orthopaedic Science 2016;1-5.

45. Kingsley R. Concise text of neuroscience. Baltimore (MD)7 Lippincott Williams & Wilkins; 2000.

46. Marques AP. Manual de goniometria. 2ª ed, São Paulo: Manole; 2003.

47. Bieri D, Reeve R, Champion G, Addicoat L, Ziegler J. The Faces Pain Scale for the self-assessment of the severity of pain experienced by children: development, initial validation and preliminary investigation for ratio scale properties. Pain 1990;41:139-150.

48. Hicks CL, Von Baeyer CL, Spafford PA, Van Korlaar I, Goodenough B. The Faces Pain Scale – Revised: toward a common metric in pediatric pain measurement. Pain 2001;93:173-183.

49. Ramos MG, Pereira FRS, Nucci A. Avaliação computacional da impressão plantar. Valores de referência do índice do arco em amostra da população brasileira. Acta Fisiatr 2007; 14(1): 7-10.

50. Cavanagh PR, Rodgers MM. The arch index: a useful measure from footprints. J Biomech. 1987;20(5):547-551.

51. Ribeiro AP, Trombini-Souza F, Iunes D, Monte-Raso VV. Confiabilidade inter e intra-examinador da fotopodometria e intra-examinador da fotopodoscopia. Rev Bras Fisioter 2006;10(4):435-439.

52. Riccio I, Gimigliano F, Gimigliano R, Porpora G, Iolascon G. Rehabilitative treatment in flexible flatfoot: a perspective cohort study. Musculoskelet Surg 2009;93:101-107.

53. Qamra SR, Deodhar SD, JIT I. Podographical and metrical study for pes planus in a northwestern Indian population. Hum Biol 1980;52:435-445.

54. Volpon JB. O pé em crescimento, segundo as impressões plantares. Revista Brasileira de Ortopedia 1993;28(4):219-223.

55. Mancini MC. Inventário de Avaliação Pediátrica de Incapacidade (PEDI): manual da versão brasileira. Belo Horizonte: Editora UFMG; 2005.

56. Redmond AC, Crosbie J, Ouvrier RA. Development and validation of a novel rating system for scoring standing foot posture: The Foot Posture Index. Clin Biomech 2006;21(1):89-98.

57. Redmond AC. The foot posture index: Easy quantification of standing foot posture- Six item version (FPI-6). [User Guide and manual]. Leeds: University of Leeds; 2005. [citado 27 nov. 2013]. Disponível em: http://www.leeds.ac.uk/medicine/FASTER/z/pdf/FPI-manual-formatted-August 2005v2.pdf.

58. Smits-Engelsman B, Klerks M, Kirby A. Beighton score: a valid measure for generalized hypermobility in children. J Pediatr. 2011;158(1):119-123.

59. Juul-Kristensen B, Hansen H, Simonsen EB et al. Knee function in 10-year-old children and adults with generalized joint hypermobility. Knee 2012;19(6):773-778.

60. Evans AM, Rome K. A Cochrane review of the evidence for non-surgical interventions for flexible pediatric flat feet. Eur J Phys Rehabil Med 2011;47:69-89.

61. García-Rodríguez A, Martín-Jiménez F, Carnero-Varo M, Gómez-Gracia E, Gómez-Aracena J, Fernández-Crehuet J. Flexible flat feet in children: a real problem? Pediatrics 1999; 103(6):e84.

62. Sachithanandam V, Josephthe B. Influence of footwear on the prevalence of flat Foot. A survey of 1846 skeletally mature persons. J Bone Joint Siug 1995;77(2):254-257.

63. Sullivan JA. Pediatric flatfoot: evaluation and management. J Am Acad Orthop Surg 1999; 7(1):44-53.

64. Ahn SY, Bok SK, Kim BO, Park IS. The effects of talus control foot orthoses in children with flexible flatfoot. J Am Podiatr Med Assoc 2017;107(1):46-53.

65. Riccio I, Gimigliano F, Gimigliano R, Porpora G, Iolascon G. Rehabilitative treatment in flexible flatfoot: a perspective cohort study. Musculoskelet Surg 2009;93:101-107.

66. Shailam R, Jaramillo D, Kan JH. Growth arrest and leg-length discrepancy. Pediatric Radiology. 2013;43(1):155-65.

67. Yeagerman SE, Cross MB, Positano R, Doyle SM. Evaluation and treatment of symptomatic flatfoot in children and adolescents. J Child Orthop. 2011;23:60-67.

68. Roth S, Sestan B, Tudor A, Ostojic Z, Sasso A, Durbesic A. Minimally invasive calcaneo-stop method for idiopathic, flexible pes planovalgus in children. Foot Ankle Int. 2007;28:991-995.

69. Jay RM, Din N. Correcting pediatric flatfoot with subtalar arthroereisis and gastrocnemius recession: a retrospective study. Foot Ankle Spec. 2013;6:101-107.

70. Yontar NS et al. Surgical treatment results for flexible flatfoot in adolescent. Acta Orthopaedic et Traumatologica Turcica. 2016; 50:655-659.

Alterações Torcionais e Angulares

Mariana Aguiar de Matos
Rosalina Tossige Gomes

19

INTRODUÇÃO

As alterações torcionais e angulares consistem em dois tipos comuns de anormalidades nas extremidades inferiores de crianças. Entre as alterações torcionais estão pisar para dentro (*in-toeing*) e pisar para fora (*out-toeing*). O *in-toeing* geralmente é causado por um dentre três tipos de deformidades: metatarso aduto, torção tibial interna e anteversão femoral aumentada. O *out-toeing* é menos comum do que o *in-toeing* e suas causas são semelhantes, mas opostas, incluindo retroversão femoral, torção tibial externa e pé plano valgo. Já as alterações angulares incluem valgo e varo de joelhos, sendo essencial a distinção entre os casos fisiológicos e os não fisiológicos.

PLANOS E EIXOS

Para compreensão das deformidades da extremidade inferior, inicialmente é importante entender e estabelecer os parâmetros e os limites do alinhamento normal. Planos e eixos de referência são necessários para o estabelecimento do alinhamento do membro inferior[1]. O corpo humano é delimitado pelos planos anterior, tangente à parte anterior do corpo; posterior, tangente à parte posterior do corpo; superior, tangente à parte superior do corpo; inferior, tangente à parte inferior do corpo; lateral direito, tangente à parte lateral do corpo, e lateral esquerdo, tangente à parte lateral esquerda do corpo[2,3].

Há, também, os planos de secção do corpo humano, que compreendem o plano sagital, paralelo aos planos laterais de delimitação e que divide o corpo humano em duas metades; o plano transverso, paralelo aos planos superior e inferior de delimitação e que divide o corpo humano em partes superior e inferior, e o plano frontal, paralelo aos planos anterior e posterior de delimitação e que divide o corpo humano em partes anterior e posterior (Figura 19.1). Os eixos do corpo humano são linhas imaginárias que ligam os planos de delimitação. São eles: eixo mediolateral,

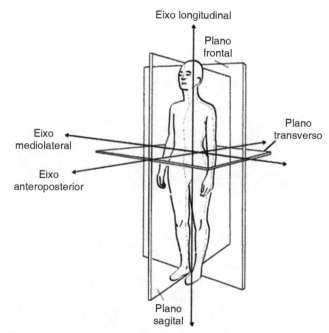

Figura 19.1 Principais planos anatômicos de movimento e eixos de rotação. (Adaptada de Knudson, 2007[1].)

que se estende entre os planos laterais direito e esquerdo; eixo longitudinal, o maior eixo do corpo, que se estende do plano superior ao plano inferior, e o eixo anteroposterior, que se estende entre os planos anterior e posterior[2,3]. Desvios nos planos frontal e transverso são mais frequentes e significativos, resultando nas alterações angulares e torcionais dos membros inferiores, respectivamente[1].

Cada osso longo conta com um eixo mecânico e um eixo anatômico. O eixo mecânico de um osso é definido como a linha reta que liga os pontos centrais das articulações proximal e distal. O eixo anatômico de um osso é formado pelo eixo longitudinal da diáfise. Na tíbia, os eixos mecânico e anatômico no plano frontal são paralelos e estão a apenas alguns milímetros de distância. Portanto, o ângulo anatômico-mecânico tibial é 0 grau. No fêmur, os eixos mecânico e anatômico são diferentes e convergem distalmente, apresentando angulação de 7 ± 2 graus (Figura 19.2)[1,5].

No plano frontal, ao considerarmos o membro inferior como um todo, seu eixo anatômico corresponde ao ângu-

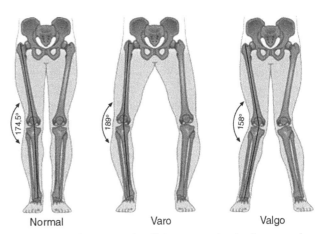

Figura 19.3 Alterações do alinhamento dos joelhos no plano frontal. (Adaptada de Kasper et al., 2015[6].)

lo em que os eixos anatômicos do fêmur e da tíbia formam entre si o ângulo tibiofemoral (ATF). No membro alinhado de maneira neutra, o ângulo ATF se aproxima de 180 graus. Nesse ponto, o eixo mecânico do fêmur e o eixo mecânico da tíbia são colineares, passam pelo centro do joelho e coincidem com o eixo de carga, que é a linha de força de reação ao solo que passa do tornozelo até o quadril. Alterações nesses eixos podem levar aos desvios de varo (*bowlegged*) ou valgo (*knock-kneed*) (Figura 19.3). Quando o centro do joelho se localiza lateralmente ao eixo de carga do membro, o ATF é superior a 180 graus, caracterizando o geno varo. Por outro lado, quando o centro do joelho se localiza medialmente ao eixo de carga do membro inferior, o ATF é inferior a 180 graus, caracterizando o geno valgo[7,8].

DESENVOLVIMENTO ESQUELÉTICO NORMAL

O período embrionário é caracterizado por rápida atividade celular e formação de órgãos. Quando se considera o desenvolvimento dos membros, alguns marcos são importantes. Na quarta semana, os brotos dos membros se tornam visíveis. Uma saliência ectodérmica apical se desenvolve na extremidade distal de cada broto dos membros. Essa saliência exerce influência indutiva sobre o mesênquima dos membros, que promove o crescimento e o desenvolvimento desses. Defeitos graves no desenvolvimento dos membros podem se originar nesse período[9].

Durante a sétima semana, os membros superiores (MMSS) e inferiores (MMII) rodam em direções opostas. O membro inferior roda 90 graus medialmente, enquanto o superior gira aproximadamente 90 graus; assim, o joelho e o cotovelo estão orientados em 180 graus. A articulação do quadril se forma em torno da 11ª semana, e o fêmur proximal e o acetábulo continuam a se desenvolver até o fechamento das epífises na adolescência[10].

Outro importante aspecto é que o posicionamento da criança no útero produz encurtamentos temporais nas articulações e nos músculos, afetando o alinhamento torcional dos ossos longos, especialmente os das extremidades inferiores. Os recém-nascidos a termo podem apresentar

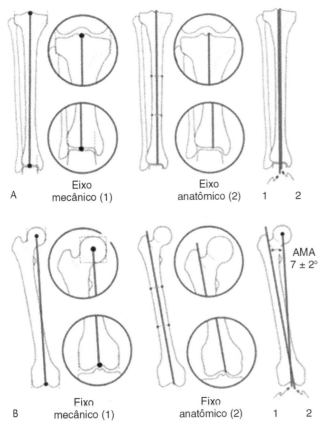

Figura 19.2 Eixos mecânicos e anatômicos. **A** O eixo anatômico da tíbia é ligeiramente medial a seu eixo mecânico. Portanto, o eixo mecânico da tíbia é ligeiramente lateral à linha média do eixo tibial. O eixo anatômico não passa pelo centro da articulação do joelho. Ele intersecta a linha articular do joelho na coluna tibial medial. **B** Os eixos femoral mecânico e anatômico não são paralelos. O eixo anatômico femoral intersecta a linha articular do joelho geralmente 1 cm medial ao centro da articulação do joelho, na proximidade da coluna tibial medial. O ângulo entre os eixos femoral mecânico e anatômico (AMA) é de 7 ± 2 graus. (Adaptada de Paley, 2002[5].)

encurtamentos de flexão de quadril e joelho de até 20 a 30 graus, os quais tendem a se resolver por volta dos 4 aos 6 meses de idade. O quadril do recém-nascido roda externamente na posição de extensão até 80 a 90 graus e tem rotação interna limitada de aproximadamente 0 a 10 graus. A perna com frequência tem rotação interna (torção tibial interna) e os pés estão supinados em suas bordas medianas[11].

Ao nascimento, as angulações dos MMII diferem das encontradas nas crianças maiores e nos adultos. O desenvolvimento esquelético normal altera essas angulações. A anteversão femoral ao nascimento é de cerca de 30 a 40 graus. Como a posição intrauterina do bebê costuma ser de rotação externa do quadril, ao nascimento a criança apresenta maior rotação externa do quadril do que interna. Essa postura de rotação externa do quadril diminui ao longo do primeiro ano de vida, e o aumento da rotação interna começa a se tornar aparente. Observa-se diminuição gradual da anteversão femoral de 30 a 40 graus no nascimento até 10 a 15 graus no início da adolescência, a maior parte antes dos 8 anos de idade (Figura 19.4)[12].

O valor angular da torção tibial não é uma constante, mas muda rapidamente entre o nascimento e os 2 anos de idade[13]. Ao nascimento, a torção tibial interna é de 20 a 30 graus, o que significa que o eixo do tornozelo e do joelho também é girado de 20 a 30 graus[14]. Durante o primeiro ano de vida, o ângulo muda (coincidindo com o início da deambulação), fazendo com o que o eixo do tornozelo gire externamente entre 10 e 12 graus. Aos 2 anos a torção tibial externa é de cerca de 15 a 20 graus, e aos 5 anos há pouca mudança adicional (Figura 19.5)[14].

A torção tibial interna anormal não parece estar relacionada com o sexo nem com a preferência pelo lado esquerdo ou direito[15]. A maioria dos casos de torção tibial interna patológica é inicialmente identificado entre as idades de 1 e 2 anos, coincidindo com o início da marcha[14].

Em 1975, Salenius e Vankka[16] descreveram detalhadamente o desenvolvimento do ângulo tibiofemoral (AFT) durante o crescimento (Figura 19.6). Ao nascimento, o geno varo é comum e possivelmente secundário ao posicionamento intrauterino que leva à contratura do aspecto medial

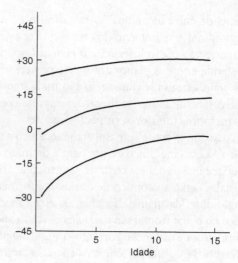

Figura 19.5 Variação da torção tibial medida pelo ângulo coxa--pé. Os dados coletados mostram ampla faixa normal, passando de –30 graus (torção interna) para +20 graus (torção externa) no primeiro ano, com uma média de –2 a 3 graus. Aos 15 anos, a média é de +15 graus, com uma faixa de –5 a +30 graus. (Adaptada de Staheli, 1985[18].)

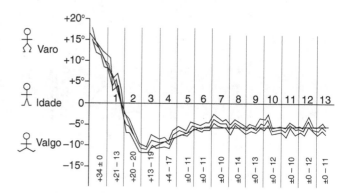

Figura 19.6 Desenvolvimento do ângulo tibiofemoral em crianças durante o crescimento. (Adaptada de Salenius e Vankka, 1975[16].)

da cápsula articular do joelho[19]. No útero, os MMII estão posicionados de modo que os quadris são flexionados, rodados externamente e abduzidos e os joelhos são flexionados e as pernas rodadas internamente. Essa combinação de rotação externa do quadril com a rotação interna da perna resulta no posicionamento *bowed legs* dos MMII. Essa posição de varo atinge o máximo em recém-nascidos (12 a 15 graus), sendo comum até os 2 anos de idade, e a partir daí há a progressão de varo para valgo[19]. O geno valgo (10 a 15 graus) ocorre entre as idades de 3 e 4 anos, e é nessa faixa etária que é mais comum a presença de *knock knees*. Esse geno valgo fisiológico se corrige para o valgo adulto normal de 7 a 8 graus entre os 6 e os 7 anos de idade[21].

ALTERAÇÕES TORCIONAIS
Diferença entre *in-toeing* e *out-toeing*

A rotação de um osso é determinada pelo ângulo entre os eixos de referência nas extremidades proximal e distal de

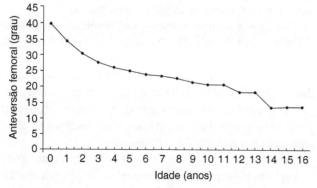

Figura 19.4 História natural de anteversão femoral média em crianças com desenvolvimento típico. (Adaptada de Robin et al., 2008[17].)

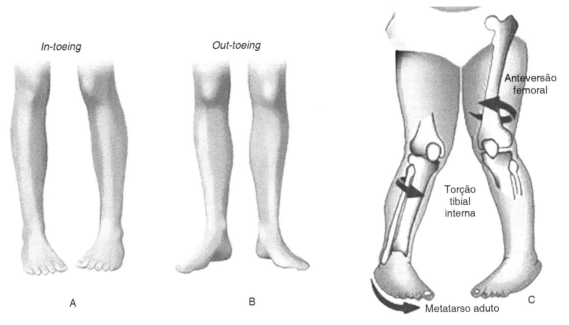

Figura 19.7 Alterações torcionais. **A** *In-toeing*. **B** *Out-toeing*. **C** Alterações apresentadas no tipo *in-toeing* em fêmur, tíbia e pé. (Adaptada de figura disponível em: http://www.pediatriapractica.com.ar.)

cada osso. A rotação normal em direção e magnitude é definida como *versão* e a anormal é denominada *torção*. O que é considerado "normal" é definido como mais ou menos dois desvios padrões da média[22].

A rotação do fêmur é dada pelo ângulo entre o eixo da cabeça e o eixo dos côndilos distais nos pontos mais posteriores. Se o ângulo entre os eixos proximal e distal for positivo, o fêmur será *antevertido*. Se o ângulo entre os eixos proximal e distal foi negativo, o fêmur será *retrovertido*. A versão ou torção tibial é o ângulo medido entre o eixo transmaleolar e o eixo bicondilar proximal da tíbia[23].

As alterações torcionais incluem "pisar para dentro", ou *in-toeing*, e "pisar para fora", ou *out-toeing*. O *in-toeing* é causado por um dos três tipos de deformidades: metatarso aduto, torção tibial interna e anteversão femoral aumentada. O *out-toeing* é menos comum do que o *in-toeing* e suas causas são semelhantes, mas opostas. Estas incluem: pé plano valgo, torção tibial externa e retroversão femoral (Figura 19.7)[24].

Causas de *in-toeing*

Metatarso aduto

Na criança, a causa mais comum da alteração *in-toeing* é o metatarso aduto, que consiste em uma deformidade estrutural do antepé com base nas articulações tarsometatarsais. Nessa condição, todo o antepé é aduzido no nível tarsometatarsal, mas o retropé se encontra em sua posição normal. O primeiro metatarso é anatomicamente normal, mas o primeiro cuneiforme é angulado distalmente com o ápice dirigido medialmente. Os eixos metatarsianos proximais estão inclinados em uma direção medial apenas, sendo distal às suas bases, o que resulta na adução dos eixos metatarsianos em relação ao tarso[14].

Em uma criança com metatarso aduto, o antepé é aduzido e a borda lateral do pé é convexa, a borda mediana é côncava, e um vinco profundo pode estar presente. Normalmente, uma linha que divide o calcanhar deve atravessar o espaço entre o segundo e o terceiro dedo. Em pacientes com metatarso aduto, a linha será direcionada para os dedos laterais (IV ou V dedo) (Figura 19.8)[23].

Caso o metatarso aduto apareça no segundo ano de vida, é geralmente desencadeado por torção tibial. Após 3 anos de idade, esse problema com frequência é decorrente de anteversão femoral excessiva[23].

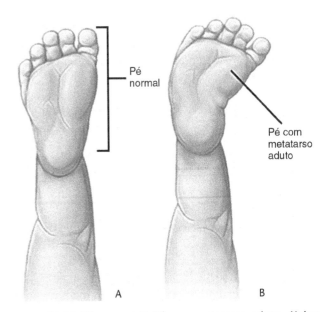

Figura 19.8A Pé normal. **B** Pé com metatarso aduto. (Adaptada de figura disponível em: http://www.pediatriapractica.com.ar.)

O metatarso aduto pode ser classificado em formas rígidas e flexíveis. As deformidades rígidas não podem ser corrigidas manualmente, ao passo que as flexíveis são facilmente corrigidas mediante manipulação[15]. A causa exata do metatarso aduto é desconhecida, mas muitos casos possivelmente acontecem por posicionamento anormal no útero, o qual pode ser unilateral ou bilateral. Há registro de inúmeros casos de muitos irmãos e/ou parentes de primeiro e segundo graus que apresentam metatarso aduto, o que sugere a possibilidade de haver um componente hereditário em pelo menos alguns casos[15].

Torção tibial interna

As anormalidades da tíbia são causas comuns no início da marcha, geralmente entre 1 e 2 anos de idade. Observa-se uma relação anormal entre o eixo do joelho e o da articulação do tornozelo. A causa da falha no desenvolvimento de torção tibial externa normal é desconhecida. Presume-se que a grande parte da torção tibial interna seja causada por uma falha do membro inferior para rodar externamente. Algumas vezes pode ser resultado do posicionamento no útero, porém essa alteração é observada em famílias, podendo ter também um componente genético. Existe uma relação entre a torção tibial interna e a tíbia vara, de modo que ambas frequentemente estão presentes juntas[15].

A anormalidade da marcha resultante da torção tibial interna se caracteriza pela rotação interna do pé à linha de progressão enquanto o eixo do joelho está no plano coronal ou ligeiramente girado externamente para ele[15].

Anteversão femoral

A anteversão femoral está presente ao nascimento, mas é mascarada pela contratura em rotação lateral do quadril. O *in-toeing* decorrente de anteversão femoral excessiva aumenta até os 5 ou 6 anos de idade e em seguida diminui gradualmente. Mais comum nas mulheres, é familiar e muitas vezes simétrico[23].

Quando a criança está em pé, as patelas e os joelhos são virados para dentro e ela prefere se sentar na posição de W ou com os pés debaixo das nádegas. Essas posições podem ser um fator agravante. A posição de W mantém os quadris rodados; a posição sentada com os pés debaixo das nádegas roda internamente as tíbias e aduz o antepé (Figura 19.9)[23].

Quando o paciente está na posição de decúbito ventral, há rotação interna excessiva dos quadris (até 90 graus) e restrição da rotação externa dos quadris (0 grau em casos graves). À medida que a criança envelhece, pode desenvolver-se a rotação externa compensatória da tíbia[23].

A anormalidade neurológica é uma situação muito diferente. A criança com paralisia cerebral é o melhor modelo para esse tipo de alteração. A rotação interna e a "tesoura" são mudanças de marcha comuns em crianças com espasticidade e hipertonia.

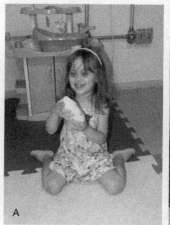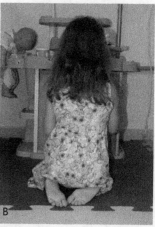

Figura 19.9A Criança sentada em W. **B** Criança sentada com os pés debaixo das nádegas. (Acervo pessoal.)

Causas de *out-toeing*

O *out-toeing* é menos comum que o *in-toeing*, e suas causas são semelhantes, porém opostas. As mais comuns são retroversão femoral, torção tibial externa e pés planos valgos.

Retroversão femoral

Comum no início da infância, a retroversão femoral é causada por contração em rotação externa do quadril secundária à posição intrauterina[25-27]. Torna-se aparente quando na posição ortostática a criança apresenta um ou os dois pés quase 90 graus virados para fora (a chamada *aparência de Charlie Chaplin*)[28]. A retroversão femoral ocorre mais frequentemente em crianças obesas e, quando se apresenta unilateralmente, é mais comum do lado direito[25,27].

O exame físico revela rotação externa aumentada de quase 90 graus e diminuição da rotação interna, o que pode melhorar naturalmente e de modo gradual durante o primeiro ano de caminhada[25,26,29]. Se não ocorrer a resolução natural e a rotação externa for persistente e estiver presente aos 2 ou 3 anos de idade, recomenda-se procurar um ortopedista pediátrico. A torção femoral está associada à osteoartrose e ao aumento do risco de fratura por estresse dos membros inferiores[27]. O tratamento não cirúrgico é ineficaz[25,27,29].

Torção tibial externa

Em geral, a torção tibial externa é observada entre os 4 e os 7 anos de idade[25,27]. Muitas vezes é unilateral e mais comum no lado direito[27]. A tíbia gira lateralmente com o crescimento, piorando a torção tibial externa[27,30]. A cirurgia apresenta alta taxa de complicações e não deve ser realizada até que a criança tenha mais de 10 anos de idade. A deformidade é considerada grave com ângulo coxa-pé de mais de 40 graus, o que justifica a correção cirúrgica. A incapacidade da torção tibial externa geralmente é causada por instabilidade femoral e dor[27]. Portanto, consiste em indicação mais comum para osteotomia do que a torção interna.

Pés planos valgos

Todas as crianças nascem com os pés planos. O pé da criança inicialmente tem uma espessa camada de gordura abaixo do arco longitudinal medial que é absorvida lentamente com o crescimento. O arco longitudinal medial (ALM) do pé não está presente ao nascimento e se desenvolve lentamente durante a infância[31]. A literatura descreve diferentes idades em que pode ocorrer a maturação do ALM. Magee (2002) acredita que a partir dos 2 anos a forma do pé da criança se assemelha à do adulto[32]. Volpon (1994) considera a fase de maior alteração do ALM entre os 2 e os 6 anos[33]. Hennig e Rosenbaum (1995) concluíram que a formação do ALM ocorre aos 6 anos de idade[34]. Donatelli (1990) afirma que apenas entre os 6 e os 8 anos o ALM poderá ser considerado maduro[35]. Lin et al. (2001) são mais generalistas, afirmando que o ALM se desenvolve na primeira década de vida[36]. Portanto, a idade do desenvolvimento natural do arco longitudinal deve ser considerada para avaliação e proposta de tratamento.

ALTERAÇÕES ANGULARES

Joelho valgo e varo

As deformidades angulares dos MMII podem ser classificadas em valgo ou em varo, sendo essencial a distinção entre o fisiológico e não fisiológico, o que pode ser feito considerando a evolução de cada uma delas com o aumento da idade da criança. De modo geral, a deformidade angular fisiológica é assintomática, simétrica, benigna, de resolução espontânea e não precisa de tratamento. Por outro lado, a deformidade angular não fisiológica resulta de alterações biomecânicas mantidas e progressivamente agravadas que conduzem a um desequilíbrio das forças exercidas no joelho com sobrecarga, seja do compartimento interno (varo), seja do externo (valgo)[37].

No caso do joelho valgo ou varo patológico, é necessário conhecer as causas associadas e sua progressão com o decorrer da idade da criança. As causas patológicas do geno varo devem ser consideradas quando a deformidade é unilateral, assimétrica ou em crianças com mais de 3 anos de idade. Já as causas patológicas do geno valgo devem ser consideradas quando a deformidade é unilateral, assimétrica, progressiva ou em crianças com menos de 2 anos de idade (Quadro 19.1)[38].

O geno valgo patológico é decorrente de lesões no joelho e de problemas de desenvolvimento, sindrômicos e metabólicos, sendo encontrado em quadros de raquitismo, displasias esqueléticas ou fechamento unilateral da placa de crescimento tibial medial proximal, geralmente após os 7 anos de idade[39]. No geno valgo, o desvio do eixo mecânico do joelho modifica o braço de alavanca, o que não só altera a distribuição de cargas, mas amplia muito as forças transarticulares, o que pode ocasionar sobrecargas localizadas e artrose unicompartimental. Essa alteração pode ser acentuada por obesidade, frouxidão ligamentar e pés planos[40].

Tíbia vara de Blount

A doença de Blount, ou tíbia vara, é uma condição comum que resulta de um estresse anormal na epífise e fise tibial proximal posteromedial, causando a supressão do crescimento ósseo. O crescimento na epífise se torna assimétrico, levando à angulação típica do varo (Figura 19.10). Apesar de ser referida como tíbia vara, a doença de Blount pode envolver outras fontes de desvio. A deformidade em varo do fêmur distal é observada[41], bem como o aumento da anteversão no quadril, o que pode contribuir para o ângulo negativo de progressão do pé[42]. Uma deformidade valga compensatória no tornozelo também é relatada[43]. A torção interna da tíbia é um achado consistente na doença de Blount, e o encurtamento tibial de 2 e 3cm é comumente observado em casos unilaterais[44].

Os fatores predisponentes para essa doença incluem iniciar a deambulação precocemente, obesidade e ascendência afro-americana. A obesidade e a marcha precoce acentuam a angulação fisiológica do varo. Acredita-se que as crianças afro-americanas tenham frouxidão ligamentar excessiva e comecem a andar mais cedo do que seus pares caucasianos[45].

Quadro 19.1 Causas de geno varo e geno valgo patológicos

Geno varo	Geno valgo
Doença de Blount	Idiopático
Metabólico (raquitismo, osteodistrofia renal)	Pós-traumático
	Metabólico (raquitismo, osteodistrofia renal)
Pós-traumático	Neuromuscular
Pós-infecção	Pós-infecção
Congênito (condroplasia, osteogênese imperfeita)	Congênita (pseudoacondroplasia)
Displasias esqueléticas (condrodisplasia metafisária)	Displasias esqueléticas (displasia epifisária múltipla)
	Tumores

Fonte: Yeo, 2015[38].

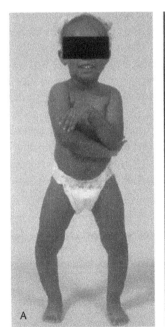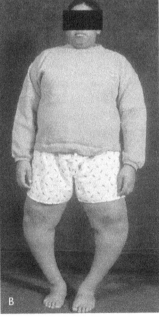

Figura 19.10 Menina com 2 anos e meio de idade (**A**) e menino com 11 anos de idade (**B**), ambos com diagnóstico de doença de Blount. (Reprodução autorizada pela autora. Cheema JI, Grissom LE, Harcke HT. Radiographic characteristics of lower-extremity bowing in children. Radiographics. 2003; 23[4]: 871-880[45].)

A doença de Blount é classificada, de acordo com a idade de surgimento dos sintomas, em infantil (até os 4 anos de idade), juvenil (início com a idade de 4 a 10 anos) e o tipo adolescente (início após os 10 anos)[46,47]. A tíbia vara do tipo infantil é a mais comum. Os tipos de início posterior podem representar uma variante não reconhecida ou não tratada da forma infantil[48].

A doença de Blount infantil geralmente surge na criança com idade inferior a 2 anos e é confundida com o geno varo fisiológico. Pode ser bilateral em 60% dos casos[49], sendo mais comum nas crianças que começam a andar precocemente e naquelas que são obesas. Nas crianças que iniciaram a caminhada precocemente, como o varo fisiológico ainda não foi resolvido no momento em que começaram a suportar peso, o eixo mecânico passará medial ao joelho, resultando em excesso de carga na epífise tibial medial. Em virtude da menor carga relativa do lado lateral do joelho, também existe excesso de crescimento nesse lado da articulação. Esses dois fatores impulsionam a deformidade progressiva do varo, que continuará a medializar o eixo mecânico, exacerbando a sobrecarga medial e perpetuando um ciclo vicioso de aumento da deformidade do varo[50].

As características clínicas da doença de Blount infantil incluem uma quantidade variável de deformidades em varo da tíbia proximal, aumento da torção tibial interna, proeminência palpável da epífise e metáfise tibial mediana proximal e, em casos unilaterais, desigualdade no comprimento da perna[49,51]. Normalmente, o paciente não apresenta alteração de sensibilidade, derrame articular ou restrição do movimento das articulações. Um impulso lateral característico pode ser observado na marcha da criança[51].

As mudanças radiográficas só são observadas após 18 meses de idade e incluem angulação em varo da metáfise, alargamento e irregularidade do aspecto medial da placa de crescimento, inclinação medial e ossificação irregular da epífise e depressão da parte medial da epífise. Achados radiográficos normais em uma criança não excluem a doença de Blount[49].

A etiologia e a patologia da doença de Blount juvenil permanecem desconhecidas. Os pacientes tipicamente apresentam idade intermediária (4 a 10 anos) com deformidade progressiva do varo[52]. A deformidade em varo proximal pode ser grave e é tipicamente bilateral e simétrica. Nas radiografias, a epífise parece irregular e indistinta em toda sua largura, dando a impressão de um distúrbio mais grave da integridade do que o observado na doença do tipo adolescente. No entanto, a epífise tipicamente não é tão distorcida como em pacientes com doença de Blount infantil[51].

Os pacientes com doença de Blount do tipo adolescente são frequentemente obesos e apresentam deformidade progressiva em varo da perna com ou sem dor vaga no joelho. Esse tipo apresenta muitas das características da variedade infantil, mas o envolvimento bilateral é observado em apenas 20% dos casos, em comparação com 80% no grupo infantil[54]. Normalmente, não é difícil a confirmação do diagnóstico da doença de Blount na adolescência. O diagnóstico diferencial é semelhante ao da forma infantil. Na maioria dos pacientes, o diagnóstico adequado é facilmente estabelecido com base na história, no exame físico e na aparência radiográfica das extremidades inferiores[51]. Esse tipo é caracterizado por início após os 10 anos, alterações físicas leves, nenhuma barra fisária ou alterações metafisárias e poucas chances de recorrência[49].

Classificação anatomopatológica

Langenskiöld (1952)[55] descreveu seis estágios radiográficos de alterações progressivas na epífise e metáfise tibial proximal na doença de Blount (Figura 19.11). Nos estágios I e II, as primeiras alterações irregulares e reversíveis da ossificação metafisária frequentemente não são distinguíveis do varo fisiológico. Alterações do estágio IV podem estar associadas à formação precoce de barra através da cartilagem fisária vertical deformada. Já no estágio V, observa-se profunda desorganização do crescimento da cartilagem fisária e do tecido ósseo adjacente, o que resulta em grave deformidade e "bico" articular no estágio VI[56]. Embora essa classificação inicialmente se destinasse apenas a uma descrição das alterações radiológicas observadas na doença, posteriormente foram demonstradas implicações prognósticas com base no estágio e na idade de apresentação. A restauração ao normal é comum nos estágios I e II e possível nos estágios III e IV. No entanto, os estágios V e VI foram associados a deformidades recorrentes e, muitas vezes, a sequelas permanentes[50].

Diagnóstico diferencial

Alguns parâmetros radiográficos são utilizados para o diagnóstico da doença de Blount. O ângulo metafisário-diafisário (AMD) de Levine e Drennan (1982)[58] é medido por meio

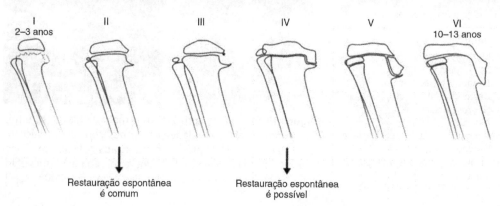

Figura 19.11 Ilustração da classificação radiográfica de Langenskiöld da doença de Blount infantil, demonstrando seis estágios progressivos. (Adaptada de Langenskiöld e Riska, 1964[57].)

de uma linha no eixo diafisário da tíbia, uma segunda linha perpendicular a ela e uma terceira linha passando pela região metafisária; o ângulo se dá pelo encontro da linha perpendicular da diáfise com a linha metafisária (Figura 19.12). Na curvatura fisiológica, esse ângulo é de 5 ± 2,8 graus. Sugeriu-se que crianças com ângulos > 11 graus teriam doença de Blount[58]. Outro marcador radiográfico utilizado para auxiliar o diagnóstico da doença de Blount é a medida do ângulo metafisário-epifisário, medindo-se o ângulo formado por uma linha através da fise tibial proximal paralela à base do centro de ossificação epifisária e uma linha que liga o ponto médio da base do centro de ossificação epifisária com o ponto mais distal do "bico" medial da metáfise tibial proximal. Um ângulo > 20 graus sugere que a doença de Blount é a causa do varo[59].

A tíbia vara é mais bem diagnosticada por meio de radiografia anteroposterior de ambas as pernas. As radiografias demonstrarão o geno varo, medido como descrito anteriormente, e anormalidade da tíbia proximal, consistindo em depressão e irregularidade ou fragmentação da metáfise posteromedialmente e deficiência da epífise medialmente. A epífise pode ser alargada medialmente em razão do crescimento prolongado ou lateralmente devido à lesão por tração. Casos mais avançados mostrarão subluxação lateral da tíbia, e o geno *recurvatum* também pode ser visto. Se o arqueamento for fisiológico, a extremidade inferior inteira apresentará aspecto arqueado. Se o alinhamento varo for decorrente de uma deformidade relativamente maior da tíbia proximal, pode estar ocorrendo a doença de Blount[45].

Nesse contexto, é papel do fisioterapeuta, ao avaliar casos suspeitos de tíbia vara, encaminhar a criança e/ou o adolescente ao ortopedista pediátrico para que possam ser descartados varo fisiológico ou outras doenças. A comunicação do fisioterapeuta com o ortopedista pediátrico conduz a um atendimento mais integral e seguro para o paciente.

ASPECTOS RELACIONADOS COM A INCAPACIDADE E A FUNCIONALIDADE

Neste capítulo foram adotadas como modelo conceitual a Classificação Internacional de Funcionalidade, Incapacidade e Saúde (CIF)[60] e sua versão para crianças e jovens (CIF-CJ)[61]. Essas se referem a um sistema de caracterização da criança que possibilita sua avaliação em termos de estrutura e função do corpo e atividade e participação. Desse modo, é possível elaborar um plano de tratamento que corresponda às reais necessidades das crianças e de suas famílias.

Deficiências de estrutura e função do corpo, limitações de atividades e restrições da participação

Na maioria das vezes, as alterações torcionais são associadas a problemas estéticos, mas a longo prazo podem causar problemas nas articulações[27].

Nas alterações torcionais, as deficiências de estrutura e função do corpo vão depender da gravidade do acometimento. Em geral, nas do tipo *in-toeing* é possível observar metatarso aduto, rotação interna de quadril aumentada (> 45 graus), torção tibial interna, ângulo coxa-pé negativo, ângulo de progressão da marcha negativo (< –3 graus) e instabilidade femoral. Nas do tipo *out-toeing* podem ser observados pés planos valgos, rotação externa de quadril aumentada (> 45 graus), torção tibial externa, ângulo coxa-pé > 30 graus e ângulo de progressão da marcha > 20 graus[24].

As deficiências comuns aos dois tipos de alterações torcionais são dor, fraqueza e encurtamento da musculatura dos MMII.

Raramente as alterações torcionais causam limitações de atividade e restrições da participação. Mais comumente, são observadas crianças que tropeçam e caem facilmente em virtude do cruzamento dos pés, de dificuldades para correr e em práticas esportivas.

De modo geral, as alterações angulares são associadas a deformidade cosmética, desconforto leve, distúrbios da marcha, instabilidade articular e limitação de atividades. Mais importante, elas predispõem alterações artríticas precoces na articulação do joelho e alterações secundárias nas articulações do quadril e do tornozelo[62,63].

O eixo de suporte de peso dos MMII passa pela linha média dos compartimentos medial e lateral do joelho na posição normal de pé. No geno valgo, no entanto, o eixo do suporte de peso passa pelo compartimento lateral do joelho, promovendo aumento das forças de compressão no compartimento lateral dos joelhos. Dessa maneira, as pessoas com geno valgo são acometidas por desalinhamento do osso patelar, desconforto nos joelhos, instabilidade ligamentar e outros distúrbios funcionais, como padrões de marcha alterados, instabilidade postural e dificuldade

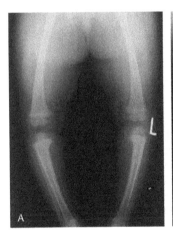
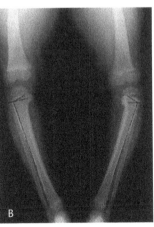

Figura 19.12 Doença de Blount infantil em criança de 23 meses. **A** Radiografia apresenta depressão assimétrica das metáfises tibiais proximais. **B** Radiografia obtida 7 meses depois demonstrando aumento da depressão metafisária bilateralmente e fragmentação da metáfise tibial mediana no lado esquerdo. As linhas pretas ilustram ângulos metafisários-diafisários anormalmente aumentados, medindo 13 e 26 graus nos lados direito e esquerdo, respectivamente. (Reprodução autorizada pela autora. Cheema JI, Grissom LE, Harcke HT. Radiographic characteristics of lower-extremity bowing in children. Radiographics. 2003; 23[4]: 871-880[45].)

para andar, correr e escalar[64-66]. Além disso, os músculos dos MMII desempenham papel importante para manter a estabilidade ao caminhar e ficar de pé. Contudo, a fraqueza medial dos isquiotibiais induz a posição anormal do joelho com rotação tibial lateral em pacientes com geno valgo[67].

Em geral, o joelho valgo passa a ser preocupante entre os 3 e os 5 anos de idade, quando o ângulo femorotibial se encontra em seu ângulo valgo máximo. Observa-se o surgimento do pé plano antes que seja percebida a posição de valgo do joelho. Podem ocorrer queixas ocasionais de dor na parte medial do pé ou do joelho. Além disso, com o aumento da deformidade valga pode ocorrer subluxação patelar em direção lateral. Pode ser complicado para o paciente andar por causa dos joelhos que entram em atrito ou colidem entre si[56].

Diferenças nos ângulos do joelho e do tornozelo, no momento do joelho e no momento do tornozelo são observadas em indivíduos com geno valgo unilateral, quando comparados a controles saudáveis. Além disso, foi observada uma diferença de comprimento da perna na extremidade inferior afetada. Esses achados revelam que a discrepância do comprimento da perna também pode ser o motivo da alteração do padrão de marcha[68].

O geno valgo exagerado até os 7 anos de idade é fisiológico e não patológico. O problema está nos adolescentes ou nas crianças com mais de 8 anos de idade que apresentam joelhos valgos moderados a graves. O paciente se queixa de dor na coxa e/ou na panturrilha e de cansaço fácil e anda com os joelhos "esfregando", pés separados e uma perna balançando em torno da outra. Em razão do mau alinhamento e do aumento do ângulo Q do mecanismo extensor do quadríceps, a patela subluxa lateralmente. Os sapatos mostram colapso medial das partes superiores e é o resultado de forças anormais do peso no tornozelo e no pé[69].

A presença do geno varo altera as forças no joelho de modo que a linha de força se afaste ainda mais do centro da articulação do joelho, intensificando a carga do compartimento medial e criando uma força de reação quase três vezes e meia maior do que a do compartimento lateral. Além do desenvolvimento da osteoartrite tibial, o geno varo patológico também parece predispor a ocorrência de lesões na articulação femoropatelar[70]. Vários estudos identificaram a presença de geno varo como fator de risco para o desenvolvimento da síndrome da dor patelofemoral em atletas[71,72].

INTERVENÇÃO FISIOTERAPÊUTICA

Avaliação

Coleta da história clínica com os pais e/ou cuidadores

Os pais devem ser questionados sobre o histórico de nascimento, os problemas durante a gravidez (como presença de *oligoidrâmnio*) e o desenvolvimento e a aquisição de marcos motores (p. ex., quando se deu o início da deambulação). Além disso, é importante determinar se há histórico familiar de distúrbios ortopédicos ou musculoesqueléticos, particularmente os que possam causar deformidades patológicas de rotação ou angulares. Convém verificar, também, se a anormalidade percebida está afetando a função ou o desenvolvimento da criança de qualquer maneira, como, por exemplo, causando marcha ou de desgaste de sapato[73]. Também são coletadas informações adicionais sobre história de trauma, qualquer dor, mancar, tropeçar, cair e sobre os hábitos da criança, como se sentar em W ou dormir em prono sobre os pés[20].

A baixa estatura pode indicar a possibilidade de displasia óssea ou distúrbio de crescimento generalizado. O geno varo fisiológico melhora com o crescimento, enquanto a curva patológica das pernas aumenta com o crescimento esquelético; portanto, parece importante perguntar aos pais quando eles notaram pela primeira vez a deformidade na criança, se as pernas se "curvaram" no nascimento, na infância ou ainda mais tarde, quando a criança começou a andar, e se a deformidade está melhorando, mantendo ou aumentando de gravidade.

Estrutura e função do corpo e atividade e participação

Padrão de marcha

O paciente é observado em linha reta, enquanto é verificada a orientação da patela e do pé em relação à linha de progressão da marcha. Esse ângulo é positivo quando o direcionamento é lateral e negativo se o direcionamento for medial. A análise deve ser realizada tanto na fase de apoio como na de balanço da marcha. Convém, também, observar a criança em deambulação livre e correndo[1].

A observação do paciente durante a caminhada é necessária para determinar a rotação dinâmica durante a marcha e para avaliar o ângulo de progressão do pé. Os pacientes com *in-toeing* durante a marcha são considerados com ângulos negativos de progressão do pé, enquanto os que têm *out-toeing* apresentam valores positivos. Na presença de rotadores laterais mais fortes que os rotadores mediais, pode-se observar excessiva divergência do pé (*toe-out*). Convém verificar o posicionamento da patela, que pode estar rodada para fora ("olho de rã").

No geno varo, o ângulo de progressão do pé pode ser medial ou normal. Quando a flexibilidade e a incompetência do ligamento colateral lateral do joelho estão presentes, a cabeça da fíbula e a tíbia superior se deslocam lateralmente durante a marcha; no geno varo fisiológico, por sua vez, não há tal impulso lateral[74].

Inspeção e postura

Cabe observar a postura, a simetria, os ângulos dos joelhos, a posição pélvica e do tronco e a presença de posicionamentos anormais dos MMII[1]. Qualquer desalinhamento pode levar ou ser o resultado de desalinhamento em outro local (Quadros 19.2 e 19.3). A coluna vertebral deve ser examinada à procura de escoliose ou manchas com pelos[75,76]. Quaisquer assimetrias na circunferência da coxa, das pernas ou no comprimento do pé também devem ser observadas (Figura 19.13)[9].

Capítulo 19 Alterações Torcionais e Angulares

Quadro 19.2 Desalinhamento de quadril, possíveis movimentos e posturas correlatas e compensações

Desalinhamento	Posturas relacionadas	Posturas compensatórias
Anteversão excessiva	Convergência do pé Pronação subtalar Subluxação patelar lateral Torção tibial medial Torção femoral medial	Torção tibial lateral Rotação lateral do joelho Rotação lateral da tíbia, fêmur e/ou pelve Rotação lombar no mesmo lado
Retroversão excessiva	Convergência do pé Supinação subtalar Torção tibial lateral Torção femoral lateral	Rotação medial no joelho Rotação medial da tíbia, fêmur e/ou pelve Rotação lombar no lado oposto
Coxa valga	Articulação subtalar pronada Rotação medial da perna Perna ipsilateral curta Rotação pélvica anterior	Supinação subtalar ipsilateral Pronação subtalar contralateral Flexão plantar ipsilateral Joelho hiperestendido contralateral Flexão do quadril e/ou joelho contralateral Rotação pélvica posterior ipsilateral e rotação lombar ipsilateral
Coxa vara	Articulação subtalar supinada Rotação lateral da perna Perna ipsilateral longa Inclinação pélvica posterior	Pronação subtalar ipsilateral Supinação subtalar contralateral Flexão plantar contralateral Joelho hiperestendido ipsilateral Flexão do quadril e/ou joelho ipsilateral Rotação pélvica anterior ipsilateral Rotação lombar contralateral

Fonte: Magee, 2010[32].

Quadro 19.3 Desalinhamento de joelho, possíveis movimentos e posturas correlatas e compensações

Desalinhamento	Posturas relacionadas	Posturas compensatórias
Joelho valgo	Pé plano Excessiva pronação subtalar Torção tibial lateral Subluxação patelar lateral Excessiva adução do quadril Excessiva rotação medial do quadril ipsilateral Rotação contralateral da coluna lombar	Antepé varo Excessiva supinação subtalar para permitir ao calcanhar lateral fazer contato com o solo Convergência do pé para diminuir oscilação pélvica lateral durante a marcha Rotação lateral pélvica ipsilateral
Joelho varo	Excessiva angulação lateral da tíbia no plano frontal; tíbia vara Torção tibial medial Rotação lateral do quadril ipsilateral Excessiva abdução do quadril	Antepé valgo Excessiva pronação subtalar para permitir ao calcanhar medial fazer contato com o solo Rotação medial pélvica ipsilateral
Joelho hiperestendido	Flexão plantar do tornozelo Inclinação pélvica excessiva	Inclinação pélvica posterior Postura flexionada do tronco Excessiva cifose torácica
Torção tibial lateral	Divergência do pé (out-toeing) Excessiva supinação subtalar com rotação relacionada ao longo do quarto inferior	Antepé varo funcional Excessiva pronação subtalar com rotação relaxada ao longo do quarto inferior
Torção tibial medial	Convergência do pé (in-toeing) Metatarsus adductus Excessiva pronação subtalar com rotação relacionada ao longo do quarto inferior	Antepé valgo funcional Excessiva supinação subtalar com rotação relaxada ao longo do quarto inferior
Excessiva retroversão tibial*	Joelho hiperestendido	
Retrotorção tibial inadequada**	Postura flexionada de joelho	
Retroflexão tibial inadequada	Alinhamento alterado do tendão de Aquiles causando movimento articular alterado	Antepé valgo Excessiva pronação subtalar
Tíbia vara	Torção tibial medial	

*Inclinação posterior dos platôs tibiais.
**Deflexão posterior da tíbia proximal em razão da tração dos músculos posteriores da coxa.
Fonte: Magee, 2010[32].

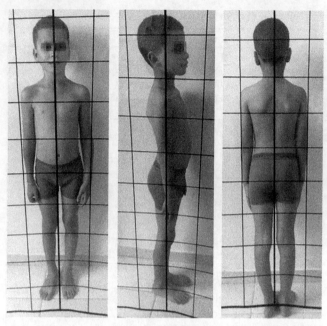

Figura 19.13 Avaliação postural e inspeção. (Acervo pessoal.)

Para a observação do joelho varo ou valgo, o paciente é posicionado de modo que as patelas apontem para a frente e as faces mediais dos joelhos e os maléolos mediais de ambos os membros estejam tão próximos quanto possível. Se os joelhos se tocarem e os tornozelos não, caracteriza-se o joelho como valgo. Se os tornozelos se tocarem e os joelhos não, o joelho é considerado varo. Uma vez caracterizado o desvio, é necessário estabelecer se a variação é fisiológica ou se trata de condição patológica.

A angulação deve ser quantificada pela medição da distância intercondilar ou intermaleolar. Os valores padrões para essas medidas são mostrados na Figura 19.14, sendo considerados normais se a medida estiver dentro de 2DP (desvio padrão) acima ou abaixo da média. A distância intercondilar mede o grau de geno varo, representando a distância entre os côndilos femorais mediais quando as extremidades inferiores são posicionadas com os maléolos mediais em contato. Essa distância deve ser < 6cm.

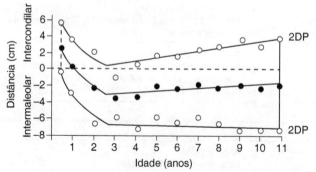

Figura 19.14 Valores padrões para distância intercondilar e intermaleolar em estudo de 196 crianças. Os valores padrões (ou a média) são representados pelos círculos sólidos, e os círculos vazados representam 2DP. (Adaptada de Greene, 1996[78].)

A medida intermaleolar quantifica o geno valgo e é a distância entre o maléolo medial e os côndilos mediais do fêmur em contato. Essa distância deve ser < 8cm[77]. Essas medidas também podem ser feitas com o indivíduo em pé e, nesse caso, há a vantagem de incluir a ação do peso corporal no alinhamento.

Com o paciente em supino, observa-se o posicionamento da patela. Se as patelas estiverem voltadas para dentro, trata-se de uma possível indicação de rotação medial do fêmur ou da tíbia. Se as patelas ficarem dirigidas para cima e voltadas para fora, é indicativo de rotação lateral do fêmur ou da tíbia. Se a tíbia for afetada, os pés se voltam para fora mais de 10 graus com rotação lateral excessiva da tíbia. Normalmente, os pés se angulam 5 a 10 graus para fora (ângulo de Fick).

O local da angulação do varo deve ser determinado. No geno varo fisiológico há uma curva gentil envolvendo a coxa e a perna com inclinação mais pronunciada no terço inferior do fêmur e na junção dos terços médio e superior da tíbia[79], ao passo que em caso de frouxidão ligamentar a curva é mais pronunciada na articulação do joelho. Na doença de Blount, a curva é comum na metáfise proximal da tíbia com angulação medial aguda imediatamente abaixo do joelho, enquanto na forma familiar congênita da tíbia vara está na parte inferior da tíbia, na junção dos terços médio e inferior[45]. No fêmur varo distal, o local da angulação está na metáfise femoral distal. Quando a porção inferior da tíbia é o local de angulação do varo, o segmento tibial superior é reto e o segmento inferior angulado.

Na presença de valgo, deve ser determinado o local da angulação. Tíbia valga ou fratura de Greenstick da parte medial da metáfise tibial proximal causam geno valgo na tíbia proximal[80], enquanto na frouxidão ligamentar, deficiência longitudinal congênita da fíbula ou artrite reumatoide do joelho a deformidade está no joelho. A tíbia valga geralmente está associada à excessiva torção tibiofibular lateral e, portanto, o grau de torção tibial deve ser avaliado[81].

Movimentos ativos e passivos

Os movimentos passivos e ativos são realizados, e nesse momento é avaliada a estruturação ou não dos desvios encontrados[1]. A amplitude de movimento (ADM) dos quadris, joelhos e tornozelos deve ser determinada. O exame do quadril é de suma importância na faixa etária infantil. O teste começa com a verificação dos movimentos de rotação interna e externa com o quadril flexionado e estendido. A ADM é mais bem examinada usando o método do relógio, conforme descrito por Valmassy (1984)[82]. Em seguida, é realizado o exame do tornozelo e do pé, incluindo a ADM da articulação subtalar e mediotarsal[83].

Força muscular

A força muscular é testada da maneira padrão na criança cooperativa e no adolescente. A força de toda a extremidade inferior deve ser avaliada, incluindo todos os grupos do quadril, coxa, perna e pé. O teste de força muscular é documentado por meio da escala de Oxford (0 = sem contração; 1 = contração ligeira, sem movimento; 2 = amplitude de movimento total, sem gravidade; 3 = amplitude de movimento total, com gravidade; 4 = amplitude de movimento total, alguma resistência; 5 = amplitude total de movimento, resistência total)[84].

Perfil rotacional

Staheli (1989)[30] desenvolveu um perfil rotacional para avaliação do alinhamento das extremidades inferiores e para auxiliar a determinação do componente da extremidade inferior que está contribuindo para a variação rotacional. Os componentes incluem rotação externa e interna dos quadris (avaliação versão femoral), ângulo coxa-pé (torção tibial), ângulo transmaleolar e ângulo de progressão do pé durante a marcha. Valores normais foram estabelecidos e podem ser usados para determinar se a variação está dentro da amplitude considerada normal ou se está indicada alguma intervenção. De acordo com os critérios de Staheli, perfis rotacionais além de 2DP da média são considerados anormais.

O ângulo de progressão do pé (APP) é definido como o ângulo entre o eixo longitudinal do pé e a direção em que a criança está andando. O APP oferece uma soma geral da rotação da criança durante a marcha, mas não identifica os fatores contribuintes (Figura 19.15). Um sinal positivo denota pés para fora (*out-toeing*) e um sinal negativo, para dentro (*in-toeing*). O APP pode ser medido objetivamente por meio de uma variedade de medidas de impressão do pé, incluindo tinta ou giz nos pés ou métodos comerciais[85]. O ângulo normal de progressão do pé em crianças e adolescentes é de 10 graus (intervalo de –3 a 20 graus) (Figura 19.16).

A rotação interna e externa do quadril é avaliada para determinação da rotação femoral. A criança fica em decúbito ventral com os quadris estendidos e os joelhos fletidos a 90 graus, e as medidas de rotação medial e lateral do quadril são, então, tomadas goniometricamente (Figura 19.17). Para a

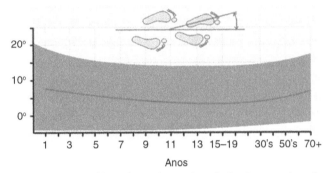

Figura 19.16 Gráfico dos valores de referência para ângulo de progressão do pé de acordo com a idade. (Adaptada de Staheli, 2008[9].)

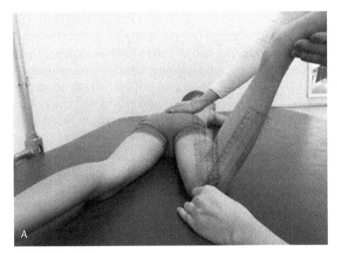

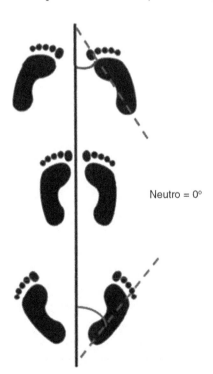

Figura 19.15 O ângulo de progressão do pé (APP) é uma medida obtida durante a marcha mediante a observação do ângulo do pé fora da linha de progressão. Por convenção, *in-toeing* é um valor negativo e *out-toeing* é um valor positivo.

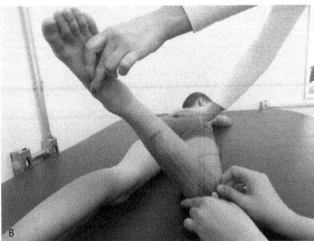

Figura 19.17 Mensuração da rotação interna (**A**) e externa (**B**) do quadril. (Acervo pessoal.)

quantificação da rotação do quadril, ambos os quadris devem cair na máxima rotação interna e externa. As pernas devem ser deixadas cair apenas pela gravidade, não usando a força. A quantidade de rotação interna e externa do quadril deve ser semelhante, e o arco total deve ser de cerca de 90 graus. A rotação interna > 70 graus sugere diagnóstico de anteversão femoral excessiva. Considera-se leve quando o grau de rotação interna é de 70 a 80 graus e a rotação externa de 10 a 20 graus; moderado quando a rotação interna é de 80 a 90 graus e a externa de 0 a 10 graus; e grave quando a rotação interna do quadril é > 90 graus sem rotação externa (Figura 19.18)[23].

Para a mensuração do ângulo coxa-pé (ACP) a criança fica em posição de decúbito ventral com os quadris estendidos, joelhos fletidos a 90 graus e o pé em posição natural de descanso, sem tentar o alinhamento. O ângulo formado entre a bissecção do eixo da coxa e do eixo o pé é medido (Figura 19.19). O ACP é usado para determinação da variação rotacional da tíbia no retropé[23]. Um valor negativo é obtido quando a tíbia é girada internamente (torção tibial interna) e um valor positivo é dado quando a tíbia é girada externamente (torção tibial externa). Na infância, o ACP é interno (negativo), mas se torna progressivamente externo (positivo) com o aumento da idade. Durante a infância, o ACP é de +10 graus com uma faixa de −5 a +30 graus. Se o pé estiver deformado, o ACP não poderá ser usado. Em vez disso, será mensurado o ângulo transmaleolar (Figura 19.20)[23].

O ângulo transmaleolar é uma linha perpendicular ao eixo entre os maléolos lateral e medial. Para sua mensuração a criança é posicionada em prono, como descrito previamente. O ângulo formado entre a linha perpendicular e o eixo da coxa é medido. Esse ângulo avalia a contribuição distal da tíbia no perfil rotacional[23].

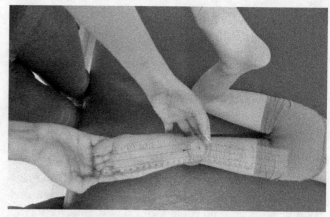

Figura 19.19 Em decúbito ventral, deixando o pé cair para a posição de repouso natural, é possível verificar o ângulo coxa-pé. (Acervo pessoal.)

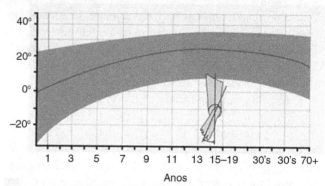

Figura 19.20 Gráfico dos valores de referência para o ângulo coxa-pé de acordo com a idade. (Adaptada de Staheli, 2008[9].)

A avaliação do alinhamento do retropé e do antepé determina se uma posição prona ou supina do pé ou metatarso aduzido está contribuindo para a alteração do ângulo de progressão do pé[23]. No pé normal, essa linha se projeta entre o segundo e o terceiro dedo do pé. Na presença de metatarso aduzido, a linha se projeta em direção aos dedos laterais (Figura 19.21)[23]. Para avaliação da relação antepé-retropé o examinador segura o retropé, colocando-o em posição neutra. O polegar do examinador é posicionado no nível da articulação talonavicular e essa articulação é manipulada até o examinador sentir que a cabeça do tálus está coberta pelo navicular. Esse movimento é efetuado pela outra mão do

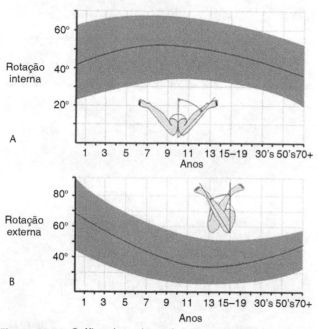

Figura 19.18 Gráfico dos valores de referência para rotação interna (**A**) e rotação externa (**B**) de acordo com a idade. (Adaptada de Staheli, 2008[9].)

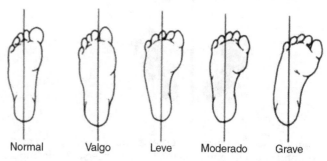

Figura 19.21 Linha de bissecção do calcanhar para avaliação de metatarso aduto.

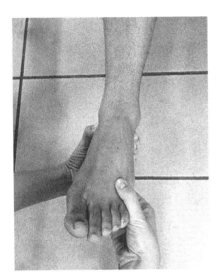

Figura 19.22 Posição de avaliação da relação antepé-retropé. (Acervo pessoal.)

examinador, que move o antepé em relação ao retropé. Ao se alcançar a posição neutra, a posição do antepé é relacionada ao alinhamento do calcâneo (Figura 19.22). A relação será neutra quando o plano dos metatarsais e o calcâneo forem perpendiculares; antepé varo acontece quando a região lateral do antepé é mais fletida do que a medial (antepé supinado) e o antepé é valgo quando a região medial do antepé é mais fletida do que a lateral (antepé pronado)[87].

Exame neurológico

Uma triagem neurológica rápida deve fazer parte da avaliação para que sejam descartados distúrbios musculares que afetam a extremidade inferior de crianças e adolescentes[75,76]. Para isso, solicita-se que a criança caminhe sobre os calcanhares em dorsiflexão, nos dedos do pé (cabeças dos metatarsos) em equino e pular sobre uma perna de cada vez. Para execução dessas manobras, a criança utiliza quadríceps (inervado pelas raízes L2, L3, L4), extensores do quadril (L5, S1, S2), abdutores do quadril (L5, S1), flexores plantares do tornozelo (L5, S1 e S2) e dorsiflexores do tornozelo (L4, L5)[9].

Caso seja identificada alguma alteração na avaliação e exista a suspeita de distúrbio neurológico, encaminha-se ao médico neurologista para avaliação e diagnóstico.

Testes especiais

O teste de Craig mede a anteversão femoral por meio da medida do ângulo entre o colo femoral e os côndilos femorais (Figura 19.23). Com o paciente deitado em prono e o joelho flexionado a 90 graus, o examinador roda manualmente a perna do paciente enquanto palpa a face posterior do trocanter maior do fêmur. O quadril é, então, rodado passivamente medial e lateralmente até o trocanter maior ficar paralelo à mesa do exame ou atingir sua posição mais lateral[32]. Assim, o grau de anteversão pode ser estimado com base no ângulo da perna com a vertical. O ângulo de anteversão fica entre 10 e 20 graus.

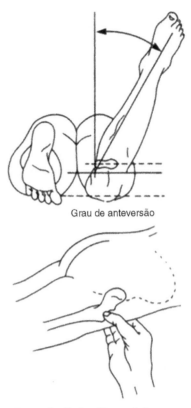

Figura 19.23 Teste de Craig. Na posição pronada, à medida que o examinador roda o quadril, determina-se a proeminência mais lateral do trocanter maior, que é a posição neutra da cabeça femoral no acetábulo. (Magee, 2010[32].)

O teste do triângulo de Bryant pode indicar condições como coxa vara ou luxação congênita do quadril[32]. Com o paciente deitado em supino, o examinador traça uma linha perpendicular imaginária da espinha ilíaca anterossuperior (EIAS) da pelve até a mesa de exame. Uma segunda linha imaginária é projetada para cima, da ponta do trocanter maior do fêmur, até encontrar a primeira linha em ângulo reto (Figura 19.24). Essa linha é medida, e os dois lados são comparados. Essa medição pode ser feita com radiografias.

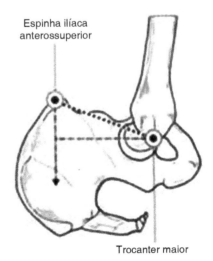

Figura 19.24 Triângulo de Bryant.

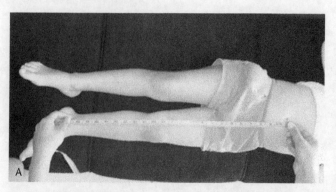 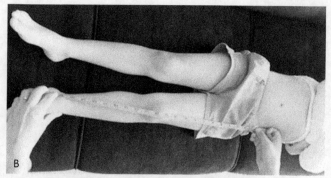

Figura 19.25 Medida do comprimento dos membros inferiores. **A** *Aparente:* da cicatriz umbilical ao maléolo medial. **B** *Real:* da espinha ilíaca anterossuperior ao maléolo medial. (Acervo pessoal.)

Deve ser realizada a medida do comprimento real e aparente dos membros inferiores (Figura 19.25). Em caso de diferença, investiga-se se a discrepância se deve à tíbia ou ao fêmur. Para isso o paciente flete o joelho a 90 graus com os pés apoiados sobre a mesa; se um dos joelhos estiver mais alto, a discrepância advém da tíbia desse lado. Na doença de Blount e na deficiência longitudinal congênita da tíbia[86], o membro envolvido ou mais gravemente afetado é menor do que o contralateral; no varo fisiológico, o comprimento dos membros inferiores é igual.

Na perna medialmente curvada, convém determinar o nível da fíbula proximal em relação à tíbia. Normalmente, a borda superior da epífise fibular proximal está em linha com a placa de crescimento tibial superior – bastante abaixo da linha de orientação horizontal da articulação. Quando se consideram a doença de Blount, a deficiência longitudinal congênita da tíbia e a acondroplasia, o crescimento excessivo relativo da fíbula faz com que a epífise fibular fique mais proximal, perto da linha articular[88].

O teste de encobrimento é um rastreio útil para avaliação do alinhamento da parte superior da perna nas crianças com joelho varo com idades entre 1 e 3 anos. A extremidade inferior é posicionada com a patela em frente e a perna e o pé cobertos pela mão do examinador. Um teste positivo (curvando-se na parte superior da tíbia) ou neutro (um ponto de alongamento – eixo da perna superior) indica a necessidade de avaliação radiográfica. Um teste negativo (ligeiro valgo na parte superior da tíbia) indica curvatura fisiológica[89].

A contratura da banda iliotibial pode causar tíbia valga e sua presença deve ser descartada pelo teste de Ober[90]. A manobra consiste na realização de abdução e extensão passiva da articulação coxofemoral com o paciente em decúbito lateral e o joelho fletido (Figura 19.26). Se o membro permanecer bloqueado na posição abduzida com o joelho em flexão, o teste é positivo, indicando encurtamento do trato iliotibial.

Para medição do ATF, a criança é posicionada com quadris e joelhos em extensão total e com rotação neutra, com os joelhos ou os tornozelos se tocando. A EIAS é identificada e demarcada com caneta marcadora de pele. O centro da patela é palpado e identificado com a ajuda de círculos concêntricos de diâmetros crescentes e depois marcados com a caneta. O ponto médio entre o maléolo medial e o lateral é marcado como o centro do tornozelo. Então, com a ajuda do goniômetro com o fulcro colocado no centro da patela, cada eixo do goniômetro deve ser ajustado de modo que a ponta do membro proximal toque a EIAS e a ponta do membro distal toque o ponto médio do tornozelo. O ATF é medido usando o goniômetro até o grau mais próximo. Esse ângulo corresponde ao ângulo suspenso pelo eixo anatômico do fêmur com o eixo anatômico da tíbia. Um valor positivo de ATF indica valgo, enquanto um ATF de varo recebe um valor negativo[91].

Deve ser verificada a evidência de frouxidão ligamentar que imita a aparência de uma deformação torcional/angular. A frouxidão ligamentar pode ser a causa de joelhos varos; portanto, deve ser determinada a estabilidade dos ligamentos colaterais e cruzados do joelho.

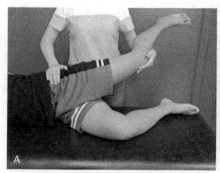 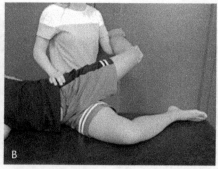 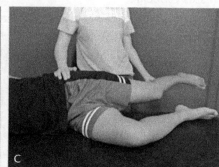

Figura 19.26A a **C** Teste de Ober. (Acervo pessoaal.)

Qualidade de vida

A avaliação da qualidade de vida tem caráter multidimensional, englobando questões sociais, psicológicas e de saúde dos indivíduos. Entre os instrumentos utilizados para avaliação da qualidade de vida de crianças, validados para a língua e cultura brasileiras, destacam-se o *Child Health Questionnaire – Parent Form 50* (CHQ–PF50)[92], o *Pediatric Quality of Life Inventory* (PedsQL™)[93] e o *Kidscreen-52*[94].

TRATAMENTO*

Alterações torcionais

Tratamento fisioterapêutico

O ponto mais importante antes de ser traçado um plano de tratamento é ter realizado uma avaliação correta das alterações observadas. Li e Leong (1999)[23] apresentaram um fluxograma, com base em um modelo médico, onde é possível observar as intervenções necessárias para o tratamento da alteração *in-toeing* (Figura 19.27).

No entanto, os fisioterapeutas, além de observarem as crianças que apresentam alterações que não são graves (procedimento cirúrgico), devem avaliar minuciosamente e, caso a criança apresente queixas como dor, quedas e limitações das atividades, intervir com o tratamento fisioterapêutico. Além disso, é papel do fisioterapeuta orientar os pais quanto a outras alterações que podem aparecer em virtude das repercussões biomecânicas, sendo importante, sempre que possível, minimizar a ocorrência dessas alterações com a utilização de palmilhas, fortalecimentos e mudanças de hábito (p. ex., sentar em W), mesmo na criança que se encontra dentro da normalidade (2DP da média).

Quando se trata de um metatarso aduto flexível, está indicado o uso de mobilização passiva seguido de colocação de bandagem, mantendo o pé da criança em posição correta (nível de evidência 5). Os pais são orientados e capacitados a realizar alongamentos do pé da criança para a obtenção de melhores resultados, no mínimo cinco vezes ao dia ou a cada troca de fralda (nível de evidência 2b)[95]. Os *splints* e os sapatos ortopédicos não costumam ser indicados nesses casos.

A necessidade de tratar a torção tibial é um dos tópicos mais controversos da literatura ortopédica. A literatura afirma que a torção tibial se reduz espontaneamente. Não há dúvida de que grande parte dos casos apresenta melhora. Contudo, são muitos os casos de torção tibial interna persistente com anormalidades na marcha em crianças mais velhas. Como todos os casos não se corrigem espontaneamente, o maior desafio é identificar aqueles que não o farão. Algumas considerações são úteis (nível de evidência 2a)[15]:

- Quanto mais jovem for a criança, mais provavelmente a torção tibial se normalizará até os 5 anos de idade.

---

*Veja no Anexo, no final deste livro, a definição dos níveis de evidência, sendo 1 o nível mais alto e 5 o mais baixo.

- Precisa ser considerada a ordem de grandeza. Não é provável a correção de grandes graus de torção tibial interna, particularmente em crianças mais velhas.
- Precisa ser considerada a simetria entre os dois lados. Não é provável a correção de grandes anormalidades somente em um lado.
- A torção tibial interna em crianças que se aproximam dos 2 anos tem menor probabilidade de correção.
- Vale lembrar que o sucesso do manejo não operatório da torção tibial diminui à medida que a criança se aproxima dos 2 anos de idade. Consequentemente, a torção tibial interna persistente após essa idade deve ser aceita ou corrigida por osteotomia tibial, se indicada.

Em crianças com menos de 1 ano de idade deve-se optar inicialmente por mantê-las em observação antes de propor qualquer tratamento, visto que nessa idade é possível a resolução espontânea. A probabilidade de correção natural é grande, havendo ainda uma gama de opções de tratamentos não cirúrgicos bem-sucedidos se não houver melhora espontânea.

Para a anteversão femoral o tratamento fisioterapêutico convencional, com exercícios de fortalecimento e alongamento, também está indicado e tem bons resultados (nível de evidência 2b)[96]. Adaptações de sapatos e dispositivos usados dentro dos sapatos para promover o *out-toeing* não modificam o histórico natural da condição e muitas vezes não conseguem melhorar a marcha. O uso rotineiro de órteses para distúrbios da marcha causados por anteversão femoral e torção tibial interna deve ser abandonado por ser ineficaz e não fisiológico.

O tratamento fisioterapêutico convencional é uma excelente opção, sendo propostos exercícios para o fortalecimento de músculos possivelmente fracos, alongamento dos músculos encurtados e atividades que estimulem a criança a realizar brincadeiras em rotação externa. Isso porque as áreas da cabeça, do colo femoral e do trocanter maior são constituídas de cartilagem maleável e fixadas à diáfise óssea rígida. Forças de torção normais exercidas pelos músculos rotadores externos e os glúteos mínimo e médio, ou seja, aqueles inseridos no trocanter maior, promovem a diminuição da anteversão femoral[97]. Assim, a criança é estimulada a pisar para fora, como andar em trilha (Figura 19.28), andar de pé de pato (Figura 19.29), andar seguindo pegadas no chão (Figura 19.30) e pular em cama elástica como "sapinho" (Figura 19.31). Podem ser usadas ainda bandagens elásticas que proporcionem a torção femoral externa. Elas podem ser usadas durante o dia para atividades de vida diária e durante os exercícios na fisioterapia (nível de evidência 5) (Figura 19.32).

No entanto, é importante ressaltar que há limite de idade para estimular brincadeiras desse tipo, uma vez que a ossificação dessas regiões supracitadas localizadas no fêmur se completa em torno dos 8 anos de idade[97].

Além dos exercícios, os pais devem ser orientados a desestimular a criança a se sentar em W, por causar ou aumen-

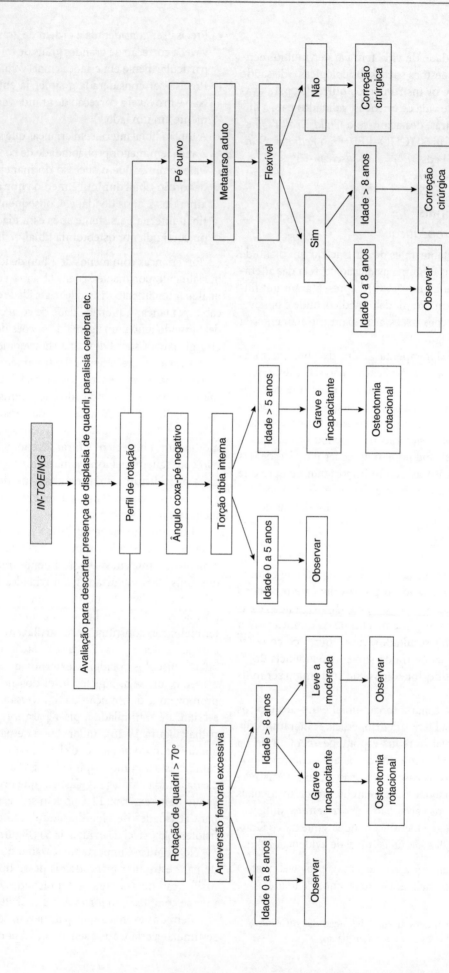

Figura 19.27 Fluxograma esquemático de tratamento de criança com *in-toeing*. (Adaptada de Li e Leong, 1999[23].)

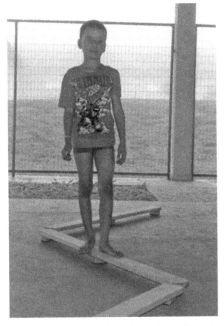

Figura 19.28 Exercício de andar sobre trilha com os pés voltados para fora. (Acervo pessoal.)

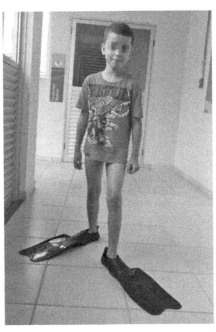

Figura 19.29 Exercício de andar com pé de pato com os pés voltados para fora. (Acervo pessoal.)

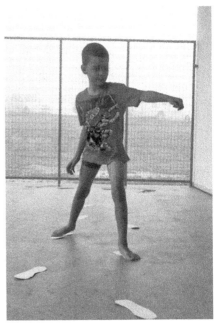

Figura 19.30 Exercício de seguir pegadas com os pés voltados para fora. (Acervo pessoal.)

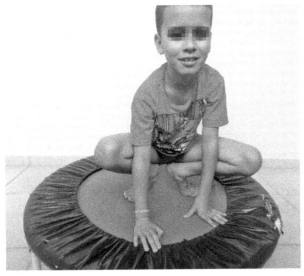

Figura 19.31 Exercício de pular na cama elástica como um "sapinho" com os pés voltados para fora. (Acervo pessoal.)

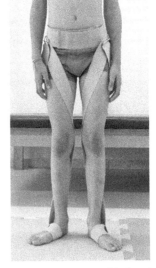

Figura 19.32 Faixa elástica com o objetivo de promover a torção tibial externa. (Acervo pessoal.)

tar a torção femoral interna, ou sobre os pés, por também aumentar a torção tibial interna.

Para as alterações torcionais do tipo *out-toeing* está indicado o tratamento fisioterapêutico convencional, sendo propostos exercícios para o fortalecimento de músculos possivelmente fracos, alongamento dos músculos encurtados e atividades que estimulem a criança a pisar corretamente (nível de evidência 2b)[96]. Como uma das causas do *out-toeing* é o pé plano flexível, deve ser realizado o tratamento específico (veja o Capítulo 18).

As crianças que apresentam diferença de comprimento dos membros poderão utilizar palmilhas corretivas (diferença de 1 a 2 cm), caso a correção não seja superior a 2 cm (nível de evidência 5).

A veste terapêutica TheraTogs© é conhecida em todo o mundo e muito frequentemente indicada na pediatria ortopédica para tratamento de várias alterações, como em caso de alterações torcionais, tanto *in-toeing* como *out-toeing*. Encontram-se disponíveis no mercado vários modelos e tamanhos. O sistema de extremidade inferior (*Lower Extremity System* – Figura 19.33) é projetado para abordar ambulatorialmente o alinhamento e os desvios funcionais das articulações do joelho, fêmures em desenvolvimento e articulações do quadril em uma criança sem problemas re-

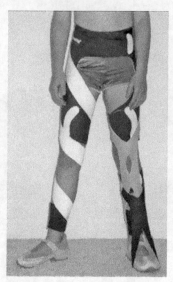

Figura 19.33 Modelo de TheraTogs© – Sistema de extremidades inferiores (*Lower Extremity System*).

lacionados com a estabilidade de quadril ou tronco. Tem por objetivo adiar ou evitar a correção cirúrgica, usando adaptação fisiológica e capacidades de modelagem esquelética por meio de cintas corretivas de baixa carga e de maneira prolongada. Podem ser propostas atividades para a criança durante a utilização do TheraTogs©. Portanto, trata-se de uma excelente opção para o tratamento de crianças com alterações torcionais (nível de evidência 5)[98].

Tratamento médico-cirúrgico

O tratamento do metatarso aduto rígido se baseia na idade do paciente. O engessamento em série é considerado o padrão-ouro com o qual todos os outros métodos de tratamento são comparados (nível de evidência 2a)[15]. Essa técnica aproveita a bioplasticidade do pé da criança, visto que a maior parte das junções tarsometatarsais ainda é constituída de cartilagem. Com a exceção do primeiro metatarsal de base, não há placas epifisárias nessa área. Esse procedimento é possível até a idade de 24 a 30 meses, uma vez que após essa idade há quantidade insuficiente de cartilagem para que essa técnica funcione (nível de evidência 2a)[15]. O engessamento seriado é realizado por ortopedista pediátrico.

O ideal é que o tratamento para o metatarso aduto comece em torno de 3 a 6 meses de idade. Embora o sucesso seja possível após a idade de 1 ano, alguns problemas logísticos dificultam esse tipo de terapia. O ponto principal é que a criança não esteja andando, pois é difícil manter a integridade dos moldes por causa do peso corporal aplicado e da atividade, além de poder haver problemas com a tolerância da pele (nível de evidência 2a)[15].

O procedimento cirúrgico não costuma ser recomendado para metatarso aduto porque as complicações são frequentes. Quando indicado, o tratamento consiste na liberação cirúrgica do tendão do abdutor do hálux e deve ser realizado entre os 6 e os 18 meses de idade (nível de evidência 2a)[30].

A osteotomia da tíbia tem sido associada a uma taxa alta de complicações por causa da síndrome do compartimento ou lesão do nervo peroneal. As condições adotadas para a escolha da correção cirúrgica incluem ter mais de 8 anos de idade, a criança apresentar deformidade significativa ou funcional e um ângulo de pé da coxa com mais de 3DP além da média (nível de evidência 2a)[30]. A indicação de osteotomia para torção tibial externa é mais comum do que para a torção tibial interna (nível de evidência 2a)[24].

Entre as idades de 12 e 15 meses, as crianças com torção tibial muitas vezes respondem ao uso de barras transversais durante a noite e durante as sonecas. As barras não forçam as extremidades à rotação externa na tentativa de torcer a tíbia para fora, mas evitam que a criança assuma posições de rotação interna durante o sono que possam piorar a deformidade (nível de evidência 2a)[15]. Após os 15 meses, deve ser instituída uma abordagem mais agressiva.

O engessamento seriado consiste em um molde de perna longa aplicado com o joelho flexionado cerca de 45 graus e colocado a partir da virilha até aproximadamente 3cm acima do tornozelo (nível de evidência 2a)[15].

O tratamento cirúrgico da anteversão do fêmur é uma opção para casos selecionados com base na gravidade e no estado neurológico, estando indicado para aqueles pacientes com 3DP acima da média esperada para a idade. A osteotomia de rotação externa do fêmur proximal ou distal possibilita a redução do ângulo de anteversão femoral (nível de evidência 2a)[99]. Em crianças neurologicamente normais, esse tratamento está indicado apenas para aquelas com impacto negativo grave nas atividades da vida diária (nível de evidência 2b)[100]. Além disso, a intervenção cirúrgica deve ser adiada até a idade de 10 a 12 anos, quando o potencial de melhora espontânea já se esgotou (níveis de evidência 1b e 2a)[96,101].

Geno varo fisiológico

A maioria dos pacientes com geno varo não necessita de nenhum tratamento ativo porque nesse tipo de curvatura a deformidade se resolve espontaneamente ao longo do tempo. Os MMII progridem para neutro e depois para valgo moderado na maioria das crianças. Órteses, sapatos especiais e inserções não são indicados e não têm efeito na curvatura fisiológica. A observação deve ser o tratamento de escolha. O tratamento fisioterapêutico ou a intervenção cirúrgica podem ser indicados em uma pequena porcentagem de pacientes que persistem com essa alteração angular (p. ex., doença de Blount infantil, displasias esqueléticas, manifestações ósseas de anormalidades endócrinas ou renais)[95].

Doença de Blount

O objetivo geral do tratamento da doença de Blount é restaurar o eixo mecânico normal através do joelho. O gerenciamento não cirúrgico é defendido para as crianças com menos de 3 anos em virtude das dificuldades na diferenciação entre curvatura fisiológica e tíbia vara precoce[50].

Órteses

Ainda não existe consenso em relação à eficácia do uso de órteses no tratamento da doença de Blount. Alguns estudos relataram taxas consideráveis de resolução espontânea da doença (Langenskiöld III), indicando que os pacientes tratados com órteses podem ter apresentado resultados similares aos dos que não as utilizaram (nível de evidência 2b)[102,103]. Contudo, outros estudos reportam os benefícios desse tratamento. Cabe ressaltar que nessa abordagem o fisioterapeuta e o ortopedista pediátrico trabalham em conjunto no sentido de decidir se a órtese está realmente indicada para o paciente e qual a melhor prescrição e acompanham de perto a evolução do quadro.

As órteses de joelho-tornozelo-pé (KAFO) têm sido usadas por crianças menores de 3 anos com deformidade significativa do varo. Esse tipo de suporte consiste em uma barra medial que aplica uma força valga à articulação enquanto o joelho é mantido em extensão. Os defensores dessa prática recomendam seu uso 23 horas ao dia para a obtenção de melhores resultados (nível de evidência 2b)[104]. Richards et al. (1998) relataram melhora após o tratamento ortótico em 65% dos pacientes no estágio II de Langenskiöld, e a duração do uso da órtese foi de 9,7 meses em média (nível de evidência 2b)[104].

No estudo de Ramos et al. (2016), verificou-se o efeito do uso da órtese inguinopodálica com distrator medial, dia e noite, para correção de geno varo em uma criança de 16 meses de idade com estágio radiográfico II de Langenskiöld. Após 9 meses de tratamento ortótico, o paciente se apresentava sem queixas, sem dores nos joelhos, sem dificuldade para deambular, sem deformidades visíveis clinicamente e com ângulos metafisários-diafisários de 9 graus à esquerda e 6 graus à direita (nível de evidência 3b)[105].

Alsancak, Guner e Kinik (2013) reportaram que a utilização de diferentes tipos de KAFO (tipo 1: sem disco medial; tipo 2: com disco medial; tipo 3: plástico) em crianças com doença de Blount promoveu correção satisfatória. Ainda segundo esses autores, a doença nos estágios II e III pode ser efetivamente corrigida com gerenciamento ortótico, sendo o melhor resultado observado em participantes no estágio II de Langenskiöld (nível de evidência 2b)[106].

Em outro estudo, uma criança do sexo masculino com 2 anos e meio de idade com tíbia vara bilateral no estágio II de Langenskiöld utilizou uma KAFO com aplicação de forças corretivas em cinco pontos ao longo do comprimento do membro durante 5 meses. Após o tratamento foram observadas mudanças notáveis nos graus de abdução da articulação do quadril no plano frontal e do varo da articulação do joelho (nível de evidência 3b)[107].

Tratamento médico-cirúrgico

O objetivo do tratamento cirúrgico da doença de Blount infantil precoce (estágio de Langenskiöld < IV) é corrigir o alinhamento anormal do membro, o que indiretamente restaura o crescimento proximal-medial mais normal. Em crianças maiores e com alterações patológicas mais avançadas (estágio de Langenskiöld > IV), o objetivo é a correção direta do alinhamento anormal do membro inferior e das alterações ósseas patológicas, seja na cartilagem da fise tibial proximal medial, seja na superfície articular da tíbia próxima[56].

Rollinson e Scott (2011) descreveram os principais fatores que aumentam a indicação da intervenção cirúrgica na doença de Blount: ângulo tibiofemoral > 15 graus, ângulo metafisário-diafisário > 16 graus, ângulo metafisário-epifisário > 30 graus, depressão significativa do platô tibial medial e frouxidão ligamentar do joelho[53].

Para as crianças cujo tratamento com órteses foi ineficaz ou com mais de 3 anos de idade está indicada uma osteotomia proximal de valgo tibial, muitas vezes acompanhada de rotação externa. Quando a cirurgia é realizada antes dos 4 anos, há menor recorrência da deformidade do varo a longo prazo[50]. A correção em 5 graus de valgo reduzirá ainda mais essa chance.[108]. Uma variedade de técnicas foi descrita, havendo relatos sobre o uso da osteotomia com cúpula, bem como de abertura ou fechamento de osteotomias em cunha. A fixação pode ser realizada com fios k, placas ou fixadores externos. A osteotomia deve ser feita apenas distal à inserção do tendão patelar para evitar lesões na apófise, e uma osteotomia fibular mais distal é realizada através de uma incisão separada. As fasciotomias profiláticas são recomendadas para prevenir o risco significativo de síndrome do compartimento após esse tipo de cirurgia[50].

A utilização da hemiepifisiodese lateral depende do potencial de crescimento residual no lado medial da tíbia proximal. Infelizmente, isso pode ser reduzido ou mesmo estar ausente na doença de Blount; portanto, é improvável que corrija a deformidade na tíbia vara infantil em comparação com outras condições que causam o geno varo[50]. Como intervenção isolada, provavelmente é útil no tratamento do varo leve, embora possa ter lugar na prevenção de maior deterioração de deformidades mais graves.

No estágio IV de Langenskiöld ou maior, não costuma ser suficiente uma correção angular isolada. Uma osteotomia de elevação dupla visa elevar adicionalmente a epífise medial quando há inclinação e depressão epifisária medial e posterior significativa, sendo acompanhada de hemiepifisiodese da fíbula proximal e da tíbia lateral para evitar um crescimento adicional que possa levar à deformidade recorrente. Consequentemente, seu uso é reservado para crianças com mais de 10 anos e com menos de 2 anos de potencial de crescimento na tíbia proximal[50]. Em crianças mais novas com estágio IV de Langenskiöld ou maior, o tratamento deve ser cuidadosamente individualizado. Nessas crianças, a melhor opção seria um procedimento de realinhamento acompanhado de epifisiólise da barra óssea medial e interposição de gordura ou de outro material para evitar o rebridamento, mas os resultados são variáveis[109].

Tratamento fisioterapêutico no pós-operatório

O paciente submetido à correção cirúrgica da doença de Blount deverá receber atendimento fisioterapêutico no pós-operatório (nível de evidência 5). Entre os objetivos da intervenção estão reduzir inflamação, promover descarga progressiva de peso no membro operado, treinar a utilização de dispositivos auxiliares para marcha, aumentar a ADM do tornozelo e do joelho, melhorar o equilíbrio corporal e treinar atividades funcionais. Cabe ressaltar que a progressão da intervenção deve estar de acordo com a evolução de cada paciente.

O treino de força muscular deve ser instituído precocemente no tratamento, mas sempre considerando os sintomas limitantes e as precauções em relação ao quadro apresentado pelo paciente. Importantes músculos a serem trabalhados são os isquiotibiais e quadríceps, além dos adutores do quadril (nível de evidência 5). Em virtude de sua ligação com o côndilo femoral medial distal, os adutores poderiam restringir excentricamente a tendência do fêmur de se mover para o varo.

Geno valgo

Tratamento médico-cirúrgico

No adolescente com geno valgo grave e sem resultados satisfatórios com o tratamento conservador está indicada a correção cirúrgica. Na hemiepifisiodese, funde-se a parte medial das placas de crescimento distal femoral e/ou tibial proximal[110]. Na osteotomia do fêmur distal e da tíbia proximal, o objetivo é corrigir a deformidade angular no joelho e, portanto, diminuir a carga excessiva de peso no compartimento afetado, que é mais acometido pelo processo degenerativo (nível de evidência 4)[111].

Tratamento fisioterapêutico

Em casos mais leves de geno valgo ou mesmo no pré-operatório, o objetivo da intervenção fisioterapêutica é aumentar a força e a flexibilidade dos músculos do membro inferior.

Alguns exercícios podem ativar efetivamente os músculos do quadril, do joelho e do tronco (nível de evidência 2b)[112] e auxiliar a correção do valgo:

- Os exercícios de prancha lateral fortalecem os músculos abdutores do quadril, particularmente o músculo glúteo médio. Esses músculos ajudam a "puxar" o joelho e o quadril para fora, reduzindo o valgo.
- O exercício de ponte ajuda a fortalecer os músculos longuíssimo do dorso e multífido lombar, que são importantes estabilizadores centrais.
- O exercício de passada estacionária também funciona para ativar o quadríceps e ajuda a evitar um ângulo de

joelho interno. Durante esse exercício ocorre, principalmente, maior ativação do músculo vasto medial oblíquo.
- Durante o exercício de ponte propensa com o tronco em alinhamento neutro da coluna vertebral são estimulados os músculos reto do abdome e oblíquo externo do abdome.

Tratamento fisioterapêutico no pós-operatório

A flexão e a extensão passiva em um dispositivo contínuo de movimento passivo são iniciadas 1 dia após a cirurgia e os drenos são removidos 48 horas depois. Os pacientes podem caminhar sem descarregar peso no membro a partir do segundo dia de pós-operatório (nível de evidência 4)[111]. Entre os objetivos fisioterapêuticos na fase inicial da reabilitação estão controlar a inflamação, promover a progressão da descarga de peso, treinar a marcha com auxílio de dispositivos auxiliares, aumentar a ADM do joelho e iniciar o fortalecimento muscular.

O programa de exercícios também deve integrar os músculos do tronco, do quadril e do tornozelo para proporcionar estabilização dinâmica do joelho. A descarga de peso total costuma ser possível após 8 ou 9 semanas, desde que haja evidência radiográfica de consolidação óssea (nível de evidência 4)[111].

Na fase final da reabilitação, os exercícios de fortalecimento e aumento da amplitude articular são mantidos e incluído o treino de equilíbrio e propriocepção.

CONSIDERAÇÕES FINAIS

As alterações torcionais e angulares dos membros inferiores são comuns na infância, sendo essencial considerar que algumas alterações fazem parte do desenvolvimento esquelético da criança e terão resolução espontânea com o passar dos anos.

Quando a criança apresenta alterações incomuns para a idade, sente dor ou tem alguma limitação associada, é importante sua avaliação para provável tratamento fisioterapêutico, que deve ser proposto de acordo com as deficiências e limitações apresentadas pela criança.

Os pais devem receber orientações sobre as posturas adotadas pela criança, principalmente a maneira de sentar, e sobre as mudanças no desenvolvimento esquelético próprias da infância. Quanto mais precoces as orientações e o tratamento fisioterapêutico, melhores serão os resultados, considerando a ossificação progressiva dos MMII.

CASOS CLÍNICOS

Caso clínico 1 – *In-toeing*

Coleta da história clínica com os pais ou cuidadores

G.T.R., sexo masculino, 5 anos de idade, chegou ao atendimento fisioterapêutico, trazido pela avó, com o diagnóstico

clínico de alteração torcional do tipo *in-toeing*. A avó relata que a gestação foi tranquila, sem nenhuma intercorrência, e que o parto foi normal, sem complicações. Desde o nascimento a criança apresenta desenvolvimento típico. Iniciou a deambulação aos 18 meses de idade e desde então se notou que a criança pisava torto (com os pés para dentro). Com

Capítulo 19 Alterações Torcionais e Angulares

o crescimento da criança isso não melhorou e os pais, incomodados, procuraram o ortopedista, que estabeleceu o diagnóstico clínico de alteração torcional do tipo *in-toeing* e indicou a fisioterapia.

Em relação à história familiar, a tia e o tio paternos da criança também parecem apresentar alteração torcional do tipo *in-toeing* (pisam para dentro).

A criança apresenta boas condições e acessibilidade a todos os recursos disponíveis para seu desenvolvimento. Os pais buscam oferecer-lhe estímulos adequados e têm boa renda familiar.

Ao sentar no chão para brincar, opta pela posição de W ou sentada em cima dos pés. Ao ser questionado se isso é frequente, a avó relatou que é a posição de escolha da criança sempre que se senta no chão.

Não faz uso de nenhum medicamento, nunca realizou cirurgias e não conta com nenhum exame complementar.

A queixa principal da avó é a criança pisar para dentro e cair muito (a avó relata que a criança tropeça nos próprios pés). Por isso, tem dificuldade para realizar as atividades fundamentais, como correr, pular, subir e descer escadas e brincar.

Apresenta episódios de quedas e tropeços frequentes, não sente dor e não tem alteração de equilíbrio.

Durante o atendimento, a criança manteve bom entrosamento com a terapeuta e, na avaliação, apresentou os seguintes resultados:

- **Ângulo de progressão do pé:** –20 graus membro inferior (MI) direito e –15 graus MI esquerdo.
- **Rotação interna:** 70 graus MI direito e 60 graus MI esquerdo.
- **Rotação externa:** 40 graus MI direito e 45 graus MI esquerdo.
- **Ângulo coxa-pé:** –15 graus MI direito e –15 graus MI esquerdo.
- **Linha de bissecção do calcanhar:** segundo dedo bilateralmente.
- **Força de rotadores externos de quadril:** grau 4 bilateralmente.

Os valores de referência para essas medidas podem ser consultados nas Figuras 19.16, 19.18, 19.20 e 19.21.

No exame postural foram observados, na vista anterior, pés voltados para medial e anteversão pélvica em perfil.

Apresenta ALM formado completamente.

As deficiências de estrutura e função do corpo são:

- ADM de rotação interna de quadril aumentada.
- Ângulo coxa-pé diminuído.
- Diminuição de força dos músculos rotadores externos de quadril.
- Anteversão femoral bilateralmente.
- Torção tibial interna bilateralmente.

As limitações de atividades e participação social são:

- Quedas frequentes.
- Dificuldade nas atividades fundamentais e nas brincadeiras por tropeçar e cair muito.

Os objetivos propostos foram:

- Aumentar a força muscular dos músculos rotadores externos de quadril.
- Promover alinhamento dos MMII na posição estática e durante a marcha.
- Diminuir as quedas e tropeços.
- Orientar os pais.

Plano de tratamento

- Fortalecimento muscular dos rotadores externos de quadril utilizando TheraBand® e caneleiras. O fortalecimento será feito na posição sentada e com atividades fundamentais, como subir e descer escadas, pular, correr etc., sempre priorizando a atividade dos músculos propostos e utilizando sobrecarga.
- Exercício de andar sobre trilha com os pés voltados para fora.
- Exercício de andar sobre as pegadas com os pés voltados para fora.
- Exercício de escalar com os pés voltados para fora (pode ser feito em brinquedo apropriado ou em espaldar).
- Exercício de pular em cama elástica imitando "sapinho" com os pés voltados para fora.
- Atividades fundamentais (correr, pular obstáculos, subir e descer escadas) utilizando faixa elástica que promova torção femoral externa.
- Exercício de andar com pé de pato (induz/ajuda a criança a pisar com os pés voltados para fora).
- Orientar os pais a não deixarem a criança brincar sentada na posição de W e sobre os pés, utilizando para isso a opção de sentar em uma mesa com cadeira com os pés apoiados no chão.

Caso clínico 2 – Geno valgo

Coleta da história clínica com os pais ou cuidadores

P.L.O., sexo feminino, 11 anos de idade, foi encaminhada para atendimento fisioterapêutico com diagnóstico de geno valgo bilateral. Segundo informações da mãe, não houve intercorrências durante a gestação e a criança nasceu a termo por cesariana. Em relação ao desenvolvimento motor, a criança sentou aos 6 meses e iniciou a marcha independente aos 13 meses de idade. Não há relatos de alterações ortopédicas na família. A criança apresenta estatura dentro dos parâmetros de normalidade para sua idade; contudo, encontra-se no percentil 86 em relação ao IMC, indicando sobrepeso. A mãe relatou que a deformidade parece estar se acentuando e que a filha apresenta dificuldade para correr. A criança será submetida à cirurgia de epifisiodese parcial dentro de 3 meses.

Avaliação

Estrutura e função do corpo

Após avaliação da estrutura e função do corpo foram observados:

- Joelhos valgos bilateralmente (> 2DP para a idade).

- Pés valgos.
- Frouxidão ligamentar (avaliada pela escala de Beighton, apresentada no Capítulo 18).
- Baixo condicionamento físico, avaliado pelo *Shutlle Walk Test* (Singh et al., 1992).
- Ângulo tibiofemoral esquerdo de 18 graus/10 graus e direito de 15 graus/10 graus.
- Distância intramaleolar esquerda de 8cm e direita de 6,5cm (> 2DP para a idade).
- Ângulo de progressão de 11 graus do pé esquerdo e de 10 graus do direito.
- Rotação interna de 55 graus do quadril esquerdo e de 52 graus do direito.
- Redução da força muscular dos flexores do joelho, extensores do quadril e abdutores do quadril.
- Dor anterior e medial nos joelhos.

Atividade e participação
- Apresenta padrão de marcha em circundução.
- Dificuldade para correr, pular e andar de bicicleta.
- Avaliação da qualidade de vida pelo *Pediatric Quality of Life Inventory* (PedsQL™): escore final de 73/100 pontos.

Deficiências
- Deformidades em valgo dos joelhos e pés valgos.
- Redução da capacidade cardiorrespiratória.
- Frouxidão ligamentar.
- Fraqueza muscular.
- Dor.

Limitações de atividade e restrição social
- Dificuldade para correr, pular e andar de bicicleta.
- Limitação nas atividades de lazer.
- Limitação durante as aulas de educação física.

Plano de tratamento
Como a paciente será submetida à cirurgia eletiva, os objetivos da intervenção fisioterapêutica serão divididos em duas fases: pré e pós-operatória.

Objetivos pré-operatórios
- Reduzir quadro álgico.
- Fortalecer os músculos quadríceps, isquiotibiais e músculos do glúteo.
- Aumentar o condicionamento cardiorrespiratório.

Objetivos pós-operatórios
- Reduzir quadro álgico.
- Mobilizar gradualmente o joelho.
- Fortalecer os músculos quadríceps, isquiotibiais e glúteo médio.
- Treinar descarga peso.
- Treinar o equilíbrio.
- Treinar a marcha.
- Manter o alinhamento dos membros inferiores.

Conduta
Fisioterapia aquática
- Exercícios para ganho de força muscular utilizando flutuadores.
- Treino de descarga de peso por meio do controle do nível de imersão.
- Caminhada e corrida (intensidade moderada de exercício).

Solo
- Mobilização da articulação do joelho.
- Exercícios para ganho de força muscular utilizando caneleiras e TheraBand®.
- Treino de equilíbrio: trabalhar em superfícies instáveis, sem estímulo visual; manter o equilíbrio enquanto realiza atividades com os membros superiores.
- Treino aeróbio em esteira (intensidade moderada de exercício).

Caso clínico 3 – Doença de Blount
Anamnese
M.A.A., sexo masculino, 2 anos de idade, foi encaminhado para atendimento fisioterapêutico com diagnóstico de doença de Blount bilateral. O paciente apresenta desenvolvimento motor típico, iniciando a marcha aos 10 meses de idade. Não há relatos da doença na família.

Exame de imagem
O exame radiológico indica estágio I de Langenskiöld. Ângulo metafisário-epifisário de 22 graus à direita e 23 graus à esquerda.

Avaliação
Estrutura e função do corpo
Após avaliação da estrutura e função do corpo foram observados:
- Joelhos varos bilateralmente (> 2DP para a idade).
- Distância intercondilar de 5cm à direita e 6,5cm à esquerda (> 2DP para a idade).
- Torção tibial interna.
- Presença de "bico" palpável na região medial proximal da tíbia à esquerda.

Atividade e participação
- Apresenta impulso lateral do fêmur durante a marcha.

Deficiências
- Deformidades em varo dos joelhos.
- Torção tibial interna.

Limitações de atividade e restrição social
- Alteração da marcha (impulso lateral da perna).

Capítulo 19 Alterações Torcionais e Angulares

Plano de tratamento

Objetivos

- Melhorar o alinhamento dos MMII.
- Melhorar o padrão de marcha.

Conduta

- Prescrição de órteses de joelho-tornozelo-pé (KAFO).
- Fortalecimento muscular dos isquiotibiais, quadríceps e adutores do quadril.

Referências

1. Hebert SK, de Barros Filho TEP, Xavier R, Pardini Jr AG. Ortopedia e traumatologia: princípios e prática. 5ª ed. Porto Alegre: Artmed; 2017.
2. Netter FH. Atlas de anatomia humana. 2ª ed. Porto Alegre: Artmed; 2000.
3. Putz R, Pabst R. Sobotta: Atlas de anatomia humana, Vol. I e II. 20ª ed. Rio de Janeiro: Guanabarra Koogan; 1995.
4. Knudson D. Fundamentals of biomecanics. 2ª ed. New York: Springer-Verlag; 2007.
5. Paley D. Normal lower limb alignment and joint orientation. In: Principles of deformity correction. Berlin, Heidelberg: Springer; 2002.
6. Kasper DL, Fauci AS, Hauser SL, Longo DL, Jameson JL, Loscalzo J. Harrison's principles of internal medicine. 19ª ed. McGraw-Hill Education Medical; 2015.
7. Cooke TD, LI J, Scudamore RA. Radiographic assessment of bony contributions to knee deformity. Orthop Clin North Am 1994;25:387-393.
8. Cooke TDV, Scudamore A. Healthy knee alignment and mechanics. In: Callaghan JJ, Rosenberg AG, Rubash HE, Simonian PT, Wickiewicz TL. The adult knee. Philadelphia: Lippincott Williams & Wilkins, 2003:175-186.
9. Staheli LT. Ortopedia pediátrica na prática. 2ª ed. Porto Alegre: Artmed; 2008.
10. Staheli LT. Torsional deformity. Pediatr Clin North Am 1977;33(6): 1373-1383.
11. Kliegman MD, Robert M, Behrman MD et al. Nelson textbook of pediatrics. 18ª ed. Elsevier Saunders; 2007.
12. Fabry G, Macewen GD, Shands AR JR. Torsion of the femur: a follow-up study in normal and abnormal conditions. J Bone Joint Surg Am 1973;55(8):1726-1738.
13. Badelon O, Bensahel H, Folinais D, Lassale B. Tibiofibular torsion from the fetal period until birth. J Pediatr Orthop. 1989;9(2):169-173.
14. Harris E. The Intoeing child: etiology, prognosis, and current treatment options. Clin Pediatr Med Surg. 2013;30(4):531-565.
15. Jacquemier M, Glard Y, Pomero V, Viehweger E, Jouve JL, Bollini G. Rotational profile of the lower limb in 1319 healthy children. Gait Posture. 2008;28(2):187-193.
16. Salenius P, Vankka E. The development of the tibiofemoral angle in children. J Bone Joint Surg Am. 1975;57(2):259-261.
17. Robin J, graham HK, Selber P, Dobson F, Smith K, Baker R. Proximal femoral geometry in cerebral palsy: A population-based cross-sectional study. J Bone Joint Surg Br. 2008;90(10):1372-1379.
18. Staheli LT, Corbett M, Wyss C, King H. Lower-extremity rotational problems in children. Normal values to guide management. J Bone Joint Surg Am. 1985;67(1):39-47.
19. Wilkins KE. Bowlegs. Pediatr Clin North Am. 1986;33(6):1429-1438.
20. Ganavi R. Bow legs and knock knees: is it physiological or pathological? International Journal of Contemporary Pediatrics. 2016;3(2):687-691.
21. Kosuge D, Barry M. Paediatric lower limb coronal alignment: assessment and diagnosis. The British Editorial Society of Bone and Joint Surgery, 2013.

22. Eckhoff DG, Winter WG. Symposium on femoral and tibial torsion [editorial]. Clin Orthop Rel Res. 1994;302:2-3.
23. Li YH, Leong JC. Intoeing gait in children. Hong Kong Med J. 1999;5(4):360-366.
24. Sass P, Hassan G. Lower extremity abnormalities in children. Am Fam Physician. 2003;1;68(3):461-468.
25. Beauchamp RD. 'Doctor, my son walks funny': a guide for the perplexed. Can Fam Physician. 1990;36:1575-1580.
26. Wall EJ. Practical primary pediatric orthopedics. Nurs Clin North Am. 2000;35(1):95-113.
27. Staheli LT. Rotational problems in children. Instr Course Lect. 1994;43:199-209.
28. Staheli LT. Rotational problems of the lower extremities. Orthop Clin North Am. 1987;18(4):503-512.
29. Kumar SJ, Macewen GD. Torsional abnormalities in children's lower extremities. Orthop Clin North Am. 1982;13(3):629-639.
30. Staheli LT. Torsion – treatment indications. Clin Orthop Relat Res.1989;(247):61-66.
31. Christman RA. Normal development and developmental variants of children foot. In: Christman RA. Foot and ankle radiology. Churchill Livingstone, St. Louis. 2003:57-96.
32. Magee DJ. Avaliação musculoesquelética - 5ª ed. São Paulo: Manole; 2010.
33. Volpon JB. Footprint analysis during the growth period. J Pediatr Orthop. 1994;14(1):83-85.
34. Hennig EM, Rosenbaum D. Pressure distribution pattern under the feet of children in comparison with adults. Foot Ankle. 1991;11(5):306-311.
35. Donatelli R, Wolf SL. The biomechanics of the foot and ankle. Philadelphia: FA Davis Company; 1990:7-8.
36. Lin CJ, Lai KA, Kuan TS, Chou YL. Correlating factors and clinical significance of flexible flatfoot in preschool children. J Pediatr Orthop. 2001;21(3):378-382.
37. Neves MC, Campagnolo JL. Desvios axiais dos membros inferiores. Rev Port Clin Geral. 2009;25:464-470.
38. Yeo A, James K, Ramachandran M. Normal lower limb variants in children. BMJ 2015; 351.
39. Dhar SA, Butt MF, Mir MR, Dar TA, Sultan A. A reciprocating ledge technique in closing wedge osteotomy for genu valgum in adolescents. J Orthop Surg (Hong Kong). 2009;17(3):313-316.
40. Mooney JF 3RD. Lower extremity rotational and angular issues in children. Pediatr Clin North Am. 2014;61(6):1175-1183.
41. Kline SC, Bostrum M, Griffin PP. Femoral varus: an important component in late-onset Blount's disease. J Pediatr Orthop. 1992; 12(2):197-206.
42. Aird JJ, Hogg A, Rollinson P. Femoral torsion in patients with Blount's disease: a previously unrecognized component. J Bone Joint Surg Br. 2009;91(10):1388-1393.
43. Gordon JE, Heidenreich FP, Carpenter CJ, Kelly-Hahn J, Schoenecker PL. Comprehensive treatment of late-onset tibia vara. J Bone Joint Surg Am. 2005;87(7):1561-1570.
44. Sabharwal S. Current concepts review Blount disease. J Bone Joint Surg Am. 2009;91(7):1758-1776.
45. Cheema JI, Grissom LE, Harcke HT. Radiographic characteristics of lower-extremity bowing in children. Radiographics. 2003; 23(4): 871-880.
46. Blount WP. Tibia vara: osteochondrosis deformans tibiae. J Bone Joint Surg Am 1937;19(1):1-29.
47. Thompson GH, Carter JR. Late-onset tibia vara (Blount's disease). Current concepts. Clin Orthop Relat Res. 1990;255:24-35.
48. Tolo VT. The lower extremity. In: Morrissy RT, Weinstein SL, eds. Lovell and Winter's pediatric orthopaedics. Vol II. 4th ed. Philadelphia, Pa: Lippincott-Raven, 1996:1047-1075.
49. Gopakumar TS. Tibia vara (Blounts disease). Kerala Journal of Orthopaedics 2014;65:68.
50. Ferguson J, Wainwright A. Tibial bowing in children. Orthopaedics and Trauma 27:1, Elsevier, 2012.
51. Birch JG. Blount disease. J Am Acad Orthop Surg. 2013;21(7):408-418.

52. Thompson GH, Carter JR, Smith CW. Late-onset tibia vara: a comparative analysis. J Pediatr Orthop. 1984;4(2):185-194.

53. Nunn T, Rollinson P, Scott B. (VIII) Blount's disease. Orthopaedics and Trauma 27:1, Elsevier, 2011.

54. Tachdjian MO. Pediatric orthopedics. Vol. 4. Philadelphia: Saunders; 1990:2822-2827.

55. Langenskiöld A. Tibia vara (osteochondrosis deformans tibiae) – a survey of 23 cases. Acta Chir Scand.1952;26;103(1):1-22.

56. Morrissy RT, Weinstein SL. Ortopedia pediatrica de Lovell e Winter. 5ª ed. São Paulo: Manole;, 2005.

57. Langenskiöld A, Riska EB. Tibia vara [osteochondrosis deformans tibiae] – a survey of seventy-one cases. J Bone Joint Surg Am. 1964; 46:1405-1420.

58. Levine AM, Drennan JC. Physiological bowing and tibia vara: the metaphyseal-diaphyseal angle in the measurement of bowleg deformities. J Bone Joint Surg Am. 1982;64(8):1158-1163.

59. Paley D. Normal lower limb alignment and joint orientation. In: Principles of deformity correction. Berlin, Heidelberg: Springer; 2002.

60. World Health Organization. International Classification of Functioning, Disability and Health. Geneva: WHO; 2001.

61. World Health Organization. International Classification of Functioning, Disability and Health – Children and Youth version. Geneva: WHO; 2007.

62. Stevens PM. Guided growth for angular correction: a preliminary series using a tension band plate. J Pediatr Orthop. 2007;27(3): 253-259.

63. Wiemann JM, Tryon C, Szalay EA. Physeal stapling versus 8-plate hemiepiphysiodesis for guided correction of angular deformity about the knee. J Pediatr Orthop. 2009;29(5):481-485.

64. Dutoit M. Percutaneous epiphysiodesis in the treatment of adolescent genu valgum. Rev Chir Orthop Reparatrice Appar Mot. 1998;84(7):623-627.

65. Stevens PM, Maguire M, Dales MD, Robins AJ. Physeal stapling for idiopathic genu valgum. J Pediatr Orthop. 1999;19(5):645-649.

66. Logerstedt DS, Scalzitti D, Risberg MA et al. Knee stability and movement coordination impairments: knee ligament sprain. Clinical Practice Guidelines linked to the International Classification of Functioning, Disability, and Health from the Orthopaedic Section of the American Physical Therapy Association. J Orthop Sports Phys Ther. 2017;47(11):A1-A47.

67. Patel K. Corrective exercise: a practical approach. New York: Routledge, 2014.

68. Ganesan B, Fong KN, Luximon A, Al-Jumaily A. Kinetic and kinematic analysis of gait pattern of 13-year-old children with unilateral genu valgum. Eur Rev Med Pharmacol Sci. 2016;20(15): 3168-3171.

69. Espandar R, Mortazavi SM-J, Baghdadi T. Angular deformities of the lower limb in children. Asian J Sports Med. 2010;1(1): 46-53.

70. Cibulka MT, White DM, Woehrle J et al. Hip pain and mobility deficits – Hip osteoarthritis: Clinical Practice Guidelines linked to the International Classification of Functioning, Disability, and Health from the Orthopaedic Section of the American Physical Therapy Association. J Orthop Sports Phys Ther. 2009;39(4):A1–25.

71. Lun V, Meeuwisse WH, Stergiou P, Stefanyshyn D. Relation between running injury and static lower limb alignment in recreational runners. Br J Sports Med. 2004;38(5):576-580.

72. Taunton JE, Ryan MB, Clement DB, Mckenzie DC, Lloyd Smith DR, Zumbo BD. A retrospective case-control analysis of 2002 running injuries. Br J Sports Med. 2002;36:95-101.

73. Mooney JF. Lower extremity rotational and angular issues in children. Pediatr Clin N Am 2014;61:1175-1183.

74. Accadbled F, Laville JM, Harper L. One-step treatment for evolved Blount's disease: four cases and review of the literature. J Pediatr Orthop. 2003;23(6):747-752.

75. Beauchamp RD. 'Doctor, my son walks funny': a guide for the perplexed. Can Fam Physician. 1990;36:1575-1580.

76. Sass P, Hassan G. Lower extremity abnormalities in children. Am Fam Physician. 2003;68(3):461-468.

77. Heath CH, Staheli LT. Normal limits of knee angle in white children: genu varum and genu valgum. J Pediatr Orthop. 1993;13(2): 259-262.

78. Greene WB. Genu varum and genu valgum in children: differential diagnosis and guidelines for evaluation. Compr Ther. 1996; 22(1):22-29.

79. Do TT. Clinical and radiographic evaluation of bowlegs. Curr Opin Pediatr. 2001;13(1):42-46.

80. Nenopoulos S, Vrettakos A, Chaftikis N, Beslikas T, Dadoukis D. The effect of proximal tibial fractures on the limb axis in children. Acta Orthop Belg. 2007;73(3):345-353.

81. Tuten HR, Keeler KA, Gabos PG, Zionts LE, Mackenzie WG. Posttraumatic tibia valga in children. A long-term follow-up note. J Bone Joint Surg Am. 1999;81(6):799-810.

82. Valmassy RJ. Bone Joint. Surg Am. 1999;81(6):799-810.

83. Yung JY; Shapiro JM. History and lower extremity physical examination of the pediatric patient. Clin Pediatr Med Surg. 2006; 23(1):1-22, VII.

84. Kingsley RE. Concise text of neuroscience. Lippincott Williams & Wilkins; 2000.

85. Beeson P. Frontal plane configuration of the knee in children. The Foot 1999;9:18-26.

86. Manner HM, Radler C, Ganger R, Grill F. Knee deformity in congenital longitudinal deficiencies of the lower extremity. Clin Orthop Relat Res. 2006;448:185-192.

87. Leite NM, Faloppa F. Propedêutica ortopédica e traumatológica. Porto Alegre: Artmed; 2013. 598p.

88. Lee ST, Song HR, Mahajan R, Makwana V, Suh SW, Lee SH. Development of genu varum in achondroplasia: relation to od.

89. Sabharwal S. Pediatric lower limb deformities: principles and techniques of management. 1ª ed. Springer; 2016.

90. Gautam VK, Anand S. A new test for estimating iliotibial band contracture. J Bone Joint Surg Br. 1998;80(3):474-475.

91. Mathew SE, Madhuri V. Children from 4 to 12-years-old. Arq. Neuro-Psiquiatr. São Paulo; 2000;58(1).

92. Machado CS, Ruperto N, Silva CH et al. The Brazilian version of the Childhood Health Assessment Questionnaire (CHAQ) and the Child Health Questionnaire (CHQ). Clin Exp Rheumatol. 2001; 19(4 Suppl 23):S25-9.

93. Klatchoian DA, Len CA, Terreri MTRA et al. Quality of life of children and adolescents from São Paulo: reliability and validity of the Brazilian version of the Pediatric Quality of Life Inventory version 4.0 Generic Core Scales. J. Pediatr. (Rio J.) 2008; 84(4).

94. Guedes DP, Guedes JE. Translation, cross-cultural adaptation and psycometric properties of the KIDSCREEN-52 for the Brazilian population. Rev. Paul. Pediatr. São Paulo 2011;29(3).

95. Mooney JF. Lower extremity rotational and angular issues in children. Pediatr Clin North Am. 2014;61(6):1175-1183.

96. Nourai MH, Fadaei B, Rizi AM. In-toeing and out-toeing gait conservative treatment; hip anteversion and retroversion: 10-year follow-up. J Res Med Sci. 2015;20(11):1084-1087.

97. Campbell SK, Linden DWV, Palisano RJ. Physical therapy for children. 3rd ed. St. Louis: Missouri Saunders Elsevier; 2006:191-216.

98. Lower Extremity System – Reimbursement Guidelines. ©TheraTogs, Inc. 2007.

99. Dietz FR. Intoeing – fact, fiction and opinion. Am Fam Physician 1994;50:1249.

100. Gordon JE, Pappademos PC, Schoenecker PL et al. Diaphyseal derotational osteotomy with intramedullary fixation for correction of excessive femoral anteversion in children. J Pediatr Orthop 2005;25:548.

101. Terjesen T, Svenningsen S. Idiopathic femur anteversion. Tidsskr Nor Laegeforen. 1995;20;115(19):2381-2385.

102. Laville JM, Wiart Y, Salmeron F. Can Blount's disease heal spontaneously? Orthop Traumatol Surg Res. 2010;96(5):531-535.

Capítulo 19 Alterações Torcionais e Angulares

103. Shinohara Y, Kamegaya M, Kuniyoshi K, Moriya H. Natural history of infantile tibia vara. J Bone Joint Surg Br. 2002;84(2):263-268.

104. Richards BS, Katz DE, Sims JB. Effectiveness of brace treatment in early infantile Blount's disease. J Pediatr Orthop. 1998;18(3):374-380.

105. Ramos NTPL, Amin BO, Tavares LABT, Felix AM, Nogueira MP. Tratamento ortótico após diagnóstico precoce de tíbia vara de Blount infantil. Técnicas em Ortopedia. 2016;16(4):8-12.

106. Alsancak S, Guner S, Kinik H. Orthotic variations in the management of infantile tibia vara and the results of treatment. Pros the Orthot Int. 2013;37(5):375-383.

107. Alsancak S, Guner S. Orthosis effects on the gait of a child with infantile tibia vara. Case Reports in Pediatrics; 2015.

108. Doyle BS, Volk AG, Smith CF. Infantile Blount disease: long-term follow-up of surgically treated patients at skeletal maturity. J Pediatr Orthop. 1996;16(4):469-476.

109. Herring JA. Disorders of the leg. In: Tachdjian's Pediatric Orthopaedics. 4th ed. Philadelphia: WB Saunders; 2008.

110. Stevens PM. Guided growth for angular correction: a preliminary series using a tension band plate. J Pediatr Orthop. 2007;27: 253-259.

111. Puddu G, Cipolla M, Cerullo G et al. Which osteotomy for a valgus knee? Int Orthop. 2010 Feb;34(2):239-247.

112. Ekstromra, Donatelli KC, CARP. Electromyographic analysis of core trunk, hip, and thigh muscles during 9 rehabilitation exercises. Journal of Orthopaedic & Sports Physical Therapy. 2007; 37(12): 754-762.

Artrite Idiopática Juvenil

Ester Miriã Gomes da Silva
Andreza Letícia Gomes
Hércules Ribeiro leite

20

INTRODUÇÃO

Doença inflamatória crônica de etiologia desconhecida e que acomete primariamente as articulações[1], a artrite idiopática juvenil (AIJ) se manifesta em crianças com idade ≤ 16 anos e é caracterizada pela presença de artrite persistente em uma ou mais articulações por, no mínimo, 6 semanas[2].

EPIDEMIOLOGIA

Apesar da variedade de estudos sobre a AIJ, a prevalência e a incidência da doença ainda não estão claras em virtude da falta de métodos de classificação uniformes e da diversidade de frequências de doenças em diferentes regiões[2].

Os dados da literatura sugerem uma incidência de 1 a 22 em 100.000 e uma prevalência da doença de 7 a 150 em 100.000[3-5]. Um estudo da Turquia relatou prevalência de artrite crônica na infância de 64 em 100.000[6]. No Brasil não há dados fidedignos sobre a epidemiologia da AIJ, uma vez que a doença não é de notificação compulsória.

A AIJ é a doença reumática mais comum em crianças. Não se observa nenhuma predileção étnica ou racial, porém, como na maioria das doenças reumáticas, acomete duas vezes mais o sexo feminino[2].

CLASSIFICAÇÃO

A AIJ compreende um grupo de doenças que receberam diferentes classificações nas últimas décadas. Atualmente, prevalece a versão formulada pelo comitê pediátrico da Liga Internacional de Associações de Reumatologia (ILAR)[7].

Para que o quadro clínico na AIJ seja classificado, investigam-se as características do comprometimento musculoesquelético, traduzido por oligoartrite, poliartrite, dactilite, sacroileíte, tarsite e espondilite. Investiga-se, também, a presença de outros critérios, como comprometimento extra-articular (uveíte, psoríase, alterações ungueais, nódulos subcutâneos e enteseíte), além dos resultados dos exames laboratoriais, idade e história familiar[5].

De acordo com a presença ou a ausência desses critérios, o quadro clínico da AIJ poderá ser incluído em seis subcategorias: pauciarticular, poliarticular com fator reumatoide positivo, poliarticular com fator reumatoide negativo, sistêmica, relacionada com enteseíte e psoriásica. Foi criado ainda um sétimo subgrupo para incluir aqueles casos nos quais os pacientes não se enquadram em nenhuma subcategoria supracitada ou apresentam características de mais de uma delas. Esse subgrupo recebeu o nome de AIJ indiferenciada[7].

QUADRO CLÍNICO

AIJ sistêmica

A AIJ sistêmica responde por 10% dos casos[8] e não tem predileção por gênero. A média de idade de acometimento vai dos 4 aos 6 anos, mas pode ocorrer em qualquer faixa etária. Caracteriza-se por febre intermitente, geralmente vespertina, com duração de, no mínimo, 15 dias, associada a exantema evanescente, raramente pruriginoso e localizado preferencialmente no tronco e na porção proximal de membros. Há outros sintomas associados, como serosites (pericardite e/ou pleurite), anemia, hepatoesplenomegalia e adenomegalia. A artrite é comumente poliarticular, simétrica e pode estar ausente no momento do diagnóstico ou surgir durante o curso da doença[2]. A síndrome de ativação macrofágica (SAM) é a complicação mais devastadora desse subtipo e se caracteriza por ativação de células T e macrófagos, levando a uma resposta inflamatória sistêmica exacerbada. Os pacientes com SAM apresentam febre, hepatoesplenomegalia, sangramento, púrpura, adenomegalia generalizada, disfunção hepática e comprometimento do sistema nervoso, podendo evoluir para coagulação intravascular disseminada (CIVD) e falência de múltiplos órgãos. A presença de macrófagos na medula óssea, fagocitando células sanguíneas (hemofagocitose), sem evidência de malignidade, é característica da SAM[7].

AIJ pauciarticular

A AIJ pauciarticular constitui o subgrupo mais comum (50% a 60% dos casos), sendo acometidas de uma a quatro articulações. Dos pacientes, 80% são meninas. Os joelhos e os tornozelos são as articulações mais acometidas e, quando a doença se apresenta, 50% dos pacientes cursam com monoartrite. A uveíte anterior crônica é a manifestação extra-articular mais frequente nesse subtipo e está relacionada com o anticorpo antinúcleo (ANA). Pode ocorrer em 20% a 30% dos casos, principalmente em meninas com menos de 6 anos de idade ao diagnóstico[8].

AIJ poliarticular

A AIJ poliarticular está presente em 25% a 40% dos casos com comprometimento de cinco ou mais articulações nos primeiros 6 meses, sendo subdividida em fator reumatoide positivo ou negativo[7]. O subtipo poliarticular com fator reumatoide negativo pode apresentar evolução aguda ou insidiosa, em que a artrite é geralmente simétrica e afeta grandes e pequenas articulações, associada ou não a sintomas sistêmicos. O subtipo poliarticular com fator reumatoide positivo tem início na fase escolar ou na adolescência e cursa com acometimento articular semelhante ao da artrite reumatoide do adulto. Caracteriza-se por poliartrite simétrica e progressiva, acometendo grandes e pequenas articulações com predileção por articulações periféricas, cervical e temporomandibular. Pode haver artrite agressiva nesse tipo de doença[2].

Artrite relacionada com entesite

A artrite relacionada com entesite pode se apresentar como pauci ou poliartrite com comprometimento assimétrico das articulações dos membros inferiores (MMII) e do esqueleto axial (sacroilíacas e coluna) em meninos pré-adolescentes e adolescentes. Em 75% dos pacientes, está associada ao gene HLA-B27[2]. Podem ocorrer entesites e quadros de uveíte anterior aguda. Incluem-se nesse grupo a espondilite anquilosante juvenil (rara na infância), a artrite relacionada com o HLA-B27 e a artrite relacionada com doença inflamatória intestinal[8].

Artrite psoriásica

Rara na infância, a artrite psoriásica é diagnosticada quando há artrite na presença de psoríase ou artrite com dois dos seguintes dados: história familiar de psoríase, dedos em "salsicha" (dactilite) e alterações ungueais (unhas em dedal). Em 80% dos casos, o acometimento é mono ou pauciarticular e pode ser iniciada a partir do quadro cutâneo[7].

DIAGNÓSTICO E DIAGNÓSTICO DIFERENCIAL

O diagnóstico da AIJ é clínico e é estabelecido a partir da observação de artrite em uma mesma articulação em crianças ou adolescentes com idade ≤ 16 anos com duração mínima de 6 semanas. Na AIJ do tipo sistêmica, além da artrite, notam-se outros sinais clínicos, como febre, exantema, hepatomegalia, esplenomegalia e serosite. Observa-se com frequência que os sinais sistêmicos precedem a artrite, o que se torna um fator de confusão, exigindo diagnóstico diferencial com infecções, febre reumática, doenças autoimunes, vasculites sistêmicas, neoplasias e doenças inflamatórias[2].

PROGNÓSTICO

O prognóstico da AIJ depende da forma clínica da doença e do tratamento implementado. Nos últimos anos, a biologia molecular tem avançado e promovido um tratamento mais assertivo dos casos de AIJ, melhorando o prognóstico das crianças. Sabe-se, também, que aquelas que iniciam o tratamento mais precocemente apresentam melhor prognóstico.

O prognóstico da artrite depende de sua gravidade, da forma clínica e da precocidade e eficácia do tratamento[7]. Cerca de 50% dos pacientes com AIJ sistêmica têm poucos sinais de artrite, sendo a doença caracterizada, principalmente, por períodos de exacerbação dos sintomas não articulares. O prognóstico nesses casos costuma ser bom, e a doença pode sofrer remissão espontânea. Em alguns pacientes, observa-se artrite persistente e, enquanto os sintomas sistêmicos tendem a desaparecer progressivamente, alterações articulares progressivas podem ser exacerbadas. Na minoria dos casos, os sintomas sistêmicos podem persistir com o envolvimento articular extenso e com evolução menos favorável.

Em geral, a AIJ pauciarticular tem bom prognóstico articular quando a doença permanece limitada a poucas articulações. Nos pacientes em que a doença se estende, envolvendo cinco ou mais articulações, o prognóstico é semelhante ao da AIJ poliarticular com fator reumatoide negativo.

No tipo poliarticular, o curso depende da resposta inicial ao tratamento e do controle precoce do processo inflamatório. O comprometimento de punhos, quadril e tornozelo sinaliza para uma doença mais agressiva, sendo necessário um tratamento capaz de reduzir rapidamente os sintomas.

O prognóstico da AIJ relacionada com entesite varia de um paciente para outro, e os sintomas tendem a ser persistentes em caso de comprometimento do esqueleto axial. A maioria dos pacientes com AIJ psoriásica tem doença semelhante à AIJ pauciarticular, mas com tendência um pouco maior de se tornar poliarticular conforme a evolução da doença[2,7,8].

ASPECTOS RELACIONADOS COM A FUNCIONALIDADE E A INCAPACIDADE

A Classificação Internacional de Funcionalidade, Incapacidade e Saúde (CIF), desenvolvida pela Organização Mundial de Saúde (OMS)[9], representa um modelo extremamente importante para o fisioterapeuta e para os profissionais envolvidos na reabilitação do paciente com AIJ. A CIF preconiza que esse modelo seja utilizado para avaliação e reabilitação do indivíduo a partir dos domínios que a compõem: (1) funcionalidade e incapacidade (estrutura e funções do corpo, atividade e participação) e (2) fatores contextuais (ambientais e pessoais).

As crianças e adolescentes com AIJ apresentam várias alterações nas estruturas e funções do corpo, bem como na atividade e na participação[2,10]. A Figura 20.1 traz um resumo das principais deficiências e limitações observadas nesses domínios.

O PAPEL DA EQUIPE MULTI E INTERDISCIPLINAR

Uma equipe multi e interdisciplinar é primordial na reabilitação das crianças e adolescentes com ARJ. A assistência a essas crianças deve abranger não só a equipe médica (reumatologistas), mas também profissionais de enfermagem, fisioterapia, terapia ocupacional, assistência psicológica e de educação[2].

É papel da equipe fornecer educação ao paciente com AIJ e a seus familiares. O programa deve conter[11]:

1. Suporte psicossocial.
2. Fornecer informação sobre o uso adequado da medicação.
3. Esclarecer os benefícios e como será estruturado o programa de reabilitação.
4. Manejo da dor.
5. Avaliação do ambiente escolar; compreensão dos colegas e professores sobre a condição de saúde, bem como observar possíveis barreiras arquitetônicas.
6. Transição da fase infantil para a adolescência e para a vida adulta.

INTERVENÇÃO FISIOTERAPÊUTICA

A intervenção fisioterapêutica, que abrange a avaliação e o tratamento fisioterapêutico, deve ser fundamentada no modelo teórico da CIF. Esse modelo teórico facilita o raciocínio clínico e o diagnóstico fisioterapêutico.

Avaliação

Coleta da história clínica com os pais ou cuidadores

A coleta da história é extremamente importante para nortear o exame clínico e estabelecer o diagnóstico fisioterapêutico. O fisioterapeuta deverá investigar: início dos sintomas,

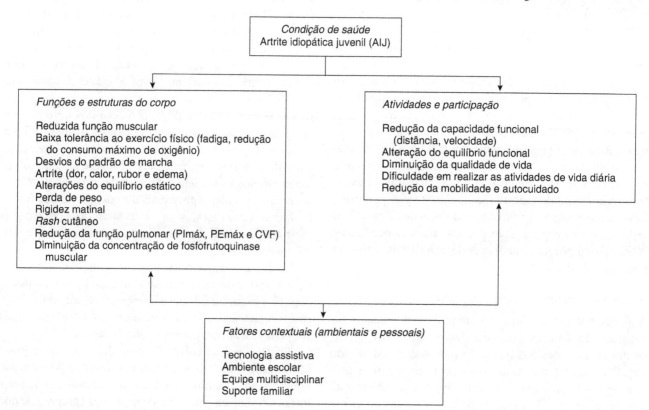

Figura 20.1 Resumo das principais deficiências, limitações da atividade, restrições à participação e fatores contextuais em crianças portadoras de artrite idiopática juvenil (AIJ).

Capítulo 20 Artrite Idiopática Juvenil

história familiar, comorbidades, uso de medicamentos, rotina da criança, hábitos de vida e tratamentos atuais e pregressos, além da queixa dos pais e da criança ou adolescente.

Ainda durante a coleta dos dados, o fisioterapeuta deverá avaliar os fatores contextuais.

Fatores contextuais

Os fatores contextuais incluem os fatores pessoais e ambientais. Assim, deve-se proceder à seguinte investigação:

- A criança utiliza alguma tecnologia assistiva?
- Como é o ambiente escolar? Há barreiras arquitetônicas? Os profissionais da educação recebem adequada educação sobre a condição de saúde?
- Há suporte familiar? A família recebe algum suporte psicológico?
- A criança é motivada e engajada nos programas de atividade física escolar, domiciliar e fisioterapêutico?

Atividade e participação

- **Capacidade funcional:** Teste de Caminhada de 6 Minutos e *Incremental Shuttle Walking Test;* é importante documentar a distância caminhada e a velocidade percorrida (veja o Capítulo 23).
- **Atividade de vida diária (AVD):** o *Childhood Health Asessment Questionnaire* (CHAQ)[12], um instrumento utilizado para avaliação da capacidade funcional de crianças e adolescentes com AIJ, foi traduzido para o português e validado para a população brasileira, sendo composto por 30 itens: AVD, levantar-se, alimentação, higiene pessoal, utilização dos membros superiores (MMSS), preensão e atividades diárias, apresentando respostas que variam de 0 (sem qualquer dificuldade) a 3 (incapaz de realizar) – quanto maior o escore, pior a capacidade funcional.
- **Equilíbrio funcional:** escala de equilíbrio pediátrica aplicada em crianças e adolescentes (5 a 15 anos de idade)[13], bem como por meio do *Balance Reach Test*[14] (3 a 12 anos de idade).

Exame físico

Estrutura e função do corpo

- **Inspeção e palpação**[15]: presença de edemas, erupções cutâneas, trofismo.
- **Força muscular:** Teste Muscular Manual (0 a 5), teste de uma repetição máxima ou 1RM (veja o Capítulo 6) com dinamômetro manual ou digital para crianças com mais de 5 anos.
- **Equilíbrio dinâmico e estático:**
  - **Estático:** paciente com apoio dos dois pés ou apoio unipodal, inicialmente com os olhos abertos e posteriormente com os olhos fechados.
  - **Dinâmico:** pode ser avaliado solicitando ao paciente que realize a marcha *tandem* através de uma linha reta.
- **Padrão de marcha:** observar desvios e compensações durante as fases de apoio e balanço.

- **Tolerância ao exercício físico:** avaliada por meio de testes de campo (*ISW Test*[16] ou Caminhada de 6 Minutos)[17,18] ou mediante o uso de esteira, como no protocolo de Bruce[19]. Importante documentar quantitativamente parâmetros como fadiga (escala de Borg) e frequência cardíaca (FC) (veja o Capítulo 23).
- **Amplitude de movimento (ADM) ativa e passiva:** medida por meio de um goniômetro de plástico ou inclinômetro digital[20-22]. Os inclinômetros digitais oferecem medidas confiáveis e validadas, como o aplicativo *iHandy Level*, disponível gratuitamente para *download*[22]. Também pode ser usada a Escala Pediátrica da Escola Paulista de Medicina, que avalia a ADM de crianças com AIJ, além de monitorar o paciente ao longo do tempo e a resposta às intervenções (Tabela 20.1) – quanto maior o escore, maior a limitação[23].

Tabela 20.1 Escala de movimento da Escola Paulista de Medicina

Articulação e movimento	ADM (graus)	Pontos
Rotação lateral da coluna cervical	71 a 90	0
	41 a 70	1
	≤ 40	3
Abdução do ombro	161 a 180	0
	121 a 160	1
	71 a 120	2
	≤ 70	3
Flexão do punho	71 a 90	0
	56 a 70	1
	31 a 55	2
	≤ 30	3
Extensão do punho	71 a 90	0
	56 a 70	1
	31 a 55	2
	≤ 30	3
Flexão do polegar no nível da articulação metacarpofalangiana	51 a 70	0
	31 a 50	1
	≤ 30	3
Rotação externa do quadril	36 a 45	0
	26 a 35	1
	11 a 15	2
	≤ 10	3
Rotação interna do quadril	36 a 45	0
	26 a 35	1
	11 a 15	2
	≤ 10	3
Extensão do joelho	0 a 4	0
	5 a 10	1
	11 a 25	2
	≥ 26	3
Dorsiflexão do tornozelo	16 a 20	0
	11 a 15	1
	1 a 10	2
	0	3
Flexão plantar do tornozelo	36 a 45	0
	26 a 35	1
	11 a 15	2
	≤ 10	3

Escore final = escore total*/10.
*Escore total = soma dos escores de todas as articulações.
Interpretação: escore mínimo final = 0; escore máximo = 3.

- **Testes de flexibilidade:** plantiflexores e flexores de joelho e quadril (importante registrar as medidas utilizando um goniômetro ou inclinômetro).
- **Diferença de comprimento de membros** (veja o Capítulo 13).
- **Dor[18]:** a Escala Visual Analógica (EVA – 0 a 10) é uma ferramenta útil no acompanhamento desses pacientes, podendo ser aplicada pelos pais ou profissionais. Além disso, a escala *Child Health Assessment Questionnaire* (CHQ)[12] também possui um domínio sobre a dor.

Qualidade de vida

A qualidade de vida pode ser avaliada por meio dos instrumentos *Pediatric Quality of Life Inventory* (PedsQL)[24] e CHQ. O CHQ é um questionário genérico de qualidade de vida traduzido para o português e validado para a população com AIJ[12]. O CHQ apresenta versões para crianças e pais e avalia os seguintes domínios: saúde global, atividade física, dor, comportamento, bem-estar, autoestima e estado de saúde (veja o Capítulo 23).

Tratamento fisioterapêutico*

Atualmente, o tratamento fisioterapêutico de crianças e adolescentes com AIJ é pautado em evidências científicas de alta qualidade metodológica. A seguir serão apresentadas as principais evidências com base nos objetivos a serem alcançados.

Entre os principais objetivos que devem ser abordados nesses pacientes estão:

- Aumentar a mobilidade e o autocuidado.
- Aprimorar a capacidade funcional.
- Aperfeiçoar o equilíbrio funcional.
- Aumentar a função muscular, óssea e articular.
- Aumentar a tolerância ao exercício físico.
- Minimizar a dor e o edema.
- Melhorar o padrão de marcha.
- Prevenir deformidades.
- Melhorar o equilíbrio estático e dinâmico.
- Prescrever adequada tecnologia assistiva.
- Melhorar a qualidade de vida.

Esses objetivos podem ser alcançados por meio de diversos recursos fisioterapêuticos. Uma recente diretriz, o Painel de Recomendações de Ottawa (nível de evidência 1)[25], publicou as principais evidências quanto ao tratamento de crianças e adolescentes com AIJ. Os especialistas recomendam as seguintes intervenções: solo (Pilates clínico e cardiocaratê), exercícios domiciliares e fisioterapia aquática. O Pilates clínico tem demonstrado o maior número de desfechos positivos. Essas abordagens serão descritas com mais detalhes a seguir.

---

*Veja no Anexo, no final deste livro, a definição dos níveis de evidência, sendo 1 o nível mais alto e 5 o mais baixo.

Fisioterapia no solo
Pilates clínico

O Pilates é uma técnica que se utiliza de exercícios no solo e em aparelhos (*reformer*, cadeira de combo ou *step-chair*, *cadillac* e *barrel*) associados a exercícios respiratórios, objetivando o aumento da flexibilidade, da força muscular, da coordenação e do alinhamento postural[26]. Recentemente, o Pilates clínico tem sido associado à melhora da qualidade de vida, função, dor e da ADM articular de crianças com AIJ (nível de evidência 2)[26].

Cabe salientar que o Pilates clínico não deve substituir o programa fisioterapêutico convencional, mas ser incluído como adjuvante. Com base no estudo citado, as recomendações gerais têm nível de evidência 2[26]:

- Realizar os exercícios duas vezes por semana, em sessões com 50 minutos de duração e cinco a 10 repetições para cada exercício.
- Os pacientes devem interromper os exercícios caso sintam dor durante a execução.
- Executar os exercícios lentamente e completar as séries sem movimentos compensatórios da coluna ou da caixa torácica.

Alguns desses exercícios podem ser observados no caso clínico descrito no final deste capítulo.

Exercícios no solo

A terapia no solo tem demonstrado resultados satisfatórios em crianças com AIJ, como aumento da massa óssea (nível de evidência 2)[27] e melhora da qualidade de vida, da capacidade funcional, da dor (nível de evidência 2)[20,28] e do equilíbrio (nível de evidência 2)[29].

Os exercícios de solo consistem em programas estruturados que incluem:

- **Aquecimento:** exercícios ativos focados na ADM.
- **Fortalecimento:** exercícios com TheraBands® para os grupos musculares dos MMSS e MMII – uma série de oito a 10 repetições, aumentando gradualmente para 10 a 15 repetições (para fortalecimento).
- **Alongamento geral:** uma série de três repetições com aumento gradual para cinco repetições – 20 a 30 segundos.
- **Exercícios posturais.**
- **Atividades funcionais:** andar, agachamento e escaladas.
- **Duração:** 20 a 45 minutos;
- **Frequência:** uma sessão por dia, 3 dias por semana, sob a supervisão dos pais em casa.

Vale ressaltar que os exercícios no solo são bem tolerados e considerados seguros no manejo da dor de crianças e adolescentes com AIJ (nível de evidência 2)[27]. Os exercícios de marcha de costas na esteira também têm demonstrado melhorar o equilíbrio nessa população (nível de evidência 2)[29].

Cardiocaratê

Essas atividades incluem um programa aeróbico de cardiocaratê (similar à dança e às artes marciais)[30]. Os exercícios devem ser realizados com FC > 75% da máxima e incluem: aquecimento (10 minutos), condicionamento físico progressivo (30 minutos) e resfriamento (10 minutos). Essas atividades têm apresentado benefícios sobre o aumento da ADM articular[30].

Os exercícios de cardiocaratê podem ser adaptados com outros recursos, como realidade virtual (*Nintendo Wi, Xbox*), que possibilitam o aumento da capacidade funcional e da tolerância ao exercício físico por meio de esportes virtuais (corrida, tênis e boxe) (nível de evidência 2)[31].

Fisioterapia aquática

A fisioterapia aquática é uma área da fisioterapia que se utiliza das propriedades da água como recurso terapêutico[32]. Os benefícios para os pacientes com AIJ, como aqueles com edema articular, têm sido alcançados por meio de programas de atividade física que incluem (nível de evidência 2)[33-35]:

1. Aquecimento.
2. Condicionamento físico.
3. Repouso.
4. Segundo período de condicionamento físico.
5. Resfriamento.

Os períodos de aquecimento, repouso e resfriamento incluem atividades de baixa intensidade (jogar bola, natação e exercícios de flexibilidade) e o condicionamento envolve atividades de alta intensidade (natação, caminhadas, mergulho etc.) (nível de evidência 2)[35].

A fisioterapia aquática, quando combinada aos exercícios no solo (nível de evidência 2)[34] ou à terapia utilizando corrente interferencial, parece potencializar esses efeitos (nível de evidência 2)[35].

Exercícios domiciliares

Os programas domiciliares individuais incluem exercícios para aumento da ADM, fortalecimentos, alongamentos (20 a 30 segundos) e exercícios posturais (subir e descer escadas, agachamento e caminhar). Além disso, é importante progredir em número e dificuldade no decorrer das sessões. Esses exercícios têm promovido melhora da dor, da qualidade de vida e da função nos pacientes com AIJ (nível de evidência 2)[28].

Uma estratégia complementar ao programa de exercícios domiciliares é o programa de reabilitação via internet, também conhecido com *tele-health*. Esse programa objetiva: (1) educar o paciente; (2) explicar os benefícios da atividade física; (3) estimular a autoeficácia e a percepção; (4) ressaltar a importância da família e da escola na promoção da atividade física; (5) explorar as opções de atividade no dia a dia; e (6) estabelecer metas objetivas, como: "Eu vou à escola três vezes por semana de bicicleta em vez de ir de carro." O programa deve incluir vídeos, animações e outros recursos para estimular a atividade física.

Essas estratégias têm sido efetivas em promover a atividade física e aumentar a tolerância ao exercício físico em crianças com AIJ, mostrando-se seguras, confiáveis e com grande adesão (nível de evidência 2)[18].

Tecnologia assistiva

Embora a literatura seja escassa, há evidências de que o uso de órteses adaptadas aos pés, bem como peças pré-fabricadas para adaptações em sapatos, melhora a dor e a função em pacientes com AIJ (nível de evidência 4)[36].

Orientações aos profissionais da equipe de reabilitação e aos pais quanto à prática de atividade física e fortalecimento muscular

As crianças com AIJ devem ser engajadas em atividades que aumentem a tolerância ao exercício físico e a capacidade funcional, o que pode ser alcançado por meio de atividades físicas diárias (natação, bicicleta, dança, futebol etc.). Não há critérios que estabeleçam os melhores parâmetros para essas atividades em crianças com AIJ, porém, como a prática de exercícios supervisionados é considerada segura para essa população (ou seja, a partir dos artigos científicos citados), sugerimos seguir as recomendações mundiais. De acordo com as recomendações do Colégio Americano de Medicina do Esporte (http://www.acsm.org/), as crianças devem acumular, no mínimo, 60 minutos de atividade física diária, incluindo transporte, educação física, esporte e exercícios livres e planejados. As atividades devem combinar atividades moderadas e vigorosas. Quanto ao fortalecimento muscular, de maneira geral, os programas supervisionados para aumento da força muscular devem obedecer às seguintes recomendações: 60% a 80% 1RM, oito a 12 repetições, uma a três séries, 2 dias/semana (nível de evidência 1)[37].

CONSIDERAÇÕES FINAIS

A AIJ se caracteriza por diferentes alterações na estrutura e nas funções do corpo, tornando necessária a assistência de uma equipe multi e interdisciplinar. Portanto, a fisioterapia tem papel primordial no manejo desses pacientes. Atualmente, a literatura dispõe de evidências de alta qualidade que embasam a intervenção fisioterapêutica. Embora a literatura descreva o Pilates clínico como o método que mais apresenta benefícios, é sempre relevante considerar todos os aspectos importantes para uma prática baseada em evidências, como a experiência do fisioterapeuta, a melhor evidência disponível e a opinião dos pais/cliente. Além disso, nem todas as limitações e deficiências serão tratadas com um método apenas. Pelo que foi apresentado neste capítulo, as terapias combinadas parecem apresentar melhores desfechos. Ademais, o diagnóstico fisioterapêutico será determinante para a elaboração do plano de tratamento dos pacientes com AIJ.

CASO CLÍNICO

Avaliação

Coleta da história clínica com os pais ou cuidadores

I.C.G.V., sexo feminino, 8 anos. De acordo com relatos da mãe, não houve intercorrências na gestação. O parto foi realizado por via baixa – dirigido, e a criança apresentou circular do cordão umbilical na região cervical, mas isso foi resolvido sem causar danos. Aos 2 anos de idade, a mãe notou que a criança claudicava e apresentava edema moderado em ambos os joelhos, procurando de imediato por atendimento médico, e a paciente foi diagnosticada com AIJ do tipo pauciarticular. Desde então, I.C.G.V. faz acompanhamento com reumatologista pediátrico, ortopedista, oftalmologista e cardiologista. Os pais não souberam relatar se havia histórico familiar de AIJ.

Queixa principal

"Dor no joelho direito."

Atividade e participação social

A paciente é independente nas AVD, sociável e comunicativa. Gosta de brincar com as amigas de amarelinha, pega-pega e pique-esconde e de andar de bicicleta, atividades que geralmente são comprometidas em função do quadro álgico instalado no joelho direito.

Ao realizar os movimentos fundamentais, não apresenta alterações ao correr e subir e descer escadas; entretanto, ao pular, observou-se valgismo dinâmico significativo em ambos os MMII com predomínio do direito.

A capacidade funcional foi avaliada por meio do Teste de Caminhada de 6 Minutos. A paciente alcançou uma distância percorrida 420 metros – valor predito = 665,8m – através da equação para meninas (veja o Capítulo 23):

$$\text{Distância} = 287 + (2{,}70 \times \text{altura em cm}) +$$
$$(10{,}04 \times \text{idade em anos}) - (2{,}26 \times \text{massa corporal em kg})$$

Estrutura e função do corpo

Após avaliação da estrutura e função do corpo, foram observados:

- Dados antropométricos: massa = 27kg; altura = 1,34m (parâmetros importantes para a equação de predição de distância caminhada – veja o Capítulo 23).
- Dor no joelho direito que se intensifica com o frio e ao realizar atividades físicas, como correr, pular e andar de bicicleta. O quadro álgico foi quantificado como grau 8 pela Escala Visual Analógica (EVA).
- Alterações posturais: antepulsão pélvica, acompanhada por extensão de quadris e hiperextensão dos joelhos.
- Redução da força muscular dos rotadores externos de ambos os quadris, abdutores e adutores do quadril direito, extensores e flexores do joelho direito. Todos apresentaram grau 4 no Teste de Força Muscular Manual.

- Força moderada dos músculos respiratórios, refletidos na PImáx ($80cmH_2O$) e na PEmáx ($100cmH_2O$) avaliadas pelo manovacuômetro.
- Baixa tolerância ao exercício físico avaliada por meio do Teste de Caminhada de 6 Minutos. A paciente apresentou fadiga e cansaço durante o teste (avaliado pelo teste de Borg).

Qualidade de vida

A paciente obteve um escore na Escala Multidimensional do Cansaço (PedsQL) de 30 pontos. Foi ainda aplicado o Questionário de Saúde da Criança – Relatório aos pais (*Child Health Questionnaire* – CHQ PF 50) para investigar a percepção dos pais a respeito do estado geral de saúde da paciente e como ele interferia em suas atividades diárias e na participação social. Os pais relataram um estado geral de saúde diminuído.

Diagnóstico fisioterapêutico

A criança apresentou limitações da atividade e participação social, bem como deficiências da estrutura e função do corpo com impacto na qualidade de vida e no estado geral de saúde.

Plano de tratamento

Objetivos

- Reduzir o quadro álgico.
- Aumentar a força dos músculos extensores e flexores dos joelhos, abdutores e adutores do quadril direito, bem como dos rotadores externos de ambos os quadris.
- Maximizar a força dos músculos respiratórios (inspiratórios e expiratórios).
- Aumentar a tolerância ao exercício físico e a capacidade funcional.
- Aumentar a qualidade de vida.
- Minimizar o cansaço e a fadiga.

Condutas

Hidroterapia

- **Aquecimento (3 minutos):** caminhada leve na porção rasa da piscina.
- **Fortalecimento dos MMII:**
  - **Para flexoextensores dos joelhos – Atividade – "Nadando":** a criança deverá apoiar os MMSS em espaguetes e se impulsionar para a frente com os MMII, realizando flexão e extensão de joelhos simultânea ou alternadamente (Figura 20.2).
  - **Para abdutores e adutores dos quadris – Atividade – "Anjinho boiando":** a criança deverá apoiar a cabeça na barra lateral da piscina. Caso haja necessidade, poderá dispor de flutuadores na região da cintura

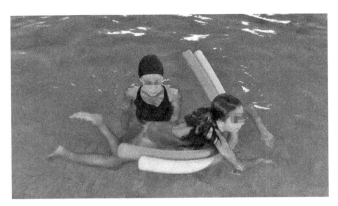

Figura 20.2 Nadando.

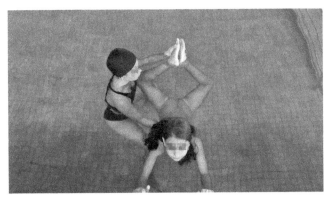

Figura 20.4 Borboleta invertida.

escapular para se manter mais confortável e segura. Então, deverá abrir e fechar os MMII (simulando o "anjinho" na areia) (Figura 20.3).

- **Para rotadores externos dos quadris – Atividade – "Borboleta":** na mesma posição, a criança deverá agora unir os pés, flexionando os joelhos. Então, mantendo essa posição, irá realizar seguidas rotações externas do quadril associadas à abdução, simulando o bater de asas de uma borboleta (Figura 20.4).

Para essas atividades foi proposta a dosagem inicial de três séries com 10 repetições. A evolução foi norteada pela percepção de esforço da paciente por meio da escala de Borg. Em relação à atividade "nadando", o parâmetro para evolução consistiu no número de voltas na piscina e no tempo, também determinados pela percepção de esforço da paciente.

- Atividades livres para descanso de 5 minutos.
- **Treinamento aeróbico (20 minutos):** bicicleta aquática por 10 minutos e cavalinho no espaguete também por 10 minutos (Figuras 20.5 e 20.6).

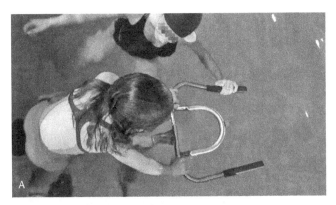

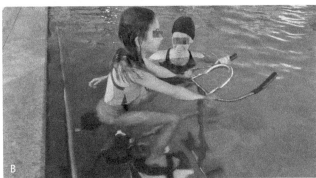

Figura 20.5A e B Bicicleta.

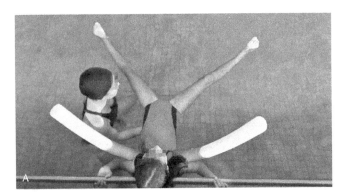

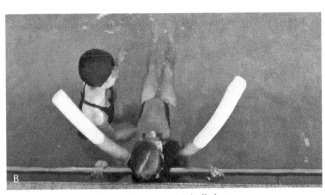

Figura 20.3A e B Anjinho.

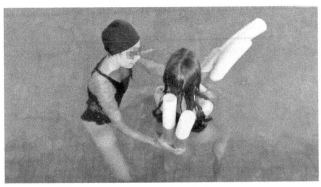

Figura 20.6 Cavalinho.

- **Fortalecimento da musculatura respiratória:**
  - **Para músculos inspiratórios:** durante as atividades livres e de aquecimento e treinamento aeróbico, a criança manteve a lâmina d'água no nível do tórax (pouco acima do processo xifoide). A pressão exercida pela água gerou resistência a esses músculos, promovendo seu fortalecimento.
  - **Para músculos expiratórios – Atividade – "Caça ao tesouro"** (Figura 20.7): a criança realizou vários mergulhos em busca de pedrinhas. Durante o mergulho, foi orientada a fazê-lo exalando ar dos pulmões pela boca. Antes foi devidamente ensinado o procedimento ("de pé, apenas sopre a água; depois, com o rosto dentro da água, sopre, sem mergulhar; em uma porção rasa, apenas abaixe e pegue a pedra, soltando o ar pela boca") até que ela conseguisse mergulhar e liberar o ar simultaneamente. Os parâmetros utilizados foram o número de pedras recolhidas e o tempo para pegá-las.
- **Atividades livres para descanso por 5 minutos.**
- **Relaxamento por 5 minutos:** a paciente se manteve em flutuação sustentada pela terapeuta, que realizou a seguinte sequência: dança da respiração (Figura 20.8), oferecendo lento (Figura 20.9), sanfona simples (Figura 20.10) e com rotação (Figura 20.11) e dança da respiração, todos baseados no método Watsu.

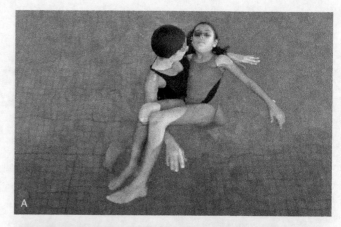

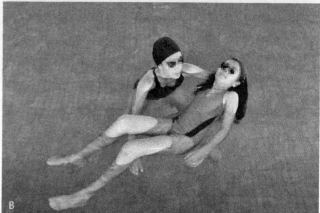

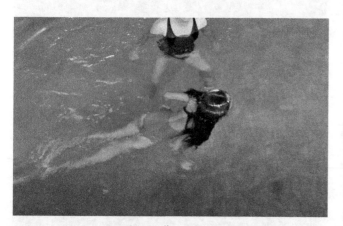

Figura 20.7 Mergulho – caça ao tesouro.

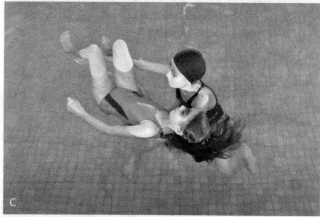

Figura 20.9A e C Oferecendo lento.

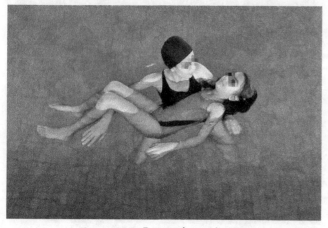

Figura 20.8 Dança da respiração.

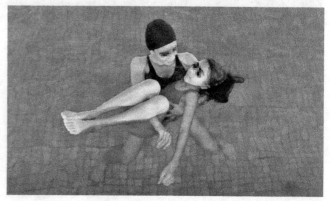

Figura 20.10 Sanfona simples.

Capítulo 20 Artrite Idiopática Juvenil

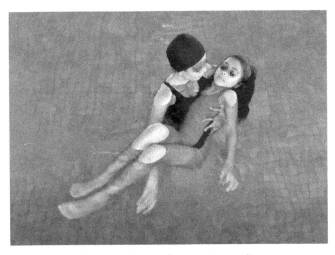

Figura 20.11 Sanfona com rotação.

Treinamento em solo
- **Pilates clínico (fortalecimento dos MMII):**
  - Extensores do joelho:
    - *Reformer*: a criança em decúbito dorsal, com os pés apoiados na barra, deverá estender os joelhos, empurrando o carrinho cranialmente; em seguida, devolve o carrinho, de maneira controlada, à posição inicial (Figura 20.12).

- *Cadillac*: a criança em decúbito lateral, com o pé apoiado no trapézio, irá estender o joelho concomitantemente à abdução e à extensão do quadril ipsilateral (Figura 20.13).
- *Cadillac*: a criança de pé, com os MMSS em 90 graus de flexão sustentando alças, será instruída a realizar agachamentos, a princípio bipodais (Figura 20.14), evoluindo para o agachamento unipodal com extensão de joelho (o que também fortalecerá os abdutores do quadril).
- *Combo Chair:* a criança, com os MMSS apoiados às barras fixas, um membro inferior apoiado no trapézio e o outro no colchão, irá simular a subida de um degrau, estendendo o membro apoiado no colchão com o menor auxílio possível dos MMSS (Figura 20.15).

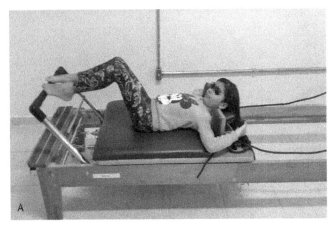

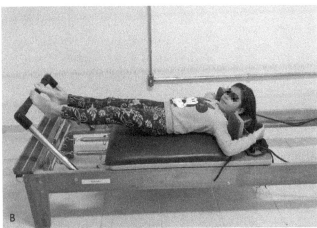

Figura 20.12A e **B** Fortalecimento dos extensores dos joelhos.

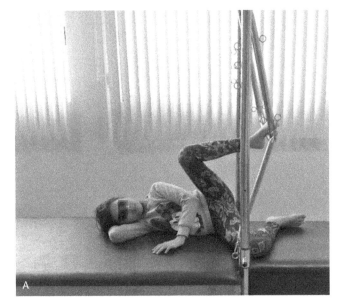

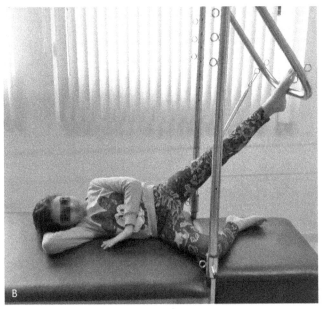

Figura 20.13A e **B** Fortalecimento dos extensores do quadril e do joelho.

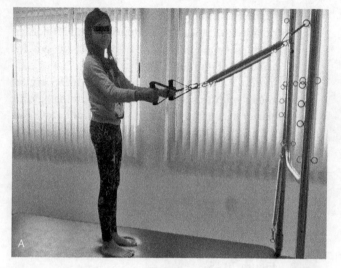

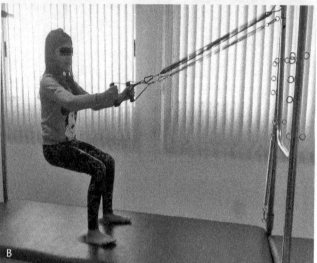

Figura 20.14A e B Agachamento.

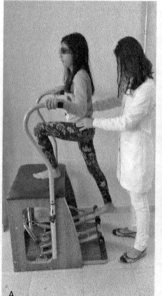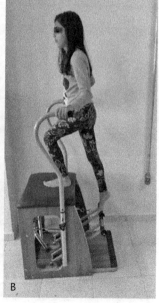

Figura 20.15A e B Fortalecimento dos extensores do joelho e do quadril.

- **Flexores do joelho – *Cadillac*:** a criança em decúbito dorsal, com os pés apoiados nas alças do tornozelo, deverá flexionar os joelhos contra a resistência das molas e em seguida estendê-los de maneira controlada (Figura 20.16).
- **Adutores do quadril:**
  - ***Cadillac*:** a criança em decúbito lateral, com o pé apoiado na alça do tornozelo, será instruída a abaixar o membro inferior, aduzindo-o contra resistência e em seguida abduzindo-o de maneira controlada (Figura 20.17).
  - ***Barrel*:** a criança, de "cavalinho" no *barrel*, deverá aduzir os MMII o suficiente para se manter com o tronco elevado do aparelho, sustentar e descer até a posição inicial (Figura 20.18).

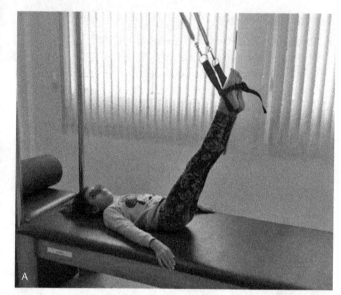

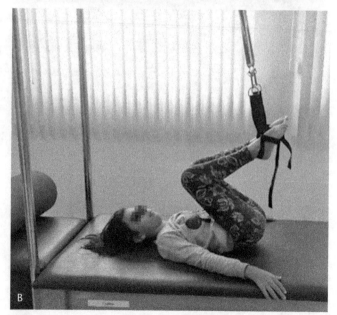

Figura 20.16A e B Fortalecimento dos flexores do joelho e do quadril.

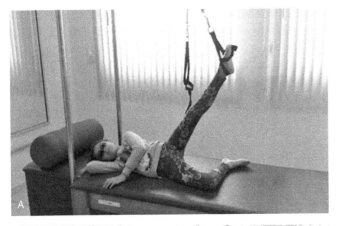

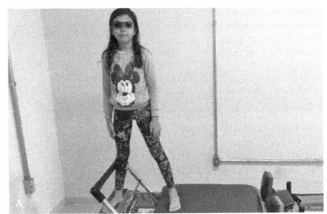

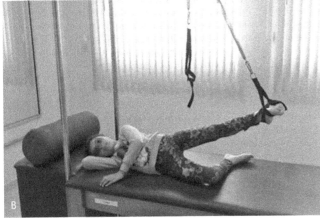

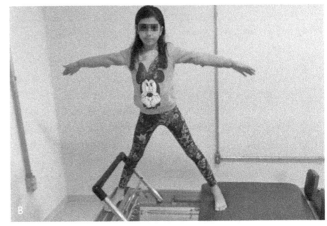

Figura 20.17A e B Fortalecimento de adutores do quadril.

Figura 20.19A e B Fortalecimento dos abdutores do quadril.

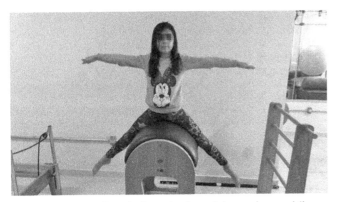

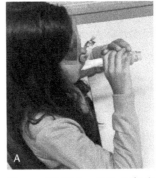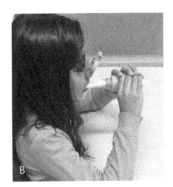

Figura 20.18 Fortalecimento dos adutores do quadril.

Figura 20.20A e B Fortalecimento da musculatura inspiratória e expiratória.

- **Abdutores do quadril – *Reformer*:** de pé sobre o aparelho, com um pé sobre o carrinho e o outro sobre a plataforma, a criança será instruída a empurrar o carrinho lateralmente, mantendo o joelho estendido. Poderá ser associada a abdução dos MMSS (Figura 20.19).
- ***Threshold* PEP (fortalecimento da musculatura respiratória):** dosagem inicial, 30% da PImáx/PEmáx, 3 × 8 incursões respiratórias, evoluindo até 60% das mesmas; posteriormente, a evolução foi realizada por meio dos 60%, mas a partir dos novos valores de PImáx e PEmáx apresentados. A dosagem foi definida pela percepção subjetiva de esforço da paciente por meio da escala de Borg (Figura 20.20).

Resultados

O tratamento fisioterapêutico teve a duração de 16 semanas com a frequência de duas vezes por semana em sessões de 50 minutos. Foram observadas melhoras significativas nesse período em todos os aspectos da estrutura e função do corpo, bem como na atividade e na participação social. Houve aumento de força em todas as musculaturas previamente fracas, uma vez que a paciente evoluiu do grau 4 para o 5 no Teste de Força Muscular Manual (Tabela 20.2). A musculatura respiratória obteve o melhor desempenho na avaliação da PImáx e da PEmáx, de 80 e 100cmH$_2$O, respectivamente, para 120cmH$_2$O (Tabela 20.3). Com relação à capacidade funcional e à tolerância ao exercício

Tabela 20.2 Teste de Força Muscular Manual

	Avaliação	Reavaliação
Flexores dos joelhos (D e E)	4	5
Extensores dos joelhos (D e E)	4	5
Abdutores do quadril D	4	5
Adutores do quadril D	4	5
Rotadores externos dos quadris (D e E)	4	5

Tabela 20.3 Força dos músculos respiratórios – manovacuômetro

	Avaliação	Reavaliação
PImáx	$80cmH_2O$	$120cmH_2O$
PEmáx	$100cmH_2O$	$120cmH_2O$

PImáx: pressão inspiratória máxima; PEmáx: pressão expiratória máxima.

avaliada pelo TC6', foram detectadas diferenças na distância percorrida, de 420 metros para 588 metros, na reavaliação e nos demais aspectos, como percepção de esforço, reduziu o Borg na reavaliação de 17 (muito cansativo) para 10 (fácil) e frequência cardíaca máxima atingida de 115 para 98bpm na reavaliação (Tabela 20.4).

Foram reaplicados a Escala Multidimensional do Cansaço (PedsQL – Tabela 20.5) e o *Child Health Questionnaire* – Relatório dos pais (CHQ-PF50), respondido pelos pais na avaliação e na reavaliação. Na primeira, o relato de cansaço segundo a percepção da paciente caiu de 30 para 21 em uma escala de 100 e, quanto mais expressivo o escore, maior o cansaço apresentado. Quanto ao CHQ-PF50, houve melhora na percepção do pai quanto à saúde da filha

Tabela 20.4 Capacidade funcional e tolerância ao exercício

Teste de Caminhada de 6 Minutos		
Distância percorrida	Avaliação	Reavaliação
	420 metros	588 metros
Borg	T0 = 7, T1 = 9, T2 = 9, T3 = 11, T4 = 13, T5 = 13, T6 = 17	T0 = 6, T1 = 7, T2 = 7, T3 = 7, T4 = 9, T5 = 9, T6 = 10
$SatO_2$	T0 = 93%, T6 = 86%	T0 = 97%, T6 = 95%
FC	T0 = 63bpm, T6 = 115bpm	T0 = 60bpm, T6 = 98bpm
FR	T0 = 13irpm, T6 = 22irpm	T0 = 10irpm, T6 = 17irpm

$SatO_2$: saturação de oxigênio; FC: frequência cardíaca; FR: frequência respiratória; bpm: batimentos por minuto; irpm: incursões respiratórias por minuto.

Tabela 20.5 Escala Multidimensional do Cansaço (PedSQL)

Domínios	Avaliação	Reavaliação
Cansaço em geral	11	8
Cansaço em relação ao sono/descanso	9	6
Cansaço mental	10	7
Total	30	21

em todos os aspectos. Além disso, os pais também relataram melhora na saúde da criança de modo geral e redução na incidência e na intensidade dos quadros álgicos, o que foi corroborado pela criança, representada pela alteração do grau de dor por meio da EVA (inicialmente a criança relatava grau 8, reduzindo para 6/10).

Referências

1. Yamashita E, Terreri MTRA, Hilário MOE, Len CA. Prevalência da artrite idiopática juvenil em crianças com idades entre 6 e 12 anos na cidade de Embu das Artes, SP. Revista Brasileira de Reumatologia. 2013.
2. Prakken B, Albani S, Martini A. Juvenile idiopathic arthritis. The Lancet. 2011;377(9783):2138-2149.
3. Foster HE, Eltringham MS, Kay LJ, Friswell M, Abinun M, Myers A. Delay in access to appropriate care for children presenting with musculoskeletal symptoms and ultimately diagnosed with juvenile idiopathic arthritis. Arthritis Care & Research. 2007;57(6): 921-927.
4. Manners PJ. Delay in diagnosing juvenile arthritis. The Medical Journal of Australia. 1999;171(7):367-369.
5. Haslam KE, McCann LJ, Wyatt S, Wakefield RJ. The detection of subclinical synovitis by ultrasound in oligoarticular juvenile idiopathic arthritis: a pilot study. Rheumatology. 2009;49(1):123-127.
6. Feldman DE, Bernatsky S, Abrahamowicz M et al. Consultation with an arthritis specialist for children with suspected juvenile rheumatoid arthritis: a population-based study. Archives of Pediatrics & Adolescent Medicine. 2008;162(6):538-543.
7. Petty RE, Southwood TR, Manners P et al. International League of Associations for Rheumatology classification of juvenile idiopathic arthritis: second revision, Edmonton, 2001. The Journal of Rheumatology. 2004;31(2):390.
8. Ravelli A, Martini A. Juvenile idiopathic arthritis. The Lancet. 2007; 369(9563):767-778.
9. Organization WH. International Classification of Functioning, Disability and Health: ICF. World Health Organization; 2001.
10. Klepper SE. Exercise and fitness in children with arthritis: evidence of benefits for exercise and physical activity. Arthritis Care & Research. 2003;49(3):435-443.
11. Bueno VC, Lombardi Júnior I, Medeiros WM, et al. Reabilitação em artrite idiopática juvenil. Revista Brasileira de Reumatologia. 2007.
12. Machado C, Ruperto N, Silva C et al. The Brazilian version of the childhood health assessment questionnaire (CHAQ) and the child health questionnaire (CHQ). Clinical and experimental Rheumatology. 2001;19(4; SUPP/23):S25-S29.
13. Ries LGK, Michaelsen SM, Soares PS, Monteiro VC, Allegretti KMG. Adaptação cultural e análise da confiabilidade da versão brasileira da Escala de Equilíbrio Pediátrica (EEP). Brazilian Journal of Physical Therapy. 2012.
14. Bartlett D, Birmingham T. Validity and reliability of a pediatric reach test. Pediatric Physical Therapy. 2003;15(2):84-92.
15. Nuysink J, Van Haastert IC, Takken T, Helders PJ. Symptomatic asymmetry in the first six months of life: differential diagnosis. European Journal of Pediatrics. 2008;167(6):613.
16. de Cordoba Lanza F, do Prado Zagatto E, Silva JC et al. Reference equation for the incremental shuttle walk test in children and adolescents. The Journal of Pediatrics. 2015;167(5):1057-1061.
17. Paap E, Net Jvd, Helders P, Takken T. Physiologic response of the six-minute walk test in children with juvenile idiopathic arthritis. Arthritis Care & Research. 2005;53(3):351-356.
18. Lelieveld OT, Armbrust W, Geertzen JH et al. Promoting physical activity in children with juvenile idiopathic arthritis through an internet-based program: Results of a pilot randomized controlled trial. Arthritis Care & Research. 2010;62(5):697-703.
19. Gumming GR, Everatt D, Hastman L. Bruce treadmill test in children: normal values in a clinic population. The American Journal of Cardiology. 1978;41(1):69-75.

20. Sandstedt E, Fasth A, Eek MN, Beckung E. Muscle strength, physical fitness and well-being in children and adolescents with juvenile idiopathic arthritis and the effect of an exercise programme: a randomized controlled trial. Pediatric rheumatology. 2013;11(1):7.

21. Watkins MA, Riddle DL, Lamb RL, Personius WJ. Reliability of goniometric measurements and visual estimates of knee range of motion obtained in a clinical setting. Physical Therapy. 1991; 71(2):90-96.

22. Vohralik SL, Bowen AR, Burns J, Hiller CE, Nightingale EJ. Reliability and validity of a smartphone app to measure joint range. American Journal of Physical Medicine & Rehabilitation. 2015; 94(4):325-330.

23. Len C, Ferraz M, Goldenberg J et al. Pediatric Escola Paulista de Medicina Range of Motion Scale: a reduced joint count scale for general use in juvenile rheumatoid arthritis. The Journal of Rheumatology. 1999;26(4):909-913.

24. Klatchoian DA, Len CA, Terreri MTR et al. Quality of life of children and adolescents from São Paulo: reliability and validity of the Brazilian version of the Pediatric Quality of Life InventoryTM version 4.0 Generic Core Scales. Jornal de Pediatria. 2008;84(4):308-315.

25. Cavallo S, Brosseau L, Toupin-April K et al. Ottawa Panel evidence-based clinical practice guidelines for structured physical activity in the management of juvenile idiopathic arthritis. Archives of Physical Medicine and Rehabilitation. 2017;98(5): 1018-1041.

26. Mendonça TM, Terreri MT, Silva CH et al. Effects of Pilates exercises on health-related quality of life in individuals with juvenile idiopathic arthritis. Archives of Physical Medicine and Rehabilitation. 2013;94(11):2093-2102.

27. Sandstedt E, Fasth A, Fors H, Beckung E. Bone health in children and adolescents with juvenile idiopathic arthritis and the influence of short-term physical exercise. Pediatric Physical Therapy. 2012;24(2):155-161.

28. Tarakci E, Yeldan I, Baydogan SN, Olgar S, Kasapcopur O. Efficacy of a land-based home exercise programme for patients with juvenile idiopathic arthritis: a randomized, controlled, single-blind study. Journal of Rehabilitation Medicine. 2012;44(11): 962-967.

29. El Aziz HGA, Hamada HA, El Khatib A. Impact of backward treadmill training on balance in children with juvenile rheumatoid arthritis: A randomized controlled study. Biomedical Research. 2017; 28(17).

30. Singh-Grewal D, Schneiderman-Walker J, Wright V et al. The effects of vigorous exercise training on physical function in children with arthritis: A randomized, controlled, SINGLE-BLINDED trial. Arthritis Care & Research. 2007;57(7):1202-1210.

31. Kauhanen L, Järvelä L, Lähteenmäki PM et al. Active video games to promote physical activity in children with cancer: a randomized clinical trial with follow-up. BMC Pediatrics. 2014;14(1):94.

32. Lai C-J, Liu W-Y, Yang T-F, Chen C-L, Wu C-Y, Chan R-C. Pediatric aquatic therapy on motor function and enjoyment in children diagnosed with cerebral palsy of various motor severities. Journal of Child Neurology. 2015;30(2):200-208.

33. Takken T, van der Net J, Kuis W, Helders PJ. Aquatic fitness training for children with juvenile idiopathic arthritis. Rheumatology. 2003;42(11):1408-1414.

34. Epps H, Ginnelly L, Utley M et al. Is hydrotherapy cost-effective? A randomised controlled trial of combined hydrotherapy programmes compared with physiotherapy land techniques in children with juvenile idiopathic arthritis. Health Technology Assessment (Winchester, England). 2005;9(39):iii-iv, ix-x, 1-59.

35. Elnaggar RK. Shoulder function and bone mineralization in children with obstetric brachial plexus injury after neuromuscular electrical stimulation during weight-bearing exercises. American Journal of Physical Medicine & Rehabilitation. 2016;95(4):239-247.

36. Brosseau L, Toupin-April K, Wells G et al. Ottawa Panel evidence-based clinical practice guidelines for foot care in the management of juvenile idiopathic arthritis. Archives of Physical Medicine and Rehabilitation. 2016;97(7):1163-1181. e1114.

37. <http.www.acsm.or> ACoSMDe.

Legg-Calvé-Perthes

Hércules Ribeiro Leite
Sheila Schneiberg
Karoliny Lisandra Teixeira Cruz

21

INTRODUÇÃO

A doença de Legg-Calvé-Perthes (DLCP) consiste em uma osteonecrose idiopática da epífise femoral e é uma das causas mais comuns de deformidade na infância. A DLCP foi descrita há mais de 100 anos por três cirurgiões: Arthur T. Legg, Jacques Calvé e Georges Perthes. Sua incidência varia de 4 a 32 por 100.000, sendo maior em crianças de 4 a 8 anos de idade e cinco vezes mais comum em meninos do que em meninas (5:1), a depender da condição socioeconômica, da raça e do país[1]. A DLCP pode ser bilateral, mas é unilateral em aproximadamente 90% dos casos[1,2].

ETIOLOGIA

A etiologia da DLCP ainda não está clara; no entanto, acredita-se que seja multifatorial e causada por uma combinação de fatores genéticos e ambientais. Uma possível explicação é que os fatores genéticos conferem suscetibilidade ao suprimento sanguíneo para a epífise femoral e os fatores ambientais, como traumas subclínicos repetidos em razão de uma sobrecarga mecânica por excesso de atividade, poderiam desencadear a DLCP[1,2].

ETIOPATOGÊNESE

Ainda não se sabe se um ou múltiplos infartos podem levar à DLCP. A progressão patológica da doença afeta a cartilagem articular, a epífise, a metáfise e a diáfise. Na região atingida, o osso está necrosado e a reabsorção óssea osteoclástica é o principal meio reparador após a revascularização. Na área de reabsorção, a formação de novo osso aposicional não é observada enquanto essas áreas estão sendo substituídas por tecido fibrovascular. As mudanças induzidas pela isquemia produzem uma cabeça femoral necrótica com diminuída rigidez mecânica. Além disso, ocorrem microfraturas causadas por sobrecarga repetitiva e normalmente reparadas por células ósseas. No entanto, nenhuma célula óssea está disponível para detectar e reparar a microlesão relacionada. Por fim, ainda não são conhecidos os fatores que determinam o potencial para remodelação e cicatrização da cabeça femoral nesses pacientes, haja vista o ciclo vicioso de isquemia, diminuição das propriedades mecânicas da cabeça femoral e sobrecarga articular[1]. A Figura 21.1 mostra o processo de interrupção do fluxo sanguíneo, necrose, revascularização e reossificação.

CLASSIFICAÇÃO

Há na literatura diferentes classificações, como as de Waldenström, pilar lateral (Herring), Catterall, Salter-Thompson e Stulberg[1]. De acordo com Waldenström, a DLCP progride em quatro fases (Figura 21.2)[2]:

- **Fase 1:** ocorre uma pequena epífise esclerótica com alargamento da articulação medial radiográfica, e a doença pode permanecer clinicamente oculta nessa fase (Figura 21.2A).
- **Fase 2:** ocorre o período de reabsorção, que normalmente tem a duração de cerca de 6 meses (Figura 21.2B).
- **Fase 3:** colapso da cabeça femoral previamente amolecida pelo processo osteoclástico de remoção das células

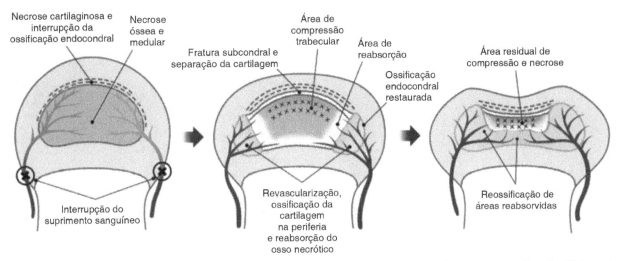

Figura 21.1 Interrupção do fluxo sanguíneo e subsequentes necrose, revascularização, reabsorção e reossificação. (Adaptada de: Texas Scotthish Rite Hospital for Children.)

mortas. Os quadris tendem a ser mais sintomáticos nessa fase e os marcadores inflamatórios se apresentam elevados (Figura 21.2B).

- **Fase 4:** chamada de remodelação, é caracterizada por nova formação óssea precedendo de lateral para medial e de posterior para anterior. Pode durar até 18 meses. Nessa fase, os quadris entram em estágio de cura ou remodelação (Figura 21.2C).

Atualmente, a classificação do pilar lateral de Herring é a mais utilizada[3] e pode ser aplicada durante o estágio de fragmentação precoce que ocorre nos primeiros 6 meses, quando se iniciam os sintomas. O pilar lateral ou epífise lateral é definido como a parte lateral equivalente a 5% a 30% da epífise femoral em uma radiografia anteroposterior. De acordo com o estágio desse pilar lateral, os quadris podem ser classificados em três grupos: A, B e C. Os quadris classificados no grupo A (Figura 21.3A) não têm envolvimento do pilar lateral, enquanto os do grupo B (Figura 21.3B) apresentam envolvimento limitado do pilar lateral com a manutenção de mais de 50% sem colapso lateral. No grupo C (Figura 21.3C) estão os quadris com mais de 50% de colapso da altura do pilar. Além desses três, um quarto grupo foi sugerido mais tarde por Herring, o grupo limite B/C, que caracteriza os quadris que estão com 50% de depressão de acordo com o colapso da altura do pilar lateral (Figura 21.3).

HISTÓRIA NATURAL E PROGNÓSTICO

Os sintomas iniciais incluem dor insidiosa, e ao exame físico é observada rigidez no quadril com limitação da abdução e rotação interna, bem como marcha claudicante[1,2].

A DLCP é uma condição autorreparativa em que o suprimento sanguíneo para a epífise femoral se recupera espontaneamente por meio de um ou dois mecanismos: (1) rápida recanalização de veias existentes, que ocorre dentro de semanas, ou (2) por meio da neovascularização, que ocorre em um período maior (ou seja, meses ou anos)[1].

O prognóstico pode ser fundamentado em diversos fatores, como idade de início da lesão[4-6], extensão da lesão envolvendo a cabeça femoral[5], congruência entre a cabeça femoral e o acetábulo[6] e a quantidade de deformidade da articulação do quadril[4]. Assim, início precoce, mínimo envolvimento da epífise femoral e curta duração da doença são fatores que favorecem o prognóstico. Entretanto, início tardio, envolvimento epifisial, subluxação lateral da cabeça

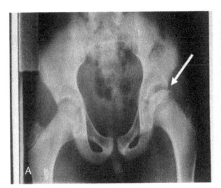
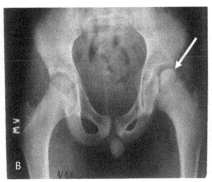
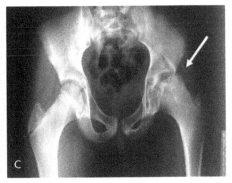

Figura 21.2 Fases 1 (esclerose – **A**), 2 e 3 (colapso e fragmentação – **B**) e 4 (remodelação – **C**), de acordo com a classificação de Waldenström.

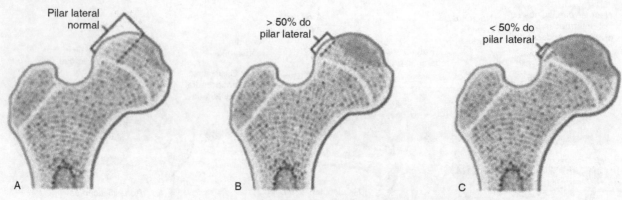

Figura 21.3A a C Classificação do pilar lateral (Herrington). (Adaptada de: www.perthes.org.)

femoral e longa duração da doença são determinantes de mau prognóstico[7]. Além disso, pacientes obesos e meninas apresentam pior prognóstico[1].

DIAGNÓSTICO E DIAGNÓSTICO DIFERENCIAL

Radiografias simples podem diagnosticar a DLCP, uma vez que o tamanho e o formato da cabeça femoral estão entre os principais aspectos observados[8]. Outras modalidades, como ressonância magnética e pneumoartrografia, podem fornecer informações importantes sobre o estágio da doença e auxiliar o prognóstico e a indicação cirúrgica[8]. Um exame adequado é importante para exclusão de outras condições de saúde também associadas à dor no quadril e à claudicação, como sinovite transitória do quadril, pioartrite séptica, displasias epifisárias, mucopolissacaridoses, tuberculose, osteomielite, artrite idiopática juvenil, osteomas e hemofilia[9].

ASPECTOS RELACIONADOS COM AS LIMITAÇÕES E INCAPACIDADES

Considerando que a DLCP tem início entre 4 e 8 anos de idade, fase em que a criança estará na escola, é muito importante promover uma análise usando os domínios da funcionalidade humana definidos pela Classificação Internacional de Funcionalidade, Incapacidade e Saúde (OMS, 2001)[10] para entender como essa condição de saúde afetará a criança não só no que se refere à estrutura e às funções do corpo, mas também quanto à atividade e à participação social. O Quadro 21.1 mostra os principais domínios afetados nas crianças com DLCP.

O PAPEL DA EQUIPE MULTIDISCIPLINAR E INTERDISCIPLINAR

A abordagem da equipe multidisciplinar e interdisciplinar ao paciente com DLCP oferece apoio integral, com cada profissional assumindo um papel fundamental em busca da melhoria biopsicossocial, levando em consideração o estado de saúde e o contexto de vida em que o indivíduo está inserido. Os efeitos diretos dessa assistência consistem na diminuição dos efeitos deletérios da doença e na

Quadro 21.1 Classificação Internacional de Funcionalidade, Incapacidade e Saúde (CIF)

ESTRUTURA E FUNÇÃO DO CORPO	Estruturas da extremidade inferior Sensação de dor Funções relacionadas com a mobilidade das articulações Funções relacionadas com a força muscular Funções relacionadas com o controle de movimentos voluntários
ATIVIDADE	Mudar a posição básica do corpo Manter a posição do corpo Deslocar-se
PARTICIPAÇÃO	Interações pessoais básicas Relações informais Relações familiares Educação pré-escolar e atividades relacionadas Recreação e lazer

melhora da qualidade de vida, tornando-a essencial em todas as fases da doença.

INTERVENÇÃO FISIOTERAPÊUTICA

Avaliação

Coleta da história clínica com os pais ou cuidadores

Os fisioterapeutas deverão coletar a história (início da doença, intervenções cirúrgicas etc.) e realizar exames clínicos a fim de estabelecer as deficiências e limitações com base no diagnóstico fisioterapêutico de modo a determinar um plano de tratamento individualizado.

Os itens descritos a seguir devem ser avaliados inicialmente, bem como a cada mês ou mais precocemente, caso o paciente apresente mudanças na estrutura e função ou na atividade e participação. Com o objetivo de identificar as deficiências e limitações, a avaliação será dividida de acordo com o modelo preconizado pela CIF[10]. Além disso, ainda durante a coleta da história clínica é importante investigar os fatores contextuais (pessoais e ambientais), como idade do paciente, motivação, barreiras arquitetônicas, fatores socioeconômicos, atitude dos pais, ambiente escolar etc.

Alguns dos itens apontados a seguir fazem parte da diretriz para tratamento da DLCP desenvolvida pela equipe de reabilitação do Cincinnati Hospital[11].

Atividade e participação social

As crianças e adolescentes devem ser observados ao realizarem atividades motoras grossas, como correr, agachar, pular, ficar em um pé só, subir e descer escadas, andar de calcanhar etc.[12].

A capacidade funcional pode ser avaliada por meio de testes de campo, como o Teste de Caminhada de 6 Minutos (distância caminhada – veja o Capítulo 23). Naqueles indivíduos com limitações quanto à descarga de peso, os testes podem ser adaptados para os membros superiores (MMSS)[13].

O equilíbrio funcional pode ser avaliado pela Escala de Equilíbrio Pediátrica, traduzida para o português e validada para a população brasileira[14].

O inventário PEDI é um teste utilizado para avaliação de déficits funcionais de crianças entre 6 meses e 7 anos e 6 meses em três aspectos: habilidades presentes no repertório da criança (parte I), influência no desempenho de atividades diárias ou influência do cuidador (parte II) e modificações do ambiente utilizadas para facilitar o desempenho funcional (parte III)[15]. Em cada parte são avaliados a mobilidade, o autocuidado e a função social.

Além disso, o fisioterapeuta deve investigar se a criança apresenta restrições à participação social (p. ex., atividades esportivas no ambiente escolar e na comunidade). Alguns instrumentos padronizados que avaliam a participação podem ser consultados no Capítulo 4.

Estrutura e função do corpo

A partir dos achados das limitações da atividade e restrições da participação, o fisioterapeuta deverá propor hipóteses que serão respondidas no exame da estrutura e função do corpo.

Dor

A dor pode ser avaliada através da Escala Visual Analógica (EVA)[16] ou da escala de Oucher[17] (Figura 21.4), a qual pode ser utilizada tanto em crianças que sabem contar (escala numérica) como naquelas que não sabem (faces). Instruções adicionais são encontradas no *site* www.outcher.gov[17].

Amplitude de movimento (ADM) ativa e passiva

As mensurações devem enfatizar flexão, extensão, rotação interna e externa, abdução e adução. As medidas podem ser obtidas por meio da análise goniométrica[18]. As medidas dos movimentos de joelho e tornozelo devem ser realizadas.

Nota:
As crianças que apresentam maior integridade e cobertura da cabeça femoral irão apresentar ADM maior de abdução de quadril.

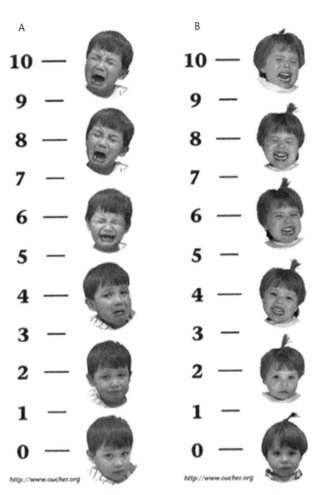

Figura 21.4 Escala de Oucher. **A** Meninos. **B** Meninas.

Flexibilidade

Podem ser realizados os testes para verificar encurtamentos musculares nos membros inferiores. Os músculos que devem ser avaliados são: flexores do quadril e extensores do joelho, isquiossurais, abdutores do quadril e tríceps surais (Figura 21.5).

Força muscular

Dependendo da idade da criança, preconiza-se a utilização do dinamômetro manual ou do Teste Muscular Manual ou apenas a avaliação da movimentação ativa durante atividades e transferências.

Vale destacar que a utilização do dinamômetro manual apresenta alta confiabilidade intra e interexaminadores[19]. Entretanto, seu alto custo limita sua utilização na prática clínica.

Recomenda-se a avaliação de todos os movimentos do membro inferior. Convém avaliar a força dos MMSS, bem como do tronco.

Além da avaliação dos grupos musculares, é possível proceder à avaliação pelo movimento a fim de identificar assimetrias, dominâncias e compensações posturais (veja o Capítulo 22).

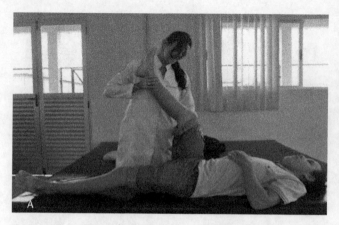 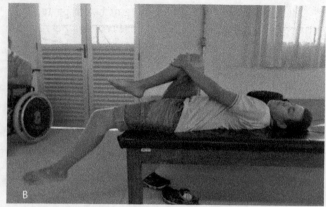

Figura 21.5A Teste de flexibilidade dos músculos flexores do joelho (lado direito). **B** Teste de flexibilidade do músculo reto femoral (lado esquerdo). (Arquivo pessoal.)

Equilíbrio estático e dinâmico

O equilíbrio estático e dinâmico pode ser avaliado por teste clínico que cronometre e por quanto tempo a criança permanece na postura de pé com os olhos abertos e fechados na superfície rígida (chão) e em superfície instável (colchonete). O teste deve ser iniciado com a criança no chão, a qual deve ser solicitada a manter as mãos apoiadas na cintura e os olhos fixos em um alvo na altura dos olhos.

Diferença de comprimento de membros

A diferença de comprimento de membros pode ser avaliada por meio da mensuração da distância entre as espinhas ilíacas anterossuperiores e o maléolo medial. A utilização de blocos e a avaliação do nivelamento pélvico apresentam maior confiabilidade quando comparadas à mensuração por meio de fita métrica[20] (veja o Capítulo 13).

Padrão de marcha

Apesar da baixa evidência e validade, a marcha pode ser avaliada na prática clínica por meio do exame observacional. Devem ser observados desvios e compensações durante as fases de apoio e suporte[21], haja vista que esses pacientes apresentam aumento da abdução de quadril na fase de apoio, oscilações de tronco, *toe-in* e *toe-out* (veja o Capítulo 19).

Tolerância ao exercício físico

Podem ser usados os mesmos testes adotados para avaliação da capacidade funcional, porém é importante documentar os parâmetros relacionados com a prescrição de exercício físico, como a frequência cardíaca (veja o Capítulo 23). Considerando as dificuldades relacionadas com a marcha, pode ser necessária a utilização de testes com o cicloergômetro.

Instrumento de classificação funcional da DLCP

Durante a avaliação, é importante aplicar o instrumento de classificação da DLCP, o qual ainda não foi traduzido para o português nem validado para o Brasil. Entretanto, é recomendado pela diretriz de especialistas em reabilitação da DLCP e será utilizado neste capítulo a fim de guiar a reabilitação. O instrumento é apresentado na Tabela 21.1.

Durante a avaliação, atenção especial deve ser dada àqueles pacientes que ainda não têm indicação para descarga de peso em apoio unipodal. Portanto, é importante se manter atento à recomendação médica para descarga de peso e à tolerância do paciente.

Qualidade de vida

A qualidade de vida pode ser avaliada por meio da *Pediatric Quality of Life Inventory Version* (PedsQL)[22], validada e traduzida para o português.

TRATAMENTO FISIOTERAPÊUTICO*

Apesar de não haver evidências de alto nível, como revisões sistemáticas ou ensaios clínicos randomizados, evidências moderadas embasam o tratamento conservador das deficiências da estrutura e função do corpo, bem como de atividade e participação[11].

Os critérios para prescrição de exercícios descritos a seguir são fundamentados na diretriz desenvolvida pela equipe de reabilitação do Cincinnati Hospital (fases 1, 2 e 3 da evolução da doença) para o tratamento em solo da DLCP[11]. Além disso, as fases do tratamento são baseadas no escore obtido do instrumento de classificação da DLCP (Tabela 21.1).

Fases do tratamento fisioterapêutico

Envolvimento grave (14 a 24)
(nível de evidência 5)[11]

São objetivos dessa fase:

- Aumentar a ADM: > 50%.
- Aumentar a força muscular: > 50%.
- Reduzir a dor: < 7/10.

---

*Veja no Anexo, no final deste livro, a definição dos níveis de evidência, sendo 1 o nível mais alto e 5 o mais baixo.

Tabela 21.1 Instrumento de classificação de Perthes

Domínios	Descrição	Escore
Dor (AVD)	7 a 10/10	4
	4 a 6/10	2
	0 a 3/10	0
ADM (quadril)	< 50% do lado não envolvido para a maioria das direções	6
	50% a 75% do lado não envolvido para a maioria das direções	3
	76% a 100% do lado não envolvido para a maioria das direções	0
Força (quadril)	< 50% do lado não envolvido para a maioria das direções	6
	50% a 75% do lado não envolvido para a maioria das direções	3
	76% a 100% do lado não envolvido para a maioria das direções	0
Equilíbrio	Escore na EPE < 50% do melhor escore (melhor escore = 56) ou tempo de permanência em apoio unipodal (OA) < 50% do lado não envolvido	4
	Escore na EPE de 50% a 75% (melhor escore = 56) ou tempo de permanência em apoio unipodal (OA) de 50% a 75% do lado não envolvido	2
	Escore na EPE de 76% a 100% ou tempo de permanência em apoio unipodal (OA) de 76% a 100% do lado não envolvido	0
Marcha	Não descarrega peso sem e com dispositivo auxiliar, apresenta déficits excessivos na marcha com diminuição da eficiência	4
	Não utiliza dispositivo auxiliar e apresenta déficits excessivos na marcha sem diminuição da eficiência Não alterna passos ao subir escada	2
	Membro não doloroso Capaz de alternar passos durante a marcha	0
TOTAL:		

Fase de classificação da reabilitação:
Escore total 14 a 24: envolvimento grave
Escore total 6 a 13: envolvimento moderado
Escore total 0 a 5: envolvimento leve

OA: olhos abertos; AVD: atividades de vida diária; EPE: Escala Pediátrica de Equilíbrio.
Fonte: adaptada de Lee J, Allen M, Hugentobler K, Kovacs C, Monfreda J, Nolte B, Woesse E. Cincinnati Children's Hospital Medical Center: Evidence-based clinical care guideline for conservative management of Legg-Calvé-Perthes disease, occupational therapy and physical therapy evidence-based care guidelines, Cincinnati Children's Hospital Medical Center, Guideline 39, pages 1-16, August 1, 2011.

- Aumentar o equilíbrio: > 50%.
- Possibilitar a independência com o uso adequado de dispositivos auxiliares e a descarga de peso com as devidas precauções.

Para o manejo da dor são recomendadas crioterapia e bolsa quente durante os alongamentos (nível de evidência 5).[23]

Os exercícios para aumentar a ADM incluem alongamentos, exercícios passivos, ativos e ativo-assistidos, dependendo da necessidade do paciente. O alongamento deve ser feito em posição confortável para o paciente e incluir alongamentos para aqueles movimentos limitados no quadril. A Tabela 21.2 apresenta as recomendações para a realização dos alongamentos (Figuras 21.6 a 21.8) com base nas melhores evidências disponíveis.

O fortalecimento muscular deve ser iniciado contra a gravidade, isométrico para isotônico, progredindo com exercícios contra a gravidade. Com a progressão são adicionados exercícios excêntricos e concêntricos (nível de evidência 3)[24] (Tabela 21.3 e Figura 21.7).

Notas:
Atenção especial deve ser dada ao fortalecimento do glúteo médio de modo a minimizar a dor intra-articular e ao controle pélvico durante as atividades que envolvam o apoio unipodal e a deambulação (nível de evidência 4)[25].

A descarga de peso durante os exercícios deve ser prescrita pelo ortopedista pediátrico, bem como a tolerância do paciente à descarga de peso e a segurança (nível de evidência 5)[11].

A prescrição de exercícios com descarga de peso está indicada quando o paciente aplica o peso no membro envolvido e é capaz de executar de maneira segura o exercício de pé (níveis de evidência 4 e 5)[11,26]. Atenção também deve ser dada aos exercícios em cadeia cinemática fechada, os quais podem ser executados com o apoio dos dois membros contra uma leve resistência (nível de evidência 4)[26]. Entretanto, não é recomendada a cadeia cinemática em apoio unipodal sobre o membro lesionado para não aumentar a pressão intra-articular (nível de evidência 5)[11].

Os exercícios para estimular o equilíbrio devem ser executados com apoio dos dois membros e com uma estreita base de suporte (nível de evidência 5)[11].

O treino de marcha está limitado à capacidade de descarga de peso nessa fase; portanto, deve-se evitar a descarga de peso em um único membro. Assim, o treino de marcha pode ser iniciado com adequado dispositivo auxiliar de marcha, bem como seguindo as recomendações médicas e de acordo com a tolerância do paciente (nível de evidência 5)[11].

Envolvimento moderado (6 a 13 pontos) (nível de evidência 5)[11]

Recomenda-se fisioterapia uma a duas vezes por semana. Os objetivos dessa fase são:

- Reduzir a dor 4/10.
- Aumentar a ADM, a força muscular e o equilíbrio: > 75%.
- Progredir com o uso de dispositivo auxiliar de marcha se liberada a descarga de peso.
- Subir degrau alternando os pés sem auxílio externo.
- Aumentar a eficiência da marcha.

Tabela 21.2 Prescrição de exercícios para aumentar a ADM

Intervenção	Parâmetros	Intensidade	Notas	Músculos
Alongamento estático	2 minutos de alongamento por dia por grupo muscular (nível de evidência 2)[27] 30 segundos, quatro repetições por grupo muscular (nível de evidência 2)[28] Se não tolerado, podem ser realizados alongamentos de 10 a 30 segundos com repetições ajustadas para somar 2 minutos requeridos (p. ex., se a duração for de 15 segundos, então devem ser realizadas oito séries) (nível de evidência 4)[29]	Segura-se gentilmente na postura estática Deve ser dentro da tolerância do paciente e sem espasmo protetor para prevenir dano tecidual e inflamação (nível de evidência 2)[35]	Esse é o método de alongamento preferido para aumentar flexibilidade e/ou ADM (nível de evidência 2)[30] Alongamento pode ser feito após aquecimento, mas antes dos exercícios ativos para manter a nova ADM (nível de evidência 2)[31]	Qualquer movimento limitado ou músculo encurtado deve ser considerado, porém atenção especial deve ser dada aos seguintes (nível de evidência 5)[11]: Abdutores de quadril Rotadores internos Rotadores externos Flexores de quadril
Alongamento dinâmico	5 segundos, 24 repetições por grupo muscular até alcançar 2 minutos de alongamento (níveis de evidência 2 e 4)[27]	Intensidade autodeterminada pelo paciente que não cause dor	O alongamento dinâmico é feito mediante contração do antagonista (nível de evidência 2)[32] Realizado quando o paciente não tolera o alongamento estático	

Fonte: adaptada de Lee J, Allen M, Hugentobler K, Kovacs C, Monfreda J, Nolte B, Woeste E. Cincinnati Children's Hospital Medical Center: Evidence-based clinical care guideline for conservative management of Legg-Calvé-Perthes disease, occupational therapy and physical therapy evidence-based care guidelines, Cincinnati Children's Hospital Medical Center, Guideline 39, pages 1-16, August 1, 2011.

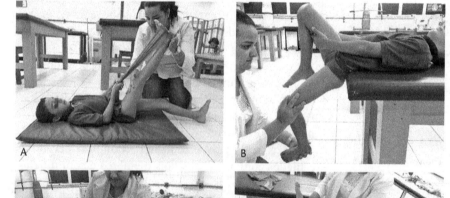
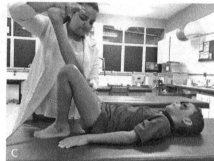
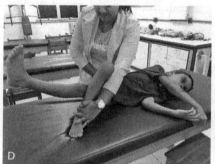
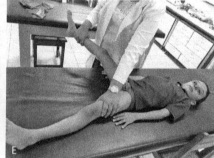
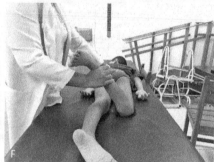
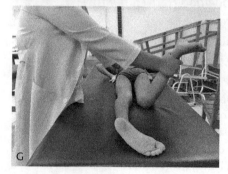

Figura 21.6A Alongamento ativo dos isquiossurais do membro inferior direito e do membro inferior esquerdo. **B** Alongamento passivo dos músculos flexores do quadril e do reto femoral. **C** Alongamento passivo dos músculos flexores do joelho e dos plantiflexores do membro inferior esquerdo. **D** Alongamento passivo dos músculos abdutores do quadril do membro inferior esquerdo. **E** Alongamento passivo do músculo adutor do quadril do membro inferior esquerdo. **F** Alongamento passivo do músculo rotador lateral do quadril do membro inferior direito. **G** Alongamento passivo do músculo rotador medial do quadril do membro inferior direito.

Tabela 21.3 Prescrição de exercícios para fortalecimento muscular

Intervenção	Parâmetros	Intensidade	Notas	Músculos
Fortalecimento isométrico	10 repetições por 10 segundos por grupo muscular para um total de 100 segundos (nível de evidência 5)[11] Pode-se ajustar o tempo de 5 segundos para cada repetição, ajustando para 20 repetições, somando 100 segundos (nível de evidência 5)[11]	Aproximadamente 75% da contração máxima (nível de evidência 5)[11]	Quadril em posição neutra: 0° flexão/extensão 0° abdução/adução 0° rotação interna/externa (nível de evidência 5)[11]	Qualquer grupo muscular do membro inferior que apresente fraqueza deve ser incluído; no entanto, atenção especial deve ser dada aos seguintes: Abdutores do quadril (especialmente glúteo médio) Rotadores internos e externos do quadril Flexores e extensores do quadril (nível de evidência 4)[25,26]
Fortalecimento isotônico	Altas repetições (10 a 15 repetições) e duas a três séries (nível de evidência 2)[33,34] Contrações concêntricas e excêntricas (nível de evidência 3)[24]	Baixa resistência Repouso de 1 a 3 minutos entre as séries (níveis de evidência 2 e 4)[41,13,26] (dependendo do fortalecimento e resistência) (nível de evidência 5)[11]	Se o paciente não consegue desempenhar duas séries de 10 repetições sem compensações, a intensidade do exercício deve ser diminuída através da carga ou do tipo de exercício (nível de evidência 5)[11]	

Fonte: adaptada Lee J, Allen M, Hugentobler K, Kovacs C, Monfreda J, Nolte B, Woeste E. Cincinnati Children's Hospital Medical Center: Evidence-based clinical care guideline for conservative management of Legg-Calvé-Perthes disease, occupational therapy and physical therapy evidence-based care guidelines. Cincinnati Children's Hospital Medical Center, Guideline 39, pages 1-16, August 1, 2011.

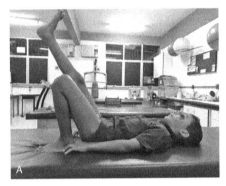
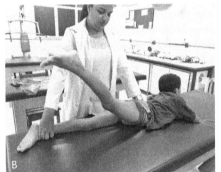
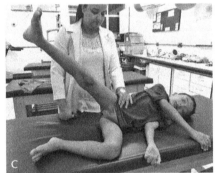

Figura 21.7A Fortalecimento dos músculos flexores do quadril direito. **B** Fortalecimento dos músculos extensores do quadril direito. **C** Fortalecimento dos músculos abdutores do quadril direito.

Devem ser continuadas as mesmas condutas e cuidados da fase anterior para manejo da dor, aumento da ADM (veja a Tabela 21.2), fortalecimento muscular e equilíbrio (veja a Tabela 21.3).

Notas:
Podem ser realizadas atividades com e sem descarga de peso de acordo com as habilidades do paciente (nível de evidência 4)[13].

As atividades em apoio unipodal devem ser realizadas com apoio do membro superior (subir degraus de frente e de lado) (nível de evidência 5)[11].

Podem ser realizados exercícios em cadeia fechada com duplo apoio e leve resistência (miniagachamentos ou agachamentos utilizando a parede) (nível de evidência 5)[11].

O treino de marcha pode progredir sem a utilização de dispositivos de marcha (minimizando déficits e aumentando a eficiência da marcha), bem como deve ser iniciada a subida de escadas.

Envolvimento leve (0 a 5) (nível de evidência 5)[11]

A partir dessa fase, recomenda-se acompanhamento fisioterapêutico mensal (uma a duas vezes por mês). Os objetivos dessa fase incluem:

- Reduzir a dor para 1/10 ou menos.
- Aumentar a ADM, a força e o equilíbrio: > 90%.
- Deambular com o membro doloroso com eficiência.
- Iniciar reciprocação em escadas.

Devem ser continuadas as mesmas condutas e cuidados da fase anterior para o manejo da dor, aumento da ADM (veja a Tabela 21.2), fortalecimento muscular e equilíbrio (veja a Tabela 21.3).

Notas:

As atividades funcionais envolvendo o apoio unipodal do membro comprometido devem contar com o suporte dos MMSS. Além disso, exercícios em cadeia cinemática fechada podem ser executados com baixa resistência (*leg press*) (nível de evidência 4)[26].

As atividades de equilíbrio envolvendo apoio unipodal devem ser limitadas de modo a não sobrecarregarem o membro lesionado (nível de evidência 5)[34].

Início da marcha em diferentes superfícies (nível de evidência 5)[11].

Alta fisioterapêutica

Recomenda-se que o paciente receba alta quando apresentar dor = 0 e ADM, força e equilíbrio entre 90% e 100% na comparação com o lado não envolvido, iniciar a marcha com o membro não acometido e apresentar padrão de marcha recíproca em escadas (nível de evidência 5)[11].

TRATAMENTO MÉDICO – CONSERVADOR E CIRÚRGICO

O tratamento médico conservador (p. ex., órteses e medicamentos) é destinado àqueles casos em que a criança tem menos de 8 anos de idade e é classificada no nível A (pilar lateral de Herring). Entretanto, nos casos mais graves está indicada a cirurgia (p. ex., maiores de 8 anos de idade e classificação no nível pilar lateral B/C), haja vista a extensa destruição da cabeça do fêmur e a limitação acentuada da ADM, bem como a idade avançada[1].

O objetivo final do tratamento da DLCP é permitir que a cabeça femoral repouse no acetábulo a fim de maximizar o formato esférico e possibilitar a congruência articular. Há na literatura controvérsias a respeito do sucesso isoladamente do tratamento conservador *versus* cirúrgico. Assim, as crianças poderão ser submetidas a uma série de combinações cirúrgicas, como liberações musculares[35], osteotomias pélvicas[36], epifisiodese trocantérica[35], osteotomia varizante femoral[36], osteotomia de Salter[35], acetabuloplastia Shelf[37] e osteotomia pélvica tripla combinada ou não com osteotomia femoral[36]. Recentemente, novas técnicas têm mostrado potencial promissor, como a artrodiástase[38].

A fisioterapia deverá ser iniciada o quanto antes. No caso da artrodiástase são permitidos movimentos de flexão e extensão de quadril, bem como descarga parcial do peso. Portanto, a fisioterapia poderá ser iniciada ainda no hospital após liberação médica. A fase ambulatorial irá depender da progressão e da segurança do paciente e da liberação da descarga de peso. Em geral, esses pacientes permanecem com pinos de distração por 6 a 30 semanas[38].

Outros procedimentos médicos se utilizam da imobilização gessada no pós-operatório. Nesses casos, a fisioterapia será iniciada mais tarde.

As evidências são limitadas a respeito da atuação da fisioterapia no pós-operatório da DLCP. Assim, serão seguidas as recomendações de especialistas com base na diretriz do Cin-cinnati Hospital (nível de evidência 5)[39]. Essa diretriz apresenta o tratamento fisioterapêutico pós-operatório no solo.

TRATAMENTO FISIOTERAPÊUTICO PÓS-OPERATÓRIO

A reabilitação será dividida em cinco fases: 0 a 2 semanas (fase inicial), 2 a 6 semanas (fase intermediária) e 6 a 12 semanas (fase tardia), mais 12 semanas (pré-funcional) e funcional pós-gesso.

Fase inicial (0 a 2 semanas pós-gesso) (nível de evidência 5)[39]

São objetivos dessa fase:

- Minimizar a dor.
- Aumentar a ADM do quadril, do joelho e do tornozelo.
- Aumentar a força muscular para 3+/5 para os músculos do tornozelo e do joelho.
- Promover independência funcional por meio de dispositivos de auxílio e cuidados adequados à descarga de peso.

As recomendações para a dor e para o aumento da ADM (veja a Tabela 21.2) e da força muscular (veja a Tabela 21.3) são iguais às adotadas na fase grave de reabilitação citada anteriormente.

Deve ser realizado treino de transferências e mobilidade na cama a fim de maximizar as AVD. Para o treino de marcha podem ser utilizados dispositivos de auxílio à marcha com a devida recomendação médica e de acordo com a tolerância e a segurança do paciente (nível de evidência 5)[39].

Prioriza-se o cuidado com a pele e a cicatriz. Assim, devem ser realizadas massagens para liberar a aderência e a dessensibilização (nível de evidência 5)[39].

Fase intermediária (2 a 6 semanas pós-gesso) (nível de evidência 5)[39]

São objetivos dessa fase:

- Minimizar a dor.
- Aumentar a ADM do tornozelo e do joelho.
- Maximizar a ADM do quadril em todas as direções.
- Aumentar a força dos músculos do joelho e do quadril, exceto abdutores, para pelo menos 60% em comparação com o lado não envolvido.
- Aumentar a força do abdutor do quadril para pelo menos 50% comparado ao lado não envolvido, em razão da desvantagem mecânica.
- Manter a independência utilizando dispositivos auxiliares de marcha e cuidado com a descarga de peso.
- Na fisioterapia aquática, alguns exercícios utilizando a técnica de *Bad Ragaz* já podem ser utilizados.

As recomendações para dor, aumento da ADM (veja a Tabela 21.2), força muscular (veja a Tabela 21.3), marcha e cuidado com a pele são iguais às citadas anteriormente para a fase inicial.

Notas:
Iniciar exercícios em cadeia fechada com carga leve, caso a descarga de peso seja segura.

Iniciar caminhada na água, escolhendo uma profundidade na altura do pescoço (10% de descarga de peso) ou na altura do esterno (15% da descarga do peso), e progredir avaliando sempre a dor e a evolução da criança. Na Figura 21.8 podem ser visualizadas algumas atividades realizadas na fisioterapia aquática.

Fase avançada (6 a 12 semanas pós-gesso) (nível de evidência 5)[39]

São objetivos dessa fase:

- Minimizar a dor.
- Aumentar a ADM e a flexibilidade do quadril, do joelho e do tornozelo.
- Aumentar a força muscular para os músculos do quadril, exceto para abdutores, para pelo menos 70% em comparação com o lado não envolvido.
- Aumentar a força do abdutor do quadril para pelo menos 60% em comparação com o lado não envolvido em razão da desvantagem mecânica.
- Incentivar a deambulação sem o uso de dispositivo auxiliar ou dor.
- Aumentar o equilíbrio para > 60%.
- Diminuir a profundidade de imersão na água, aumentando a descarga de peso. Dificultar a marcha com turbulências.
- Realizar alongamentos dentro da água e exercícios para aumento da força muscular.

As recomendações para dor, aumento da ADM (veja a Tabela 21.2), força muscular (veja a Tabela 21.3), marcha e cuidado com a pele são iguais às citadas anteriormente para a fase inicial.

Notas:
Atividades com e sem descarga de peso podem ser desempenhadas por meio de atividades funcionais e com objetivos terapêuticos.

Exercícios com descarga de peso unipodais podem ser realizados com suporte do membro superior (subir escadas de frente e na lateral).

Iniciar com atividades em cadeia fechada com duplo apoio e progredir para unipodal (baixa resistência e se a condição permitir).

Utilize bicicleta estacionária com flexão de quadril < 90 graus.

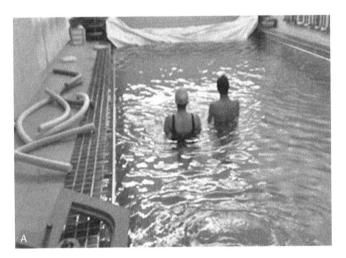

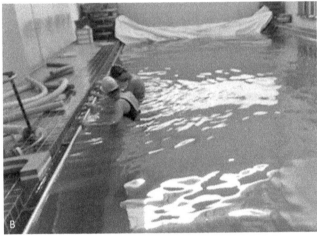

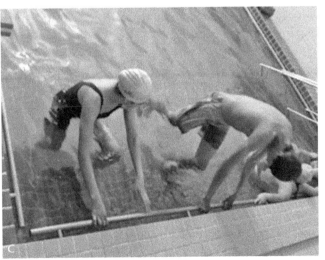

Figura 21.8A Caminhada com imersão de 75% do peso. **B** Alongamento dos músculos posteriores dos MMII. **C** Aumento da descarga de peso.

As atividades de equilíbrio devem iniciar em duplo apoio e progredir para apoio unipodal, bem como de superfícies estáveis para irregulares. Aos poucos, deve ser incentivada a marcha sem compensações e sem dispositivos auxiliares, bem como subir e descer degraus alternando os membros (nível de evidência 5)[39].

Como alguns pacientes apresentarão discrepância de membros, deverão ser confeccionadas palmilhas de correção a fim de minimizar os impactos na marcha e outras compensações.

Nota:
Nessa fase, a capacidade de correr e pular ainda é restrita.

Fase pré-funcional (mais 12 semanas pós-gesso) (nível de evidência 5)[39]

Para que o paciente progrida para essa fase é necessária a adequada cicatrização óssea determinada pelo ortopedista pediátrico. São metas dessa fase:

- Minimizar a dor.
- Otimizar a ADM e a flexibilidade do quadril, do joelho e do tornozelo.
- Aumentar a força do joelho e do quadril, exceto para abdutores do quadril, para pelo menos 80% em comparação com o lado não envolvido.
- Aumentar a força dos abdutores do quadril para pelo menos 75% em comparação com o lado não envolvido.
- Propiciar marcha não dolorosa com déficits mínimos e eficiência normal (suporte externo).
- Aumentar o equilíbrio para pelo menos 80% ou mais.
- Estimular a subida e a descida de escadas com padrão alternado (com suporte externo).

As recomendações para dor, aumento da ADM (veja a Tabela 21.2), força muscular (veja a Tabela 21.3), marcha e equilíbrio são iguais às citadas anteriormente para a fase anterior.

Notas:
As atividades desempenhadas fora do ambulatório, como natação e bicicleta, precisam ser liberadas pelo ortopedista pediátrico.

As atividades de correr e pular continuam restritas.

Fase funcional (nível de evidência 5)[39]

Para que o paciente progrida até essa fase é necessária a adequada reossificação da cabeça femoral com base em radiografias. São metas para essa fase:

- Minimizar a dor para 1/10 ou menos.
- Otimizar a ADM para 90% ou mais do quadril, do joelho e do tornozelo, exceto para abdução do quadril.
- Aumentar a abdução do quadril para 80% ou mais devido ao potencial bloqueio ósseo.
- Aumentar a força do joelho e do quadril, exceto para abdutores do quadril, para pelo menos 90% em comparação com o lado não envolvido.

- Aumentar a força dos abdutores do quadril para pelo menos 85% em comparação com o lado não envolvido.
- Marcha não dolorosa com déficits mínimos e eficiência normal (sem suporte externo).
- Aumentar o equilíbrio para pelo menos 90% ou mais.
- Estimular a subida e a descida de escadas com padrão alternado (sem suporte externo).

As recomendações para dor, aumento da ADM (veja a Tabela 21.2), força muscular (veja a Tabela 21.3), marcha e equilíbrio são iguais às citadas anteriormente para a fase anterior.

Notas:
Progredir com os treinos de equilíbrio em diferentes superfícies e planos (apoio bi ou unipodal) (nível de evidência 5)[39].

Treino de mobilidade funcional: correr, pular, galopar (a progressão nesse treino deve ser guiada pelo ortopedista pediátrico). A natação e o uso de bicicleta podem continuar nessa fase (nível de evidência 5)[39].

Critérios para alta fisioterapêutica, prática de atividade física e Pilates clínico

O paciente receberá alta quando atingir os seguintes critérios: dor (0/10), ADM, força e equilíbrio (90% a 100% em comparação com o lado não envolvido), bem como iniciar marcha e corrida com o membro não acometido e ser capaz de subir e descer escadas alternando os pés (sem suporte) (nível de evidência 5)[39].

Para que o paciente retorne às atividades após lesões em MMII é necessário preencher os critérios recomendados pela diretriz de retorno às atividades após lesões nos MMII, como liberação médica que atenda aos critérios de inclusão, e ter planos de retornar à prática esportiva (nível de evidência 5)[40].

Ao receber a alta, o paciente deve ser orientado a continuar engajado em atividades físicas. Caso não seja possível ou não haja interesse por práticas esportivas ou atividades físicas em geral, ele pode ser encaminhado para outras modalidades, como o Pilates clínico.

Considerações acerca do Pilates clínico

Evidências têm constatado o impacto do Pilates clínico na redução da dor e no aumento da ADM e da qualidade de vida em crianças com disfunções musculoesqueléticas[41]. Entretanto, não há evidência científica a respeito desse tratamento na DLCP. Contudo, os princípios e os aparelhos de Pilates são considerados instrumentos valiosos na prática clínica. Portanto, o programa de fortalecimento muscular relatado neste capítulo, tanto pré como pós-cirúrgico, pode ser adaptado progressivamente na reabilitação do paciente, bem como após a alta fisioterapêutica.

No caso clínico descrito a seguir são apresentados alguns exercícios que podem ser utilizados no programa de reabilitação desses pacientes. O fisioterapeuta deve apenas ficar atento à fase em que se encontra o paciente a fim de selecionar as melhores condutas e a escolha dos aparelhos.

CASO CLÍNICO

Coleta da história clínica com os pais ou cuidadores

J.V.O.C., 13 anos de idade. A mãe relata que a gestação e o parto foram tranquilos, sem intercorrências. Após o nascimento e durante a infância, não apresentou alterações. Somente aos 9 anos de idade começou a claudicar subitamente depois de uma queda e, após a procura de um ortopedista pediátrico, foi diagnosticada a DLCP. Dois anos após o diagnóstico o paciente foi submetido a uma cirurgia no quadril esquerdo, porém os pais não souberam relatar o tipo de cirurgia realizada. O paciente se submeteu ao tratamento fisioterapêutico desde o pós-operatório até a data da avaliação em outro serviço de reabilitação.

Durante a avaliação, o paciente chegou deambulando independentemente, porém claudicando.

Os pais relatam não haver histórico familiar de DLCP.

Os exames de imagem e o laudo radiográfico identificaram que o paciente se encontra na fase 4 (remodelação) da DLCP.

Ainda na entrevista foram coletadas informações acerca dos fatores contextuais.

Fatores contextuais

Em relação aos fatores contextuais, o paciente apresentou boa relação com os colegas e os familiares. Gosta de brincar de bola e andar de bicicleta. Além disso, é extremamente tímido. Família engajada e envolvida com o tratamento, com baixa condição socioeconômica e escolaridade dos pais. Como a criança não reside na cidade em que é realizado o tratamento fisioterapêutico, a família depende do transporte público cedido pela Prefeitura para a clínica de fisioterapia localizada em outro município.

Queixa principal

Paciente: "Quero melhorar minha marcha."

Exame físico

Após a avaliação da estrutura e função e da atividade e participação foram observados:

- Ausência de dor ao deambular.
- O trofismo foi mensurado por meio da perimetria e revelou hipotrofia do membro inferior esquerdo, especialmente da coxa.
- Redução da ADM (goniometria) e da força muscular (Teste Muscular Manual) do membro esquerdo em comparação com o direito em rotadores externos, abdutores e extensores de quadril.
- Discrepância de comprimento dos membros: membro inferior esquerdo menor (2cm).

- Encurtamento (goniometria) muscular bilateral, mais acentuado à esquerda: isquiossurais, tríceps sural e iliopsoas.
- Alterações posturais: inclinação pélvica para a direita, escoliose, hiperlordose lombar, anteversão pélvica e hiperextensão de joelhos.
- Sinal de Trendelemburg positivo à esquerda.
- No exame da marcha, observou-se que o paciente acentua a descarga de peso no membro inferior direito. Maiores pronação do pé e rotação interna do membro inferior esquerdo na fase de apoio. Queda pélvica bilateral no pré-balanço e maior inclinação lateral à direita.
- Apresentou 0 ponto no instrumento de avaliação de Perthes (veja a Tabela 21.1).
- Ao realizar os movimentos fundamentais, observou-se que o paciente descarrega mais peso no membro inferior direito ao correr. Ao subir e descer escada, inicia sempre com o lado direito. Além disso, o paciente apresenta dificuldade para correr e em atividades de saltos.

Diagnóstico fisioterapêutico

Deficiências e limitações

A partir da avaliação, foram listadas as seguintes deficiências e limitações:

- Diminuição da ADM de rotadores internos, abdutores e extensores de quadril do membro esquerdo.
- Redução da flexibilidade de tríceps sural, isquiossurais e iliopsoas (maior à esquerda).
- Desvios posturais.
- Diferença de comprimento dos membros.
- Redução do trofismo e da força muscular: rotadores externos, abdutores e extensores do quadril à esquerda.
- Desvios na marcha e compensações ao executar as atividades motoras grossas.

Objetivos

- Aumentar a força e o trofismo muscular.
- Aumentar a flexibilidade.
- Aumentar a ADM.
- Melhorar a eficiência da marcha.
- Diminuir a claudicação e os desvios posturais.
- Orientar os pais.

Condutas e plano de tratamento

Como apresentou 0 ponto no instrumento de avaliação da DLCP, o paciente foi incluído na fase leve do programa de reabilitação. Foram adotadas condutas intercaladas no solo e na água de modo a otimizar o programa de reabilitação.

A conduta na piscina incluiu alongamentos passivos e ativos, seguidos de aquecimento por meio de caminhada em piscina aquecida (marcha anterior, lateral e posterior), fortalecimento dos MMII (com e sem flutuadores), subir e descer *step*, bicicleta ergométrica e relaxamento.

A terapia no solo também incluiu alongamentos ativos e passivos, bicicleta ergométrica, subir e descer escadas (com ou sem caneleiras), agachamento bipodal e treino de marcha em circuito.

Para o fortalecimento muscular também foram utilizados os aparelhos de Pilates (Figura 21.9), assim como para aumentar a ADM por meio de exercícios de mobilização (flexão, abdução e rotação externa do quadril).

Em virtude da diferença de comprimento de membro, foi prescrita palmilha corretiva (1cm).

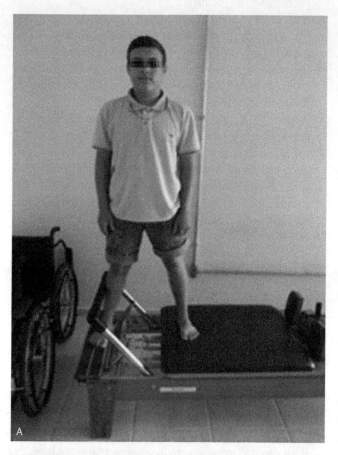
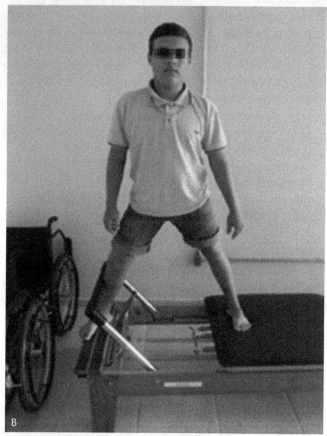
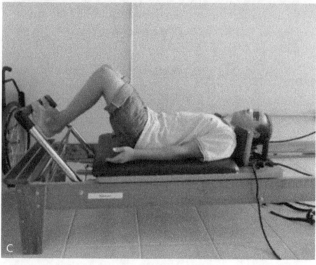
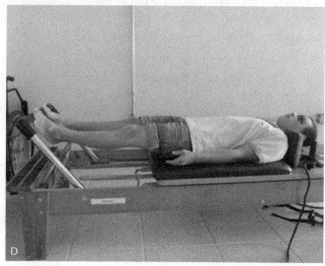

Figura 21.9A e **B** Exercícios de fortalecimento de abdutores e adutores do quadril em apoio bipodal no aparelho *Reformer*. **C** e **D** Fortalecimento muscular com enfoque nos flexores e extensores do quadril com apoio bipodal. Com a progressão, o paciente é solicitado a realizar o exercício de ponte (*continua*).

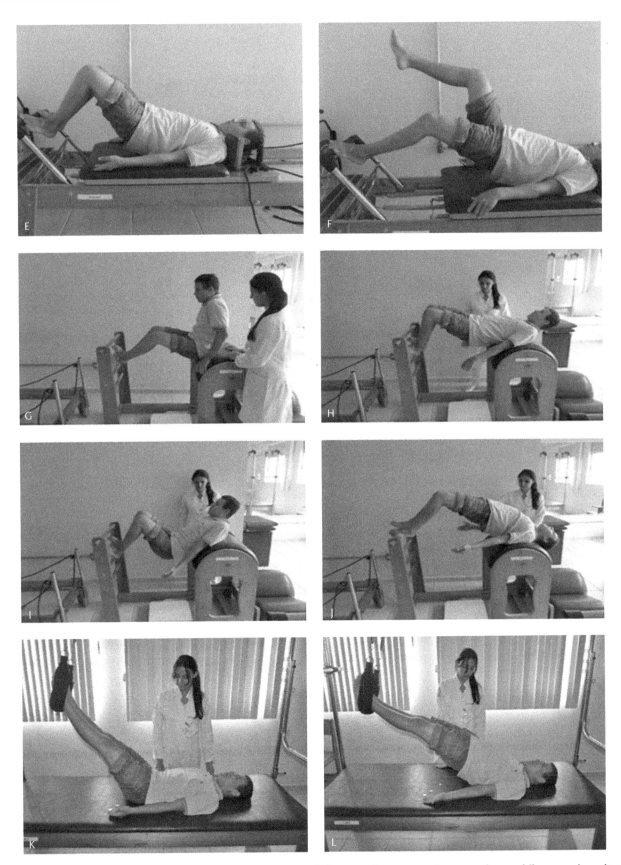

Figura 21.9 (*continuação*) **E** a **F** Fortalecimento muscular com ênfase nos flexores e extensores do quadril em apoio unipodal. **G** e **H** Fortalecimento muscular com ênfase nos estabilizadores do tronco e nos flexores e extensores de quadril com apoio bipodal no aparelho *Barrel*. Dependendo da fase em que o paciente se encontra, atenção deve ser dada ao excesso de ADM de quadril (> 90 graus). **K** e **L** Exercícios de fortalecimento com ênfase em flexores/extensores do quadril e estabilizadores do tronco no aparelho *Cadillac* em apoio bipodal.

Resultados

J.V.O.S. foi submetido a tratamento fisioterapêutico em um período aproximado de 12 semanas com a frequência média de uma sessão semanal. Foram observados ganhos funcionais significativos durante esse período com melhora da ADM, da força, do trofismo e da flexibilidade e redução da claudicação e dos desvios na marcha, bem como alterações posturais. O paciente recebeu orientações e foi liberado da fisioterapia. Entretanto, os familiares foram orientados a procurar o serviço de fisioterapia da cidade onde moram caso a criança apresentasse novas disfunções e limitações da atividade. Além disso, uma reavaliação foi agendada para 6 meses. A criança foi orientada a continuar se mantendo ativa, bem como a realizar os alongamentos e exercícios prescritos pelo fisioterapeuta por meio de cartilha ilustrativa.

Referências

1. Ibrahim T, Little DG. The pathogenesis and treatment of Legg-Calvé-Perthes disease. JBJS Reviews. 2016;4(7).
2. Chaudhry S, Phillips D, Feldman D. Legg-Calvé-Perthes disease. Bulletin of the Hospital for Joint Diseases. 2014;72(1):18-27.
3. Herring JA, Kim HT, Browne R. Legg-Calvé-Perthes disease: Part I: Classification of radiographs with use of the modified lateral pillar and Stulberg classifications. JBJS. 2004;86(10):2103-2120.
4. Weinstein SL. Natural history and treatment outcomes of childhood hip disorders. Clinical Orthopaedics and Related Research. 1997;344:227-242.
5. Wenger DR, Ward WT, Herring JA. Legg-Calve-Perthes disease. JBJS. 1991;73(5):778-788.
6. Campbell SK, Palisano RJ, Vander Linden DW. Physical therapy for children. Saunders; 2006.
7. Dormans JP. Pediatric orthopaedics and sports medicine: the requisites in pediatrics. Mosby Incorporated; 2004.
8. Mazloumi SM, Ebrahimzadeh MH, Kachooei AR. Evolution in diagnosis and treatment of Legg-Calve-Perthes disease. Archives of Bone and Joint Surgery. 2014;2(2):86.
9. Santili C, Goiano EdO, Lino Júnior W et al. Claudicação na criança. Rev. Bras. Ortop. 2009;44(4):290-298.
10. Organization WH. International Classification of Functioning, Disability and Health: ICF. World Health Organization; 2001.
11. Lee J AM, Hugentobler K, Kovacs C,, Monfreda J NB, Woeste E. Evidence-based clinical care guideline for conservative management of Legg-Calvé-Perthes disease, occupational therapy and physical therapy evidence-based care guidelines, Cincinnati Children's Hospital Medical Center, Guideline 39, pages 1-16, August 1, 2011.
12. Hardy LL, King L, Farrell L, Macniven R, Howlett S. Fundamental movement skills among Australian preschool children. Journal of Science and Medicine in Sport. 2010;13(5):503-508.
13. Jacobs CA, Lewis M, Bolgla LA, Christensen CP, Nitz AJ, Uhl TL. Electromyographic analysis of hip abductor exercises performed by a sample of total hip arthroplasty patients. The Journal of Arthroplasty. 2009;24(7):1130-1136.
14. Ries LGK, Michaelsen SM, Soares PS, Monteiro VC, Allegretti KMG. Adaptação cultural e análise da confiabilidade da versão brasileira da Escala de Equilíbrio Pediátrica (EEP). Brazilian Journal of Physical Therapy. 2012.
15. Mancini MC, Haley SM. Inventário de avaliação pediátrica de incapacidade (PEDI): manual da versão brasileira adaptada. UFMG; 2005.
16. Williamson A, Hoggart B. Pain: a review of three commonly used pain rating scales. Journal of Clinical Nursing. 2005;14(7):798-804.
17. Beyer JE, Turner SB, Jones L, Young L, Onikul R, Bohaty B. The alternate forms reliability of the Oucher pain scale. Pain Management Nursing. 2005;6(1):10-17.
18. Rao K, Joseph B. Value of measurement of hip movements in childhood hip disorders. Journal of Pediatric Orthopaedics. 2001;21(4):495-501.
19. Escolar D, Henricson E, Mayhew J et al. Clinical evaluator reliability for quantitative and manual muscle testing measures of strength in children. Muscle & Nerve. 2001;24(6):787-793.
20. Sabharwal S, Kumar A. Methods for assessing leg length discrepancy. Clinical Orthopaedics and Related Research. 2008;466(12):2910-2922.
21. Toro B, Nester C, Farren P. A review of observational gait assessment in clinical practice. Physiotherapy Theory and Practice. 2003;19(3):137-149.
22. Klatchoian DA, Len CA, Terreri MTR et al. Quality of life of children and adolescents from São Paulo: reliability and validity of the Brazilian version of the Pediatric Quality of Life Inventory TM version 4.0 Generic Core Scales. Jornal de Pediatria. 2008;84(4):308-315.
23. Nadler SF, Weingand K, Kruse RJ. The physiologic basis and clinical applications of cryotherapy and thermotherapy for the pain practitioner. Pain Physician. 2004;7(3):395-400.
24. Brech GC, Guarnieiro R. Evaluation of physiotherapy in the treatment of Legg-Calvé-Perthes disease. Clinics. 2006;61(6):521-528.
25. Plasschaert VF, Horemans HL, de Boer LM, Harlaar J, Diepstraten AF, Roebroeck ME. Hip abductor function in adults treated for Perthes disease. Journal of Pediatric Orthopaedics B. 2006;15(3):183-189.
26. Bolgla LA, Uhl TL. Electromyographic analysis of hip rehabilitation exercises in a group of healthy subjects. Journal of Orthopaedic & Sports Physical Therapy. 2005;35(8):487-494.
27. Medina FS, Andújar PSDB, García PR, Miñarro PL, Jordana MC. Effects of frequency of static stretching on straight-leg raise in elementary school children. Journal of Sports Medicine and Physical Fitness. 2007;47(3):304.
28. Reid DA, McNair PJ. Passive force, angle, and stiffness changes after stretching of hamstring muscles. Medicine and Science in Sports and Exercise. 2004;36(11):1944-1948.
29. Cipriani D, Abel B, Pirrwitz D. A comparison of two stretching protocols on hip range of motion: implications for total daily stretch duration. The Journal of Strength & Conditioning Research. 2003;17(2):274-278.
30. Moseley AM, Herbert RD, Nightingale EJ, et al. Passive stretching does not enhance outcomes in patients with plantarflexion contracture after cast immobilization for ankle fracture: a randomized controlled trial. Archives of Physical Medicine and Rehabilitation. 2005;86(6):1118-1126.
31. DePino GM, Webright WG, Arnold BL. Duration of maintained hamstring flexibility after cessation of an acute static stretching protocol. Journal of Athletic Training. 2000;35(1):56.
32. Bandy WD, Irion JM, Briggler M. The effect of static stretch and dynamic range of motion training on the flexibility of the hamstring muscles. Journal of Orthopaedic & Sports Physical Therapy. 1998;27(4):295-300.
33. Campos GE, Luecke TJ, Wendeln HK et al. Muscular adaptations in response to three different resistance-training regimens: specificity of repetition maximum training zones. European Journal of Applied Physiology. 2002;88(1):50-60.
34. Levangie PK, Norkin CC. Joint structure and function: a comprehensive analysis. FA Davis; 2011.
35. Salter RB. The present status of surgical treatment for Legg-Calvé-Perthes disease. JBJS. 1984;66(6):961-966.
36. Wenger DR, Pring ME, Hosalkar HS, Caltoum CB, Lalonde FD, Bastrom TP. Advanced containment methods for Legg-Calvé-Perthes disease: results of triple pelvic osteotomy. Journal of Pediatric Orthopaedics. 2010;30(8):749-757.
37. Hsu JE, Baldwin KD, Tannast M, Hosalkar H. What is the evidence supporting the prevention of osteoarthritis and improved femoral coverage after shelf procedure for Legg-Calvé-Perthes disease?

Capítulo 21 Legg-Calvé-Perthes

Clinical Orthopaedics and Related Research®. 2012;470(9): 2421-2430.

38. Kim SS, Lee CW, Kim HJ, Kim HH, Wang L. Treatment of late-onset Legg-Calvé-Perthes disease by arthrodiastasis. Clinics in Orthopedic Surgery. 2016;8(4):452-457.

39. Lee J AM, Hugentobler K, Kovacs C, Monfreda J, Nolte B, Woeste E; Cincinnati Children's Hospital Medical Center. Evidence-based clinical care guideline for post-operative management of Legg-Calvé-Perthes disease in children aged 3 to 12 years, occupational therapy and physical therapy evidence-based care guidelines, Cincinnati Children's Hospital Medical Center, Guideline 41, pages 1-18, January, 2013.(8).

40. Schmitt LBR, Cherny C, Filipa A, Harrison A, Paterno M, Smith T. Evidence-based clinical care guideline for return to activity after lower extremity injury. Cincinnati Children's Hospital: Cincinnati, Ohio.ed. 2010, pp.13.

41. Mendonça TM, Terreri MT, Silva CH et al. Effects of Pilates exercises on health-related quality of life in individuals with juvenile idiopathic arthritis. Archives of Physical Medicine and Rehabilitation. 2013;94(11):2093-2102.

42. Faigenbaum AD, Westcott WL, Loud RL, Long C. The effects of different resistance training protocols on muscular strength and endurance development in children. Pediatrics. 1999; 104(1): e5-e5.

Sites úteis

www.perthes.org.

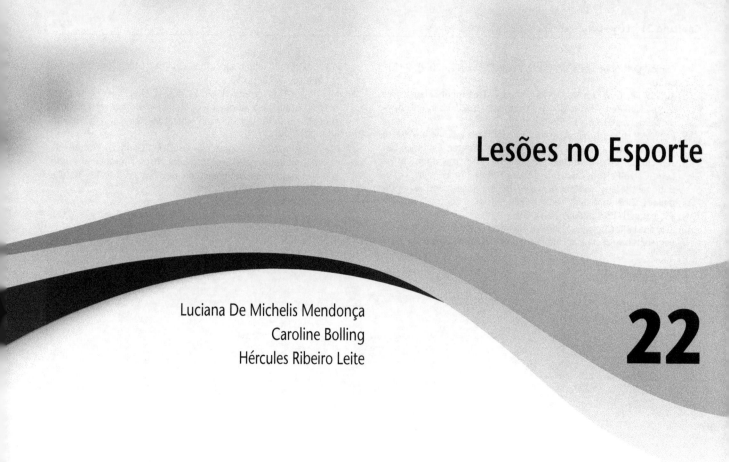

Lesões no Esporte

Luciana De Michelis Mendonça
Caroline Bolling
Hércules Ribeiro Leite

22

INTRODUÇÃO

A prática esportiva está associada a diversos desfechos positivos em crianças e adolescentes, como menor probabilidade de obesidade, benefícios cardiovasculares e melhora do desempenho cognitivo e motor[1]. Entretanto, um terço das crianças e adolescentes que participam de esportes enfrentará uma lesão que exigirá tratamento[2].

Lesões musculoesqueléticas são inerentes à prática esportiva. Finch et al. (2014)[3] realizaram um estudo retrospectivo na Austrália que identificou, em um período de 7 anos, 5,4 vezes mais internações infantis por lesões esportivas (n = 63.573) em relação aos traumatismos automobilísticos (n = 11.840). Contudo, é papel dos profissionais da saúde envolvidos com atletas dessa faixa etária minimizar a probabilidade de uma lesão grave.

As crianças são particularmente vulneráveis a certos tipos de lesões, as quais podem ter efeitos a longo prazo em sua saúde e desenvolvimento com custos econômicos associados a todo o sistema de saúde[3]. Assim, é importante que os profissionais da saúde que lidam com o público infantil tenham noção das lesões mais frequentes e das intervenções mais efetivas, sejam elas voltadas para prevenção ou reabilitação.

A definição de lesão mais utilizada atualmente, e que abarca aquelas agudas e crônicas, é *qualquer queixa ocorrida durante a prática esportiva que seja motivo de atenção do médico, do fisioterapeuta, do técnico, do preparador físico ou de outros e que leve ao afastamento total ou parcial da participação regular do atleta da prática esportiva e/ou de sua rotina de treinos.*

Existe uma relação entre a modalidade esportiva praticada e o tipo de lesão mais frequente. Esportes de contato, como o futebol, tendem a provocar mais entorses articulares (tornozelo e joelho) em comparação à corrida, modalidade em que mais lesões estão relacionadas com a sobrecarga, como periostites e tendinopatias[1]. Curiosamente, as reações das crianças e adolescentes aos traumatismos são mais fortes do que as dos adultos[2]. Observa-se grande variação de pensamentos, sentimentos e comportamentos nos diferentes períodos da vida. Por exemplo, os jovens de 12 a 15 anos confiam em seus colegas e pais e precisam do apoio social e das habilidades físicas de seu treinador[2]. Nesse sentido, o processo de reabilitação das lesões esportivas deve considerar as diferenças relacionadas com a idade e o impacto da lesão.

EPIDEMIOLOGIA DAS LESÕES

O número de crianças e adolescentes que participam de atividades esportivas, coletivas ou individuais, aumentou consideravelmente nos últimos anos[4]. Entretanto, aproximadamente 3% a 11% das crianças em idade escolar apresentam lesões anuais ao participar de atividades esportivas[4]. Em uma revisão, Shanmugam e Maffuli (2008) observaram que os meninos apresentam duas vezes mais lesões do que as meninas, embora alguns estudos relatem incidências similares. Os meninos apresentam lesões mais graves, possivelmente devido à agressividade inerente ao sexo.

Em relação à modalidade, os esportes envolvendo contato e salto registram as maiores taxas de lesão[4]. Chéron

Capítulo 22 Lesões no Esporte

et al. (2016)[1] publicaram uma revisão sistemática sobre lesões em crianças e adolescentes e identificaram maior proporção de lesões crônicas no futebol (1,8/1.000h) e na ginástica (0,7/1.000h). Os membros inferiores (MMII) foram os mais acometidos (joelho, perna e coxa, respectivamente), e os tipos de lesões mais frequentes foram periostites e tendinopatias/bursites, especialmente em corredores. Adicionalmente, Shanmugam e Maffuli (2008)[4] apontam que a incidência parece aumentar com a idade, considerando que os meninos mais velhos são mais rápidos, pesados e geram mais força de contato. Já em relação à localização das lesões, 43,8% de todas as lesões ocorrem no membro superior, 34,5% nos MMII e 16% na cabeça, com pico aos 12 anos de idade. As lesões mais comuns são distensões, contusões e lacerações, correspondendo a 60% dos casos. Outras lesões incluem luxações/subluxações, fraturas, lesões epifisiais, fraturas por estresse e avulsão, lesões por *overuse* na placa de crescimento, apofisites e osteocondrite dissecante[4].

MATURIDADE MUSCULOESQUELÉTICA

Para a compreensão das lesões que ocorrem na infância e adolescência é importante entender as peculiaridades do sistema musculoesquelético nessa faixa etária, como frouxidão ligamentar, atraso no ganho de força muscular relativo ao crescimento ósseo, placas epifisiais abertas e alta taxa de cicatrização óssea.

As crianças apresentam alta taxa de recuperação e cicatrização óssea e muscular. Entretanto, nos períodos próximos ao estirão de crescimento (Tabela 22.1), os adolescentes são mais vulneráveis às lesões em virtude dos desequilíbrios musculares e da redução da flexibilidade, bem como em decorrência das alterações ósseas dessa fase. O sistema ósseo, como a cartilagem de crescimento e os centros de ossificação, exibe alta rigidez, porém baixa resistência, o que predispõe a deformidades ósseas e fraturas. Adicionalmente, a mineralização óssea pode não acompanhar o rápido estirão de crescimento, e o osso pode permanecer temporariamente mais poroso e mais propenso a lesões[4]. Assim, exercícios de baixa intensidade são benéficos em razão do estímulo de crescimento ósseo (isto é, diâmetro), em contraposição aos esportes de alta intensidade e volume de treinamento.

Sabe-se que os ligamentos e tendões são mais resistentes e elásticos quando comparados à placa epifisial. Assim, em situação de estresse, a unidade osteotendínea, por ser mais

Tabela 22.1 Características de crescimento de meninos e meninas

Características de crescimento	Meninas (anos)	Meninos (anos)
Idade de início	9 a 10	11 a 12
Idade de crescimento máximo	12	14
Idade em que o crescimento diminui	> 12	> 14
Idade até onde o crescimento continua	16 a 18	18 a 20
Idade da altura máxima de crescimento	11 a 13	13 a 15

Fonte: adaptada de Purcell e Micheli (2009).

fraca, é lesionada. Adicionalmente, lesões na placa epifisial são mais comuns do que lesões em ligamentos[4].

Como o sistema musculoesquelético se encontra em fase de desenvolvimento e maturação, qualquer lesão ou estímulo inadequado à placa de crescimento pode causar danos permanentes, como discrepâncias de membros e deformidade angular ou da mecânica articular, ocasionando incapacidades.

Segundo uma revisão de Caine et al. (2008)[5], crianças da mesma idade também podem apresentar variações consideráveis quanto à maturidade biológica. Portanto, a inclusão de crianças em fases transitórias para competirem juntas pode predispô-las a lesões[5]. Entretanto, ao contrário do que se imaginava, atividades esportivas que integrem meninos e meninas devem ser incentivadas até os 12 anos de idade (período pré-puberal), haja vista que até essa idade eles apresentam capacidades físicas similares[6].

ADAPTAÇÕES NO SISTEMA MUSCULOESQUELÉTICO COM A PRÁTICA ESPORTIVA

A prática esportiva promove algumas adaptações do sistema musculoesquelético que são amplamente encontradas em atletas de alto rendimento, mas que também podem ser identificadas em crianças. Gillet et al. (2017)[7] reportaram adaptações relacionadas com a prática do tênis em crianças de 7 a 10 anos de idade. A amplitude de movimento (ADM) total da articulação glenoumeral estava reduzida, inclusive de maneira gradual conforme a idade, principalmente em razão da diminuição da rotação interna do ombro. Apesar de a força muscular dos músculos rotadores do ombro aumentar gradualmente de acordo com a idade, a razão agonista/antagonista permaneceu igual. Curiosamente, algumas dessas adaptações têm sido identificadas como fatores associados à ocorrência de lesões[8].

Possivelmente, as adaptações encontradas mesmo no início da vivência esportiva podem justificar o fato de que as crianças apresentam fatores associados à ocorrência de lesão similares aos encontrados em adultos. Briem et al. (2017)[9] identificaram que crianças (média de idade de 10 anos) adotam uma estratégia de aterrissagem do salto vertical (*drop jump*) similar à de atletas adultos de alto rendimento após serem submetidas a um protocolo de fadiga, com as meninas apresentando redução da flexão do joelho (o que leva à menor absorção energética) e maior assimetria no plano frontal (valgismo dinâmico dos joelhos), e os meninos, maior assimetria de flexão entre os MMII. Esses fatores indicam maior probabilidade de lesão do ligamento cruzado anterior (LCA) e, portanto, mesmo os atletas nessa faixa etária deveriam ser submetidos a programas de prevenção específicos para lesão do LCA[10].

INTERVENÇÃO FISIOTERAPÊUTICA
Avaliação

Para a determinação do programa de intervenções específico para cada caso, seja ele voltado para a prevenção ou a reabilitação de lesões, é necessária a avaliação fisioterapêutica, que deve ser pautada na identificação dos fatores biomecânicos que podem ter relação com a ocorrência de lesão. Mesmo nos casos em que a lesão já ocorreu, deve-se atuar de maneira preventiva no sentido de minimizar a chance de recidiva da lesão. Por isso, convém não somente tratar a queixa, mas modificar os fatores envolvidos para redução da sobrecarga no sistema musculoesquelético.

Coleta da história clínica com os pais e/ou cuidadores

O ponto de partida da avaliação consiste na coleta de informações relatadas pela criança ou responsáveis e que são relevantes para o quadro clínico atual. Muitas lesões relacionadas com o esporte são de natureza complexa, e o fisioterapeuta precisará ter a habilidade necessária para obter o maior número de informações possível. Portanto, trata-se de uma investigação.

Convém observar como o paciente se apresenta, deambula e se move de maneira geral, além da expressão facial, da linguagem corporal, dos sinais de tensão e dor, entre outros. É importante coletar detalhes sobre o mecanismo de lesão e os sintomas. Deve ser utilizada uma linguagem simples, deixando a criança explicar com suas próprias palavras o motivo de sua avaliação. Cabe perguntar sobre a evolução de sintomas, como edema, dor, qualquer sintoma neurológico (dormência, alteração de sensibilidade), uso de medicamentos e fatores/situações que aumentem e diminuam os sintomas. Algumas crianças não são capazes de informar todos esses detalhes, sendo necessário contar com a informação de um responsável, mas sempre confirmando as informações com a criança. Em caso de lesões durante jogos, treinos e competições, o técnico pode oferecer informações relevantes sobre o mecanismo de lesão, os primeiros sintomas e o atendimento imediato.

Convém se certificar de excluir qualquer lesão ou doença sistêmica que necessite encaminhamento apropriado para outro profissional de saúde (p. ex., perda de peso, sintomas neurológicos não específicos da queixa). Devem ser coletadas informações sobre a frequência e o nível da atividade física prévia à lesão (volume e intensidade do treino) e perguntar se houve alguma alteração recente no treinamento, como volume, superfície ou calçado, que possa estar relacionada com os sintomas. Devem ser coletadas informações sobre qualquer tratamento recebido e a evolução dos sintomas, uma vez que essa informação pode ajudar a planejar o tratamento.

Se a criança participa de um time ou equipe, deve-se procurar entender os objetivos futuros da criança e as competições ou possíveis atividades físicas planejadas. No caso da criança, cabe procurar entender se a lesão em questão tem impacto na maneira que a criança brinca, vai à escola ou participa de atividades sociais e familiares. Algumas crianças têm nas atividades esportivas o principal meio de socialização.

Lesões pregressas, por exemplo, podem interferir diretamente no quadro atual, principalmente quando não foram reabilitadas de maneira adequada. Assim, um levantamento do histórico de lesões é de suma importância ao lidar com a criança que pratica esporte. Esse histórico pode auxiliar a compreensão do quadro clínico atual em caso de recidivas ou compensações biomecânicas de alterações de movimento.

Nesse contexto, uma ferramenta importante e que pode guiar a avaliação é a Classificação Internacional de Funcionalidade, Incapacidade e Saúde (CIF)[11], que tem foco na estrutura e função do corpo, atividade e participação, bem como em fatores contextuais, como os pessoais e os ambientais. Além disso, a CIF considera todos os componentes importantes no processo de avaliação da condição de saúde. Apesar de sua importância, não tem sido muito utilizada no contexto da fisioterapia esportiva. O Quadro 22.1 apresenta uma descrição dos elementos-chave de uma avaliação com base na CIF e como esse instrumento pode ser útil na compreensão da condição de saúde e na tomada de decisão para o programa de reabilitação. Além disso, é

Quadro 22.1 Descrição dos elementos-chave de uma avaliação com base na CIF

Estrutura e função do corpo	Atividade e participação	Fatores contextuais (pessoais e ambientais)
Dor	Movimentos e testes funcionais que reproduzem gestos esportivos	Tipo de atividade física (intensidade e volume)
Edema		
Dormência	Rolamento de bola	Alterações recentes no treino esportivo
Alteração da sensibilidade	Arremesso	Possíveis competições e atividades esportivas a curto e longo prazo
Postura	Apanhar	
Condição da pele (hematoma e vermelhidão)	Rebater	Impacto das lesões durante brincadeiras e/ou educação física
	Dribles	
Amplitude de movimento	Voleio	Fatores emocionais
Força muscular	Caminhar	Idade
Resistência muscular	Correr	Gênero
Dominância muscular	Saltar	Motivação
Flexibilidade	Pular	Equipe e familiares
Equilíbrio e coordenação	Agachar	
	Subir e descer degraus	

Capítulo 22 Lesões no Esporte

importante destacar que todos os domínios da CIF estão inter-relacionados. Nesse sentido, optamos por não separar a avaliação a seguir em elementos da estrutura/função, atividade/participação e fatores contextuais, apresentando a avaliação de acordo com a região anatômica envolvida (membros e tronco).

De posse das informações coletadas na anamnese, o fisioterapeuta deve iniciar o processo de avaliação objetiva da criança com uma observação dos sinais que possam estar relacionados com a lesão:

- Avaliar a postura, sinais de assimetria, presença de edema ou alterações de cor da pele (hematoma, vermelhidão) e sudorese. A palpação pode oferecer informações adicionais.
- Avaliar se há diferença de temperatura da pele, consistência do edema e palpação da área acometida e estruturas/tecidos adjacentes.
- Avaliar a ADM, solicitando que a criança realize os movimentos ativos e descreva os sintomas. Avaliar ADM passiva e o *end feel*. Explicar à criança que ela deve informar os sintomas durante a avaliação de movimento. Garantir que a criança mantenha o membro relaxado para avaliação acurada do movimento passivo ou *end feel*[12].
- Em caso de dor aguda, a criança tende a manter uma postura de proteção. Convém procurar explicar detalhadamente os testes e os possíveis sintomas durante a execução dos testes. A avaliação de sintomas em pacientes adultos já é em si um desafio, o qual se torna ainda mais delicado em crianças. A escala visual analógica de dor pode ser utilizada em crianças com mais de 9 anos de idade, mas outras opções, como escala de cores e expressões de dor, podem ser mais indicadas para crianças mais novas[13], tais como a Escala de Oucher (veja o Capítulo 21). Uma boa estratégia consiste em praticar com a criança a escala de dor. Convém utilizar situações hipotéticas (p. ex., um corte no dedo) e comparar com as situações nas quais os sintomas se apresentam.
- Realizar testes de ADM ativa resistidos e avaliar possíveis sinais de fraqueza muscular. Procurar adicionar testes funcionais e/ou solicitar que a criança reproduza gestos do esporte e avaliar possíveis alterações. Comparar o lado afetado com o não afetado, tendo em mente que algumas assimetrias são comuns em esportes com movimentos unilaterais. Caso necessário, devem ser realizados testes específicos para diagnóstico diferencial.

Uma gama de testes pode ser utilizada para avaliação de diferentes aspectos da função da criança. Além disso, compreender a demanda que o esporte exige é determinante para a escolha adequada dos testes que serão realizados na avaliação, não pensando somente nas adaptações que podem ocorrer na criança, como indicado anteriormente, mas também na capacidade que ela deve ter para lidar com a demanda imposta pela atividade. Por exemplo, uma criança que joga futebol deve passar pela análise do padrão de corrida e de aterrissagem do salto, pois são tarefas rotineiras nessa modalidade. Outra criança envolvida na natação, por exemplo, deve ser avaliada com relação à amplitude de rotação da articulação glenoumeral, adaptação comum nessa modalidade. Nesse sentido, a avaliação é um processo dinâmico e não um protocolo a ser seguido à risca. A escolha dos testes depende das informações coletadas e do raciocínio clínico do fisioterapeuta.

Avaliação dos membros inferiores (MMII)

Recomenda-se iniciar a avaliação dos MMII com a execução de testes globais, ou seja, relacionados com algumas tarefas da rotina da criança, para observação do padrão de movimento. Essa observação auxilia a identificação de hipóteses relacionadas com fatores específicos que possam ter ligação com o quadro clínico do paciente. O ideal é buscar testes já padronizados e indicados na literatura científica.

Avaliação do padrão de marcha/corrida

Andar e correr são tarefas comuns à rotina de grande parte das crianças. Quando o paciente se queixa de uma dor ou disfunção relacionada com essas tarefas, o fisioterapeuta tem a obrigação de observar como a criança executa essas funções. Para tanto, deve solicitar que ela ande ou corra o mais próximo de sua forma habitual, ou seja, com espaço disponível e com o calçado geralmente utilizado. O fisioterapeuta deve observar se a criança apresenta alguma alteração do movimento, como pronação excessiva[14], valgismo dinâmico dos joelhos[10], rotação medial excessiva da coxa[15], adução excessiva da coxa[16] e movimento alterado/assimétrico da pelve[17]. A presença de qualquer uma dessas alterações do padrão de movimento exige a continuidade da avaliação com testes específicos para identificação dos fatores participantes.

Teste do agachamento unipodal

Nesse teste é solicitado que a criança execute três agachamentos unipodais com cada perna, de maneira intercalada, até a flexão máxima de 60 graus do joelho, mantendo o tronco ereto[16], como mostra a Figura 22.1.

Durante a execução do agachamento, observa-se o padrão de movimento dos MMII. O valgismo dinâmico dos joelhos tem sido um fator constantemente investigado na literatura por estar associado ao risco de lesão do LCA[10]. Pode-se registrar quantitativamente o ângulo de projeção frontal dos joelhos[16] ou analisar de maneira qualitativa, classificando em valgismo leve, moderado ou grave, por exemplo.

Outra análise está relacionada com a presença de pronação excessiva durante o agachamento. Uma pronação excessiva pode indicar que existe varismo excessivo do antepé[14] ou restrição da ADM de dorsiflexão[18]. O fisioterapeuta deve avaliar esses fatores de modo a auxiliar no entendimento da pronação excessiva e identificar a intervenção mais apropriada (palmilhas ou mobilização articular).

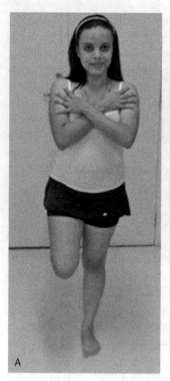
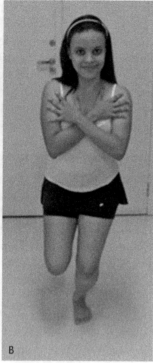

Figura 22.1A e B Teste do agachamento unipodal. (Bittencourt et al., 2012.)

Além disso, é possível observar como a coxa se movimenta. Por exemplo, caso se observe adução excessiva da coxa, pode-se cogitar que existe fraqueza dos músculos abdutores do quadril (Figura 22.5). Para confirmação dessa hipótese é necessário testar esse grupo muscular. De modo similar, se ocorre rotação medial excessiva da coxa, cogita-se a possibilidade de haver fraqueza dos músculos rotadores laterais do quadril (Figura 22.6).

Teste do salto

A literatura descreve muitas maneiras de avaliação do padrão de aterrissagem do salto vertical. Um modo simples e que não exige equipamentos consiste em solicitar que a criança salte da própria altura no mesmo local (salto com contramovimento), como indicado na Figura 22.2.

É importante solicitar ao menos a execução de três saltos para que seja possível perceber variações na estratégia de aterrissagem. Os mesmos pontos sinalizados no teste do agachamento são observados aqui.

Teste de alinhamento do pé

Para mensuração do alinhamento perna-antepé, a criança é solicitada a deitar em decúbito ventral em uma maca com os pés para fora. Para determinação da bissecção da perna, são identificados um ponto médio proximal, na altura do platô tibial medial, e outro ponto distal, na altura da borda superior do maléolo medial. Em seguida, acopla-se uma haste com o auxílio de um velcro na altura da cabeça dos metatarsos, como mostrado na Figura 22.3. O examinador solicita à criança que mantenha 90 graus de dorsiflexão para em seguida posicionar o goniômetro.

Mendonça et al. (2103)[19] reportaram valores normativos para essa medida de 13,9 graus em atletas de diversas modalidades. Entretanto, a medida de alinhamento deve ser associada à análise do padrão dinâmico da marcha, corrida etc.

Teste da ADM de dorsiflexão

Antes do início do teste, deve ser determinada uma linha perpendicular ao rodapé que se prolongue no chão e na parede de maneira contínua, como mostrado na Figura 22.4. Solicita-se à criança que realize a seguinte tarefa: com o pé a ser avaliado em cima da linha do chão (segundo artelho e ponto médio da face posterior do calcâneo), ela deve encostar a patela na linha da parede sem retirar o calcanhar do chão, de acordo com o exibido na Figura 22.4. Quando a tarefa for cumprida, o examinador deverá posicionar um inclinômetro a 15cm da tuberosidade da tíbia e realizar a mensuração.

Backman et al. (2011) relataram que atletas de basquetebol com uma ADM < 36,5 graus apresentavam 18,5% a 29,4% mais risco de desenvolverem tendinopatia patelar[18]. Esse parâmetro pode ser usado durante o processo de reabilitação, almejando uma ADM sempre maior que esse ponto de corte, especialmente para aquelas crianças muito envolvidas em tarefas de salto.

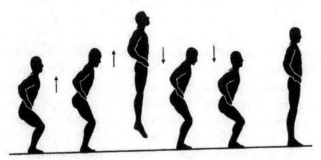

Figura 22.2 Salto com contramovimento. (Adaptada de Barbanti et al., 2010.)

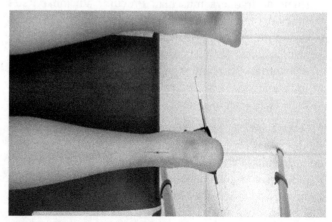

Figura 22.3 Haste na cabeça dos metatarsos, determinação dos 90 graus de dorsiflexão e posicionamento do goniômetro para medida. (Mendonça et al., 2013.)

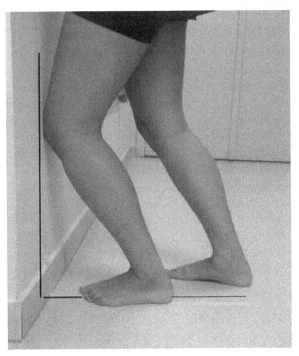

Figura 22.4 Determinação da linha e do posicionamento do pé a ser testado. A linha da parede tem de passar rente à patela. (Bennell et al., 1998.)

Teste de função dos músculos abdutores do quadril

A criança deverá deitar de lado em uma maca e realizar movimentos de abdução do quadril, como mostra a Figura 22.5. O examinador deve observar o padrão de movimento para perceber possíveis compensações (como a flexão de quadril, que indica maior ação do tensor da fáscia-lata) que possam indicar fraqueza do glúteo médio. O número de repetições do teste deve ser contado para se ter um parâmetro de comparação na reavaliação após aplicação da intervenção. O teste também pode ser realizado com uma carga adicional.

Willy e Davis (2011)[15] demonstraram que a mecânica de MMII durante o agachamento unipodal melhora após o fortalecimento dos músculos abdutores e rotadores laterais do quadril.

Teste de função dos músculos rotadores laterais do quadril

A criança deverá estar em decúbito ventral em uma maca e deixar o membro a ser testado pendente, como mostra a Figura 22.6. Solicita-se a elevação do joelho sem retirar o apoio do pé da perna contralateral (movimentos associados de rotação lateral, extensão e abdução). O examinador deve observar o padrão de movimento para perceber possíveis compensações (como a rotação da pelve) que indiquem fraqueza dos rotadores laterais. Deve-se contar o número de repetições do teste para se ter um parâmetro de comparação na reavaliação após aplicação da intervenção.

Conforme indicado, a mecânica de MMII durante o agachamento unipodal melhora após o fortalecimento dos músculos abdutores e rotadores laterais do quadril[15].

Teste de função dos músculos extensores do quadril

A criança deverá estar em decúbito ventral em uma maca com o joelho fletido, como mostra a Figura 22.7. O examinador deve solicitar que ela retire a coxa da maca, mantendo a flexão do joelho, com o objetivo de isolar o glúteo máximo na função requisitada. Deve ser contado o número de repetições do teste ou observada a força gerada através da aplicação de resistência manual para que o examinador tenha um parâmetro de comparação durante a reavaliação.

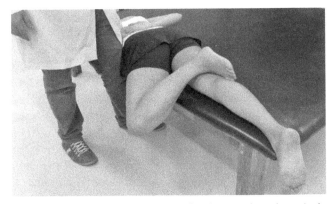

Figura 22.6 Teste de função dos músculos rotadores laterais de quadril. (Amaral et al., 2013.)

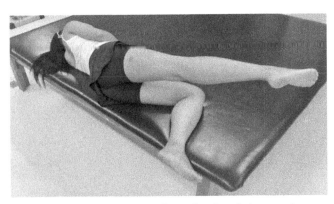

Figura 22.5 Teste de função dos músculos abdutores de quadril. (Amaral et al., 2013.)

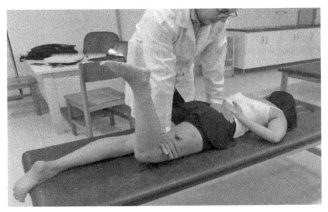

Figura 22.7 Teste de função dos músculos extensores de quadril. (Arquivo pessoal.)

Scattone-Silva et al. (2015)[20] reportaram um estudo de caso no qual o fortalecimento de extensores do quadril associado à alteração do padrão de aterrissagem reduziu em 26% a força no tendão patelar durante a aterrissagem do salto.

Avaliação dos membros superiores (MMSS)

Amplitude de movimento de rotadores mediais (RM) e laterais (RL) da articulação glenoumeral

A ADM de RM e RL da articulação glenoumeral pode ser avaliada mediante a rotação do úmero na glenoide, garantindo a estabilização da escápula. A criança deve ser posicionada em decúbito dorsal sobre a maca. O ombro a ser examinado deve estar na posição inicial de 90 graus de abdução e 90 graus de flexão do cotovelo com o braço perpendicular ao solo. O fisioterapeuta deve utilizar uma mão para estabilizar o úmero em posição horizontal neutra (úmero no nível do processo acromial). A partir dessa posição (0 grau de rotação glenoumeral), o examinador, passivamente, promove a rotação do ombro enquanto garante a estabilização do ombro sem realizar compensação escapular. A ADM máxima é definida como o final da rotação ou até que ocorra movimento escapular.

Alguns estudos registram que o déficit da RM ocorre em atletas que praticam atividades acima do nível da cabeça. Essa é a adaptação mais comum observada na articulação glenoumeral, além de excessiva ADM de RL e diminuição da ADM total[21]. Clarsen et al. (2014) relataram que a diminuição da ADM total estava relacionada com o aumento da dor no ombro nos jogadores de handball.

Atletas que apresentem mais de 18 graus de perda de ADM de RM e 5 graus de diferença na ADM de rotação total entre os ombros dominante e não dominante estão sob risco de sofrer lesão no ombro[22]. O ombro dominante pode apresentar menos ADM de RM, mais ADM de RL e menos ADM total da qual o não dominante[23]. É importante considerar a modalidade de que a criança participa e o nível de demanda entre o ombro dominante e o não dominante (Figura 22.8).

Teste de estabilidade da extremidade superior em cadeia cinética fechada (teste CKCUES)

O teste CKCUES possibilita a avaliação de uma tarefa da extremidade superior em cadeia cinética fechada. O teste consiste em contar quantas vezes, durante 15 segundos, o sujeito, assumindo uma posição de *push-up*, pode tocar sua mão de apoio com a mão oposta. O teste é considerado de fácil aplicação pelos clínicos e também para os pacientes entenderem[24]. Na descrição do teste, os homens têm o apoio nos pés, e as mulheres, nos joelhos. Entretanto, se o fisioterapeuta deseja testar o indivíduo aplicando demanda maior no teste, pode-se optar por manter o apoio nos pés mesmo no caso de indivíduos do sexo feminino.

O teste CKCUES pode ser aplicado em indivíduos com diferentes disfunções no ombro e avaliar o desempenho do ombro antes e após um protocolo de fortalecimento muscular. O teste pode fornecer três pontuações: (1) número de toques, representando o número de toques que os sujeitos podem realizar em 15 segundos; (2) escore normalizado, obtido pela divisão do número de toques pela altura do sujeito; e (3) *power score*, obtido pela multiplicação do número médio de toques por 68% do peso corporal do sujeito em quilogramas (porcentagem correspondente ao peso de braços, cabeça e tronco) dividido por 15 (tempo do teste em segundos).

Existem valores normativos para o teste com pontos de corte para predição de lesão no ombro[25], os quais podem ser usados para identificar os fatores de risco para dor no ombro, além de avaliar a eficácia de diferentes tipos de intervenção. Há evidência para o uso desse teste em adolescentes, mas não há dados normativos para seu uso em crianças[26]. Diante da fácil execução e da relevância dos achados, ele pode ser facilmente aplicado em crianças, principalmente para avaliação da melhora do desempenho após tratamento. Uma melhora entre 3 e 4 toques pode ser indicativa de melhora no escore do teste CKCUES (Figura 22.9)[27].

Função do músculo serrátil anterior

O braço do paciente é levado a aproximadamente 90 graus de flexão com leve abdução na posição ortostática. O indi-

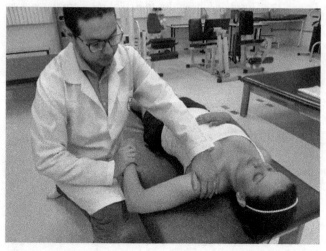

Figura 22.8 Amplitude de movimento de rotadores mediais (RM) e laterais (RL) da glenoumeral. (Arquivo pessoal.)

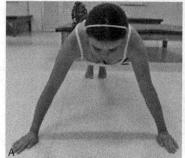 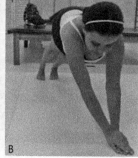

Figura 22.9A e B Teste de estabilidade da extremidade superior em cadeia cinética fechada (teste CKCUES). (Arquivo pessoal.)

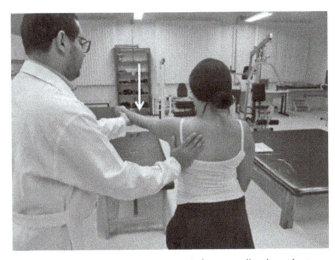

Figura 22.10 Destaca-se que que a força realizada pelo terapeuta foi no sentido da seta, como apontado na figura. (Arquivo pessoal.)

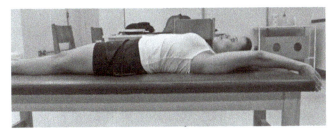

Figura 22.11 Teste de flexibilidade do grande dorsal. (Arquivo pessoal.)

víduo é solicitado a manter o encaixe da escápula (adução e depressão). O examinador realiza, então, uma resistência inferiormente na região do punho, e o indivíduo deve manter o encaixe escapular e a posição do membro superior. Convém ter cuidado para evitar qualquer movimento glenoumeral. A outra mão do terapeuta é colocada na borda lateral inferior da escápula com o objetivo de perceber qualquer perda do posicionamento escapular. Conta-se em segundos o tempo de manutenção adequada, sendo o teste interrompido se o indivíduo perder a posição da escápula (alamento, elevação etc.) e/ou do membro superior. Os lados são comparados para identificação de assimetrias (Figura 22.10).

Função do músculo trapézio inferior

A posição de maior ativação do músculo trapézio inferior é em torno de 120 graus de abdução do ombro. Com o indivíduo em decúbito ventral, solicita-se que, além da posição do membro superior, mantenha também o encaixe escapular (adução e depressão). O fisioterapeuta faz uma leve resistência na região do punho em sentido inferior, e o paciente deve manter a posição. Conta-se o tempo em segundos até o teste ser interrompido por falta de manutenção escapular (alamento, abdução, elevação etc.) e/ou pela perda da posição do membro superior. Comparam-se os lados para a identificação de assimetrias.

Flexibilidade de grande dorsal

O comprimento adequado do músculo grande dorsal pode ser determinado com uma simples tarefa de manter a coluna e os MMSS apoiados na maca quando o indivíduo assume o decúbito dorsal e flete os ombros acima da cabeça (Figura 22.11). Quando o paciente não apresenta encurtamento, os MMSS repousam na superfície da maca sem compensação lombar. Um teste positivo, ou seja, indicativo de encurtamento, seria aquele no qual o indivíduo apresenta hiperlordose (sem apoio da lombar na maca) e/ou quando os MMSS não repousam na maca.

O grande dorsal favorece uma melhor cinemática glenoumeral; quando encurtado, restringe o final da abdução de ombro e, consequentemente, permite um adequado espaço subacromial[28]. Halder et al. (2001)[29] demonstraram que o dorsal grande é o depressor mais efetivo da cabeça do úmero, ao passo que outros autores comprovaram por eletromiografia (EMG) que a ativação do grande dorsal é aumentada quando ocorrem lesões de manguito rotador[30].

Avaliação do tronco

A avaliação do tronco é extremamente importante no processo de avaliação, prevenção e tratamento das lesões no esporte em crianças e adolescentes, haja vista a alta incidência de lesões no tronco que podem estar associadas à fraqueza muscular e ao desalinhamento dos MMII e do tronco.

Ponte pélvica

Sabe-se que a estabilidade pélvica está estreitamente associada ao alinhamento adequado dos MMII e do tronco durante a execução de gestos esportivos e outras atividades do dia a dia. Assim, a inadequada estabilidade pélvica é um dos fatores associados às diversas disfunções e deve ser investigada a fim de propor ações que minimizem as lesões musculoesqueléticas[31].

A estabilidade pélvica pode ser avaliada por meio do teste da ponte com extensão unilateral do joelho (Figura 22.12). A criança é posicionada em decúbito dorsal com as mãos colocadas atrás da cabeça e o quadril e os joelhos fletidos e solicitada a elevar a pelve bilateralmente e realizar a extensão unilateral de joelho, mantendo o membro inferior elevado na mesma altura que a coxa do membro contralateral por 10 segundos. Durante o teste devem ser observadas assimetrias: alinhamento das espinhas ilíacas anterossuperiores (EIAS), em que são determinadas a ocorrência e a intensidade da queda pélvica (leve, moderada ou acentuada em relação à pelve contralateral) e as estratégias de compensação para a execução do movimento[31].

Durante o teste podem ser posicionados marcadores reflexivos nas EIAS para determinação do ângulo de queda pélvica.

Os valores de referência são: média de queda pélvica após os primeiros 10 segundos = 14,91 graus ± 7,58 graus,

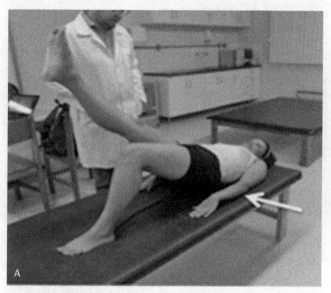 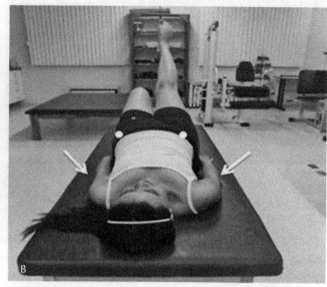

Figura 22.12A e B Teste de inclinação pélvica. Apesar de não ser observada queda pélvica, a paciente pode ter compensado com o uso dos MMSS (*setas*). Portanto, é importante que os MMSS estejam posicionados atrás da cabeça para evitar compensações. (Arquivo pessoal.)

e após a terceira repetição de 10 segundos, 15,99 graus ± 7,24 graus[31]. Além disso, o teste pode ser interpretado como normal (mantém posição simétrica por 10 segundos), fadiga moderada (mantém posição por 10 segundos, mas com compensações e/ou assimetria) e fraqueza muscular (incapacidade dos músculos do tronco e/ou da pelve de sustentarem a posição)[32].

Segundo Amaral et al. (2009)[31], as disfunções do movimento mais frequentes são: queda pélvica ipsilateral ao membro inferior elevado, o que indica baixo controle da musculatura de oblíquos abdominais (oblíquo externo ao contralateral e interno ipsilateral); fibrilação excessiva, o que sugere déficit de resistência muscular abdominal; adução de quadril (pobre controle da musculatura do quadril), e baixa extensão do quadril ou não sustentação do quadril, indicando fraqueza e/ou baixa resistência da musculatura extensora do quadril ou da coluna. Portanto, é importante a avaliação de outros grupos musculares para a identificação da origem das assimetrias.

Prancha

Como alternativa ao teste de ponte pode ser realizado o teste de prancha (Figura 22.13), que avalia a ação estabilizadora dos músculos abdominais. A criança se posiciona em decúbito ventral com o corpo apoiado nos cotovelos, antebraços e dedos dos pés. O corpo deve ficar ereto e, então, a criança é orientada a contrair o abdome. A posição é mantida estaticamente pelo maior tempo possível. Os valores do teste são definidos como normal (movimento perfeito por mais de 60 segundos), fadiga moderada (realiza com compensação e/ou tempo < 60 segundos) e fraqueza muscular (realiza compensação excessiva ou não realiza)[33].

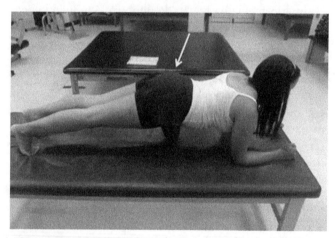

Figura 22.13 Teste de prancha. O paciente deve ser instruído a não realizar compensações, como a elevação da pelve (*seta*). (Arquivo pessoal.)

Teste de força dos eretores da coluna

Em caso de suspeita de fraqueza dos músculos eretores da coluna deve ser realizado o teste de Sorensen. A criança é posicionada em decúbito ventral com a crista ilíaca anterossuperior no final da maca de exame. O tronco deve estar estendido fora da maca e os braços ao lado do tronco com fixação das coxas e dos tornozelos. O avaliado mantém uma posição neutra (não hiperestendida) pelo maior tempo possível e o teste é interrompido após 4 minutos, podendo ser interpretado como normal (ausência de sintomas e tempo de resistência isométrica entre 176 e 196 segundos), fadiga moderada (tempo de resistência isométrica entre 104 e 175 segundos) e fraqueza muscular (tempo de resistência < 104 segundos) – dados normativos para adultos[34] (Figura 22.14).

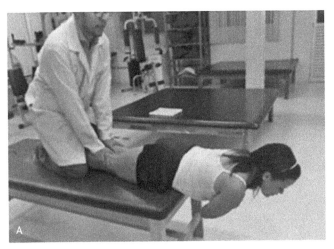 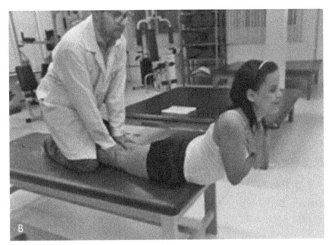

Figura 22.14 Teste de força de eretores da coluna. **A** Posição inicial. **B** Posição final do teste.

Força dos músculos abdominais

Para avaliação dos músculos abdominais, a criança deverá permanecer em supino com os joelhos fletidos a 90 graus e os braços junto ao corpo e ser instruída a elevar o tronco de modo que as escápulas deixem de tocar a maca. O paciente é instruído a realizar 15 repetições, devendo ser quantificado o número de repetições alcançadas. Entre as repetições o paciente deve apoiar as costas completamente na maca. Para a execução do teste muscular dos oblíquos, a criança deverá assumir a mesma posição adotada anteriormente, porém deverá elevar o tronco e rodar para a direita e para a esquerda simultaneamente. O paciente deverá realizar 15 repetições de cada lado. O fisioterapeuta deverá quantificar o número de repetições alcançadas (Figura 22.15).

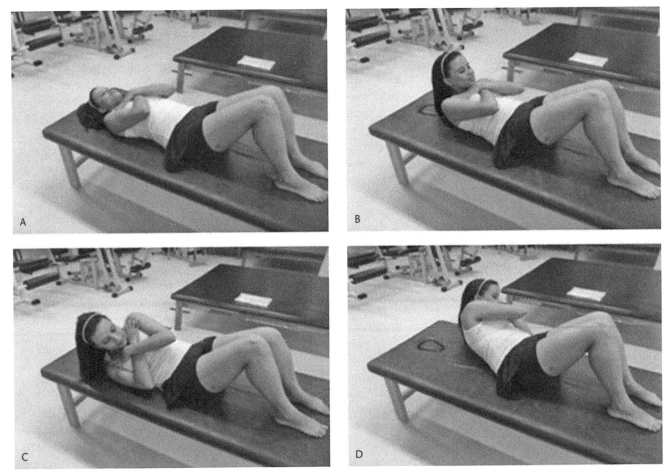

Figura 22.15A a **D** Teste de função muscular do reto abdominal e dos oblíquos abdominais.

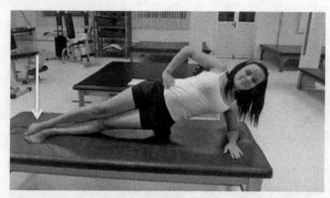

Figura 22.16 Teste de ponte lateral. O paciente deve ser instruído a colocar o pé superior à frente do pé inferior. (Arquivo pessoal.)

Ponte lateral

O teste de ponte lateral possibilita a avaliação da função do quadrado lombar. A criança é posicionada em decúbito lateral e deve sustentar sua pelve apoiada nos pés e no antebraço inferior. O pé superior é colocado na frente do inferior. O braço superior é colocado ao lado do tronco. A posição é mantida estaticamente pelo maior tempo possível. O teste é interpretado como normal (movimento perfeito > 30 segundos para homens e > 25 segundos para mulheres), fadiga moderada (realiza com compensação e/ou tempo < 30 segundos) e fraqueza muscular (realiza compensação excessiva ou não realiza) (Figura 22.16).

De posse de todos os dados da avaliação, é possível planejar e gerenciar o programa de reabilitação com base no raciocínio clínico e no diagnóstico funcional. Caso seja possível a prática de atividade esportiva concomitantemente ao tratamento, cabe se informar sobre os planos de treinamento e competição e orientar a criança e os responsáveis. Convém traçar um plano terapêutico e descrever alguns objetivos e o prognóstico da reabilitação. Caso sejam necessários exercícios domiciliares ou a ajuda de responsáveis no manejo da lesão, devem ser apresentadas orientações claras e precisas e esclarecidas as possíveis dúvidas.

ABORDAGEM FISIOTERAPÊUTICA*
Prevenção

A prevenção de lesões esportivas vem ganhando cada vez mais espaço na prática clínica do(a) fisioterapeuta. De fato, existe um reconhecimento das lesões, particularmente decorrentes de traumatismos rodoviários e acidentes de transporte, como um problema de saúde global (nível de evidência 3)[3]. A carga (*burden*) associada à lesão é explicada pelo fato de as lesões poderem resultar em grande número de anos perdidos por morte prematura ou anos vividos com deficiência. Além disso, pode acontecer no esporte a interrupção prematura de uma carreira promissora. Nesse sentido, o resultado dessa crescente aceitação das lesões como um problema de saúde pública evitável é o aumento da demanda por uma política eficaz de prevenção de lesões em todo o mundo (nível de evidência 3)[3].

O programa preventivo pode ser elaborado adotando-se como ponto de partida as lesões mais frequentes em uma modalidade esportiva, além dos fatores associados. O programa com esse perfil mais conhecido talvez seja o FIFA 11+, desenvolvido para atletas de futebol (nível de evidência 5)[35]. Há a evidência de redução das lesões em crianças e jovens por meio de programas elaborados que seguem essa filosofia (níveis de evidência 2 e 4)[36-38]. Algumas publicações com nível de evidência alto se encontram disponíveis, como a revisão sistemática e metanálise publicada por Taylor et al. (2013) (nível de evidência 1)[39], revelando que programas preventivos voltados para reduzir a ocorrência de lesão do LCA (sem contato) são efetivos em atletas do sexo feminino, incluindo crianças e adolescentes. Curiosamente, Marshall et al. (2016) (nível de evidência 4)[40], além de reportarem que os programas de prevenção que se utilizam de treinamento neuromuscular são mais eficazes do que o aquecimento tradicional realizado em jovens no futebol, procederam a uma análise de projeção de custo financeiro.

Os autores concluíram que a implementação do programa de prevenção com treinamento neuromuscular evitaria cerca de 4.965 lesões e economizaria 2,7 milhões de dólares em uma temporada.

A literatura indica alguns fatores para o sucesso da implementação de programas preventivos (nível de evidência 5)[41]. Van Tiggelen et al. (2008) (nível de evidência 5)[41] apresentam um modelo que integra os diferentes aspectos e processos que interferem com a eficácia de uma medida preventiva potencial, como, por exemplo, a adesão ao programa de prevenção e a efetividade das intervenções elencadas. É interessante observar que a adesão do técnico parece ser maior quando ele trabalha com equipes compostas por adolescentes em comparação com os técnicos que lidam com equipes formadas por crianças (nível de evidência 2)[42].

Essa diferença não foi encontrada quando a análise da adesão foi feita em relação aos atletas (crianças × adolescentes) (nível de evidência 2)[42]. Nesse sentido, para a efetividade de programas de prevenção de lesões esportivas em crianças e adolescentes seria importante que o técnico participasse de maneira mais contundente em relação à necessidade das intervenções propostas.

Reabilitação

Os elementos do processo de reabilitação são escolhidos a partir dos achados da avaliação fisioterapêutica. O objetivo final é levar o paciente de volta ao nível de atividade desejado. Portanto, é necessário eliminar a dor e restabelecer a ADM, a força muscular, a coordenação e a resistência muscular (nível de evidência 5)[43].

---
*Veja no Anexo, no final deste livro, a definição dos níveis de evidência, sendo 1 o nível mais alto e 5 o mais baixo.

Capítulo 22 Lesões no Esporte

A reabilitação pode ser dividida nas três etapas seguintes:

1. **Fase aguda:** alguns dias a semanas.
2. **Fase de reabilitação:** de semanas a meses.
3. **Fase de retorno ao esporte:** algumas semanas a meses.

Essas etapas geralmente podem se sobrepor, dependendo da evolução clínica do paciente. Logo, o processo de avaliação é constante para a progressão dos objetivos terapêuticos.

Os principais objetivos dependem da fase da reabilitação e da lesão em si. Cada lesão tem características particulares e um processo de reabilitação específico. Para fins didáticos será utilizada como exemplo uma entorse de tornozelo para descrição das fases de reabilitação e do plano terapêutico.

Fase aguda

O objetivo do tratamento da lesão em fase aguda é restringir a formação de edema e prevenir ou aliviar a dor, de maneira a melhorar as condições para o tratamento subsequente e a cicatrização da lesão. O tratamento na fase aguda segue o método PRICE (proteção, repouso, gelo, compressão local e elevação do membro acometido). Mais recentemente, uma modificação sugere a substituição do repouso por *Optimal Loading* (carga ótima). O repouso implica inatividade, enquanto a atividade limitada, dependendo dos sintomas, pode ajudar na recuperação. Nesse caso, o acrônimo PRICE é substituído por POLICE (nível de evidência 5)[43,44]. No caso de lesões crônicas, é importante o controle de atividades que provoquem ou aumentem os sintomas.

Os pais devem ser claramente informados acerca das restrições de atividade física para garantir que a criança tenha o repouso indicado. Muitas vezes, a criança comparece para tratamento após a fase aguda. Cabe ao fisioterapeuta se certificar de coletar informações detalhadas sobre a presença e a duração do edema, o uso de medicação e a limitação em razão dos sintomas agudos, entre outras.

No caso de uma entorse de tornozelo, a fase aguda será tratada de acordo com os princípios PRICE. Os seguintes objetivos são importantes em qualquer programa de reabilitação nessa fase: diminuição do edema, da dor e da resposta inflamatória inicial e proteção da articulação, de modo que não se desenvolva uma resposta inflamatória secundária.

Fase de reabilitação

A fase de reabilitação tem por objetivo preparar a criança para o retorno a seu nível funcional prévio. Nessa fase, o objetivo principal é o restabelecimento da ADM, da força muscular, da potência, da resistência, da função neuromuscular e da função aeróbica, de modo que atividades funcionais completas e assintomáticas possam ser executadas no nível prévio à lesão. O melhor critério para avaliação da evolução clínica e da progressão dos exercícios é o monitoramento da dor, do edema e da qualidade de execução dos padrões de movimento.

Em caso de entorse do tornozelo, por exemplo, a ADM pode estar reduzida, principalmente a de flexão dorsal.

O alongamento de flexores dorsais e as mobilizações articulares podem ajudar a restabelecer a ADM. Uma vez alcançada a ADM e controlados o edema e a dor, o paciente está pronto para avançar para a fase de fortalecimento da reabilitação (nível de evidência 5)[45].

O fortalecimento dos músculos enfraquecidos é essencial para a recuperação rápida e é uma medida preventiva contra a recidiva, começando com exercícios isométricos realizados contra um objeto imóvel em quatro direções do movimento do tornozelo e progredindo para exercícios dinâmicos resistivos usando pesos de tornozelo ou faixas elásticas.

Os componentes de força de muitos programas de exercício seriam mais eficazes se realizados com a resistência manual assistida pelo clínico (nível de evidência 5)[46], principalmente no caso de crianças, que podem executar exercícios com dezenas de repetições com bandas elásticas, mas cuja musculatura-alvo está cansada ou com contração ineficiente. Recomenda-se que a resistência manual seja aplicada durante 3 a 5 segundos para 10 a 12 repetições em cada plano cardinal. Ao controlar o tempo em que uma contração máxima é mantida, o clínico pode ter a certeza de que a musculatura-alvo está se contraindo em um arco livre de dor. Como exercícios avançados, pode ser solicitado que a criança resista ao máximo às perturbações aplicadas aleatoriamente.

A lesão pode ainda resultar em comprometimento neuromuscular, sendo necessária uma força adequada para alcançar os padrões de movimento normais. Enquanto os sujeitos exercem exercícios de flexibilidade e força, além de observar o desenvolvimento de padrões motores corretos, o fisioterapeuta deve analisar a capacidade de realizar múltiplas tarefas. Recuperar a força bilateralmente é outro importante objetivo para a prevenção de lesões futuras, uma vez que a redução da atividade durante o período agudo e/ou de imobilização (se for o caso) pode ter efeitos no lado não acometido. Alterações de equilíbrio, caso sejam detectadas na avaliação, devem ser abordadas como metas do processo de reabilitação (nível de evidência 5)[47]. Um exemplo de progressão consiste em realizar o exercício de equilíbrio da posição bipodal para a unipodal, de olhos abertos para fechados, de superfície firme para superfície macia e superfície irregular ou em movimento. A assimetria da força muscular é outro fator que merece atenção e, no caso da entorse do tornozelo, o equilíbrio entre a força de músculos eversores e inversores deve ser um objetivo terapêutico (nível de evidência 5)[48].

A aplicação de exercícios funcionais específicos é importante para impor estresse ao tecido em remodelação. O princípio da adaptação específica à demanda imposta (DID) é útil para a progressão funcional (nível de evidência 5)[49]. As atividades e tensões impostas ao tecido devem ser específicas. Logo, o desenvolvimento dos níveis mais elevados da reabilitação deve incorporar um conhecimento prático da atividade específica. Se o conhecimento do fisioterapeuta sobre a atividade específica é limitado, deve-se contar com uma equipe multidisciplinar ou estabelecer parceria com o treinador para a incorporação de exercícios mais específicos e direcionados ao retorno ao esporte. As atividades de reabilitação de fase avançada devem objetivar a recuperação da função normal. Isso inclui exercícios específicos, como aqueles que serão realizados durante o esporte.

A documentação do progresso e a avaliação precisa ao longo do processo tornam mais fácil o registro de metas para a criança e para os pais, ao mesmo tempo que fornecem dados quantitativos para a equipe multidisciplinar.

Embora seja necessário um modelo básico para a reabilitação das lesões, cabe lembrar que os indivíduos respondem de maneiras diferentes aos exercícios. Portanto, cada programa precisa ser modificado para atender às necessidades do indivíduo.

Se o processo de reabilitação for efetivo e a criança recuperar a ADM, força, função proprioceptiva e controle motor nos níveis prévios à lesão, o risco de outra lesão estará reduzido. Se o processo de reabilitação não estiver completo ou se não forem abordadas possíveis causas relativas às lesões, a criança terá o risco de uma nova lesão. Além dos sintomas e dos efeitos da lesão em si, o processo de reabilitação deve sempre tratar as possíveis causas ou, mais especificamente, os fatores de risco e/ou associados à lesão.

Retorno ao esporte

A decisão de retorno à prática esportiva após o processo de reabilitação é complexa, pois envolve diversos profissionais, especialmente em caso de atletas de alto rendimento (p. ex., médico, fisioterapeuta, técnico, preparador físico, atleta), e assertiva, uma vez que pode colocar em risco a saúde da criança. Para auxiliar essa decisão, vêm sendo desenvolvidas algumas normas que envolvem uma série de critérios a serem testados e seguidos. Como as lesões de MMII são as mais comuns, a determinação dessas normas acaba sendo desenvolvida inicialmente para esse fim.

Quando a criança ainda está no processo de reabilitação de lesões dos MMII, antes de iniciar a transição para o esporte o fisioterapeuta deve assegurar que[50]:

- A dor e o edema estão ausentes em todas as atividades praticadas pela criança.
- A ADM está restabelecida em comparação com o lado contralateral, e a força muscular atingiu ao menos 85% em relação ao lado não comprometido.
- Algumas escalas funcionais com boas propriedades psicométricas, como *International Knee Documentation Committee Subjective Knee Function Instrument* (IKDC), *Hip Outcome Score* (HOS) e *Foot and Ankle Ability Measure* (FAAM), devem ser aplicadas e os escores obtidos devem indicar um bom desempenho (> 85 pontos, por exemplo, quando o escore total é 100).
- A criança deve demonstrar um bom desempenho em testes funcionais, como o *Hop Test* (lembrando que em caso de lesão do LCA é indicada uma assimetria < 10% para alta)[51].
- A criança deve apresentar boa mecânica durante os gestuais típicos do esporte.

Assim que for definida a transição para a prática esportiva, o fisioterapeuta deverá reavaliar constantemente esses critérios para identificar o momento nesse processo em que a criança está apta à participação sem restrições no esporte[50]:

- A dor e o edema estão ausentes em todas as atividades praticadas pela criança.
- A ADM está restabelecida em comparação com o lado contralateral e a força muscular atingiu ao menos 90% em relação ao lado não comprometido.
- Algumas escalas funcionais com boas propriedades psicométricas, como IKDC, HOS e FAAM, devem ser aplicadas e os escores obtidos devem indicar um bom desempenho (> 85 pontos, por exemplo, quando o escore total é 100).
- A criança deve demonstrar bom desempenho em testes funcionais, como o *Hop Test* (a assimetria deve ser necessariamente < 10%), somado ao *Star Balance Excursion Test*[52] com a distância composta maior que 94 e/ou boa mecânica no teste do *Drop Jump*.
- A criança deve apresentar boa mecânica durante os gestuais típicos do esporte (simetria entre os lados, simetria na geração e absorção de forças e integração de múltiplos padrões de movimento adequados em situações inesperadas).

Quando a criança atinge todos esses critérios, ela pode receber alta do fisioterapeuta e seguir a rotina de treinos e competições com o técnico e o preparador físico.

Apesar de ainda não existir uma norma fundamentada para lesões de tronco e MMSS, recomenda-se a aplicação do mesmo raciocínio desenvolvido nesta seção.

CONSIDERAÇÕES FINAIS

A reabilitação de lesões esportivas em crianças representa um grande desafio para o fisioterapeuta. Garantir o retorno seguro às atividades esportivas, manter uma comunicação constante com os pais e informar à criança os objetivos do tratamento e os sintomas da lesão são condutas imprescindíveis para uma boa reabilitação. O fisioterapeuta deve ter sempre em mente as particularidades do corpo imaturo da criança e desenvolver um plano terapêutico ou preventivo com base em uma avaliação detalhada. Convém incluir atividades lúdicas, quando possível, e adotar uma linguagem de fácil entendimento. Apesar da escassez de relatos sobre as lesões esportivas na criança, testes e exercícios com evidência em atletas adultos podem auxiliar o raciocínio clínico e o desenvolvimento da intervenção fisioterapêutica.

Os fisioterapeutas têm papel importante no processo de prevenção e reabilitação de lesões esportivas. Hallquist et al. (2016) relataram que os fisioterapeutas que participaram de seu estudo acreditavam que as crianças que obtiveram maior sucesso na reabilitação foram aquelas que contaram com mais apoio em casa e que tinham grande confiança em si[2].

CASO CLÍNICO

Caso clínico 1 – Lesão de membro inferior

Apresentação do caso

Criança de 9 anos, sexo masculino, praticante de basquete, apresenta-se com queixa de dor bilateral nos joelhos. Os sintomas iniciaram há cerca de 1 mês. Continuou treinando desde que os sintomas começaram, mas tem reduzido sua participação nas atividades em virtude da dor. Relata que os sintomas são mais intensos no joelho direito. A mãe acompanha a criança e informa ter observado inchaço no joelho direito, onde colocou gelo algumas vezes, e que a criança relatou certo alívio da dor. A criança frequenta aulas de basquete duas vezes por semana, além de jogar futebol na escola. Informa que a dor piora caso continue correndo e que permanece por algum tempo mesmo quando ela interrompe a atividade. Informa que nos dias em que joga basquete e futebol os sintomas pioram e ela sente dor em repouso quando vai dormir. Informa dor para agachar, ajoelhar e descer escadas. Não recorda de nenhum trauma direto ou queda que possa estar relacionado com os sintomas.

O encaminhamento médico estabelece o diagnóstico de Osgood-Schlatter bilateral. Foram realizadas radiografias em anteroposterior e em perfil, as quais revelaram fragmentação da tuberosidade tibial e edema dos tecidos moles, achados consistentes com a síndrome de Osgood-Schlatter. Ao exame clínico, a criança apresenta postura com leve aumento de cifose torácica e sem sinais de alterações importantes. À palpação, apresenta dor bilateral nas tuberosidades tibiais, que informa reproduzir os sintomas. Nega dor nas demais estruturas/proeminências ósseas. Apresenta edema e aumento bilateral da temperatura, maior à direita. ADM passiva e ativa sem dor para flexão e extensão, porém reproduz os sintomas de dor na extensão resistida do joelho. Ao ser solicitada a realizar movimento que reproduza os sintomas, a criança executa agachamento unipodal, mas evita a flexão após cerca de 30 graus já com sinais de desconforto (expressão facial). A avaliação biomecânica do agachamento não foi realizada, uma vez que a criança apresenta dor e padrão alterado de movimento. Presença de encurtamento de isquiossurais (teste de elevação dos MMII) e flexores do quadril e quadríceps (teste de Thomas)[53].

Descrição da patologia

A síndrome de Osgood-Schlatter é definida como uma apofisite (inflamação da inserção tendínea) do tubérculo tibial causada por inflamação crônica e possível microavulsão do tendão da patela em seu ponto de inserção no tubérculo tibial[54]. Trata-se de uma condição que resulta de lesões repetidas e tração, o que provoca avulsão na junção osseotendinosa, em que o tendão patelar se

insere no centro secundário de ossificação da tuberosidade tibial[55].

O surgimento dessa patologia coincide com o desenvolvimento desse centro de ossificação, ocorrendo em crianças com idades entre 8 e 15 anos e sendo mais frequente em meninos. Uma etiologia traumática ou de uso excessivo também explica a incidência cinco vezes maior em adolescentes ativos nos esportes. Considera-se que seja causada por crescimento rápido dos ossos longos associado à tensão sobre o tendão da patela em razão das atividades esportivas.

O diagnóstico da doença de Osgood-Schlatter é fundamentado nos sinais clínicos e nos sintomas, como dor, calor, sensibilidade local aumentada e, geralmente, edema local e proeminência na área da tuberosidade da tíbia. Os pacientes comunicam uma dor que é exacerbada por atividades que envolvam corrida, salto e agachamento. A dor também pode seguir-se a um período prolongado na posição sentada com os joelhos flexionados. Quase todos os pacientes continuam praticando todas as atividades[56].

Raciocínio clínico

Com base nas informações obtidas na avaliação, o fisioterapeuta conclui tratar-se de síndrome de Osgood-Schlatter bilateral.

Objetivo terapêutico

O primeiro objetivo é a redução da dor e do edema, seguida de fortalecimento do quadríceps, correção de possíveis desequilíbrios musculares e retorno progressivo às atividades.

Plano terapêutico

- Sessões de fisioterapia três vezes por semana com orientação de crioterapia domiciliar.
- A dor pode ser diminuída por meio de crioterapia e limitação da atividade física.
- Foi sugerido o afastamento da criança por 6 a 8 semanas com retorno gradual à participação sem restrições[55].
- O tratamento conservador da fisioterapia combinado à restrição de atividades físicas parece ser mais efetivo do que a restrição isolada de atividades físicas[57].

Tratamento

Foi realizado reforço de quadríceps com exercícios inicialmente isométricos, seguidos de concêntricos e excêntricos, e de cadeia aberta com evolução para cadeia fechada. A carga foi definida a partir da tolerância da criança a essas atividades, e a progressão dependia da qualidade nos padrões de movimento. Após algumas sessões sem dor foi possível realizar o teste do agachamento unipodal, sendo identificado padrão de movimento com valgismo dinâmico. Com base nesses achados, novos exercícios de fortalecimento de glúteo e fortalecimento específico do músculo vastomedial (VMO) oblíquo foram adicionados ao plano terapêutico. O fortalecimento do VMO foi pesquisado em pacientes com síndrome da dor patelofemoral, mas a eficácia específica dos exercícios não foi pesquisada para pacientes com doença de Osgood-Schlatter. Em virtude da etiologia dessa doença, o movimento patelar alterado pode aumentar ou alterar a força exercida sobre a tuberosidade tibial pelo tendão da patela durante a contração do quadríceps[58]. Foram realizados exercícios de alongamento dos flexores do quadril e do joelho e dos extensores do joelho. O alongamento foi inicialmente executado de maneira estática com baixa intensidade para evitar dor antes de progredir para alongamento dinâmico ou facilitação neuromuscular proprioceptiva. Atividades funcionais, como corrida em zigue-zague, saltos e aceleração e desaceleração, só foram incluídas após 7 semanas, quando não havia sinais de dor e edema, e a criança apresentava boa qualidade dos padrões de movimento no agachamento uni e bipodal.

Para o retorno ao esporte foi elaborado um plano que consistia em aulas de basquete uma vez por semana, inicialmente, com aumento progressivo do volume e da participação. O paciente teve alta após 8 semanas de tratamento com retorno total às atividades físicas. A criança foi orientada a manter o alongamento e o reforço do quadríceps duas vezes por semana. Os pais foram orientados a notificar qualquer retorno dos sintomas ao fisioterapeuta. Uma nova avaliação para acompanhamento foi agendada para 4 semanas após o retorno às atividades e a criança se apresentou assintomática (Figura 22.17).

Caso clínico 2 – Lesão de membro superior

Apresentação do caso

Criança de 7 anos, praticante de ginástica, caiu de uma altura cerca de 2 metros e se apoiou no braço direito com a mão espalmada. Apresentando dor intensa, chorando e mantendo o braço protegido junto ao tronco, foi levada para atendimento de emergência. Durante a avaliação inicial foram observados deformidade entre o terço médio/distal do antebraço, edema e dor à palpação, bem como inabilidade em realizar pronação e supinação. Não havia sinais de lesão neural. Após as radiografias, foi confirmado o diagnóstico de fratura em galho verde de rádio e ulna. Diante da pequena angulação da fratura, não foi necessário realinhamento. Foi realizada imobilização com gesso, programada para 5 semanas. Um novo estudo radiográfico, após 2 semanas, foi realizado para acompanhamento, verificando-se que o alinhamento não foi alterado. Após 5 semanas de imobilização a criança apresentava consolidação da região da fratura e o gesso foi removido.

Diante da demanda como praticante de ginástica, a criança foi encaminhada para fisioterapia para restabelecer a ADM e a força muscular. Ao ser examinada, a criança informa que sente dor ao realizar extensão de punho e apresenta redução da ADM de flexão e extensão e desvios radial e ulnar. Em comparação com o lado não afetado, apresenta redução da preensão palmar e dos demais movimentos resistidos (pronação e supinação, extensão e flexão de punho e dedos). A musculatura apresenta contornos mal definidos com certa redução de tônus em comparação com o lado contralateral.

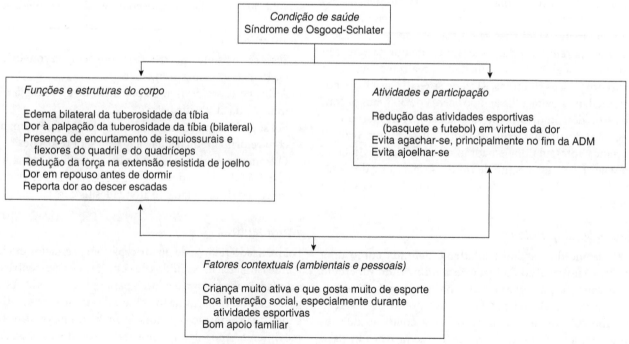

Figura 22.17 Síndrome de Osgood-Schlatter.

Descrição da lesão

As fraturas de antebraço são responsáveis por 30% das fraturas em crianças. As fraturas em galho verde são fraturas incompletas de ossos longos e podem ser comparadas à quebra incompleta de um ramo verde flexível de uma árvore ao ser dobrado. Geralmente são observadas em crianças pequenas, mais comumente em menores de 10 anos de idade, e afetam principalmente o antebraço e a perna. Essas fraturas são distintas das fraturas de tórus[59,60] e ocorrem quando a força aplicada a um osso resulta na flexão deste. A força de flexão aplicada não quebra o osso completamente, e a superfície côncava do osso curvado permanece intacta.

A criança apresenta dor à palpação, edema e deformidade. Pode haver lesão neural de nervos adjacentes à fratura. O diagnóstico pode ser confirmado por meio de radiografia. Em virtude da capacidade de remodelação das crianças, as pontas fraturadas não precisam estar em contato total e o encaixe não deve ser necessariamente perfeito[61]. Desvios são aceitáveis – cerca de 15 a 30 graus – conforme as características do osso, a localização da fratura e a idade da criança. O tempo de cicatrização da fratura em galho depende da gravidade da fratura, do osso envolvido, da idade e da saúde geral da criança. Normalmente, a fratura em galho verde pode curar-se completamente em 30 a 60 dias.

Raciocínio clínico

A imobilização do punho provocou rigidez da articulação, redução da ADM e fraqueza muscular em razão da inatividade.

Objetivo terapêutico

Restabelecer a funcionalidade da criança após a imobilização. Nesse caso, como a criança é praticante de ginástica, a ADM de punho e o restabelecimento da força muscular são primordiais para o retorno seguro ao esporte. Especial atenção foi dada à extensão de punho, necessária para atividades como a parada de mão, um dos elementos básicos da ginástica, principalmente porque se trata de um movimento em cadeia fechada e o mau alinhamento do punho pode acarretar compensações nas articulações do cotovelo e do ombro.

Plano terapêutico

Sessões de fisioterapia três vezes por semana e fisioterapia domiciliar, seguindo uma série de exercícios que deveriam ser executados todos os dias com a supervisão dos pais.

A progressão clínica depende da evolução da criança, a princípio com exercícios de musculaturas isoladas, evoluindo para exercícios mais funcionais e específicos da ginástica.

Tratamento

Inicialmente foram realizados alongamentos estáticos de flexores e extensores do punho e dos dedos, seguidos de exercícios com *thera web* e massinha para fortalecimento da musculatura intrínseca da mão e dos dedos. O alongamento PNF foi utilizado para aumento da ADM de flexão e extensão do punho e pronação e supinação[62]. Para isso era solicitada a contração isométrica do músculo antagonista, seguida de alongamento da musculatura-alvo. Foram realizadas mobilizações articulares de punho, inicialmente de grau II, e progressivamente foi incluído o grau III de Maitland, com o objetivo de estimular o processo de remodelamento tecidual, diminuindo a proliferação de tecido fibrótico e reduzindo a formação de pontes cruzadas de colágeno e de adesões do tendão aos tecidos que o cercam. Essas terapias aumentavam a ADM da articulação e a tolerância da criança para as atividades funcionais e movimentos resistidos.

Entre as atividades funcionais, a criança realizou postura de quatro apoios com punho em neutro, em flexão e extensão (mesmo que com certo grau de flexão de cotovelo devido à limitação da ADM de extensão), fortalecimento de flexores e extensores do punho com bandas elásticas, movimentos de servir água em uma garrafa (para melhora da pronação e da supinação), agarrar e arremessar bolas (trabalhando o movimento de flexão e extensão do punho) e se pendurar em corda (para melhora da preensão palmar).

Sempre que possível, um componente lúdico e desafiador era incluído nos exercícios (p. ex., corrida de carrinho de mão ou competição para lançar a bola mais longe).

O número de repetições e a carga dos exercícios aumentavam progressivamente de acordo com a tolerância da criança. Na quarta semana de tratamento foram incluídos movimentos mais específicos da ginástica, como parada de mão em superfície instável, atividades em suspensão na barra e atividades de impacto, reproduzindo o movimento de proteção dos movimentos dos MMSS em caso de queda. As sessões foram mantidas três vezes por semana durante 5 semanas. O retorno às atividades de ginástica foi iniciado após 2 semanas, a princípio com restrição para todas as atividades de apoio dos MMSS e suspensão. Após 5 semanas as atividades de suspensão e apoio foram incluídas progressivamente no treino de ginástica. Após 8 semanas a criança se apresentava assintomática e com ADM de movimento e força muscular semelhantes às do membro contralateral e recebeu alta (Figura 22.18).

Agradecimentos

Agradecemos a Camila Silva de Melo por ter aceitado atuar como modelo dos testes apresentados neste capítulo.

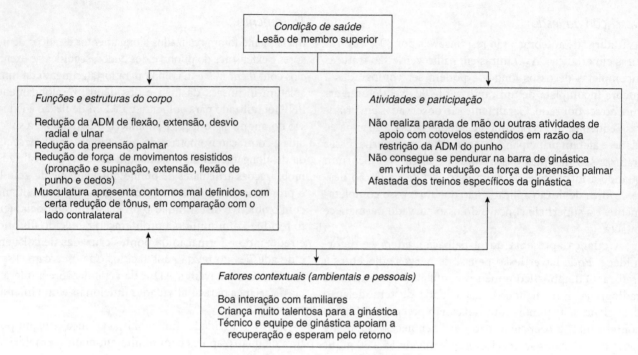

Figura 22.18 Lesão de membro superior.

Referências

1. Chéron C, Le Scanff C, Leboeuf-Yde C. Association between sports type and overuse injuries of extremities in children and adolescents: a systematic review. Chiropractic & Manual Therapies. 2016;24(1):41.
2. Hallquist C, Fitzgerald UT, Alricsson M. Responsibility for child and adolescent's psychosocial support associated with severe sports injuries. Journal of Exercise Rehabilitation. 2016;12(6):589.
3. Finch CF, Shee AW, Clapperton A. Time to add a new priority target for child injury prevention? The case for an excess burden associated with sport and exercise injury: population-based study. BMJ Open. 2014;4(7):e005043.
4. Shanmugam C, Maffulli N. Sports injuries in children. British Medical Bulletin. 2008;86(1):33-57.
5. Caine D, Maffulli N, Caine C. Epidemiology of injury in child and adolescent sports: injury rates, risk factors, and prevention. Clinics in Sports Medicine. 2008;27(1):19-50.
6. McKay MJ, Baldwin JN, Ferreira P et al. Reference values for developing responsive functional outcome measures across the lifespan. Neurology. 2017;88(16):1512-1519.
7. Gillet B, Begon M, Sevrez V, Berger-Vachon C, Rogowski I. Adaptive alterations in shoulder range of motion and strength in young tennis players. Journal of Athletic Training. 2017;52(2):137-144.
8. Clarsen B, Rønsen O, Myklebust G, Flørenes TW, Bahr R. The Oslo Sports Trauma Research Center questionnaire on health problems: a new approach to prospective monitoring of illness and injury in elite athletes. Br J Sports Med. 2014;48(9):754-760.
9. Briem K, Jónsdóttir KV, Árnason Á, Sveinsson Þ. Effects of sex and fatigue on biomechanical measures during the drop-jump task in children. Orthopaedic Journal of Sports Medicine. 2017;5(1):2325967116679640.
10. Pappas E, Shiyko MP, Ford KR, Myer GD, Hewett TE. Biomechanical deficit profiles associated with ACL injury risk in female athletes. Medicine and Science in Sports and Exercise. 2016; 48(1): 107-113.
11. Timpka T, Jacobsson J, Bickenbach J, Finch CF, Ekberg J, Nordenfelt L. What is a sports injury? Sports Medicine. 2014;44(4):423-428.
12. Alexander MA, Matthews DJ, Murphy KP. Pediatric rehabilitation: principles and practice. Demos Medical Publishing; 2015.
13. von Baeyer CL. Children's self-reports of pain intensity: scale selection, limitations and interpretation. Pain Research and Management. 2006;11(3):157-162.
14. Monaghan GM, Hsu W-H, Lewis CL, Saltzman E, Hamill J, Holt KG. Forefoot angle at initial contact determines the amplitude of forefoot and rearfoot eversion during running. Clinical Biomechanics. 2014;29(8):936-942.
15. Willy RW, Davis IS. The effect of a hip-strengthening program on mechanics during running and during a single-leg squat. Journal of Orthopaedic & Sports Physical Therapy. 2011;41(9):625-632.
16. Bittencourt NF, Ocarino JM, Mendonça LD, Hewett TE, Fonseca ST. Foot and hip contributions to high frontal plane knee projection angle in athletes: a classification and regression tree approach. Journal of Orthopaedic & Sports Physical Therapy. 2012;42(12):996-1004.
17. Resende RA, Deluzio KJ, Kirkwood RN, Hassan EA, Fonseca ST. Increased unilateral foot pronation affects lower limbs and pelvic biomechanics during walking. Gait & Posture. 2015;41(2):395-401.
18. Backman LJ, Danielson P. Low range of ankle dorsiflexion predisposes for patellar tendinopathy in junior elite basketball players: a 1-year prospective study. The American Journal of Sports Medicine. 2011;39(12):2626-2633.
19. Mendonça LDM, Bittencourt NFN, Amaral GM, Diniz LS, Souza TR, Fonseca STd. A quick and reliable procedure for assessing foot alignment in athletes. Journal of the American Pediatric Medical Association. 2013;103(5):405-410.
20. Silva RS, Ferreira ALG, Nakagawa TH, Santos JE, Serrão FV. Rehabilitation of patellar tendinopathy using hip extensor strengthening and landing-strategy modification: Case report with 6-month follow-up. Journal of Orthopaedic & Sports Physical Therapy. 2015;45(11):899-909.
21. Huffman GR, Tibone JE, McGarry MH, Phipps BM, Lee YS, Lee TQ. Path of glenohumeral articulation throughout the rotational range of motion in a thrower's shoulder model. The American Journal of Sports Medicine. 2006;34(10):1662-1669.
22. Burkhart SS, Morgan CD, Kibler WB. The disabled throwing shoulder: spectrum of pathology Part I: pathoanatomy and biomechanics. Arthroscopy: The Journal of Arthroscopic & Related Surgery. 2003;19(4):404-420.
23. Harput G, Guney H, Toprak U, Kaya T, Colakoglu FF, Baltaci G. Shoulder-rotator strength, range of motion, and acromiohumeral distance in asymptomatic adolescent volleyball attackers. Journal of Athletic Training. 2016;51(9):733-738.

Capítulo 22 Lesões no Esporte

24. Ellenbecker T, Manske R, Davies G. Closed kinetic chain testing techniques of the upper extremities. Orthopaedic Physical Therapy Clinics of North America. 2000;9(2):219-230.

25. Taylor JB, Wright AA, Smoliga JM, DePew JT, Hegedus EJ. Upper-extremity physical-performance tests in college athletes. Journal of Sport Rehabilitation. 2016;25(2):146-154.

26. de Oliveira VM, Pitangui AC, Nascimento VY, da Silva HA, dos Passos MH, de Araújo RC. Test-retest reliability of the closed kinetic chain upper extremity stability test (CKCUEST) in adolescents: reliability of ckcuest in adolescents. International Journal of Sports Physical Therapy. 2017;12(1):125.

27. Tucci HT, Martins J, de Carvalho Sposito G, Camarini PMF, de Oliveira AS. Closed kinetic chain upper extremity stability test (CKCUES test): a reliability study in persons with and without shoulder impingement syndrome. BMC Musculoskeletal Disorders. 2014;15(1):1.

28. Campbell ST, Ecklund KJ, Chu EH, McGarry MH, Gupta R, Lee TQ. The role of pectoralis major and latissimus dorsi muscles in a biomechanical model of massive rotator cuff tear. Journal of Shoulder and Elbow Surgery. 2014;23(8):1136-1142.

29. Halder A, Zhao KD, O'Driscoll S, Morrey B, An K-N. Dynamic contributions to superior shoulder stability. Journal of Orthopaedic Research. 2001;19(2):206-212.

30. Hawkes DH, Alizadehkhaiyat O, Kemp GJ, Fisher AC, Roebuck MM, Frostick SP. Shoulder muscle activation and coordination in patients with a massive rotator cuff tear: an electromyographic study. Journal of Orthopaedic Research. 2012;30(7):1140-1146.

31. Amaral GM, Mendonca LD, Bittencourt NF. Avaliação pré-participação: como planejar intervenções preventivas. Vol 2: Profisio-Esportiva e Traumatologia-Ortopédica; 2012.

32. Andrade JA, Figueiredo LC, Santos TR, Paula AC, Bittencourt NF, Fonseca ST. Confiabilidade da mensuração do alinhamento pélvico no plano transverso durante o teste da ponte com extensão unilateral do joelho. Rev Bras Fisioter. 2012;16(4):268-274.

33. Burnham JM, Yonz MC, Robertson KE et al. Relationship of hip and trunk muscle function with single leg step-down performance: Implications for return to play screening and rehabilitation. Physical Therapy in Sport. 2016;22:66-73.

34. Demoulin C, Vanderthommen M, Duysens C, Crielaard J-M. Spinal muscle evaluation using the Sorensen test: a critical appraisal of the literature. Joint Bone Spine. 2006;73(1):43-50.

35. Bizzini M, Junge A, Dvorak J. Implementation of the FIFA 11+ football warm up program: how to approach and convince the Football associations to invest in prevention. Br J Sports Med. 2013:bjsports-2012-092124.

36. Emery C, Meeuwisse W. The effectiveness of a neuromuscular prevention strategy to reduce injuries in youth soccer: a cluster-randomised controlled trial. British Journal of Sports Medicine. 2010;44(8):555-562.

37. Steffen K, Myklebust G, Olsen OE, Holme I, Bahr R. Preventing injuries in female youth football–a cluster-randomized controlled trial. Scandinavian Journal of Medicine & Science in Sports. 2008;18(5):605-614.

38. Myklebust G, Engebretsen L, Braekken IH, Skjølberg A, Olsen O-E, Bahr R. Prevention of anterior cruciate ligament injuries in female team handball players: a prospective intervention study over three seasons. Clinical Journal of Sport Medicine. 2003;13(2):71-78.

39. Taylor JB, Waxman JP, Richter SJ, Shultz SJ. Evaluation of the effectiveness of anterior cruciate ligament injury prevention programme training components: a systematic review and meta-analysis. Br J Sports Med. 2013:bjsports-2013-092358.

40. Marshall DA, Lopatina E, Lacny S, Emery CA. Economic impact study: neuromuscular training reduces the burden of injuries and costs compared to standard warm-up in youth soccer. Br J Sports Med. 2016:bjsports-2015-095666.

41. Van Tiggelen D, Wickes S, Stevens V, Roosen P, Witvrouw E. Effective prevention of sports injuries: a model integrating efficacy, efficiency, compliance and risk-taking behaviour. British journal of sports medicine. 2008;42(8):648-652.

42. Sugimoto D, Mattacola CG, Bush HM et al. Preventive neuromuscular training for young female athletes: comparison of coach and athlete compliance rates. Journal of Athletic Training. 2017;52(1):58-64.

43. Engebretsen L, Laprade R, McCrory P, Meeuwisse W. The IOC manual of sports injuries: an illustrated guide to the management of injuries in physical activity. John Wiley & Sons; 2012.

44. Bleakley C, Glasgow P, MacAuley D. PRICE needs updating, should we call the POLICE? British Association of Sport and Excercise Medicine; 2011.

45. Balduini FC, Vegso JJ, Torg JS, Torg E. Management and rehabilitation of ligamentous injuries to the ankle. Sports Medicine. 1987;4(5):364-380.

46. Mattacola CG, Dwyer MK. Rehabilitation of the ankle after acute sprain or chronic instability. Journal of Athletic Training. 2002; 37(4):413.

47. Hintermann B. Biomechanics of the unstable ankle joint and clinical implications. Medicine and Science in Sports and Exercise. 1999;31(7 Suppl):S459-469.

48. Wilkerson GB, Pinerola JJ, Caturano RW. Invertor vs. evertor peak torque and power deficiencies associated with lateral ankle ligament injury. Journal of Orthopaedic & Sports Physical Therapy. 1997;26(2):78-86.

49. Kegerreis S. The construction and implementation of functional progressions as a component of athletic rehabilitation. Journal of Orthopaedic & Sports Physical Therapy. 1983;5(1):14-19.

50. Schmitt L BR, Cherny C, Filipa A,, Harrison A PM, Smith T. Cincinnati Children's Hospital Medical Center: Evidence-based clinical care guideline for return to activity after lower extremity injury. Guideline 38, pages 1-13 , May 24, 2010. 2010.

51. Logerstedt D, Grindem H, Lynch A et al. Single-legged hop tests as predictors of self-reported knee function after anterior cruciate ligament reconstruction: the Delaware-Oslo ACL cohort study. The American journal of sports medicine. 2012;40(10):2348-2356.

52. Plisky PJ, Rauh MJ, Kaminski TW, Underwood FB. Star Excursion Balance Test as a predictor of lower extremity injury in high school basketball players. Journal of Orthopaedic & Sports Physical Therapy. 2006;36(12):911-919.

53. Magee DJ. Avaliação musculoesquelética. Manole; 2010.

54. Adirim TA, Cheng TL. Overview of injuries in the young athlete. Sports Medicine. 2003;33(1):75-81.

55. Gholve PA, Scher DM, Khakharia S, Widmann RF, Green DW. Osgood Schlatter syndrome. Current Opinion in Pediatrics. 2007; 19(1):44-50.

56. Vaishya R, Azizi AT, Agarwal AK, Vijay V. Apophysitis of the tibial tuberosity (Osgood-Schlatter disease): a review. Cureus. 2016;8(9).

57. Gerulis V, Kalesinskas R, Pranckevicius S, Birgeris P. Importance of conservative treatment and physical load restriction to the course of Osgood-Schlatter's disease. Medicina (Kaunas, Lithuania). 2004; 40(4):363-369.

58. Coqueiro KRR, Bevilaqua-Grossi D, Bérzin F, Soares AB, Candolo C, Monteiro-Pedro V. Analysis on the activation of the VMO and VLL muscles during semisquat exercises with and without hip adduction in individuals with patellofemoral pain syndrome. Journal of Electromyography and Kinesiology. 2005;15(6):596-603.

59. Pountos I, Clegg J, Siddiqui A. Diagnosis and treatment of greenstick and torus fractures of the distal radius in children: a prospective randomised single blind study. Journal of Children's Orthopaedics. 2010;4(4):321-326.

60. Randsborg P-H, Sivertsen EA. Distal radius fractures in children: substantial difference in stability between buckle and greenstick fractures. Acta Orthopaedica. 2009;80(5):585-589.

61. Noonan KJ, Price CT. Forearm and distal radius fractures in children. Journal of the American Academy of Orthopaedic Surgeons. 1998;6(3):146-156.

62. Sharman MJ, Cresswell AG, Riek S. Proprioceptive neuromuscular facilitation stretching. Sports Medicine. 2006;36(11):929-939.

Fisioterapia Pneumofuncional

Seção IV

Avaliação da Capacidade Funcional

Danielle Vieira Rocha Soares
Dayane Montemezzo

23

CLASSIFICAÇÃO INTERNACIONAL DE FUNCIONALIDADE, INCAPACIDADE E SAÚDE

Em 2001, a Organização Mundial da Saúde (OMS) publicou a Classificação Internacional de Funcionalidade, Incapacidade e Saúde (CIF), na qual propôs um modelo conceitual sobre a funcionalidade e incapacidade humanas que promoveu uma compreensão mais ampla desses conceitos na área da reabilitação.

Estruturalmente, a CIF é constituída por duas partes, cada uma com dois componentes. A primeira parte, denominada funcionalidade e incapacidade, abrange os componentes funções e estruturas do corpo e atividades e participação. A segunda se refere aos fatores contextuais e inclui os componentes fatores ambientais e fatores pessoais. Na CIF, a funcionalidade envolve a inter-relação dinâmica de todos esses componentes. Por outro lado, a incapacidade abrange as manifestações de uma condição de saúde, como prejuízos das funções ou estruturas do corpo (deficiências), dificuldades no desempenho de tarefas cotidianas e/ou restrições da participação do indivíduo na sociedade. A funcionalidade e a incapacidade são entendidas como aspectos complementares da saúde e, desse modo, a CIF se mostra como uma classificação da funcionalidade humana e não meramente dos componentes da incapacidade.

Além disso, as experiências relativas à funcionalidade e à incapacidade vivenciadas pelos indivíduos são influenciadas, também, pelos fatores ambientais, como facilitadores ou barreiras, e os fatores intrínsecos, ambos capazes de influenciar o desempenho de ações e tarefas. Portanto, na área da reabilitação, o modelo proposto pela CIF está fundamentado em uma concepção biopsicossocial da funcionalidade humana, a qual incorpora a interação das dimensões biomédica, psicológica e social no processo de saúde com igual relevância, sem hierarquizá-las.

A Figura 23.1 apresenta os diferentes componentes da classificação, bem como a interação estabelecida entre eles de acordo com o modelo da OMS.

Atualmente, esse modelo tem sido gradativamente mais empregado tanto por fisioterapeutas clínicos na assistência em pediatria como por pesquisadores da área. No entanto, a escassez de instrumentos de avaliação que possibilitem

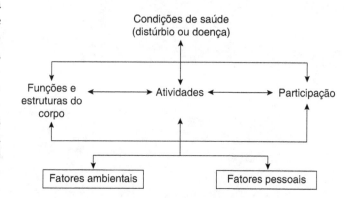

Figura 23.1 Interação entre os componentes da CIF. (Classificação Internacional de Funcionalidade, Incapacidade e Saúde, 2003:30.)

Capítulo 23 Avaliação da Capacidade Funcional

a avaliação da funcionalidade na perspectiva desse modelo dificulta sua aplicação. Além disso, por meio de 1.454 categorias, a CIF possibilita que a funcionalidade humana seja abordada de maneira extremamente abrangente e completa. Contudo, esse aspecto representa, também, um dos maiores desafios para seu uso prático. Nesse contexto, têm sido propostos e validados *core sets* para diferentes condições e saúde. O objetivo dos *core sets* da CIF consiste na seleção de um número mínimo de categorias da classificação que sejam significativas para determinada condição de saúde. Dentro do conhecimento disponível, até o presente momento, os *core sets* foram propostos apenas para crianças com diagnóstico de paralisia cerebral, transtorno de déficit de atenção com hiperatividade e autismo. Os *core sets* existentes para indivíduos com disfunções cardiorrespiratórias crônicas não foram destinados à população pediátrica. Desse modo, neste capítulo será utilizado o modelo teórico da CIF para propor os componentes da funcionalidade e os instrumentos de avaliação que podem ser utilizados para a avaliação de crianças com disfunções cardiorrespiratórias (Quadro 23.1).

Quadro 23.1 Classificação Internacional de Funcionalidade, Incapacidade e Saúde para Crianças e Jovens (CIF-CJ)

> A Classificação Internacional de Funcionalidade, Incapacidade e Saúde para Crianças e Jovens (CIF-CJ) foi aprovada pela OMS como uma classificação "derivada", com base na CIF, para documentar detalhadamente aspectos da funcionalidade de crianças e jovens. No entanto, na Reunião Anual da Rede da Família de Classificações Internacionais da OMS, realizada em outubro de 2010 na cidade de Toronto, no Canadá, foi aprovada a fusão da CIF-CJ à CIF. Os itens adicionais da CIF-CJ serão incluídos durante o processo de atualização contínua da CIF a fim de otimizá-la. Esse processo de fusão terá implicações para a própria classificação e sua manutenção, porém será muito importante para ampliar a cobertura e o uso da CIF nas diferentes fases e transições ao longo da vida, incluindo a infância
>
> Maiores informações sobre o processo de fusão poderão ser obtidas no endereço eletrônico: http://www.who.int/classifications/icf/whoficresolution2012icfcy.pdf

Fonte: Classificação Internacional de Funcionalidade, Incapacidade e Saúde, 2015:307.

DEFICIÊNCIAS, LIMITAÇÕES DE ATIVIDADES E RESTRIÇÕES DA PARTICIPAÇÃO EM CRIANÇAS COM DISFUNÇÕES CARDIORRESPIRATÓRIAS

As manifestações das condições de saúde das crianças com disfunções cardiorrespiratórias agudas ou crônicas abrangem as deficiências, as dificuldades no desempenho das tarefas cotidianas e/ou as restrições na participação social, o que caracteriza determinado grau de funcionalidade e incapacidade. Assim, de acordo com a idade e o nível de controle das disfunções cardiorrespiratórias, as crianças manifestam piora dos sinais de desconforto respiratório, fadiga, limitação das atividades cotidianas, prejuízos no desempenho cognitivo, distúrbios no sono e distúrbios emocionais.

Para facilitar a compreensão, elaboramos o exemplo de um caso de uma criança com asma grave, conforme modelo da CIF (Quadro 23.2).

AVALIAÇÃO FISIOTERAPÊUTICA

Os pressupostos teóricos do modelo da CIF recomendam que sejam empregados procedimentos que avaliem desfechos funcionais, envolvendo tanto as habilidades individuais de realizar tarefas específicas e atividades de vida diária (AVD) como aquelas de participação nas situações da sociedade. Além disso, destaca-se a importância da investigação dos fatores pessoais e ambientais que podem atuar como facilitadores ou barreiras à funcionalidade da criança a ser avaliada.

A utilização desse modelo possibilita ao fisioterapeuta identificar as capacidades e as limitações da criança nos três níveis que envolvem a saúde e desenvolver uma abordagem centrada na criança e em sua família, considerando o mesmo grau de importância para todos os componentes da funcionalidade. Essa abordagem possibilita que a avaliação tenha maior sucesso para atender os objetivos específicos de cada criança e de sua família, levando em conta as capacidades e limitações relatadas pelos pais, familiares, cuidadores e/ou pela própria criança.

Quadro 23.2 Exemplo do impacto de uma condição de saúde nos diferentes componentes da funcionalidade em uma criança com asma

Condição de saúde Asma grave parcialmente controlada				
Estrutura e função do corpo	Atividade	Participação	Fatores ambientais	Fatores pessoais
Dispneia, sibilos inspiratórios e expiratórios, tosse crônica, desconforto respiratório, função pulmonar < 80% do previsto, sono agitado	Limitação para caminhar rápido, correr e saltar	Não participa das aulas de educação física na escola nem anda de bicicleta com os amigos Isolamento (evita contato com outras crianças da mesma idade)	Piora dos sintomas quando em contato com poeira e evita contato com animais domésticos	Menino, 9 anos, estudante Usa broncodilatador de longa duração e de resgate, história familiar positiva, história de atopia

Com base nessa premissa, são apresentados no Quadro 23.3 instrumentos de avaliação que podem ser utilizados em crianças com disfunções cardiorrespiratórias de acordo com cada componente da funcionalidade que se propõe avaliar. No entanto, cabe ressaltar que a escolha por um ou mais procedimentos/métodos de avaliação depende das especificidades de cada criança e do contexto em que ela está inserida. Além disso, é importante registrar informações da história clínica e dos fatores contextuais por meio de roteiros de avaliação, de acordo com a condição de saúde da criança, que contemple a anamnese (condições socioambientais e do domicílio, número de cômodos, ventilação, insolação, saneamento básico; histórico de alergias e atopias; rotina da criança em relação às atividades cotidianas, como alimentação, sono, escola e animais de estimação; antecedentes familiares, nutricionais e maternos) e o exame físico geral e específico do sistema cardiorrespiratório.

Cabe ao fisioterapeuta ter conhecimento das características próprias e específicas das diferentes fases da infância, pois as particularidades do crescimento e do desenvolvimento neurossensoriomotor durante a infância influenciam a escolha dos procedimentos de avaliação. Há de se considerar ainda o nível de atenção hospitalar, ambulatorial, domiciliar ou comunitário para a definição dos instrumentos mais adequados.

Adicionalmente, no Quadro 23.3 são apresentados os instrumentos de avaliação que podem ser utilizados para avaliação da qualidade de vida de crianças com disfunções cardiorrespiratórias. Dentro do modelo conceitual da CIF, a qualidade de vida é considerada um construto de "bem-estar subjetivo" e lida com o que as pessoas "sentem" sobre sua condição de saúde ou suas consequências.

ESTRUTURA E FUNÇÃO DO CORPO

Nesta seção serão descritos os instrumentos que podem ser utilizados para avaliação de desfechos no nível das funções e estruturas do corpo em pediatria.

Função pulmonar

O espirômetro é o instrumento mais utilizado para avaliação da função pulmonar, possibilitando medir o volume de ar inspirado e expirado e os fluxos respiratórios, sendo útil para a análise dos dados derivados da manobra expiratória forçada. Os valores numéricos encontrados no exame de função pulmonar devem ser confrontados com os valores de referência para a população estudada. Os estudos que propuseram equações de referência para crianças e adolescentes brasileiros se encontram na Tabela 23.1.

Função dos músculos respiratórios

Dentre os testes para avaliação da função dos músculos respiratórios, a força e a *endurance* são duas propriedades fundamentais, descritas como a capacidade de gerar força máxima e a capacidade de manter uma tarefa muscular específica ao longo do tempo, respectivamente.

Pressões respiratórias máximas

A mensuração da força dos músculos respiratórios é realizada por meio de um manovacuômetro, equipamento capaz de aferir as pressões respiratórias máximas (PRM). Trata-se de um método de investigação que possibilita inferir as condições de força do grupo muscular inspiratório por meio da medida da pressão inspiratória máxima (PImáx), e do grupo muscular expiratório por meio da medida da pressão expiratória máxima (PEmáx). No contexto da pediatria,

Quadro 23.3 Instrumentos de avaliação da funcionalidade em crianças com disfunções cardiorrespiratórias

Estrutura e função do corpo	
Componentes da funcionalidade	**Instrumentos de avaliação**
Função pulmonar	Teste de função pulmonar (espirometria)
Função dos músculos respiratórios	Manovacuômetro (pressões respiratórias máximas) Instrumento de carga linear inspiratória (*endurance* muscular inspiratória)
Tolerância ao exercício	Teste de Esforço Cardiopulmonar Teste de Caminhada de 6 Minutos Teste do Degrau *Incremental Shuttle Walking Test* *20m-Shuttle Run Test* Teste de AVD Glittre pediátrico (T-Glittre-P)
Função dos músculos periféricos	Dinamômetro portátil (força de preensão manual)
Dispneia	Escala de Borg modificada *Children's Effort Rating Table* (CERT) *Children's OMNI Scale of Perceived Exertion* *Perceived Exertion Scale for Children* (PES-C) Escala Visual Analógica (EVA) legendada
Atividade e participação social	
Componentes da funcionalidade avaliados	**Instrumentos de avaliação**
Capacidade funcional	Teste de Esforço Cardiopulmonar Teste de Caminhada de 6 Minutos Teste do Degrau *Incremental Shuttle Walking Test* *20m-Shuttle Run Test* T-Glittre-P
Nível de atividade física diária	Medidas objetivas (acelerômetros) Medidas subjetivas (recordatórios e questionários)
Qualidade de vida	
Child Health Questionnaire (CHQ)	
Escala de Qualidade de Vida da Criança (AUQUEI – *Autoquestionnaire Qualité de Vie Enfant Imagé*)	
Pediatric Quality of Life (PedsQL) Asthma Module	
Pediatric Asthma Quality of Life Questionnaire (PAQLQ)	
DISABKIDS® – Cystic Fibrosis Module (DISABKIDS® – CFM)	

Fonte: adaptado de Athayde et al., 2010.

Capítulo 23 Avaliação da Capacidade Funcional

Tabela 23.1 Estudos que propuseram equações de referência para prova de função pulmonar em crianças e adolescentes brasileiros

Autores	Local	N	Idade	Variáveis com equações de referência
França et al. (2016)	Sete Lagoas-MG	195	4 a 6 anos	CVF, $VEF_{0,5}$, VEF_1, PFE, $FEF_{25\%-75\%}$
Burity et al. (2013)	Recife-PE	135	3 a 6 anos	CVF, $VEF_{0,5}$, VEF_1, PFE, $FEF_{25\%-75\%}$; VEF_1/CVF, $VEF_{0,5}$/CVF e $FEF_{25\%-75\%}$/CVF
Malozzi (1995)	São Paulo-SP	1.483	7 a 18 anos	CVF, VEF_1, $FEF_{25\%-75\%}$

CVF: capacidade vital forçada; $VEF_{0,5}$: volume expiratório forçado em 0,5 segundo; VEF_1: volume expiratório forçado no primeiro segundo; PFE: pico de fluxo expiratório; $FEF_{25\%-75\%}$: fluxo expiratório forçado com 25% a 75% da capacidade vital forçada.

a manovacuometria é importante para compreensão da evolução da força muscular respiratória no acompanhamento clínico ou no seguimento do desenvolvimento e do crescimento infantil. Dentre as medidas, a PImáx é mais sensível para situações de fraqueza muscular, e a PEmáx representa um parâmetro da habilidade de tosse e expectoração.

Para a população brasileira estão disponíveis diferentes equações de referência para aferição das PRM em crianças e adolescentes (Tabela 23.2), sendo importante considerar a faixa etária, o sexo e o tipo de manovacuômetro utilizado para a escolha da equação mais apropriada.

Endurance *muscular inspiratória*

A avaliação da *endurance* muscular inspiratória (EMI) em crianças e adolescentes é uma medida pouco explorada na literatura, inclusive para a população brasileira. Recentemente, Woszezenki et al. (2017) estabeleceram valores de referência para EMI a partir de dois protocolos com crianças e adolescentes brasileiros saudáveis na faixa etária de 4 a 18 anos. Para ambos os protocolos, foi utilizado um instrumento de carga linear inspiratória adaptado capaz de produzir $145cmH_2O$. No protocolo de carga incremental, com 294 participantes, foi utilizada uma carga fixa de 30% da PImáx com incremento de 10% a cada 2 minutos. Este protocolo fornece a carga máxima alcançada até a exaustão. No protocolo de carga máxima, com 250 participantes, foi utilizada uma carga fixa de 70% da PImáx e mensurado o tempo limite alcançado até a exaustão. Observou-se que a EMI avaliada pelo protocolo de carga incremental apresentou melhores resultados, sendo recomendado como modelo de escolha para avaliação da EMI entre crianças e adolescentes (Tabela 23.3).

Tolerância ao exercício

Teste de Esforço Cardiopulmonar (TECP)

O TECP consiste em um procedimento não invasivo considerado padrão-ouro para avaliação da tolerância ao exercício. Ele proporciona avaliação dinâmica da resposta integrada de diferentes sistemas (cardiovascular, pulmonar, metabólico, musculoesquelético, neuromuscular e hematopoético) durante o exercício, a qual pode ser utilizada para fornecer informações diagnósticas e prognósticas. O TECP envolve a análise dos gases expirados por meio de um sistema metabólico de análise de gases em adição ao monitoramento eletrocardiográfico e à mensuração da sa-

Tabela 23.2 Equações de referência para pressões respiratórias máximas para a população brasileira

Autores	Equação
da Rosa et al. (2017)	*Meninos* Log PImáx = 1,577 + (0,006 × massa corporal em kg) R^2 = 14,1% Log PEmáx = 1,282 + (0,409 × altura em metros) R^2 = 13,9% *Meninas* Log PImáx = 1,548 + (0,006 × massa corporal em kg) R^2 = 15,0% Log PEmáx = 1,524 + (0,012 × idade em anos) + (0,005 × massa corporal em kg) R^2 = 21,6%
Lanza et al. (2015)	*6 a 11 anos* PImáx = 37,458 – 0,559 + (idade em anos × 3,253) + (IMC × 0,843) + (idade em anos × sexo × 0,985) R^2 = 0,34 PEmáx = 38,556 + 15,892 + (idade em anos × 3,023) + (IMC × 0,579) + (idade em anos × sexo × 0,881) R^2 = 0,31 *12 a 18 anos* PImáx = 92,472 + (sexo × 9,894) + 7,103 R^2 = 0,27 PEmáx = 68,113 + (sexo × 17,022) + 6,46 + (IMC × 0,927) R^2 = 0,34 Sexo: 0 feminino; 1 masculino
Heinzmann-Filho et al. (2012)	*Meninas* PImáx = 14,226 – (0,551 × altura em cm) – (0,638 × massa corporal em kg) R^2 = 0,589; EPE = 14,579 PEmáx = 30,045 + (0,749 × massa corporal em kg) + (4,213 × idade em anos) R^2 = 0,515; EPE = 19,200 *Meninos* PImáx = 17,879 – (0,674 × altura em cm) – (0,604 × massa corporal em kg) R^2 = 0,586; EPE = 13,211 PEmáx = 47,417 + (0,898 × massa corporal em kg) + (3,166 × idade em anos) R^2 = 0,464; EPE = 18,670

R^2: coeficiente de determinação; EPE: erro padrão da estimativa; IMC: índice de massa corporal.

turação periférica da hemoglobina em oxigênio (SpO_2) e da pressão arterial (PA), tipicamente realizado durante teste progressivo máximo limitado por sintomas em cicloergômetro ou esteira. O Quadro 23.4 apresenta as principais variáveis obtidas por meio do TECP.

A mensuração do VO_2máx (consumo de oxigênio máximo) por meio do TECP limitado por sintomas é considerada

Tabela 23.3 Equações de referência para EMI nos protocolos de carga incremental e carga constante

Protocolo de carga incremental
IME $(cmH_2O) = -23,861 + [PImáx \times 0,645] + [idade \times 1,493]$ $R^2 = 0,657$; EPE = 14,297
Protocolo de carga constante
IME (s) = 1.195,881 [idade $\times$ 77,406] − [altura $\times$ 8,998] $R^2 = 0,151$; EPE = 393,447

R^2: coeficiente de determinação; EPE: erro padrão da estimativa.

Quadro 23.4 Principais variáveis medidas de maneira não invasiva durante TECP

Variáveis	Parâmetros obtidos
Carga	Carga de trabalho
Metabólicas	VO_2, VCO_2, R, LA, relação VO_2/carga de trabalho
Cardiovasculares	FC, PA, ECG, VO_2/FC
Respiratórias	VE, VC, FR, VE/VVM, $PETO_2$, $PETCO_2$
Relacionadas com a troca de gases pulmonares	SpO_2, VE/VO_2, VE/VCO_2

Fonte: adaptado de Weisman e Zeballos, 2001:685.
VO_2 = volume de oxigênio consumido por minuto; VCO_2 = volume de dióxido de carbono produzido por minuto; R = razão de troca respiratória; LA = limiar anaeróbio; FC = frequência cardíaca; PA = pressão arterial; ECG = eletrocardiograma; VO_2/FC= pulso de oxigênio; VE = ventilação minuto; VC = volume corrente; FR = frequência respiratória; VVM = ventilação voluntária máxima; VE/VVM = reserva ventilatória; $PETO_2$ = pressão expirada de O_2; $PETCO_2$ = pressão expirada de CO_2; SpO_2 = saturação periférica de O_2; VE/VO_2 = equivalente ventilatório para o O_2; VE/VCO_2 = equivalente ventilatório para o CO_2.

o método padrão-ouro para a avaliação da capacidade de exercício, a qual se encontra frequentemente reduzida em crianças com doenças crônicas. Os resultados obtidos por meio do TECP são de grande importância para a otimização do tratamento e do manejo das condições de saúde, além de utilizados para a elaboração de programas de tratamento individualizados.

Vale lembrar que a dificuldade para obtenção de platô durante exercício progressivo de alta intensidade faz com que o VO_2 pico seja frequentemente utilizado nessa população. Outros parâmetros também podem ser usados como critério para determinação do teste máximo, como frequência cardíaca no VO_2 pico de pelo menos 95% de 195bpm e razão de troca respiratória de pelo menos 1, além de critérios subjetivos para um esforço máximo (suor e vermelhidão de face, entre outros).

Uma grande variedade de protocolos é empregada para realização do TECP em pediatria. Os protocolos em esteira permitem alcançar VO_2máx 5% a 11% maior do que aqueles realizados em cicloergômetro. No entanto, destaca-se que o cicloergômetro apresenta algumas vantagens, como possibilitar a quantificação direta da carga de trabalho, a produção de menor artefato (ruído) no eletrocardiograma, o menor custo e a maior segurança. Em crianças menores, a alta velocidade alcançada nos proto-

colos em esteira pode ser um fator restritivo. Em revisão sistemática sobre os valores de referência para o TECP em pediatria realizada por Blais et al., dos 34 estudos incluídos, 15 utilizaram cicloergômetro e 19, esteira. Para os estudos que adotaram o cicloergômetro, o protocolo de incremento de carga do tipo *stepwise* foi utilizado na maioria deles, enquanto em apenas cinco estudos foi usado protocolo do tipo rampa. Para a esteira, os protocolos utilizados foram bastante heterogêneos e incluíram: protocolo de Balke modificado, protocolo de Bruce e protocolos do tipo *stepwise* com incremento da inclinação, da velocidade ou de ambas.

A duração ideal do TECP em crianças varia entre 6 e 10 minutos. Desse modo, quando a criança aparenta ter tolerância ao exercício bastante reduzida, recomenda-se a realização de protocolos em que a taxa de trabalho seja aumentada lentamente. Não existe consenso quanto à idade mínima para a realização do TECP, mas é necessário que a criança seja capaz de entender as instruções e de cooperar com os procedimentos do teste. Na revisão sistemática de Blais et al., a idade mínima das crianças avaliadas mais frequentemente observada foi entre 5 e 6 anos. Weir et al., avaliaram crianças e adolescentes com fibrose cística com idade entre 7 e 14 anos e demonstraram que a aplicação do TECP com protocolo de rampa em cicloergômetro foi viável nessa faixa de idade.

No que diz respeito aos valores de referência para o TECP em pediatria, grande parte dos estudos avaliou VO_2máx ou pico, a ventilação minuto (VE) de pico e o equivalente ventilatório para o CO_2 (VE/VCO_2). No entanto, esses valores foram baseados em protocolos de exercícios heterogêneos, assim como diferentes fatores de maturação ou desenvolvimento foram utilizados para a normalização dos dados. Com base nessas limitações, Blanchard et al. (2018) propuseram valores de referência para 12 parâmetros submáximos e seis máximos obtidos por meio de TECP realizado em cicloergômetro com protocolo de rampa progressivo.

Teste de Caminhada de 6 Minutos (TC6')

Apesar de o TECP ser considerado o padrão-ouro para avaliação da tolerância ao exercício, sua aplicação se torna limitada em virtude do custo maior para sua realização e da exigência de profissionais especializados, além de não ser bem tolerado por alguns indivíduos. No contexto da pediatria, soma-se a isso a ausência de familiaridade da maioria das crianças com os ergômetros e os protocolos de teste utilizados, além da dificuldade de realização em crianças menores em razão da necessidade de adaptação dos equipamentos. Nesse contexto, os testes de campo, entre os quais o Teste de Caminhada de 6 Minutos (TC6'), são uma alternativa para avaliação da tolerância ao exercício nas crianças quando não é possível a realização do TECP ou mesmo como uma forma complementar de

Capítulo 23 Avaliação da Capacidade Funcional

avaliação. Por meio dos testes de campo, é possível avaliar as respostas dos diferentes sistemas envolvidos no exercício de maneira integrada.

O TC6' consiste em um teste submáximo, simples, seguro e de baixo custo que possibilita a mensuração da distância percorrida durante 6 minutos. Para sua realização são necessários um local de fácil acesso a serviços de emergência e um avaliador treinado em técnicas de ressuscitação. A pista de realização deve ser plana e medir 30 metros, e as demarcações devem ser colocadas no chão a cada 3 metros. Além disso, os pontos de início e fim da pista devem ser sinalizados com cones. Os equipamentos necessários para a realização do TC6' estão descritos no Quadro 23.5.

Apesar de o cardiofrequencímetro não ser mencionado como material obrigatório para o TC6' nas recomendações da ATS (2002), sua utilização é importante a fim de verificar a FC alcançada durante o teste, bem como o percentual do previsto atingido. Além disso, para ser utilizado como avaliação submáxima, o teste precisa ser interrompido quando a FC atinge 85% da FC máxima. Não há consenso sobre a equação de predição mais apropriada para crianças e adolescentes. Machado e Denadai (2011) e Mahon et al. (2010) mostraram que a equação 208 – (0,7 × idade) produziu resultados mais próximos à FC máxima obtida durante o teste de esforço máximo em crianças e adolescentes quando comparada à equação 220 – idade. No entanto, Gelbart et al. (2017) observaram baixa correlação entre 13 equações disponíveis para a predição da FC máxima em adultos e a FC máxima alcançada por crianças e adolescentes durante o teste de esforço. Esses autores propuseram uma nova equação, a qual, no entanto, também apresentou baixo poder preditivo. Desse modo, considerando a fraca relação entre a FC máxima e a idade, o sexo e o tamanho corporal e a ausência de equações de predição acuradas para essa população, os autores propuseram a utilização do valor de 197bpm como média para crianças e adolescentes e o de 180bpm como o limite mínimo.

A utilização do oxímetro de pulso também não é considerada obrigatória e é recomendada apenas no pré e no pós-teste. No entanto, dependendo do quadro clínico de quem está sob avaliação e do objetivo de realização do teste, seu uso pode ser considerado durante o teste. O uso

Quadro 23.5 Materiais para o TC6' de acordo com a ATS (2002)

Cronômetro
Contador mecânico de voltas
Dois cones pequenos
Esfigmomanômetro e estetoscópio
Escala de percepção de esforço
Cadeira de fácil transporte
Fichas de avaliação
Prancheta
Desfibrilador automático externo

Fonte: baseado na American Thoracic Society, 2002.

constante durante o teste torna possível avaliar de maneira acurada a ocorrência de dessaturação induzida pelo exercício, uma vez que a menor SpO_2 frequentemente não ocorre ao final do exame. Nesse caso, o equipamento deve estar bem posicionado e o terapeuta não deve caminhar juntamente com a criança ou o adolescente para verificação da SpO_2.

Os procedimentos que devem ser realizados durante o TC6 estão resumidos no Quadro 23.6.

Segundo a padronização da European Respiratory Society (ERS) e da American Thoracic Society (ATS) publicadas em 2014, há forte evidência da ocorrência de efeito

Quadro 23.6 Resumo dos procedimentos para o TC6'

Pré-teste
Orientações
Uso de roupas confortáveis e calçados apropriados
Manutenção do tratamento medicamentoso habitual
Refeição leve para os testes realizados no início da manhã ou da tarde
Não realização de exercício físico vigoroso 2 horas antes do teste
Dispositivos de auxílio mantidos caso a criança faça uso prévio
Medidas
Não deve ser realizado período de aquecimento
A criança/o adolescente deve descansar pelo menos 10 minutos antes do teste em uma cadeira posicionada próximo ao ponto de início do teste
O avaliador deve verificar a presença de contraindicações e medir a pressão arterial, a frequência cardíaca e a saturação periférica da hemoglobina em oxigênio (opcional)
A criança ou o adolescente deve adotar a posição de pé e ser solicitada(o) a avaliar o grau de dispneia e de fadiga dos MMII por meio da escala de percepção de esforço
O avaliador deve fornecer instruções padronizadas sobre o teste ("caminhar o mais rápido possível em 6 minutos, mas sem trotar ou correr") e demonstrar uma volta na pista de teste
Durante o teste
O avaliador deve posicionar a criança ou o adolescente no início da pista e iniciar o cronômetro assim que o teste começar
O avaliador não deve acompanhar a criança ou o adolescente durante o percurso (na presença de alterações de equilíbrio ou para carregar a fonte de oxigênio, o terapeuta pode se posicionar atrás do indivíduo)
O avaliador deve se concentrar apenas no indivíduo em avaliação e no teste (contar o número de voltas)
O avaliador deve fornecer frases de encorajamento padronizadas a cada minuto e 15 segundos antes da finalização do teste
O avaliador deve caminhar até a criança/o adolescente quando o teste terminar e demarcar o ponto da pista onde o teste foi interrompido. Caso o indivíduo em avaliação esteja muito cansado, o avaliador pode levar uma cadeira nesse momento
Pós-teste
O avaliador deve registrar na ficha de avaliação os escores para dispneia e fadiga de MMII obtidos ao final do teste, assim como os dados vitais mensurados no pré-teste
O avaliador deve registrar o número de voltas e a distância percorrida e parabenizar a criança/o adolescente pelo bom desempenho

Fonte: baseado na American Thoracic Society, 2002.

de aprendizado para o TC6'. Como esse efeito geralmente é superior à diferença mínima clinicamente significativa em pacientes com doenças respiratórias crônicas, recomenda-se a realização de dois TC6' (com o registro da maior distância percorrida) quando se objetiva avaliar a resposta a tratamentos ou mudanças ao longo do tempo. Não há consenso sobre o intervalo entre os dois testes, mas frequentemente é adotado o intervalo de 30 minutos a 1 hora, ou até que os parâmetros cardiorrespiratórios voltem aos valores basais. Nos estudos realizados com crianças e adolescentes com disfunções cardiorrespiratórias,

apesar de os autores mencionarem que seguiram as recomendações da ATS (2002), a maioria não explicita o número de testes realizados nem o intervalo entre eles (Tabela 23.4).

Equações de referência podem ser utilizadas para a interpretação da distância percorrida durante o teste. É importante que o avaliador selecione fórmulas obtidas a partir de população com características semelhantes à que está sob avaliação. Na Tabela 23.5 estão apresentadas as equações para predição da distância percorrida disponíveis para crianças e adolescentes brasileiros.

Tabela 23.4 Estudos que utilizaram o TC6' em crianças e adolescentes com disfunções cardiorrespiratórias

| Autor | Amostra | | | Número de testes | Intervalo entre os testes |
	N	Condição de saúde	Idade		
Soares et al. (2018)	62	Asma leve Rinite	6 a 12	–	–
Patel et al. (2017)	711	Hipertensão pulmonar	12,62 ± 3,84 anos	–	–
Okuro et al. (2017)	55	Fibrose cística	6 a 18 anos	–	–
Melo et al. (2017)	57	Anemia falciforme	11,9 ± 3,5 anos	1	–
Den Boer et al. (2017)	49	Cardiomiopatia dilatada	7,4 a 15,1 anos	–	–
Watanabe et al. (2016)	38	Insuficiência renal crônica	6,5 a 16 anos	2	30 minutos
Saglam et al. (2016)	50	Fibrose cística	13,9 ± 4,3 anos	–	–
Andrade et al. (2014)	27	Asma moderada a grave	6-17 anos	–	–

–: Não relatado.

Tabela 23.5 Equações de referência para distância percorrida no TC6' para crianças e adolescentes brasileiros

Autores (ano)	Local	N	Idade	Equação	R^2
Cacau et al. (2017)	Cidades das regiões Norte, Nordeste, Sul, Sudeste e Centro-Oeste	1.496	7 a 12 anos	*Meninos* Distância (m) = (16,86 × idade em anos) + (1,89 × ΔFC) – (0,80 × massa corporal em kg) + (336,91 × R1) + (360,91 × R2)	0,6
				Meninas Distância (m) = (13,54 × idade em anos) + (1,62 × ΔFC) – (1,28 × massa corporal em kg) + (352,33 × R1) + (394,81 × R2) R1: regiões Norte e Nordeste R2: regiões Sul, Sudeste e Centro-Oeste	0,6
Oliveira et al. (2013)	São Paulo-SP			*Meninos* Distância (m) = 351,60 + (17,82 × idade em anos) + (3,16 × comprimento real da perna dominante em cm) – (1,65 × massa corporal em kg)	0,54
				Distância (m) = 441,60 + (22,23 × idade em anos) + (0,47 × altura em cm) – (0,4 × massa corporal em kg)	0,49
				Meninas Distância (m) = 333,05 + (3,86 × comprimento real da perna dominante em m) + (12,93 × idade em anos) – (2,1 × massa corporal em kg)	0,47
				Distância (m) = 287 + (2,70 × altura em cm) + (10,04 × idade em anos) – (2,26 × massa corporal em kg)	0,33
Priesnitz et al. (2009)	Porto Alegre-RS	188	7 a 12 anos	Distância (m) = 145,343 + (11,78 × idade em anos) + (292,22 × altura em m) + (0,611 × dif. FC em bpm) – (2,684 × massa corporal em kg)	0,37

dif.FC: diferença da frequência cardíaca antes e após o teste; ΔFC: delta da frequência cardíaca; kg: quilogramas; R^2: coeficiente de determinação.

Incremental Shuttle Walking Test e 20m-Shuttle Run Test

O *Shuttle Walking Test* (SWT) foi criado em 1992 por Singh et al. como um instrumento de avaliação simples e padronizado voltado para a avaliação da capacidade funcional de indivíduos com doença pulmonar obstrutiva crônica (DPOC). No entanto, vem sendo utilizado em diferentes condições de saúde e faixas etárias.

O SWT foi proposto com o objetivo de superar as limitações do TECP e dos testes de campo disponíveis até então. Inicialmente, foi proposto na modalidade incremental, o *Incremental Shuttle Walking Test* (ISWT – ou teste incremental de marcha controlada), que consiste em 12 níveis com velocidades crescentes com duração de 1 minuto cada. O SWT é caracterizado como um teste incremental, sintoma-limitado, que produz respostas cardiopulmonares similares às obtidas com o TECP. Segundo Cunha-Filho et al. (2008), o SWT revela com mais fidelidade a capacidade funcional do indivíduo, em virtude da vantagem de aumento gradual da intensidade por meio de um controle externo de velocidade e por impor um esforço progressivo. Estudos demonstram que o SWT impõe maior estresse cardiovascular em comparação com outros testes de caminhada com característica submáxima.

Para a realização do ISWT o indivíduo sob avaliação deve ser instruído a caminhar em torno de um curso de 10 metros, em um corredor plano identificado por dois cones localizados a 0,5m do final do trajeto para evitar alterações abruptas de direção (Figura 23.2).

A velocidade percorrida pelo indivíduo será controlada por sinais sonoros e incrementada a cada nível (0,17m/s por nível) com um total de 12 níveis de intensidade a uma velocidade que varia de 0,5m por segundo no primeiro nível a 2,37m por segundo no último (Tabela 23.6). Um sinal sonoro de triplo bipe indica o início do teste e a mudança de nível. Um sinal sonoro simples e regular determina a velocidade da caminhada e indica mudança de direção dentro de um mesmo nível. O avaliador deve instruir o indivíduo a deambular em passo estável e dar a volta no cone quando ouvir o sinal. Caso o indivíduo alcance o cone antes do tempo previsto para aquele nível, ele deve realizar marcha estacionária ao lado do cone enquanto aguarda o próximo sinal sonoro. Recomenda-se que o avaliador forneça comando verbal padronizado para informar a troca de níveis.

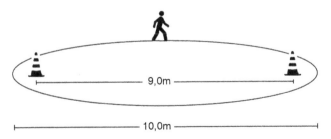

Figura 23.2 Representação esquemática de uma volta do *Incremental Shuttle Walking Test* (ISWT). (Montemezzo, 2015.)

Tabela 23.6 Protocolo do ISWT

Nível	Velocidade m/s	Velocidade km/h	Número de voltas Por nível	Número de voltas Total
1	0,50	1,80	3	3
2	0,67	2,41	4	7
3	0,84	3,03	5	12
4	1,01	3,63	6	18
5	1,18	4,25	7	25
6	1,35	4,86	8	33
7	1,52	5,47	9	42
8	1,69	6,08	10	52
9	1,86	6,69	11	63
10	2,03	7,31	12	75
11	2,20	7,92	13	88
12	2,37	8,53	14	102

Fonte: adaptada de Singh et al., 1992.

O Quadro 23.7 apresenta os principais instrumentos de medida para realização do ISWT. Podem ser necessários outros materiais, como equipamentos para oferta de oxigênio. Assim como para o TC6', recomenda-se que o ISWT seja realizado por profissionais treinados em técnicas de ressuscitação e em local de fácil acesso a serviços de emergência. Os parâmetros cardiorrespiratórios, como FC, PA e SpO_2, assim como a sensação de dispneia e fadiga de membros inferiores (MMII), devem ser aferidos antes e após o teste. Adicionalmente, é importante o registro da FC, da SpO_2 ou de outros parâmetros relevantes para a condição de saúde apresentada pelo indivíduo.

Os critérios utilizados para a interrupção do ISWT são:

- Presença de sintoma limitante geralmente relacionado com a condição de saúde da criança sob avaliação, como dispneia ou fadiga de MMII.
- Incapacidade de manter o ritmo de deslocamento, representada pela impossibilidade de alcançar o cone duas vezes consecutivas no tempo estabelecido pelos sinais sonoros.
- FC > 85% da FC máxima.
- Queda da SpO_2 (SpO_2 < 80%, de acordo com a recomendação da ATS e da ERS).

Quadro 23.7 Materiais para aplicação do ISWT

Cronômetro
Aparelho de som para reprodução do áudio do ISWT
Dois cones pequenos
Esfigmomanômetro e estetoscópio
Cadeira de fácil transporte
Fichas de avaliação
Prancheta
Cardiofrequencímetro
Oxímetro de pulso
Escala de percepção de esforço

A ATS e a ERS recomendam que dois SWT sejam realizados e registrada a melhor distância, dada a ocorrência de efeito de aprendizagem significativo entre os dois SWT. Os dois testes podem ser realizados no mesmo dia, mas com o intervalo de pelo menos 30 minutos e com o retorno das medidas de FC, FR e SpO_2 aos valores basais antes do início do segundo teste.

A Tabela 23.7 apresenta um resumo dos estudos que utilizaram o ISWT na população pediátrica com disfunções cardiorrespiratórias.

No entanto, no contexto da pediatria, o *20m-Shuttle Run Test* (20MSRT) vem sendo amplamente usado para avaliação da tolerância ao exercício, principalmente em crianças e adolescentes saudáveis. Esse teste foi proposto em 1894 por Léger et al. para crianças canadenses entre 6 e 17 anos de idade. No 20MSRT, o indivíduo é solicitado a correr em linha reta entre duas linhas posicionadas a 20 metros de distância (Figura 23.3) com o ritmo de corrida determinado por áudio externo. Assim que alcança uma das linhas, ele deve girar e voltar até alcançar a próxima linha. A velocidade inicial do teste é de 8,5km/h (2,4m/s) com aumento de 0,5km/h (0,1m/s) a cada minuto, sendo cada minuto considerado um estágio. O protocolo original recomenda que o 20MSRT seja realizado em ambiente fechado e em solo firme.

Os materiais necessários são similares aos utilizados no ISWT, exceto por, no caso do 20MSRT, serem utilizadas duas linhas para delimitar os percursos. Os critérios de interrupção também são similares.

A Tabela 23.8 apresenta alguns estudos que utilizaram o 20MSRT em crianças e adolescentes com disfunções cardiorrespiratórias. Convém destacar que, no estudo de Selvadurai et al. (2003), crianças com fibrose cística com idade inferior a 7 anos e que eram consideradas por seus médicos cronicamente doentes para correr foram submetidas ao ISWT e não ao 20MSRT.

A distância percorrida durante o ISWT é considerada a principal variável de análise. No entanto, também devem ser registrados o nível alcançado ao final do teste e o número de voltas. Além disso, a análise da resposta dos parâmetros

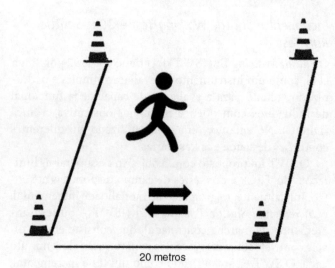

Figura 23.3 Representação esquemática da configuração do 20MSRT. (Acervo pessoal.)

cardiorrespiratórios (como FC, SpO_2, entre outros) durante o teste oferece informação adicional sobre a capacidade de exercício do indivíduo. Segundo nosso conhecimento, há apenas uma equação de referência para o ISWT disponível para crianças e adolescentes brasileiros (Tabela 23.9). Não foram encontradas equações de referência para o 20MSRT. No entanto, o Hobold et al. (2017) propuseram percentis de referência para esse teste em crianças e adolescentes com idade entre 6 e 17,9 anos com base na idade e no sexo.

Teste de AVD Glittre pediátrico

Idealizado por Skulien et al. em 2006 com base nos conceitos de saúde da CIF para avaliação da capacidade funcional de indivíduos com DPOC, o teste de AVD Glittre foi proposto como um teste integrativo com atividades padronizadas e representativas das AVD. Originalmente, o teste de AVD Glittre consiste na realização do percurso em um corredor delimitado em 10 metros por uma cadeira em uma extremidade e por uma estante em outra. A estante é composta de duas prateleiras e três objetos de 1kg cada, inicial-

Tabela 23.7 Estudos que utilizaram o ISWT em crianças e adolescentes com disfunções cardiorrespiratórias

Autor	N	Amostra Condição de saúde	Idade (anos)	Protocolo Velocidade	Número de estágios	Permitido correr	Número de testes	Intervalo entre os testes
Del Corral (2018)	39	Fibrose cística	7 a 18	–	15	Sim	2	30 minutos
Saglam et al. (2016)	50	Fibrose cística	13,9 ± 4,3	Velocidade inicial de 0,50m/s com incremento de 0,17m/s	–	Sim	–	–
Tsopanoglau et al. (2014)	37	Crianças que nasceram prematuras e com muito baixo peso	7,6 ± 1	Velocidade inicial de 0,50m/s com incremento de 0,17m/s	12	Não	2	20 minutos

–: não relatado.

Tabela 23.8 Estudos que utilizaram o 20MSRT em crianças e adolescentes com disfunções cardiorrespiratórias

Autor	Amostra		Protocolo				
	N	Condição de saúde	Idade (anos)	Velocidade	Número de estágios	Número de testes	Intervalo entre os testes
Ramírez-Vélez et al. (2017)	2.877	Síndrome metabólica	13,2 ± 2,2	Velocidade inicial de 8,5km/h com incremento de 0,5km/h a cada minuto até 18km/h	20	–	–
Moran et al. (2017)	17	Obesidade	8,9 ± 9,0	Velocidade inicial de 8,5km/h com incremento de 0,5km/h a cada minuto	–	2	–
Hiemstra et al. (2015)	19	Asma	9,0 ± 1,5	Velocidade inicial de 8,5km/h com incremento de 0,5km/h a cada minuto	–	–	–
Selvadurai et al. (2003)	58	Fibrose cística	7 a 17,5	Conforme protocolo de Leger et al.	–	2	–

–: Não relatado.

Tabela 23.9 Equação de referência para distância percorrida no ISWT para crianças e adolescentes brasileiros

Autores	Local	N	Idade (anos)	Equação	R^2
Lanza et al. (2015)	São Paulo	108	12 ± 2	Distância = 845,559 + (sexo × 193,265) + (idade em anos × 47,850) – (IMC em kg por m² × 26,179) Sexo: 0 para meninas e 1 para meninos	0,48

mente localizados na prateleira superior. O teste inicia com o indivíduo na posição sentada com uma mochila nas costas cuja carga é predeterminada em 2,5kg para mulheres e 5kg para homens. Então, o indivíduo adota a postura de pé e caminha em direção à estante, passando por uma escada interposta na metade do percurso. Defronte à estante, desloca individualmente cada objeto de 1kg da prateleira superior para a inferior e desta para o chão, retornando os objetos do chão para a prateleira inferior e, por fim, para a posição inicial. O retorno do percurso é realizado e ele se senta na cadeira ao completar uma volta, sendo o teste finalizado ao completar cinco voltas (Figura 23.4). O tempo despendido para realizar as cinco voltas é registrado como desfecho principal do teste de AVD Glittre. Apesar da orientação de completar o teste o mais rápido possível, são permitidas pausas para descanso (Skumlien et al., 2006).

Recentemente, Martins et al. idealizaram o teste de AVD Glittre "P", destinado à população pediátrica (TGlittre-P). O TGlittre-P foi adaptado para crianças e adolescentes de 6 a 14 anos. As adaptações do TGlittre-P foram: (1) a carga da mochila foi ajustada, sendo considerada uma variação de 0,5 a 2,5kg de peso, relativo a 5% do peso mínimo de cada idade, tomando por base a tabela de peso e estatura da OMS; (2) o posicionamento das prateleiras foi adaptado ao nível dos olhos da criança para a prateleira mais alta e ao nível da cicatriz umbilical para a mais baixa; (3) os três objetos sobre a estante foram substituídos por objetos coloridos de 0,5kg cada; (4) foi acrescentado estímulo verbal a cada volta realizada, cujo comando estabelecido foi "senta e levanta". Assim como no teste original, recomenda-se que a criança seja monitorada no início, a cada volta e no final do teste em relação aos parâmetros cardiorrespiratórios (FC, SpO_2 e percepção de esforço) e que no início e no final do teste sejam aferidas a PA e a FR. O desfecho é o tempo gasto para completar cinco voltas do TGlittre-P.

Nesse estudo, a validade concorrente entre o tempo gasto para realizar o TGlittre-P e a distância percorrida no TC6' foi moderada (r = –0,49, p = 0,002), e a maioria dos parâmetros cardiorrespiratórios apresentou respostas similares nos dois testes. Além disso, a reprodutibilidade entre dois TGlittre-P foi alta (ICC = 0,84). As equações de referência propostas por Martins et al. (2018) se encontram na Tabela 23.10.

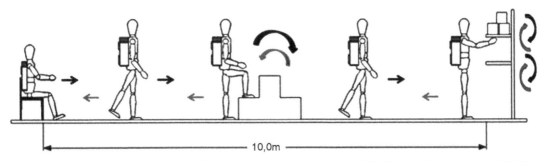

Figura 23.4 Representação esquemática de uma volta do teste de AVD Glittre. (Montemezzo, 2015.)

Tabela 23.10 Equação de referência para TGlittre-P para crianças brasileiras

Autores	Local	N	Idade (anos)	Equação	R^2
Martins et al. (2014)	Florianópolis-SC	44 (F)	$10,5 \pm 2,3$ (F)	Tempo = $3,781 - 0,083 \times$ idade (F)	0,25 (F)
		43 (M)	$10,2 \pm 2,3$ (M)	Tempo = $4,025 - 0,123 \times$ idade (M)	0,39 (M)

F: meninas, M: meninos.

Apesar de se mostrar uma ferramenta válida e confiável para avaliação da capacidade funcional na população pediátrica, o TGlittre-P é um teste ainda pouco explorado na literatura.

Teste do degrau

O teste do degrau (do inglês *Step test*) vem sendo estudado na população pediátrica especialmente nos casos de asma e de fibrose cística (Tabela 23.11). Trata-se de um teste submáximo destinado aos locais com espaço reduzido e às crianças pouco motivadas. O teste consiste em subir e descer um degrau de 15cm de altura, cadenciado em ao menos 30 passos por minuto e com a duração de 3 minutos. Em alguns estudos, as crianças recebem estímulo verbal padronizado e antes do teste são orientadas a alternar os MMII durante as subidas para reduzir a fadiga muscular localizada. Outro fator importante a ser considerado é que a força muscular de MMII seja um determinante no resultado do teste. Os desfechos clínicos observados são a FC, a SpO_2 e a percepção de esforço.

Força muscular periférica

Do ponto de vista clínico, os testes de força muscular periférica incluem a força de preensão manual, a contração voluntária máxima e o teste de repetição máxima. A força de preensão manual, além de mais estudada na literatura, é de fácil aplicação por meio de um dinamômetro portátil com a criança sentada com adução de ombro, cotovelos em 90 graus de flexão, punho em extensão entre 0 e 30 graus e desvio ulnar de 0 a 15 graus. Recomendam-se o incentivo verbal e um número padronizado de repetições com descanso entre as tentativas.

Escalas de percepção de esforço e dispneia

As escalas de percepção de esforço e dispneia são indicadoras válidas e confiáveis para monitorar e verificar a tolerância ao esforço. Embora amplamente utilizadas na população adulta, no caso de crianças exigem a compreensão do instrumento e da própria percepção de esforço nas situações de repouso e de exercício. Uma revisão recente identificou 16 diferentes instrumentos para esse fim, considerando descritores verbais, numéricos, pictóricos e diferentes grupos etários (Quadro 23.8) (Martins, Assumpção, Schivinski, 2014).

ATIVIDADE E PARTICIPAÇÃO

Capacidade funcional

Apesar de utilizados para avaliação da tolerância ao exercício em pediatria, o TECP, o TC6', o ISWT, o 20MSRT e o TGlittre-P são utilizados para avaliação da capacidade funcional nessa população. Isso se deve ao fato de incluírem atividades como a execução de tarefas e aspectos de mobilidade (mudança e manutenção da posição do corpo, levantar e carregar objetos, andar e correr).

Nível de atividade física

Uma diversidade de instrumentos pode ser utilizada para avaliação do nível de atividade física em crianças e adolescentes. Esses instrumentos podem ser classificados como métodos objetivos e subjetivos de medida. Como métodos objetivos, encontram-se a água duplamente marcada, a calorimetria indireta, a observação direta e os sensores de movimento (pedômetros e acelerômetros). A principal vantagem dos métodos

Tabela 23.11 Estudos que utilizaram o teste do degrau em crianças e adolescentes com disfunções cardiorrespiratórias

	Amostra			
Autor	N	Condição de saúde	Idade (anos)	Resultados
Cohen e Orenstein (2014)	24	Fibrose cística	> 8	FCmáx foi menor no TD3 que no TECP (140 *vs.* 19bpm; p < 0,01). FC de pico no TD3 apresentou correlação inversa com o VO_2 de pico
Tancredi et al. (2004)	154	Asma	10 a 15	TECP *vs.* TD3 para avaliar o BIE: TD3 gerou menor queda no VEF_1 e não se mostrou tão eficaz quanto o TECP para detectar o BIE ($15,0 \pm 7,5$ *vs.* $11,7 \pm 5,9\%$; p < 0,001)
Narang et al. (2003)	19	Fibrose cística estável	> 8	TECP *vs.* TD3: FC e percepção de esforço não foram diferentes no TD3 e TECP. TD3 pode não detectar importante queda da SpO_2
Aurora et al. (2001)	28	Fibrose cística moderada a grave	7 a 17	TC6 *vs.* TD3 para avaliação pré-transplante de pulmão: TD3 gerou maior queda na SpO_2, e maior aumento da FC em comparação ao TC6. Critérios de interrupção foram $SpO_2 < 75\%$ e cansaço intenso

TD3: teste do degrau de 3 minutos; BIE: broncoespasmo induzido pelo exercício; TECP: teste de esforço cardiopulmonar; VEF_1: volume expiratório forçado no primeiro segundo; FCmáx: frequência cardíaca máxima; VO_2 pico: consumo de oxigênio; SpO_2: saturação periférica de oxigênio.

Capítulo 23 Avaliação da Capacidade Funcional

Quadro 23.8 Escalas de percepção de esforço e dispneia

Escala	Faixa etária	Repouso	Exercício
Borg modificada	Pediátrica		x
Children's Effort Rating Table (CERT)	6 a 9 anos	x	x
Children's OMNI Scale of Perceived Exertion	< 11 anos		x
Perceived Exertion Scale for Children (PES-C)	6 a 7 anos		x
Escala Visual Analógica (EVA) legendada*	7 a 16 anos		BIE em crianças e adolescentes com asma

*Desenvolvida para a população brasileira.
BIE: broncoespasmo induzido por exercício.
Fonte: adaptado de Martins, Assumpção, Schivinski, 2014.

objetivos é apresentarem níveis considerados satisfatórios de reprodutibilidade e validade; contudo, têm limitações quanto à logística e ao custo. Por outro lado, entre os métodos subjetivos estão os instrumentos do tipo *self-report*, como os diários de autorrelato e o recordatório de 24 horas, além dos questionários estruturados. Os questionários, por sua vez, são instrumentos amplamente utilizados em estudos epidemiológicos por sua praticidade e baixo custo.

A Tabela 23.12 apresenta os questionários estruturados disponíveis para avaliação da atividade física em crianças e adolescentes brasileiros, os quais foram traduzidos para a língua portuguesa do Brasil e tiveram suas propriedades psicométricas avaliadas.

QUALIDADE DE VIDA

A partir do conceito de saúde sob o modelo biopsicossocial, a avaliação da qualidade de vida relacionada com a saúde se torna uma informação importante diante do aumento da expectativa de vida das crianças com doenças crônicas. Os instrumentos para esse fim, os questionários de qualidade de vida, podem ser genéricos ou específicos a cada condição de saúde. Em geral, são destinados ao autorrelato da criança ou aos familiares e cuidadores, ou a ambos. Poucos são os instrumentos disponíveis para a população brasileira. Yoshihara (2009) sugere que sejam utilizados o *Child Health Questionnaire* (CHQ) e a Escala de Qualidade de Vida da Criança (AUQUEI – *Autoquestionnaire Qualité de Vie Enfant Imagé*), pois foram submetidos à adaptação transcultural para crianças brasileiras e suas famílias.

O CHQ consiste em um questionário genérico para a análise da qualidade de vida que avalia o bem-estar físico e psicossocial. É composto por dois módulos: um relativo ao autorrelato para as crianças de 10 a 19 anos e outro destinado ao principal cuidador cujas crianças têm entre 5 e 19 anos de idade, sendo amplamente utilizado em crianças com doenças crônicas, como asma, rinite alérgica, fibrose cística, anemia

Tabela 23.12 Questionários para avaliação do nível de atividade física em crianças e adolescentes brasileiros

Autor	Questionário	Faixa etária (anos)	Propriedades psicométricas	
			Confiabilidade	Validade
Guedes e Guedes (2015)	*Physical Activity Questionnaire for Older Children* – PAQ-C	8 a 13	CCI = 0,68 a 0,81 α: 0,71	PAQ-C × acelerômetro r = 0,40 (p < 0,05)
Guedes e Guedes (2015)	*Physical Activity Questionnaire for Adolescents* – PAQ-A	14 a 18	CCI = 0,65 a 0,85 α: 0,76	PAQ-A × acelerômetro r = 0,50 (p < 0,05)
Farias Júnior et al. (2012)	Questionário de Atividade Física para Adolescentes (QAFA)	14 a 19	CCI = 0,88 (IC 95%: 0,84 a 0,91) K = 0,42 a 0,58	QAFA × R-24h r = 0,62 (p < 0,001)
Bastos et al. (2008)	Questionário versão curta	10 a 19	r = 0,62 (p < 0,001) K = 0,58	Questionário versão curta × pedômetro: r = 0,26 (p= 0,02)
Guedes et al. (2005)	*International Physical Activity Questionnaire* (IPAQ) × R-24h	12 a 18	r = 0,49 a 0,83 (p<0,05)	IPAQ × R-24h para AFMV r = 0,34 a 0,51 (p < 0,05) para idade > 14 anos e 0,24 a 0,53 (p < 0,05) para idade < 14 anos K = 0,11 a 0,37 (> 14 anos)
Florindo et al. (2006)	Questionário de Atividade Física Habitual	11 a 16	CCI = 0,61 a 0,68	Questionário de Atividade Física Habitual × VO_2 no *Shuttle Run Test* r = 0,18 – 0,28 (p < 0,01)

AFMV: atividade física moderada a vigorosa; CCI: coeficiente de correlação intraclasse; r: coeficiente de correlação de Spearman ou de Pearson; R-24h: recordatório de 24 horas; α: alfa de Cronbach.

falciforme, cardiopatias congênitas, artrite reumatoide e paralisia cerebral.

A AUQUEI é um questionário genérico que avalia a satisfação da criança em diversos domínios e que está indicado para crianças de 4 a 12 anos de idade.

Para crianças e adolescentes com asma existem dois instrumentos específicos adaptados para a população brasileira: o *Pediatric Quality of Life (PedsQL) Asthma Module* e o *Pediatric Asthma Quality of Life Questionnaire* (PAQLQ). Para crianças e adolescentes com fibrose cística, existe o *DISABKIDS® – Cystic Fibrosis Module* (DISABKIDS® – CFM).

Referências

1. American Thoracic Society/American College of Chest Physicians. ATS/ACCP. Statement on cardiopulmonary exercise testing. Am J Respir Crit Care Med. Jan. 2003;167(2):211-277..
2. Andrade LB et al. The efficacy of aerobic training in improving the inflammatory component of asthmatic children. Randomized trial. Respir Med. 2014 Oct;108(10):1438-45. doi: 10.1016/j.rmed.2014.07.009.
3. Armstrong N et al. Is peak VO2 a maximal index of children's aerobic fitness? Int J Sports Med. 1996 Jul;17(5):356-359.
4. Aurora P et al. Exercise tolerance in children with cystic fibrosis undergoing lung transplantation assessment. Eur Respir J. 2001;18(2):293-297.
5. Bastos JP, Araujo CL, Hallal PC. Prevalence of insufficient physical activity and associated factors in Brazilian adolescents. J Phys Act Health 2008;5(4):777-794.
6. Blanchard J et al. Reference values for cardiopulmonary exercise testing in children. Med Sci Sports Exerc. 2018 Jan 17. doi: 10.1249/MSS.0000000000001559.
7. Blais S et al. A systematic review of reference values in pediatric cardiopulmonary exercise testing. Pediatr Cardiol 2015;36:1553-1564.
8. Bölte S et al. Standardised assessment of functioning in ADHD: consensus on the ICF Core Sets for ADHD. Eur Child Adolesc Psychiatry. 2018 Feb 12. doi: 10.1007/s00787-018-1119-y.
9. Burity, E. F. Reference values for spirometry in preschool children. J Ped. 2013;89(4):374-380.
10. Cacau L. et al. Reference values for the 6-min Walk Distance (6MWT) in healthy children aged 7 to 12 years in Brazil: main results of the TC6minBRASIL multi-cCenter study. TC6minBrasil Investigators. Respir Care. 2017 Nov 21.
11. Cieza A et al. Development of ICF core sets for patients with chronic conditions. J. Rehabil. Med. 2004;(Suppl 44):9-11.
12. Classificação Internacional de Funcionalidade, Incapacidade e Saúde. São Paulo: Edusp, 2003. 325 p.
13. Classificação Internacional de Funcionalidade, Incapacidade e Saúde. São Paulo: Edusp, 2015. 333 p.
14. Chgien et al. Comparative content review of children's participation measures using the International Classification of Functioning, Disability and Health in Children and Youth. Arch Phys Med Rehabil 2014; 95:141-152.
15. Cohen SP, Orenstein DMJ. How does heart rate recovery after sub-maximal exercise correlate with maximal exercise testing in children with CF? Cyst Fibros. 2014 Dec;13(6):712-715. doi: 10.1016/j.jcf.2014.05.011.
16. Cunha-Filho IT et al. Reliability of walking tests in claudicating patients: a pilot study. J Vasc Bras. 2008;7(2).
17. Del Corral T et al. Effectiveness of a home-based active video game programme in young cystic fibrosis patients. Respiration. 2018;95(2):87-97. doi: 10.1159/000481264.
18. da Rosa GJ et al. Predictive equations for maximal respiratory pressures of children aged 7-10. Braz J Phys Ther. 2017;21(1):30-36. doi: 10.1016/j.bjpt.2016.04.002.

19. den Boer SL et al. Six-Minute Walk Test as a predictor for outcome in children with dilated cardiomyopathy and chronic stable heart failure. Pediatr Cardiol. 2017 Mar;38(3):465-471. doi: 10.1007/s00246-016-1536-y.
20. Diretrizes da Sociedade Brasileira de Pneumologia e Tisiologia para o Manejo da Asma. J Bras Pneumol. 2012;38(Supl 1):S1-S46.
21. Farias N, Buchalla CMA. Classificação Internacional de Funcionalidade, Incapacidade e Saúde da Organização Mundial de Saúde: Conceitos, usos e perspectivas. Rev Bras Epidemol, 2005;8(2):187-193.
22. Farias Júnior JC et al. Validity and reliability of self-report instruments for measuring physical activity in adolescents: a systematic review. Cad Saude Publica 2010;26(9):1669-1691.
23. Farias Júnior JC, Lopes AS, Mota J, Santos MP, Ribeiro JC, Hallal PC. Validade e reprodutibilidade de um questionário para medida de atividade física em adolescentes: uma adaptação do Self-Administered Physical Activity Checklist. Revista Brasileira de Epidemiologia. 2012;15(1):98-210.
24. Florindo AA et al. Desenvolvimento e validação de um questionário de avaliação da atividade física para adolescentes. Revista de Saúde Pública 2006;40(5):802-809.
25. Gelbart M et al. Prediction of maximal heart rate in children and adolescents. Clin J Sport Med. 2017 Mar;27(2):139-144. doi: 10.1097/JSM.0000000000000315.
26. Guedes DP, Lopes CC, Guedes JERP. Reprodutibilidade e validade do Questionário Internacional de Atividade Física em adolescentes. Revista Brasileira de Medicina do Esporte. 2005;11(2):151-158.
27. Guedes DP, Guedes JERP. Medida da atividade física em jovens brasileiros: reprodutibilidade e validade do PAQ-C e do PAQ-A. Rev Bras Med Esporte. 2015;21(6):425-432.
28. Green M et al. Tests of respiratory muscle strenght. Am J Respir Crit Care Med. 2002;166:528-547.
29. Gomes E et al. Testes de avaliação da capacidade física em pediatria. Fisioterapia Brasil. 2012;13(6).
30. Heinzmann-Filho JP et al. Normal values for respiratory muscle strength in healthy preschoolers and school children. Respir Med. 2012;106(12):1639-1646.
31. Hiemstra I, Heijsman SM, Koers NF et al. Attenuated salivary cortisol response after exercise test in children with asthma. J Pediatr Endocrinol Metab. 2015 Mar;28(3-4):359-365. doi: 10.1515/jpem-2014-0061.
32. Hobold E et al. Reference standards to assess physical fitness of children and adolescents of Brazil: an approach to the students of the Lake Itaipú region-Brazil. PeerJ. 2017 Nov 30;5:e4032. doi: 10.7717/peerj.4032. eCollection 2017.
33. Holland AE at al. An official European Respiratory Society/American Thoracic Society technical standard: field walking tests in chronic respiratory disease. Eur Respir J. 2014 Dec;44(6):1428-1446. doi: 10.1183/09031936.00150314.
34. Jette AM. Toward a common language for function, disability, and health. Phys Ther. 2006;86(5):726-734.
35. Jones CM et al. Impaired patient-reported outcomes predict poor school functioning and daytime sleepiness: The PROMIS Pediatric Asthma Study. Academic Pediatrics 2017;17:850-854.
36. Lanza FC et al. Reference equation for the incremental shuttle walk test in children and adolescents. J Pediatr. 2015 Nov;167(5):1057-1061. doi: 10.1016/j.jpeds.2015.07.068.
37. Lanza FC et al. Reference equation for respiratory pressures in pediatric population: a multicenter study. PLoS One. 2015 Aug 20;10(8):e0135662. doi: 10.1371/journal.pone.0135662.
38. La Scala CS, Naspitz CK, Solé D. [Adaptation and validation of the Pediatric Asthma Quality of Life Questionnaire (PAQLQ) in Brazilian asthmatic children and adolescents]. J Pediatr (Rio J). 2005 Jan-Feb;81(1):54-60.
39. Léger L et al Aerobic capacity of 6 to 17-year-old Quebecois - 20 meters shuttle run test with 1- minute stages. Can J Appl Sport Sci. 1984 Jun;9(2):64-69.

Capítulo 23 Avaliação da Capacidade Funcional

40. Loerbroksa A et al. Reports of wheezing and of diagnosed asthma are associated with impaired social functioning: Secondary analysis of the cross-sectional World Health Survey data. Journal of Psychosomatic Research. 2018;105:52-57.

41. Mahon AD, Marjerrison AD, Lee JD, Woodruff ME, Hanna LE. Evaluating the prediction of maximal heart rate in children and adolescents. Res Q Exerc Sport. 2010 Dec;81(4):466-471.

42. Machado FA, Denadai BS. Validity of maximum heart rate prediction equations for children and adolescents. Arq Bras Cardiol. 2011 Aug;97(2):136-140.

43. Mallozi, M.C. Valores de referência para espirometria em crianças e adolescentes, calculados a partir de uma amostra da Cidade de São Paulo. 1995. 142 f. Tese (Doutor em Ciências) – Escola Paulista de Medicina, Universidade Federal de São Paulo. São Paulo, 1995.

44. Martins R, Assumpção MS1, Bobbio TG2, Mayer AF1, Schivinski C. The validity and reliability of the ADL-Glittre test for children. Physiother Theory Pract. 2018 Apr 16:1-8. doi: 10.1080/09593985.2018.1457747.

45. Monteiro FP, Solé D, Wandalsen G. Quality of life of asthmatic children and adolescents: Portuguese translation, adaptation, and validation of the questionnaire "Pediatric Quality of Life (PedsQL) Asthma Module". J Asthma. 2017 Nov;54(9):983-989.

46. Montemezzo D. Estudos sobre avaliação da função muscular inspiratória e da capacidade funcional 2015. 189 f. Tese (Doutor em Ciências da Reabilitação) – Universidade Federal de Minas Gerais. Belo Horizonte, 2015.

47. Moran CA et al. Performance and reproducibility on shuttle run test between obese and non-obese children: a cross-sectional study. BMC Pediatr. 2017 Mar 9;17(1):68. doi: 10.1186/s12887-017-0825-9.

48. Narang, I. et al. Three-Minute Step Test to assess exercise capacity in children with cystic fibrosis with mild lung disease. Pediatric Pulmonology. 2003;35:108-113.

49. Okuro RT, de Oliveira Ribeiro MA, Ribeiro JD, Minsky RC, Schivinski CI. Alternative indexes to estimate the functional capacity from the 6-Minute Walk Test in children and adolescents with cystic fibrosis. Respir Care. 2017 Mar;62(3):324-332. doi: 10.4187/respcare.04625.

50. Oliveira AC, Rodrigues CC, Rolim DS et al. Six-minute walk test in healthy children: is the leg length important? Pediatr Pulmonol. 2013 Sep;48(9):921-926. doi: 10.1002/ppul.22696.

51. Patel SS et al. Evaluation of predictive models for six-minute walk test among children with pulmonary hypertension. Int J Cardiol. 2017 Jan 15;227:393-398. doi: 10.1016/j.ijcard.2016.11.042.

52. Ploegmakers JJW et al. Grip strength is strongly associated with height, weight and gender in childhood: a cross sectional study of 2241 children and adolescents providing reference values. Journal of Physiotherapy. 2013;59.

53. Ramírez-Vélez R et al. Cycling to school and body composition, physical fitness, and metabolic syndrome in children and adolescents. J Pediatr. 2017 Sep;188:57-63. doi: 10.1016/j.jpeds.2017.05.065.

54. Reimberg MM.. Effects of a pulmonary rehabilitation program on physical capacity, peripheral muscle function and inflammatory markers in asthmatic children and adolescents: study protocol for a randomized controlled trial. Trials. 2015;16:346.

55. Ribeiro M. Core sets da Classificação Internacional de Funcionalidade, Incapacidade e Saúde. Rev Bras Enferm, Brasília 2011 set-out; 64(5):938-946.

56. Saglam M et al. Six-minute walk test versus incremental shuttle walk test in cystic fibrosis. Pediatr Int. 2016 Sep;58(9):887-893. doi: 10.1111/ped.12919.

57. Sampaio RF et al. Aplicação da Classificação Internacional de Funcionalidade, Incapacidade e Saúde (CIF) na prática clínica do fisioterapeuta. Rev Bras Fisioter. 2005;9(2):129-136.

58. Serio dos Santos DM et al. [Cultural adaptation and initial psychometric properties of the DISABKIDS ® – Cystic Fibrosis Module - Brazilian version]. Rev Esc Enferm USP. 2013 Dec;47(6):1311-1317. doi: 10.1590/S0080-623420130000600009.

59. Schneidert M. et al. The role of environment in the International Classification of Functioning, Disability and Health (ICF). Disabil Rehabil, 2003;25(11-12):588-595.

60. Schiariti V et al. International Classification of Functioning, Disability and Health Core Sets for children and youth with cerebral palsy: a consensus meeting. Dev Med Child Neurol. 2015 Feb;57(2):149-158. doi: 10.1111/dmcn.12551.

61. Selvadurai HC et al. Validation of shuttle tests in children with cystic fibrosis. Pediatr Pulmonol. 2003 Feb;35(2):133-138.

62. Soares AAA et al. Respiratory muscle strength and pulmonary function in children with rhinitis and asthma after a six-minute walk test. J Asthma. 2018 Mar;55(3):259-265. doi: 10.1080/02770903.2017.1326133.

63. Singh SJ et al. Development of a shuttle walking test of disability in patients with chronic airways obstruction. Thorax. 1992;47(12):1019-1024.

64. Skumlien S et al. A field test of functional status as performance of activities of daily living in COPD patients. Respir Med. 2006;100(2):316-323.

65. Stucki G et al. Developing Swiss paraplegic research: building a research institution from the comprehensive perspective. Disabil Rehabil. 2008;30(14):1063-1078.

66. Tancredi G et al. 3-min step test and treadmill exercise for evaluating exercise-induced asthma. Eur Respir J. 2004;23(4):569-574.

67. Takken T et al. Cardiopulmonary Exercise Testing in pediatrics. Ann Am Thorac Soc. 2017 Jul;14(Suppl 1):S123-S128.

68. Verschuren O, Balemans AC. Update of the core set of exercise tests for children and adolescents with cerebral palsy. Pediatr Phys Ther. 2015 Summer;27(2):187-189. doi: 10.1097/PEP.0000000000000137.

69. Weisman, IM, Zeballos RJ. Clinical exercise testing. Clin. Chest. Med. 2001 Dec;22(4):679-701.

70. Watanabe FT et al. Six-minute walk test in children and adolescents with renal diseases: tolerance, reproducibility and comparison with healthy subjects. Clinics (São Paulo). 2016 Jan; 71(1):22-27.

71. Weir E et al. Cardiopulmonary exercise testing in children with cystic fibrosis: one centre's experience. Arch Dis Child. 2017 May;102(5):440-444. doi: 10.1136/archdischild-2016-310651.

72. Woszezenki et al. Reference values for inspiratory muscle endurance in healthy children and adolescents. PLoS ONE. 2017;12(1):1-12. Disponível em: https://doi.org/10.1371/journal.pone.0170696.

73. Yoshihara C. Qualidade de vida na infância. In: Haase VG, Ferreira FO, Penna FJ. Aspectos biopsicossociais da saúde na infância e adolescência. Belo Horizonte: Coopmed. 2009;659p.

Fibrose Cística

24

Evanirso da Silva Aquino
Cristiane Cenachi Coelho
Francielly Dorvina Medeiros Ribeiro do Carmo

INTRODUÇÃO

A fibrose cística é uma doença multifatorial reconhecida apenas no final da década de 1930, quando o avanço dos antibióticos revelou um grupo de pacientes resistentes ao uso dessas drogas. Os primeiros relatos sobre as taxas elevadas de eletrólitos no suor foram publicados na década de 1950, e sobre a alteração genética, apenas no final dos anos 1980. Inicialmente, em razão de sua alta e precoce mortalidade, a fibrose cística era considerada uma doença exclusivamente do grupo pediátrico[1].

Os avanços tecnológicos e científicos possibilitaram o estabelecimento de diagnóstico precoce e, com os avanços no tratamento, atualmente a doença atinge adolescentes e adultos jovens[2,3]. A expectativa de vida ainda gira em torno de 30 anos de idade. Poucos estudos analisaram a população de fibrocísticos nos países em desenvolvimento. No Brasil, a falta de informações é evidente, e a estimativa é de que sejam diagnosticados menos de 10% do total anual de casos[4]. Entretanto, levantamentos mostram que a incidência é de 1:7.576 nascidos vivos, havendo diferenças regionais, com maior incidência no Sul do que no Sudeste[5].

De acordo com o último relatório (2015) do Registro Brasileiro de Fibrose Cística (REBRAFC), existem registros de 3.857 pacientes com fibrose cística no país. A idade média dos indivíduos é de 12 anos, mas a população adulta já representa cerca de 27% do total[6].

Para o diagnóstico devem ser levados em consideração fatores como a concentração dos íons cloreto no suor (valores > 60mEq/L), a presença de doença pulmonar crônica com eliminação de grande quantidade de secreção de difícil transportabilidade através dos mecanismos de defesa pulmonar e a colonização crônica pela bactéria *Pseudomonas aeruginosa*. Atualmente, a avaliação genética é de grande importância, pois os avanços nessa área foram capazes de isolar o gene da doença e de identificar um grande número de mutações e seu comportamento fenotípico, os quais estão diretamente relacionados com a gravidade e a sintomatologia da doença[7].

A doença tem um caráter genético de herança autossômica recessiva. As alterações genéticas são mutações no gene *cystic fibrosis transmembrane condutance regulator* (CFTR) que levam a problemas funcionais da proteína decodificada a partir dele. Essa proteína contém aminoácidos que controlam o canal de cloro presente na superfície das células epiteliais[8].

As mutações da CFTR são divididas em seis classes de acordo com a manifestação da proteína. As mutações das classes I, II, III e VI são apontadas como graves, uma vez que são caracterizadas com poucas ou nenhuma proteína CFTR na membrana plasmática das células, enquanto as mutações das classes IV e V são manifestações mais leves, pois ocasionam a perda parcial da atividade[2,8].

O mecanismo fisiopatológico primário da fibrose cística é causado pela anormalidade no transporte do íon cloro nas células epiteliais através da CFTR, que não apresenta seu portão aberto para a passagem do íon. Com a menor saída da célula, ocorre maior reabsorção do íon sódio para a manutenção do equilíbrio cloro/sódio. As consequências dessa anormalidade variam de acordo com o epitélio afetado.

Nas vias respiratórias de indivíduos normais o muco é impermeável a macromoléculas e tem propriedades bactericidas. Isso não acontece na fibrose cística em razão das anormalidades no transporte de eletrólitos. A movimentação do sódio carreia água, diminuindo a hidratação no interior dos canais exócrinos e tornando as secreções pulmonares mais viscosas, aderentes e ionicamente diferentes, predispondo o paciente a infecções crônicas por microrganismos como *Staphylococcus aureus* e *Pseudomonas aeruginosa*.

Por isso, a fibrose cística é caracterizada por alterações importantes nas propriedades físico-químicas do muco, desidratando-o e tornando-o mais espesso e viscoso. Isso impacta no transporte mucociliar e o muco fica estagnado na árvore respiratória, determinando os fenômenos obstrutivos que predispõem os processos infecciosos[8,9]. A doença afeta todas as glândulas exócrinas do organismo. Assim, todos os componentes que essas glândulas secretam são alterados e, por isso, fica comprometido o funcionamento de praticamente todos os órgãos e sistemas.

Os sistemas respiratório e gastrointestinal e o trato geniturinário são os mais atingidos. As manifestações clínicas incluem: doença pulmonar obstrutiva crônica com perda irreversível da função pulmonar, deficiência nas enzimas pancreáticas, obstruções intestinais e, no homem, infertilidade. A doença também é caracterizada pela deterioração nutricional[10]. Quando não tratada, pode ser responsável pela morte precoce em virtude, principalmente, de infecção pulmonar.

No epitélio respiratório do indivíduo com fibrose cística, a alteração da CFTR modifica a permeabilidade das células epiteliais aos íons cloro e a liberação de glicoconjugados de alto peso molecular. Esses fatores estão relacionados com a interação das bactérias com a superfície das vias aéreas[11,12].

A bacteriologia do trato respiratório por meio da cultura de escarro prediz com precisão a presença e o tipo de bactéria nos pulmões desses pacientes, o que é importante porque as bactérias no epitélio respiratório dos pacientes com fibrose cística são responsáveis pela liberação de citocinas e mediadores inflamatórios que ativam os neutrófilos polimorfonucleares. Esses, por sua vez, não são efetivos na fagocitose e liberam proteases e radicais livres capazes de destruir as macromoléculas da matriz do tecido conjuntivo pulmonar e as células epiteliais, reduzindo os batimentos ciliares, alterando a secreção de proteínas do muco e fragmentando imunoglobulinas. Tudo isso gera fagocitose efetiva com a morte de leucócitos e a liberação de quantidades exageradas de DNA e filamentos de actina, piorando a viscoelasticidade e a adesividade do muco[13-15]. Por esse motivo, a colonização precoce na fibrose cística está associada a aumento significativo da morbidade e da mortalidade[16].

Vários são os fatores responsáveis pela alteração do muco do indivíduo com fibrose cística. Esses eventos são responsáveis pelas complicações pulmonares, como inflamação crônica, bronquiectasias, infecções respiratórias, diminuição gradativa da função pulmonar e morte prematura dos pacientes[1,3,17-19]. A doença pulmonar é o principal agravante do estado de saúde dos fibrocísticos. Sua evolução está associada à redução da função pulmonar e a exacerbações frequentes, responsáveis pela piora da qualidade de vida e a morte[20].

CARACTERÍSTICAS CLÍNICAS DA FIBROSE CÍSTICA

Apesar dos avanços na propedêutica, até o momento não existe tratamento curativo para a fibrose cística[21]. O principal objetivo clínico nesse grupo de pacientes é melhorar o estado funcional, o bem-estar e a longevidade[22]. Os indivíduos com a doença podem evoluir com alterações respiratórias importantes e uma série de manifestações secundárias relacionadas com a função muscular periférica[22,23].

A carga de trabalho do paciente com fibrose cística está aumentada pela obstrução crônica ao fluxo aéreo. Apesar de inicialmente a força dos músculos respiratórios estar preservada, com a evolução da doença pulmonar ocorre aumento no *drive* respiratório, ocasionando desequilíbrios respiratórios progressivos e hipoventilação alveolar. Esses fatores podem ocorrer em situações de aumento da ventilação basal, como no exercício, em casos de infecção pulmonar ou até mesmo durante a fisioterapia[24,25].

A doença é caracterizada por uma obstrução crônica ao fluxo aéreo, decorrente do acúmulo de secreção nas vias aéreas e pelo processo inflamatório responsável pela lesão pulmonar e pelas bronquiectasias. Nos estágios mais avançados, os pacientes podem evoluir com hipercapnia e insuficiência respiratória[26]. A habilidade de sustentação da ventilação espontânea depende do equilíbrio entre os mecanismos de controle neurológico, força e integridade dos músculos respiratórios, carga respiratória, caixa torácica e os mecanismos das vias aéreas. Portanto, a falência pode acontecer em função da doença pulmonar avançada associada à redução na função da bomba muscular respiratória[27].

Qualquer disfunção em um componente do sistema respiratório pode ter impacto na capacidade do paciente de respirar espontaneamente. Caso o equilíbrio respiratório não possa ser corrigido por tratamento medicamentoso, estará indicado o suporte ventilatório[26].

A disfunção da musculatura periférica se caracteriza por alterações musculoesqueléticas intrínsecas decorrentes da deficiência da CFRT, entre as quais se destacam as anormalidades mitocondriais, que alteram a fosforilação oxidativa, o aumento da concentração de cálcio e o metabolismo anormal dos miócitos[7,28]. Essas alterações podem se refletir em anormalidades da musculatura periférica, como atrofia e fraqueza, com a consequente falta de condicionamento físico[29,30].

A fisioterapia é considerada uma terapêutica indispensável, que engloba vários recursos e estratégias no tratamento desses pacientes e tem por objetivos a remoção de muco das vias aéreas, a redução dos sintomas respiratórios, o condicionamento cardiorrespiratório e a educação dos pacientes e familiares[31,32]. Vários recursos da fisioterapia são utilizados no tratamento desses pacientes com diferentes finalidades e mecanismos de ação[33,34].

ASPECTOS RELACIONADOS COM A FUNCIONALIDADE E A INCAPACIDADE

A respiração, principal função do sistema respiratório, pode sofrer alterações em virtude do comprometimento da estrutura pulmonar. A doença pulmonar desencadeia desordens no padrão respiratório, como hiperventilação, uso da musculatura acessória e disfunções articulares torácicas[35].

O comprometimento na CFTR é o principal mecanismo inicial causador dos sintomas clínicos na fibrose cística. As alterações pulmonares que acontecem a partir da produção excessiva de muco e o processo inflamatório e infeccioso crônico causam deficiência da estrutura pulmonar e o surgimento das bronquiectasias e atelectasias cicatriciais com perda da função pulmonar[2]. Esses fatores vão restringir as atividades de participação. Os pacientes com fibrose cística podem evoluir com diminuição das atividades de vida diária por causa do avanço da doença pulmonar. Ballard et al. relatam a existência de graves episódios de queda de saturação da oxi-hemoglobina durante o sono em adultos e adolescentes com fibrose cística, indicando a hipoxemia como um estímulo para o rompimento do padrão de sono normal e da qualidade de vida desses pacientes[36]. A hipoxemia noturna está relacionada com a diminuição da qualidade de vida dos pacientes. Estudos demonstram que pacientes com queda de saturação durante o sono evoluem com cansaço diurno e diminuição das atividades de vida diária[34,35].

A redução da qualidade de vida nessa população é um achado comum em vários estudos e está relacionada com a sobrecarga do tratamento imposta pelo excesso de tempo despendido diariamente para o manejo da doença e sua gravidade[37,38]. No entanto, quando a atividade física é incorporada às atividades dos indivíduos com fibrose cística, verifica-se uma relação positiva com diminuição nas internações hospitalares, melhora nas atividades de vida diária e aumento na função pulmonar[38].

Outro fator importante está relacionado com os episódios constantes de tosse. A presença de tosse, na maioria das vezes, está associada à exacerbação pulmonar. A presença de secreção espessa associada a infecções frequentes é responsável pela obstrução das vias aéreas distais de pequeno calibre e pela presença de inflamação crônica; consequentemente, ocorre o surgimento de bronquiectasias, sendo essas alterações responsáveis pela tosse crônica[39].

A tosse crônica também pode causar uma série de ocorrências físico-sociais que têm o potencial de conduzir a significativa diminuição na saúde relacionada com a qualidade de vida. A tosse é citada como a principal causa de incontinência urinária em mulheres com fibrose cística e é responsável por dor torácica, distensão muscular e, em alguns casos, fraturas de arcos costais[40-42]. Outro fator importante a ser considerado é a supressão da tosse em razão do constrangimento causado quando acontece uma crise em público. Isso contribui para a piora do quadro da doença pulmonar, que se justifica pela inibição do componente depurador dos pulmões que é a própria tosse[43].

Apesar dos vários graus de comprometimento dos pacientes com fibrose cística, os fatores pessoais e ambientais, quando associados às alterações genotípicas, são determinantes do quadro fenotípico de cada paciente (Figuras 24.1 e 24.2).

INTERVENÇÃO FISIOTERAPÊUTICA

Avaliação

As manifestações clínicas típicas da fibrose cística são tosse, diarreia crônica e desnutrição. Com a evolução o tórax adquire aspecto de barril em razão da obstrução crônica e da hiperinsuflação pulmonar. O baqueteamento digital é um sinal comum relacionado com a infecção pulmonar não controlada e a hipoxia crônica. Pelo fato de o indivíduo apresentar secreções brônquicas espessas com persistência local dos microrganismos, ocorrem aderência e colonização endobrônquica crônica[3].

O quadro clínico pode estar relacionado com formas puramente respiratórias, digestivas ou mistas. Estas últimas são consideradas a forma clássica da doença. Os pacientes apresentam quadro de má-absorção acompanhado de infecções respiratórias e crises de desidratação.

O distúrbio ventilatório da fibrose cística é essencialmente obstrutivo, mas na fase final surge um componente restritivo em razão da fibrose pulmonar associada. As alterações da função pulmonar refletem um acometimento inicial nas vias áreas periféricas mediante a diminuição dos fluxos expiratórios terminais e o aprisionamento aéreo (air trapping), evidenciados pela diminuição da relação entre o volume expiratório forçado no primeiro segundo e a capacidade vital forçada (VEF_1/CVF) e pelo aumento da relação entre o volume residual e a capacidade pulmonar total (VR/CPT)[44].

A avaliação da tomografia é importante para detectar a presença de bronquiectasias e/ou processos de atelectasias desencadeados pela obstrução brônquica em função dos tampões de muco. Outros achados que devem ser levados em consideração estão relacionados com as hiperinsuflações regionais.

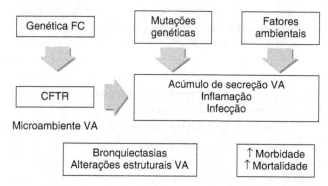

Figura 24.1 Mecanismo de lesão da fibrose cística e interação do ambiente. (Adaptada de Lopes-Pacheco, 2016[2].)

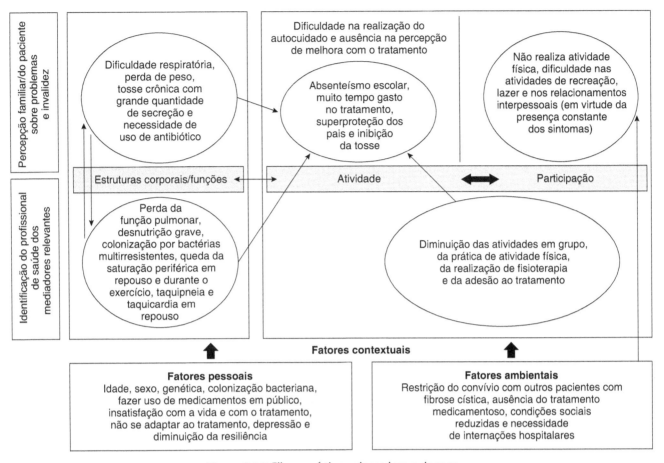

Figura 24.2 Fibrose cística – desordem e doença.

Há evidências de que a baixa capacidade de realizar atividade física em caso de fibrose cística está associada à redução do volume sistólico e à entrega de oxigênio para a musculatura[23]. Entretanto, é esperado que esses pacientes criem mecanismos compensatórios que aumentem a taxa de extração mesmo com a entrega reduzida de oxigênio ao músculo[21]. Para o estabelecimento de treinamentos favoráveis que previnam ou melhorem a disfunção muscular esquelética são necessárias estratégias terapêuticas individualizadas[45].

As características de cada paciente (como função pulmonar, capacidade física, nível de atividade física diária, graus de infecções e inflamações) devem ser consideradas na avaliação fisioterapêutica para que um plano de tratamento adequado seja oferecido ao paciente e à família[46]. Cabe ressaltar que uma equipe multiprofissional é fundamental nesse processo de tratamento embasado na abordagem integral e humanista do paciente e de sua família[47].

Tratamento fisioterapêutico*

A intervenção na fibrose cística visa à realização de uma terapêutica intensiva e precoce. Os cuidados envolvem tratamentos domiciliares diários com medicações profiláticas orais ou com nebulização com antibióticos e mucolíticos para remoção de secreções, suplementos vitamínicos, enzimas pancreáticas, suporte nutricional e psicossocial, assim como sessões diárias de fisioterapia[48].

A fisioterapia foi instituída no tratamento da fibrose cística no final da década de 1950. Nessa época, o objetivo principal era a remoção das secreções brônquicas. A partir desse período foram surgindo os primeiros trabalhos sobre a aplicação das técnicas de remoção das secreções pulmonares para o alívio dos sintomas respiratórios dos pacientes com fibrose cística[49].

Na literatura mundial, por muito tempo as intervenções fisioterapêuticas na fibrose cística eram denominadas fisioterapia torácica. Essa terminologia se refere à aplicação das técnicas convencionais que por muito tempo se destacaram no cenário do cuidado desses pacientes.

As técnicas que compõem essa intervenção são a drenagem postural, a percussão e a vibração torácica. No entanto, apesar de consideradas desconfortáveis por muitos, necessitarem de tempo para aplicação e dependerem do profissional ou de um cuidador para sua realização, ainda são adotadas na atualidade (nível de evidência 1a)[50].

Com os avanços no tratamento da fibrose cística, vários mecanismos foram desvendados e novidades foram surgindo com o passar do tempo. Isso foi importante para

---
*Veja no Anexo, no final deste livro, a definição dos níveis de evidência, sendo 1 o nível mais alto e o 5 o mais baixo.

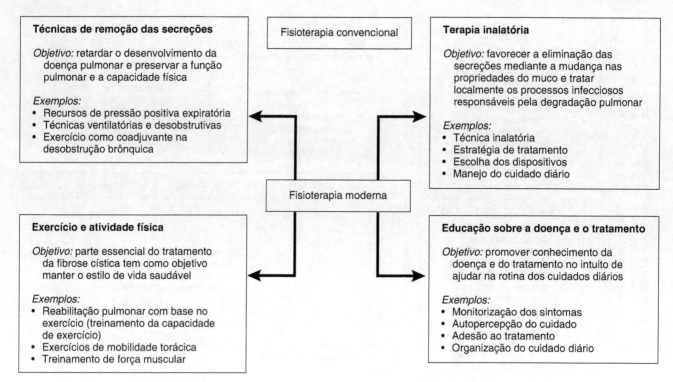

Figura 24.3 Novo modelo de assistência fisioterapêutica na fibrose cística.

promover o diagnóstico precoce e o aumento da expectativa de vida dessa população. Com base nisso, em 2004 um grupo de fisioterapeutas propôs uma mudança na atenção aos pacientes com fibrose cística. A partir daí, o foco da intervenção seria não somente o alívio dos sintomas, mas também a prevenção na evolução. Essa nova forma de tratamento, definida pelo grupo como fisioterapia moderna, foi responsável pelo novo modelo de atenção fisioterapêutica aos pacientes com fibrose cística, apresentando uma abordagem abrangente que agrega a atuação profissional em diversas fases do tratamento[51] (Figura 24.3).

Técnicas de remoção das secreções pulmonares

As técnicas de remoção das secreções pulmonares ainda são consideradas integrantes do tratamento fisioterapêutico dos pacientes com fibrose cística e auxiliam a depuração mucociliar[52].

As várias técnicas e recursos para intensificação da limpeza brônquica e auxílio à remoção de secreções variam de acordo com o princípio fisiológico de aplicação[53,54].

Nenhuma técnica de remoção das secreções pode ser considerada superior à outra. Portanto, as decisões sobre a técnica, a frequência e a duração da fisioterapia respiratória são individualizadas, e sua aplicação em crianças deve levar em consideração a constante mudança dos aspectos fisiológicos e psicológicos, o que exige uma metodologia diferente[50,51].

A aplicação da terapia de remoção das secreções deve acompanhar o seguinte raciocínio[51]:

1. **Abrir e ventilar:** promover a abertura da via aérea colapsada e levar ar para as regiões com acúmulo de secreções no trato respiratório.
2. **Mobilizar e reunir:** mobilização e coleta das secreções das regiões periféricas do sistema respiratório.
3. **Transportar as secreções:** estimular a migração das secreções periféricas para vias aéreas mais centrais.
4. **Eliminar as secreções**.

Várias ferramentas fisioterapêuticas foram disponibilizadas nas últimas décadas para o tratamento dos pacientes com fibrose cística. Essas intervenções foram desenvolvidas no intuito de favorecer a autonomia dos pacientes e facilitar o autocuidado. Seus benefícios foram comprovados em estudos clínicos de curta duração; no entanto, o uso prolongado desses dispositivos ainda necessita ser elucidado[55,56].

Algumas técnicas podem ser ensinadas às crianças a partir dos 4 anos de idade. A introdução da pressão positiva expiratória final (PEEP) pode acontecer por volta dos 2 anos de idade[57]. Terapias de sopro também podem ser utilizadas, como atividades lúdicas para introdução das técnicas de remoção de secreções brônquicas.

Várias técnicas e recursos podem ser autoadministrados pelo paciente, que deve ser treinado e orientado por seu fisioterapeuta, proporcionando independência para remoção de secreção e melhora na adesão ao tratamento e na qualidade de vida[56].

A escolha dessas ferramentas fisioterapêuticas depende do objetivo de aplicação e de suas vantagens e desvantagens (Quadro 24.1)[57].

Capítulo 24 Fibrose Cística

Quadro 24.1 Terapia de remoção das secreções

Técnicas fisioterapêuticas	Vantagens	Desvantagens	Faixa etária
Ciclo ativo da respiração (incluindo *huffing*) (nível de evidência 1a)	Pode ser autoadministrado pelo paciente, promove independência e não necessita de equipamento	Necessária a compreensão do indivíduo	Em crianças com 2 anos de idade pode ser utilizado como jogos de bafo (*huffing*) Pode ser realizado a partir de 8 anos de idade
Drenagem autógena (nível de evidência 1a)	Pode ser autoadministrada pelo paciente e não exige equipamento	Necessária a compreensão do indivíduo para avaliação dos sintomas decorrentes da aplicação da técnica, como deslocamento das secreções e alterações dos sons respiratórios	A partir de 8 anos de idade
Drenagem autógena assistida (nível de evidência 1a)	Exige o mínimo de equipamento	Exige assistência e treinamento para aplicação	Crianças pequenas
Drenagem postural e percussão (nível de evidência 1a)	Podem ser utilizadas em crianças pequenas que não conseguem realizar técnicas mais ativas e em pacientes muito cansados para autoaplicar técnicas independentes	Alto consumo de tempo; desconfortável; podem desencadear refluxo gastroesofágico	Podem ser utilizadas em todas as idades
Oscilação oral de alta frequência (*Flutter, Shaker, Acapella, Quake* e *R-Cornet*) (nível de evidência 1a)	Combina os benefícios da pressão expiratória positiva com as vibrações nas vias aéreas Dispositivos portáteis	Alguns dispositivos são dependentes da gravidade; podem ser de difícil aplicação em crianças entre 2 e 3 anos de idade sem supervisão	A partir de 2 anos de idade
Máscara de pressão positiva (nível de evidência 1a)	Combina pressão expiratória positiva; indicada para pacientes com alteração da complacência das vias aéreas; promove independência	Crianças pequenas necessitam de auxílio; o uso da máscara pode causar intolerância em alguns pacientes	A partir de 2 anos de idade

Princípios da ventilação pulmonar para desobstrução brônquica

Aspectos importantes na utilização dos recursos de fisioterapia respiratória devem ser considerados com o objetivo de potencializar sua eficiência. A associação das intervenções ao princípio da ventilação pulmonar pode auxiliar a remoção das secreções. Desse modo, a aplicação da interdependência dos alvéolos durante a inspiração profunda contribui para melhora da ventilação nas vias aéreas periféricas que circundam as regiões obstruídas por secreção. Essa estratégia tem por objetivo reabrir áreas colapsadas, melhorar a ventilação colateral e levar ar atrás dos tampões de secreção, favorecendo a desobstrução brônquica. Teoricamente, essa estratégia também é conhecida como fenômeno de Pendelluft.

Outra estratégia importante consiste no aumento da ventilação colateral, que ocorre entre segmentos pulmonares subjacentes através de três estruturas anatômicas importantes, denominadas poros de Kohn e canais de Lambert e Martin.

Os canais de Lambert são responsáveis pela comunicação entre os bronquíolos distais e os alvéolos adjacentes, os poros de Kohn são as comunicações interalveolares. Já os canais de Martin consistem nas conexões intrabronquiolares presentes nos bronquíolos respiratórios e terminais. Essas estruturas são fatores determinantes da utilização das pressões positivas expiratórias, pois promovem o recrutamento alveolar, o aumento da ventilação pulmonar e a remoção das secreções brônquicas.

A pausa inspiratória, muito utilizada, consiste na aplicação da uma pausa de 3 segundos no final da inspiração. Vários mecanismos justificam sua utilização. Inicialmente, a pausa no final da inspiração altera a constante de tempo dos alvéolos, permitindo a movimentação do ar das regiões não obstruídas com elevado gradiente de pressão para regiões obstruídas.

Outras estratégias, como o posicionamento corporal (diferentes decúbitos), mobilização (aumento do volume minuto), oscilação (modulação do batimento ciliar) e modulação do fluxo expiratório (força de cisalhamento sobre o muco na parede brônquica), potencializam a ventilação e favorecem a remoção das secreções brônquicas[58].

Outro aspecto importante na racionalização do uso dos recursos fisioterapêuticos consiste na aplicação individualizada de acordo com o grau de comprometimento pulmonar de cada paciente[51,58].

Atividade física e exercício

A atividade física está relacionada com qualquer movimento corporal produzido pela contração da musculatura esquelética e pode ocorrer de várias maneiras, como, por exemplo, por meio de atividades livres, exercício ou esporte. Entretanto, o treino de exercício exige complexidade maior com a participação regular em atividade física vigorosa e tem como objetivo melhorar o desempenho físico, a função cardiovascular e a força muscular. Embora seja recomendada a prática diária de 60 minutos de atividade vigorosa, apenas pequena parcela da população adota essa recomendação[59]. Em pacientes com fibrose cística, esse número é ainda menor, e, mesmo em indivíduos com função pulmonar preservada, a intensidade tolerada de exercício físico é inferior à de indivíduos saudáveis[56]. Osteopenia/osteoporose, fraturas e deformidades torácicas são relatadas em pacientes adultos com fibrose cística. A maioria dos centros de tratamento recomenda a prática de atividade física com o objetivo de minimizar essas comorbidades na vida adulta. A prática de exercício deve ser introduzida o mais precocemente possível e mantida para todas as idades e graus de comprometimento pulmonar[45].

A atividade física promove comprovadamente inúmeros benefícios aos pacientes com fibrose cística, tanto em relação à aptidão física como no aspecto psicológico que envolve a sociabilidade e a autoconfiança. A atividade física modifica e influencia os padrões respiratórios e a distribuição da ventilação, o que também auxilia a mobilização de secreção e a reversão de microatelectasias. Para os bebês, a prescrição deve levar em consideração a maturidade motora. Com o amadurecimento, as crianças participam ativamente das atividades físicas e de jogos que promovem alterações no padrão respiratório, na mobilidade e na força muscular[31,39,56,60].

Benefícios do exercício em pacientes com fibrose cística (nível de evidência 1a)[56]

- Melhora a função física.
- Melhora o desempenho cardiovascular.
- Melhora a força muscular.
- Efeito no fluxo de ar (forças de cisalhamento e aumento do pico de fluxo expiratório), favorecendo o transporte e a eliminação das secreções.
- Potencializa a melhora da densidade mineral óssea.
- Diminui a taxa de declínio da função pulmonar.
- Melhora a qualidade de vida.
- Efeito positivo no diabetes relacionado com a fibrose cística.

Terapia inalatória

A terapia inalatória consiste na administração de medicamento por via inalatória. Em virtude da complexidade da doença pulmonar e da variedade de equipamentos disponíveis para realização dessa terapia, o fisioterapeuta respiratório é um profissional que deve estar diretamente envolvido nessa etapa do tratamento[61].

A otimização da técnica inalatória é essencial para assegurar a deposição adequada do aerossol e a administração da dose adequada. A eficiência da inaloterapia depende da indicação correta, do sistema de entrega do aerossol e da técnica de inalação[51,56,62].

Vários dispositivos para aerossolterapia estão disponíveis no mercado, porém as considerações técnicas acerca dos nebulizadores devem ser consultadas para a escolha do melhor sistema. Um nebulizador é considerado eficaz quando é capaz de gerar partículas com diferentes diâmetros de massa média (DMM) que favorecerão a deposição do medicamento por toda a extensão das vias aéreas condutoras e alvéolos[63]. O tamanho das partículas interfere diretamente na eficácia da inalação. As partículas > $10\mu m$ não penetrarão na árvore traqueobrônquica e as partículas na faixa de 1 e $5\mu m$ de diâmetro são denominadas partículas respiráveis e têm maior aplicação em vias aéreas de médio e pequeno calibre[64,65].

Os nebulizadores a jato são os sistemas mais frequentemente utilizados nos pacientes com fibrose cística em razão da eficácia e do baixo custo (nível de evidência 1a)[66]. Esses nebulizadores são compostos por compressores geradores de fluxo e copos de nebulização, responsáveis por promover a interação do ar (fluxo gerado no compressor) com o líquido (solução de medicamento), formando assim as partículas de aerossol.

Outros sistemas são considerados mais eficientes do que os nebulizadores a jato convencional. Essas tecnologias foram desenvolvidas para produzir partículas com tamanhos mais homogêneos e aumentar a velocidade da nebulização, diminuindo assim o tempo do tratamento[68]. Os equipamentos mais modernos incluem os aparelhos de membrana vibratória e os aparelhos que se adaptam ao padrão respiratório do paciente. Essas tecnologias são importantes, pois diminuem a perda de medicação e reduzem o tempo de tratamento, repercutindo diretamente na melhora da adesão.

Outros aspectos importantes também devem ser orientados pelo fisioterapeuta. As crianças menores geralmente utilizam a inalação via máscaras faciais. No entanto, essa interface diminui a deposição pulmonar, e uma grande quantidade de medicamento fica retida na face do paciente. A mudança para a via bucal deve ser orientada o mais precocemente possível. Estratégias de uso do clipe nasal podem ajudar nessa migração de interface e na melhora da deposição pulmonar. A técnica inalatória utilizada pelos pacientes deve ser frequentemente avaliada, pois depende da idade, da habilidade e da vontade de aprender as técnicas[51,56,68].

Inspirações profundas e lentas são empregadas com o objetivo de aumentar a quantidade de medicamentos depositada nas vias aéreas distais. Os cuidados com os nebulizadores devem ser implementados em todos os centros de tratamento[68]. O controle das infecções, frequentes nessa população, implica a necessidade de cuidado diário dos dispositivos. A limpeza e a desinfecção apropriadas dos nebulizadores têm por objetivo impedir a contaminação bacteriana e a autocontaminação. Esses cuidados são realizados no domicílio e orientados por cada centro de tratamento de acordo com os sistemas de inaloterapia empregados[69].

Educação sobre a doença e o tratamento

A educação sobre a doença deve ser iniciada no momento do diagnóstico e mantida por toda a vida. As informações sobre a doença incialmente devem ser repassadas aos pais e posteriormente transmitidas de maneira gradativa à criança. Muitas outras doenças crônicas exigem a aplicação de estratégias conjuntas de educação em saúde para os pacientes. No entanto, em virtude do risco de infecção cruzada, não é possível aplicar essa ferramenta na população de pacientes com fibrose cística[69].

As estratégias de educação se dividem em entendimento da doença e dos sintomas:

- Mecanismo da doença.
- Progressão dos sintomas pulmonares.
- Importância do cuidado preventivo.
- Identificação precoce dos sinais clínicos de exacerbação da doença.
- Estratégia do tratamento e monitorização dos resultados.
- Tratamento disponível.
- Organização dos horários do autocuidado.
- Avaliação da resposta ao tratamento proposto.

Os pacientes são encorajados a realizar os cuidados diários e a monitorar, através da autopercepção, quais procedimentos fisioterapêuticos são mais eficientes em relação ao tratamento proposto. Os pacientes oligossintomáticos devem ser orientados quanto à utilização das intervenções fisioterapêuticas como mecanismo para monitoramento dos sintomas que podem se manifestar durante a aplicação das técnicas[51,56,62,67].

CASO CLÍNICO

J.S., 15 anos, 30kg, altura 1,30cm, diagnóstico de fibrose cística aos 6 meses de vida, em tratamento no centro de referência desde o diagnóstico. O paciente manifesta os sintomas respiratórios recorrentes desde o diagnóstico, como tosse crônica, cansaço, presença de secreção espessa e esverdeada em grande quantidade e cultura de escarro positiva para *Staphylococcus aureus* e *Pseudomonas aeruginosa*, esta última já com critérios de cronicidade. O adolescente apresenta as seguintes manifestações clínicas: dispneia aos pequenos esforços, tosse, baqueteamento digital em mãos e pés e desnutrição grave. Aproximadamente aos 9 anos de idade evoluiu com diminuição da saturação periférica de oxigênio em repouso para 90%, sendo programada a realização do exame de oximetria noturna, o qual demonstrou, após avaliação de 8 horas de sono sem interrupção, hipoxemia noturna com os seguintes resultados:

- SpO_2 (saturação periférica de oxigênio) < 90% em 42,2% do tempo.
- SpO_2 < 88% por 12% do tempo.
- Tempo contínuo de SpO_2 < 88% de 9 minutos.

Após o exame, o paciente iniciou o uso de oxigênio suplementar 2L/min durante a noite.

O paciente apresentou piora da adesão ao tratamento e resistência ao tratamento de fisioterapia e ao uso das medicações inalatórias, evoluindo com piora da função pulmonar, e, ao exame de gasometria arterial, iniciou com quadro de hipercapnia crônica associado à hipoxemia.

Exame de gasometria arterial: PaO_2 = 58mmHg, PCO_2 = 51mmHg, HCO_3 = 33mmHg, excesso de base de 6mmHg, saturação de oxigênio = 85%. O paciente evoluiu com necessidade de uso de ventilação não invasiva durante o sono.

Ao exame físico, apresentou tórax em barril, rotação interna de ombros, cifoescoliose torácica com concavidade voltada para a esquerda e retificação da lordose lombar. Ao exame físico de palpação, apresentou sensibilidade preservada, flexibilidade diminuída em hemitórax direito e expansibilidade diminuída para todos os segmentos pulmonares à direita.

À percussão torácica, apresentou som maciço à direita; à ausculta pulmonar, sons respiratórios diminuídos difusamente; apresenta crepitações difusas e som bronquial no terço médio do pulmão direito.

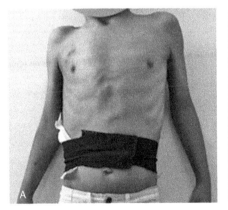 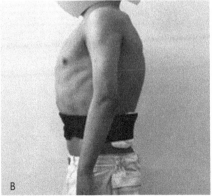 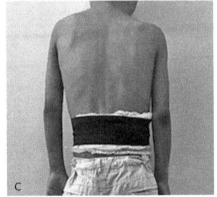

Figuras 24.4A a **C** Avaliação postural. (Acervo pessoal.)

Exames complementares

Na avaliação da função pulmonar, apresenta volume expiratório forçado no primeiro segundo (VEF_1) de 25,6% do previsto, capacidade vital forçada (CVF) de 29,7% do previsto e relação CVF/VEF% de 92%, caracterizando distúrbio respiratório grave.

Na tomografia computadorizada de tórax realizada em janeiro de 2018, apresenta bronquiectasias difusas e atelectasia persistente do pulmão direito e presença de bolhas pulmonares nos pulmões esquerdo e direito (Figura 24.5).

Avaliação das pressões respiratórias máximas

PImáx: 65cmH$_2$O	PImáx previsto (Borja, 2015): 187cmH$_2$O
PEmáx: 73cmH$_2$O	PEmáx previsto (Borja, 2015): 232,7cmH$_2$O

O valor previsto para a distância percorrida no Teste de Caminhada de 6 Minutos foi de 620,61m, calculado de acordo com a equação proposta por Oliveira et al. (2013). Assim, o paciente percorreu 280m (45% do previsto).

Atualmente, o paciente faz uso de ventilação não invasiva noturna e nas sessões de fisioterapia e de O_2 durante o dia. Realiza exercício físico supervisionado durante o atendimento fisioterapêutico.

O adolescente relata constrangimento quanto ao uso de oxigênio em espaços públicos e na escola, além da dificuldade para o transporte do cilindro de oxigênio.

Impressão diagnóstica (diagnóstico cinético-funcional)

Paciente com limitação importante na estrutura e função do corpo evidenciada por grave prejuízo funcional na prova de função pulmonar, força muscular respiratória reduzida e lesões estruturais e parenquimatosas no exame de tomografia computadorizada de tórax; incapaz de manter a oxigenação tecidual com fração de oxigênio a 21%; desequilíbrio estrutural da caixa torácica e limitação ventilatória crônica.

Nas atividades de participação, o paciente evoluiu com redução na distância caminhada, demonstrando redução nas atividades funcionais.

A conduta fisioterapêutica deve objetivar remoção das secreções pulmonares, melhora da ventilação pulmonar, flexibilidade, restabelecimento da força muscular e recondicionamento cardiopulmonar.

Terapia de remoção das secreções

Está contraindicado o uso da técnica de percussão torácica e das pressões positivas expiratórias em virtude da presença de bolhas pulmonares visualizadas na tomografia de tórax.

- As técnicas utilizadas no paciente devem ser fundamentadas nas variações de fluxos ou volumes pulmonares.
- O paciente realiza ciclo ativo da respiração, drenagem autogênica e expiração lenta total com a glote aberta (ELTGOL).

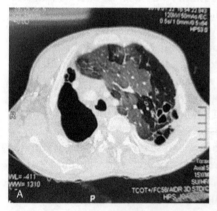
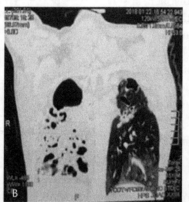
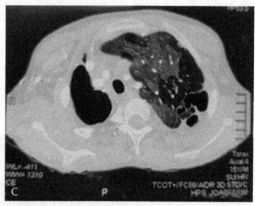

Figura 24.5A a C Imagens de tomografia computadorizada de tórax. (Acervo pessoal.)

Tabela 24.2 Avaliação do teste de esforço (Teste de Caminhada de 6 Minutos)

Função do corpo		Atividade e participação	Fatores ambientais
Inicial	Final		
FC: 110bpm	180bpm	DISTÂNCIA CAMINHADA: 280 metros	METRAGEM: 30 metros
FR: 28irpm	40irpm	ATIVIDADE FÍSICA ( ) SIM (x) NÃO	
SatO$_2$: 92%	84%		
Deficiência		Limitação da atividade	Facilitadores
Fibrose cística		Alteração dos indicadores fisiológicos (x)	Uso de O$_2$ 2L/min
		Interrupção do teste por 2 minutos devido a cansaço e queda da saturação	
		PERCEPÇÃO DO ESFORÇO (escala de Borg modificada)	
		Antes: 3 Durante: 5	Após: 9

- Durante a realização das técnicas desobstrutivas, caso o paciente evolua com tosse frequente e sucessiva, serão necessárias estratégias de recomposição dos volumes e das capacidades associada à pausa pós-inspiratória.

Exercícios de flexibilidade
- Alongamento de tronco na bola suíça, exercícios de rotação de tronco e alongamentos globais.
- Exercícios de força muscular

Fortalecimento de membros superiores e inferiores (Figura 24.6)

Em razão do comprometimento pulmonar do paciente e da baixa tolerância ao exercício, deve ser utilizado suporte ventilatório não invasivo (VNI) durante o treinamento no intuito de minimizar o desconforto respiratório e melhorar a tolerância ao exercício.

Recondicionamento cardiopulmonar

Uma alternativa de treinamento aeróbico para pacientes com distúrbio ventilatório obstrutivo grave seria o treinamento intervalado de alta intensidade:

- Vários períodos curtos de exercício em alta intensidade alternados com períodos de exercício de baixa intensidade (recuperação ativa).
- Vários períodos curtos de exercício em alta intensidade alternados com períodos curtos de repouso (recuperação passiva).

As séries de treinamento são separadas por períodos longos de repouso. Nesse caso, o repouso também pode ser realizado com o uso da VNI (Figura 24.7).

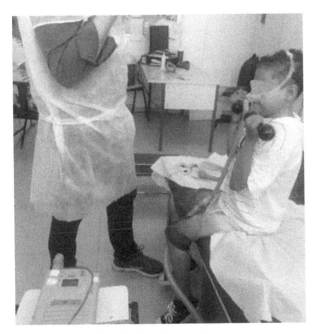

Figura 24.6 Exercício de fortalecimento de membros superiores com uso de ventilação não invasiva. (Acervo pessoal.)

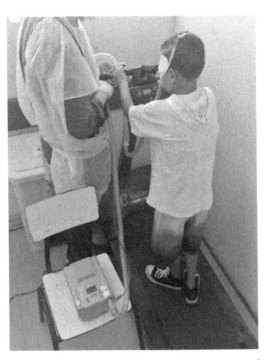

Figura 24.7 Treinamento aeróbico na esteira com uso de ventilação não invasiva. (Acervo pessoal.)

Observação importante:
Pacientes com distúrbio pulmonar grave podem evoluir com aumento da frequência cardíaca em repouso, devendo ser levada em consideração essa variável durante o programa de treinamento aeróbico.

A utilização da FC cardíaca-alvo no treinamento não é alcançada na maioria das vezes, pois a limitação ventilatória antecede o alcance da frequência cardíaca de trabalho. Portanto, durante o treinamento aeróbico do paciente, a inclusão de oxigênio suplementar e o uso da VNI podem favorecer maior tolerância ao exercício.

Reavaliação

O paciente foi reavaliado após 24 sessões com o objetivo de mensurar o impacto do programa de reabilitação cardiopulmonar.

Foi mensurada novamente a força dos músculos respiratórios, aplicado o Teste de Caminhada de 6 Minutos e realizada a espirometria.

Avaliação das pressões respiratórias máximas

PImáx: 90cmH$_2$O	PImáx previsto (Borja, 2015): 187cmH$_2$O
PEmáx: 98cmH$_2$O	PEmáx previsto (Borja, 2015): 232,7cmH$_2$O

Como se pode observar na Tabela 24.2, houve um aumento dos valores de PImáx e PEmáx, além da distância percorrida no Teste de Caminhada de 6 Minutos. Na comparação dos valores da força dos músculos respiratórios, é possível notar que houve aumento dessas pressões, mas que elas ainda são inferiores aos valores previstos.

Tabela 24.3 Reavaliação do teste de esforço (Teste de Caminhada de 6 Minutos)

Função do corpo		Atividade e participação	Fatores ambientais
Inicial	**Final**		
FC: 107bpm	170bpm	DISTÂNCIA CAMINHADA: 310 metros	METRAGEM: 30 metros
FR: 26irpm	40irpm	ATIVIDADE FÍSICA ( ) SIM (x) NÃO	
SatO$_2$: 92%	84%		
Deficiência		**Limitação da atividade**	**Facilitadores**
Fibrose cística		Alteração dos indicadores fisiológicos (x)	Uso de O$_2$ 2L/min
		Interrupção do teste por 1 minuto devido a cansaço e queda da saturação	
		PERCEPÇÃO DO ESFORÇO (escala de Borg modificada)	
		Antes: 2 Durante: 5 Após: 8	

Na avaliação do teste de esforço por meio do Teste de Caminhada de 6 Minutos, pode ser observado aumento da distância percorrida em 30 metros. O aumento da distância percorrida é um importante indicador na avaliação da resposta às intervenções propostas.

Na avaliação da função pulmonar, o paciente apresentou VEF$_1$ de 30,6% do previsto, CVF de 30,2% do previsto e relação CVF/VEF% de 93%. É possível observar discreto aumento do volume expiratório forçado no primeiro segundo.

Agradecimento

Agradecimento ao programa de capacitação de recursos humanos da FAPEMIG em parceria com a Fundação Hospitalar do Estado de Minas Gerais – FHEMIG.

Referências

1. Rosenstein BJ, Cutting CR. The diagnostic of cystic fibrosis: A consensus statement. J Pediatr. 1998;132:589-595.
2. Lopes-Pacheco M. CFTR Modulators: shedding light on precision medicine for cystic fibrosis. Front Pharmacol. 2016 5;7:275.
3. Boucher RC. New concepts of the pathogenesis of cystic fibrosis lung disease. Eur Respir J. 2004;23:146-158.
4. Alvarez AE, Ribeiro AF, Hessel G, Bertuzzo CS et al. Fibrose cística em um centro de referência no Brasil: características clínicas e laboratoriais de 104 pacientes e sua associação com o genótipo e a gravidade da doença. J Pediatr. 2004;80:371-379.
5. Raskin S, Pereira-Ferrari L, Reis FC et al Incidence of cystic fibrosis in five different states of Brazil as determined by screening of mutation at the CFTR gene in newborns and patients. J Cyst Fibros. 2008;7(1):15-22.
6. Brazilian Cystic Fibrosis Study Group [GBEFC] (2016). Registro Brasileiro de Fibrose Cística 2014. Disponível em: http://conteudosportal.com.br/GBEFC/http://portalgbefc.org.br/wp-content/uploads/2017/11/Registro2015.pdf].
7. Divangahi M, Balghi H, Danialou G et al. Lack of CFTR in skeletal muscle predisposes to muscle wasting and diaphragm muscle pump failure in cystic fibrosis mice. PLoS Genet. 2009;5(7).
8. Castellani C, Massie J, Sontag M, Southern KW. Newborn screening for cystic fibrosis. Lancet Respir Med. 2016;4:653.
9. Schmidt HJ, Bhandari V, Bhandari A et al. The future of pediatric respirology. Respirology. 2010;15(5):733-741.
10. Davis P. Cystic fibrosis since 1938. Am J Respir Crit Care Med. 2006;173(5):475-482.
11. Rubin BK. Physiology of airway mucus clearance – Review. Respir Care. 2002,47(7):761-8.

12. Ratjen F, Doring G. Cystic fibrosis. Lancet. 2003;22;361(9358): 681-689.
13. Reis FJ, Damaceno N. Cystic fibrosis. J Pediatr (Rio J). 1998;74(Suppl 1):S76-94.
14. Cantin AM, Hartl D, Konstan MW, Chmiel JF. Inflammation in cystic fibrosis lung disease: Pathogenesis and therapy. J Cyst Fibros. 2015;14(4):419-430.
15. Tang AC, Turvey SE, Alves MP, Regamey N, Tümmler B, Hartl D. Current concepts: host-pathogen interactions in cystic fibrosis airways disease. Eur Respir Rev. 2014;23(133):320-332.
16. Plotkowski MC, Bajolet-Laudinat O, Puchelle E. Cellular and molecular mechanisms of bacterial adhesion to respiratory mucosa. Eur Respir J. 1993 Jun;6(6):903-916.
17. Govan J. Infection control in cystic fibrosis: methicillin-resistant Staphylococcus aureus, Pseudomonas aeruginosa and Burkholderia cepacia complex. JR Soc Med. 2000;93:40- 45.
18. Tarran R. Regulation of airway surface liquid volume and mucus transport by active ion transport. Am Thorac Soc. 2004;1:42-46.
19. Andrade EF, Fonseca DLO, Silva FAA, Menna-Barreto SS. Avaliação evolutiva da espirometria na fibrose cística. J. de Pneumol. 2001;27:130-136.
20. Chin M, Aaron SD, Bell SC. The treatment of the pulmonary and extrapulmonary manifestations of cystic fibrosis. Presse Med. 2017;46:139-e164.
21. Gruet M, Troosters T, Verges S. Peripheral muscle abnormalities in cystic fibrosis: Etiology, clinical implications and response to therapeutic interventions. J Cyst Fibros. 2017;16(5):538-552.
22. Troosters T. Physical activity monitoring: a new outcome facing many challenges but yielding promising results. COPD. 2009;6(2):82-83.
23. Saynor ZL, Barker AR, Oades PJ, Williams CA. Impaired aerobic function in patients with cystic fibrosis during ramp exercise. Med Sci Sports Exerc. 2014;46(12):2271-2278.
24. Bradley S, Solin P, Wilson J, Johns D, Walters H, Naughton MT. Hypoxemia and hypercapnia during exercise and sleep in patients with cystic fibrosis. Chest. 1999;116(s.3):649-654.
25. Williams MT, Parsons DW, Frick RA, Ellis ER, Martin AJ, Giles SE, Grant ER. Acute respiratory infection in patients with cystic fibrosis with mild pulmonary impairment: comparison of two physiotherapy regimens. Aust J Physiother. 2001;47(4):227-236.Faroux B. Why, when and how to propose noninvasive ventilation in cystic fibrosis. Miverva Anestesiologia. 2011;77:1108-1114.
26. Dassios T. Determinants of respiratory pump function in patients with cystic fibrosis. Pediatr Respir Rev. 2015;16(1):75-79.
27. Jiang K, Jiao S, Vitko M et al. The impact of cystic fibrosis transmembrane regulator disruption on cardiac function and stress response. Journal of Cystic Fibrosis. 2001;15(1):34-42.
28. Almajed A, Lands LC. The evolution of exercise capacity and its limiting factors in cystic fibrosis. Paediatr Respir Rev. 2012;13(4): 195-199.

29. Rovedder PM, Flores J, Ziegler B, Casarotto F, Jaques P, Barreto SS, Dalcin Pde T. Exercise programme in patients with cystic fibrosis: a randomized controlled trial. Respir Med. 2014;108(8):1134-1140.
30. Lannefors L, Button BM, McIlwaine M. Physiotherapy in infants and young children with cystic fibrosis: current practice and future developments. JR Soc Med. 2004;97(44):8-25.
31. Main E, Prasad A, Schans CV. Conventional chest physiotherapy compared to other airway clearance techniques for cystic fibrosis (review). The Cochrane Database of Systematic Reviews, 2005Issue.Morrison L, Innes S. Oscillating devices for airway clearance in people with cystic fibrosis. Cochrane Database Syst Rev. 2017 May 4;5.
32. McIlwaine M, Button B, Dwan K. Positive expiratory pressure physiotherapy for airway clearance in people with cystic fibrosis. Cochrane Database Syst Rev. 2015 Jun 17;(6).
33. Chaitow L, Bradley D, Gilbert C. Multidisciplinary approaches to breathing pattern disorders. Foreword by Ley R. Churchill Livingstone, United Kingdom first edition 2002.
34. Ballard RD, Sutarik JM, Clover CW, Suh BY. Effects of non-REM sleep on ventilation and respiratory mechanics in adults with cystic fibrosis. Am J Respir Crit Care Med. 1996;153(1):266-271.
35. Katz ES. Cystic fibrosis and sleep. Clin Chest Med. 2014;35,495-504.
36. Ward N. Physical activity levels of patients with cystic fibrosis hospitalised with an acute respiratory exacerbation. Respiratory Medicine. 2013;107:1014-1020.
37. Wagner JS, Headley AA. Cystic fibrosis: trends in respiratory care. Respir Care; 2003;48(3):234-245.
38. French C, Fletcher KE, Irwin RS. Gender differences in health-related quality of life in patients complaining of chronic cough. Chest 2004;125:482-488.
39. Roberge R, Morgenstern MJ, Osborn, J. Cough fracture of the ribs. Am J Emerg Med. 1984;2:513-517.
40. Blackwell K, Malone PS, Denny A, Connett G, Maddison J. The prevalence of stress urinary incontinence in patients with cystic fibrosis: an under-recognized problem. J Pediatr Urol. 2005 Feb;1(1):5-9.
41. Birring SS, Prudon B, Carr AJ, Singh SJ, Morgan MD, Pavord ID. Development of a symptom specific health status measure for patients with chronic cough: Leicester Cough Questionnaire (LCQ). Thorax. 2003 Apr;58(4):339-343.
42. Lemos ACM, Matos E, Franco R, Santana P, Santana MA. Fibrose cística em adultos: aspectos clínicos e espirométricos. J Pneumol. 2004;30(1):9-13.
43. Radtke T, Nolan SJ, Hebestreit H, Kriemler S. Physical exercise training for cystic fibrosis. Cochrane Database Syst Rev. 2015 Jun 28;(6).
44. Van de Weert-van Leeuwen PB, Arets HG, van der Ent CK, Beekman JM. Infection, inflammation and exercise in cystic fibrosis. Respir Res. 2013;6:14:32.
45. Trindade EM, Novaes MRG, Carneiro DDG. Criança portadora de fibrose cística e os benefícios da terapia familiar: estudo de caso. Comun Ciênc Saúde. 2006;17:315-322.
46. Athanazio RA, Silva Filho LVRF, Vergara AA et al. Brazilian guidelines for the diagnosis and treatment of cystic fibrosis. J Bras Pneumol. 2017;43(3):219-245.
47. Doyle B. Physical therapy in the treatment of cystic fibrosis Phys Ther Rev. 1959;39(1):24-27.
48. Warnock L, Gates A, van der Schans CP. Chest physiotherapy compared to no chest physiotherapy for cystic fibrosis. Cochrane Database Syst Rev. 2013;4;9.
49. Lannefors L, Button BM, McIlwaine M. Physiotherapy in infants and young children with cystic fibrosis: current practice and future developments. J. R. Soc. Med. 2004;97:8-25.
50. West K, Wallen M, Follett J. Acapella vs. PEP mask therapy: a randomised trial in children with cystic fibrosis during respiratory exacerbation. Physiother Theory Pract. 2010 Apr 22;26(3):143-149.
51. Main E, Prasad A, Van Der Schans C. Conventional chest physiotherapy compared to other airway clearance techniques for cystic fibrosis (review). The Cochrane Database of Systematic Reviews, 2005, Issue 1.
52. Feiten T dos S, Flores JS, Farias BL, Rovedder PM, Camargo EG, Dalcin Pde T, Ziegler B. Respiratory therapy: a problem among children and adolescents with cystic fibrosis. J Bras Pneumol. 2016;42(1):29-34.
53. Main E. What is the best airway clearance technique in cystic fibrosis? Paediatr Respir Rev. 2013 May;14(Suppl 1):10-12.
54. Radtke T, Nolan SJ, Hebestreit H, Kriemler S. Physical exercise for cystic fibrosis. Cochrane Database Syst Rev. 2015 Jun 28;(6):
55. McKoy NA, Saldanha IJ, Odelola OA, Robinson KA. Active cycle of breathing technique for cystic fibrosis Cochrane Database Syst Rev. 2012;12:12.
56. McIlwaine M, Bradley J, Elborn JS, Moran F. Personalising airway clearance in chronic lung disease. Eur Respir Rev. 2017;21: 26(143).
57. Tremblay MS, Warburton DE, Janssen I, Paterson DH, Latimer AE, Rhodes RE et al. New Canadian physical activity guidelines ppl. Physiol Nutr Metab. 2011;36(1):36-46; 47-58.
58. Dwyer TJ, Elkins MR, Bye PT The role of exercise in maintaining health in cystic fibrosis. Curr Opin Pulm Med. 2011;17(6):455-460.
59. Kerem E, Conway S, Elborn S et al. Standards of care for patients with cystic fibrosis: a European consensus. J. Cyst. Fibros. 2005;4(1):7-26.
60. Button BM, Wilson C, Dentice R et al. Physiotherapy for cystic fibrosis in Australia and New Zealand: a clinical practice guideline. Respirology 2016;21(4):656-667.
61. Laube BL, Jashnani R, Dalby RN. Targeting aerosol deposition in patients with cystic fibrosis – Effects of alterations in particle size and inspiratory flow rate. 2000:1069-1076.
62. Westerman EM, Boer AH De, Touw DJ, Brun PPH Le, Roldaan AC, Frijlink HW, Heijerman HGM. Aerosolization of tobramycin (TOBI) with the PARI LC PLUS reusable nebulizer: which compressor to use? Comparison of the CR60 to the PortaNeb compressor. J. Aerosol Med. Pulm. Drug Deliv. 2008;21(3):269-280.
63. Clay MM, Pavia D, Newman SP, Clarke SW. Factors influencing the size distribution of aerosols from jet nebulisers. Thorax 1983; 38(May):755-759.
64. Daniels T, Mills N, Whitaker P. Nebuliser systems for drug delivery in cystic fibrosis. Cochrane Database Syst. Rev. 2013; 4(4):CD007639.
65. Prasad SA, Main E, Dodd ME. Association of Chartered Physiotherapists finding consensus on the physiotherapy management of asymptomatic infants with cystic fibrosis. Pediatr Pulmonol. 2008;43(3):236-244.
66. Myers TR. The science guiding selection of an aerosol delivery device. Respir Care. 2013; 58(11):1963-1973.
67. Saiman L, Siegel JD, LiPuma JJ et al. Infection prevention and control guideline for cystic fibrosis: 2013 update. Infect Control Hosp Epidemiol. 2014;35(Suppl 1):S1-S67.

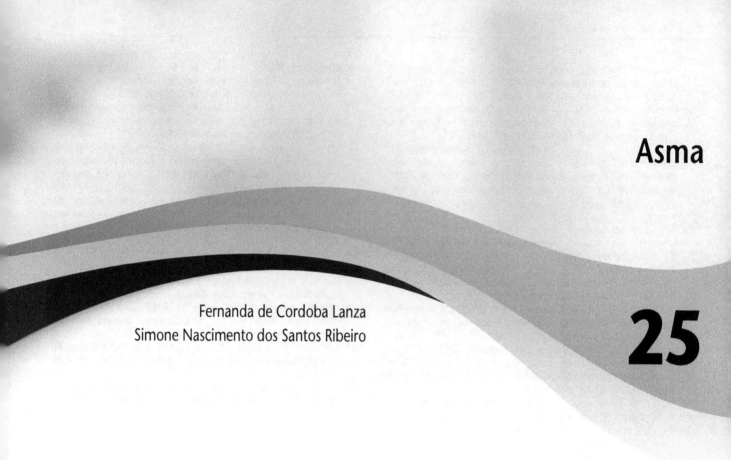

Asma

Fernanda de Cordoba Lanza
Simone Nascimento dos Santos Ribeiro

25

INTRODUÇÃO

Usualmente caracterizada por inflamação crônica das vias aéreas, a asma é uma doença heterogênea, definida por relatos de sintomas respiratórios como chiado, falta de ar, dor no peito e tosse, além de sensação de opressão torácica, que variam de intensidade e ao longo do tempo, juntamente com limitação do fluxo expiratório[1].

EPIDEMIOLOGIA

O Brasil ocupa o oitavo lugar no *ranking* mundial de ocorrência/prevalência de asma. Estima-se que nos grandes centros urbanos brasileiros 20% da população pediátrica em idade escolar apresente asma[2].

DIAGNÓSTICO

O diagnóstico de asma em crianças é clínico e deve se basear no histórico de sintomas característicos, exame físico e evidência de limitação variável do fluxo aéreo expiratório[1].

A probabilidade de que o quadro clínico corresponda à asma é maior quando ocorre mais de um dos sintomas mencionados, quando estes ocorrem ou pioram à noite e ao despertar ou quando são desencadeados ou agravados por vírus, exposição a alérgenos, mudanças climáticas, atividade física, choro, estresse emocional, fumaça de cigarro e odores fortes[3].

Para confirmação da limitação de fluxo de ar pode ser realizada a espirometria ou a avaliação do pico de fluxo expiratório (PFE) antes e após o uso de broncodilatador. Na maioria das vezes, esses exames evidenciam redução do volume expiratório final no primeiro segundo (VEF_1) e da relação $CFV/VEF_1 < 80\%$. Além disso, constata-se ampla variação da função pulmonar, isto é, reversibilidade da broncoconstrição após uso de broncodilatador com o consequente aumento do VEF_1, característica marcante dessa enfermidade. Por outro lado, se o teste for inicialmente negativo, recomenda-se repeti-lo quando o paciente estiver sintomático ou após a interrupção temporária de broncodilatadores[2].

Analogamente à hipertensão arterial e ao diabetes, doenças crônicas como a asma, o tratamento visa ao controle dos sintomas e à redução dos riscos futuros, mormente a ocorrência de exacerbações ("crises"). O componente terapêutico não farmacológico se baseia na tentativa de controlar os fatores de risco potencialmente evitáveis, quais sejam: evitar exposição ao tabaco e aos aeroalérgenos mais comuns (p. ex., poeira doméstica) e a realização de atividades respiratórias e exercício físico[3].

CARACTERÍSTICAS CLÍNICAS DA ASMA NA INFÂNCIA

A asma é uma doença heterogênea com variados aspectos clínicos, padrões de inflamação, marcadores biológicos e respostas aos tratamentos em diferentes indivíduos e em diversas faixas etárias[1,4].

Alguns fenótipos de asma foram propostos não só mediante a divisão entre imunidade, bem como em determinadas características clínicas e marcadores biológicos[4].

Em adultos, observa-se um fenótipo da asma não associado à alergia e caracterizado por resposta insatisfatória aos corticoides inalatórios[1].

Na faixa etária pediátrica, grande parte das visitas aos serviços de emergência decorre de crises de asma, promovendo grande morbidade, absenteísmo escolar e limitação de atividades diárias, além dos já citados custos para o sistema de saúde[1,5,6]. O adequado manejo dessas crises pode contribuir de maneira significativa para a redução de desfechos desfavoráveis associados a exacerbações de asma, melhoria da qualidade de vida desses pacientes, redução dos efeitos colaterais associados ao tratamento dessa condição e otimização dos recursos despendidos no manejo da asma[6].

A asma de início tardio é um fenótipo particularmente comum em mulheres com apresentação inicial na idade adulta. Esses pacientes geralmente necessitam de altas doses de corticoides inalatórios ou são refratários a essa terapêutica[1].

A asma com obstrução fixa é observada em pacientes com doença de longa duração e cuja obstrução fixa é caracterizada por remodelamento da parede das vias aéreas[1].

Outro fenótipo a ser destacado é o da asma associada à obesidade. A obesidade é uma condição reconhecida por ter um papel importante no desenvolvimento, controle e gravidade da asma, muito embora seja controverso se essa condição funciona como um fator primordial no desenvolvimento da asma, como uma comorbidade ou apenas como um fator de confusão nesse processo[1,4].

ASPECTOS RELACIONADOS COM A FUNCIONALIDADE E A INCAPACIDADE

Entre os principais motivos para que a família se dirija à Unidade Básica de Saúde estão as disfunções respiratórias na infância, que também estão entre as maiores causas de internações de lactentes e crianças na primeira infância. Essas disfunções podem ser divididas em agudas e crônicas e têm impacto na função respiratória e na funcionalidade da criança e na rotina famíliar[7].

Estudos recentes reforçam a importância de uma avaliação mais ampla com abordagem não só dos aspectos como função e estrutura do corpo adotados pela Classificação Internacional de Funcionalidade, Incapacidade e Saúde (CIF)[8] (p. ex., força muscular), mas que contemple características comportamentais, limitações da atividade e fatores ambientais, como a adesão a medicamentos e a tratamentos[9,10].

A asma apresenta classicamente essas repercussões, as quais abrangem alterações fortemente ligadas aos domínios função e estrutura do corpo, como aperto no peito, falta de ar, tosse e sibilância[1,7]. Considerando que a CIF[8] aborda também os domínios de atividades e participação, estudos observaram que a presença e/ou a exacerbação dos sinais e sintomas da asma estão relacionadas com a descrença dos pacientes nas medicações prescritas como padrão-ouro para o tratamento. Foi observado que a aderência ao tratamento é influenciada pela presença de sintomas de ansiedade e depressão, assim como foi evidenciado que a prática de atividade física melhorou o autocuidado e a qualidade de vida das crianças estudadas[10].

Um estudo canadense acompanhou 299 adultos com asma durante 16 meses e a partir desse acompanhamento analisou os fatores que determinavam melhor controle da doença. Os autores apontaram que, além dos domínios de função e estrutura (grau dos sintomas), a atividade física, o estado emocional e a autoeficácia (capacidade de evitar sintomas e exacerbações) são variáveis que possibilitam que o indivíduo gerencie e previna crises. Esses achados ressaltam o impacto da condição de saúde em outros domínios da CIF e a importância de uma avaliação mais ampla que inclua, entre outros, os fatores psicossociais[10].

Um ensaio clínico controlado com 30 asmáticos de 6 a 14 anos de idade avaliou os efeitos do exercício sobre a função pulmonar e a força muscular respiratória, demonstrando que houve melhora da força muscular respiratória após o exercício físico. O estudo apontou para a importância da inclusão da força muscular respiratória nos procedimentos diagnósticos e de avaliação terapêutica de asmáticos e também da inclusão da prática de atividade física como recurso terapêutico do asmático[11].

INTERVENÇÃO FISIOTERAPÊUTICA

Avaliação

A avaliação fisioterapêutica consiste em um conjunto de ações que têm por objetivo obter o maior número possível de informações para que seja delineada a melhor conduta. O processo de avaliação deve ser global, não se limitando ao sistema que levou à internação e/ou à procura pelo fisioterapeuta, pois isso pode resultar em subdiagnósticos.

Grande parte das informações iniciais da avaliação (queixa principal e anamnese) está disponível no prontuário do paciente hospitalizado. Entretanto, pode ser necessária a confirmação de informações com os responsáveis pela criança que a acompanham na internação. A lei federal 106/2009 determina que todos os lactentes (indivíduos com menos de 2 anos de idade), crianças (entre 3 e 12 anos de idade) e adolescentes (entre 13 e 18 anos de idade) internados estejam acompanhados de um responsável maior de idade, o que facilita a coleta de informações.

Após registrada a identificação do paciente e de seu responsável, a queixa principal (QP) é questionada diretamente ao paciente, se tiver condições e cognição para responder, ou a seu responsável. A QP é o motivo que levou à procura do hospital ou à consulta ambulatorial e deve ser registrada seguida de "segundo informações coletadas – SIC". O fisioterapeuta pode direcionar a anamnese e o exame físico de acordo com a QP, mas nunca definir o tratamento apenas com base nela, pois a queixa da mãe, por exemplo, pode ser algo inatingível pelo tratamento fisioterapêutico.

A anamnese consiste em um conjunto de perguntas para conhecer a história da doença e é dividida em história da doença pregressa (HDP) e história da doença atual (HDA)[12,13].

Na HDP constam as doenças preexistentes, internações prévias e procedimentos cirúrgicos realizados. Os pacientes asmáticos são indagados sobre as condições de nascimento (prematuridade) e o início dos sinais clássicos, como sibilos no peito e infecções respiratórias. O número de visitas ao pronto-socorro e de internações hospitalares também é um fator a ser questionado. Outras informações, como o uso crônico de medicação pelo paciente, são úteis para elaborar e compor o diagnóstico. Após assegurada a obtenção das informações relevantes da HDP é iniciada a HDA.

A HDA consiste na descrição narrativa de eventos relacionados com o motivo da procura ao fisioterapeuta. Muitas vezes, os pacientes procuram atendimento de fisioterapia a pedido de seu médico; nessa situação, deve ser questionado o motivo da procura. Sinais e sintomas relacionados com o motivo da procura são relevantes, bem como a duração, a frequência e os fatores que melhoram ou agravam o quadro clínico. Questionar se a instalação da doença foi súbita (p. ex., crise de broncoespasmo) ou insidiosa (p. ex., infecção pulmonar) provê informações relevantes.

Após completadas as informações da anamnese, inicia-se a avaliação física do paciente. As informações coletadas podem ser fundamentadas na CIF[8]. Resumidamente, o objetivo geral da CIF é oferecer uma linguagem unificada e padronizada, assim como uma estrutura de trabalho para a descrição da saúde e de estados relacionados com a saúde. A CIF é constituída de dois aspectos, cada um com seus constructos, como mostra o Quadro 25.1.

Cabe ressaltar que há certa restrição na utilização da CIF para a avaliação de pacientes com doenças pulmonares. Por exemplo, nos *Fatores ambientais e pessoais* devem ser abordadas as influências externas e internas causadas pela doença sobre a funcionalidade. Entretanto, os pacientes com asma podem não sofrer esse tipo de restrição, o que impede que a escala alcance o efeito teto (pontuação máxima).

Estrutura e função do corpo

De maneira geral, a avaliação da função e estrutura do corpo da CIF aborda a observação do sistema cardiorrespiratório.

Tipo de tórax

São definidos fisiologicamente três tipos de tórax para as crianças: o brevilíneo – tórax com ângulo de Charpy (ângulo entre as últimas costelas e o processo xifoide) > 90 graus; o normolíneo – tórax com ângulo de Charpy = 90 graus; e o longilíneo – ângulo de Charpy < 90 graus. Indivíduos com tórax longilíneo têm maior expansibilidade da caixa torácica devido ao maior movimento das costelas e conseguirão movimentar mais volume ao executar as técnicas de reexpansão pulmonar.

Os tipos patológicos de tórax são: tonel com aumento do diâmetro anteroposterior do tórax – observado em pacientes com doença pulmonar obstrutiva que cursam com hiperinsuflação (p. ex., asma) e peito escavado (*pectus excavatum*) ou peito de pombo (*pectus carinatum*), geralmente deformidades congênitas. A identificação do tipo de tórax será feita com o paciente em decúbito dorsal, sem elevação da cabeceira, ou sentado[14].

Frequência respiratória

A frequência respiratória (FR) fisiológica varia de acordo com a idade. Os recém-nascidos têm valores normais entre 40 e 60irpm; os lactentes, entre 20 e 40irpm; as crianças entre 20 e 30irpm; e os adolescentes, entre 15 e 20irpm. Considera-se a presença de taquipneia quando os valores estão acima dos normais e de bradipneia quando abaixo do limite inferior de normalidade[12].

Desconforto respiratório

Tiragens são contrações exageradas dos músculos respiratórios na tentativa de aumentar o volume pulmonar e melhorar a troca gasosa. A tiragem intercostal consiste no abaulamento dos espaços intercostais na fase inspiratória. Na tiragem subdiafragmática há a contração exagerada do diafragma, sendo observado abaulamento da região abaixo das últimas costelas. O batimento de asa de nariz é observado em pacientes com dificuldade respiratória e consiste na tentativa de diminuir a resistência das vias aéreas extratorácicas mediante o aumento na abertura do nariz na fase inspiratória[15].

Ausculta pulmonar

A ausculta pulmonar é realizada do ápice à base dos pulmões, sempre comparando um hemitórax com o outro por meio do estetoscópio. O objetivo do exame é identificar alteração nos sons pulmonares. Segundo a Associação Internacional de Sons Pulmonares (IALS), crepitações, roncos e sibilos são considerados ruídos anormais, enquanto a ausência desses é considerada som pulmonar normal. Roncos são sons graves, geralmente inspiratórios, e inferem secreção em vias aéreas de condução. Os sibilos expiratórios são sons agudos e inferem broncoespasmo ou edema de vias aéreas de transição (p. ex., nos pacientes asmáticos em crise, nos pacientes com edema agudo de pulmão de origem cardiogênica). As crepitações caracterizam alteração alveolar, podendo ser causadas por líquido, processo inflamatório decorrente de infecção (pneumonia, edema agudo de pulmão) ou perda de volume.

Quadro 25.1 Componentes da Classificação Internacional de Funcionalidade, Incapacidade e Saúde (CIF)

Parte 1 – Funcionalidade e incapacidade
(a) Funções do corpo e estruturas do corpo
(b) Atividades e participação

Parte 2 – Fatores contextuais
(c) Fatores ambientais
(d) Fatores pessoais

Capítulo 25 Asma

A ausculta pulmonar indicará se o fisioterapeuta deverá executar a técnica de higiene brônquica (na vigência de secreção) e/ou de reexpansão pulmonar (quando há redução do volume pulmonar)[16].

Força muscular respiratória

A avaliação da força dos músculos respiratórios por meio do manovacuômetro identifica e quantifica a fraqueza muscular e pode ser realizada em pacientes com mais de 5 anos de idade. A obtenção da pressão inspiratória máxima (PImáx) e da pressão expiratória máxima (PEmáx) é necessária para determinação da intensidade de treinamento muscular respiratório nos pacientes que apresentam fraqueza nesses músculos. A manovacuometria é realizada por meio de um bocal conectado ao equipamento, solicitando ao paciente inspiração máxima (PImáx) ou expiração máxima (PEmáx) a partir da capacidade residual funcional e da capacidade pulmonar total, respectivamente. São necessárias no mínimo três medidas com diferença < 20% entre elas e com um esforço que seja mantido por 1 a 2 segundos para que sejam reprodutíveis e aceitáveis[17].

Pico de fluxo expiratório

É possível acompanhar a gravidade da obstrução das vias aéreas em crianças asmáticas internadas em período de crise por meio da avaliação do pico de fluxo expiratório (PFE), sendo necessária a colaboração do paciente para essa medida. São necessárias três medidas de expiração rápida e forçada por um bocal conectado ao equipamento chamado *peak flow*. O valor de normalidade depende da idade, do gênero e da estatura[5].

Oxigenação

O oxímetro de pulso é o equipamento de escolha para avaliação rápida da oxigenação do paciente. O oxímetro monitora a oxigenação do paciente a partir da saturação de pulso de oxigênio (SpO_2). Deve-se observar a onda monitorada, pois ela diz respeito à fidedignidade da mensuração. Ondas simétricas e arredondadas significam análise adequada e dados confiáveis, enquanto ondas irregulares devem ter a mensuração desconsiderada. Valores de SpO_2 entre 90% e 98% são considerados normais e representam pressão arterial de oxigênio (PaO_2) de 60mmHg para crianças. Consideram-se hipoxemia valores < 90%. Pacientes com SpO_2 > 98% apresentam hiperoxemia, sendo o excesso de oxigênio também prejudicial ao tecido pulmonar em razão da liberação de radicais livres.

Frequência cardíaca

A avaliação da frequência cardíaca (FC) é feita com o estetoscópio localizado no *ictus* cardíaco por 1 minuto para ausculta dos batimentos do coração. Há variação da normalidade da FC de acordo com a idade. Os valores normais da FC em neonatos se situa entre 100 e 150bpm, sendo de 90 a 150bpm nos lactentes e de 80 a 120bpm nas crianças. Há bradicardia na presença de redução na FC abaixo do limite inferior de normalidade e taquicardia quando acima do limite superior da normalidade.

Pressão arterial

A mensuração manual da pressão arterial (PA) nas crianças é difícil em razão de sua movimentação constante. Por isso, quando necessário, a mensuração é automática, disponível nos monitores cardíacos. Atenção deve ser dada ao tamanho do manguito, uma vez que o uso de manguitos de circunferência inapropriada ao diâmetro do braço do paciente pode subestimar ou superestimar o valor da PA. Em neonatos, as pressões arteriais sistólica (PAS) e diastólica (PAD) normais são 90 × 50mmHg; em lactentes, 100 × 70mmHg; e em crianças, 110 × 80mmHg.

Atividade e participação

A avaliação da atividade e participação da criança asmática pode ser feita por meio dos testes clínicos de campo. Crianças asmáticas que apresentam anualmente grande número de crises de broncoespasmo ou infecções respiratórias podem ter reduzida capacidade funcional relacionada com a redução da atividade física na vida diária.

Dois testes são muito utilizados na prática diária desses pacientes: o Teste de Caminhada de 6 Minutos (TC6') e o teste modificado de Shuttle (STM) ou *Shuttle Walk Test Incremental* (ISWT).

O TC6' é um teste cadenciado pelo paciente, ou seja, é ele quem dita o ritmo da caminhada, sendo realizado em um corredor de 30 metros que o paciente deverá andar por 6 minutos com a maior velocidade possível.

Os outros testes (ISWT e STM) são cadenciados externamente, ou seja, um bipe sonoro identifica em que velocidade o paciente deve andar ou correr em um percurso de 10 metros. No ISWT, a velocidade inicial é de 1,2km/h e a final de 8,6km/h; no STM, a velocidade final é de 10,2km/h, no qual é permitido correr. Comparado ao TC6', esse teste oferece mais possibilidades para a avaliação do melhor desempenho do paciente, considerando a maior velocidade alcançada.

Em todos os testes clínicos de campo, a FC e a SpO_2 devem ser continuamente mensuradas. A distância percorrida ao final do teste deve ser comparada aos valores previstos para a população infantil brasileira para determinar se o paciente apresenta ou não redução na capacidade funcional[18].

Fatores contextuais: pessoais e ambientais

Esses dois constructos determinados na CIF apresentam mais restrições para aplicação nos pacientes com doenças respiratórias de gravidade variada. Levam em consideração as limitações funcionais (descritas anteriormente) e o quanto elas impactam no ambiente familiar e na vida pessoal.

A identificação das faltas no ambiente escolar, bem como do responsável no trabalho, revela o impacto da doença.

De maneira similar, pacientes mais graves ou sem tratamento adequado terão maior limitação para brincar com amigos na escola ou realizar atividades físicas, tornando-se menos motivados e com piora em sua qualidade de vida.

INTERVENÇÃO FISIOTERAPÊUTICA*

O tratamento fisioterapêutico é considerado uma intervenção não farmacológica[1], devendo ser instituído quando o paciente está em acompanhamento médico regular e com tratamento medicamentoso adequado. Os principais objetivos da fisioterapia aplicada aos pacientes com asma são: reduzir o desconforto respiratório, melhorar a força muscular respiratória nos casos de fraqueza dessa musculatura, melhorar o condicionamento cardiorrespiratório, promover a higiene brônquica, quando necessária, e melhorar a qualidade de vida[19]. Dentre essas intervenções, a reabilitação pulmonar, aplicada para otimizar o condicionamento, tem nível de evidência 1a.

Força muscular respiratória

O músculo diafragma é o mais importante, embora não o único responsável pela inspiração. Os músculos respiratórios podem sofrer hipertrofia (aumento de fibras do tipo I e recrutamento de fibras do tipo IIa) caso sejam devidamente treinados[20].

Os pacientes asmáticos podem apresentar redução da força dos músculos respiratórios devido à hiperinsuflação pulmonar e/ou à utilização de corticoides. Cerca de 50% dos asmáticos que não têm controle adequado da doença cursam com hiperinsuflação pulmonar[21]. Esse estado resulta na retificação do diafragma e na consequente redução da força muscular em virtude da desvantagem na mecânica respiratória. Sabe-se que o uso crônico de corticoides orais utilizados no tratamento das crises de exacerbação da asma é fator de risco para a redução da força dos músculos esqueléticos[22].

A redução da força dos músculos respiratórios é inferida por meio do manovacuômetro, conforme descrito anteriormente. Há fraqueza quando a pressão inspiratória máxima (PImáx) é menor do que 80% do valor previsto[23]. O treinamento muscular respiratório é realizado com instrumentos que geram resistência à inspiração do paciente, sendo os mais utilizados o Threshold® e o PowerBreath®. O benefício do treinamento será o aumento da força muscular e da espessura do músculo.

Em crianças asmáticas, os estudos sobre treinamento muscular respiratório são escassos. Lima et al. avaliaram 50 crianças com média de idade de 9 anos e com diagnóstico de asma, mas sem tratamento e acompanhamento prévios[24]. Foi realizado treinamento muscular respiratório duas vezes na semana, por 7 semanas, associado ao tratamento medicamentoso regular. Os autores não descreveram a intensidade exata do treinamento, mencionado apenas como treino de força (alta intensidade) e de *endurance* (baixa intensidade), e concluíram por aumento na força muscular respiratória e no pico de fluxo expiratório nas crianças com asma.

Assim, o treinamento específico dos músculos respiratórios deve fazer parte da intervenção do fisioterapeuta em crianças asmáticas, desde que a fraqueza muscular seja detectada (nível de evidência 3b)[17].

Técnicas de remoção de secreção

Grande parcela das crianças asmáticas desencadeia crises de broncoespasmo por infecção respiratória. Nessas situações, o acúmulo de secreção pulmonar pode agravar o desconforto respiratório. Assim, nessas situações, algumas técnicas de higiene brônquica auxiliam a eliminação de secreção; entretanto, devem ser devidamente selecionadas para que não seja agravado o quadro de broncoespasmo.

A utilização do oscilador oral de alta frequência (OOAF), equipamento que promove a mobilização de secreção pulmonar associada à fase expiratória do paciente (Flutter®, Shaker®, Acapela®) mostrou eficácia em pacientes adultos com asma na coleta de escarro induzido[25]. Em crianças internadas com pneumonia associada ou não a doença pulmonar crônica, o OOAF reduziu a obstrução brônquica ao ser comparado com a tosse simples[26].

Estudo realizado em lactentes sibilantes em acompanhamento ambulatorial teve por objetivo avaliar os benefícios da técnica de expiração lenta e prolongada associada à inalação ou apenas da inalação com salbutamol (total de 1.200µg, 100µg a cada 10 minutos)[27]. O desfecho primário foi o número de pacientes com redução do escore clínico e SpO_2 logo após a intervenção, seguido pelo número de internações. Não foi observada diferença no escore clínico dos pacientes nem no número de internações. Esses resultados se limitam aos lactentes sibilantes em atendimento ambulatorial.

Com relação às técnicas de higiene brônquica nas crianças asmáticas, não há evidências científicas que embasem a realização de técnicas manuais de fisioterapia respiratória em asmáticos. O OOAF pode ser uma estratégia para eliminar a secreção em adultos e crianças na vigência de infecção pulmonar (nível de evidência 2a)[26].

Reabilitação pulmonar

Define-se por reabilitação pulmonar a intervenção no paciente com doença pulmonar crônica que inclui mas não se limita aos exercícios físicos, à educação sobre a doença e à mudança de hábitos para melhorar a condição física e psicológica (nível de evidência 1a)[28]. Está indicada para pacientes sintomáticos e/ou com redução na capacidade funcional e na qualidade de vida em decorrência da doença crônica, desde que estejam sob devido acompanhamento médico. Trata-se de uma intervenção realizada por equipe multiprofissional e com enfoque interprofissional.

---

*Veja no Anexo, no final deste livro, a definição dos níveis de evidência, sendo 1 o nível mais alto e 5 o mais baixo.

Capítulo 25 Asma

Dessa maneira, as crianças asmáticas (doença pulmonar crônica) que apresentem redução da capacidade funcional (testes clínicos de campo) e em acompanhamento médico e tratamento medicamentoso devem ser incluídas no programa de reabilitação pulmonar e experimentar seus benefícios.

As causas da limitação ao exercício e da redução na atividade física na vida diária estão relacionadas com o descondicionamento (sedentarismo), a limitação ventilatória e a possível disfunção muscular periférica em decorrência da inflamação crônica e da medicação utilizada, podendo ser agravadas por possíveis complicações cardíacas. O principal guia de asma reconhece a reabilitação pulmonar como tratamento não farmacológico com benefícios cientificamente comprovados para ser aplicado aos pacientes asmáticos[1].

Poucos anos atrás foi publicada uma revisão sistemática com o objetivo de estabelecer a eficácia do treinamento físico em pacientes com asma (crianças, adolescentes e adultos), a qual incluiu 21 ensaios clínicos randomizados com 772 participantes[29]. As intervenções deveriam ter, no mínimo, 20 a 30 minutos de treinamento aeróbico, de duas a três vezes por semana, por pelo menos 4 semanas. Os autores concluíram que o programa de reabilitação pulmonar é benéfico para o paciente com asma por melhorar o consumo máximo de oxigênio ($VO_2máx$) e a carga máxima atingida no teste de exercício cardiopulmonar, além de reduzir os sintomas da asma.

Um ano depois, Wanrooij et al. realizaram outra revisão sistemática sobre exercício físico em uma população específica: crianças e adolescentes com asma (nível de evidência 1a)[30]. O objetivo principal foi identificar a melhora da condição cardiorrespiratória e a redução do broncoespasmo induzido pelo exercício (BIE) e dos sintomas da asma após realização de protocolo de reabilitação pulmonar em pacientes entre 6 e 18 anos de idade. Os programas foram realizados entre 6 e 20 meses com a frequência de 1 a 7 dias na semana e com a duração de 20 minutos a 2 horas. Os autores concluíram que o exercício físico reduz o BIE e melhora a condição cardiorrespiratória, mas que deve ser devidamente acompanhado por profissional habilitado para prescrição correta do treinamento.

Em geral, o programam de reabilitação pulmonar envolve o treinamento aeróbico e o resistido. Para constatação dos benefícios desse programa devem ser respeitados os seguintes princípios da prescrição do exercício: frequência, intensidade, tempo e tipo de treino (FITT). O Quadro 25.2 mostra mais detalhes sobre a prescrição de treino.

No início, a atividade deve constar de 10 minutos de aquecimento, seguidos de 20 a 30 minutos de condicionamento com atividades aeróbicas. O período de aquecimento para o paciente asmático é de extrema importância para evitar o BIE, devendo ser realizado em baixa intensidade. Adicionalmente, o uso de broncodilatador de curta duração 15 minutos antes da prática da atividade aeróbica é estratégico para redução do BIE, desde que haja prescrição médica.

Quadro 25.2 Princípios da prescrição do exercício – FITT

F = frequência (três a cinco vezes na semana)
I = intensidade (60% a 80% da frequência cardíaca máxima)
T = tempo (30 a 60 minutos)
T = tipo (treino aeróbico no cicloergômetro, corrida e jogos, entre outros)

Para as crianças, os ergômetros tradicionais, como a esteira rolante e o cicloergômetro, não são muito atraentes e podem comprometer a adesão ao tratamento. Algumas empresas têm desenvolvido ergômetros específicos com atrativos lúdicos para crianças e que podem contornar esse problema. Estudos recentes demonstram que o uso da realidade virtual é uma alternativa para treinamento aeróbico de maneira mais prazerosa para crianças; no entanto, é essencial ressaltar que mesmo com o uso de videogames interativos os princípios do FITT não podem ser esquecidos para que a terapia não perca seu objetivo e não se transforme apenas em brincadeira. A mesma ressalva se aplica aos circuitos que envolvem múltiplas atividades. Atividades com bolas, *jump*, corridas rápidas e circuito no corredor também são estratégias para melhorar a adesão do paciente.

Como descrito, a intensidade do treino deve estar entre 60% e 80% da FCmáx. O padrão-ouro para determinação da FCmáx é o teste de exercício cardiopulmonar; na ausência desse teste, a FCmáx pode ser obtida no teste clínico de campo, de preferência o STM, pois o TC6' subestima o treinamento, ou pela fórmula FC = 208 – (0,7 × idade)[31]. A fórmula de Karvonen auxilia a determinação da faixa de treino com base na FCmáx (Quadro 25.3).

O programa de reabilitação deve ter a frequência de, no mínimo, duas sessões com supervisão e uma sem supervisão, a qual pode ser realizada na casa do paciente ou na escola.

O treinamento de força é recomendado para esses pacientes não com o objetivo de promover a hipertrofia, mas para melhorar a coordenação e o desempenho nas atividades diárias. O treinamento de força é fundamentado na avaliação de uma repetição máxima (1RM) que é definida pela força com que o indivíduo consegue realizar um movimento completo sem auxílio (fases excêntrica e concêntrica) com o peso máximo, sem que consiga repetir um segundo gesto (nível de evidência 2b)[32,33].

Os grupos musculares geralmente treinados são: bíceps e tríceps braquial, deltoide, quadríceps, isquiotibiais e tibial anterior. A intensidade varia entre 50% e 70% da

Quadro 25.3 Fórmula de Karvonen para prescrição da intensidade do treinamento aeróbico

FCt = [(FCmáx – FCrep) × %IT] + FCrep
FCt = FC de treinamento
FCmáx = FC máxima da equação de previsão
FCrep = FC de repouso
%IT = porcentagem de treinamento escolhida para o treinamento (60% a 80% de intensidade)

repetição máxima, com duas séries de 10 a 15 repetições. O treino resistido costuma ser realizado no mesmo dia do treino aeróbico e dura 15 minutos.

Durante os períodos de exacerbação ou crises de broncoespasmo, o programa deve ser interrompido e retomado após a recuperação do paciente. No retorno, as cargas de treinamento deverão ser readequadas, considerando o período que o paciente ficou privado das atividades aeróbicas.

Os benefícios da reabilitação pulmonar são claramente descritos na literatura, destacando-se a melhora na qualidade de vida e na capacidade funcional. Sem dúvida, essa terapia não farmacológica deva ser instituída nessa população.

CASO CLÍNICO

J.C.S., 6 anos de idade, 36kg, 1,28m, menina, chega à Unidade Básica de Saúde (UBS) Santo Agostinho acompanhada da mãe. Após ter se consultado com médico de família, é recebida pela fisioterapeuta LR, que inicia a consulta com a queixa principal: a mãe relata que a filha acordou com falta de ar e chiado no peito (SIC). Na HDP foi informado pela mãe que desde os 3 meses de idade J.C.S. apresenta crises de chiado no peito que piora em ambientes fechados e úmidos, na presença de animais (gato e cachorro) e no período de inverno. Relata que J.C.S. recebeu o diagnóstico de asma, mas que faz tratamento com broncodilatador nos momentos de crise de chiado no peito. Em geral, apresenta uma a duas crises por mês. No interrogatório sobre o ambiente em que vive, a mãe relata haver cortinas no quarto da criança e que ela esteve na casa de amigos brincando com um cachorro no dia anterior. Na HDA, descreve que desde ontem percebeu J.C.S. mais cansada e com a respiração ofegante e que na manhã de hoje notou o chiado no peito e relatou maior sensação de falta de ar.

No exame físico, a fisioterapeuta observa padrão respiratório superficial e tempo expiratório prolongado com frequência de 32irpm, SpO_2 de 92% e tosse seca. Na AP, apresenta redução dos sons pulmonares e broncoespasmo na fase expiratória. J.C.S. tem dificuldade em realizar qualquer outro tipo de avaliação.

Objetivos

- Orientar a mãe e a criança quanto aos fatores desencadeantes da doença, bem como sobre as maneiras de evitá-los.
- Orientar, explicar e testar o uso de dispositivos de inalação quanto a seu uso correto, de acordo com a prescrição médica.
- Exercícios respiratórios para promover conforto nos momentos de crise de broncoespasmo[29].

Plano de tratamento

- Solicitar a retirada ou a não convivência com fatores que desencadeiam a crise de broncoespasmo no ambiente domiciliar. É necessário reduzir tapetes, carpetes e cobertores e cobrir colchões e travesseiros com plástico. Essas providências reduzem o acúmulo de ácaro, grande responsável pelas crises de broncoespasmo (nível de evidência 1a)[1,29].
- Convidar a mãe e a criança a participarem de reuniões mensais sobre doenças pulmonares. Nessas reuniões, as crianças e seus responsáveis trazem dúvidas sobre a doença, e o profissional da saúde fornece as devidas explicações por meio de material visual. Isso aprimora o conhecimento sobre a doença e aumenta a chance de adesão ao tratamento.
- Orientar quanto ao uso correto da terapia de resgate (broncodilatador, aerossol – Figura 25.1) e do dispositivo de inalação de corticoide (dispositivo pó) de acordo com a prescrição médica (nível de evidência 1a)[1]. A criança deve ser solicitada a repetir o gesto de uso da medicação para que seja checado seu aprendizado.
- Exercícios respiratórios do tipo frenolabial (franzir os lábios) serão treinados em momentos fora das crises para que sejam realizados na vigência do broncoespasmo (nível de evidência 2b)[1]. O objetivo é reduzir a sensação

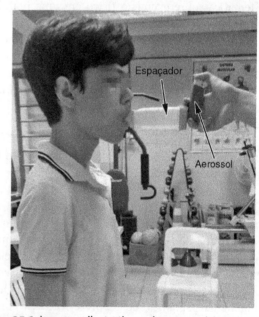

Figura 25.1 Imagem ilustrativa sobre o posicionamento e a orientação de como usar broncodilatador (aerossol): agitar o aerossol vigorosamente (seis a oito vezes); encaixar o aerossol no espaçador; pedir à criança para soltar o ar dos pulmões; colocar o espaçador na boca, entre os dentes da criança, e pedir para fechar os lábios; disparar o aerossol (*spray*) e esperar que a criança respire pela boca (pelo espaçador) de oito a 10 vezes; retirar o espaçador da boca e repetir o processo de acordo com a prescrição médica (número de dose/dia). (Arquivo pessoal.)

de falta de ar ao prolongar a fase expiratória e reduzir o aprisionamento aéreo.
- Manter-se sentado com os braços apoiados no momento da crise facilita a mecânica respiratória e promove certo conforto até que a medicação faça efeito.

J.C.S., 2 semanas após a consulta inicial, apresentou melhora da crise aguda de asma e retornou à UBS para as demais avaliações não realizadas no momento da crise. Foram realizadas a avaliação da força muscular respiratória por meio da manovacuometria, de acordo com as recomendações[33] (Figura 25.2), a espirometria com o uso de broncodilatador para identificação da resposta à constrição pulmonar (Figura 25.3) e a avaliação da capacidade funcional por meio do teste clínico de campo – ISWT (Figura 25.4).

Após a avaliação, detectou-se que a paciente apresenta redução da capacidade funcional, identificada por teste clínico de campo. Dessa maneira, está indicada sua participação no programa de reabilitação pulmonar. J.C.S. iniciou a participação no grupo de crianças com doença pulmonar para fazer o programa de reabilitação (nível de evidência 1b)[28,29] com o objetivo de melhorar a capacidade funcional e consequentemente realizar mais exercícios com menos risco de crises de broncoespasmo.

O programa de exercício aeróbico foi embasado na velocidade alcançada no ISWT. J.C.S. alcançou o nível 7 (Figura 25.4), que representa 5,44km/h; portanto, ao realizar o treinamento em esteira, a velocidade deve estar entre 3,3 e 4,4km/h (aproximadamente 60% a 80%). Durante as atividades aeróbicas de outras modalidades (Quadro 25.3 – veja texto) pode ser usada a fórmula de Karvonen, considerando a FC máxima prevista para a idade.

O treinamento aeróbico deve ter a duração de 30 e 40 minutos. No início, deve haver 10 a 15 minutos de aquecimento, seguidos de 20 a 30 minutos de condicionamento com atividades aeróbicas. O aquecimento previne o BIE nesses pacientes. Adicionalmente, a utilização de broncodilatador de curta duração, 15 minutos antes da prática da atividade aeróbica, é uma estratégia para reduzir o BIE.

O treinamento de força (resistido) também foi adicionado ao programa da paciente, considerando o teste de 1RM (nível de evidência 2b)[28,29]. Os grupos musculares treinados foram: bíceps e tríceps braquial, deltoide, quadríceps,

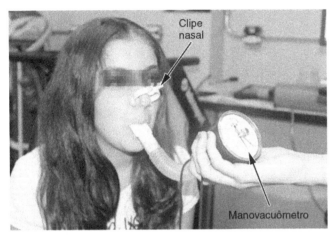

Figura 25.2 Imagem ilustrativa sobre o posicionamento para a mensuração da força muscular respiratória (PImáx e PEmáx). O melhor valor de PImáx mensurado na paciente em questão foi 72cmH$_2$O com PEmáx = 86cmH$_2$O. De acordo com a equação de previsão[23], esses valores representam 95% e 100% do valor previsto, o que significa valores de força dos músculos respiratórios dentro da normalidade. (Arquivo pessoal.)

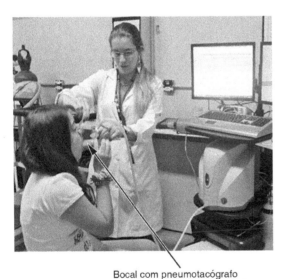

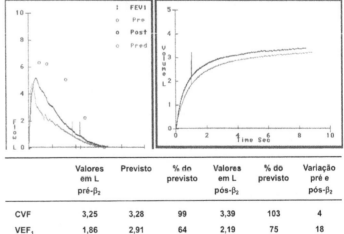

	Valores em L pré-β_2	Previsto	% do previsto	Valores em L pós-β_2	% do previsto	Variação pré e pós-β_2
CVF	3,25	3,28	99	3,39	103	4
VEF$_1$	1,86	2,91	64	2,19	75	18
VEF$_1$/CVF	57	89		65		13
FEF$_{25-75}$	0,96	3,59	27	1,42	39	48

Figura 25.3 Imagem ilustrativa sobre a realização da espirometria para a determinação de volumes e fluxos pulmonares. Os gráficos fluxo/volume e volume/tempo demonstram que a técnica foi bem executada de acordo com as recomendações[5]. Os valores da função pulmonar são característicos de asma: redução do VEF$_1$ e da relação VEF$_1$/CVF com resposta positiva ao broncodilatador (β_2) – aumento no VEF$_1$ > 12%. (CVF: capacidade vital forçada; VEF$_1$: volume expiratório forçado no primeiro segundo da CVF; FEF: fluxo expiratório forçado a X% da CVF.)

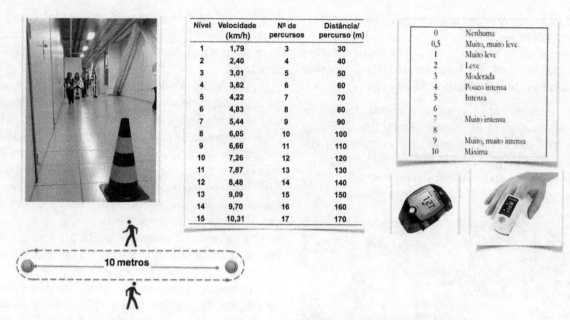

Figura 25.4 Imagem ilustrativa do teste de capacidade funcional ISWT. O teste é realizado em um corredor de 10 metros, cadenciado externamente por sinais sonoros que requerem o aumento da velocidade com que o paciente caminha/corre a cada minuto (de acordo com planilha preestabelecida). A frequência cardíaca e a SpO_2 devem ser mensuradas continuamente. No início e no final do teste é solicitado o valor de Borg modificado (0 a 10) em relação ao cansaço de membros inferiores e à dispneia. O desfecho é a distância percorrida – no caso clínico, a paciente percorreu 430m e interrompeu o teste por falta de ar. De acordo com a equação de referência para esse teste[18], a paciente realizou 77% do previsto, constatando-se redução na capacidade funcional.

isquiotibiais e tibial anterior com intensidade variando de 50% a 70% da repetição máxima, com duas séries de 10 a 15 repetições. O treino resistido geralmente tem a duração de 15 minutos e é realizado após o treino aeróbico.

Referências

1. Global strategy for asthma management and prevention [Internet]. Global Initiative for Asthma; 2017 [cited 2018 jan 30]. Avaliable from: www.ginasthma.com
2. Bisgaard H, Szefler S. Prevalence of asthma-like symptoms in Young children. Pediatr Pulmonol. 2007;42(8):723-728.
3. Pedersen SE, Hurd SS, Lemanske RF Jr, Becker A, Zar HJ, Sly PD, et al. Global strategy for the diagnosis and management of asthma in children 5 years and younger. Pediatr Pulmonol. 2011; 46(1):1-17.
4. Wenzel SE. Asthma phenotypes: the evolution from clinical to molecular approaches. Nat Med. 2012;18(5):716-725.
5. Comissão de Asma da SBPT, Grupo de Trabalho das Diretrizes para Asma da SBPT. Diretrizes da Sociedade Brasileira de Pneumologia e Tisiologia para o Manejo da Asma. J Bras Pneumol. 2012; 38(supl. 1):S1-S46.
6. British Thoracic Society, Scottish Intercollegiate Guidelines Network. British guideline on the management of asthma. Thorax. 2014;69(Suppl 1):1-192.
7. Alvim CG, Lasmar LMLBF. Saúde da criança e do adolescente: doenças respiratórias. Belo Horizonte: Nescon UFMG/Coopmed; 2009.
8. Organização Mundial da Saúde. CIF: classificação Internacional da Funcionalidade, Incapacidade e Saúde. São Paulo: EDUSP; 2003.
9. Lougheed MD, Lemière C, Dell SD et al. Canadian Thoracic Society Asthma Management Continuum – 2010 Consensus Summary for children six years of age and over, and adults. Can Respir J. 2010;17(1):15-24.
10. Eilayyan O, Gogovor A, Mayo N, Ernst P, Ahmed S. Predictors of perceived asthma control among patients managed in primary care clinics. Qual Life Res. 2015;24(1):55-65.
11. Ribeiro SNS, Fontes MJF, Duarte MA. Avaliação da força muscular respiratória e da função pulmonar por meio de exercício em crianças e adolescentes com asma: ensaio clínico controlado. Pediatria (São Paulo). 2010;32(2):98-105.
12. Rozov T. Doenças pulmonares em pediatria. São Paulo: Atheneu; 1999.
13. Sheperd RB. Fisioterapia em pediatria. 3. ed. São Paulo: Santos Livraria Editora; 1996.
14. Burns YR, MacDonald J. Fisioterapia e crescimento na infância. São Paulo: Santos Livraria Editora; 1999.
15. Postiaux G. Fisioterapia respiratória pediátrica. 2. ed. Porto Alegre: Artmed; 2004.
16. Sarkar M, Madabhavi I, Niranjan N, Dogra M. Auscultation of the respiratory system. Ann Thorac Med. 2015;10(3):158-168.
17. American Thoracic Society, European Respiratory Society. ATS/ERS Statement on respiratory muscle testing. Am J Respir Crit Care Med. 2002;166(4):518-624.
18. Lanza FC, Zagatto EP, Silva JC et al. Reference equation for the incremental shuttle walk test in children and adolescents. J Pediatr. 2015;167(5):1057-1061.
19. Bott J, Blumenthal S, Buxton M, Ellum S, Falconer C, Garrod R, et al. Guidelines for the physiotherapy management of the adult, medical, spontaneously breathing patient. Thorax. 2009;64 (Suppl 1):i1-51.
20. Ramirez-Sarmiento A, Orozco-Levi M, Guell R et al. Inspiratory muscle training in patients with chronic obstructive pulmonary disease: structural adaptation and physiologic outcomes. Am J Respir Crit Care Med. 2002;166(11):1491-1497.
21. Perez T, Chanez P, Dusser D, Devillier P. Prevalence and reversibility of lung hyperinflation in adult asthmatics with poorly controlled disease or significant dyspnea. Allergy. 2016;71(1):108-114.
22. Perez T, Becquart LA, Stach B, Wallaert B, Tonnel AB. Inspiratory muscle strength and endurance in steroid-dependent asthma. Am J Respir Crit Care Med. 1996;153(2):610-615.
23. Lanza FC, Moraes Santos ML, Selman JP et al. Reference equation for respiratory pressures in pediatric population: a multicenter study. PLoS One. 2015;10(8):e0135662.

24. Lima EV, Lima WL, Nobre A, Santos AM, Brito LM, Costa MR. Inspiratory muscle training and respiratory exercises in children with asthma. J Bras Pneumol. 2008;34(8):552-558.

25. Morsch ALBC, Amorim MM, Barbieri A, Santoro IL, Fernandes ALG. Influence of oscillating positive expiratory pressure and the forced expiratory technique on sputum cell counts and quantity of induced sputum in patients with asthma or chronic obstructive pulmonary disease. J Bras Pneumol. 2008;34(12): 1026-1032.

26. Lanza FC, Gazzotti MR, Augusto LA, Mendes LMS, Paula C, Solé D. Oscilação oral de alta frequência reduz a obstrução das vias aéreas em crianças com pneumonia? Rev Bras Alerg Imunopatol. 2009;32(2):59-62.

27. Castro-Rodriguez JA, Silva R, Tapia P et al. Chest physiotherapy is not clinically indicated for infants receiving outpatient care for acute wheezing episodes. Acta Paediatr. 2014;103(5):518-523.

28. Spruit MA, Singh SJ, Garvey C, ZuWallack R et al. An official American Thoracic Society/European Respiratory Society state-ment: key concepts and advances in pulmonary rehabilitation. Am J Respir Crit Care Med. 2013;188(8):e13-64. Nível 1A.

29. Carson KV, Chandratilleke MG, Picot J, Brinn MP, Esterman AJ, Smith BJ. Physical training for asthma. Cochrane Database Syst Rev. 2013;(9):CD001116.

30. Wanrooij VH, Willeboordse M, Dompeling E, van de Kant KD. Exercise training in children with asthma: a systematic review. Br J Sports Med. 2014;48(13):1024-1031.

31. Tanaka H, Monahan KD, Seals DR. Age-predicted maximal heart rate revisited. J Am Coll Cardiol. 2001;37(1):153-156.

32. American Academy of Pediatrics. Strength based approach [Internet]. Washington, DC: American Academy of Pediatrics; 2018 [cited 2017 jul 18]. Disponível em: https://www.aap.org/en-us/advocacy-and-policy/aap-health-initiatives/HALF-Implementa-tion-Guide/communicating-with-families/Pages/Strength-Based--Approach.aspx.

33. Souza RB. Pressões respiratórias estáticas máximas. J Pneumol. 2002;28(Supl 3):S156-65.

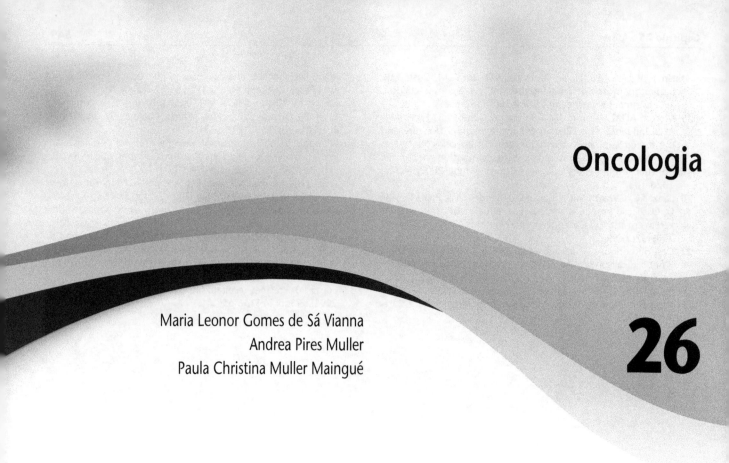

Oncologia

Maria Leonor Gomes de Sá Vianna
Andrea Pires Muller
Paula Christina Muller Maingué

26

INTRODUÇÃO

Para o ano de 2017 foi estimada a ocorrência de 12.600 novos casos de câncer no Brasil, sendo as regiões Sudeste e Nordeste as mais acometidas (6.050 e 2.750, respectivamente), seguidas pelas regiões Sul (1.320), Centro-Oeste (1.270) e Norte (1.210)[1-3].

As doenças oncológicas em pediatria são decorrentes da proliferação descontrolada de células anormais que podem se desenvolver em qualquer órgão ou sistema do organismo[1-3]. O percentual médio de neoplasias é de 3% na população entre 0 e 19 anos de idade. No Brasil, assim como na maior parte dos países, também foi observada frequência maior de leucemias, correspondendo a 33,2% dos casos, seguida pelos tumores do sistema nervoso central (SNC – 16%) e linfomas (13,7%)[1-3]. Outras neoplasias que acometem crianças e adolescentes são o neuroblastoma, tumor de células do sistema nervoso periférico, o tumor de Wilms, um dos tipos de tumor renal, o retinoblastoma, que afeta a retina e o fundo do olho, o tumor germinativo das células que vão dar origem aos ovários ou aos testículos, o osteossarcoma, tumor ósseo, e os sarcomas, tumores de partes moles[1-3]. O câncer representa a segunda causa de morte na faixa etária de 15 a 19 anos e apresenta o maior risco de mortalidade no Brasil[1-3].

O câncer na criança difere do encontrado no adulto por geralmente afetar as células do sistema sanguíneo e os tecidos de sustentação, enquanto no adulto atinge as células do epitélio que recobrem os diferentes órgãos. As doenças malignas da infância, em razão de sua natureza predominantemente embrionária, são formadas de células indiferenciadas, o que determina, em geral, melhor resposta aos métodos terapêuticos atuais[1-3].

Nas últimas décadas, com o desenvolvimento tecnológico de novos métodos de diagnóstico e tratamento, conquistou-se um progresso significativo no tratamento do câncer em pediatria. Cerca de 80% das crianças e adolescentes acometidos podem ser curados quando diagnosticados precocemente e tratados em centros especializados[1-4].

Diante desse cenário, é necessário que a fisioterapia contribua no cuidado aos pacientes com câncer em pediatria. A reabilitação propiciada pela atenção fisioterapêutica se dá em quatro categorias: a preventiva, cujo objetivo é introduzir um programa de tratamento que evite as complicações; a restauradora, que visa recuperar a função que foi comprometida a curto ou longo prazo; a de suporte, que tem o propósito de tratar as deficiências que ocorrem quando há determinado grau de incapacidade, e, por fim, a paliativa, cuja finalidade é promover a independência na execução das atividades da vida diária, considerando a qualidade de vida e propiciando conforto aos pacientes e a seus familiares[5].

Em todas as categorias, o sistema respiratório pode estar acometido, e as complicações respiratórias são frequentes. Por esse motivo, é importante destacar os três tipos mais comuns de câncer em pediatria – a leucemia, os linfomas e os tumores do SNC –, seu quadro clínico e suas complicações no sistema respiratório, visando estabelecer os objetivos, o programa de tratamento e as indicações das técnicas e recursos fisioterapêuticos para essa população.

DOENÇAS ONCOLÓGICAS EM PEDIATRIA

Das doenças pediátricas de caráter oncológico, as leucemias, os linfomas e os tumores do SNC devem ser compreendidos para o estabelecimento de um plano fisioterapêutico de excelência e para que, quando em cuidados paliativos, seja assegurado o maior conforto possível.

Leucemias

As leucemias são doenças hematológicas neoplásicas malignas que resultam da proliferação desregulada de um clone de células hematopoéticas da medula óssea com alterações na maturação e apoptose celular[1-3]. O clone alterado se multiplica mais do que as células normais, substituindo-as em todas as áreas da medula e em regiões extramedulares[1-4].

As células leucêmicas podem invadir e proliferar dentro de órgãos como fígado, baço e tecido não hematopoético, como SNC, testículos, trato gastrointestinal e linfonodos. Qualquer classe de leucócitos, das linhagens granulocítica, monocítica ou linfoide, tem a possibilidade de sofrer proliferação clonal maligna[6].

A doença pode ser aguda ou crônica de acordo com seu curso clínico. As leucemias agudas afetam linhagens celulares imaturas ou células blásticas e, quando não diagnosticadas e tratadas, resultam em rápida debilidade no estado geral do indivíduo[2]. De acordo com a citologia, a imuno-histoquímica e a citogenética, a leucemia é classificada como leucemia linfocítica aguda (LLA) e leucemia mieloide aguda (LMA)[2].

A LLA se origina a partir de uma alteração somática em uma célula linfoide B ou T progenitora, levando ao crescimento desordenado e à proliferação clonal dessa célula, o blasto, o que resulta na produção alterada das células normais da medula óssea, tendo como consequência a tríade anemia, sangramento e infecções[7].

O mesmo ocorre na LMA, porém as células afetadas são os precursores mieloides, eritroides ou megacariocíticos[8].

Na pediatria, 80% das leucemias agudas são LLA, com pico de incidência entre os 2 e os 4 anos de idade e prevalência no sexo masculino e na raça branca[6]. Na LMA, em cerca de 15% dos casos a incidência é maior em crianças menores de 1 ano de idade e em adolescentes[7].

Etiologia

As leucemias têm etiologia desconhecida, porém alguns fatores de risco podem estar associados: fatores ambientais, radiação ionizante, drogas, fumo, ingesta de álcool e produtos químicos diversos. Fatores genéticos e algumas anomalias cromossômicas, como síndrome de Down, síndrome de Bloom, anemia de Fanconi e ataxia-telangiectasia, e as imunodeficiências afetam os gêmeos idênticos e os polimorfismos genéticos, que têm maior suscetibilidade[9].

Aspectos clínicos

Embora os dois tipos de leucemia sejam geneticamente diferentes, são clinicamente muito similares. Em ambas ocorre uma concentração de "blastos" neoplásicos na medula óssea que acabam suprimindo o processo normal de hematopoese pela aglomeração física[10].

Os sintomas relacionados com a depressão funcional da medula incluem fadiga decorrente de anemia, sangramento ocasionado pela trombocitopenia e febre relacionada com a neutropenia. O início é repentino, e dentro de poucos dias ou semanas após os primeiros sintomas surgem os efeitos em massa causados pela infiltração neoplásica, incluindo dores ósseas em razão da expansão da medula e da infiltração do subperiósteo, linfadenopatia generalizada e manifestações clínicas, como cefaleia, vômitos e paralisias, resultantes da expansão meníngea[9].

Diagnóstico e tratamento clínico

Em virtude das variadas respostas à quimioterapia, é importante diferenciar as duas leucemias agudas, as quais podem causar sinais e sintomas idênticos[6]. A maioria dos pacientes com LLA apresenta glóbulos brancos imaturos no sangue e uma quantidade insuficiente de células vermelhas ou plaquetas. Muitas das células brancas do sangue são linfoblastos, ou seja, linfócitos imaturos normalmente não encontrados na corrente sanguínea[8].

A presença de duas ou mais alterações na contagem das séries branca, vermelha e plaquetária do sangue periférico sugere o diagnóstico da leucemia, o qual deve ser confirmado com o mielograma e complementado por imunofenotipagem e citogenética[11,12]. Outros exames para avaliação da extensão da leucemia no organismo são fundo de olho, radiografia torácica para investigação de massa mediastinal e ultrassonografia de abdome para pesquisa de infiltração renal, hepatoesplenomegalia e gânglios[13].

Tratamento médico

O tratamento de pacientes com LLA de células B abrange as fases de indução e remissão com poliquimioterapia e uma fase de consolidação que inclui a administração de terapia sistêmica em altas doses e tratamento para eliminar a doença do SNC, além de um período de terapia contínua para evitar a recidiva e obter a cura do processo. A taxa de cura global em crianças é de 90%[6].

Já em casos de LLA de células T, as crianças parecem se beneficiar de esquemas intensivos de indução, remissão e consolidação, podendo ser obtida a cura na maioria dos pacientes tratados dessa maneira. Os pacientes que apresentam a doença localizada têm bom prognóstico, porém a idade avançada é um fator prognóstico desfavorável[6].

Na LMA, o tratamento também é composto por fases, e a diferença reside nos agentes quimioterapêuticos aplicados. A primeira fase do tratamento, a indução, tem por objetivo eliminar do sangue as células de leucemia, os blastos, e reduzir seu número na medula óssea. Em seguida, vem a fase de consolidação, que consiste na quimioterapia administrada depois de o paciente se recuperar da indução com o objetivo de destruir as células de leucemia remanescentes[7].

O transplante da medula óssea (TMO) consiste na infusão endovenosa de células progenitoras hematopoéticas com o objetivo de restabelecer a função medular nos pacientes com medula óssea danificada ou defeituosa[14].

São três as modalidades de TMO: a alogênica, em que o paciente recebe a medula de outra pessoa, podendo ser algum familiar, um doador aparentado ou um doador não aparentado; a singênica, em que o doador é um irmão gêmeo idêntico (essa é a modalidade mais rara de transplante em razão da pouca frequência de gêmeos idênticos na população), e a autogênica, que utiliza as células do próprio paciente coletado e tratadas previamente[15].

As indicações em oncologia pediátrica para transplante são: linfomas não Hodgkin em segunda ou terceira remissão, LMA em primeira remissão com fatores de mau prognóstico ou em segunda remissão[14,15] e LLA em primeira remissão com fatores de mau prognóstico ou em remissões subsequentes[16,17].

No TMO, o indivíduo permanece durante longo período em isolamento e fica exposto a uma diversidade de toxinas quimioterapêuticas, as quais restringem as atividades físicas e potencializam os efeitos deletérios sobre o sistema cardiopulmonar[18,19]. A alta morbimortalidade relacionada com a possível infiltração do SNC e com a infecção durante o tratamento estimula a atuação fisioterapêutica na prevenção de complicações, como pneumonias intersticiais e infecções. Isso porque as complicações pulmonares são responsáveis por 40% a 60% dos óbitos em pacientes submetidos ao TMO[20,21].

Complicações respiratórias

A complicação de origem infecciosa mais comum em casos de leucemia é a pneumonia, cuja incidência varia entre 17,2% e 34% e apresenta uma taxa de mortalidade de 6,4% a 22% na população pediátrica. Os principais fatores relacionados com a mortalidade são necessidade de ventilação mecânica, fluxo de oxigênio > 3L/min para manter saturação > 95%, submissão ao TMO, neutropenia, infiltrados pulmonares e presença de comorbidades[22-24]. Entre as complicações de origem não infecciosa se destacam hemorragia pulmonar, edema pulmonar, lesão pulmonar induzida pelos medicamentos, pneumonite por irradiação, infiltração leucêmica no pulmão, pneumotórax e tromboembolismo pulmonar[25-27].

Linfomas

Os linfomas são neoplasias linfoides que se dividem em linfoma de Hodgkin (LH) e linfoma não Hodgkin (LNH). No Brasil, 68% dos pacientes apresentam LNH e 32%, LH[28]. Trata-se do terceiro tipo de câncer mais frequente em crianças após as leucemias e os tumores cerebrais[24]. De acordo com a Organização Mundial da Saúde (OMS),

as neoplasias linfoides são classificadas em leucemia linfoblástica e linfomas linfoblásticos de células T ou células B e em LH[26]. Juntos, o LH e o LNH são responsáveis por 10% a 15% de todos os casos de câncer em crianças e adolescentes com idade inferior a 20 anos. A incidência aumenta com a idade, representando 3% dos cânceres em crianças com menos de 5 anos e 24% em adolescentes com idade entre 15 e 19 anos[29].

Classificação dos linfomas não Hodgkin

O linfoma linfoblástico é responsável por 25% a 30% dos linfomas em crianças, sendo mais comum em adolescentes e incidindo cerca de duas vezes mais em meninos do que em meninas. As células cancerígenas do linfoma linfoblástico são células jovens denominadas linfoblastos e são do mesmo tipo das observadas na LLA em crianças. Em pediatria, a maioria dos casos de linfoma linfoblástico se desenvolve a partir de células T, sendo considerados seus precursores. Esse linfoma geralmente começa no timo e pode evoluir para um grande tumor no mediastino e provocar problemas respiratórios, que podem ser o primeiro sintoma desse tipo de linfoma. Pode se desenvolver também nas amígdalas e nos linfonodos do pescoço, podendo se disseminar em outros, medula óssea, SNC, membranas pericárdicas e pleuras, tecidos ósseos e derme, porém com frequência menor[30].

O linfoma de Burkitt, conhecido como linfoma de células pequenas não clivadas, representa cerca de 40% dos LNH em crianças. Sua frequência é maior no sexo masculino entre os 5 e os 10 anos de idade. Quase sempre se inicia no abdome, e a criança desenvolve um grande tumor que eventualmente pode bloquear o sistema digestório, podendo causar dor abdominal, náuseas e vômitos. Esse tipo de linfoma também pode começar no pescoço ou nas amígdalas ou raramente em outras partes do corpo; no entanto, pode se disseminar para o SNC e outros órgãos. Desenvolve-se a partir dos linfócitos B e é um tumor de crescimento rápido[29].

Os linfomas de grandes células se iniciam nas formas mais maduras das células T ou B, podendo se desenvolver em qualquer parte do corpo, sem, no entanto, se disseminar para o SNC ou a medula óssea, e têm crescimento lento. Tendem a ocorrer com maior frequência em crianças maiores e adolescentes[28-30].

Existem dois subtipos principais de linfoma de grandes células: o linfoma de grandes células anaplásicas representa cerca de 10% de todos os linfomas, desenvolve-se a partir de células T maduras e pode se iniciar nos linfonodos ou na derme, no sistema respiratório, nos tecidos ósseos ou digestório ou em outros órgãos; o linfoma difuso de grandes células B representa 15% dos linfomas em crianças e se inicia nas células B, começando como uma massa de crescimento rápido em locais como mediastino, abdome ou tecido linfoide do pescoço e ossos[28,29].

Capítulo 26 Oncologia

Etiologia do linfoma em pediatria

A etiologia dos LNH continua desconhecida. A imunodeficiência, incluindo terapia imunossupressora, a síndrome de imunodeficiência congênita e a síndrome da imunodeficiência adquirida, predispõe ao LNH[30].

Aspectos clínicos

O LNH, dependendo de sua localização, pode causar diferentes sinais e sintomas. Os mais comuns são aumento dos linfonodos, inapetência, astenia, anorexia, opressão torácica, dispneia, febre, emagrecimento, sudorese noturna e fadiga. No caso de disseminação para a medula óssea, pode ocorrer redução da produção das células sanguíneas, ocasionando sintomas parecidos com os da leucemia, como infecções graves e/ou frequentes, hematomas ou hemorragias e fadiga por anemia[31].

O sistema de estadiamento para o LNH mais amplamente utilizado consiste nos critérios de Murphy, do St. Jude Children's Research Hospital, apresentados no Quadro 26.1[32].

Os fatores prognósticos importantes dependem do estádio da doença. Os pacientes com doença limitada (estádios I e II) têm prognóstico melhor do que aqueles com doença avançada (estádios III e IV)[32].

Diagnóstico e tratamento

Mesmo as crianças com linfomas de fase inicial no estádio I ou II são consideradas com doença mais disseminada do que a que pode ser detectada em exames de imagem, como tomografia computadorizada, ressonância magnética e *PET scan*. O tratamento é basicamente composto de quimioterapia, já que a cirurgia e a radioterapia isoladamente apresentam poucos benefícios. Podem ser utilizados, também, a imunoterapia e o TMO[33].

Quadro 26.1 Estadiamento do linfoma não Hodgkin (LNH)

Estádio	Descrição
Estádio I	Tumor único extranodal ou que envolve uma única estrutura anatômica (nodal), excluindo mediastino e abdome
Estádio 2	Tumor único extranodal com envolvimento de gânglios regionais Acometimento de duas ou mais áreas nodais de um mesmo lado do diafragma Dois tumores extranodais, com ou sem gânglios regionais, de um mesmo lado do diafragma Ocorrência de tumor primário do trato gastrointestinal (geralmente ileocecal), com ou sem envolvimento de gânglios mesentéricos associados, completamente ressecado
Estádio 3	Dois tumores extranodais de lados opostos do diafragma Duas ou mais áreas nodais de lados opostos do diafragma Tumor primário intratorácico (mediastino, pleura, timo) Doença primária abdominal extensa Qualquer tumor paraespinal ou epidural
Estádio 4	Envolvimento de medula óssea e/ou do SNC

Fonte: Murphy SB. St. Jude Children's Research Hospital, 1980.

Manifestações respiratórias

As manifestações clínicas das lesões mediastinais são originadas do crescimento de uma massa em local limitado, promovendo a compressão das estruturas adjacentes. As manifestações respiratórias mais comuns são tosse, dispneia, hemoptise e infecções respiratórias recorrentes. Outros sintomas incluem disfagia, dor torácica e febre[34].

Cirurgias torácicas são frequentes nos linfomas, e as complicações pós-operatórias relacionadas com o sistema respiratório não são incomuns, podendo aumentar a morbidade e a mortalidade. Entre as mais frequentes estão atelectasia, pneumonia, tromboembolismo pulmonar e derrame pleural e insuficiência respiratória aguda, as quais podem estar relacionadas com efeitos da anestesia geral, manipulação durante a cirurgia, dor no local da incisão e tempo de permanência no leito[35].

Tumores do sistema nervoso central

Os tumores do SNC são os tumores sólidos mais frequentes em crianças e constituem a segunda malignidade mais presente na faixa etária pediátrica, correspondendo a 20% de todas as neoplasias malignas. Podem ocorrer em qualquer idade, com maior incidência entre os 5 e os 10 anos e com discreta predominância no sexo masculino[36].

Cerca de 70% a 80% dos casos se originam das células gliais. Em 50% dos casos têm localização infratentorial ou na fossa posterior, sendo 70% situados no cerebelo e no quarto ventrículo. Os tumores da fossa posterior mais comuns são astrocitoma, meduloblastoma, ependimoma e glioma de tronco cerebral. Os tumores supratentoriais mais frequentes são astrocitoma, tumor de células germinativas, ependimoma, craniofaringioma e glioma de nervo óptico[37].

A maioria dos tumores cerebrais em crianças é de gliomas, termo genérico usado para designar um grupo de tumores que se iniciam em células gliais. Vários tipos de tumores podem ser considerados gliomas, como glioblastoma (glioblastoma multiforme), astrocitoma, oligodendroglioma, ependimoma, glioma de tronco encefálico e glioma óptico[36,37]. O mais comum é o que se desenvolve a partir de células denominadas astrócitos, o astrocitoma, que pode se disseminar por todo o SNC[38,39]. O astrocitoma é classificado, de acordo com o grau, em alto, intermediário ou baixo e conforme suas células aparecem sob o microscópio. Os de baixo grau têm crescimento lento e raramente se infiltram, sendo considerados o tipo mais comum em pediatria e com melhor prognóstico. Os de alto grau e os intermediários têm crescimento rápido e geralmente se infiltram no tecido circundante[39-41].

A graduação da OMS apresenta quatro categorias de tumores:

- **Grau I:** tumores de baixo grau, não malignos, e associados a excelente prognóstico após excisão cirúrgica.
- **Grau II:** tumores relativamente de baixo grau, mas que às vezes recorrem como tumores de alto grau. Podem ser malignos ou benignos.

- **Grau III:** tumores malignos e que frequentemente recorrem como tumores de alto grau.
- **Grau IV:** tumores com alta taxa de mitose. São tumores malignos muito agressivos[40].

A nova classificação dos tumores da OMS, de 2016, incorpora parâmetros moleculares no diagnóstico do tumor cerebral, anteriormente baseado somente na diferenciação microscópica e histológica da célula tumoral. Esse avanço com certeza contribuirá para o diagnóstico e o tratamento dos tumores do SNC[42].

Etiologia dos tumores cerebrais em pediatria

Em geral, não existe uma etiologia definida para as neoplasias do SNC, embora algumas síndromes genéticas, como a de Gardner, a esclerose tuberosa, a de Von Hippel-Lindau, a neurofibromatose, a de Li-Fraumeni, a de Turcot, a de Maffuci, a de Ollier e a neoplasia endócrina múltipla, sejam um fator independente claramente associado ao desenvolvimento de alguns tipos de tumores cerebrais[43].

Aspectos clínicos

As apresentações clínicas das neoplasias intracranianas dependem de sua localização e se o processo é infiltrativo, atua como massa, invade as estruturas vasculares ou obstrui as vias de líquor. A localização anatômica, os sintomas e os sinais clínicos correspondentes fornecem as bases para a classificação das neoplasias na infância[43].

Os tumores da fossa posterior ou infratentoriais se apresentam geralmente com hidrocefalia, sintomas e sinais clínicos de hipertensão intracraniana e sinais cerebelares, como ataxia, enquanto os do tronco cerebral podem apresentar paralisia de nervos cranianos ou meníngeos com inclinação da cabeça. Eles incluem o meduloblastoma, o astrocitoma cerebelar, o glioma do tronco cerebral e o ependimoma[44].

Entre os tumores em torno do terceiro ventrículo ou na linha média são comuns a hidrocefalia, os distúrbios neuroendócrinos e os da via óptica. Nesse grupo, os mais frequentes são os gliomas óptico e hipotalâmico, o craniofaringioma e os tumores de células germinativas[43].

Os sinais e sintomas mais comuns nos tumores hemisféricos ou supratentoriais são crises convulsivas, hemiparesias e incoordenação motora, a maioria de origem neuroepitelial e inclui os gliomas (astrocitomas, oligodendroglioma, ependimoma, tumores do plexo coroide, gliomas mistos e glioblastomas)[44].

Diagnóstico e tratamento médico

Os sinais e sintomas que estabelecem o diagnóstico são determinados por exames de imagem, como tomografia axial computadorizada (TAC) e ressonância magnética (RM), considerada o melhor exame para localização e infiltração. A cirurgia com ressecção total ou parcial e biópsia para identificação da célula tumoral ajuda a traçar o plano terapêutico com base em poliquimioterapia e, em alguns casos, na radioterapia. No caso de hidrocefalia podem ser utilizadas as derivações ventriculoperitoneais (DVP)[44].

A terapêutica do câncer é composta, basicamente, por três modalidades: cirurgia, radioterapia e tratamento medicamentoso, incluindo, neste último, os agentes citostáticos, o que é comumente denominado quimioterapia antineoplásica[44]. Em alguns casos é utilizada uma única modalidade terapêutica, ao passo que em outros pode ser necessária a combinação de duas ou até mesmo das três modalidades. No caso de câncer infantil, a quimioterapia é um importante componente terapêutico, uma vez que a maioria das doenças malignas da infância é sensível a essa terapêutica[44].

A quimioterapia é definida como o emprego de substâncias químicas, isoladas ou combinadas, com o objetivo de tratar as neoplasias malignas, as quais atuam em nível celular, interferindo em seu processo de crescimento e divisão e, por não terem especificidade, destroem indistintamente células neoplásicas e normais. As principais vias de administração de quimioterapia nas crianças e adolescentes são a endovenosa, a subcutânea, a intramuscular, a oral e a intratecal[44].

A Figura 26.1 mostra a correlação do sistema respiratórios com os distúrbios causados pela doença em relação às complicações infecciosas e não infecciosas do sistema respiratório.

Complicações pulmonares

As complicações pulmonares infecciosas nos pacientes oncológicos pediátricos acontecem por vários fatores, como a infiltração da medula pelos linfomas e leucemias, o que compromete a produção e a função dos neutrófilos e linfócitos, afetando a imunidade celular e humoral. Os agentes quimioterapêuticos e a corticoterapia também deprimem

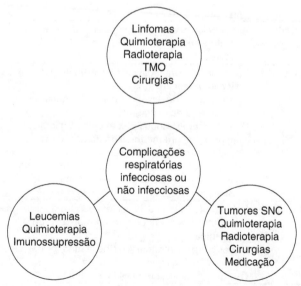

Figura 26.1 Complicações infecciosas e não infecciosas. (Acervo pessoal.)

Capítulo 26 Oncologia

a produção medular. Soma-se a esses fatores a adoção de procedimentos invasivos, como sondas, cateteres e punções, que comprometem ainda mais a integridade das barreiras mecânicas do organismo[45]. Diferentes bactérias, fungos, vírus e parasitas são responsáveis pelos quadros infecciosos no sistema respiratório, ocasionando pneumonia infecciosa. O quadro de infecção relatado não está relacionado apenas com o número de leucócitos, podendo envolver a queda no número de neutrófilos, o principal fator de risco isolado para processos infecciosos em pacientes com câncer[46].

A quimioterapia e a radioterapia podem resultar em comprometimento pulmonar não infeccioso, lesionam a integridade do tegumento e do trato respiratório e levam à diminuição da expansibilidade da caixa torácica, à dispneia e à redução da tolerância aos exercícios em decorrência da fibrose pulmonar e da pneumonite intersticial comuns nas crianças com câncer[47].

Além de complicações respiratórias, os diversos agentes quimioterapêuticos podem causar cardiotoxicidade, nefrotoxicidade e depressão da medula óssea, que engloba leucopenia, trombocitopenia ou plaquetopenia e anemia[48].

A mielossupressão pode ter incidência leve ou moderada, porém, quando associada à radioterapia, pode se tornar grave[49]. A leucopenia se caracteriza, geralmente, por número reduzido de neutrófilos, a denominada neutropenia, que frequentemente leva ao aumento de suscetibilidade para infecções bacterianas e fúngicas. A trombocitopenia é caracterizada pela diminuição do número de plaquetas, e o sangramento é sua principal consequência. A anemia se caracteriza pelo nível baixo dos glóbulos vermelhos, os quais contêm hemoglobina, proteína que distribui o oxigênio no organismo. Se o nível dos glóbulos vermelhos estiver muito abaixo do limite inferior aceitável, partes do corpo não receberão oxigênio suficiente e passarão a não funcionar corretamente. A maioria das pessoas com anemia se sente cansada e com queixa de fraqueza generalizada ou astenia[50].

É de suma importância que o fisioterapeuta que atua em oncologia pediátrica observe o hemograma antes de propor o programa de tratamento, visto que os quadros de anemia, leucopenia, neutropenia e plaquetopenia são frequentes nessa população. A aplicação de técnicas é restrita, mas os estudos de fisioterapia respiratória não abordam essa limitação[51].

Se os valores de hemoglobina (Hb) estiverem < 8g/dL e o hematócrito (Ht) < 25%, convém realizar somente exercícios passivos e/ou atividades rotineiras da vida diária. Com relação aos exercícios respiratórios, deve-se optar pelos passivos, sem exigir esforço respiratório do paciente, e, se necessário, pensar no suporte ventilatório com oxigenoterapia e/ou ventilação não invasiva. Quando a Hb estiver entre 8 e 10g/dL e o Ht entre 25% e 35%, podem ser realizadas atividades aeróbicas leves e exercícios respiratórios ativos leves. Em caso de valores de Hb > 10g/dL e Ht > 35%, são indicados exercícios aeróbicos e respiratórios de acordo com a capacidade física do paciente. Deve-se sempre monitorar

se durante o atendimento ocorre alguma alteração na frequência respiratória e nos sinais de esforço ou dificuldade respiratória[51-53].

Leucocitose com valores > 14.000 células/mm^3 e/ou desvio à esquerda e bastonetes > 10% em virtude do quadro infeccioso contraindicam o desmame da ventilação mecânica e, em caso de leucopenia com valor < 4.000 células/mm^3, deve-se ter cuidado redobrado com a higienização de mãos e muitas vezes utilizar equipamentos de precaução de contato como EPI para evitar as infecções oportunistas, principalmente nos TMO e após quimioterapia[51-53].

Se a contagem de plaquetas estiver entre 20.000 e 30.000/mm^3, podem ser realizados exercícios ativos leves, sem resistência. As técnicas invasivas, como aspiração, devem ser evitadas ou, quando necessárias, realizadas com cuidado e critério, estando contraindicadas as manobras respiratórias com compressão da parede torácica. Pacientes com contagem de plaquetas > 30.000/mm^3 podem fazer exercícios ativos moderados, sem resistência, e vibração torácica isolada. Naqueles com plaquetas > 50.000/mm^3 podem ser realizados exercícios ativos e com resistência e manobras de compressão torácica[51-53].

Se a internação para tratamento com quimioterapia, cirurgias ou para tratar as complicações frequentes durante esse período for prolongada, é capaz de levar ao desuso da musculatura, o que pode provocar a síndrome do imobilismo[54]. Essa síndrome afeta o sistema respiratório com a redução da força da musculatura respiratória e acarreta restrição na capacidade vital e decréscimo da capacidade pulmonar total com a fraqueza dos músculos inspiratórios que conduz à redução da complacência pulmonar. Em função do fechamento das vias aéreas basais a pequenos volumes pulmonares, leva a colapso das unidades pulmonares distais. Essa tendência é exacerbada pela incapacidade de respirar profundamente e por uma tosse ineficaz, levando à retenção de secreções e a áreas de colapso pulmonar com interferência na ventilação pulmonar e nas trocas gasosas e alteração na relação ventilação/perfusão (V/Q)[46,53].

A dispneia, um sintoma comum nesses pacientes, é definida como uma percepção subjetiva e desconfortável de falta de ar quando a demanda de oxigênio é maior do que a oferta. Pode ser consequência da modificação no parênquima pulmonar ou da diminuição da trama vascular com aumento do espaço morto resultante do tratamento, de acúmulo de secreção ou da perda do condicionamento físico causada pelo imobilismo[53]. Outro sintoma relatado é a fadiga, que pode prejudicar a execução de atividades e ter efeitos negativos na qualidade de vida[54,55].

Nas frequentes cirurgias para ressecção parcial e total dos tumores, as complicações pós-operatórias são responsáveis pelo aumento da mortalidade e da morbidade. A anestesia resulta em perda do tônus da musculatura respiratória, promovendo redução dos volumes pulmonares, da amplitude da respiração e da expansibilidade da caixa torácica e o aparecimento de atelectasias; além disso, ocorrem prejuízo no transporte mucociliar, retenção de secreção e propensão para infecção pulmonar[56-58].

Nos pacientes com neoplasias encefálicas, a internação e as alterações neuromusculares, como as do tônus muscular, promovem restrição ao leito e inatividade, ocasionando a perda do condicionamento cardiorrespiratório. A incoordenação da musculatura da deglutição pode facilitar as complicações respiratórias, como broncoaspiração, atelectasias e pneumonias[52]. Também são frequentes as alterações do padrão respiratório, as quais estão diretamente relacionadas com o controle do SNC. O tônus anormal é capaz de afetar a musculatura respiratória, tornando a tosse ineficaz e promovendo acúmulo de secreções pulmonares[52,53].

A fisioterapia respiratória é fundamental no manejo dos sinais e sintomas respiratórios na oncologia pediátrica. Entretanto, para sua atuação são necessários o conhecimento do curso evolutivo da doença oncológica e o estabelecimento dos critérios para indicação ou contraindicação de condutas. A utilização das técnicas disponíveis deve ser voltada para o conforto respiratório do paciente, a prevenção de complicações respiratórias secundárias e a manutenção da integridade da função pulmonar. Para que isso ocorra há a necessidade de adequação ventilatória, preservação da troca gasosa, manutenção da permeabilidade da via aérea e prevenção de infecções pulmonares e quadros de dificuldade respiratória[58].

Visando à independência funcional do paciente, preservando, mantendo e restaurando a integridade cinética funcional dos sistemas respiratório e musculoesquelético, bem como prevenindo os distúrbios causados pela própria doença e também as repercussões do tratamento, são empregadas técnicas e recursos de expansão pulmonar e desobstrução brônquica[52,53]. Assim, é imprescindível a atuação do fisioterapeuta como membro da equipe multiprofissional, sendo muito importante que toda a equipe esteja atenta às novas tecnologias, mas, sobretudo, ao atendimento integral e humanizado, no sentido de reintegrar o paciente à sociedade[59].

Aspectos relacionados com a funcionalidade e a incapacidade

A Classificação Internacional de Funcionalidade, Incapacidade e Saúde (CIF) tem sido preconizada pela OMS em virtude de seu caráter funcional e não apenas visando à doença. As principais deficiências motoras encontradas na oncologia pediátrica são a redução da força muscular, a alteração do tônus muscular, a fraqueza muscular generalizada, a fadiga, a dor e os encurtamentos por posturas antálgicas, que podem levar a criança a desenvolver contraturas e deformidades que interferem diretamente nas atividades funcionais, como mobilidade, motricidade e locomoção, muitas vezes ocasionando a limitação nas atividades da vida diária em família, na escola ou no círculo social e interferindo na participação social[54].

INTERVENÇÃO FISIOTERAPÊUTICA
Avaliação do sistema respiratório em pediatria

Na avaliação em oncologia pediátrica é de extrema importância uma anamnese adequada, contendo identificação, queixa principal e história atual, pregressa e familiar, abrangendo a cronologia da doença[58].

No exame físico são observados o estado geral do paciente, o estado neurológico, a coloração e as alterações da pele, como presença de edema, hematomas, cianose, cicatrizes, acessos, drenos, sondas, traqueostomia, e se ele utiliza suporte de oxigênio e assistência ventilatoria mecânica invasiva ou não invasiva, assim como os aspectos hemodinâmicos, como frequência cardíaca e pressão arterial, e a oximetria de pulso, para avaliar a saturação de oxigênio[58].

Na avaliação do sistema respiratório são analisadas a frequência respiratória e os sinais de desconforto respiratório, como batimentos da asa de nariz, gemência, balanço da cabeça, retrações torácicas, como tiragens intercostais, diafragmáticas, supra e infraclaviculares e supraesternais, cornagem, respiração paradoxal e utilização da musculatura acessória da respiração[58].

Na caixa torácica, avaliam-se expansibilidade, mobilidade e elasticidade, amplitude da respiração e ritmo respiratório, deformidades da caixa torácica e tipo torácico, além de ser realizada a ausculta pulmonar[58].

Na avaliação dos sistemas musculoesquelético e neurológico devem ser observados: nível de consciência, alterações de tônus, movimentos involuntários, alterações osteomioarticulares, como encurtamentos, limitações de amplitude de movimento, contraturas e deformidades. Convém observar a postura adotada pelo paciente no leito. Por meio de uma avaliação minuciosa e adequada são identificadas as alterações e propostos os objetivos terapêuticos a serem alcançados[58].

O paciente deve ser avaliado integralmente, sendo investigados também aspectos relacionados com restrições de participação e limitações de atividades, assim como fatores pessoais e do ambiente, facilitadores ou inibidores, de acordo com a CIF[60], por estabelecer uma linguagem unificada e padronizada para descrição da saúde e de estados relacionados, beneficiando a comunicação entre a equipe interdisciplinar da saúde[59].

A CIF descreve situações relacionadas com a funcionalidade do ser humano e as possíveis restrições, sendo utilizada para avaliar o tratamento fisioterapêutico em pacientes oncológicos pediátricos, uma vez que por intermédio dos qualificadores é possível interpretar a evolução do tratamento e até mesmo o prognóstico. Além disso, a CIF auxilia a compreensão do fisioterapeuta a respeito da integralidade do indivíduo, já que o cuidado integral não envolve apenas o aspecto biológico, mas também o psicológico, o social e o espiritual. O Quadro 26.2 apresenta as principais funções utilizadas para a avaliação respiratória do paciente pediátrico em oncologia[59].

Capítulo 26 Oncologia

Quadro 26.2 Funções do corpo – Avaliação da fisioterapia (CIF)

Funções mentais
Nível de consciência Orientação (tempo, lugar, espaço) Sono Atenção Memória Vestibular (funções de equilíbrio) Dor
Funções sensoriais e dor
Vestibular (funções de equilíbrio) Dor
Funções dos sistemas cardiovascular, hematológico, imunológico e respiratório
Funções do coração
Frequência cardíaca Ritmo cardíaco
Pressão sanguínea
Pressão arterial aumentada Pressão arterial diminuída Manutenção da pressão arterial
Funções do sistema hematológico (sangue)
Produção de sangue (de todos os seus componentes) Funções de transporte de oxigênio pelo sangue Funções de coagulação
Funções do sistema imunológico (alergias, hipersensibilidade)
Resposta imunológica (a substâncias estranhas, incluindo infecções)
Funções do sistema respiratório (respiração)
Frequência respiratória Ritmo respiratório Profundidade da respiração
Funções dos músculos respiratórios
Funções dos músculos respiratórios torácicos Funções do diafragma Funções dos músculos respiratórios acessórios
Funções e sensações adicionais dos aparelhos cardiovascular e respiratório
Funções respiratórias adicionais (tosse) Funções de tolerância ao exercício Capacidade aeróbica (fazer exercício sem sentir falta de ar) Fatigabilidade Sensações associadas às funções cardiovasculares e respiratórias (dispneia)
Funções neuromusculoesqueléticas e relacionadas com o movimento
Funções da mobilidade das articulações Funções da estabilidade das articulações Funções da mobilidade dos ossos Funções da força muscular Funções do tônus muscular Funções da resistência muscular Funções de reflexos motores Funções dos movimentos involuntários Funções relacionadas com o padrão de marcha

TRATAMENTO FISIOTERAPÊUTICO*

Posicionamento adequado

Após a avaliação fisioterapêutica e antes do atendimento de pacientes hospitalizados, é imprescindível analisar o posicionamento adequado com o intuito de promover a facilitação da mecânica respiratória, melhorar o trabalho diafragmático, incrementar a ventilação e os volumes pulmonares e proporcionar a mobilização de secreções traqueobrônquicas.

Assim, é necessário saber utilizar as diferenças regionais da ventilação na terapia, uma vez que na posição ortostática as regiões inferiores do pulmão ventilam melhor do que as superiores. Na posição supina (nível de evidência 1c)[61] não existe diferença na ventilação de ápices e bases pulmonares, porém a ventilação maior é na parte posterior da região torácica e a expansão está aumentada na parte anterior da caixa torácica[62]. Em decúbito lateral, o pulmão dependente ou infralateral é mais bem ventilado, enquanto o contralateral se expande melhor, não sendo possível esquecer que as repercussões se invertem em pediatria[62].

Nas doenças unilaterais, o melhor decúbito é o lateral (nível de evidência 1b)[61], mas com contraindicações relativas nos casos de dor e desconforto respiratório ocasionados principalmente por quadros de instabilidade torácica ou da coluna e na presença de incisão cirúrgica ou dreno torácico. Nas doenças bilaterais, a postura indicada é a de Fowler a 45 graus, que facilita o trabalho diafragmático e melhora a ventilação nas bases pulmonares[61,62].

A posição prona (nível de evidência 1b)[61] é muito utilizada nos casos de doença pulmonar grave por melhorar a relação ventilação/perfusão e a oxigenação arterial ao promover a reabertura das unidades alveolares não ventiladas, quando comparada com a supina, além de maior volume corrente, maior sincronia toracoabdominal, melhora da complacência pulmonar, diminuir o *shunt* pulmonar e promover a facilitação da incursão diafragmática. As contraindicações são ferimentos na face ou na região anterior do corpo, lesão neurológica grave com hipertensão intracraniana, instabilidade hemodinâmica e arritmias graves[61,62].

Inicialmente é importante discorrer sobre a depuração pulmonar e as propriedades reológicas do muco, pois com o uso das técnicas de desobstrução brônquica seus efeitos são maximizados. A reologia é o ramo da física que estuda o deslocamento e a deformação dos corpos sob o efeito das forças neles aplicadas. O muco no sistema respiratório tem a função de filtro na superfície epitelial e de barreira mecânica e biológica de defesa. Uma das propriedades reológicas do muco é ser não newtoniano, ou seja, ter resistência ao escoamento e não sofrer a ação da gravidade. Além disso, por ser viscoelástico, sofre a ação das forças aplicadas sobre ele,

---

*Veja no Anexo, no final deste livro, a definição dos níveis de evidência, sendo 1 o nível mais alto e 5 o mais baixo.

como, por exemplo, na tosse recebe as forças de cisalhamento, reduzindo sua viscosidade efetiva, ou seja, sua resistência ao fluxo, fluindo com mais facilidade; entretanto, quando cessa a força de cisalhamento, a gravidade não é suficiente para carregar o muco, pois sua viscosidade efetiva está alta novamente. Outra propriedade é a pseudoplasticidade, ou seja, a deformação não permanente quando uma força externa, acima de um determinado limiar é aplicada. Por fim, há também o tixotropismo, ou seja, quando um fluido, submetido a uma agitação constante, sofre a tendência de fluidificação progressiva, retornando à sua forma rapidamente após novo tempo de repouso. As técnicas respiratórias de desobstrução por intermédio da variação do fluxo aéreo e dos volumes pulmonares se utilizam dessas propriedades para auxiliar a desobstrução brônquica em conjunto com o mecanismo de transporte mucociliar[63].

O sistema respiratório tem contato direto com o meio externo e está suscetível à contaminação por via inalatória, sanguínea ou por broncoaspiração. Por isso, tem um mecanismo de defesa altamente especializado para depuração do agente agressor, que se comporta de três maneiras: dificultando a progressão, facilitando a depuração e destruindo o agente agressor[63].

O mecanismo que dificulta a progressão é a interrupção da ventilação pelo reflexo glótico, que ocorre quando algo nocivo, como uma substância irritante (p. ex., a fumaça), entra em contato com a via aérea. A filtração aerodinâmica, como o trato respiratório, muda diversas vezes de direção desde as fossas nasais até chegar aos alvéolos. Assim, as partículas inaladas vão colidindo nas bifurcações e são retidas no sistema mucociliar. As partículas com diâmetro aerodinâmico > 10 micra ficam impactadas nas vias aéreas superiores, aquelas entre 0,3 e 10 micra se depositam na árvore traqueobrônquica e as com 0,3 e 3 micra podem chegar aos alvéolos. As que ultrapassam essas barreiras vão se sedimentar na superfície e as de 0,3 a 0,5 micra obedecem à lei da difusão e são exaladas por intermédio do movimento browniano[63].

Os mecanismos de depuração do agente são atos voluntários, como fungar, pigarrear, espirrar e tossir, todos os quais se utilizam do mecanismo de varredura e eliminam o agente. O sistema respiratório é recoberto por um epitélio cilíndrico ciliado, onde os cílios vibram mergulhados em um meio aquoso e sobre eles se desloca uma camada de gel com um muco viscoso. As partículas ali depositadas são eliminadas por conta de um movimento contínuo e ascendente do muco, o transporte mucociliar, e as variações de comprimento brônquico promovem constantes modificações dos volumes pulmonares na inspiração e na expiração, auxiliando a mobilização das secreções em direção às vias aéreas superiores[63].

No mecanismo de destruição do agente ocorre a fagocitose alveolar, que consiste no englobamento das partículas pelos macrófagos alveolares. Estas são destruídas e encaminhadas ao sistema mucociliar, onde são transportadas para fora do sistema respiratório[63].

Técnicas de desobstrução brônquica em pediatria

As técnicas para remoção de secreções em vias aéreas extratorácicas e intratorácicas e sua aplicação variam entre as formas passiva, ativo-assistida ou ativa de acordo com a idade e o nível de cooperação do paciente.

As crianças com menos de 3 anos necessitam de auxílio para a desobstrução de vias aéreas superiores com as técnicas descritas por Postiaux, desobstrução rinofaríngea retrógrada (DRR) (nível de evidência 5)[64], glossopulsão retrógrada (GPR) (nível de evidência 5)[64], bombeamento traqueal expiratório (nível de evidência 5)[64] e instilação nasal (nível de evidência 5)[64], uma vez que as secreções, em virtude da dificuldade de eliminação, podem ficar retidas e serem contaminadas por agentes infecciosos nessa população[64].

As técnicas de alteração do fluxo expiratório modificam a saída e a entrada de ar, assim como as pressões pleurais e alveolares, excedendo a pressão atmosférica e conduzindo, assim, o volume de ar e o fluxo para as vias aéreas superiores. Outro efeito produzido por essas técnicas consiste no incremento da ventilação que estimula o sistema nervoso simpático a liberar altas taxas de catecolaminas circulantes, melhorando o transporte mucociliar e, por conseguinte, contribuindo para a depuração brônquica[64].

Nas vias aéreas intratorácicas, as técnicas amplamente empregadas nessa faixa etária são: vibração e vibrocompressões torácicas, tosse, aspirações das secreções das vias respiratórias, aceleração do fluxo expiratório (AFE), expiração lenta prolongada (ELPR), terapia manual passiva (TEMP), técnica de expiração forçada (TEF), ciclo ativo da respiração (CAR), drenagem autógena (DA), drenagem autógena assistida (DAA), expiração lenta total com glote aberta em lateral (ELTGOL) e expiração lenta total com glote aberta (ELTGO)[58,64-72].

As vibrações (nível de evidência 3b)[73] consistem em movimentos oscilatórios manuais e/ou mecânicos com o auxílio de um aparelho que, aplicado sobre a parede torácica na expiração, tem por finalidade modificar as propriedades físicas do muco, diminuindo sua viscosidade. Em razão da propriedade de tixotropismo, essa vibração se aproxima da frequência dos cílios, auxiliando a amplitude dos movimentos ciliares e do pulmão. A vibrocompressão consiste na associação da vibração à compressão torácica na fase expiratória, facilitando o deslocamento das secreções das vias aéreas distais para as proximais[58,64].

A tosse (nível de evidência 5)[65], um dos principais recursos do fisioterapeuta, deve ser estimulada de maneira ativa ou induzida de modo passivo, pois por seu intermédio ocorre aumento do fluxo inspiratório e expiratório, o que possibilita a eliminação de secreções pulmonares. Trata-se de um fenômeno de defesa do sistema respiratório e auxilia a depuração pulmonar[58,64].

A tosse ativa (nível de evidência 5)[65] acontece quando se solicita ao paciente que tussa espontaneamente sem auxílio do terapeuta, também podendo ser solicitado a realizar tosses repetidas e, ao inspirar e tossir várias vezes, ocorre a varredura na árvore brônquica. Já a tosse induzida costuma ser utilizada principalmente em crianças pequenas que não compreendem o comando para a tosse ativa, visto ser provocada uma irritação no nível dos receptores do nervo vago, X par craniano, em locais como traqueia, orofaringe e canal auditivo (Figura 26.2). As técnicas de indução da tosse são a compressão da fúrcula esternal, o massageamento da traqueia, a compressão traqueal externa, a estimulação do canal auditivo, a estimulação no terço posterior da língua com espátula e, por fim, a estimulação com cânula de aspiração nasal[58,64,65].

Ainda é possível realizar a tosse assistida (nível de evidência 5)[65] quando o fisioterapeuta aplica externamente uma pressão sobre o tórax e/ou abdome do paciente durante a solicitação da tosse. Pode ser autoassistida pelo próprio paciente, como ao abraçar um travesseiro, abraçar o tórax ou auxiliar o tórax ou a região abdominal[58,64,65].

A aspiração (nível de evidência 2b)[66] é um procedimento utilizado para remoção de secreções em pacientes com alteração do mecanismo da tosse ou que apresentam tosse ineficaz ou que estejam em via aérea artificial, entubados ou traqueostomizados. A técnica consiste na introdução de uma cânula de aspiração traqueal pela cavidade nasal, oral, cânula endotraqueal e traqueostomia acoplada a um aparelho aspirador que remove as secreções da árvore brônquica mediante o estímulo da tosse com a cânula traqueal[66].

A fisioterapia respiratória moderna é fundamentada nas técnicas de aumento do fluxo expiratório: o paciente realiza expirações forçadas, que podem ou não ser auxiliadas pelo terapeuta por meio de compressão na cavidade torácica e/ou abdominal, exercendo a ação de um compressor de alta pressão. O processo promove um fenômeno equivalente às vibrações. Outra justificativa seria o fenômeno de varredura, capaz de mobilizar as secreções das vias aéreas. Como são embasados no fluxo expiratório, os fluxos lentos mobilizam as secreções das vias aéreas mais distais, e o fluxo rápido, as secreções proximais de brônquios de maior calibre. Com relação ao fluxo inspiratório, os volumes inspiratórios baixos mobilizam as secreções de vias aéreas distais, enquanto os altos mobilizam as secreções proximais[64].

O AFE (nível de evidência 3b)[73] promove aumento do fluxo expiratório ativo, ativo-assistido ou passivo por meio de um movimento provocado pelas mãos do terapeuta nas regiões torácica e abdominal durante toda a fase expiratória e tem por objetivo mobilizar, deslocar e eliminar as secreções das vias aéreas proximais[58,63,73].

A técnica passiva é utilizada em crianças menores de 3 anos e a ativa ou ativo-assistida em crianças maiores, sendo ensinada à criança a expiração brusca com compressão toracoabdominal[64].

A ELPR (nível de evidência 1b)[74] é utilizada em lactentes e crianças até os 2 anos de idade e realizada pelo fisioterapeuta. Trata-se de uma pressão manual lenta nas paredes torácica e abdominal ao final da expiração até o volume residual, sendo mantida por dois a três ciclos respiratórios[58,62,64,74,75].

A TEMP (nível de evidência 1b)[74], apesar de promover a desinsuflação pulmonar, pode ser utilizada com intuito de incrementar o fluxo expiratório e auxiliar a desobstrução brônquica. Consiste na compressão manual passiva da caixa torácica durante toda a fase expiratória. Promove melhora na elasticidade e na complacência torácica pulmonar,

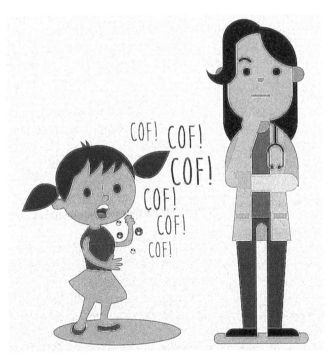

Figura 26.2 Desobstrução brônquica – tosse.

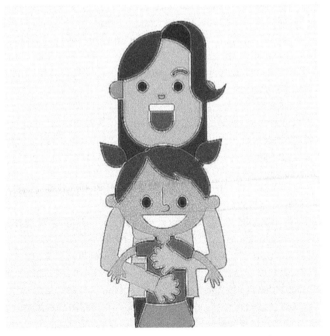

Figura 26.3 Desobstrução brônquica – expiração lenta prolongada.

diminuição da capacidade residual funcional e aumento do fluxo expiratório, facilitando a desobstrução brônquica[65].

A TEF (nível de evidência 5)[58] pode ser realizada passivamente em crianças menores ou não colaborativas, por meio de uma pressão manual torácica, ou ativamente, com expirações forçadas, as quais podem ser iniciadas em baixo, médio ou alto volume pulmonar, sendo também conhecidas como baforadas, *huffs ou huffing*. Assim como no AFE, os de baixo volume mobilizam secreções distais e os de alto, secreções proximais. A técnica pode aumentar o tônus da musculatura lisa dos brônquios, provocando broncoespasmo, hipoxemia e atelectasias[58,66].

A DA (nível de evidência 5)[64] é uma técnica ativa que necessita da participação do paciente. Utiliza-se de inspirações e expirações lentas e controladas na posição sentada, iniciando com baixos volumes para mobilizar as secreções distais, médios volumes para as secreções localizadas nas vias aéreas de médio calibre e altos volumes para eliminar as secreções proximais. Quando o muco se encontra nas vias aéreas mais superiores, é expelido pela tosse[58,64,65].

A DAA (nível de evidência 5)[64] é uma adaptação da técnica de DA para lactentes ou crianças pequenas. De maneira passiva, é necessária a colocação de uma faixa elástica entre as costelas e a crista ilíaca para estabilizar a região abdominal. O terapeuta envolve o tórax bilateralmente com suas mãos e realiza pressão suave, prolongando a expiração até o volume residual, utilizando baixos, médios e altos volumes com o objetivo de alterar a velocidade do fluxo expiratório e facilitar o transporte da secreção pulmonar para as vias aéreas de maior calibre.

Os objetivos das técnicas descritas são prolongar a expiração até o volume residual e aumentar a velocidade do fluxo expiratório, visando melhorar o transporte do muco para as vias aéreas de maior calibre[58,64,65].

O CAR (nível de evidência 5)[64] tem como principal objetivo a desobstrução brônquica, mas melhora a função pulmonar por apresentar três fases distintas: primeira fase – controle da respiração: o paciente, relaxado, faz respirações no nível do volume corrente, dando ênfase à respiração diafragmática; segunda fase – expansão torácica: inspiração profunda que pode estar associada à vibração ou à vibrocompressão com o auxílio do terapeuta; terceira fase – expiração forçada: são usados o TEF, *huffs* e a tosse[58,64,65].

Na técnica de ELTGOL (nível de evidência 5)[64], o paciente deve ser posicionado em decúbito lateral com a região a ser desobstruída apoiada no leito. O paciente faz uma expiração lenta com a glote aberta, iniciada no nível da capacidade residual funcional até o volume residual, utilizando um bocal para facilitar a expiração total e lenta. Posicionado atrás do paciente com uma das mãos apoiada na região das últimas costelas e a outra na região abdominal, o terapeuta realiza uma compressão, acompanhando a expiração do paciente[58,64,65].

A ELTGO (nível de evidência 5)[64] é uma variação da ELTGOL para os casos em que o paciente apresenta limita-

ções para o posicionamento em decúbito lateral, como drenos, cirurgias recentes ou dor. A técnica pode ser realizada em decúbito dorsal ou com o paciente sentado. Com as mãos bilateralmente nas últimas costelas, o terapeuta realiza uma compressão acompanhando toda a expiração do paciente, que deve ser lenta e total com a glote aberta[58,64,65].

Técnicas e recursos de expansão pulmonar em pediatria

Técnicas e recursos para expansão pulmonar se encontram disponíveis para promover melhora da expansão pulmonar, incrementar a ventilação, favorecer as trocas gasosas e otimizar a relação ventilação/perfusão[67-70].

A manobra de compressão e descompressão torácica (nível de evidência 5)[65] é uma técnica que promove a expansão pulmonar ao aumentar o fluxo expiratório pela compressão torácica na expiração e, após uma descompressão brusca no final da expiração e no início da inspiração, promove também uma variação do fluxo inspiratório, melhorando a capacidade inspiratória e incrementado a ventilação pulmonar na aérea onde a manobra foi realizada. Essa variação de fluxos e volumes inspiratório e expiratório também auxilia a desobstrução brônquica[65,67-70].

A propriocepção diafragmática (nível de evidência 5)[67], também chamada de controle ou conscientização diafragmática, deve ser realizada preferencialmente com o paciente em decúbito elevado entre 30 e 45 graus para facilitar a incursão diafragmática. Pode ser executada de maneira passiva, quando o terapeuta coloca a mão logo abaixo do processo xifoide e somente solta o peso da mão, realizando uma propriocepção e estimulando a incursão diafragmática. Para execução ativa da técnica, pede-se ao paciente que, ao inspirar profundamente, empurre a mão do terapeuta para cima. Ainda é possível impor resistência fazendo um trabalho resistido. O objetivo dessa técnica é incentivar o trabalho diafragmático e incrementar sua incursão, facilitando a ventilação basal e promovendo aumento na ventilação e na expansão pulmonar[65-70].

Na estabilização costal ou manobra de zona de aposição (nível de evidência 5)[67], para facilitar a incursão diafragmática, o terapeuta apoia bilateralmente as mãos nas últimas costelas, no local chamado de zona de aposição diafragmática, e somente vai estabilizar as últimas costelas, facilitando a incursão e o trabalho diafragmático. Essa manobra é utilizada em crianças com menos de 2 anos de idade com pequeno desenvolvimento da musculatura antigravitacional em razão do abdome protruso e da musculatura respiratória pouco desenvolvida e tem por finalidade reduzir o trabalho da muscular e facilitar o trabalho diafragmático[65-70].

Os incentivadores inspiratórios (nível de evidência 5)[65,67] consistem em uma modalidade de terapia respiratória que se utiliza de dispositivos que, por meio de um *feedback* visual, estimulam o paciente a realizar inspirações profundas. Têm por propósito promover a melhora das funções pulmonares (prevenindo as atelectasias e o *shunt* pulmonar), promover a reexpansão pulmonar e melhorar a relação ventilação/perfusão e as trocas gasosas. Encontram-se disponíveis dois modelos de incentivadores: a fluxo (Respiron®, Triflo®) e a volume (Voldyne®). Os incentivadores a volume melhoram a atividade diafragmática e reduzem o trabalho respiratório, enquanto os orientados a fluxo podem provocar dor em pacientes submetidos a cirurgias torácicas e/ou abdominais (Figura 26.4)[58,64-70].

No exercício de fluxo inspiratório controlado (EDIC) (nível de evidência 5)[64], realizado em decúbito lateral, o paciente inspira lenta e profundamente com apneia pós-inspiração, utilizando os incentivadores respiratórios como *feedback* visual. O EDIC está indicado a partir dos 4 anos de idade e tem por objetivo melhorar a ventilação, expansão pulmonar e auxiliar a desobstrução brônquica[58,64,65].

Os exercícios respiratórios que se utilizam de alterações dos volumes e capacidades para alcançar determinado objetivo de expansão pulmonar são também chamados de padrões ventilatórios. O padrão de ventilação profunda (nível de evidência 5)[65,67] tem por finalidade incrementar a capacidade pulmonar total, melhorar a complacência pulmonar e promover a reexpansão pulmonar. Inicia no nível do volume corrente com aumento gradual do volume a cada incursão respiratória até chegar ao volume de reserva inspiratório[65,67].

O padrão de inspiração fragmentada (nível de evidência 5)[65,67] tem como vantagens restabelecer a expansão pulmonar e incrementar a capacidade inspiratória e o volume de reserva inspiratória. Inicia com respiração superficial seguida por inspiração em dois a cinco tempos, chegando à capacidade pulmonar total[65,67].

No padrão de inspiração máxima sustentada (nível de evidência 5)[65,67], o paciente realiza inspiração profunda até o nível máximo da capacidade inspiratória seguida por apneia pós-inspiratória de 3 a 10 segundos com o propósito de melhorar a difusão e a hematose e obter melhor distribuição da ventilação pulmonar[65,67].

Já o padrão de expiração abreviada (nível de evidência 5)[65,67] se dá quando o paciente realiza uma inspiração, solta apenas um pouco e novamente inspira um pouco mais profundamente, solta apenas um pouco e por fim executa uma inspiração profunda com a intenção de promover a expansão pulmonar mediante o incremento do volume de reserva inspiratório, favorecendo a dilatação brônquica e reduzindo o infiltrado e a congestão pulmonar[65,67].

No padrão soluço inspiração (nível de evidência 5)[65,67] ocorrem pequenos tempos sem pausa inspiratória, chegando à capacidade pulmonar total. Incrementa a ventilação nas zonas basais, promove a dilatação brônquica e a expansão pulmonar e favorece a atividade diafragmática[65,67].

Além das técnicas e padrões ventilatórios, aparelhos de pressão positiva intermitente podem ser utilizados como recurso terapêutico na terapia de expansão pulmonar. Por meio do aparelho reanimador de Muller (nível de evidência 5)[76], ressuscitador manual, o oxigênio medicinal mantém uma fração inspirada de oxigênio em torno de 40%, sua pressão de trabalho é ajustada por uma válvula reguladora com manômetro e a relação é de 1kgf/cm para cada 10cmH$_2$O. O aparelho pode ser aplicado em pacientes entubados e traqueostomizados com auxílio de máscara facial ou com o bocal do próprio aparelho[76].

O equipamento está indicado para os pacientes com aumento do trabalho ventilatório e sinais de esforço respiratório, alterações de distensibilidade dos pulmões ou caixa torácica, aumento da resistência das vias aéreas, alterações na troca gasosa, ventilação pulmonar deficiente, deficiência na *clearance* mucociliar e tosse ineficaz, incapacidade de mobilizar as secreções brônquicas e atelectasias, sendo usado para promover a reexpansão pulmonar e manter o equilíbrio geométrico alveolar. As contraindicações são pneumotórax e derrame pleural não drenado[76].

Entre suas vantagens estão a pequena repercussão hemodinâmica, evitar a incoordenação respiratória e não haver a possibilidade de barotrauma, pois a pressão é predeterminada pelo fisioterapeuta[76].

Outro recurso terapêutico é a pressão positiva expiratória nas vias aéreas (EPAP) (nível de evidência 5)[58], uma forma de oferta da pressão positiva expiratória final (PEEP) em ventilação espontânea. Está indicada para pacientes com hipoxemia, que necessitam de terapia para expansão pulmonar e auxiliar a desobstrução brônquica[58,65-71].

Os efeitos da terapia com o EPAP no sistema respiratório incluem o incremento da capacidade residual funcional com aumento do volume alveolar e o recrutamento alveolar, promovendo a redistribuição da água extravascular. Ocorre redução do *shunt* pulmonar com melhora na relação ventilação/perfusão e aumento da troca gasosa e da saturação de oxigênio. A alteração geométrica dos alvéolos e a variação dos volumes pulmonares facilitam a remoção das secreções pulmonares[58,65-70].

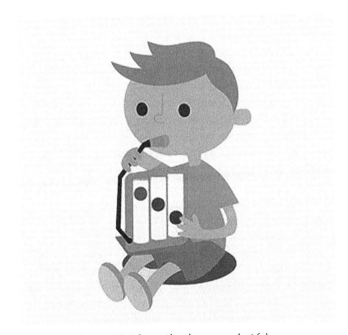

Figura 26.4 Incentivadores respiratórios.

Oxigenoterapia e suporte ventilatório em pediatria

A oxigenoterapia consiste na administração de oxigênio em concentração superior à encontrada na atmosfera para corrigir e atenuar a deficiência de oxigênio. Deve ser realizada com cautela, considerando suas indicações e contraindicações. Seu principal objetivo é obter uma saturação de oxigênio > 90% de modo que a PaO_2 esteja > 60mmHg, a fim de favorecer o metabolismo aeróbico[63-65,70,77].

As principais indicações da oxigenoterapia na oncologia pediátrica são a correção da hipoxemia e a melhora da oferta de O_2 aos tecidos no caso de deficiência do transporte de O_2, o que é muito comum em pacientes oncológicos com anemias, além de promover a redução da sobrecarga cardíaca nos pacientes que apresentem insuficiência respiratória aguda por descompensação respiratória no caso de uma complicação respiratória infecciosa[65-70,77].

Os efeitos fisiológicos da oxigenoterapia são a melhora da troca gasosa com a consequente vasodilatação arterial pulmonar e redução da resistência arterial pulmonar, diminuição da pressão arterial pulmonar e redução do trabalho da musculatura cardíaca e do débito cardíaco[65-70,77].

A oxigenoterapia deve ser utilizada com critério em razão de seus efeitos deletérios ao sistema respiratório, como depressão do sistema respiratório e aumento da PCO_2, desidratação das mucosas, redução do surfactante, atelectasia por absorção, o que pode levar ao aumento do efeito *shunt*, e alteração na relação ventilação/perfusão, sendo esse um dos motivos para o uso de oxigênio umidificado e aquecido de modo a evitar complicações decorrentes do uso inadequado e em doses baixas, com o propósito de manter saturação de oxigênio > 90%[63-66,77].

A escolha do modo de administração dependerá, principalmente, da eficiência do sistema a ser empregado e da adaptação do paciente. Os sistemas de baixo fluxo fornecem oxigênio por meio de um fluxo inferior à demanda do paciente, ocorrendo a diluição do O_2 fornecido com o gás inspirado (p. ex., cateter nasal ou óculos nasal e máscara facial simples). Os sistemas de alto fluxo suplantam a demanda inspiratória do paciente, podendo regular a fração inspirada de oxigênio (FiO_2) de acordo com as necessidades terapêuticas. O importante é que nesse sistema não é possível manter um valor fixo da FiO_2, o qual vai variar em função do volume minuto do paciente. Os sistemas de alto fluxo são compostos por uma máscara com sistema reservatório, máscara com sistema de Venturi, tenda facial, máscara de Hudson ou macronebulização, máscara/colar para traqueostomia e peça T ou tubo T[58,63-66].

As complicações respiratórias decorrentes da doença oncológica ou de seu tratamento podem levar o paciente a um quadro de insuficiência respiratória aguda. Pacientes imunodeprimidos que necessitam de ventilação mecânica invasiva têm aumento na morbidade e na mortalidade[78]. A utilização de suporte ventilatório com a ventilação não invasiva reduz os riscos das complicações infecciosas e sangramentos frequentes em pacientes com neutropenia e trombocitopenia sob ventilação invasiva[78-80]. O uso da ventilação não invasiva (VNI) (nível de evidência 1b)[80,81] em doenças oncológicas, nos casos de insuficiência respiratória aguda, é indicado e alcança uma taxa de sucesso de 92%[78-81].

A VNI consiste no suporte ventilatório fornecido ao paciente sem a presença de cânula na via aérea, ou seja, sem entubação traqueal ou traqueostomia, e tem como principais objetivos fornecer adequada troca gasosa, reduzir o trabalho respiratório, diminuir a necessidade de entubação e suas complicações e reduzir a morbidade e a mortalidade. Sua indicação é fundamental em caso de incapacidade de manter espontaneamente a ventilação alveolar em níveis adequados[78-82].

Tem a vantagem de não ser um método invasivo e ser de fácil aplicação e remoção, sendo confortável para os pacientes, que podem se comunicar e alimentar, preserva a tosse, a umidificação e o aquecimento do ar inalado e apresenta incidência menor de barotrauma[78-82].

No entanto, tem algumas desvantagens, como a necessidade de cooperação e adaptação do paciente, a distensão gástrica e o risco de broncoaspiração, a reinalação de CO_2, a fuga aérea ou de pressão, a correção mais lenta das alterações gasométricas e as úlceras faciais. O paciente pode apresentar desconforto e agitação e necessitar de monitoramento e vigilância respiratória intensiva[78-82].

As limitações ao uso da VNI são diversas e incluem a incapacidade de eliminar secreções das vias aéreas superiores, a incoordenação na deglutição, com aspirações e pneumonias de repetição, a intolerância ao uso da VNI, mantendo os sintomas de insuficiência respiratória, e a necessidade de mais de 20 horas diárias de suporte ventilatório[78-82].

Os modos ventilatórios que podem ser utilizados em VNI são: pressão positiva contínua nas vias aéreas (CPAP), pressão positiva nas vias aéreas com dois níveis pressóricos (BIPAP) e pressão de suporte (PS)[78-82].

Na CPAP, uma pressão positiva contínua é fornecida às vias aéreas por diferentes tipos de interfaces, como prongas nasais, máscaras faciais ou câmara pressurizada em torno da cabeça. Esse modo produz o incremento da capacidade residual funcional, evitando o colapso alveolar, e melhora da complacência pulmonar, das trocas gasosas e da oxigenação, reduzindo o trabalho da musculatura respiratória[78-82].

O sistema BIPAP oferece diferentes níveis pressóricos durante a inspiração (IPAP) e a expiração (EPAP), apresentando os mesmos benefícios do CPAP, com o incremento da PEEP e melhora na variação da pressão alveolar, além de auxiliar a remoção de secreções[65,68,77-80].

No modo de PS há oferta de fluxo gasoso adicional somente na fase inspiratória da ventilação espontânea. O paciente controla o ritmo respiratório, a frequência respiratória, o tempo inspiratório, a relação inspiração/expiração e o volume corrente, ocasionando melhor adaptação e conforto[65,68,77-80].

Terapia lúdica e humanizada em oncologia pediátrica

Durante o período de hospitalização, a criança passa por uma experiência traumática por se encontrar em situação crítica e delicada em virtude da presença de vários fatores adversos que promovem alterações em seu desenvolvimento intelectual, afetivo e da personalidade. A estadia é permeada por um clima estressante, pois ela se encontra fragilizada, vulnerável e fora de seu ambiente e de sua rotina, muitas vezes longe dos amigos e familiares, o que torna o processo de recuperação muito desgastante[83-85].

Para facilitar a recuperação do paciente e humanizar o atendimento, a equipe de fisioterapia necessita utilizar as técnicas lúdicas, as quais são essenciais para fortalecer o vínculo terapeuta-paciente, conquistando, assim, um resultado satisfatório na execução dos exercícios propostos[84-86].

O atendimento fisioterapêutico frequentemente é interpretado pelo paciente e por seus familiares como desagradável e muitas vezes é pouco aceito e tolerado. As crianças muitas vezes não colaboram passiva ou ativamente com o tratamento; no entanto, por meio da distração promovida pelos jogos e brincadeiras é possível obter períodos de colaboração, pois o que mais motiva e interessa o paciente pediátrico durante os atendimentos é o brinquedo e o ato de brincar. Para isso a abordagem lúdica necessita ser inserida na rotina dos atendimentos como auxiliar na intervenção terapêutica em crianças hospitalizadas, auxiliando a adesão ao tratamento e introduzindo um meio de facilitação da relação entre o fisioterapeuta, o paciente e os cuidadores (Figura 26.5)[87-89].

A ludicidade pode reduzir o ambiente hospitalar hostil e possibilitar um atendimento global, holístico e humanizado durante a internação. Como a infância está intrinsicamente ligada à ludicidade, sua prática para a socialização da criança é um importante recurso de intervenção em saúde pediátrica com a finalidade de facilitar ou conduzir aos objetivos estabelecidos. Para as crianças com afecções respiratórias, determinados brinquedos de sopro e técnicas lúdicas, como soprar materiais e instrumentos musicais e fazer bolhas de sabão, potencializam os resultados da fisioterapia respiratória. De maneira divertida e prazerosa, o fisioterapeuta deve usar sua criatividade e incorporar jogos, histórias e brinquedos terapêuticos, associando as técnicas e os recursos terapêuticos[88,89].

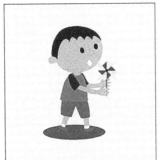
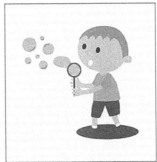
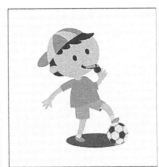
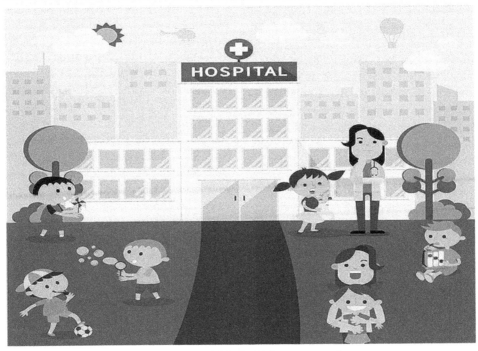

Figura 26.5 Atividades lúdicas na terapia.

Brincar é muito importante para a criança hospitaliza-da, uma vez que faz parte de seu desenvolvimento. Por intermédio da brincadeira a criança se desenvolve e expressa seus anseios e temores, seu bem-estar físico e psíquico e compartilha sua opinião. A brincadeira reduz a tensão, a raiva, o conflito, a frustração e a ansiedade, promovendo maior interação entre a criança e a equipe de saúde para que seja atingido o principal objetivo, que é a recuperação da saúde. Promove distração e contribui para a recuperação, aumentando as defesas imunológicas e reduzindo a apatia e o mau humor[90-93].

Considerando que o brincar é um instrumento lúdico que estabelece a relação da criança com o mundo e influencia a maneira como se relaciona e interage, essa é uma estratégia de cuidado integral[86,88,92-94].

Na assistência humanizada é grande a preocupação em oferecer um cuidado de qualidade, apresentando como objetivo central o atendimento das necessidades individuais dos pacientes e o contato mais próximo com os familiares. Favorece a recuperação e promove a qualidade de vida, ou seja, sustentar a vida humana, garantindo o necessário para viver dignamente; é também envolver o indivíduo com afeto nas relações humanas, cuidando de sua saúde física, espiritual e emocional e vivendo de maneira integrada as diferentes dimensões: corporal, psicológica, afetiva, social e espiritual[95].

Cuidados paliativos em doenças oncológicas na pediatria

O câncer em pediatria tem grande probabilidade de cura; no entanto, alguns pacientes não reagem ao tratamento, e em certas circunstâncias a doença não tem perspectiva de cura e ameaça a vida. A OMS recomenda que os cuidados paliativos (CP) sejam iniciados assim que a doença for diagnosticada, caminhando paralelamente ao tratamento curativo[96,97].

Os CP em pediatria, segundo a OMS (1998), consistem em uma abordagem ativa e total aos cuidados desde o diagnóstico ou o reconhecimento da situação, durante toda a vida e para além da morte. Abrangem elementos físicos, emocionais, sociais e espirituais, focando na melhoria da qualidade de vida da criança/jovem e no suporte à família. Incluem o controle de sintomas, a provisão de períodos de descanso dos cuidadores e o acompanhamento na fase terminal e no luto[98]. Em 2017 foi revisado e publicado um novo conceito de CP segundo a OMS:

> CP é uma abordagem que melhora a qualidade de vida dos pacientes (adultos e crianças) e suas famílias que enfrentam problemas associados a doenças que ameaçam a vida. Previne e alivia o sofrimento através da identificação precoce, avaliação correta e tratamento da dor e de outros problemas físicos, psicossociais ou espirituais[99].

Os CP devem ser incorporados ao tratamento de doenças oncológicas mesmo que exista tratamento curativo, o qual pode falhar. Em condições que exigem tratamentos longos e em condições graves, não reversíveis, mas que implicam grande vulnerabilidade do paciente, têm o objetivo de melhorar a qualidade de vida[100].

A "filosofia" dos CP que orienta a prática dos profissionais da equipe multidisciplinar consiste em promover um sistema de apoio para ajudar os pacientes e familiares a viverem com qualidade de vida e ativos tanto quanto possível até a morte, a qual não deve ser apressada ou adiada e deve ser encarada como um processo normal. Também visa priorizar o manejo adequado do controle da dor e dos demais sinais e sintomas e incluir os cuidados psicológicos, emocionais e espirituais e, por fim, assegurar suporte aos familiares e cuidadores para enfrentar a doença e o luto[101].

Apesar de o enfoque da equipe multidisciplinar ser a criança, são de extrema importância a orientação aos cuidadores e a construção de uma boa relação entre a equipe multidisciplinar, o paciente e os familiares. O atendimento deve respeitar a história familiar, suas crenças e valores, o que facilita muito a comunicação, que é um dos principais pontos nos CP[102].

Nos CP a fisioterapia tem importante papel na equipe multidisciplinar, pois a partir do conhecimento técnico e dos recursos terapêuticos específicos atua no controle dos sinais e sintomas (dispneia, dor, fadiga, sinais de desconforto respiratório, como taquipneia, tiragens, esforço respiratório, acúmulo de secreções) e previne ou trata as complicações do sistema respiratório. O principal objetivo é melhorar o bem-estar e a qualidade de vida dos pacientes e familiares, oferecendo-lhes suporte e apoio para a manutenção de uma vida ativa e o mais confortável possível até os momentos finais[102,103].

O fisioterapeuta necessita dar atenção às queixas e necessidades do paciente e de seus cuidadores, discutir o caso clínico com a equipe multidisciplinar e desenvolver o plano terapêutico, esclarecendo a família quanto às ações que serão desenvolvidas. A partir da avaliação fisioterapêutica, é estabelecido um programa de tratamento adequado com a utilização de recursos, técnicas e exercícios, objetivando, por meio da abordagem multiprofissional e interdisciplinar, o alívio do sofrimento, da dor e dos demais sintomas. Ele deve oferecer suporte para que os pacientes vivam o mais ativamente possível, com qualidade de vida, dignidade e conforto, além de apoiar os familiares na assistência propriamente dita ao paciente, no enfrentamento da doença e no luto[102,103].

De acordo com a funcionalidade do paciente, ou seja, quando totalmente dependente, o enfoque deve ser o posicionamento e a orientação quanto às mudanças de decúbito, transferências e mobilização global, prevenindo deformidades e complicações cardiovasculares e respiratórias. Nos pacientes independentes são estimuladas as atividades de vida diária e favorecida a funcionalidade[102].

Como fisioterapeuta da equipe multidisciplinar é possível auxiliar a redução da sobrecarga que a doença oca-

Capítulo 26 Oncologia

siona aos pacientes e aos familiares, utilizando os cinco princípios de base bioética que fundamentam a medicina paliativa: o princípio da veracidade – dizer sempre a verdade ao paciente e à família; da proporcionalidade terapêutica, isto é, adotar somente medidas terapêuticas úteis; do duplo efeito, em que os efeitos positivos devem ser maiores que os negativos; da prevenção, prevenindo complicações e aconselhando a família; e do não abandono, que implica ser sempre solidário, acompanhando o paciente e a família[105,106].

O cuidado integral ao paciente oncológico em pediatria inclui também o familiar do paciente, visto que a família desempenha importante função na assistência ao doente, particularmente na promoção de conforto e segurança. A família deve ser valorizada e cuidada para que possa suportar o período de sofrimento. É possível auxiliar o cuidador propondo programas de suporte, oferecendo as orientações necessárias ao cuidado, adaptando e sistematizando as tarefas e planejando ações que objetivem a melhora da qualidade de vida de todos os envolvidos.

CASOS CLÍNICOS

Caso clínico 1 – Leucemia (TMO)

Apresenta-se um caso de leucemia linfocítica aguda (LLA) no paciente A.M., sexo masculino, 6 anos, natural do Mato Grosso, procedente de Curitiba, onde residia com a família – mãe, pai e um irmão.

História de doença pregressa

O paciente deu entrada no Pronto-Socorro do hospital em fevereiro de 2015 com queixa de manchas vermelhas espalhadas pelo corpo, caracterizadas como petéquias no primeiro atendimento e gengivorragia 2 semanas antes. Relatou quadro de astenia associado à inapetência e dores musculares não relacionadas com a atividade física cerca de 4 meses antes da admissão, com perda de peso de 4kg no período. Foi diagnosticado com LLA e realizou tratamento de quimioterapia por 2 anos, obtendo melhora do quadro, porém com piora nos últimos meses, quando foi diagnosticada recidiva da doença.

História da doença atual

O paciente, enquanto aguardava o transplante, foi reinternado com quadro de sudorese, dispneia e tosse.

Quanto ao exame físico à admissão, estava em estado geral regular, hipocorado, cianótico, febril (T = 38ºC), taquipneico (FR =28irpm) e saturando 85% em ar ambiente. À ausculta pulmonar, observaram-se murmúrio vesicular diminuído na base direita e estertores crepitantes difusos no hemotórax direito. As extremidades não apresentam edema, e as panturrilhas estavam livres. Frequência cardíaca de 145bpm. Apresenta fraqueza muscular generalizada, astenia e, no exame torácico, tiragens intercostais, ritmo respiratório normal com expansibilidade da caixa torácica reduzida e amplitude respiratória superficial.

Foi realizado hemograma com evidência de hemoglobina de 9,6; hematócrito de 29,7%; 18.000 leucócitos, sendo 43% (6.790) de linfócitos, 2% (1.060) de segmentados, 2% (1.060) de bastões, 1% (530) de metamielócitos, 1% (530) de mielócitos e 50% (26.500) de blastos; e plaquetas de 23.000. Radiografia torácica exibia consolidação na base direita. Internado com diagnóstico clínico de pneumonia.

De acordo com o descrito na literatura, o fisioterapeuta deve ter cuidado com os exercícios que envolvam maior gasto energético, visto que o paciente se encontra com anemia, sendo indicadas atividades aeróbicas e exercícios respiratórios ativos leves. Os cuidados também devem englobar atenção com os riscos de contaminação, já que o paciente apresenta quadro de leucemia com tendência maior a infecções e nesse caso, pela leucocitose e linfocitose, já apresenta um quadro infeccioso com foco no sistema respiratório. O paciente apresenta plaquetopenia e risco maior de sangramentos e hemorragias, sendo recomendados exercícios ativos leves, sem resistência. As técnicas invasivas, como aspiração, devem ser evitadas e, quando indicadas, realizadas com cuidado e critério, estando contraindicadas as manobras respiratórias que realizam compressão vigorosa na parede torácica.

O diagnóstico fisioterapêutico proposto para esse paciente deve contemplar esforço muscular respiratório, acúmulo de secreção e redução da expansibilidade pulmonar.

O tratamento deve priorizar a redução dos sinais de esforço respiratório, como tiragens, sudorese e taquidispneia, a melhora da ventilação na base direita, a desobstrução brônquica e a normalização da amplitude respiratória e da expansibilidade torácica, além da reversão do quadro de hipoxemia, demonstrada pela baixa saturação de oxigênio, descrita com valores normais ≥ 95%.

Como plano de tratamento para alcançar os objetivos propostos form sugeridos inicialmente a instalação de oxigenoterapia e o posicionamento adequado em Fowler, descrito na literatura como uma posição de facilitação diafragmática, sendo capaz de aumentar em torno de 40% a capacidade pulmonar total. As técnicas propostas devem envolver desde a nebulização das vias aéreas, a vibração manual e/ou mecânica, o ciclo ativo da respiração, TEF – *huffing*, a tosse ativa e assistida, os exercícios respiratórios de expansão pulmonar com alteração dos volumes e capacidades pulmonares, como os padrões ventilatórios e alguns recursos, como reanimador de Muller, uma forma de RPPI ou ainda VNI.

Caso clínico 2 – Tumor cerebral em cuidados paliativos

Paciente de 15 anos, internado por quadro de descompensação respiratória por aspiração de dieta com tumor cerebral (glioma de tronco cerebral de grau III). Realizou tratamento por 1 ano com melhora. Após recidiva da doença, não apresentou resposta ao tratamento e entrou em cuidados paliativos. Até 15 dias atrás, paciente consciente e responsivo. Familiares e pacientes cientes da gravidade do quadro. No internamento, apresentou quadro de dispneia e taquipneia com esforço respiratório; inconsciente e sem resposta aos comandos, reage somente à dor, com alteração do ritmo respiratório de Cheyne-Stokes (FR = 35irpm, FC = 132bpm), tiragens intercostais e esforço expiratório, em ar ambiente saturando a 87%. Ausculta com estertores disseminados bilateralmente. Como diagnóstico clínico, apresenta quadro de broncopneumonia.

Com base na filosofia dos cuidados paliativos, preconizando os princípios da beneficência e não maleficência, devem ser priorizados o conforto do paciente e o alívio do sofrimento, da dor e de outros sintomas estressantes, além de ser oferecido suporte para que ele viva o mais ativamente possível, com impacto sobre a qualidade de vida, com dignidade e conforto; e suporte para ajudar os familiares na assistência ao paciente, no enfrentamento da doença e no luto.

Em virtude do quadro de evolução da doença fora de possibilidades terapêuticas, o fisioterapeuta deve priorizar as condições ventilatórias do indivíduo por meio de exercícios respiratórios e manobras assistidas que favoreçam a retirada de secreções, como vibração manual e ou mecânica, AFE, TEF e TEMP e, quando necessário, aspiração traqueal e tosse induzida, aliviando os sintomas apresentados pelo paciente, como taquidispneia, tiragens intercostais e baixa saturação de oxigênio e visando também ao conforto respiratório com suporte adequado da oxigenoterapia ou VNI. Mobilizações passivas e mudanças de decúbito para minimizar o quadro álgico decorrente do imobilismo, manutenção da amplitude de movimento, aquisição de posturas confortáveis, favorecendo a respiração e outras funções fisiológicas, e evitar complicações, como úlceras por pressão, edema em membros e dor.

Na assistência aos familiares é necessário preconizar as dúvidas e dificuldades do cuidado quanto ao manejo do paciente, como orientar as mudanças de decúbito e o posicionamento adequado no leito com técnicas que facilitem o manuseio. Informar sobre a importância da monitoração do desconforto respiratório e da dor e acionar a equipe quando julgar necessário. Realizar a escuta ativa das necessidades do paciente e de seus familiares e discutir com a equipe multidisciplinar a melhor conduta a ser adotada, preservando a autonomia e a decisão do paciente e de seus familiares.

Referências

1. Brasil. Instituto Nacional de Câncer [Internet]. Câncer Infantil. Rio de Janeiro; 1996-2017. Disponível em: <http://www2.inca.gov.br/wps/wcm/connect/tiposdecancer/site/home/infantil>. Acesso em: 14 out 2017.
2. Brasil. Instituto Nacional de Câncer José Alencar Gomes da Silva. Coordenação de Prevenção e Vigilância Estimativa 2016: incidência de câncer no Brasil. Instituto Nacional de Câncer José Alencar Gomes da Silva. Rio de Janeiro: INCA, 2015.
3. Brasil. Instituto Nacional de Câncer [Internet] Incidência, mortalidade e morbidade hospitalar por câncer em crianças e adolescentes no Brasil. Rio de Janeiro; 1996-2017. Disponível em: < http://www1.inca.gov.br/wcm/incidencia/2017/>. Acesso em: 14 out 2017
4. Brasil. Instituto Nacional de Câncer. Coordenação de Prevenção e Vigilância de Câncer. Câncer da criança e adolescente no Brasil: dados dos registros de base populacional e de mortalidade. Instituto Nacional de Câncer. Rio de Janeiro: INCA; 2008.
5. Xavier DS. Fisioterapia onco-funcional para a graduação: o papel da fisioterapia no combate ao câncer. Manaus: Clube de Autores; 2011. 472p.
6. Hamerschlak N. Leucemia: fatores prognósticos e genética. J Pediatr. 2008:84(4):S52-S7.
7. Harrison TR, Kasper DL. Medicina interna de Harrison. 19ª ed. Porto Alegre: Artmed AMGH; 2017.
8. Santos VI, Anbinder AL, Cavalcanti AS. Leucemia no paciente pediátrico: atuação odontológica. Cienc Odontol Bras 2003 abr/jun;6(2):49-57.
9. Robbins S, Cotran RS, Kumar V, Abbas AK, Áster JC. Robbins e Cotran patologia: bases patológicas das doenças. 9ª ed. Rio de janeiro: Elsevier; 2016.
10. Sánchez MAO, Ortega MLO, Barrientos JVR. Leucemia linfoblástica aguda. Med Int Mex. 2007 jan/fev;23(1):27-33.
11. Bogliolo L, Brasileiro FG. Patologia. 7ª ed. Rio de Janeiro: Guanabara Koogan; 2006.
12. Seif AE. Pediatric leukemia predisposition syndromes: clues to understanding leukemogenesis. Cancer Genet. 2011 May;204(5): 227-44.
13. Piu CH, Robison LL, Look AT. Acute lymphoblastic leukaemia. Lancet 2008;371:1030-1043.
14. Armitage JO. Bone Marrow Transplantation. N Engl J Med 1994; 330:827-38
15. Castro Jr. CG, Gregianin LJ, Brunetto AL. Transplante de medula óssea e transplante de sangue de cordão umbilical em pediatria. J. Pediatr. 2001;77(5):345-360.
16. Santos GW, Tutschka PJ, Brookmeyer R et al. Marrow transplantation for acute nonlymphocytic leukemia after treatment with busulfan and cyclophosphamide. N Engl J Med 1983;309:1347.
17. Burnett KK. High-dose therapy in acute myeloid leukemia. In: Armitage JO, Antman KH, eds. High dose cancer therapy: pharmacology, hematopoietin, stem cells. 3rd ed. Philadelphia: Lippincott & Wilkins; 2000. p.667-89.
18. Brochstein JA, Kernan NA, Groshan S et al. Allogeneic marrow transplantation after hyperfractionated total body irradiation and cyclophosphamide in children with acute leukemia. N Engl J Med 1987;317:1618.
19. Dopfer R, Henze G, Bender-Gotze C et al. Allogeneic marrow transplantation for childhood acute lymphoblastic leukemia in second remission after intensive primary and relapse therapy according to the cooperative BFM- and CoALL-protocols: results of the German Cooperative Study. Blood 1991;78:2780-2784.
20. James MC. Physical therapy for patients after bone marrow transplantation. Phys Ther 1987;67(6):946-952.
21. Dimeo F, Fetscher S, Lange W, Mertelsmann R, Keul J. Effects of aerobic exercise on the physical performance and incidence of treatment-related complications after high-dose chemotherapy. Blood 1997;90(9):3390-3394.
22. Anders JC, Soler VM, Brandão EM, Vendramini EC, Bertagnolli CLS, Giovani PG, et al. Aspectos de enfermagem, nutrição, fi-

Capítulo 26 Oncologia

sioterapia e serviço social no transplante de medula óssea. Med. 2000;33:463-485.

23. Erdur B, Yilmaz S, Ören H; Demircioglu F, Çakmakçi H, Irken G. Evaluating pulmonary complications in childhood acute leukemias. J Pediatr Hematol Oncol 2008;30:522-526.

24. Weitzman S, Manson D, Wilson G, Allen U. Fever and respiratory distress in an 8-year-old boy receiving therapy for acute lymphoblastic leukemia. J Pediatr 2003;142:714-721.

25. Morris P, Shaw EA. Acute upper respiratory tract obstruction complicating childhood leukaemia. British Medical Journal 1974; 2:703-704.

26. Randle CJJr, Frankel LR, Amylon MD. Identifying early predictors of mortality in pediatric patients with acute leukemia and pneumonia. Chest 1996;109:457-461.

27. Hochberg J, Cairo MS. Childhood and adolescent lymphoblastic lymphoma: end of the beginning and future directions. Pediatr Blood Cancer 2009;53:917-919.

28. Borowitz MJ, Chan J. B lymphoblastic leukaemia/lymphoma, not otherwise specified. In: Swerdlow SH, Campo E, Harris NL, eds. WHO Classification of Tumours of Haematopoietic and Lymphoid Tissues. Lyon: WHO; 2008. p. 168-170.

29. Hochberg J, Waxman IM, Kelly KM, Morris E, Cairo MS. Adolescent non-Hodgkin lymphoma and Hodgkin lymphoma: state of the science. Br J Haematol 2009;144:24-40.

30. Gualco G, Klumb CE, Barber GN, Weiss LM, Bacchi CE. Pediatric lymphomas in Brazil. Clinics (Sao Paulo) 2010;65:1267-1277.

31. McClain KL, Joshi VV, Murphy SB. Cancers in children with HIV infection. Hematol Oncol Clin North Am 1996;10:1189-1201.

32. American Cancer Society. Non-Hodgkin Lymphoma ast Medical Review: May 31, 2016.

33. Murphy SB. Classification, staging, and end results of treatment of childhood non-Hodgkin's lymphomas: dissimilarities from lymphomas in adults. Semin Oncol 1980;7(3):332-339.

34. Sandlund Jr JT, Link MP. Malignant lymphomas in childhood. In: Hoffman R et al. (ed.). Hematology: basic principles and practice. 4ª ed. Philadelphia, Elsevier; 2005. p. 1424-1423.

35. Chen L, Wang H, Hua F, Fengqing H, Tingting L. Comparison of pediatric and adult lymphomas involving the mediastinum characterized by distinctive clinicopathological and radiological features. Scientific Reports; 2017.

36. Córdoba JCM, Loggetto SR, Morais VLL. Tratado de pediatria: Sociedade Brasileira de Pediatria / Organizadores Dioclécio Campos Júnior, Dennis Alexander Rabelo Burns. 3ª ed. Barueri, SP: Manole; 2014.

37. Epelman S, Novaes PERS. Tumores cerebrais na infância. In: Kowalski LP et al. Manual de condutas diagnósticas e terapêuticas em oncologia. São Paulo: Fundação Antônio Prudente, Hospital A. C. Camargo; 1996.

38. Ribeiro RC. Hematologia e oncologia pediátrica para o pediatra geral. Curitiba: Relisul; 1999.

39. Reynolds R, Grant GA. General approaches and considerations for pediatric brain tumors. In: Winn HR, editor. Youmans Neurological Surgery. 6ª ed. Philadelphia: Elservier; 2011. p. 2040-2046.

40. Louis DN, Ohgaki H, Wiestler OD et al. The 2007 WHO Classification of Tumours of the Central Nervous System. Acta Neuropathol; 2007 Jul 12;114(2):97-109.

41. Nelson WE, Kliegman, R. Nelson tratado de pediatria. 19ª ed. Rio de Janeiro: Saunders Elsevier, 2014.

42. Louis DN, Perry A, Reifenberger G et al. The 2016 World Health Organization Classification of Tumors of the Central Nervous System: a summary. Acta Neuropathol 2016 Jun;131(6):803-820.

43. Campos Junior D, Burns D, Rabelo A, Ancona LF. Tratado de pediatria. Sociedade Brasileira de Pediatria. 3ª ed. Barueri: Manole; 2014.

44. Chaves MLF, Finkelsztejn A, Stefani MA et al. Rotinas em neurologia e neurocirurgia. Porto Alegre: Artmed; 2011.

45. Sapolnik R. Suporte de terapia intensiva no paciente oncológico. J Pediatr (Rio J). 2003;79(Supl 2):S231-42.

46. Anders JC, Soler VM, Brandão EM et al. Aspectos de enfermagem, nutrição, fisioterapia e serviço social no transplante de medula óssea. Medicina 2000;33:463-485.

47. Lanzkowsky P. Manual of pediatric hematology and oncology. 3ª ed. California: Academic Press; 1999.

48. Campos Jr. D, Burns DAR, Lopez FA. Tratado de pediatria: Sociedade de Brasileira de Pediatria. 3ª ed. Barueri, São Paulo: Manole; 2014.

49. Golub TR, Arceci RJ. Acute myelogenous leukemia. In: Pizzo PA, Poplack DG, editors. Principles and practice of pediatric oncology. 5ª ed. Philadelphia: Lippincott Williams & Wilkins; 2006.

50. Margolin JF, Steuber CP, Poplack DG. Acute lymphoblastic leukemia. In: Pizzo PA, Poplack DG, editors. Principles and practice of pediatric oncology. 5. ed. Philadelphia: Lippincott Williams & Wilkins; 2006.

51. Justiniano NA. Interpretação de exames laboratoriais para o fisioterapeuta. Rio de Janeiro: Rubio; 2012.

52. Magro K, Cardoso M, França L, Godoy Neto R, Silva MEM, Rosa GJ, Schivinski CIS. Terapia por exercício no decurso do tratamento oncológico pediátrico. Pediatr. Mod. 2012 dez;18(12):509-513.

53. Cipolat S, Pereira BV, Ferreira FV. Fisioterapia em pacientes com leucemia: revisão sistemática. Rev. Bras. Cancerol. (Online); 2011. p. 229-236.

54. Battaglini C, Bottaro M, CampbeellJ, Novaes J, Simão R. Atividade física e níveis de fadiga em pacientes portadores de câncer. Rev Bras Med Esp. 2004 abr;10(2):98-104.

55. Curt GA, Breitbart W, Cella D et al. Impact of cancer-related fatigue on the lives of patients: new findings from the fatigue coalition. Oncologist. 2000;2:9-12.

56. Tseng-Tien H, Hudson MM, Stokes DC, Krasin MJ, Spunt SL, Kirsten K, Ness KK. Pulmonary outcomes in survivors of childhood cancer. Chest. 2011 Oct;140(4):881-901.

57. Upadhyay SP, Samanth U, Tellicherry SS, Lahiri GK, Saika PP, Mallick PN. Prevention of postoperative pulmonary complications - Multidisciplinary approach. J Anesth Surg 2014;2(2):1-8.

58. Sarmento GJV, Peixe AAF, Carvalho FA. Fisioterapia respiratória em pediatria e neonatologia. 2ª ed., rev. e ampl. Barueri: Manole; 2011.

59. OMS. CIF: Classificação Internacional de Funcionalidade, Incapacidade e Saúde. Trad. Centro Colaborador da Organização Mundial da Saúde para a Família de Classificações Internacionais. São Paulo: Edusp; 2003.

60. Matheus LBG, Silva LLS, Figueiredo LC. Fisioterapia em oncologia. In: Santos M et al. Rio de Janeiro: Elsevier, 2017.

61. Santos CI, Rosa GJ, Longo E, Oaigen FP, Regis G, Parazzi PLF. Influência do posicionamento terapêutico na ventilação, perfusão, complacência e oxigenação pulmonar. Rev Bras de Ciências da Saúde. 2010;8(26):44-8.

62. West JB. Fisiologia respiratória: princípios básicos. Porto Alegre: Manole; 2010.

63. Maciel R, Aidé MA. Prática pneumológica. Sociedade Brasileira de Penumologia e Tisiologia. 2ª ed. Rio de Janeiro: Guanabara Koogan; 2017.

64. Postiaux G. Fisioterapia respiratória pediátrica: o tratamento guiado por ausculta pulmonar. Porto Alegre: Artmed; 2004.

65. Britto RR, Brant TCS, Parreira VF. Recursos manuais e instrumentais em fisioterapia respiratória. Barueri: Manole; 2009.

66. Sarmento GJV. O ABC da fisioterapia respiratória. Barueri: Manole, 2009.

67. Presto BLV, Noronha LD. Fisioterapia respiratória. 4ª ed. Rio de Janeiro: Editora Elsevier; 2009.

68. Machado MGR. Bases da fisioterapia respiratória: terapia intensiva e reabilitação. Rio de Janeiro: Guanabara Koogan; 2008.

69. Egan DF, Wilkins RL, Stoller JK, Kacmarek RM. Egan – fundamentos da terapia respiratória. 9ª ed. Rio de Janeiro: Elsevier; 2009.

70. Knobel E, Barbas CSV, Scarpinella MA, Rodrigues MJ.Terapia intensiva: pneumologia e fisioterapia respiratória. Ed. ampl. São Paulo: Atheneu; 2004.

71. Gava MV, Picanço PSA. Fisioterapia pneumológica. Barueri: Manole; 2007.

72. Nápolis LM, Chiavegato LS, Nascimento O. Fisioterapia respiratória. São Paulo: Editora Atheneu; 2011. (V. 3 – Série Atualização e Reciclagem em Pneumologia).

73. Castro AAM, Rocha S, Reis C, Leite JRO, Porto EF. Comparação entre as técnicas de vibrocompressão e de aumento do fluxo expiratório em pacientes traqueostomizados. Fisioter Pesqui. 2010 jan/mar;17(1):18-23.

74. Lanza FC, Wandalsen GF, Cruz CL, Sole D. Impacto da técnica de expiração lenta e prolongada na mecânica respiratória de lactentes sibilantes. J Bras Pneumol. 2013;39(1):69-75.

75. Fontoura AL, Silveira MS, Almeida CS, Jones MH. Aumento do fluxo expiratório produzido pelas técnicas de fisioterapia respiratória em lactentes. Scientia Medica, 2005 jan/mar;15(1):16-20.

76. Carvalho M. Fisioterapia respiratória – Fundamentos e contribuições. 5ª ed. São Paulo: Revinter; 2001.

77. Adde FV, Alvarez AE, Barbisan BN, Guimarães BR. Recomendações para oxigenoterapia domiciliar prolongada em crianças e adolescentes. J Pediatr. 2013 jan/fev;89(1):6-17.

78. Crawford SW, Schwartz DA, Petersen FB. Mechanical ventilation after bone marrow transplantation: risk factors and clinical outcome. Am Rev Respir Dis. 1988;137:682-687.

79. Jacobe SJ, Hassan A, Veys P, Mok Q. Outcome of children requiring admission to an intensive care unit after bone marrow transplantation. Crit Care Med. 2003;31:1299-1305.

80. Cogliati A, Conti G, Tritapepe L, Canneti A, Rosa G. Noninvasive ventilation in the treatment of acute respiratory failure induced by all-trans retinoic acid (retinoic acid syndrome) in children with acute promyelocytic leukemia. Pediatr Crit Care Med. 2002;3:70-73.

81. Girault C, Briel A, Hellot MF et al. Noninvasive mechanical ventilation in clinical practice: a 2-year experience in a medical intensive care unit. Crit Care Med. 2003;31:552-9.

82. Schettino GPP, Reis MAS, Galas F, Park M, Franca S, Okamoto V. Ventilação mecânica não invasiva com pressão positiva. III Consenso Brasileiro de Ventilação Mecânica. J Bras Pneumol. 2007;33(Supl 2):S92-S105.

83. Freitas NA, Silva ALF, Sousa RR, Oliveira CF, Mesquita AMP, Oliveira BN. A prática da terapia do riso na atenção hospitalar: reflexões a partir da vivência interdisciplinar. SANARE. Sobral, 2013 jan/jun;12(1):54-58.

84. Silva ACM, Silva MA. As contribuições da arte lúdica do restabelecimento da saúde humana. Estudos. Goiânia. 2012 out/dez;9(4):469-480.

85. Santos BW. Brinquedo terapêutico na fisioterapia respiratória em pediatria: uma revisão sistemática. Sau. & Transf. Soc; maio/ago;8(2):120-127.

86. Dias JJ, Silva APC, Freire RLS, Andrade ASA. Experience of children with cancer and the importance of recreational activities during hospitalization. Revista Min. de Enfermagem. 2013 jul/set;17(3):614-619.

87. Oliveira LDB, Gabarra LM, Marcon C, Silva JLC, Macchiaverni J. A brinquedoteca hospitalar como fator de promoção no desenvolvimento infantil: relato de experiência. Rev Bras Desenvolv Hum. 2009;19(2):306-312.

88. Forlin C. A importância da atuação do enfermeiro na humanização e no lúdico em crianças hospitalizadas. Artigonal. 2011 4 abr. Disponível em: <http://www.artigonal.com/medicina-artigos/ a-importancia-da-atuacao-do-enfermeiro-na-humanizacao-e-no--ludico-em-criancas-hospitalizadas html>. Acesso em 25 mar 2017.

89. Frota MA, Gurgel AA, Pinheiro MCD, Martins MC, Tavares TANR. O lúdico como instrumento facilitador na humanização do cuidado de crianças hospitalizadas. Cogitare Enfermagem. 2007 jan/mar;12(1):69-75.

90. Gomes ILV, Queiroz MVO, Bezerra LLAL, Souza NPG. A hospitalização no olhar de crianças e adolescentes: sentimentos e experiências vivenciadas. Cogitare Enfermagem. 2012 out/dez; 17(4):703-709.

91. Silva ACM, Silva MA. As contribuições da arte lúdica do restabelecimento da saúde humana. Estudos. 2012 out/dez;39(4):469-480.

92. Dias JJ, Silva APC, Freire RLS, Andrade ASA. Experience of children with cancer and the importance of recreational activities during hospitalization. Rev Min de Enfermagem. 2013 jul/set 17(3):614-619.

93. Oliveira LDB, Gabarra LM, Marcon C, Silva JLC, Macchiaverni J. A brinquedoteca hospitalar como fator de promoção no desenvolvimento infantil: relato de experiência. Rev Bras Desenvolv Humano. 2009;19(2):306-312.

94. Montiel JM, Bartholomeu D, Cacato JF, Ferreira PP. Considerações sobre o brincar durante a recuperação de crianças hospitalizadas. Rev Inov Tecnológica. 2013 jul/dez;3(2):4-11.

95. Azevedo DM, Santos JJS, Justino MAR, Miranda FAN, Simpson CA. O brincar enquanto instrumento terapêutico: opinião dos acompanhantes. Revista Eletrônica de Enfermagem. 2008;10(1): 137144.

96. Wittmann VR, Goldim JR Bioética e cuidados paliativos: tomada de decisões e qualidade de vida. Acta Paul Enferm. 2012; 25(3):334339.

97. Valadares MT, Mota JAC, Oliveira BMO. Cuidados paliativos em pediatria: uma revisão. Rev Bioét. 2013;21(3):486-493.

98. World Health Organization. Cancer pain relief and palliative care in children. Geneva: WHO; 1998. Disponível em: <http://whqlibdoc.who.int/publications/9241545127.pdf>. Acesso em: 14 out 2017.

99. World Health Organization. Palliative Care WHO. 2017. Disponível em: http://www.who.int/mediacentre/factsheets/fs402/en/. Acesso em: 22 out 2017.

100. Iglesias SOB, Zollner ACR, Constantino CF. Cuidados paliativos pediátricos. Resid Pediátr. 2016;6(supl1):46-54.

101. Himelstein BP. Palliative care for infants, children, adolescents, and their families. J Palliat Med. 2006;9(1):163-181.

102. International Association for Hospice & Palliative Care. Promoting Hospice & Palliative Care Worldwide. The IAHPC Manual of palliative care, 2nd edition. Disponível em: <http://www.hospicecare.com/ iahpc-manual/iahpc-manual-08.pdf>. Acesso em: 14 out 2017.

103. Marcucci FCI. O papel da fisioterapia nos cuidados paliativos a pacientes com câncer. Rev Bras Cancerologia. 2005;51(1):67-77.

104. Silva YB, Silva JA. Cuidados paliativos: manejo da dispnéia. Mundo Saúde. 2003; 27(1):133 -7.

105. Pessini, L. A filosofia dos cuidados paliativos: uma resposta diante da obstinação terapêutica. Mundo Saúde. 2003 jan/mar;27(1):15-32.

106. Doyle L, McClure J, Fisher S. The contribution of physiotherapy to palliative medicine. In: Doyle D, Hanks G, Cherny N, Calman K. Oxford textbook of palliative medicine. 3 ed. Oxford: Oxford University Press; 2005;15:1050-1056.

Recém-Nascido de Alto Risco

Sabrina Pinheiro Tsopanoglou
Josy Davidson

27

INTRODUÇÃO

O recém-nascido (RN) é definido como neonato do primeiro até o 28º dia de vida e classificado de acordo com a idade gestacional (IG) ao nascimento da seguinte maneira[10,37]:

- **Recém-nascido de termo:** idade gestacional entre 37 semanas completas e menos de 42 semanas.
- **Recém-nascido prematuro (RNPT):** idade gestacional < 37 semanas de idade gestacional.
- **Recém-nascido pós-termo:** idade gestacional ≥ 42 semanas.

ETIOLOGIA

A etiologia do nascimento prematuro é variada, podendo estar associada a fatores maternos, ambientais e genéticos. Entre os fatores maternos estão hábitos e vícios da gestante (tabagismo, etilismo, uso de substâncias ilícitas), desenvolvimento de doenças no período gestacional (*diabetes mellitus*, hipertensão específica da gestação, infecções), além de idade materna reduzida. Entre os fatores ambientais estão a exposição à radiação, traumas e acidentes. Os fatores genéticos que mais comumente causam prematuridade são as malformações fetais e a gemelaridade[1,37,54].

CLASSIFICAÇÃO DA PREMATURIDADE

O nascimento prematuro é considerado pela Organização Mundia da Saúde (OMS)[68] a principal causa de morte, morbidade e incapacidade funcional infantil no mundo e, em virtude de suas peculiaridades e das diferenças na maturidade e na evolução, os recém-nascidos prematuros podem ser classificados, de acordo com a IG de prematuridade, como prematuros em limite de viabilidade (< 22 semanas de IG), prematuros extremos (< 30 semanas e peso ao nascimento < 1.500 gramas), prematuros moderados (entre 30 e 34 semanas de IG com peso ao nascer > 2.000 gramas) ou prematuros limítrofes (entre 35 e 36 semanas de IG)[61,68].

No Brasil, a viabilidade e a sobrevida dos RN prematuros vêm aumentando em razão da melhora na assistência neonatal e pós-natal prestada a esses indivíduos, bem como dos avanços tecnológicos e científicos. Dados de 2015 a respeito dos nascidos vivos mostram que cerca de 10% dos RNPT são classificados como extremos[11].

Nesse contexto, o *RN de alto risco* é aquele classificado como prematuro moderado, extremo ou em limite de viabilidade, o qual necessita de cuidados específicos, pois apresenta chances maiores de evoluir com disfunções neurológicas, comprometimento na função pulmonar e prejuízos na qualidade de vida, o que pode limitar algumas atividades na infância, adolescência e, até mesmo, na vida adulta. Muitos desses comprometimentos e disfunções são decorrentes de estímulos inadequados e terapias de resgate agressivas necessárias para garantir a sobrevida desses prematuros. Assim, a primeira semana de vida do RN de alto risco é o período em que ele está mais suscetível a lesões e, portanto, nesse período as manipulações devem se restringir a suas reais necessidades[1].

PARTICULARIDADES ESTRUTURAIS E FUNCIONAIS DO SISTEMA RESPIRATÓRIO DO RNPT

O RNPT apresenta particularidades estruturais e funcionais referentes a seu sistema respiratório que comprometem a função pulmonar e a mecânica respiratória desses indivíduos[37,53]. O Quadro 27.1 lista as principais particularidades estruturais e funcionais relacionadas com o sistema respiratório do RNPT.

COMPROMETIMENTOS FUNCIONAIS DO RN DE ALTO RISCO DECORRENTES DA PREMATURIDADE E DAS DOENÇAS ADQUIRIDAS NO PERÍODO NEONATAL

O nascimento prematuro pode comprometer o sistema respiratório nos períodos neonatal e pós-neonatal, já que a prematuridade em si altera o crescimento e o desenvolvimento dos pulmões, e o ambiente extrauterino é desprovido das propriedades mecânicas e fisiológicas ideais intrauterinas para que o pulmão se desenvolva adequadamente[12,58]. De forma associada, fatores perinatais, como infecção do líquido amniótico (corioamnionite), síndrome metabólica materna e restrição de crescimento intrauterino, podem retardar o crescimento e o desenvolvimento pulmonar, diminuindo a alveolização e promovendo espessamento da membrana alveolocapilar[51].

Além disso, a prematuridade predispõe a ocorrência de diversas doenças, como a síndrome de desconforto respiratório (SDR), que está associada à deficiência de surfactante pulmonar, que leva à diminuição da complacência pulmonar e das trocas gasosas, fazendo com que o RNPT, na grande maioria das vezes, necessite de suporte ventilatório invasivo ou não invasivo.

Nesse processo de tratamento e resolução da SDR, inúmeros fatores relacionados com a oxigenoterapia e a ventilação mecânica desencadeiam um processo oxidativo lesivo às células do epitélio alveolar e do endotélio capilar. Essas lesões causam prejuízos na capacidade de difusão dos gases alveolares, diminuição da capacidade de distensão pulmonar pela perda do surfactante e diminuição do processo de alveolização, gerando outra doença, a displasia broncopulmonar (DBP), a qual é definida como a necessidade de oxigênio suplementar por 28 dias de vida ou mais[34,49].

Em virtude de todos esses fatores, o RN de alto risco pode apresentar comprometimento em sua função respiratória em decorrência da própria prematuridade ou de doenças adquiridas no período neonatal, como já descrito. Entre as principais alterações na função pulmonar de lactentes, crianças ou adultos que nasceram prematuros estão as limitações ao fluxo aéreo expiratório. Essa limitação funcional é representada na espirometria pela diminuição do volume expiratório forçado no primeiro segundo (VEF_1), indicativo de obstrução das vias aéreas, assim como pela redução significativa no fluxo expiratório forçado entre 25% e 75% da capacidade vital ($FEF_{25\%-75\%}$), o que sinaliza obstrução de pequenas vias aéreas[27,28]. As limitações na função pulmonar podem ser revertidas com o crescimento, mas a literatura descreve a possibilidade de adultos que nasceram prematuros apresentarem comprometimento na função pulmonar com características obstrutivas[13,28].

Desse modo, a presença de comprometimentos na função respiratória pode repercutir no nível sistêmico, diminuindo a capacidade funcional e a de realizar exercício. Sabe-se que os RNPT, principalmente aqueles que desenvolveram a DBP, apresentam diminuição em sua capacidade funcional, representada pela menor distância percorrida no Teste de Caminhada de 6 Minutos (TC6'), o que pode interferir em suas habilidades para realizar as atividades de vida diária[64,65].

Por isso, o fisioterapeuta que trabalha com RN de alto risco deve conhecer as particularidades do RNPT, assim

Quadro 27.1 Particularidades estruturais e funcionais do sistema respiratório do RNPT

Estrutura	Particularidade estrutural	Particularidade funcional
Vias aéreas extratorácicas	Menor diâmetro	Aumento da resistência de vias aéreas superiores
Laringe	Mais alta em relação ao adulto	Respiração nasal no RN até aproximadamente 4 meses
Traqueia	Afunilada	Estreitamento da traqueia sem necessidade de TET com balonete
Brônquio principal direito	Verticalizado em relação à traqueia	Maior predisposição para broncoaspiração para LSD
Epitélio ciliado	Diminuído no RN	Diminuição do transporte mucociliar
Arcos costais e esterno	Estruturas mais cartilaginosas e em posição horizontalizada	Aumento da complacência da caixa torácica e formato arredondado
Ventilação colateral	Ausente no RN	Maior predisposição para atelectasia e hiperdistensão
Alvéolos	Diminuídos em número e tamanho no RN	Menor superfície de troca gasosa
Estrutura elástica pulmonar	Diminuída no RN	Diminuição da complacência pulmonar
Surfactante	Menor quantidade	Aumento da TS com diminuição da complacência pulmonar
Diafragma	Posição retificada, menor zona de aposição	Menor força de contração; aumento do trabalho respiratório
Diafragma	Menor percentual de fibras oxidativas e resistentes à fadiga (tipo I)	Menor resistência à fadiga; aumento do trabalho respiratório

RN: recém-nascido; TS: tensão superficial; TET: tubo endotraqueal; LSD: lobo superior direito.

Capítulo 27 Recém-Nascido de Alto Risco

como suas possíveis alterações funcionais e respiratórias e os riscos que a prematuridade oferece ao atendimento fisioterapêutico, para que essa população possa ser atendida da maneira mais segura e adequada possível.

RISCOS DA PREMATURIDADE PARA O ATENDIMENTO FISIOTERAPÊUTICO

Embora a fisioterapia no período neonatal seja aplicada há mais de 30 anos, existem divergências quanto a seu custo-benefício. Alguns autores relatam que a fisioterapia respiratória em RNPT pode causar estresse/dor, instabilidade hemodinâmica, aumento do gasto energético e alteração do fluxo sanguíneo cerebral[31,36]. Entretanto, vale ressaltar que esses estudos datam da década de 1990 e do início dos anos 2000 com procedimentos que não são utilizados na prática diária das unidades de terapia intensiva neonatal.

Cabe ao profissional adquirir conhecimento sobre as peculiaridades do RN para que possa traçar objetivos e condutas a fim de otimizar a relação ventilação/perfusão, prevenir complicações decorrentes de acúmulo de secreção, a hipercapnia e a hipoxemia, diminuir o trabalho respiratório e o gasto energético, bem como otimizar a mecânica respiratória.

Além das características citadas a respeito das peculiaridades dos RN, principalmente dos prematuros, algumas complicações podem ser decorrentes das manipulações realizadas dentro das unidades neonatais, dentre as quais podem ser destacadas a hemorragia peri-intraventricular (HPIV) e as complicações decorrentes da doença metabólica óssea (DMO).

Hemorragia peri-intraventricular

Evento comum em RN de muito baixo peso (MBP), a HPIV é caracterizada por sangramento intracraniano de proporções e consequências variadas. Representa a principal causa de problemas neurológicos inerentes à prematuridade, com incidência variando entre 15% e 51% dos nascidos com MBP[46,67].

A HPIV é uma preocupação entre os profissionais que lidam com RN de alto risco em razão de sua importante morbimortalidade, com sequelas neurológicas permanentes, como atraso no desenvolvimento motor normal e distúrbios cognitivos, comportamentais e intelectuais.

Anatomicamente, a HPIV tem origem na matriz germinativa, uma área adjacente aos ventrículos laterais e responsável pela formação cortical, dos núcleos da base e do tecido de sustentação cerebral; local, portanto, com proliferação neuronal e células da glia, sendo altamente vascularizada, com vasos irregulares e pouca estrutura de apoio em suas paredes, estando extremamente ativa entre a 20ª e a 34ª semana de gestação e involuindo após esse período. O risco de sangramento da matriz germinativa é explicado pela imaturidade dos vasos, com paredes finas e friáveis, além da falha na autorregulação do fluxo sanguíneo cerebral, não suportando variações de fluxo sanguíneo[29,46].

Vários fatores são listados como de risco para o aumento do fluxo sanguíneo cerebral e para a HPIV, como muito baixo peso ao nascer (< 1.500 gramas) e idade gestacional < 34 semanas, associados à variação do fluxo sanguíneo cerebral, como parto vaginal, oscilações de pressão intratorácica causadas pela ventilação pulmonar mecânica e fisioterapia respiratória[31], apneia, asfixia, hipercapnia, convulsões, pneumotórax, septicemia associada ao choque, infusão rápida de líquido, além de procedimentos potencialmente estressantes, como punções e manipulações excessivas e estressantes[8,31,36].

Na tentativa de reduzir a incidência e a gravidade da doença, é fundamental que o fisioterapeuta tenha o conhecimento de alguns cuidados fundamentais. O primeiro deles diz respeito à prevenção do parto prematuro e da gravidade da SDR, além da manipulação mínima durante as primeiras 72 horas de vida. Além desses, outros cuidados devem ser lembrados, como[15,32,50]:

- Manutenção da cabeça em posição neutra para facilitar o fluxo carotídeo e jugular.
- Utilização de ventilação pulmonar gentil, pois a oscilação de fluxo sanguíneo cerebral é proporcional à variação de pressão intratorácica, ou seja, durante a inspiração o aumento da pressão intratorácica reduz o retorno venoso encefálico, aumentando o fluxo sanguíneo na região, e durante a expiração a queda abrupta da pressão positiva também gera oscilação do retorno venoso, reduzindo drasticamente a pressão intracraniana. Portanto, a ventilação pulmonar mecânica deve ser sempre realizada com baixas pressões e, principalmente, com pequena variação entre as pressões inspiratória e expiratória.
- Manutenção hemodinâmica, pois na presença de hipotensão arterial há aumento significativo do risco de HPIV.
- Utilização de surfactante nas primeiras horas de vida, reduzindo a necessidade do tempo de ventilação mecânica e das pressões utilizadas.
- Redução da dor e do estresse, como avaliar a necessidade do uso de sedativos e/ou analgésicos e redução dos ruídos, da luminosidade e da manipulação, atitudes que minimizam as flutuações de fluxo sanguíneo encefálico.

A fisioterapia respiratória leva a um risco potencial de desenvolvimento de HPIV, pois as técnicas utilizadas se baseiam nas oscilações da pressão intratorácica e, assim, aumentam o fluxo expiratório, sendo necessário cuidado na manipulação desses RN com avaliação criteriosa, evitando procedimentos nas primeiras 72 horas de vida, período em que a matriz germinativa permanece ativa no ambiente extrauterino, com maior risco de sangramento intracraniano[35,43].

No entanto, estudos mostram que algumas técnicas para remoção de secreção, como o aumento de fluxo expiratório lento (AFE lento), podem ser realizadas em RNPT de maneira segura, sem alterar os parâmetros cardiorrespiratórios ou aumentar o fluxo sanguíneo cerebral (níveis de evidência 1b e 2b)[4,7]. Contudo, como esses estudos foram realizados com RNPT estáveis, em respiração espontânea ou em oxigenoterapia, não são conhecidos os efeitos da fisioterapia respiratória em RN de alto risco com suporte ventilatório e com mais fatores de risco para desenvolver a HPIV. Portanto, permanece o bom senso do profissional em conhecer os riscos e atuar de modo a prevenir lesões.

Doença metabólica óssea (DMO)

Também conhecida por outras denominações em desuso, como raquitismo da prematuridade ou osteopenia da prematuridade, a DMO é caracterizada pela presença de alteração da mineralização esquelética em recém-nascidos de muito baixo peso, resultante da deficiência de acréscimo mineral no período neonatal, levando à fragilidade do suporte estrutural ósseo[22,55,63].

Sabe-se que a transferência de cálcio e fósforo através da placenta ocorre durante toda a gestação, sendo o terceiro trimestre o período de maior desenvolvimento esquelético e de mineralização óssea. Portanto, os RNPT < 32 semanas de idade gestacional apresentam deficiência dessas substâncias, uma vez que não há mais a liberação de cálcio e fósforo via placentária e o leite humano não é capaz de suprir as necessidades dos prematuros de muito baixo peso em fase de crescimento rápido[22,55].

Os RN de alto risco, especialmente os prematuros com extremo baixo peso (EBP – peso ao nascer < 1.000g) e idade gestacional < 28 semanas em uso de nutrição parenteral prolongada e/ou início tardio de nutrição enteral, uso de diurético, portadores de doença pulmonar crônica e recém-nascidos com limitação dos movimentos, são os que apresentam maior risco de desenvolvimento da DMO[55,63].

Clinicamente, esses neonatos podem ser assintomáticos e sem sinais clínicos aparentes. No entanto, a avaliação radiográfica pode revelar indícios da doença, mostrando rarefação óssea e redução ou parada do aumento do perímetro cefálico. O diagnóstico é estabelecido por meio de exames bioquímicos, como dosagem da fosfatase alcalina, cálcio urinário de 24 horas, fósforo sérico e urinário de 24 horas e níveis do paratormônio (PTH).

Desse modo, os prematuros apresentam algum grau de rarefação óssea, sendo necessários alguns cuidados no atendimento fisioterapêutico dessa população. O fisioterapeuta deve ter objetivos específicos para prevenção e/ou redução da incidência da doença e outros cuidados e objetivos quando a doença está instalada.

Quando ocorre a doença, o fisioterapeuta deve lembrar os riscos da DMO e assim realizar a avaliação prévia e o tratamento com o mínimo de compressão para evitar fraturas. Uma das alternativas, nesses casos, consiste no aumento do fluxo expiratório por meio de balão autoinflável ou pela tecla de ventilação manual do ventilador mecânico, técnica descrita adiante como hiperinsuflação manual (HM). Além disso, drenagem postural e umidificação adequadas auxiliam a remoção das secreções.

Para prevenção da DMO, a fisioterapia tem alcançado bons resultados no aumento da mineralização óssea mediante a realização de exercícios passivos de flexoextensão dos membros. Alguns pequenos estudos randomizados demonstram que essa terapêutica, quando realizada durante 3 a 4 semanas desde os primeiros dias de vida, três vezes ao dia, propicia o crescimento do perímetro cefálico, o ganho de peso e o aumento da deposição óssea mineral avaliado por densitometria óssea (nível de evidência 2b)[20,47]. Estudos de revisão mostraram que o uso de protocolos diários de fisioterapia para RNPT é capaz de aumentar a mineralização óssea, quando realizado por períodos entre 5 e 15 minutos diários, durante 4 a 8 semanas. No entanto, os estudos apresentados nessa revisão são realizados com RNPT saudáveis, e não é estabelecido um protocolo padrão. Além disso, não são conhecidos os efeitos da fisioterapia a longo prazo para prevenção de fraturas[59,60]. Portanto, o bom senso e a avaliação individualizada são imprescindíveis para o atendimento desses prematuros, uma vez que qualquer procedimento pode promover benefícios para um sistema e ser prejudicial para outros.

Dor no RN de alto risco

Até a década de 1960 se acreditava que o RNPT não era capaz de sentir dor em virtude da não mielinização do sistema nervoso central[30]. No entanto, sabe-se que essa população é capaz de sentir dor, a qual deve ser avaliada e prevenida para que sejam evitadas complicações sistêmicas decorrentes dessa sensação nos RNPT[33].

Muito se questiona o fato de a fisioterapia respiratória ser um fator causador de dor em RN de alto risco. Entretanto, existem poucos estudos na literatura capazes de comprovar esse questionamento, sendo a grande maioria realizada com RNPT estáveis, em respiração espontânea ou oxigenoterapia. Algumas técnicas, como a aspiração e a vibrocompressão, são descritas como causadoras de dor no RNPT (nível de evidência 1a)[70]; todavia, quando são usadas outras técnicas de fisioterapia respiratória, não há estudos que mostrem a relação entre essas técnicas e a dor nos neonatos. Estudos de ensaios clínicos realizados com RNPT estáveis, em respiração espontânea ou oxigenoterapia, concluem que a técnica de vibração torácica não causa dor em RNPT (nível de evidência 2b)[39], como também não foi observada relação entre a dor nos RNPT e a aplicação de técnicas de drenagem postural, *bag squeezing* e AFE lento (nível de evidência 1a)[70].

Após a análise dos riscos da prematuridade para o atendimento fisioterapêutico em razão de suas deficiências estruturais e funcionais, conforme descrito na Figura 27.1, verifica-se a importância de um atendimento cauteloso para essa população. Para isso é necessária uma avaliação fisioterapêutica prévia completa, de modo que o profissional possa traçar os diagnósticos fisioterapêuticos individualizados a cada neonato e, a partir desses, eleger os objetivos e as condutas adequadas a cada caso.

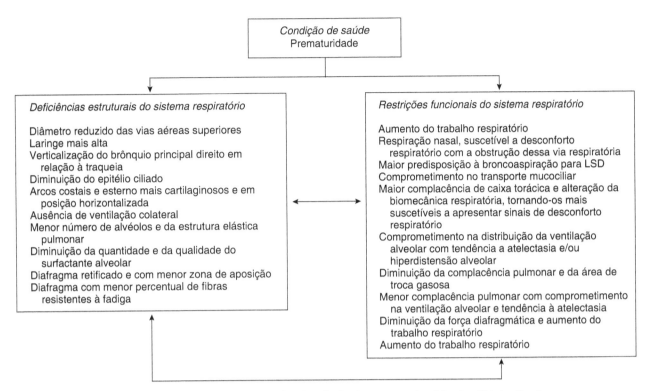

Figura 27.1 Alterações estruturais e funcionais do sistema respiratório dos RN de alto risco.

INTERVENÇÃO FISIOTERAPÊUTICA*
Avaliação fisioterapêutica do RNPT

A avaliação fisioterapêutica do RN de alto risco se diferencia da realizada em outros pacientes pediátricos ou mesmo em adultos em função de diversos fatores, que vão desde as peculiaridades anatômicas e fisiológicas até as relacionadas com o sistema imunológico dos neonatos, mostrando que critérios adicionais são necessários na avaliação desses pacientes.

A avaliação tem início com a anamnese, a qual deve incluir a identificação do RN, que na maioria das vezes está relacionada com a identificação materna. Também deve conter os dados do nascimento, como data e dados antropométricos: peso de nascimento, comprimento e perímetros cefálico, abdominal e torácico. De acordo com o peso de nascimento, os RN podem ser classificados em:

- **Extremo baixo peso (EBP):** peso < 1.000g.
- **Muito baixo peso (MBP):** peso < 1.500g.
- **Baixo peso (BP):** peso < 2.500g.

Quando avaliados em relação ao peso de nascimento para a idade gestacional, os RN podem ser classificados como:

- **Pequenos para a idade gestacional (PIG):** encontram-se na curva abaixo do percentil 10.
- **Adequados para a idade gestacional (AIG):** encontram-se entre o percentil 10 e o 90.
- **Grandes para a idade gestacional (GIG):** encontram-se acima da curva do percentil 90.

*Veja no Anexo, no final deste livro, a definição dos níveis de evidência, sendo 1 o nível mais alto e 5 o mais baixo.

A avaliação da queixa principal, a história da moléstia atual e pregressa e os antecedentes familiares integram a anamnese e são de extrema importância. A queixa principal pode nortear a hipótese diagnóstica. Na coleta da história da moléstia atual, deve-se tentar obter a maior quantidade de informações possível sobre os sinais e sintomas relacionados com a doença e identificar os fatores de risco. A história da moléstia pregressa trata do histórico de todas as doenças que o RN já teve, incluindo os dados sobre o parto e a história gestacional. Na história da gestação, os questionamentos buscam descobrir doenças que a mãe possa ter apresentado, como *diabetes mellitus* gestacional (DMG), doença hipertensiva específica da gestação (DHEG) e doença infectocontagiosa ou infecciosa. Também devem ser questionados os hábitos e vícios maternos que possam favorecer o parto prematuro ou o desenvolvimento inadequado do feto[1,10,37].

Na história do parto, devem ser questionados o tempo de trabalho de parto, o tipo do parto, as intercorrências no momento do parto e a avaliação da condição de nascimento do RN, através da nota no escore de Apgar no primeiro e quinto minutos[5] (Quadro 27.2).

Deve-se questionar se após o parto houve necessidade de reanimação, intercorrências no berçário, cuidados intensivos, uso de ventilação mecânica invasiva ou não invasiva ou oxigenoterapia. Esses dados podem auxiliar a identificação de doenças neonatais.

Questionamentos à mãe ou ao cuidador também são importantes, como profissão, grau de escolaridade e número de filhos, antecedentes familiares e doenças genéticas ou adquiridas na família, assim como a relação familiar e social.

Quadro 27.2 Escore de Apgar

Sinal	0	1	2
Frequência cardíaca	Ausente	Lenta (< 100bpm)	Normal (> 100bpm)
Respiração	Ausente	Lenta, irregular	Boa, chorando
Tônus muscular	Flácido	Flexão nas extremidades	Movimento ativo
Irritabilidade reflexa	Sem resposta	Careta	Tosse, espirro ou choro
Cor	Azul, pálido	Corpo rosado, extremidades azuis	Completamente rosado

Particularmente na avaliação do RN, as condições gerais do neonato são expressas por meio de sua interação com o meio e pelas alterações nas condições motora e cardiorrespiratórias. A falta de verbalização do RN dificulta a avaliação, sendo necessária a utilização de instrumentos para análise das expressões corporais. A inspeção do RN deve ser feita sem manipulá-lo e de preferência com a incubadora fechada, pois o toque pode alterar as condições do RN e com a portinhola aberta pode ocorrer redução da temperatura corporal, causando estresse, alterações hemodinâmicas e respiratórias e perda de peso[1,10,57].

O exame físico do RN de alto risco é dividido em inspeção, palpação, percussão e ausculta pulmonar.

Inspeção

Além da avaliação cardiorrespiratória detalhada, é fundamental a avaliação do estado geral do neonato, classificando-o em bom estado geral (BEG), regular estado geral (REG) e mau estado geral (MEG), além dos estados neurológico e motor, os quais são avaliados a partir do padrão postural, tônus, trofismo e comportamento. Com relação ao comportamento, deve ser avaliado se o RN é ativo, hipoativo ou inativo (associado à movimentação espontânea e à interação do neonato com o meio) e se ele é reativo, hiporreativo ou arreativo. Para neonatos sedados em terapia intensiva também são utilizadas escalas de sedação, como a Escala de Comfort-Behavior[2,3,66] (Quadro 27.3).

O exame da dor é fundamental e deve ser realizado por toda a equipe multidisciplinar com base em diferentes escalas, as quais incluem respostas fisiológicas e comportamentais demonstradas por movimentos corporais específicos ou por alterações fisiológicas, como taquicardia, bradicardia, apneia, diminuição da oxigenação e hipo/hipertensão arterial, além de choro alto e repentino, dificuldade para dormir, reflexo de Moro, desorganização motora e abertura dos braços e das mãos. Quando o neonato apresenta esses sinais, é necessário interromper a manipulação, lembrando que as manipulações com o RN de alto risco devem ser rápidas e efetivas por, no máximo, 20 minutos[30,33].

Algumas escalas são conhecidas e apropriadas para avaliação da dor/estresse nessa população, como a escala de dor para recém-nascido (*Neonatal Infant Pain Scale* [NIPS]), que avalia parâmetros de expressão facial, choro, respiração, posição de membros superiores e inferiores e estado de sono/vigília. Considera-se a presença de dor

Quadro 27.3 Escala de Comfort-Behavior

Nível de consciência: alerta	
Sono profundo	1
Sono superficial	2
Letárgico	3
Acordado e alerta	4
Hiperalerta	5
Calma/agitação	
Calma	1
Ansiedade leve	2
Ansioso	3
Muito ansioso	4
Amedrontado	5
Resposta respiratória (apenas se paciente em ventilação mecânica)	
Ausência de tosse e de respiração espontânea	1
Respiração espontânea com pouca ou nenhuma resposta à ventilação	2
Tosse ou resistência ocasional ao ventilador	3
Respirações ativas contra o ventilador ou tosse regular	4
Compete com o ventilador, tosse	5
Choro (apenas se paciente em ventilação espontânea)	
Respiração silenciosa, sem som de choro	1
Resmungando/choramingando	2
Reclamando (monotônico)	3
Choro	4
Gritando	5
Movimento físico	
Ausência de movimento	1
Movimento leve ocasional	2
Movimento leve frequente	3
Movimento vigoroso limitado às extremidades	4
Movimento vigoroso que inclui tronco e cabeça	5
Tônus muscular	
Totalmente relaxado	1
Hipotônico	2
Normotônico	3
Hipertônico com flexão de dedos e artelhos	4
Rigidez extrema com flexão de dedos e artelhos	5
Tensão facial	
Músculos faciais totalmente relaxados	1
Tônus facial normal sem tensão evidente	2
Tensão evidente em alguns músculos faciais	3
Tensão evidente em toda a face	4
Músculos faciais contorcidos	5

Fonte: adaptado de Van Dijk, 2005.

Capítulo 27 Recém-Nascido de Alto Risco

quando a pontuação é > 3. Os indicadores comportamentais de dor no RN (*Behavioral Indicators of Infant Pain* [BIIP]) combinam o estado de sono/vigília, a expressão facial e o movimento das mãos. Considera-se dor quando a pontuação é > 5[30,33].

Durante a inspeção, devem ser avaliados ainda os seguintes aspectos[1,10,57]:

- **Coloração da pele:** a pele pode estar ictérica ou anictérica, descorada ou corada e com a presença ou não de cianose (central ou periférica), a qual traduz hipoxemia ou hipoxia tecidual.
- **Hidratação:** o paciente pode ser classificado como hidratado ou desidratado, sendo o RN avaliado a partir da característica da mucosa oral ou da elasticidade da pele.

A inspeção respiratória consiste na observação de fatores como tipo de tórax, padrão respiratório, frequência respiratória, ritmo respiratório, expansibilidade torácica e sinais de desconforto respiratório.

Na inspeção do RN prematuro com doenças pulmonares ou cardíacas crônicas é possível observar deformidades da caixa torácica, como elevações dos ombros, depressões das costelas flutuantes e/ou deformidades no esterno, todos decorrentes do aumento do trabalho respiratório crônico[16].

Cabe ressaltar que nos neonatos e lactentes o tórax com diâmetro anteroposterior aumentado é uma característica anatômica decorrente da horizontalização dos arcos costais e não significa alteração em consequência de doença. No tórax cariniforme (*pectus carinatum*) ocorre deslocamento do esterno anteriormente, que pode ter origem congênita, estando associado a cardiopatias congênitas (comunicação interatrial ou interventricular). No tórax infundibuliforme (*pectus excavatum*) há deslocamento do esterno posteriormente, e uma das hipóteses para essa deformidade é a hipoplasia das inserções diafragmáticas no esterno com hipotrofia da musculatura lateral do tórax. Ambas as deformidades parecem ter relação com o crescimento anormal das placas de cartilagens do esterno[10,57].

O padrão respiratório do RN é predominantemente abdominal ou diafragmático. As particularidades do sistema respiratório do neonato, como horizontalização das costelas, redução da capacidade residual funcional (CRF) e diminuição da ativação da musculatura intercostal, justificam esse padrão respiratório. Todavia, os padrões de predomínio torácico e as distorções, como respiração em *balancim* (movimento inverso da caixa torácica e do abdome na inspiração), não são incomuns em neonatos com desconforto respiratório que utilizam a musculatura acessória da respiração.

A frequência respiratória também deve ser avaliada, e em algumas doenças seu aumento representa o fator de maior sensibilidade na avaliação da gravidade das condições ventilatórias (Tabela 27.1). Em RN, a avaliação da frequência respiratória deve ser realizada durante 1 minuto, principalmente nos prematuros, em virtude do ritmo irregular da respiração. Esse ritmo irregular apresenta pausas respiratórias,

Tabela 27.1 Valores de normalidade para frequência respiratória, frequência cardíaca e pressão arterial de acordo com a idade

Idade	Frequência respiratória (cpm)	Frequência cardíaca (bpm)	Pressão arterial (mmHg)
Lactentes pré-termo	40 a 60	120 a 140	70 × 40
Lactentes a termo	30 a 40	100 a 140	80 × 40
1 a 4 anos	25 a 30	80 a 120	100 × 65
Adolescentes	15 a 20	60 a 80	115 × 60

cpm: ciclos por minuto; bpm: batimentos por minuto; mmHg: milímetros de mercúrio.

as quais são consideradas fisiológicas e decorrentes da imaturidade do centro respiratório.

Quanto ao ritmo respiratório, é classificado de acordo com a frequência respiratória do neonato em eupneia (frequência respiratória normal), bradipneia (redução do número dos movimentos respiratórios) e taquipneia (frequência respiratória aumentada). A apneia consiste na interrupção dos movimentos respiratórios por mais de 20 segundos ou menos com repercussão clínica, como cianose e/ou bradicardia. Já a pausa respiratória dura menos de 20 segundos e não apresenta repercussão clínica.

Quanto aos sinais de desconforto respiratório apresentados pelos neonatos, os mais frequentes são: batimento da asa do nariz (identificado pela dilatação das narinas com o objetivo de diminuir a resistência das vias respiratórias), tiragem intercostal e subdiafragmática (depressões que ocorrem durante a inspiração decorrentes do excesso de pressão negativa intratorácica gerado pelo aumento do trabalho ventilatório) e retrações torácicas (as mais comuns são as de fúrcula e do processo xifoide, frequentes nos recém-nascidos em razão da pressão negativa gerada durante a inspiração na caixa torácica, a qual é muito complacente). Existem vários escores clínicos para a avaliação do desconforto respiratório, como o Boletim de Silverman e Andersen (BSA) utilizado para RN (Figura 27.2)[1,37].

Palpação

A palpação é utilizada para complementar as informações coletadas na inspeção. Durante a palpação devem ser avaliadas a presença de enfisema subcutâneo (ar no tecido subcutâneo geralmente presente ao redor de drenos torácicos ou inserção de cateteres), a sensibilidade, as retrações, os edemas e os hematomas[1,10,57].

Ausculta pulmonar

A ausculta pulmonar integra a avaliação respiratória do neonato e é considerada um método bastante simples e rápido, o qual possibilita a obtenção de dados sobre as doenças pulmonares. Inicialmente, devem ser auscultadas as vias aéreas superiores (nariz e traqueia) para verificar a influência das vias aéreas na transmissão de ruídos ao pulmão. Os sons

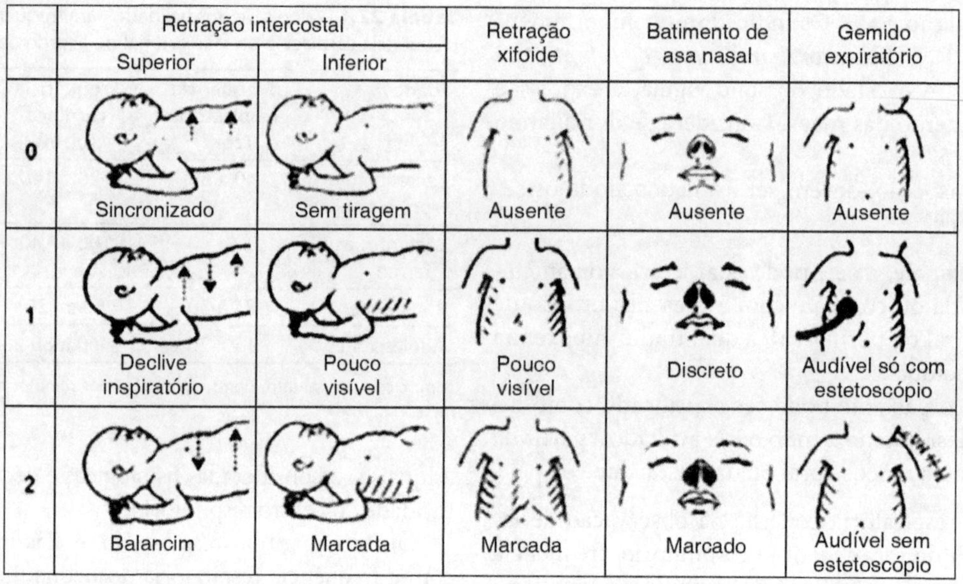

	Retração intercostal		Retração xifoide	Batimento de asa nasal	Gemido expiratório
	Superior	Inferior			
0	Sincronizado	Sem tiragem	Ausente	Ausente	Ausente
1	Declive inspiratório	Pouco visível	Pouco visível	Discreto	Audível só com estetoscópio
2	Balancim	Marcada	Marcada	Marcado	Audível sem estetoscópio

Figura 27.2 Boletim de Silverman e Andersen. (0 = não há DR; 1 a 5 = DR moderado; > 5 = DR grave.)

pulmonares produzidos por um neonato sadio são denominados murmúrios vesiculares. Os ruídos anormais, conhecidos como ruídos adventícios, revelam anormalidade de base pulmonar. Esses podem ser classificados como sons contínuos ou descontínuos.

Os sons contínuos são representados por roncos, sibilos e estridores. Os roncos são mais graves e ocorrem na presença de secreção em vias aéreas de grande calibre. Os sibilos são mais agudos, podem ser inspiratórios e expiratórios, e geralmente ocorrem na presença de estreitamento das vias respiratórias por broncoespasmo, edema de mucosa e/ou secreção. O estridor, também conhecido como cornagem, é um ruído contínuo ocasionado por obstrução das vias aéreas superiores. Um som importante na ausculta neonatal é o estridor laríngeo, causado pela obstrução da laringe ou da traqueia e muitas vezes observado após a extubação. Para a avaliação desse ruído, o estetoscópio deve ser colocado na região anterior do pescoço, na frente da traqueia.

Os sons descontínuos são representados por crepitações grossas e crepitações finas. As crepitações grossas (estertores subcrepitantes) decorrem da reabertura de vias respiratórias menos distais do que aquelas que originam as crepitações finas e também da presença de secreção. As crepitações finas (estertores crepitantes) estão quase sempre associadas a condições patológicas, que cursam com redução da complacência pulmonar, o que facilita o fechamento das pequenas vias respiratórias na expiração, ou com a presença de líquido e secreção nessa região. Para melhor resultado na avaliação da ausculta pulmonar deve ser utilizado estetoscópio compatível com o tamanho do paciente avaliado[10,53].

Sinais vitais

A avaliação do RN de alto risco também deve conter a avaliação dos sinais vitais, os quais evidenciam o funcionamento e as alterações das funções corporais. Dentre os inúmeros sinais utilizados na prática clínica destacam-se a frequência respiratória (descrita anteriormente), a frequência cardíaca e a pressão arterial. Os valores de normalidade para as faixas etárias neonatal e pediátrica podem ser consultados na Tabela 27.1.

Trocas gasosas

Como complementação da avaliação respiratória do neonato deve constar a análise das trocas gasosas, como a oxigenação e a ventilação. Inicialmente deve ser observado se o RN está respirando espontaneamente em ar ambiente, com suplementação de oxigênio ou recebendo suporte ventilatório não invasivo.

Nos neonatos em oxigenoterapia, deve ser observado se o RN está confortável e adaptado ao dispositivo em uso (cateter nasal, halo, capacete, oxitenda e vaporjet) e se a quantidade de oxigênio ofertada está adequada às necessidades do paciente. Caso esteja respirando através de via aérea artificial/prótese (tubo endotraqueal [TET] ou traqueostomia [TQT]), observa-se o calibre da prótese e se a fixação do TET está adequada. O valor de fixação do TET na rima labial superior do RN obedece à seguinte fórmula:

$$\text{Fixação} = \text{peso RN} + 6$$

Em relação à avaliação dos parâmetros ventilatórios, quando o RN está em ventilação invasiva e não invasiva, é importante adequá-los de acordo com as necessidades ventilatórias e de oxigenação de cada neonato[1,37].

A oxigenação deve ser monitorada continuamente no berçário de RN de alto risco por meio da oximetria de pulso, sendo aceita como níveis satisfatórios para o RNPT uma saturação periférica de oxigênio (SpO_2) entre 88% e 94%, com indicação de oxigenoterapia em casos de valores inferiores a 88%. Também é realizada a monitoração da oxigenação

Capítulo 27 Recém-Nascido de Alto Risco

Tabela 27.2 Valores de normalidade referentes à PaO_2 e à $PaCO_2$ na gasometria arterial

Idade	PaO_2	$PaCO_2$
IG < 28 semanas	45 a 70mmHg	45 a 60mmHg
IG entre 28 e 40 semanas	45 a 75mmHg	45 a 60mmHg
Displasia broncopulmonar	50 a 80mmHg	55 a 65mmHg

mediante a análise dos gases arteriais, avaliando o nível de pressão parcial de oxigênio arterial (PaO_2); no entanto, isso não é rotina na unidade de RN de alto risco, principalmente para poupar a coleta sanguínea de rotina desse paciente.

Por meio da gasometria arterial também é possível realizar a monitoração da ventilação do RN através dos níveis de pressão parcial de dióxido de carbono arterial ($PaCO_2$). Os valores de PaO_2 e $PaCO_2$ aceitáveis para a população neonatal de alto risco estão descritos na Tabela 27.2[62].

Objetivos da fisioterapia

A fisioterapia respiratória neonatal deverá incluir uma abordagem global do neonato com objetivos de curto e longo prazo. Desse modo, os objetivos gerais da fisioterapia respiratória com o RN de alto risco são (nível de evidência 4)[45]:

- Prevenir complicações decorrentes da obstrução das vias aéreas por secreção, como hiperinsuflação pulmonar, atelectasia, distúrbio na relação ventilação/perfusão.
- Diminuir os riscos de infecção pulmonar.
- Manter oxigenação e ventilação pulmonar adequadas.
- Diminuir o trabalho respiratório.
- Promover a reexpansão pulmonar.
- Prevenir fixações posturais e deformidades.

INDICAÇÕES DA FISIOTERAPIA RESPIRATÓRIA

A fisioterapia desempenha um papel cada vez mais importante no berçário de alto risco, uma vez que a mortalidade neonatal está diminuindo, porém com aumento da morbidade (p. ex., doenças crônicas neonatais, como a displasia broncopulmonar, e as doenças neurológicas que cursam com atraso no desenvolvimento neurossensoriopsicomotor [DNSPM]) (nível de evidência 4)[54].

A fisioterapia respiratória está indicada em casos de doenças pulmonares que cursam com aumento da secreção ou fatores que comprometam a depuração da via aérea, a ventilação alveolar e a mecânica respiratória do neonato, como síndrome do desconforto respiratório do recém-nascido, síndrome da aspiração de mecônio, displasia broncopulmonar, pneumonias neonatais, pós-operatório e doenças neuromusculares.

Nos neonatos submetidos à ventilação pulmonar mecânica e à entubação orotraqueal ou à traqueostomia, ocorrem aumento da produção de secreção e comprometimento do

clearance mucociliar, além da redução da capacidade e/ou do reflexo da tosse, predispondo atelectasias e obstruções das vias aéreas artificiais. Além disso, quando há umidificação e/ou aquecimento inadequado das vias aéreas, aumentam os riscos de obstruções e até mesmo de perda de peso de prematuros extremos.

A fisioterapia com RN de alto risco está indicada também antes da extubação, pois estudos descrevem que, quando o procedimento é realizado previamente, diminui a falha de extubação (nível de evidência 1a)[24].

O fisioterapeuta deve estar consciente da fragilidade dos RN de alto risco, sabendo que esses neonatos não suportam grande manuseio, respondendo ao excesso de manipulação com o aumento do consumo de energia e perda de calor.

INTERVENÇÃO FISIOTERAPÊUTICA

Em 1971, a fisioterapia neonatal começou a ser estudada em recém-nascido prematuro (RNPT) com síndrome do desconforto respiratório (SDR) na unidade de cuidados intensivos para recém-nascidos do hospital Port-Royal em Paris. No Brasil, a fisioterapia em recém-nascidos só foi colocada em prática em 1977, no Hospital das Clínicas da Faculdade de Medicina da Universidade de São Paulo[23].

As particularidades anatomofisiológicas do sistema respiratório dessa população são responsáveis pelo prolongamento do tempo da ventilação mecânica, aumentando assim a incidência de problemas pulmonares a médio e longo prazo, tornando essencial a atuação da fisioterapia nos berçários de RN de alto risco.

Técnicas fisioterapêuticas para remoção de secreção

As técnicas fisioterapêuticas para remoção de secreção visam manter a permeabilidade das vias aéreas mediante a liberação de secreções, promovendo condições de adequada ventilação pulmonar e reduzindo a incidência de infecções e obstrução ao fluxo aéreo nas vias respiratórias.

O neonato apresenta algumas peculiaridades estruturais e funcionais que prejudicam a eliminação de secreção de vias aéreas, como menor volume pulmonar, vias aéreas mais estreitas, deficiência de ventilação colateral e imaturidade no mecanismo de tosse.

Atualmente, distinguem-se dois grupos de técnicas de higiene brônquica: as convencionais e as técnicas atuais. As técnicas convencionais (tapotagem, vibração e drenagem postural) se utilizam do princípio do tixotropismo para alterar as propriedades reológicas do muco e promover sua depuração. As técnicas atuais (expiração lenta e prolongada [ELPr], aceleração do fluxo expiratório [AFE], drenagem autógena [DA], entre outras) usam o princípio de variação de fluxo e/ou volume para favorecer a mobilização e a eliminação de secreção (nível de evidência 4)[23].

Técnicas convencionais
Drenagem postural (DP)

Descrita pela primeira vez por Ewart em 1901, a DP consiste no posicionamento do paciente em diferentes decúbitos com base na anatomia da árvore brônquica que, por meio da ação da gravidade, favorecem o deslocamento da secreção de regiões distais para proximais dos lobos pulmonares. Além de facilitar o deslocamento das secreções brônquicas, a DP pode melhorar a relação ventilação/perfusão nas vias aéreas obstruídas. A duração em cada posição de drenagem depende da viscoelasticidade da secreção e da tolerância e idade do paciente, variando entre 10 e 15 minutos e sendo mais eficaz quando associada a outras técnicas para remoção de secreção.

As contraindicações estão relacionadas com a posição específica em que é colocado o paciente. No caso dos RNPT, a posição de Trendelemburg é contraindicada devido ao aumento da pressão intracraniana e ao risco maior de desenvolver hemorragia peri-intraventricular (HPIV), além de refluxo gastroesofágico, aumentando o risco de broncoaspiração. No pós-operatório imediato de cirurgias abdominais e torácicas está contraindicada a postura de decúbito ventral (níveis de evidência 2b e 4)[17,38].

A DP é vastamente empregada nas UTI por não comprometer a estabilidade hemodinâmica, tampouco causa oscilações mecânicas no tórax. Assim, a secreção pode ser deslocada do sistema respiratório com risco mínimo para o neonato de alto risco.

Percussão torácica manual (PTM)

Definida como a produção de ondas de energia mecânica sobre o tórax do paciente, a PTM pode ser realizada de várias maneiras, como por tapotagem, percussão cubital e digitopercussão. As ondas mecânicas produzidas facilitam o desprendimento das secreções da parede brônquica, e quando a PTM é associada à DP promove o descolamento e o deslocamento das secreções para vias aéreas de maior calibre.

A peculiaridade mais importante da PTM é o ritmo com que a técnica é realizada. Sabe-se que a frequência ideal das ondas manuais deve estar entre 25 e 35Hz (1.500 a 2.100bpm), porém a capacidade manual é de 4 a 8Hz (60 a 480bpm), surgindo então dúvidas a respeito da eficácia da técnica. Com relação ao tempo de aplicação, não há consenso na literatura. Alguns autores citam de 3 a 5 minutos, mas outros referem que a técnica deve ser executada durante o tempo necessário para que sejam atingidos os objetivos em função da ausculta pulmonar, respeitando também as condições individuais de cada paciente.

Nos neonatos é aconselhável proceder à PTM em forma de digitopercussão em razão do menor tamanho do tórax. Realiza-se a técnica com os dedos em formato de pequena concha sobre o tórax coberto com um tecido fino devido à fragilidade dos arcos costais, sempre evitando aplicar a técnica em regiões de proeminências ósseas (Figura 27.3).

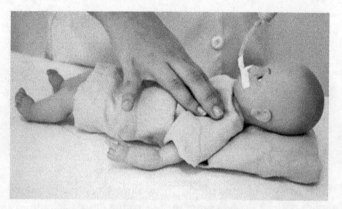

Figura 27.3 Técnica de digitopercussão.

A PTM é contraindicada nos seguintes casos: pacientes com predisposição para broncoespasmo, edema agudo do pulmão, fratura de costelas, hemoptise, arritmia cardíaca importante, pericardite, osteopenia, enfisema intersticial, pneumatocele, uso de medicação anticoagulante sistêmica, lesões cutâneas no tórax, abscesso pulmonar, pneumotórax não drenado, plaquetopenia, hipertensão intracraniana e em RN imediatamente após a extubação (nível de evidência 4)[23,53].

Como não existem estudos metodologicamente adequados, como uma revisão sistemática com ou sem metanálise, ou ensaios clínicos bem delineados sobre a PTM em RN de alto risco, sua aplicação nessa população é inconclusiva.

Vibração/vibrocompressão torácica (VB/VBC)

A VB consiste em movimentos oscilatórios, rápidos e sincrônicos da mão sobre a parede torácica, seguindo o movimento natural dos arcos costais. As vibrações são produzidas pela contração isométrica simultânea dos músculos flexores e extensores do cotovelo. A pressão da vibração deve ser feita no sentido cefalocaudal e lateromedial, durante a fase expiratória, e com intensidade adequada a cada paciente. Quando associada à compressão torácica, a técnica passa a ser chamada de vibrocompressão (VBC), que consiste em exercer uma ligeira pressão associada a uma rápida VB com as duas mãos sobre a parede torácica do paciente, na fase expiratória do ciclo respiratório, aumentando o fluxo expiratório, o que auxilia o transporte da secreção pulmonar.

O objetivo das vibrações é melhorar a depuração das secreções, modificando a reologia do muco e potencializando a interação mucociliar. A frequência ideal é de 3 a 75Hz (180 a 4.500 vibrações por minuto) (nível de evidência 4)[23,53].

A VB está contraindicada na presença de fratura de costelas, enfisema subcutâneo, enfisema intersticial, broncoespasmo, dor torácica e hemorragia pulmonar. Convém ter cuidado com a energia dispensada nos arcos costais durante a realização da técnica, a qual pode causar dor no neonato. Quando somente a VB é realizada, são poucas as contraindicações nos neonatos, o que a torna uma técnica muito utilizada nesses pacientes. Assim como com relação à PTM realizada em RN de alto risco, há poucos estudos

Capítulo 27 Recém-Nascido de Alto Risco

com qualidade metodológica adequada sobre a VB e a VBC para a conferência de sua eficácia nessa população, porém um ensaio clínico randomizado, com um número pequeno de pacientes e realizado com RN estáveis e sem necessidade de ventilação com pressão positiva, mostrou que a técnica de VB não causa dor nesses neonatos, sendo considerada, portanto, segura (nível de evidência 2b)[39].

Manobra de hiperinsuflação manual (HM)

Recurso fisioterapêutico que pode ser utilizado em pacientes com via aérea artificial com quadro de hipersecreção e hipoventilação pulmonar, a HM compreende duas fases: insuflação pulmonar com a bolsa autoinflável até o nível da capacidade pulmonar total, seguida de uma pausa de 2 a 3 segundos, e liberação do fluxo expiratório de maneira rápida, promovendo aumento do fluxo expiratório. Para o deslocamento da secreção para as vias aéreas de maior calibre, o fluxo expiratório deve ser superior ao inspiratório em pelo menos 10% (nível de evidência 3b)[9].

Estudos apontam que a HM associada à VB na fase expiratória (*bag squeezing*) é a técnica de escolha em UTI neonatal e se mostra eficaz na reversão de atelectasias recorrentes não responsivas a outras manobras convencionais.

Por promover aumento da pressão intratorácica, a técnica de HM ou mesmo o *bag squeezing* pode causar instabilidade hemodinâmica, aumento do volume minuto, queda da pressão parcial de gás carbônico, aumento da pressão arterial média e da pressão intracraniana e baro/volutrauma. Portanto, em RNPT, com o intuito de diminuir os efeitos deletérios da hiperinsuflação excessiva, está indicada a mensuração da pressão de insuflação através da conexão de um manômetro de pressão entre o tubo endotraqueal (TET) e a bolsa de hiperinsuflação. Por segurança, aplicam-se pressões de até 5cmH$_2$O acima do pico de pressão inspiratória ajustado no ventilador (nível de evidência 4)[48].

A manobra está contraindicada nos casos de instabilidade hemodinâmica, hipertensão intracraniana, osteopenia, distúrbios hemorrágicos e refluxo gastroesofágico.

Aspiração traqueal

O procedimento de aspiração do TET deve ser executado após as técnicas de remoção de secreção ou quando o RN apresenta desconforto respiratório causado por hipersecreção. A aspiração de TET deve ser realizada de maneira asséptica com sondas e luvas estéreis e descartáveis. É importante a escolha correta do calibre da sonda de aspiração (preconizado em 60% do diâmetro interno do TET), pois a oclusão da via aérea em virtude da presença de sonda de aspiração com calibre grande é causa de hipoxemia, microatelectasias e alteração do fluxo sanguíneo cerebral (nível de evidência 4)[14,53,57].

Segundo a literatura, a aspiração pode ser responsável por traumas na mucosa traqueobrônquica, barotrauma (secundário ao uso de pressão negativa elevada ou perfuração do brônquio segmentar), atelectasia, hipoxemia transitória,

bradicardia, apneia e desconforto ou dor. Alguns desses efeitos podem contribuir para a patogênese da HPIV, hipoxia cerebral e aumento da pressão intracraniana durante a aspiração, podendo permanecer por até 25 minutos após o procedimento. A incidência de HPIV durante o procedimento de aspiração aumenta quando é realizado nas primeiras 24 horas de vida; por isso, sua indicação deve ser criteriosa nesse período. Além disso, a literatura descreve que a aspiração, entre os procedimentos realizados pelo fisioterapeuta, é o que mais causa dor no RNPT (nível de evidência 1a)[70].

Durante a aspiração, alguns cuidados devem ser tomados com o objetivo de minimizar o desconforto, como a contenção para facilitar o consolo do neonato. Utiliza-se a contenção motora de braços e pernas em flexão, posicionados em linha média, próximos ao tronco e à face, em decúbito dorsal. A contenção firme, mas elástica, envia ao sistema nervoso central um fluxo contínuo de estímulos que competem com os estímulos dolorosos, modulando a percepção da dor e facilitando a autorregulação. Sua utilização em RNPT propicia diminuição significativa no escore de dor (nível de evidência 4)[32].

Outro cuidado para a prevenção da dor consiste em evitar os traumas da mucosa traqueobrônquica decorrentes da invaginação da mucosa nos orifícios lateral e terminal da sonda de aspiração (efeito "biópsia"). Em alguns berçários de RN de alto risco é preconizado que a ponta da sonda seja introduzida 1cm além da ponta do TET, como mostrado na Tabela 27.3 (nível de evidência 5).

Com relação ao sistema fechado de aspiração, estudos revelam que esse dispositivo reduz a perda de volume pulmonar durante a aspiração, porém não há diferenças na frequência de pneumonia associada à ventilação mecânica. Na prática diária, em razão do custo do sistema, seu uso se restringe aos pacientes graves com dessaturação importante durante o procedimento de aspiração (nível de evidência 1a)[69].

Técnicas atuais

Aumento do fluxo expiratório (AFE)

Na década de 1960, Barthe propôs uma técnica de esvaziamento pulmonar passivo por aumento do fluxo expiratório e apoio abdominal. Esse mesmo autor, na década de 1990, individualizou a técnica em aumento rápido do fluxo

Tabela 27.3 Comprimento da sonda de aspiração do tubo endotraqueal (TET)

Tamanho do TET	TET cortado em cm	Comprimento da sonda a ser inserida (cm)*
2,5	11	14,0
3,0	13	16,0
4,0	14	17,0

*O comprimento da sonda se refere ao somatório da extensão do TET + comprimento do intermediário (cerca de 2cm) + 1cm.

expiratório (AFER) e aumento lento do fluxo expiratório (AFEL) (nível de evidência 3b)[6].

A técnica de AFE é definida como aumento ativo, ativo-assistido ou passivo do volume expirado, em velocidade variável, com o objetivo de mobilizar, deslocar ou eliminar secreções. A técnica é adaptável segundo a idade, o grau de compreensão e a atenção do paciente. O AFE tem por objetivo promover o aumento do fluxo aéreo expiratório na traqueia e nos brônquios proximais, mobilizando secreção dessa região (AFER), ou a eliminação de secreção das vias aéreas distais através de baixo volume e baixo fluxo pulmonar (AFEL) (nível de evidência 4)[18,23].

Para realização da técnica o paciente deve estar em decúbito dorsal elevado a 30 graus. O terapeuta coloca uma das mãos sobre o tórax (entre a fúrcula esternal e a linha intermamária) e a outra sobre o abdome (entre a cicatriz umbilical e as últimas costelas). As pressões torácica e abdominal devem ser simétricas e em toda a fase expiratória, finalizando no nível de capacidade residual funcional (CRF).

No RNPT, a técnica é realizada de maneira lenta (AFEL) e aplicada apenas com uma das mãos. Para realização da técnica, o neonato deverá estar em posição supina com o decúbito elevado a 30 graus. Coloca-se uma das mãos sobre o tórax comprimindo-o no início da expiração até o volume residual, enquanto a outra mão serve de pinça abdominal, posicionada entre as últimas costelas com a função de impedir que a pressão torácica se distribua para a região abdominal. A técnica modificada (Figura 27.4) nesses pacientes faz com que as pressões intratorácica e abdominal não aumentem consideravelmente, diminuindo, assim, o risco de aumento da pressão venosa central e o desenvolvimento de lesões neurológicas, como a HPIV.

Os estudos sobre a AFEL em RNPT relatam aumento da oxigenação sem alteração da frequência cardíaca ou da frequência respiratória durante ou após a manobra, porém deve ser ressaltado que o procedimento foi realizado em RNPT em respiração espontânea pós-extubação (nível de evidência 2b)[4]. Outro estudo, realizado com RNPT moderados (IG ≤ 34 semanas) estáveis, em respiração espontânea e em ar ambiente ou em oxigenoterapia, mostrou que a aplicação do AFEL nessa população não altera o fluxo sanguíneo cerebral e, portanto, não é fator de risco para HPIV (nível de evidência 1b)[7].

Os estudos existentes possibilitam a observação de que a técnica de AFEL pode ser realizada com segurança em RNPT moderados e estáveis. No entanto, a eficácia e a segurança da técnica em RNPT que necessitam de TET e ventilação mecânica invasiva ainda são controversas.

Essa manobra está contraindicada nos casos de instabilidade hemodinâmica, hipertensão intracraniana, HPIV graus III e IV, doença metabólica óssea, distúrbios hemorrágicos, traqueomalacia e cirurgias abdominais ou torácicas.

Expiração lenta e prolongada (ELPr)

A ELPr é definida como uma técnica de expiração lenta, prolongada passivamente mediante compressão toracoabdominal, a qual se inicia no final de uma expiração espontânea e prossegue até o volume residual (VR). Por ser uma técnica de fluxo lento, tem o objetivo de mobilizar secreções das vias aéreas distais. Estudos mostram também que, por meio do prolongamento da expiração e da consequente diminuição do volume pulmonar, a técnica promove a desinsuflação pulmonar e também é possível deflagrar o reflexo de Hering-Breuer, aumentando, assim, o volume de ar inspirado do ciclo respiratório que se segue à execução da técnica (níveis de evidência 1b e 2b)[40,52].

Com o paciente posicionado em decúbito dorsal, o fisioterapeuta posiciona uma das mãos sobre o tórax (entre a fúrcula esternal e a linha intermamária) e a outra sobre o abdome (entre a cicatriz umbilical e as últimas costelas). O fisioterapeuta exerce uma pressão manual toracoabdominal no final da expiração, de maneira lenta e prolongada até VR, e esta deve se opor a duas ou três tentativas inspiratórias do paciente.

Cabe ressaltar que fisiologicamente os prematuros têm baixos volumes pulmonares e proporções diferentes dos volumes e capacidades dos adultos. Enquanto nos adultos CRF representa 40% da capacidade pulmonar total (CPT), nos prematuros a CRF representa apenas 10% da CPT. Além disso, o volume de fechamento pulmonar responsável pela manutenção do volume pulmonar é muito próximo do volume corrente, podendo ocorrer atelectasias com a utilização de compressões torácicas e prolongamento da fase expiratória (níveis de evidência 1b e 2b)[40,52]. Desse modo, a aplicação da ELPr no RNPT é controversa, não havendo na literatura estudos que descrevam os resultados da técnica nessa população. Já no RN de termo pode ser realizada de maneira segura, porém com cautela e por profissional devidamente habilitado, mas ela está contraindicada nos casos de atresia de esôfago operado, malformações cardíacas, lesões neurológicas centrais ou qualquer síndrome abdominal.

Drenagem autogênica assistida (DAA)

A DAA é uma adaptação da técnica de drenagem autógena, que consiste na utilização da inspiração e da expiração

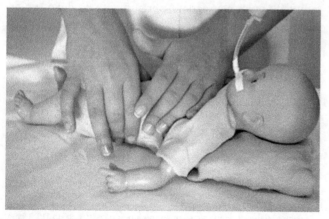

Figura 27.4 Técnica de AFE lento adaptada para RN de alto risco.

lenta e controlada, iniciando no volume de reserva expiratório e tendo em vista a mobilização de secreção distal. Em seguida, o volume é progressivamente aumentado até o volume de reserva inspiratório na fase de eliminação da secreção (nível de evidência 4)[23,38,53].

O neonato é posicionado em decúbito dorsal elevado e o terapeuta posiciona a mão torácica entre a fúrcula esternal e a linha intermamária. Na fase expiratória, o fluxo é aumentado lentamente até o volume residual. Nos lactentes maiores é necessário o uso de uma cinta ou faixa abdominal para a estabilização do abdome. No caso dos RN de alto risco, a manobra deve ser adaptada, uma vez que o apoio abdominal realizado pela cinta pode provocar alterações no fluxo sanguíneo cerebral; desse modo, a fralda é utilizada para promover a estabilização do abdome.

Desobstrução rinofaríngea retrógrada (DRR)

A DRR é definida como uma técnica inspiratória forçada com o objetivo de auxiliar a desobstrução das vias aéreas superiores, podendo ser associada à instilação prévia de medicação nas narinas (DRRI). Por ser realizada de forma passiva, a DRR é indicada para neonatos e lactentes.

A técnica é realizada com o paciente em decúbito dorsal e com o fisioterapeuta posicionado preferencialmente na lateral do paciente. No final da fase expiratória, a boca do paciente deve ser ocluída e a mandíbula elevada por uma das mãos do fisioterapeuta, o qual aproveita a fase inspiratória do paciente para que ele faça a inspiração forçada e assim realize a nasoaspiração. O aumento do fluxo é gerado pelo reflexo inspiratório originado após a expiração completa. Quando realizada a técnica com instilação de solução fisiológica (DRRI), a solução deve ser instilada em uma das narinas na fase inspiratória para que no momento da nasoaspiração o paciente aspire a medicação (nível de evidência 4)[53].

Posicionamento

A alternância dos decúbitos com certa frequência (de 2 a 4 horas) e o posicionamento correto do RN podem ser benéficos tanto para o aparelho respiratório, prevenindo o acúmulo de secreções, funcionando como um estímulo para a parede torácica e facilitando a reexpansão pulmonar em áreas atelectasiadas, como para o desenvolvimento neurossensorial e psicomotor do RN. Os RNPT devem ser sempre posicionados com a elevação da incubadora ou do berço em 30 graus e devem ser contidos em um U por meio de coxins, como demonstrado na Figura 27.5.

Decúbito dorsal (DD)

O DD facilita a movimentação dos membros inferiores, melhora a força muscular respiratória, não altera a distribuição da ventilação em RN sem ventilação mecânica (VM), não altera a complacência em RN com entubação traqueal e, quando a cabeça é mantida fletida ou estendida com angulação entre 15 e 30 graus, não obstrui o fluxo

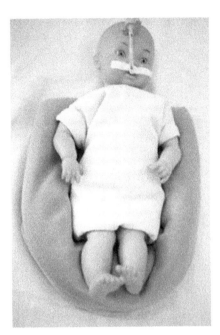

Figura 27.5 Posicionamento com coxim em U.

aéreo. Entretanto, seu uso prolongado estimula a hiperdistensão do tronco, levando ao encurtamento da musculatura cervical e de tronco posterior, o que prejudica o ganho do controle cervical, o desenvolvimento e a aquisição de funções dos membros superiores.

Decúbito ventral (DV)

O DV tem sido adotado rotineiramente nas UTI por seus efeitos benéficos na mecânica respiratória e na organização dos estados de comportamento dos RN de alto risco. Também promove melhor sincronia toracoabdominal mediante o aumento da zona de aposição do diafragma e o favorecimento da atividade contrátil intercostal. Com isso há melhora da oxigenação e da relação ventilação/perfusão, menor gasto energético e aumento do volume pulmonar e do fluxo sanguíneo pulmonar.

Decúbito lateral (DL)

A postura favorece a musculatura intercostal do lado dependente e expande o lado oposto do pulmão, sofrendo variações de acordo com o ritmo da respiração. Além disso, o DL mantém os membros superiores em linha média e evita a luxação do quadril (Figura 27.6).

Reequilíbrio toracoabdominal (RTA)

O método de reequilíbrio toracoabdominal se baseia nas alterações da mecânica da caixa torácica e do abdome que contribuem para a acentuação dos distúrbios ventilatórios. Tem por objetivo incentivar a ventilação pulmonar e auxiliar a remoção de secreção, mediante o alongamento e o fortalecimento dos músculos respiratórios. As técnicas do método RTA consistem no manuseio dinâmico do tronco e do abdome, oferecendo ao diafragma melhora dos componentes

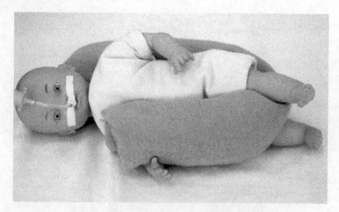

Figura 27.6 Posicionamento em decúbito lateral.

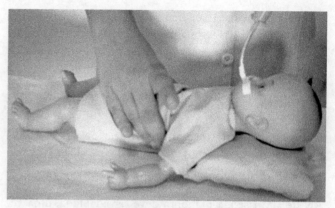

Figura 27.7 Apoio ileocostal.

justaposicionais e insercionais por meio do alongamento, fortalecimento e estimulação proprioceptiva adequada. Para que sejam alcançados esses objetivos, a técnica oferece a possibilidade de inibição da atuação excessiva da musculatura acessória da respiração (nível de evidência 5)[42].

As peculiaridades da mecânica respiratória do RNPT, como pulmão pouco complacente e vias aéreas com elevada resistência, somadas à complacência da caixa torácica aumentada e à menor eficiência diafragmática, dificultam o trabalho dos músculos respiratórios, fazendo esses neonatos utilizarem com maior frequência os músculos acessórios da respiração[16].

Além disso, em razão do grande período em UTI e do posicionamento incorreto no leito, o RNPT apresenta alterações biomecânicas e posturais, sendo as mais comumente encontradas: retração escapular, extensão da cabeça e pescoço e elevação das costelas. Essas alterações da mecânica da caixa torácica ocasionam modificação da geometria do tórax, menor volume pulmonar e maior esforço respiratório[16].

Com base nesses sinais de bloqueio inspiratório é sugerida a aplicação de algumas técnicas do RTA, sendo as mais utilizadas para facilitação e adequação da mecânica diafragmática:

- **Apoio toracoabdominal:** as mãos do terapeuta devem ser posicionadas na região torácica inferior e abdominal superior. Na expiração é realizado um leve prolongamento do tempo expiratório, respeitando o tempo do neonato, e na fase inspiratória o apoio é mantido, porém sem pressão.
- **Apoio ileocostal:** as mãos do terapeuta devem ser posicionadas na região torácica inferior, nas últimas costelas, e a mão abdominal na região lateral do abdome, no espaço ileocostal. Tanto na fase inspiratória como na expiratória, deve ser aplicada pressão suave em direção à cicatriz umbilical e, à medida que o neonato apresenta aumento da atividade diafragmática, a pressão pode ser levemente aumentada e graduada de acordo com o padrão respiratório do RN. Quando o neonato começa a diminuir a atividade diafragmática, é sinal que a pressão deve ser aliviada (Figura 27.7).
- **Apoio abdominal inferior:** o terapeuta posiciona uma das mãos na região abdominal inferior (abaixo da cicatriz umbilical) e realiza leve pressão durante a inspiração, o suficiente para observar a melhor atividade diafragmática. Durante a expiração, a pressão deve ser mantida (nível de evidência 2b)[41] (Figura 27.8).

Embora essa técnica seja amplamente utilizada na prática clínica diária, ainda necessita de respaldo científico. Um estudo de ensaio clínico realizado com RNPT que foram submetidos a algumas técnicas de RTA, como apoio ileocostal, apoio toracoabdominal e apoio abdominal inferior simultaneamente, mostrou que os neonatos que realizam as técnicas do RTA apresentaram diminuição da frequência respiratória e dos sinais de desconforto respiratório quando avaliados pelo Boletim de Silverman e Andersen (BSA), enquanto os parâmetros comportamentais de dor ou os parâmetros cardiorrespiratórios não foram alterados (nível de evidência 2b)[41]. Outro estudo também mostrou que as técnicas do RTA (apoio toracoabdominal, apoio abdominal inferior, apoio ileocostal e ginga torácica) não alteraram os parâmetros cardiorrespiratórios e não causaram dor em RNT ou RNPT limítrofes (nível de evidência 2b)[56].

No entanto, sabe-se que ao minimizar as alterações da caixa torácica do RNPT ocorre diminuição do trabalho respiratório e do gasto energético do neonato, facilitando também o

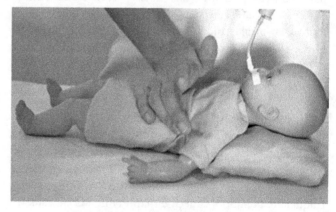

Figura 27.8 Apoio abdominal inferior.

Capítulo 27 Recém-Nascido de Alto Risco

desenvolvimento neurossensoriopsicomotor (DNSPM). Todavia, não existem protocolos preestabelecidos para esse tipo de tratamento fisioterapêutico e tampouco métodos para avaliação das condições osteomusculares da caixa torácica dos RNPT.

Quando tem alta do berçário de alto risco, o RN deve ser acompanhado a longo prazo por equipe multidisciplinar em sistema ambulatorial.

Seguimento

O seguimento dos recém-nascidos prematuros é de extrema importância para o acompanhamento do desenvolvimento neuromotor, cognitivo, respiratório e funcional, além de promover a melhora da qualidade de vida dessa popula-ção. O trabalho de seguimento ambulatorial dos neonatos (*follow-up*) é realizado por equipe multiprofissional capacitada e integrada, da qual o fisioterapeuta faz parte.

O trabalho do seguimento de prematuros está embasado nos seguintes aspectos: acompanhar o desenvolvimento do lactente e da criança que nasceu prematura e definir ações de acordo com cada caso mediante vigilância em saúde, traçando objetivos a médio e longo prazo (nível de evidência 4)[26].

A atuação da fisioterapia com o RN de alto risco é pouco referenciada na literatura, sendo poucos os estudos com adequada qualidade metodológica que descrevem seus riscos e benefícios. Portanto, esse é um tema que ainda exige maiores estudos, principalmente relacionados com as especificidades das técnicas de fisioterapia respiratória em RN de alto risco.

CASOS CLÍNICOS

Caso clínico 1

R.N.P.T., 7 dias de vida, nascido com IG de 28 3/7 semanas, peso de nascimento 1.300g, mãe com histórico gestacional de doença hipertensiva específica da gestação (DHEG). Ao nascimento, apresentou Apgar 4/8, sendo necessárias a reanimação na sala de parto e a entubação orotraqueal. Com hipótese diagnóstica de síndrome do desconforto respiratório, foram realizadas duas doses de surfactante exógeno nas primeiras horas de vida. No momento, apresenta-se em regular estado geral (REG), em ventilação mecânica invasiva, com TET número 3,0, cortado em 13, hipoativo e reativo à manipulação. Na escala de avaliação da dor (NIPS), apresenta escore 2. À inspeção, apresenta-se acianótico, levemente ictérico (+/4+), sem deformidades de caixa torácica, com padrão respiratório misto de predomínio abdominal, com tiragem intercostal, subdiafragmática e batimentos de asa nasal discretos (BSA = 4). Sinais vitais: FR = 65cpm (taquipneico), FC = 135bpm (normocárdico), PA = 70 × 40, SpO_2 = 89%. Ausculta pulmonar (AP) = murmúrio vesicular presente (mv+) diminuído na base de ambos os hemitórax (AHTx) com estertores crepitantes (EC) e roncos esparsos em AHTx.

Diante do caso, os objetivos da fisioterapia com esse RNPT seriam:

- Promover a desobstrução das vias aéreas mediante a remoção de secreção para, assim, prevenir complicações pulmonares.
- Promover a reexpansão pulmonar para adequar a ventilação alveolar e, assim, prevenir complicações pulmonares.
- Manter oxigenação e ventilação pulmonar adequadas.
- Diminuir trabalho respiratório e adequação da mecânica respiratória.
- Prevenir alterações posturais e deformidades que podem ser desenvolvidas a longo prazo.
- Prevenir complicações pulmonares decorrentes da ventilação mecânica e da oxigenoterapia, como a displasia broncopulmonar.

Para atingir esses objetivos, pode ser elaborado o seguinte plano de tratamento:

- Técnicas de remoção de secreção para vias aéreas distais: vibração, DAA.
- Técnicas de remoção de secreção para vias aéreas proximais: *bag squeezing* com utilização de manômetro para monitorar a pressão aplicada, a qual não deve ultrapassar $5cmH_2O$ do valor da pressão inspiratória programada no ventilador mecânico.
- Aspiração de TET com sonda medida em 16cm para prevenir lesão de via aérea.
- Posicionamento adequado no leito, alternando os decúbitos laterais e prono de modo a favorecer a ventilação basal.
- Técnicas do RTA, como apoio toracoabdominal, no espaço ileocostal e apoio abdominal inferior.
- Posicionamento adequado do RN no leito com o uso de coxins para permitir a organização motora e prevenir alterações posturais e deformidades.
- A médio e longo prazo, evoluir assim que possível para a descontinuação da ventilação mecânica e extubação.
- Encaminhar o RNPT para acompanhamento em ambulatório multiprofissional de seguimento de prematuros.

Caso clínico 2

R.N.P.T., 32 dias de vida, nascido com IG de 30 semanas, Apgar 2/7, pequeno para a idade gestacional (PIG), mãe com histórico gestacional de infecção do trato urinário não tratada. Ao nascimento, apresentou Apgar 3/7, sendo necessárias a reanimação na sala de parto e a entubação orotraqueal com hipótese diagnóstica de síndrome do desconforto respiratório, sepse neonatal precoce e displasia broncopulmonar. No momento, apresenta-se em regular estado geral (REG) em oxigenoterapia com cateter nasal de O_2 (0,5L/min), ativo e reativo à manipulação. Na escala de avaliação da dor (NIPS), apresenta escore 2. À inspeção, apresenta-se acianótico, anictérico, fazendo uso de musculatura acessória da respiração com elevação e protrusão de ombros. Padrão respiratório abdominal com tiragem intercostal, subdiafragmática e de fúrcula esternal, discreto batimento de asa nasal com obstrução de vias aéreas superiores (BSA = 6). Sinais vitais: FR = 68cpm (taquipneico), FC = 138bpm (normocárdico), PA = 70 × 40, SpO_2 = 88%. Ausculta pulmonar (AP) = murmúrio vesicular presente (mv+) diminuído nos dois terços inferiores de ambos os hemitórax (AHTx), com EC e estertores subcrepitantes (ESC) esparsos em bases.

Diante do caso, os objetivos da fisioterapia com esse RNPT seriam:

- Promover a reexpansão pulmonar para adequar a ventilação alveolar e prevenir assim complicações pulmonares.
- Promover a desobstrução das vias aéreas mediante remoção de secreção e prevenir assim complicações pulmonares.
- Manter oxigenação e ventilação pulmonar adequadas.
- Diminuir trabalho respiratório e adequação da mecânica respiratória.
- Prevenir alterações posturais e deformidades.

Para que sejam atingidos os objetivos propostos, pode ser elaborado o seguinte plano de tratamento:

- Técnicas de remoção de secreção para vias aéreas distais e de médio calibre: AFE lento adaptado, DAA, vibração.
- Técnicas de remoção de secreção para vias aéreas superiores: DRRI.
- Posicionamento adequado no leito, alternando os decúbitos laterais e prono de modo a favorecer a ventilação inferior.
- Técnicas do RTA, como o apoio toracoabdominal, no espaço ileocostal e apoio abdominal inferior.
- Alongamento de musculatura acessória da respiração e da região escapular.
- Posicionamento adequado do RN no leito com o uso de coxins para permitir a organização motora e prevenir alterações posturais e deformidades.
- A médio e longo prazo, evoluir assim que possível para o desmame da oxigenoterapia.
- Encaminhar o RNPT para acompanhamento em ambulatório multiprofissional de seguimento de prematuros.

Referências

1. Alves Filho N. Anamnese e exame físico do recém-nascido. In: Alves Filho N, Corrêa MD, Alves Junior JMS, Corrêa Junior MDC eds. Perinatologia Básica. Rio de Janeiro: Guanabara, 2006:246-255.
2. Ambuel B, Hamlett KW, Marx CM, Blumer JL. Assessing distress in pediatric intensive care environments: the COMFORT scale. J Pediatr Psycho. 1992;17(1):95-109.
3. Amoretti CF, Rodrigues GO, Carvalho PR, Trotta EA. Validação de escalas de sedação em crianças submetidas à ventilação mecânica internadas em uma unidade de terapia intensiva pediátrica terciária. Rev Bras Ter Intensiva. 2008;20(4):325-330.

4. Antunes LCO, Silva EG, Bocardo P, Daher DR, Faggiotto RD, Rugolo LMSS. Efeitos da fisioterapia respiratória convencional versus aumento do fluxo expiratório na saturação de O2, frequência cardíaca e frequência respiratória, em prematuros no período pós-extubação. Rev Bras Fisioter. 2006;10(1):97-103.
5. APGAR V. A proposal for a new method of evaluation of the newborn infant. Curr Res Anesth Analg. 1953;32(4):260-267.
6. Barthe J. Justifications cliniques, paracliniques et expérimentales du bien-fondé de l´accélération du flux espiratoire. Résultats. Cah Kinésithér 1998;192(4):23-34.
7. Bassani M. A, Caldasa JPS, Netto AA; Marba STM. Avaliação do fluxo sanguíneo cerebral de recém-nascidos prematuros durante a fisioterapia respiratória com a técnica do aumento do fluxo expiratório. Rev Paul Pediatr. 2016;34(2):178-183.
8. Beeby PJ, Henderson-Smart DJ, Lacey JL, Rieger I. Short- and long-term neurological outcomes following neonatal chest physiotherapy. J Paediatr Child Health 1998;34:60-62.
9. Bennett BG, Thomas P, Ntoumenopoulos G. Effect of inspiratory time and lung compliance on flow bias generated during manual hyperinflation: a Bench study. Respir Care 2015;60(10):1-10.
10. Benseñor IM, Martins MA. Semiologia clínica.1ª·ed. São Paulo: Sarvier; 2002.
11. Brasil. Ministério da Saúde. DATASSUS: Nascidos vivos no Brasil. Disponível em: http://http://tabnet.datasus.gov.br/cgi/tabcgi.exe?sinasc/cnv/nvuf.def. (Acessado em 27 set 2017).
12. Choukroun ML, Fghali H, Vautrat S et al. Pulmonary outcome and its correlates in school-aged children born with a gestacional age ≤ 32 weeks. Respiratory Medicine. 2013;107(12):1966-1976.
13. Clemm H, Røksund O, Thorsen E, Eide GE, Markestad T, Halvorsen T. Aerobic capacity and exercise performance in young people born extremely preterm. Pediatrics. 2012;129:e97-e105.
14. Clifton-Koeppel R. Endotracheal tube suctioning in the newborn: a review of the literature. Newborn and Infant Nursing Reviews. 2006; 6:94-99.
15. C Volpe JJ. Intraventricular hemorrhage and brain injury in the premature infant. Diagnosis, prognosis, and prevention. Clin Perinatol. 1989 Jun;16(2):387-411.
16. Davidson J, Santos AMN, Garcia KMB, Yi LC, João PC, Miyoshi MH, Goulart AL. Photogrammetry: an accurate and reliable tool to detect thoracic musculoskeletal abnormalities in preterm infants. Physiotherapy 2012;98:243–249.
17. Davies H, Helms P, Gordon J. Effect of posture on regional ventilation in children. Pediatr Pulmonol. 1992;12:227-232.
18. Delaunay J-P. Conférence de consensus em kinésithérapie respiratoire. Place respective des diferentes techniques non instrumentales de désencombrement bronchique. Cah Kinésithér. 1998;192(4):14-22
19. Douret L. Deleterious effects of the prone position in the full--term infant throughout the first year of life. Child Care Health Dev. 1993 May-Jun;19(3):167-184.
20. Eliakim A, Dolfin T, Weiss E, Shainkin-Kestenbaum R, Lis M, Nemet D. The effects of exercise on body weight and circulating leptin in premature infants. Journal of Perinatology. 2002;22:550-554.
21. Enk I, Procianoy RS. Hemorragia peri-intraventricular no prematuro: incidência e fatores associados. J Pediatr. 1993;69:230-234.
22. Faria M R, Matsuda N S, Marino W T, Costa H P F. Doença óssea da prematuridade. Rev Paul Pediatr. 1997;15:205-209.
23. Feltrim MI, Parreira V. Fisioterapia respiratória – Consenso de Lyon (1994-2000). São Paulo 2001:[s.n].
24. Ferguson KN, Roberts CT, Manley BJ, Davis PG. Interventions to improve rates of successful extubation in preterm infants. A systematic review and meta-analysis. JAMA Pediatr. 2016;5:E1-E10.
25. Fernandez MR, Figuls MR, Diez-Izquierdo A, Escribano J, Balaguer A. Infant position in neonates receiving mechanical ventilation. Cochrane Database of Systematic Reviews. 2016;7.
26. Ferraz ST, Frônio JS, Neves LAT et al. Programa de follow-up de recém-nascidos de alto risco: Relato da experiência de uma equipe interdisciplinar. Rev. APS 2010;13(1):133-139.

Capítulo 27 Recém-Nascido de Alto Risco

27. Fortuna M, Carraro S, Temporin E et al. Mid-childhood lung function in a cohort of children with "new bronchopulmonary dysplasia". Pediatric Pulmonology 2016;51(10):1057-1064.

28. Gibson AN, Doyle LW. Respiratory outcomes for the tiniest or most immature infants. Seminars in Fetal & Neonatal Medicine 2014;19:105e-111e.

29. Greisen G. Autoregulation of cerebral blood flow in newborn babies. Early Hum Dev. 2005;81:423-428.

30. Grunau RV, Craig KD. Pain expression in neonates: facial action and cry. Pain 1987;28:395-410.

31. Harding JE, Miles FKI, Becroft DM, Allen BC, Knight DB. Chest physiotherapy may be associated with brain damage in extremely premature infants. J Pediatr. 1998;132:440-444.

32. Hill A. Intraventricular hemorrhage: emphasis on prevention. Semin Pediatr Neurol. 1998 Sep;5(3):152-160.

33. Holsti L, Grunau RE, Whifield MF, Oberlander TF, Lindh V. Behavioral responses to pain are heightened after clustered care in preterm infants born between 30 and 32 weeks gestational age. Clin J Pain 2006;22:757-764.

34. Jobe AH, Bancalari E. Bronchopulmonary dysplasia. Am J Respir Crit Care Med 2001;163:1723-1729.

35. Kehrer M, Blumenstock G, Ehehalt S, Goelz R, Poets C, Schöning, M. Development of cerebral blood flow volume in preterm neonates during the first two weeks of life. Pediatr Res. 2005;58: 927-930.

36. Knight DB, Bevan CJ, Harding JE et al. Chest physiotherapy and porencephalic brain lesions in very preterm infants. J Paediatr Child Health 2001;37:554-558.

37. Kopelman B, Miyoshi M, Guinsburg R. Distúrbios respiratórios no período neonatal. São Paulo:Atheneu, 1998.

38. Lannefors L, Button BM, McIlwaine M. Physiotherapy in infants and young children with cystic fibrosis: current practice and future developments. J R Soc Med 2004;97(suppl.44):8-25.

39. Lanza FC, Kim AHK, Silva JL, Vasconcelos A, Tsopanoglou SP. A vibração torácica na fisioterapia respiratória de recém-nascidos causa dor? Rev Paul Pediatr. 2010;28(1):10-14.

40. Lanza FC, Wandalsen G, Bianca ACD, Cruz CL, Postiaux G, Solé D. Prolonged slow expiration technique in infants: effects on tidal volume, peak expiratory flow, and expiratory reserve volume. Respiratory Care 2011;56(12),1930-1935.

41. Lima MP, Costa AM, Ramos JRM et al. Avaliação dos efeitos do reequilíbrio toracoabdominal, sobre a mecânica da caixa torácica de recém-nascidos prematuros. Rev Bras Fisioter. 2000;4(1):45.

42. Lima MP, Cunha CC. Método Reequilíbrio toracoabdominal. São Paulo:[s.n];2002. (apostila curso)

43. Marba ST, Caldas JP, Vinagre LE, Pessoto MA. Incidence of periventricular/intraventricular hemorrhage in very low birth weight infants: a 15-year cohort study. J Pediatr 2011;87:505-511.

44. Martins R; Silva MEM; Honório GJS; Paulin E; Schivinski CIS. Técnicas de fisioterapia respiratória: efeito nos parâmetros cardiorrespiratórios e na dor do neonato estável em UTIN. Rev. Bras. Saúde Matern. Infant. 2013;13(4):317-327.

45. McCool FD, Rosen MJ. Nonpharmacological airway clearance therapies: ACCP evidence-based clinical practice guidelines. Chest 2006;129(1 supp):250S-259S.

46. McCrea HJ, Ment LR. The diagnosis, management, and postnatal prevention of intraventricular hemorrhage in the preterm neonate. Clin Perinatol. 2008;35:777-792.

47. Moyer-Mileur LJ, Brunstetter V, McNaught TP, Gill G, Chan GM. Daily physical activity program increases bone mineralization and growth in preterm very low birth weight infants. Pediatrics. 2000 Nov;106(5):1088-1092.

48. Oberwaldner, B. Physiotherapy for airway clearance in paediatrics. Eur Respir 2000;15:196-204.

49. Ozsurekci Y, Aykac K. Oxidative stress related diseases in newborns. Oxid Med Cell Longev. 2016; doi: 10.1155/2016/2768365. Epub 2016 Jun 15.

50. Perlman JM, Goodman S, Kreusser KL, Volpe JJ. Reduction in intraventricular hemorrhage by elimination of fluctuating cerebral blood-flow velocity in preterm infants with respiratory distress syndrome. N Engl J Med. 1985 May 23;312(21):1353-1357.

51. Pike K, Pillow JJ, Lucas JS. Long term respiratory consequences of intrauterine growth restriction. Seminars in Fetal & Neonatal Medicine 2012;17:92-98.

52. Postiaux G. Des techniques expiratoire lentes pour l´épuration des voies aériennes distales. Ann Kinésithér 1997;24(4):166-177.

53. Postiaux,G. Fisioterapia respiratória pediátrica: o tratamento guiado por ausculta pulmonar. Trad.Valdir de Souza Pinto e Denise Radanovic Vieira. 2ª ed. Porto Alegre:Artmed, 2004.

54. Ramos HAC, Cuman RKN. Fatores de risco para a prematuridade: pesquisa documental. Esc Anna Nery Rev Enferm 2009;13(2): 297-304.

55. Rigo J, De Curtis M, Pieltain C, Picaud J, Salle BL, Santerre J. Bone mineral metabolism in the micropremie. Clin Perinatol. 2000; 27:147-170.

56. Roussenq KR, Scalco JC, Rosa GJ, Honório GJS, Schivinski CIS. Reequilíbrio toracoabdominal em recém-nascidos prematuros: efeitos em parâmetros cardiorrespiratórios, no comportamento, na dor e no desconforto respiratório. Acta Fisiatr. 2013;20(3): 118-123.

57. Sarmento GJV, Peixe AAF, Carvalho FA. Fisioterapia respiratória em pediatria e neonatologia. 2ª. ed. Barueri: Manole; 2011.

58. Segerer FJH, Speer CP. Lung function in childhood and adolescence: influence of prematurity and bronchopulmonary dysplasia. Z Geburtshilfe Neonatol. 2016;220(4):147-154.

59. Schulzke SM, Trachsel D, Patole SK. Physical activity programs for promoting bone mineralization and growth in preterm infants. Cochrane Database Syst Rev. 2007;18;(2):CD005387.

60. Stalnaker KA,Gail A. Poskey. Osteopenia of prematurity: Does physical activity improve bone mineralization in preterm infants? Neonatal Network 2016;35(2):95-104.

61. Stoll BJ, Hansen NI, Bell EF et al; Eunice Kennedy Shriver National Institute of Child Health and Human Development Neonatal Research Network. Neonatal outcomes of extremely preterm infants from the NICHD Neonatal Research Network. Pediatrics 2010;126:443-456.

62. Thompson JE, Jaffe MB. Capnographic waveforms in the mechanically ventilated patient. Respir Care 2005;50(1):100-108.

63. Trindade CEP. Importância dos minerais na alimentação do pré--termo extremo. J. Pediatr. 2005;81(1,supl):s43-s51.

64. Tsopanoglou SP, Davidson J, Goulart AL, Barros MCM, Santos AMN. Functional capacity during exercise in very-low-birth-weight premature children. Pediatric Pulmonology 2014;49:91-98.

65. Valdar-Yagli N, Inal-Ince D, Saglam M et al. Pulmonary and extrapulmonary features in bronchopulmonary dysplasia: a comparison with healthy children. J Phys Ther Sci 2015;27:1761-1765.

66. Van Dijk M, Peters JW, Van Deventer P, Tibboel D. The COMFORT Behavior Scale: a tool for assessing pain and sedation in infants. Am J Nurs. 2005;105(1):33-36.

67. Vohr B, Ment LR. Intraventricular hemorrhage in the preterm infant. Early Hum Dev. 1996;44:1-16.

68. WHO. The worldwide incidence of preterm birth: a systematic review of maternal mortality and morbidity. Bulletin of the World Health Organization, 2010;88:31-38.

69. Woodgate PG, Flenady V. Tracheal suctioning without disconnection in intubated ventilated neonates. Cochrane Library 2006;1.

70. Zanelat CF, Rocha FR, Lopes GM et al. The respiratory physiotherapy causes pain in newborns? A systematic review. Fisioter Mov. 2017;30(1):177-186.

ANEXO

Níveis de Evidência

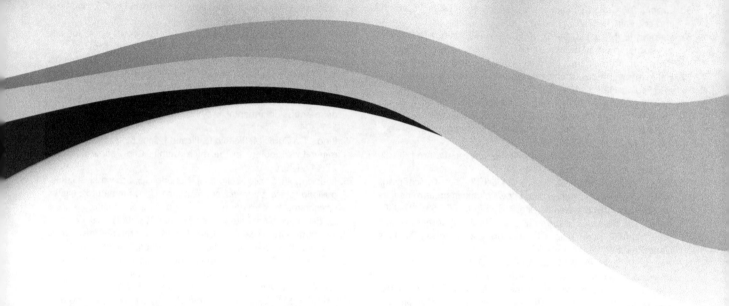

Nível	Tipo de estudo
1a	Revisões sistemáticas de ECA com ou sem metanálise
1b	ECA individuais (estreito intervalo de confiança) e alta qualidade metodológica
2a	Revisão sistemática de estudos de coorte
2b	Estudos de coorte individuais e ECA com baixa qualidade metodológica
3a	Revisão sistemática de caso-controle
3b	Estudos do tipo caso-controle
4	Séries de caso e coortes de baixa qualidade e estudo caso-controle
5	Opinião de especialistas

ECA: Ensaio Clínico Aleatorizado.
Fonte: adaptado de: Sackett DL, Straus SE, Richardson WS, et al. Evidence-Based Medicine: How to Practice and Teach EBM. 2nd ed. Edinburgh, Scotland: Churchill Livingstone Inc; 2000:173-177.

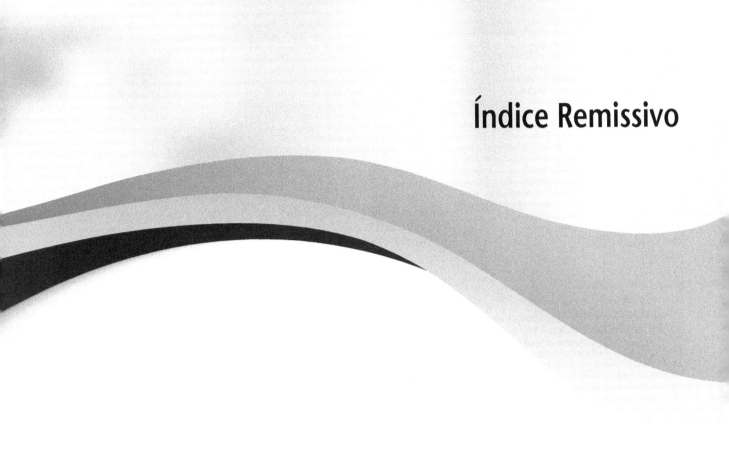

Índice Remissivo

A
Affordances, 3
Agachamento unipodal, teste, 497
AIMS (*Alberta Infant Motor Scale*), 27
Alinhamento do pé, teste, 498
Alterações torcionais e angulares, 438-460
- casos clínicos, 458
- considerações, 458
- *in-toeing*, 440, 441
- incapacidade e funcionalidade, 445
- intervenção fisioterapêutica, 446
- joelho
- - valgo, 443
- - varo, 443
- *out-toeing*, 440, 442
- planos e eixos, 438
- tíbia vara de Blount, 443
- tratamento, 453
Amioplastia, 351
Ansiedade materna, 32
Anteversão femoral, 442
Artrite idiopática juvenil, 464
- caso clínico, 470
- classificação, 464
- considerações, 469
- diagnóstico, 465
- epidemiologia, 464
- equipe multi e interdisciplinar, 466
- funcionalidade e incapacidade, 466
- intervenção fisioterapêutica, 466
- pauciarticular, 465
- poliarticular, 465
- prognóstico, 465
- psoriásica, 465
- relacionada com entesite, 465
- sistêmica, 464
Artrogripose múltipla congênita, 350
- casos clínicos, 365
- classificação, 350
- contraturas articulares congênitas com desenvolvimento dos membros e SNC, 351, 352
- diagnóstico, 350
- equipe multidisciplinar e interdisciplinar, 352
- etiologia, 350
- fisioterapia pós-operatória, 363
- funcionalidade e incapacidade, 353
- incidência, 350
- intervenção fisioterapêutica, 354
- órteses em AMC, 359
- prognóstico de marcha, 358
- tratamento ortopédico cirúrgico, 360
- - coluna, 361
- - joelho, 362
- - membros superiores, 361
- - pés, 362
- - quadril, 362
Asma, 540
- atividade e participação, 543
- ausculta pulmonar, 542
- características clínicas, 540
- caso clínico, 546
- desconforto respiratório, 542
- diagnóstico, 540
- epidemiologia, 540
- estrutura e função do corpo, 542
- fatores pessoais e ambientais, 543
- força muscular respiratória, 543, 544
- frequência
- - cardíaca, 543
- - respiratória, 542
- funcionalidade e incapacidade, 541
- intervenção fisioterapêutica, 541, 544
- oxigenação, 543
- pico de fluxo expiratório, 543
- pressão arterial, 543
- reabilitação pulmonar, 544
- remoção de secreção, técnicas, 544
ASQ (*Ages and Stages Questionnaire*), 27
Assimetrias cranianas posicionais, 291
- aspectos históricos, 291
- aspectos relacionados com a funcionalidade e a incapacidade, 295
- caso clínico, 303
- considerações, 303
- deformidades, 294
- diagnósticos, 293
- equipe multiprofissional e interdisciplinar, 296
- etiologia, 292
- intervenção fisioterapêutica, 296
Atenção integral à saúde da criança, 43
- fisioterapeuta, atuação, 46
Atividades em casa, 33
Ausculta pulmonar na asma, 542

B

Bayley Scales of Infant and Toddler
    Development, 24
Bebês, ações, 3
- atenção para affordances, 7
- de pé, 14
- - com apoio, 6, 11
- decúbito
- - dorsal, 4, 8
- - ventral, 4, 7, 13
- descobrindo a configuração do
    ambiente, 11
- sentado, 10, 14
- - com apoio, 5
Braquicefalia, 294, 298

C

Câncer na criança, 550
Capacidade funcional, avaliação, 514-526
- avaliação fisioterapêutica, 515
- Classificação Internacional de
    Funcionalidade, Incapacidade e
    Saúde, 514
- deficiências, limitações de atividades e
    restrições da participação em crianças
- função
- - músculos respiratórios, 516
- - pulmonar, 516
- nível da atividade física, 524
- qualidade de vida, 525
- restrições da participação em
    crianças com disfunções
    cardiorrespiratórias, 515
- tolerância ao exercício, 517
Cartão da criança, 49
Cérebro
- eventos neurofisiológicos no
    desenvolvimento, 20
- plasticidade cerebral, 20
Choque
- medular, 163
- neurogênico, 164
Coluna vertebral, desenvolvimento
    normal, 390
Condições raras de saúde, 251
- abordagem fisioterapêutica, 255
- avanços e perspectivas, 252
- fisioterapia neuropediátrica, 253
Contraturas articulares congênitas
    com envolvimento dos membros e
    SNC, 351, 352
Corrida, avaliação, 497
Cranioestenose, 293

D

Decúbito
- dorsal, 4, 8
- ventral, 3, 7, 13
Defeitos do tubo neural, 132
Denver Developmental Screening Test, 26
Depressão materna, 32
Desconforto respiratório, 542

Desenvolvimento infantil, 19
- cerebral, período sensível, 20
- esquelético, 439
- motor no primeiro ano de vida, 2
- - atenção para affordances e
    características distintas dos objetos, 7
- - considerações, 16
- - de pé, 14
- - - com apoio, 6, 11
- - decúbito
- - - dorsal, 4, 8
- - - ventral, 3, 13
- - exploração ambulatória: descobrindo
    a configuração do ambiente, 11
- - sentado, 10, 14
- - - com apoio, 5
- triagem, 49
- vigilância, 48
Desobstrução brônquica em
    pediatria, 558
- ventilação pulmonar, 533
Disfunções cardiorrespiratórias, 515
Dispneia, 524
Disreflexia autonômica, 164
Distrofias musculares, 199-220
- Becker, 201
- casos clínicos, 214
- cinturas, 201
- congênitas, 201
- considerações, 214
- Duchenne, 200
- epidemiologia, 199
- etiologia, 199
- fascioescapuloumeral, 201
- fisioterapia, intervenção, 204, 210
- funcionalidade e incapacidade, 202
- intervenção médica, 214
- miotônicas, 201
- quadro clínico, 200
Doença
- Blount, 443
- - classificação anatomopatológica, 444
- - diagnóstico, 444
- - tratamento, 456
- - - fisioterapêutico no pós-operatório, 457
- - - médico-cirúrgico, 457
- - - órteses, 457
- Legg-Calvé-Perthes, 478-492
- - caso clínico, 489
- - classificação, 478
- - diagnóstico, 480
- - equipe multidisciplinar e
    interdisciplinar, 480
- - etiologia, 478
- - etiopatogênese, 478
- - história natural, 479
- - intervenção fisioterapêutica, 480
- - limitações e incapacidades, 480
- - prognóstico, 479
- - tratamento
- - - fisioterapêutico, 482, 486
- - - médico, 486

- metabólica óssea, 572
- Pompe infantil, 264
- - apresentação clínica, 265
- - aspectos da funcionalidade, 266
- - avaliação fisioterapêutica, 266
- - tratamento, 265, 267

E

EDCC (Escala de Desenvolvimento do
    Comportamento da Criança), 26
Educação infantil e pré-escolar, 33
Endurance muscular inspiratória, 517
Equoterapia, 85
- aplicação da técnica, 86
- evidências, 86
Escafocefalia, 294, 295
Escoliose idiopática, 390-419
- caso clínico, 411
- classificação, 393
- considerações, 411
- definição, 392
- diagnóstico, 394
- epidemiologia, 393
- etiologia, 92
- funcionalidade e incapacidade, 396
- prognóstico, 395
- radiografia, 396
- tratamento, 403
- - fisioterapia, 407
- - órteses, 405
Espinha bífida, 132-158
- aparelho respiratório, 137
- aspectos relacionados com a
    funcionalidade e a incapacidade, 135
- autocuidado, 135
- bexiga neurogênica, 137
- casos clínicos, 147
- considerações, 147
- diagnóstico
- - fetal e tratamento, 133
- - fisioterapêutico, 142
- epidemiologia, 132
- equipe interdisciplinar e
    multidisciplinar, 138
- etiopatogênese e classificação, 132
- funções neuromusculoesqueléticas e
    relacionadas com o movimento, 135
- intervenção fisioterapêutica, 138
- - alongamentos, 145
- - fortalecimento muscular e atividade
    física, 146
- - programas de descarga de
    peso, 145
- - tecnologia assistiva, 143
- - treino locomotor no solo e em
    esteira, 144
- - vibração de corpo inteiro, 146
- mobilidade, 135
- padrão de marcha, 137
- qualidade de vida, 138
- sistema imunológico, 138
- sono, 137

Índice Remissivo

- tolerância ao exercício, 137
- tratamento fisioterapêutico, 142
Espirômetro, 516
Esporte, lesões, 494
Estimulação elétrica funcional, 80
- aplicação, 80
- definição, 80
- evidências, 80
Exercício físico
- fibrose cística, 533
- nível, 524
- tolerância, 517
Expansão pulmonar em pediatria, 560

F
Fibrose cística, 528
- aspectos relacionados com a funcionalidade e a incapacidade, 530
- características clínicas, 529
- caso clínico, 535
- intervenção fisioterapêutica, 530
- ventilação pulmonar para desobstrução brônquica, 533
Fisioterapeuta, 44
Fisioterapia, 44
- alterações torcionais e angulares, 446
- - exame neurológico, 451
- - força muscular, 448
- - inspeção e postura, 446
- - movimentos ativos e passivos, 448
- - padrão de marcha, 446
- - perfil rotacional, 449
- - qualidade de vida, 453
- - testes especiais, 451
- artrite idiopática juvenil, 466
- artrogripose múltipla congênita, 354
- asma, 541
- assimetria craniana posicional, 296
- - atividades, avaliação, 297
- - fatores contextuais, 298
- atenção primária, 43-58
- - considerações, 52
- - contribuição para a integralidade da assistência, 44
- - foco na saúde da criança, 46
- - núcleo de apoio à saúde da família, 46
- - orientações para pais sobre desenvolvimento infantil, 54
- - período neonatal, 46
- - período pré-natal, 46
- - primeira infância, 47
- - rede de atenção à saúde e os níveis de prevenção, 44
- - segunda e terceira infâncias, 48
- capacidade funcional, 515
- distrofias musculares, 204, 210
- - atividades, 204
- - avaliação, 204
- - estruturas e funções corporais, 209
- - qualidade de vida, 210
- doença Legg-Calvé-Perthes, 480
- - amplitude de movimento, 481

- - diferença de comprimento de membros, 482
- - dor, avaliação, 481
- - equilíbrio estático e dinâmico, 482
- - flexibilidade, 481
- - força muscular, 481
- - instrumento de classificação funcional, 482
- - padrão de marcha, 482
- - tolerância ao exercício físico, 482
- escoliose idiopática, 397
- espinha bífida, 138
- - alongamentos, 145
- - amplitude de movimento, 142
- - atividade e participação, 139
- - coleta de dados, 138
- - composição corporal, 141
- - dor, 141
- - estrutura e função do corpo, 141
- - exames de imagem, 142
- - fatores contextuais, 139
- - flexibilidade, 142
- - força muscular, 141
- - fortalecimento muscular e atividade física, 146
- - função sensorial, 141
- - inspeção geral, 141
- - nível neurológico, 141
- - padrão da marcha, 142
- - perimetria, 141
- - programas de descarga de peso, 145
- - qualidade de vida, 142
- - reflexos, 142
- - tecnologia assistida, 143
- - tolerância ao exercício, 142
- - tônus, 142
- - treino locomotor no solo e esteira, 144
- - vibração de corpo inteiro, 146
- fibrose cística, 530
- lesão medular traumática, 166
- - alongamentos musculares, 180
- - amplitudes de movimento, 170
- - cadeira de rodas, mobilidade, 187
- - cinta abdominal elástica, 176
- - contraturas, 179
- - decanulação, 177
- - empilhamento aéreo, 173
- - espasticidade, 170, 178
- - estimulação elétrica, 177, 182
- - exercícios de resistência, 182
- - expansão pulmonar, 173
- - extubação, 177
- - força muscular, 170
- - higiene brônquica, 174
- - manejo respiratório, 173, 175
- - marcha, 171, 184
- - movimentos passivos, 180
- - ortostatismo, 183
- - programa de posicionamento, 180
- - reabilitação
- - - ambulatorial, 178
- - - hospitalar, 171

- - redução da força muscular, 182
- - respiração
- - - espontânea, 176
- - - glossofaríngea, 174
- - tosse, 174
- - treino muscular respiratório, 176
- - trocas seriadas de gesso, 182
- - ventilação
- - - mecânica invasiva, 175
- - - não invasiva, 174
- lesões no esporte, 494, 495
- - ADM de dorsiflexão, teste, 498
- - agachamento unipodal, teste, 497
- - alinhamento do pé, teste, 498
- - marcha/corrida, avaliação, 497
- - membros
- - - inferiores, avaliação, 497
- - - superiores, avaliação, 500
- - músculo
- - - abdominais, força, 503
- - - abdutores do quadril, teste de função, 499
- - - eretores da coluna, teste de força, 502
- - - extensores do quadril, teste de função, 499
- - - grande dorsal, flexibilidade, 501
- - - rotadores laterais do quadril, teste de função, 499
- - - trapézio inferior, função, 501
- - ponte pélvica, 501
- - prancha, 502
- - salto, teste, 498
- - tronco, avaliação, 501
- neuropediátrica prática clínica nas condições raras, 253
- oncologia, 556
- osteogênese imperfeita, 337
- paralisia braquial perinatal, 229
- - amplitude de movimento, 230
- - atividade e participação, 229
- - aumento da função do membro superior, 234
- - avaliação, 229
- - compensações posturais do movimento, 236
- - contraturas e encurtamentos musculares, 234
- - diferença de comprimento de membros e redução da densidade mineral óssea, 235
- - dor, 229
- - força muscular, 230
- - luxação do ombro e instabilidade escapular, 236
- - postura, 229
- - qualidade de vida, 231
- - reflexos, 229
- paralisia cerebral, 68
- pé
- - equino idiopático, 376
- - plano flexível idiopático, 425
- - torto congênito, 314

- recém-nascido de alto risco, 573
- - ausculta pulmonar, 575
- - inspeção, 574
- - palpação, 575
- - sinais vitais, 576
- - trocas gasosas, 576
- síndrome de Down, 118
- torcicolo muscular, 278
- - adequar o ambiente, 285
- - amplitude de movimento, 280
- - assimetrias cranianas, mandibulares e faciais, 281
- - atividade e participação social, 279
- - capacitar a família quanto ao manejo da criança, 285
- - funções musculares, 281
- - postura corporal, 279
- - sensação de dor, 281
Força muscular
- periférica, 524
- respiratória na asma, 543, 544
Frequência
- cardíaca na asma, 543
- respiratória na asma, 542

G

General movements, 3
Geno
- valgo, 443
- - tratamento, 458
- varo, 443
- - tratamento, 456
GMA (*General Movement Assessment*), 24
Gravidez, cuidados com bem-estar, saúde e nutrição, 32

H

Hemorragia peri-intraventricular, 571
Hipotensão ortostática, 164

I

In-toeing, 438, 441
- causas, 441
Intervenção precoce (IP), 19
- casos clínicos, 34-40
- considerações, 33
- contemporaneidade, 29
- crianças com risco ambiental e biológico, 31, 32
- importância do investimento nos primeiros anos de vida, 20
- instrumentos padronizados, uso, 23
- - AIMS (*Alberta Infant Motor Scale*), 27
- - ASQ-3 (*Ages and Stages Questionnaire*), 27
- - *Bayley Scales of Infant and Toddler Development*, 24
- - *Denver Developmental Screening Test*, 26
- - EDCC (escala de desenvolvimento do comportamento da criança), 26

- - GMA (*General Movement Assessment*), 24
- - SDQ (*Strengths and Difficulties Quaestionnaire*), 28
- - seleção, 23
- - SWYC (*Survey of Wellbeing of Young Children*), 28
- - triagem *versus* diagnóstico, 24
- mudança de um programa
- - base no modelo de deficiência para um modelo biopsicossocial, 29
- - centrado na criança para um modelo centrado na família, 29
- - fragmentado para um modelo integral, 30
- vulnerabilidade e fatores de risco, 21

J

Joelho
- normal, 439
- valgo, 439, 443
- varo, 439, 443

L

Lesões
- esporte, 494-510
- - abordagem fisioterapêutica, 504
- - adaptações no sistema musculoesquelético com a prática esportiva, 495
- - caso clínico, 506
- - considerações, 506
- - epidemiologia, 494
- - intervenção fisioterapêutica, 495
- - maturidade musculoesquelética, 495
- medular traumática, 162-195
- - casos clínicos, 193
- - choque medular, 163
- - classificação, 166
- - considerações, 191
- - deficiências da estrutura e função do corpo, 165
- - definição, 162
- - epidemiologia, 162
- - escoliose, 164
- - espasticidade, 164
- - etiologia, 162
- - fisioterapia, intervenção, 166
- - - amplitudes de movimento, 170
- - - avaliação, 166
- - - espasticidade, avaliação, 170
- - - força muscular, 170
- - fisioterapia, tratamento, 171
- - - alongamentos musculares, 180
- - - cinta abdominal elástica, 176
- - - contraturas, 179
- - - decanulação, 177
- - - empilhamento aéreo, 173
- - - espasticidade, 178
- - - estimulação elétrica, 177, 182
- - - exercícios de resistência, 182
- - - expansão pulmonar, 173

- - - extubação, 177
- - - higiene brônquica, 174
- - - manejo respiratório, 173, 175
- - - marcha, 184
- - - mobilidade em cadeira de rodas, 187
- - - movimentos passivos, 180
- - - ortostatismo, 183
- - - pré-hospitalar, 171
- - - programas de posicionamento, 180
- - - reabilitação ambulatorial, 178
- - - reabilitação hospitalar, 171
- - - redução da força muscular, 182
- - - respiração espontânea, 176
- - - respiração glossofaríngea, 174
- - - tecnologias na reabilitação, 190
- - - tosse, 174
- - - treino muscular respiratório, 176
- - - trocas seriadas de gesso, 182
- - - ventilação mecânica invasiva, 175
- - - ventilação não invasiva, 174
- - função
- - - cardiovascular, 164
- - - gastrointestinal, 164
- - - respiratória, 165
- - - urinária, 164
- - limitações de atividade e restrições de participação, 165
- - mecanismos de lesão, 162
- - ossificação heterotópica, 164
- - osteoporose, 165
- - pele, 164
- - subluxação do quadril, 164
- - termorregulação, 165
Leucemias, 551
- aspectos clínicos, 551
- complicações respiratórias, 552
- diagnóstico, 551
- etiologia, 551
- tratamento, 551
Linfomas, 552
- Hodgkin, 552
- - aspectos clínicos, 553
- - diagnóstico, 553
- - etiologia, 553
- - manifestações respiratórias, 553
- - tratamento, 553
- não Hodgkin, 552

M

Marcha, avaliação, 497
Maturidade musculoesquelética, 495
Membros
- inferiores, avaliação, 497
- superiores, avaliação, 500
Meningocele, 134
Metatarso aduto, 441
Método Canguru, 51
Mielomeningocele, 134
Músculos
- abdominais, força, 503
- abdutores do quadril, teste de função, 499

Índice Remissivo

- eretores da coluna, teste de força, 502
- esternocleidomastóideo, 276
- extensores do quadril, teste de função, 499
- grande dorsal, flexibilidade, 501
- respiratórios, função, 516
- rotadores laterais do quadril, teste, 499
- trapézio inferior, 501

N
Neurulação, 133
Núcleo de apoio à saúde da família (NASF), 46

O
Oncologia, 550-565
- casos clínicos, 565
- cuidados paliativos, 564
- diagnóstico, 554
- funcionalidade e incapacidade, 556
- intervenção fisioterapêutica, 556
- leucemias, 551
- linfomas, 552
- terapia lúdica e humanizada, 563
- tratamento fisioterapêutico, 554, 556
- tumores do sistema nervoso central, 553
Osteogênese imperfeita, 331
- características clínicas, 332
- casos clínicos, 343
- classificação, 332
- considerações, 342
- diagnóstico, 333
- etiologia, 331
- funcionalidade e incapacidade, 334
- intervenção fisioterapêutica, 337
- tratamento fisioterapêutico, 338
- tratamento medicamentoso e cirúrgico, 334
Out-toeing, 438, 441
- causas, 442
Oxigenoterapia, 562
Oxímetro de pulso, 543

P
Paralisia
- braquial perinatal, 223-250
- - anatomia, 223
- - atuação da equipe interdisciplinar e multiprofissional, 229
- - caso clínico, 239
- - classificação, 224, 227
- - considerações, 237
- - diagnóstico, 228
- - epidemiologia, 223
- - Erb, 226
- - etiologia, 224
- - fatores de risco, 223
- - fisioterapia, 229,231, 236
- - incapacidade e funcionalidade, 228
- - intervenção médica, 236
- - Klumpke, 226

- - prognóstico, 228
- - quadro clínico, 224
- - total, 227
- cerebral, 60-103
- - alterações das funções do corpo, 67
- - atáxica, 63
- - casos clínicos, 87-103
- - classificações, 61
- - considerações, 86
- - controle do movimento voluntário, 65
- - definição, 60
- - discinética, 63
- - epidemiologia, 60
- - equipe de reabilitação, 67
- - equoterapia, 85
- - espástica, 62
- - estimulação elétrica funcional, 80
- - etiologia, 60
- - fortalecimento e atividade física, 78
- - fraqueza muscular, 65
- - funcionalidade e incapacidade das crianças, 64
- - - deficiências das estruturas e funções do corpo, 65
- - - fatores contextuais, 64
- - - relação entre os componentes da CIF, 67
- - - restrições de participação e limitações de atividades, 64
- - intervenção fisioterapêutica, 68
- - - planejamento e tratamento, 74
- - métodos TheraSuit e PediaSuit, 83
- - mista, 63
- - mobilidade e estabilidade das articulações, 66
- - padrão da marcha, 66
- - prática orientada à tarefa, 76
- - programas domiciliares, 76
- - realidade virtual, 85
- - suporte parcial de peso corporal, 81
- - terapia de movimento induzido por restrição e treino intensivo bimanual de braço e mão, 76
- - tipos clínicos, 61
- - tônus muscular, 65
- - vestes terapêuticas, 82
Pé
- equino idiopático, 370-388
- - casos clínicos, 384
- - classificação, 371
- - diagnóstico, 371
- - epidemiologia, 371
- - etiologia, 370
- - funcionalidade e incapacidade, 373
- - intervenção fisioterapêutica, 376
- - tratamento
- - - fisioterapêutico, 377
- - - médico, 381
- plano flexível idiopático, 422-435
- - caso clínico, 434
- - classificação, 424
- - considerações, 434

- - desenvolvimento do arco longitudinal medial, 422
- - diagnóstico, 424
- - equipe interdisciplinar e multiprofissional, 425
- - etiologia, 424
- - funcionalidade e incapacidade, 424
- - intervenção fisioterapêutica, 425
- plano valgo, 443
- torto congênito, 307-329
- - alterações anatomopatológicas, 308
- - caso clínico, 326
- - diagnóstico, 311
- - equipe multidisciplinar e interdisciplinar, 313
- - estrutural, 313, 315
- - etiologia, 307
- - funcionalidade e incapacidade, 312
- - gravidade, 309
- - intervenção fisioterapêutica, 314
- - postural, 312
- - prevalência, 307
- - prognóstico, 312
- - radiologia, 309
- - tratamento conservador, 315
Plagiocefalia, 293, 294, 298
Planos anatômicos de movimento e eixos, 438
Plasticidade cerebral, 20
Ponte pélvica, 501
Prematuridade, 569
- riscos para o atendimento fisioterapêutico, 571
Pressões respiratórias máximas, 516
Prevenção contra maus-tratos, 33
Primeira infância, 20
Programas de apoio parental, 32
Proteção social, intervenções, 33
Pulmão
- avaliação, 516
- remoção das secreções, técnicas, 532
- - asma, 544

Q
Quadril, desalinhamento, 447
Qualidade de vida, 525

R
Reabilitação pulmonar na asma, 544
Realidade virtual na paralisia cerebral, 85
Recém-nascido, 3
- alto risco, 569
- - casos clínicos, 583
- - classificação da prematuridade, 569
- - comprometimentos funcionais, 570
- - dor, 572
- - etiologia, 569
- - fisioterapia respiratória, 577
- - intervenção fisioterapêutica, 573, 577
- - riscos da prematuridade para o atendimento fisioterapêutico, 571
- - sistema respiratório, 570

- pós-termo, 569
- prematuro, 569
- termo, 569
Reequilíbrio toracoabdominal, 581
Retroversão femoral, 442
Riscos, fatores
- ambiental, 32
- biológicos, 21, 32, 34
- psicossociais/ambientais, 22, 38

S
Salto, teste, 498
Saúde e nutrição, 33
SDQ (*Strengths and Difficulties Questionnaire*), 28
Secreções pulmonares, técnicas de remoção, 532
- asma, 544
- recém-nascidos de alto risco, 577
- - aspiração traqueal, 579
- - aumento do fluxo expiratório, 579
- - desobstrução rinofaríngea retrógrada, 581
- - drenagem autogênica assistida, 580
- - drenagem postural, 578
- - expiração lenta e prolongada, 580
- - manobra de hiperinsuflação manual, 579
- - percussão torácica manual, 578
- - vibração/vibrocompressão torácica, 578
Shuttle Walking Test, 521
Sinaptogênese, 21
Síndrome
- Dandy-Walker, 255
- - apresentação clínica, 255
- - aspectos da funcionalidade, 256
- - recomendações para o tratamento fisioterapêutico, 256
- - tratamento clínico, 256
- Down, 112-128
- - aspectos relacionados com a funcionalidade e a incapacidade, 113

- - atuação da equipe interdisciplinar e multiprofissional, 117
- - características clínicas, 112
- - casos clínicos, 124
- - considerações gerais, 112
- - deficiências da estrutura e função do corpo, 113
- - definição, 112
- - diagnóstico, 112
- - fatores contextuais, 116
- - incapacidades, 116
- - intervenção fisioterapêutica, 118
- - limitações de atividade e restrições da participação, 115
- Prader-Willi, 260
- - apresentação clínica, 260
- - aspectos da funcionalidade, 261
- - tratamento fisioterapêutico, 261
Sistema
- musculoesquelético, adaptação com a prática esportiva, 495
- nervoso central, 132
- - tumores, 553
Substâncias ilícitas, uso na gravidez, 32
Suporte parcial de peso corporal, 81
- aplicação da técnica, 82
- evidências, 82
Suporte ventilatório em pediatria, 562
SWYC (*Survey of Wellbeing of Young Children*), 28

T
Testes
- AVD Glittre pediátrico, 522
- caminhada de 6 minutos, 518
- degrau, 524
- esforço cardiopulmonar, 517
Tetraplegia, 191
Tíbia vara, 443
Tolerância ao exercício físico, 517
Tórax, tipos, 542

Torção tibial
- externa, 442
- interna, 442
Torcicolo muscular congênito, 276-289
- anatomia do músculo esternocleidomastóideo, 276
- caso clínico, 287
- classificação, 277
- diagnóstico, 277
- diretrizes da Academia Americana de Fisioterapia P de 2018, 287
- epidemiologia, 276
- etiologia, 276
- falha no tratamento conservador e encaminhamento ao médico, 286
- fatores de risco, 276
- funcionalidade e incapacidade, 278
- intervenção fisioterapêutica, 278, 282
- prognóstico, 278
- quadro clínico, 277
Trauma raquimedular, 162
Trombose venose profunda, 164
Tronco, avaliação, 501
Tumores do sistema nervoso central, 553
- aspectos clínicos, 554
- etiologia, 554

U
Unidade de tratamento intensivo neonatal, 292

V
Ventilação pulmonar para desobstrução brônquica, 533
Vestes terapêuticas
- espinha bífida, 146
- paralisia cerebral, 82
Vínculos familiares, 32
Violência doméstica, desenvolvimento infantil, 32